Mauthner,

Die Lehre vom Glaucom

Mauthner, Ludwig

Die Lehre vom Glaucom

Inktank publishing, 2018

www.inktank-publishing.com

ISBN/EAN: 9783747775424

All rights reserved

#background

DIE LEHRE

VOM

GLAUCOM.

VON

LUDWIG MAUTHNER.

SEPARATABDRUCK DER „VORTRAEGE A. D. AUGENHEILKUNDE, HEFT IX—XI".

MIT ABBILDUNGEN.

WIESBADEN.
VERLAG VON J. F. BERGMANN.
1882.

VORWORT.

In der vorliegenden Abhandlung über „Glaucom" wird es jedem medicinischen Leser möglich sein, sich über den Stand der wichtigen Glaucomfrage zu orientiren.

Durch die ganze Arbeit zieht sich wie ein rother Faden der Gedanke, dass die bisherigen Glaucomtheorien den Thatsachen nicht genügen. Die neue Theorie stützt sich namentlich auf den Nachweis, dass das Bild der sogenannten „Druck"excavation, insolange die Function des Auges nicht gelitten, ein Trugbild sei, sowie dass die Art der Functionsstörung bei Glaucom ihre Stimme laut dagegen erhebt, als ob dieselbe durch den Einfluss des erhöhten Druckes auf Sehnerv und Netzhaut bedingt sein könnte.

WIEN, am 4. Juli 1882.

Mauthner.

INHALT.

Glaucom.

Augenmuskellähmungen.

Glaucom.

Die Darlegung der Lehre vom Glaucom erfordert eine gewisse Vorsicht. Soll die Abhandlung nicht blos für die Männer des Faches, sondern auch für Solche, welche aus ihr zuerst Kenntnisse über das Glaucom schöpfen wollen, bestimmt sein, dann muss zunächst von allen subjectiven Auffassungen der Symptome, von allen theoretischen Erwägungen, allen Hypothesen abgesehen werden. Die unzweifelhaften Thatsachen, welche Jeder, der nicht in Voreingenommenheit für eine „allein richtige" Glaucomtheorie die Unbefangenheit in der Beurtheilung der thatsächlichen Befunde verloren hat, leicht feststellen kann, müssen in den Vordergrund gestellt, die

Symptomatologie

des Glaucoms muss vor Allem möglichst objectiv und ausführlich erörtert werden.

Der Process, der den Symptomen des Glaucoms zu Grunde liegt, ist bisher nicht unzweifelhaft erkannt, d. h. Jeder, der eine besondere Glaucomtheorie aufgestellt hat, glaubt denselben allerdings zu verstehen, aber da doch die divergentesten Hypothesen nicht alle gleichzeitig richtig sein können, so bleibt, wenn man nicht annehmen will, dass alle bisher über das Wesen des Glaucoms zu Tage geförderten Anschauungen falsch seien, nichts anderes übrig, als zu sagen, dass die Ophthalmologen sich bisher über das Wesen des Glaucoms nicht einigen konnten, ihnen dieses Wesen folglich unbekannt sei.

So widersinnig der Name „Glaucom", so dunkel der Krankheitsprocess. Der dunkle Name passt ganz gut für die dunkle Krankheit; er verhüllt mit gelehrtem Klange unsere Unwissenheit. Wenn man einmal wissen wird, was Glaucom ist, dann wird man einfach den mysteriösen Ausdruck bei Seite legen, und die Krankheit bei ihrem

wahren Namen nennen. Was das Wort „Glaucom" als solches
bedeutet, wird aus der deutschen Uebersetzung klar. Das Glaucom
ist der „grüne Staar". Wie beim „grauen" Staar die Pupille grau,
beim „schwarzen" Staar schwarz ist, so ist sie beim „grünen" Staar
grün, d. h. sie sollte, wenn das Wort nur irgendwie eine Recht-
fertigung finden könnte, grün sein. Aber weder ist sie bei allen
Glancomen grün, noch bezeichnet eine grünliche Pupille Glaucom.
Ich gestehe, dass noch immer eine gewisse Beschämung mich ergreift,
wenn ich in einem Falle von Glaucoma chronicum simplex, bei welchem
der äussere Augapfelabschnitt nicht die geringste Abweichung von
der Norm zeigt, auf die Frage des Patienten, was ihm fehle, mit
ernster Miene die Antwort ertheile, dass er an „grünem" Staare
leide. Aber freilich, noch immer ist es für den Patienten und den
Arzt besser, dem Kranken die Schwingen der Phantasie anzulegen,
dass sie ihn emportragen zu der Vorstellung eines „grünen Staars",
als die Auskunft zu ertheilen, dass man nicht wisse, was das für
eine Krankheit sei, und folgerichtig auch nicht wisse, wieso sie entstanden.

Nun aber, so wird der Novize fragen, wie ist es möglich, eine
Krankheit zu diagnosticiren, die man nicht kennt? Wie ist es möglich, den Krankheitsbegriff scharf zu umgrenzen? Diese Fragen haben
in der That ihre volle Berechtigung. Es ist auch nur die Consequenz
logischen Denkens, dass es, da wir den Krankheitsprocess des Glaucoms selbst nicht kennen, es Glaucome geben muss, die wir nicht
zu diagnosticiren vermögen — vorausgesetzt, dass nicht bestimmte
Symptome unter allen Umständen die dunkle Ursache anzeigen. In
der That gibt es aber kein einziges Symptom, welches jedem Falle
von Glaucom eigen wäre und mithin muss es Glaucome geben, die
sich durch kein Symptom verrathen. Gesteigerte Härte des Bulbus
und eine eigenthümliche Aushöhlung der Stelle, wo der Sehnerv in's
Innere des Auges eintritt, sind z. B. zwei Cardinalsymptome des
Glaucoms. Nun gibt es aber Glaucome, bei denen zwar die characteristische Aushöhlung des Sehnerven da ist, während eine Vermehrung der Bulbushärte nicht nachweisbar ist; und auf der anderen
Seite Glaucome, bei denen zwar die Spannung des Bulbus sehr beträchtlich erhöht, von der glaucomatösen Excavation aber nichts zu
sehen ist. Es gibt also Glaucome ohne Druckerhöhung und Glaucome ohne Excavation; es findet sich weder die Druckerhöhung,
noch die glaucomatöse Excavation bei jedem Glaucom. Folglich

muss oder kann es Glaucome ohne Druckerhöhung und ohne Excavation geben, die man aber, bei der Unmöglichkeit den Krankheitsprocess selbst zu fassen und bei dem Mangel jeglichen Cardinal-Symptomes, zum grossen Nachtheile des Kranken nicht diagnosticirt.

In welcher Erscheinungsform das Glaucom auch auftritt; ob es ohne objectiv nachweisbare und ohne subjectiv hervortretende Symptome schon da ist, ohne dass Patient und Arzt eine Ahnung davon haben, dass ein deletärer Krankheitsprocess das Auge ergriffen; ob es andererseits unter den vehementesten objectiven und subjectiven Erscheinungen zum Ausbruche gekommen — immer ist es ein und derselbe Krankheitsprocess und die verschiedenen Formen, welche man beim Glaucom beschreibt, sind — wie die gemeinsame Bezeichnung Glaucom dies vom wissenschaftlichen Standpunkte aus als selbstverständlich erscheinen lässt — nur verschiedene Erscheinungsarten, oft nur verschiedene Stadien eines und desselben Krankheitsprocesses.

Die gegenwärtig herrschende Eintheilung des Glaucoms in ein Glaucoma simplex und ein Glaucoma inflammatorium, welches selbst wieder ein Glaucoma inflammatorium acutum (subacutum, fulminans) und ein Glaucoma inflammatorium chronicum sein kann, wozu noch eine dritte Form, die des Glaucoma simplex mit intermittirenden Entzündungserscheinungen kommt, scheint mir nicht die glücklichste und durchaus nicht diejenige, bei welcher die Einheit und Untheilbarkeit des glaucomatösen Processes am deutlichsten hervortreten würde.

Es dünkt mir vielmehr vom wesentlichen Vortheil, das Glaucom zunächst einzutheilen in ein **Glaucoma chronicum** und in ein **Glaucoma acutum** (letzteres mit den beigeordneten Formen des Glaucoma subacutum, bei welchem die Erscheinungen weniger rasch und heftig hervortreten, als bei dem acuten Glaucoma, und des Glaucoma fulminans, bei dem die Symptome in Acuität und und Vehemenz jene des Glaucoma acutum übertreffen) und dann sowohl das Glaucoma chronicum als das Glaucoma acutum (subacutum, fulminans) unterzutheilen in ein simplex und in ein inflammatorium, d. h. in ein solches, bei welchem Entzündungserscheinungen im vorderen Bulbusabschnitt fehlen (Gl. simplex) und in ein solches, wo sie da sind (Gl. inflammatorium).

1*

Wir handeln zunächst vom

I. Glaucoma chronicum

und zuerst vom

a) Glaucoma chronicum simplex.

Der wahre Typus des Glaucoma chronicum simplex, insoweit
dasselbe bei den heutigen Hilfsmitteln der Diagnostik mit Bestimmtheit diagnosticirt werden kann, ist der folgende:
Es fehlen im vorderen Augapfelabschnitt alle jene Symptome,
die gewöhnlich als glaucomatös bezeichnet werden. Wir könnten uns
daher mit der positiven Angabe begnügen, dass der mit unbe-
waffnetem Auge sichtbare vordere Bulbusabschnitt
nach jeder Richtung normal sei; aber um dieser Aussage
mehr Gewicht zu geben, ist es besser noch ausdrücklich anzuführen:
Die Cornea ist normal empfindlich, vollkommen durchsichtig, ihre
Oberfläche vollkommen glatt und glänzend; die vordere Augenkammer zeigt keine Verengerung, die mit dem Alter des Individuums
und dem optischen Bann des Auges nicht harmoniren möchte;
die Oberfläche der Iris glänzt, ihre Farbe, ihre Faserung, die Grenze
zwischen grossem und kleinem Iriskreise zeigt nichts Abnormes. Die
Pupille von normaler Weite, prompt reagirend, auch noch consensuell
(d. h. bei Verdeckung des zweiten sehenden Auges sich erweiternd,
beim Freilassen desselben sich verengernd), falls auch das betreffende
Auge in Folge des glaucomatösen Processes bereits gänzlich erblindet
sein sollte. Und wenn wir noch der Umgebung der Hornhaut unsere
Aufmerksamkeit zuwenden, so ist da nichts von einem geschlossenen
dichten Gefässkranze (Ciliarinjection), nichts von abnorm entwickelten subconjunctivalen Gefässen, nichts von einer Trübung der Conjunctiva oder einer Verfärbung der Sclerotica zu sehen.
Soll auf Grund objectiver Symptome die Diagnose des Glaucoma chronicum simplex ermöglicht werden, so muss der Augenspiegel die glaucomatöse Excavation des Sehnerven erkennen lassen; dabei kann auch, muss jedoch nicht eine erhöhte
Härte des Bulbus nachweisbar sein. Auf der glaucomatösen
Excavation des Sehnerven allein oder auf dieser in Verbindung mit
der Härtevermehrung des Bulbus stützt sich die objective Diagnose
des Glaucoma chronicum simplex.

1. Die glaucomatöse Sehnervenexcavation.

Um die Wesenheit der glaucomatösen Excavation des Sehnerven in ihrer vollkommensten Entwickelung zu begreifen, müssen wir auch auf die anderen Formen der Opticusexcavationen einen Blick werfen. Ist Figur 1 ein in die Längsaxe des Sehnerven fallender Durchschnitt des Auges in der Gegend der Eintrittsstelle des Opticus, so wird ersichtlich, in welcher Art sich die Fasern des Sehnerven in die Ebene der Netzhaut umlegen. An der Austrittsstelle der

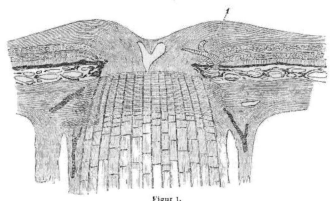

Figur 1.

Normaler Opticuseintritt. 1. Ein Chorioidealgefäss, das in die Retina eindringt.

(Nach Alt.)

Centralgefässe macht sich, wie auch die Figur zeigt, in der Regel eine kleine Einsenkung der Nervenfasermasse geltend. Dies ist der Beginn jener Formen, welche man als angeborene oder physiologische Excavationen des Sehnerven bezeichnet.

Wie sich der normale Sehnervenquerschnitt, mit dem Augenspiegel von vornher gesehen, dem Beschauer darbietet, das wurde schon an einer früheren Stelle (Vorträge, I. Band, pag. 399) ausführlich geschildert. Wenn nun das Grübchen an der Austrittsstelle der Centralgefässe sich vertieft, so kann dies in verschiedener Weise geschehen. Ich meine nicht, dass die vorhandene Grube während des Lebens sich normaler Weise vertiefe, sondern dass diese centrale Aushöhlung im Sehnerven in verschiedenen Augen verschiedene Grade und Formen zeigt. Behält der Trichter oder die Mulde die Form bei, so nähert sich die tiefste Stelle der Grube der Lamina cribrosa und kann dieselbe am Ende auch erreichen. In diesem

Falle steigen die Sehnervenfasern an den sachte abfallenden Wandungen der Grube in die Höhe und biegen mit mässiger Krümmung in die Ebene der Netzhaut um. Doch hat die Excavation häufig auch einen scharfen Rand, so dass eine centrale Grube mit steilen Wänden, mitunter sogar mit überhängendem Rande zu Stande kommt; jene Sehnervenfasern, welche die Grubenwände bilden, müssen dann in scharfer rechtwinkliger selbst spitzwinkliger Biegung in das Niveau der Netzhaut sich umlegen. Gewisse Eigenschaften der physiologischen Excavation ergeben sich von selbst. Mit der Lage der Lamina cribrosa, jenes Theiles der Sclerotica, durch den die Opticusfasern in's Innere des Auges treten, hat der Umstand nichts zu thun, ob die Nervenfasermasse als solider Cylinder weiter verläuft oder ob sie eine trichterförmige oder scharfrandige Grube zwischen sich lassend zur inneren Fläche der Netzhaut vordringt. Es kann daher eine angeborene oder physiologische Excavation, wenn nicht eine von derselben unabhängige Lageanomalie der Lamina cribrosa da ist, den normalen Abstand der Innenfläche der Netzhaut von der Innenfläche der Lamina cribrosa an Tiefe nicht übersteigen, die Excavation kann nur bis zu der in normalem Niveau befindlichen Lamina cribrosa reichen.

Es kann ferner die scharfrandige physiologische Excavation niemals bis zum Rande der Papille reichen; sie kann niemals eine totale sein; denn wäre sie total, so hiesse dies so viel, dass an der Eintrittsstelle des Opticus sich eine bis zur Aderhautgrenze reichende scharfrandige Grube finde, d. h. dass im ganzen Querschnitt des Opticuseintritts keine Nervenfasern da seien. Die Anzahl der Nervenfasern im Stamme des Nervus opticus wurde von W. Krause (1876) mit einer Million zum mindesten veranschlagt; Kuhnt (1879) hat allerdings nur 40,000 herausgebracht; Salzer (1880) war nicht so freigebig wie Krause, hat aber doch mehr als das zehnfache im Vergleiche mit Kuhnt, nämlich über 400,000 Fasern gefunden. Krause (1880), zurückkehrend zu seiner ersten Angabe, meint zwar, dass, wenn man Alles zusammenrechne, die groben, feinen, feinsten und allerfeinsten Nervenfasern des Opticus, das nette Sümmchen von einer Million sogar noch überschritten werden könnte, dass sich aber mit Sicherheit nur so viel sagen lasse, dass der Sehnerv wenigstens 400,000 stärkere und feinere Fasern enthalte. Uns kommt es eigentlich bei unseren jetzigen Betrachtungen nicht darauf an, die Zahl der Fasern des Opticus genau zu kennen, aber für die Erörterung von

Fragen, von deren Verständniss das Schicksal der ganzen Glaucomlehre abhängt, scheint es mir eben zur Förderung dieses Verständ-
nisses sehr angezeigt, von einer concreten Summe der Sehnervenfasern
auszugehen. Wenn wir diese Summe rund mit einer halben Million
annehmen, dürften wir uns von der Wahrheit nicht allzuweit entfernen.
Ist der Opticusstamm an der Lamina cribrosa angelangt, so verlieren die Nervenfasern' das Mark und falls ihre Masse beim Eintritt
in das Innere des Auges auseinanderweicht, entsteht im intraocularen
Sehnervenkopfe eine trichterförmige oder auch eine scharfrandige '
Grube. Allein, wenn die halbe Million Fasern in die Ebene der Netzhaut
gelangt, so muss sie eben zwischen den Wandungen der Grube und
dem Rande des Sehnerven aufsteigen. Rings um die Grube, falls
diese nicht eine randständige Lage hat, muss der natürliche Querschnitt des Sehnerven eine halbe Million Fasern enthalten, zwischen
der Grube und dem Rande des Sehnerven muss eine dichte Faser-
lage sich befinden, und es ist daher eine ganz undiscutir-
bare Frage, ob eine physiologische Excavation, mit welcher eine
Herabsetzung des Sehvermögens nicht einhergeht, thatsächlich
bis zum Rande des Sehnerven ringsum reichen könne.

Die Erwägungen, welche sich schon bei einem grossen Durchmesser einer solchen scharfrandigen Excavation von selbst darbieten,
werden ein leichteres Verständniss finden, falls zunächst das ophthalmoscopische Bild der physiologischen Aushöhlung seine Besprechung
erfährt. An einem früheren Orte (I. Band, pag. 289) wurde klar-
gelegt, dass ein emmetropischer Untersucher den Augengrund eines
emmetropischen Auges im aufrechten Bilde ohne Hilfe eines
Correctionsglases deutlich, den Grund eines myopischen Auges
jedoch nur undeutlich sehen kann, und dass er, damit auch in diesem
letzteren Falle die Wahrnehmung deutlich werde, eines Concavglases
bedürfe. Ein emmetropisches Auge wird aber durch Verlängerung
seiner Axe in ein kurzsichtiges verwandelt. Wenn nun z. B. die
innere Fläche der Netzhaut (Fig. 1) einem emmetropischen nicht
accommodirenden Beobachter deutlich erscheint, so wird die Lamina
cribrosa, welche weiter zurückgelegen ist, in deren Richtung also das
untersuchte Auge eine myopische Einstellung hat, nicht deutlich
erscheinen können, und im Allgemeinen wird jede Stelle des Augengrundes um so weniger deutlich gesehen, je weiter sie hinter der
Ebene der Vorderfläche der Netzhaut gelegen ist. Daraus ergeben
sich unter der Voraussetzung, dass wir im aufrechten Bilde unter-

suchen und unser Auge für die innere Fläche der Netzhaut eingestellt ist, für die physiologische Excavation, je nachdem sie keinen
scharfen Rand oder einen solchen besitzt, folgende Bilder. Erfolgt
die Einsenkung des Sehnerven allmälig, so nimmt von einer ring-
förmigen peripheren Zone die Papille gegen das Centrum an Helligkeit

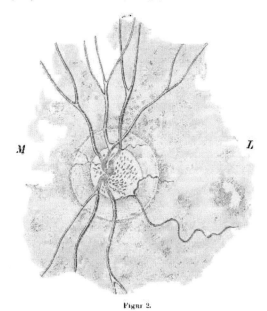

M   L

Figur 2.

Physiologische Excavation des linken Auges eines 66jährigen Mannes.

und Glanz zu und während sie am Rande ein röthliches Ansehen
darbietet, geht ihre Farbe gegen die Mitte allmälig in ein Gelblich-
weiss, endlich in ein intensives Weiss über. Die Netzhautgefässe,
wenn wir ihren Verlauf von der Retina gegen die Papille hin verfolgen, treten, wie unter normalen Verhältnissen, über den Sclerotical-
ring auf den Randtheil des Sehnerven und bieten, da sie nur allmälig
in die Tiefe sich senken, eine auffallende Biegung oder Kniekung
nicht dar. Nur wird ihre Färbung, je tiefer sie sich senken und
je undeutlicher sie damit werden, eine hellere, und immer blasser
werdend entschwinden sie endlich, wie im Nebel, unserem Blicke.
Excavationen mit scharfem Rande gewähren einen viel markirteren
Anblick (Fig. 2). Der im normalen Niveau der Netzhaut stehende

Randtheil zeigt eine auffallend rothe Färbung, die zumeist in Folge des Contrastes so intensiv erscheint, denn die vertiefte Stelle erglänzt in intensiv gelbweissem, häufig blendend weissem Lichte. Grauliche verschwommene Flecken werden im Grunde der Excavation sichtbar. Die Netzhautgefässe, welche, in ihrem Verlaufe unbeirrt, von der Netzhaut auf den Randtheil der Papille treten, zeigen am Rande der Excavation (und besonders gilt dies von den Venen), nicht selten eine dunkelgefärbte Anschwellung. Am Excavationsrande ändert sich der Gefässverlauf. Das Gefäss biegt entweder unter einem mehr oder minder scharfen Winkel ab und verläuft dann ohne neuerliche schärfere Biegung gegen den Excavationsgrund, oder es ist das Gefässstück im Grunde der Höhle gegen den im Netzhautniveau gelegenen Gefässantheil verschoben; ein an der Höhlenwand verlaufendes, schräge gestelltes Gefässstück verbindet die beiden Enden, so dass eine doppelte Knickung des Gefässes sichtbar wird. Das Gefäss kann ferner am Rande eine vollkommene Unterbrechung erleiden, so dass man zwar dessen Fortsetzung im Grunde der Excavation, nicht aber das an der steilen Wand verlaufende Bindeglied wahrnimmt. Endlich geschieht es, dass das eine oder andere Gefäss, oder dass selbst alle Gefässe am Rande der Excavation aufzuhören scheinen, so dass der Excavationsgrund nur sparsame Gefässe aufweist oder auch ganz gefässlos, nur an einzelnen Stellen rosig angehaucht, sich darstellt. Die Grundgefässe bleiben dann unsichtbar, weil bei Einstellung unseres Auges für die Ebene der Netzhaut von den in der Tiefe der Höhlung verlaufenden Gefässen so undeutliche Bilder auf unserer Retina entworfen werden, dass wir sie eben gar nicht oder nur in schwachen Umrissen wahrnehmen.

Sind aber auch die Gefässe, und dies ist der gewöhnliche Fall, im Grunde der Grube nicht verschwunden, so haben sie doch ihr Aussehen wesentlich geändert. Ihre Farbe ist viel lichter, Arterien wie Venen gleichen rosa Bändern und sind von einander im Grunde der Excavation nur mit Schwierigkeit oder gar nicht zu unterscheiden; ihre Contouren sind nicht scharf und werden um so mehr verschwommen, je tiefer sie sich in die Grube senken, bis sie endlich unserem Blicke sich entziehen.

Sobald wir durch ein optisches Hilfsmittel es ermöglichen, den Grund der Excavation deutlich zu sehen, ändert sich deren Bild. Hatte früher der Excavationsgrund ein gleichmässiges, glänzend-

weisses Ansehen, so tritt jetzt eine graublaue Fleckung auf, oder es
wird dieselbe deutlicher, schärfer ausgeprägt, falls schon bei ober-
flächlicher Einstellung etwas davon sichtbar war. Es liegt hier
nämlich im Excavationsgrunde die Lamina cribrosa zu Tage, die
nur von einer schwachen Schichte Nervenfasern gedeckt wird, so
dass wir deutlich die Lücken des Maschenwerkes erkennen, durch
welche die mattgefärbten Nervenbündel hindurchtreten. Besonders
auffallend ist die Veränderung im Aussehen der Gefässe. Sie treten
nunmehr in der Regel innerhalb der Grube wieder deutlich hervor;
wir vermögen zumeist den Zusammenhang der ausserhalb und innerhalb der Excavation gelegenen Gefässstücke aufzufinden; die Gefässe
verlieren theilweise ihr bandartiges Aussehen, d. h. es wird in ihrer
Mitte wieder an Stellen der helle Reflexstreifen sichtbar; es wird
jetzt leichter, Arterien von Venen zu scheiden.

Die eben besprochene Form der scharf begrenzten physiologischen Excavationen ist es, die uns hier besonders interessirt.
Diese Form, selbst in hohem Grade entwickelt, geht nicht einher mit
einer Vergrösserung des Durchmessers der Eintrittsstelle des Sehnerven und geht nicht einher mit einer Herabsetzung des Sehvermögens. Das ist aber eine sehr merkwürdige Sache. Nehmen wir
eine solche scharf begrenzte, physiologische Excavation von grossem
Durchmesser her. In Fig. 2 ist der Durchmesser der Excavation
nur ein mässiger, beträgt aber doch circa $^2/_3$ des Durchmessers der
Nervenmasse des Sehnerven. Viel grössere physiologische Excavationen, sogar solche, deren Durchmesser $^5/_6$ des Papillendurchmessers
beträgt, kommen vor und werden abgebildet; allein selbst damit ist
der Grenzwerth physiologischer Höhlen (oder solcher Phänomene
am Sehnerven, die dafür gehalten werden) noch nicht erreicht.
Betrachten wir die Verhältnisse z. B. in einem Falle, wie ihn
Ed. v. Jäger auf Tafel 8, Fig. 44 seines unübertrefflichen (Schul-)
Atlasses abbildet (Fig. 3). Der Durchmesser der Excavation
beträgt $^5/_6$ des Durchmessers der Papille. Der normale Querschnitt
der Papille enthält, wenn keine Excavation da ist, eine halbe Million
Nervenfasern. Auf jenen Theil, der in Fig. 3 den nicht excavirten
Ring des Sehnerven darstellt, kommt unter normalen Verhältnissen
etwa $^1/_3$ der Fasern, indem der Flächenraum dieses Ringes etwa
$^1/_3$ des Flächenraumes des ganzen Querschnitts beträgt. Wenn nun
— wie thatsächlich — der Durchmesser der excavirten Papille nicht
vergrössert und wenn das Sehvermögen des betreffenden Auges

nicht herabgesetzt ist, dann muss im Randtheil der Papille die volle halbe Million Nervenfasern, die sonst den ganzen Sehnervenquerschnitt füllt, enthalten sein, denn die centrale Höhle ist ja leer von Nervenfasern; so weit sie reicht, tritt keine Nervenfaser aus dem Opticus in die Netzhaut über. Der Randtheil der Papille, der unter normalen Verhältnissen im Querschnitt 170,000 Fasern enthält, muss jetzt um 330,000 Fasern mehr führen, soll die normale Zahl von einer halben Million Nervenfasern zur Netzhaut gelangen. Nun kann man sich allerdings vorstellen, dass in Folge einer geringeren

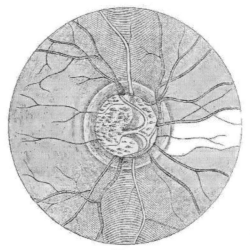

Figur 3.
Grosse angeborene Sehnervenexcavation.
(Nach Ed. v. Jäger.)

Menge Bindegewebes jener Randtheil mehr Nervenfasern führt, als er unter normalen Verhältnissen zu führen braucht, allein unmöglich kann man begreifen, wie in diesem schmalen Bezirk die dreifache Menge von Nervenfasern im Vergleiche zur Norm zusammengepfercht sein kann.

Es ist, für mich wenigstens, eine ausgemachte Sache, dass physiologische Excavationen, welche bei der Augenspiegeluntersuchung so ungeheucre Dimensionen darbieten, bei der anatomischen Prüfung viel bescheidenere Maasse nach Höhe und Breite zeigen würden. Wir beurtheilen den Durchmesser der Excavation nach dem Verhalten der Gefässe und der Diaphanität der Höhlung. Allein wenn in der für

eine Höhle gehaltenen Partie des Opticus vollkommen diaphane, marklose Nervenbündel ohne zwischenliegendes Bindegewebe, die Gefässe
der Excavation überdeckend, von der Lamina cribrosa zur Netzhaut
ziehen, so sind wir dies zu erkennen ausser Stande. Die Excavation
ist ja kein luftleerer Raum, sie muss in jedem Falle mit Glaskörper
gefüllt sein, den wir nicht sehen. Eine wie hohe Diaphanität aber
den Nervengebilden der Netzhaut zukommen kann, das erkennen
wir daran, dass ja die Netzhaut selbst mit ihrer Nervenfaserlage
und ihren vielen anderen Schichten trotz ihrer relativ dunklen
Unterlage (der Aderhaut) nicht sichtbar ist. Um wie viel weniger
könnten wir die in Rede stehenden Faserbündel auf dem hellen
Grunde der Lamina cribrosa erkennen. Es ist andererseits direct
erwiesen, dass wir in Betreff der Beschaffenheit der Excavationen
Täuschungen unterliegen. Auf anatomischen Präparaten finden sich
physiologische Exeavationen bisweilen, nach v. Jäger, mit zarten
hyalinen Membranen (die sicherlich nicht durchsichtiger als marklose
Nervenbündel sind) zum Theile ausgefüllt, ohne dass wir dies mit
dem Spiegel zu entdecken vermöchten. Dann hat v. Jäger
gefunden, dass die Fibrillen, welche in der Axe des Sehnerven verlaufen, bisweilen, noch ehe sie an der Lamina cribrosa angelangt
sind, ihr Mark verlieren und durchscheinend werden, sowie dass in
derartigen und anderen Fällen die Lamina cribrosa in ihrem
centralen Theile eine geringere
Mächtigkeit als gewöhnlich besitzt und dadurch einen gewissen
Grad von Diaphanität erlangt.
Dieser anatomische Befund, welcher nach Alt sich namentlich
in kurzen (hypermetropischen)
Augen findet und durch Fig. 4
erläutert wird, erklärt die ophthalmoscopische Erscheinung jener
Formen, welche v. Jäger als
scheinbare Excavationen be-

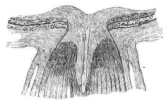

Figur 4.

Uebergang der markhaltigen in marklose Nervenfasern im Opticus eines sehr kurz gebauten
Auges. (Hypermetropie.)

(Nach Alt.)

zeichnet. Man sieht nämlich manchmal ungemein tief in den Kopf
des Sehnerven hinein. Bei der Untersuchung im aufrechten Bilde
gelingt es, indem man sein Auge mit passenden Gläsern bewaffnet,
mit dem Blicke über die Lamina cribrosa hinaus vorzudringen und
in dieser Tiefe noch Gefässe schimmern zu sehen. Sowie demnach
durch dieses Verhalten eine wirkliche Excavation scheinbar an Tiefe

bedeutend gewinnen kann, so kann auch eine sogenannte scharfrandige Excavation dadurch scheinbar an Breite gewinnen, dass die
in ihr verlaufenden marklosen Nervenfasern unsichtbar sind.

Es ist nun allerdings klar, dass die Frage, ob eine physiologische Excavation thatsächlich bis zum Rande der Papille reichen
könne, schlechthin ein Nonsens sei, indem ja diese „Höhle" mit
einer halben Million Nervenfasern ausgefüllt sein muss; aber anders
steht es mit der Frage, ob nicht unter physiologischen Verhältnissen
das scheinbare Bild einer totalen und tiefen Excavation zu Stande
kommen könne. Die Möglichkeit des Letzteren lässt sich nicht
leugnen. Sowie nach meiner Annahme schon bei scharfrandigen
Excavationen mit schmalem Randtheil der Papille ein Theil der
„Höhle" mit Nervenfasern gefüllt ist und daher der wahre Durchmesser der Excavation weit überschätzt wird, so kann es geschehen,
dass jene ungewöhnlich grosse Diaphanität, bedingt durch Mangel
des bindegewebigen Stützgewebes, den ganzen Sehnervenkopf erfasst
und dass die aufsteigenden Centralgefässe, noch weiter zurück und
zur Seite gesunken, am Rande der Papille, am Bindegewebsringe
zum Vorschein kommen und da in die Ebene der Netzhaut um-
biegen. Dann entsteht einerseits das Bild einer totalen, bis an den
Rand gehenden Excavation, während andererseits diese Excavation
im Hinblick auf die durch Fig. 4 erläuterte Möglichkeit gleichzeitig eine ganz ungeheuere Tiefe darbieten kann — und doch
braucht de facto gar keine Höhle da zu sein und falls sie da ist,
so wird dieselbe nur eine relativ geringe Tiefe und Breite haben,
da sie ja von einer halben Million Nervenfasern gefüllt ist.
Denken wir uns, dass in Fig. 4 die aus dem Centrum des Opticus-
stammes kommenden Centralgefässe längs der Grenze zwischen
markhaltigen und marklosen Fasern aufsteigen und denken wir uns
das ganze marklose Sehnervenende im hohen Grade diaphan, dann
wird sich von vorneher mit dem Augenspiegel betrachtet das Bild
einer nach der Breite totalen, nach der Tiefe colossalen Excavation
darbieten, während in Wirklichkeit gar keine Grube besteht, ja
abgesehen von der kleinen centralen Einsenkung das intraoculare
Sehnervenende das Niveau der Netzhaut sogar überragt. Die
physiologische Excavation kann also thatsächlich niemals bis zum
Rande des Sehnerven gehen und niemals tiefer sein, als der normale
Abstand zwischen Innenfläche der Netzhaut und Lamina cribrosa
gross ist. Aber das Augenspiegelbild kann trügen.

Wir sprechen nunmehr von der glaucomatösen Excavation des Sehnerven. In ihrer höchsten Entwicklung zeigt sie bei der anatomischen Untersuchung ein Bild, wie es durch Fig. 5 klar gemacht wird. Was da zunächst und zumeist auffällt, das ist, dass jener Theil der Sclerotica, welcher den extraocularen und intraocularen Theil des Opticus trennt, dass die Lamina cribrosa nicht an ihrer normalen Stelle sich findet, sondern weit in den Scheidenkanal des Sehnerven zurückgesunken ist. Die Excavation der Lamina cribrosa könnte jedoch an und für sich nur zu einer unbedeutenden Aushöhlung im Sehnervenkopf führen, falls durch die zurückgedrängte Lamina die halbe Million Nerven-fasern wie in normalen Verhältnissen durchträte und so die „Grube" füllte.

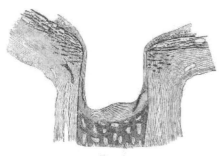

Figur 5.

Sehr tiefe glaucomatöse Excavation der Papilla nervi optici. Atrophie des Opticus.

(Nach Alt.)

Wenn aber diese volle halbe Million von Nervenfasern total atrophirt ist, so dass durch die Lamina cribrosa Nichts hindurchtritt, dann entsteht begreiflicher Weise eine ungemein tiefe Grube, deren Durchmesser im Niveau der Netzhaut dem Durchmesser der Nervenscheibe des Sehnerven gleichkommt. Dann entsteht also eine Excavation, welche total ist, d. h. thatsächlich bis zum Rande des Sehnerven reicht, und die ausserdem, indem die Lamina cribrosa zurückgesunken, eine beträchtliche Tiefe erreichen kann. Diese totale Excavation kann ausgehöhlte Seitenwandungen erlangen, so dass der Rand überhängend wird und die Höhle die Form einer Ampulle (v. Stellwag) zeigt. Allerdings dürfen wir, was die Tiefe anlangt, nicht vergessen, dass bei der physiologischen Excavation die ganze mächtig hohe Schichte der normal sich aufthürmenden Nervenfasern die Wände der Excavation begrenzt, während bei totaler Atrophie der Sehnervenfasern diese ganze Wand entfällt. Denken wir uns also die Lamina cribrosa an ihrer normalen Stelle, so könnte, falls in einem Auge mit scharfbegrenzter physiologischer Excavation, welche bis zur Lamina

cribrosa reicht, totale Atrophie der Faserschichte des Sehnervenkopfes und der Netzhaut einträte, diese Excavation nicht etwa an
Tiefe zunehmen, sondern sie müsste nahezu verschwinden. Es ist
daher auch einleuchtend, dass durch einfache Atrophie der
Nervenfasern eine Excavation von irgend nennenswerther Tiefe
nicht entstehen kann. Wie Fig. 6 zeigt, kann durch Atrophie des
Opticus und die damit verbundene Atrophie der Nervenfaserschichte
der Netzhaut nur eine seichte muldenförmige Vertiefung zu Stande
kommen und diese Einsenkung wird um so flacher sein, wenn ausser
der Nervenfaserschichte auch noch die übrigen gegen die Aderhaut

gelegenen Schichten
der Netzhaut atrophirt
sind.

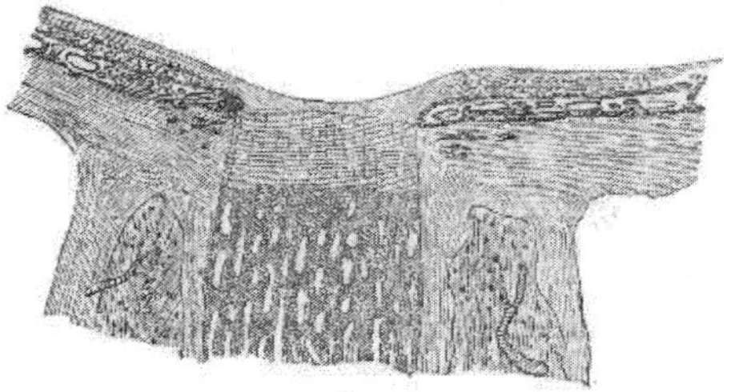

Die Tiefe der
physiologischen
Excavation ist
also abhängig von
der Höhe, bis zu
welcher die Seh-
nervenfasern sich
im intraocularen
Sehnervenende
über die Lamina

Figur 6.

Fibrinöse Vaginitis nervi optici. 1. Der Intervaginalraum
durch neugebildete Bindegewebe obliterirt. 2. Nervus opticus
atrophirt.

(Nach Alt.)

cribrosa aufthürmen; die Tiefe der glaucomatösen,
mit totaler Atrophie des intraocularen Sehnervenendes einhergehenden Excavation ist abhängig von der
Tiefe, bis zu welcher die Lamina cribrosa zurückgesunken; die einfache atrophische Excavation hingegen,
bei welcher die Lamina cribrosa an normaler Stelle
sich findet und bei der der Sehnervenfasernkopf über
ihr atrophirt ist, kann unter allen Umständen nur eine
höchst geringfügige Tiefe zeigen.

Die scharfrandige physiologische Excavation kann
factisch nie eine totale sein; die typische glaucomatöse
Excavation, stets scharfrandig, ist eine totale, aber nur
dann, wenn die Excavation der Lamina cribrosa mit totaler Atrophie
der Sehnervenfasern eingeht — selbst in Fig. 5, in welcher noch
ein Rest von Sehnervenfasern an den Wänden der Höhle hinan-
klimmt und in die Netzhaut einbiegt, ist die colossale Excavation,

buchstäblich genommen, nicht total; die atrophische Excavation
endlich ist nie scharfrandig, man kann sie aber, wenn
man die allmälige schwache Einsenkung des Sehnervenniveaus
gleich am Rande des Opticus beginnen lässt, als eine totale
bezeichnen.

Das ophthalmoscopische Bild der glaucomatösen Excavation
(Fig. 7) ist, soweit es durch den pathologisch-anatomischen Befund,
wie ihn Fig. 5 zeigt, begründet wird, leicht verständlich. Das Auge

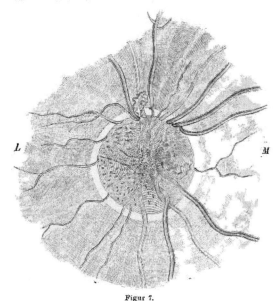

Figur 7.

Glaucomatöse Sehnervenexcavation des rechten Auges einer 54jährigen Frau.

des Untersuchers, welches für den Excavationsrand im aufrechten
Bilde eingestellt ist, sieht die Eintrittsstelle des Sehnerven in bläu-
licher, blaugrüner, smaragdgrüner Farbe, welche Farbennuancen bei
intensiver Beleuchtung sich mehr dem Weiss nähern. Diese eigenthümliche Färbung des Opticus ist in dessen mittleren Theilen,
weil sie am hellsten beleuchtet sind, am schwächsten ausgesprochen;
sie rückt daselbst nahe an Weiss, während sie, in der weniger
durchleuchteten Peripherie deutlich ausgesprochen, gegen den Rand
hin immer schärfer hervortritt. Unmittelbar am Rande kann eine
feine schwarze Linie die excavirte Partie von der Umgebung scheiden.

Macht man mit dem Spiegel kleine Bewegungen, so tritt ein eigenthümliches Schwanken in der Farbe auf. Es rührt dies daher, dass jene Partie der Grube, welche momentan vom Lichte s e n k r e c h t getroffen wird, am meisten Licht reflectirt, daher am hellsten und weissesten erscheint, während von den peripheren Stellen, auf welche das Licht schief einfällt, ein geringeres Lichtquantum in das beobachtende Auge zurückgeworfen wird und so die eigenthümliche Farbe schärfer hervortritt. Dieses Farbenspiel des glaucomatösen Sehnerven gewährt einen ganz besonderen Anblick. Die Vertheilung von hellerem und matterem Lichte, welche in der Grubenbildung ihre Erklärung findet, ist es vor Allem, welche bei einäugiger Untersuchung die Sinnestäuschung hervorruft, als wäre der Sehnerv blasenförmig vorgewölbt.

Ganz besonders characteristisch sind die Gefässsymptome. Verfolgen wir in Fig. 7, welche uns die glaucomatöse Excavation im rechten Auge einer 54jährigen Frau darstellt, die Gefässe von der Netzhaut gegen den Sehnerven, so bemerken wir, dass dieselben (mit Ausnahme jener mächtigen Vene, welche in verticaler Richtung zum oberen Rande des Sehnerven hinabsteigt) alle in ihrem Laufe ungehindert ü b e r einen, in seiner natürlichen Farbe gelblichen, scharf contourirten und an allen Stellen gleichbreiten Ring treten und erst an der inneren Peripherie dieses Ringes ihrem bisherigen Laufe Einhalt thun. Dieser gelbliche Ring ist nicht der normale, auch nicht der verbreitete Bindegewebsring, denn er hat weder die weisse Farbe des Bindegewebsringes, noch die weissblaue der Sclerotica. Welche Bedeutung ihm zukommt, darüber mussten wir wegen mangelhafter Kenntnisse bei der Besprechung der p a t h o l o g i s c h e n A n a t o m i e der glaucomatösen Excavation schweigen. Doch wird uns derselbe noch mannigfach beschäftigen. Vorläufig sei constatirt, dass bei der Sehnervenexcavation des Glaucoma chronicum simplex der Bindegewebsring des Sehnerven als solcher nicht zu sehen und an dessen Stelle eine lichtgelbe, ringförmige Zone getreten ist, deren Breite eine gleichmässige sein und wie v. J ä g e r dies abbildet, sogar den Durchmesser der Papille erreichen, aber auch an verschiedenen Stellen des Opticusumfangs variiren kann. Der äussere Begrenzungsrand ist entweder kreisähnlich, oder unregelmässig zackig, oder polygonal. Im Bereiche des gelblichen Ringes, des sogenannten glaucomatösen Hofes, sind entweder, wie in Fig. 7, gar keine weiteren Details ersichtlich oder aber man vermag, wie dies Fig. 8 zeigt, zwar in einem Theile

des Ringes — im oberen Theile des vorliegenden Falles — absolut
keine Einzelnheiten wahrzunehmen, man ist dagegen im Stande, in
den übrigen Partien Reste der Aderhaut in Form der Gefässcon-
figuration derselben auf dem hellen Grunde nachzuweisen. Ein
Verhalten des Ringes, wie es in Fig. 8 abgebildet ist, ist jedoch die
Ausnahme, die gleichmässige Farbe und Beschaffenheit desselben
hingegen die Regel.

Der Typus für das Verhalten der Gefässe am Excavations-

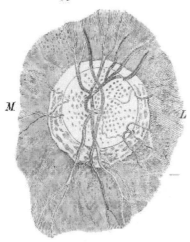

rande ist der folgende: Mit
einem haken- oder schnabel-
förmigen, bei den Venen häufig
dunkelgefärbten Knie biegen
die Gefässe in die Tiefe. Es
gehört nicht zu den Seltenheiten, dass der Grund einer
tiefen ampullenförmigen Aushöhlung bei der Einstellung
des Auges für den Excava-
tionsrand vollkommen gefässlos
erscheint. Ist dies nicht der
Fall, so treten wenigstens die
schon früher bei Besprechung
der scharfrandigen physiologischen Excavation aufgeführten

Figur 8.

Glaucomatöse Sehnervenexcavation des linken Symptome besonders deutlich
Auges eines alten Mannes.   hervor. Die Gefässe sind am
Rande der Papille scharf abgebogen oder geknickt, die ausserhalb
und innerhalb der Excavation gelegenen Gefässstücke sind verschoben und dabei durch ein schräg gestelltes Zwischenstück
verbunden oder ihr Zusammenhang scheint gänzlich unterbrochen,
einzelne Gefässe endlich hören, indem ihre Fortsetzungen im Papillengrunde unsichtbar sind, scheinbar am Papillenrande auf. Innerhalb
der Excavation sind die Gefässe undeutlich, ihr centraler Streifen
verschwindet, sie sind mehr gleichmässig rosenroth gefärbt, band-
förmig, so dass Arterien und Venen sich nicht mehr unterscheiden
lassen und im Centrum der Papille nebelhaft zerrinnen. All' die
genannten Gefässerscheinungen, die Biegung, die Knickung, das
Unterbrochen- und Verschobensein, das Aufhören am Papillenrande sind in Fig. 7 sichtbar, ebenso wie das Verschwommene und

Undeutliche der Gefässzeichnung im Papillengrunde veranschaulicht wird.

Dass man es bei diesem Bilde mit einem Zurücksinken der Lamina cribrosa und der Sehnervengefässe zu thun hat, ergibt sich aus zwei Momenten. Man kann, indem man sein Auge mit Gläsern bewaffnet, welche gestatten, dass Gegenstände, die in grösserer Tiefe als der Papillenrand gelegen sind, deutlich erkannt werden — nachweisen, dass nunmehr das Bild der Papille sich ändert, in ähnlicher Weise, wie bei der scharfrandigen physiologischen Excavation. Da tauchen die verlorenen Gefässenden wieder auf, da werden die früher undeutlichen und verschwommenen Gefässstücke wieder mehr oder minder scharf, da gelingt es nicht selten, den Zusammenhang der ausserhalb und innerhalb der Excavation gelegenen Partien herzustellen. Mitunter ist freilich dieses Bemühen vergeblich. Es hat dies darin seinen Grund, dass bei einer ampullenartigen Excavation die Seitenwandung ausgehöhlt, der Rand überhängend ist und so das Gefäss unter dem letzteren sich verbirgt. Dessen Fortsetzung im Grunde, vor Allem die Austrittsstelle der Centralgefässe wird jedoch in der Regel sichtbar. Die Austrittsstelle der Centralgefässe ist häufig gegen den medialen Opticusrand hin verschoben. Wenn aber, wie Schweigger dies anatomisch nachgewiesen hat, die Excavation in den Canal der Centralgefässe fortschreitet und sich so der Boden der Aushöhlung an der betreffenden Stelle trichterförmig vertieft; wenn ferner die Eintrittsstelle der Centralgefässe ohnehin etwas gegen die mediale Seite gelegen ist und die Gefässe an die mediale Wand des Trichters und nachdem sie denselben verlassen, an die mediale hohle Wand der Excavation angedrückt werden, dann kann es in der That geschehen, dass der ganze Excavationsgrund auch bei der richtigsten Einstellung gefässlos bleibt. Bisweilen zeigen sich einzelne Gefässäste, Venen, in der Tiefe der Aushöhlung auffallend verbreitert und geschlängelt. Auch in Fig. 7 ist ein solches stark geschlängeltes Gefäss in der Tiefe sichtbar. Sobald das Auge für den Grund der Excavation d. i. für die Lamina cribrosa eingestellt ist, tritt diese um so deutlicher hervor, als sie ja nur noch von einer sehr dünnen Schichte atrophischer Nervenfasern gedeckt ist. Das unbestimmte Bild der grünlichen Blase ist gewichen, an seiner Stelle erscheint die weissliche Lamina cribrosa mit scharf begrenzten grünlichen Flecken, welche den Durchtrittsstellen der atrophischen Nervenbündel

2*

entsprechen. Je mehr diese letzteren geschwunden sind, desto undeutlicher wird die Fleckung der siebförmigen Platte, desto mehr nimmt sie ein gleichmässiges, weissliches Ansehen an.

Sowie demnach durch entsprechende Gläser-Correction des im aufrechten Bilde untersuchenden Auges die Excavation als solche erkannt wird (und auch, indem man den Werth der Gläser, mit denen einerseits der Rand, andererseits der Grund der Excavation deutlich gesehen wird, in Betracht zieht — deren Tiefe im lebenden Auge annähernd berechnet werden kann [1]), so gibt auch zweitens das umgekehrte Bild Aufschluss über die Existenz einer tiefen Excavation. — Es geschieht dies durch das Phänomen der parallactischen Verschiebung, das freilich auch im aufrechten Bilde verwerthet werden kann, dessen Verwerthung aber bei der Untersuchung im aufrechten Bilde weit zurücksteht gegen die Bedeutung der Methode, die für die deutliche Wahrnehmung des Randes und des Grundes der Excavation nothwendigen Correctionsgläser aufzusuchen.

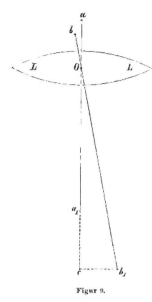

Figur 9.

Ist (Fig. 9) a ein Punkt im Grunde einer glaucomatösen Excavation, b ein solcher an deren Rande und wird die Convexlinse L (welche uns das dioptrische System des Auges, verstärkt durch eine vor das Auge gehaltene Convexlinse von kurzer Brennweite, repräsentirt) zunächst in der Art vor das Auge gehalten, dass der Punkt a in deren Hauptaxe liegt, so wird das Bild des Punktes ebenfalls auf der Hauptaxe, in a₁, gelegen sein. Das Bild des Punktes b liegt auf einer Nebenaxe der Linse L, auf jener Linie, die wir erhalten, wenn wir von b durch das Centrum O der Linse ziehen. Auf dieser Linie liegt das Bild b₁, weiter vom

---

[1] Siehe Ophthalmoscopie. pag. 206 und optische Fehler des Auges, pag. 164 und 166.

Linsencentrum entfernt, als das Bild a₁, weil der Leuchtpunkt b der Linse näher liegt, als der Punkt a. Die beiden Bildpunkte a₁ und b₁ des umgekehrten Bildes haben für ein Auge, welches von vorne her in der Richtung a₁ a nach denselben blickt, den seitlichen Abstand c b₁. Wenn wir jetzt die Convexlinse aus ihrer ursprünglichen Lage bringen, indem wir sie seitlich verschieben, ändert sich auch für das in gleicher Richtung blickende Auge der seitliche Abstand der Bilder der nicht in gleichem Abstande von der Linse gelegenen Objecte des Augengrundes. In Fig. 10 stellt

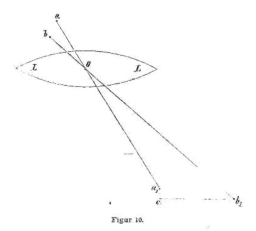

Figur 10.

L die Linse in ihrer neuen Lage dar. Das Bild sowohl von a als von b wird jetzt auf Nebenaxen entworfen. Wenn wir nunmehr den seitlichen Abstand c b₁, den die Bildpunkte a₁ und b₁ für unser Auge haben, berücksichtigen, so erkennen wir, dass derselbe grösser geworden (ungefähr verdoppelt wurde), und es wird uns klar, dass er umsomehr wachsen wird, je seitlicher wir die Linse stellen. Im Vergleiche zur ursprünglichen Lage hat der Punkt b₁ eine grössere Excursion ausgeführt als der Punkt a₁. Jetzt begreifen wir, wie bei der Untersuchung im umgekehrten Bilde durch seitliche Bewegungen der Convexlinse sich Niveaudifferenzen im Augengrunde verrathen. Der Punkt, welcher dem optischen Centrum des Auges näher gelegen ist, macht dabei eine stärkere Excursion, als der entfernter gelegene. Die glaucomatöse Excavation macht häufig den Eindruck einer starken Vorwölbung. Wäre die Papille wirklich

vorgewölbt, dann müsste bei der eben genannten Untersuchungs-
weise der centrale Theil der Papille sich über den Randtheil
verschieben. Beim Glaucom jedoch ist das Entgegengesetzte der
Fall. Vor dem anscheinend ruhig stehen bleibenden oder nur
geringe Excursionen ausführenden Grunde der Papille schiebt sich
der Rand derselben hin und her. Damit ist bewiesen, dass der
Papillengrund tiefer liegt, als der Papillenrand, dass eine Excavation
besteht. Es ist selbstverständlich, dass diese Erscheinung der
parallactischen Verschiebung nicht blos der glaucomatösen Excavation eigenthümlich ist, dass sie vielmehr bei jeder Excavation
von einiger Tiefe kenntlich wird. Bei der scharfrandigen physiologischen Excavation ist das Phänomen oft sehr schön ausgesprochen, während bei der atrophischen Excavation öfter davon
gesprochen wird, als es ausgesprochen ist.

Das, was bisher über die glaucomatöse Excavation gesagt wurde,
zeigt die schönste Harmonie zwischen dem pathologisch-anatomischen
und dem ophthalmoscopischen Befunde. Obschon wir von der
Functionsstörung bei Glaucom im Besonderen handeln werden, so
müssen wir doch gleich hier in das harmonische Ganze die selbst-
verständliche Thatsache einfügen, dass ein Auge mit einer wirklichen glaucomatösen Excavation, wie sie durch Fig. 5 dargestellt
wird, total blind ist, oder dass doch wenigstens, falls noch ein
geringer Rest von Nervenfasern an den Wänden der Excavation
zur Netzhaut sich emporschwingt und in diesen Fasern bei ihrer
Umknickung in die Netzhaut nicht die Leitung unterbrochen ist,
nur eine Spur von Sehvermögen da sein kann. Das ophthalmoscopische Bild der glaucomatösen Excavation erklärt man stets durch einen pathologisch-anatomischen Befund, analog dem in Fig. 5 dargestellten—
und doch geht das ophthalmoscopische Bild der glaucomatösen
Excavation, wie es in Fig. 7 ausgedrückt ist, sehr häufig einher
nur mit geringfügiger Störung des Sehvermögens, und es wird kaum
einen Ophthalmologen geben, der nicht schon die entwickeltsten
glaucomatösen Excavationen mit intactem centralen und peripheren
Sehvermögen beobachtet hätte. Eine solche glaucomatöse Excavation,
bei welcher das Sehvermögen intact ist, lässt sich von einer glaucomatösen Excavation, welche mit vollständiger Erblindung einhergeht,
absolut nicht unterscheiden. Man sagt, in dem einen Falle, bei
intactem Sehvermögen, habe der Sehnerv die normale, in dem

anderen Falle, bei Amaurose, die atrophische Farbe. Das ist die vollständigste Unmöglichkeit; denn für den Beschauer existirt bei einer glaucomatösen Excavation kein Sehnerv. Derselbe kann also in toto weder eine normale noch eine atrophische Färbung haben. Man blicke doch auf Fig. 7. Man sieht da 1) die Netzhautgefässe ausserhalb des Sehnerven bis zum Rande der Excavation und 2) wenn man für den Grund der entwickelten Excavation, bei welcher alle Gefässe in der Weise schnabelförmig, wie in Fig. 7 am oberen und am lateralen Rande abbiegen, einstellt, die Lamina cribrosa mit ihren Flecken, d. i. mit den Durchtrittsstellen der Nervenbündel und dicht auf ihr die Fortsetzung der Netzhautgefässe. Nervenfasern kann es nach der gangbaren Vorstellung keine geben, denn da diese zwischen Lamina cribrosa und Papillenrand einerseits und den Gefässen andererseits liegen, so müssten sie doch zwischen Gefässen und Papillenrand in die Höhe steigen, müssten einen Randring der Papille bilden und niemals könnte die Excavation eine totale sein, niemals könnten die Gefässe unmittelbar am Papillenrande hakenförmig abbiegen. In der glaucomatösen Excavation sieht man also nur eine leere, von der Lamina cribrosa gebildeten Höhle, an deren Wänden die Gefässe verlaufen. Von einem intraocularen Sehnervenkopfe aber sieht man absolut nichts. Die Farbe der glaucomatösen Papille kann also nur abhängen von der Farbe der Lamina cribrosa und von der Farbe des Querschnitts der Nervenbündel innerhalb der Lamina cribrosa. Wenn die normalen Sehnervenbündel, umsponnen von ihren zarten Gefässnetzen und durchwirkt mit den Bündeln des bindegewebigen Stützgewebes, in dichter Schichte übereinanderliegen, so gibt dies dem Sehnerven die normale gelbröthliche Farbe. Wenn wir aber den isolirten Querschnitt eines solchen Nervenbündels vor uns haben, so ist es sehr schwer zu entscheiden, ob dessen Farbe die eines normalen oder eines atrophischen Bündels sei; denn diese Farbe ist auch unter normalen Verhältnissen grau, graublau, grünlich und das atrophische Bündel sieht nicht viel anders aus. Nun wäre es allerdings, wenn bei der glaucomatösen Excavation alle Nervenbündel vor der Thüre, ausserhalb der Lamina cribrosa bleiben müssten, gleichgiltig, ob sie normal oder atrophisch sind oder aussehen — das Auge wäre ja doch amaurotisch. Da aber derartige Augen thatsächlich hohes Sehvermögen besitzen können und daher die Sehnervenfasern auf irgend

eine Weise durch das intraoculare Sehnervenende
zur Netzhaut gelangen müssen, so will ich constatiren, dass in
diesem letzteren Falle, in welchem die Sehnervenfasern normal fungiren, doch die Fleckung der Lamina cribrosa dieselbe intensive
grüne Farbe darbieten kann, wie sie bei entwickelter glaucomatöser Amaurose als untrügliches Zeichen der Atrophie angesehen
wird. Ich wiederhole noch einmal, dass man aus dem ophthalmoscopischen Bilde der glaucomatösen Papille einen Rückschluss auf
das Sehvermögen des betreffenden Auges nicht machen kann.

Und nunmehr ist es an der Zeit, das ophthalmoscopische Bild
der glaucomatösen Excavation mit der Thatsache der intacten Function
in Einklang zu bringen. Die Erklärung wird uns nicht schwer werden,
wenn wir an das-
jenige denken, was
wir früher über die
physiologischen Ex-
cavationen von
grossem Durchmes-
ser gesagt. Fig. 11
wird uns die Sache
vergegenwärtigen.
Damit das oph-
thalmoscopische
Bild der glaucomatösen Excavation zu Stande komme, ist unbedingt
nothwendig, dass die Lamina cribrosa zurückgewichen sei und zweitens,
dass die Hauptstämme der Centralgefässe nicht bis zur inneren Netzhautfläche vordringen, sondern dass sie sich nach ihrem Durchtritt
durch die Lamina cribrosa sofort theilen und ihre Theilungsäste an
den Wänden der Lamina cribrosa hinaufsteigen, um dem Papillenrande
knapp anliegend zur inneren Netzhautfläche zu gelangen. Wenn
aber ein solches Auge noch intactes Sehvermögen besitzt, so ist es
ebenso unbedingt nothwendig, dass die halbe Million Nervenfasern
durch die Lamina cribrosa hindurchtritt, dass diese halbe Million
Nervenfasern die scheinbare Höhle ausfüllt und schliesslich in ihrer
ganzen Mächtigkeit die Nervenfaserlage der Netzhaut wie unter
normalen Verhältnissen bildet. Alles dies ist aus Fig. 11 ersichtlich.
Der Vorgang bei der Entstehung des ophthalmoscopischen Bildes
der glaucomatösen Excavation muss also der sein, dass die Lamina
cribrosa zurückweicht und dass die Centralgefässe im Sch-

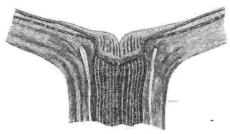

Figur 11.

nervenkopfe unbeschadet der Persistenz der Nervenfasern bis zur Lamina cribrosa zurücksinken. Hierdurch
kommt das ophthalmoscopische Bild zu Stande. Aber es kann
keine Rede davon sein, dass es sich wirklich um eine totale, bis an
den Rand gehende Excavation handle, da die scheinbare Höhle von
Nervenfasern erfüllt sein muss. Der Sehnervenkopf kann nur in
toto etwas zurückgesunken sein, es kann eine leichte centrale oder
eine grössere seichte muldenförmige Einsenkung der Papille sich
gebildet haben — mehr aber nicht. Die hohe Diaphanität des Sehnervenkopfes, welche unter physiologischen Verhältnissen vorkommt
und uns so die nach Breite und Tiefe colossalsten physiologischen
Excavationen vortäuscht, ist hier durch den pathologischen Process
bedingt. Es sei an dieser Stelle nur erwähnt, dass durch eine
Erweichung, ein Zugrundegehen des stützenden Bindegewebsgerüstes
im Sehnervenkopfe einerseits das Zurücksinken der Gefässe, andererseits die hohe Diaphanität der Fasermasse, sowie auch durch einen
analogen Erweichungsprocess der Lamina cribrosa das Zurückweichen
dieser letzteren erklärt würde.

Wenngleich bisher ein Fall von ophthalmoscopisch entwickelter
glaucomatöser Excavation und intactem Sehvermögen nicht zur
anatomischen Untersuchung kam, so kann an der Richtigkeit des
anatomischen Bildes, wie es in Fig. 11 construirt wurde, kein Zweifel
sein, einfach, weil eine andere Erklärung nicht möglich ist. Direct
mit dem Spiegel lässt sich das Verhalten in jenen Fällen erkennen, in
denen, während das Bild der Totalexcavation sich mit allen characteristischen Erscheinungen an den grossen Gefässen darstellt, zwischen
zwei solchen am Rande scharf abgeknickten grossen Gefässen,
ein feineres Gefäss über den Papillenrand gegen das Papillencentrum
ohne eine Spur von Knickung und Biegung ganz oder nahezu in
demselben Niveau wie ausserhalb des Sehnervenquerschnittes verläuft.
Wenn durch die Lage der grossen Gefässe die Lage der Nervenfaserschichte gegeben, wenn also die Oberfläche des Sehnerven tief
zurückgesunken ist, dann ist der Verlauf eines solchen vereinzelten
Gefässes im nahezu ursprünglichen Niveau unverständlich. Das
Gefäss müsste sich, während die Papillenoberfläche zurücksank, aus
derselben in den Glaskörper hineingehoben haben. Das Phänomen ist
der stricte Beweis dafür, dass nicht die Nervenfasermasse, sondern
dass nur die grossen Gefässe in der Nervenfasermasse zurückgesunken
sind, während ein feines Gefäss, wenn auch seines Stützgewebes

beraubt, sich, was auch leichter möglich ist, in seiner ursprünglichen
Lage erhalten hat. In Fig. 8 sehen wir ein kleines Gefäss medialwärts nicht knapp am Papillenrande, sondern eine kurze Strecke
von demselben entfernt emportauchen; und lateralwärts gehen, trotz
der scheinbar totalen und scharfrandigen Excavation zwei Gefässschlingen im Niveau der Netzhaut über den Papillenrand, als ob
keine „Rand"excavation da wäre.

Die vollkommen entwickelte glaucomatöse Excavation des Sehnerven charaoterisirt sich demnach:

Ophthalmoscopisch: durch einen gelblichen Ring,
welcher den Sehnerveneintritt umkreist, einen Ring, in
dem gewöhnlich weitere Details nicht zu erkennen, ausnahmsweise
Reste der Aderhaut sichtbar sind; durch ein Abbiegen und
Abknicken sämmtlicher grossen Gefässe an der inneren
Peripherie dieses Ringes, während einzelne zarte Gefässe in
ihrer ursprünglichen Lage sichtbar sein können und in äussersten
Ausnahmefällen ein grosses Gefäss nicht an der inneren, sondern an
der äusseren Peripherie des Ringes aufzuhören scheint — ein
Verhalten, wie es in Fig. 7 die gerade von oben herabziehende Vene
zeigt und das noch Gegenstand der Besprechung sein wird; durch
das Zurücksinken der Gefässstämme im Bereiche der
Papille; durch das Unsichtbarwerden der Nervenfasermasse des
Sehnervenkopfes zur Zeit, da diese Nervenmasse noch nicht durch
Schwund verloren gegangen ist, also noch die scheinbare Höhle füllt,
so dass das Aussehen des Sehnerven, ob nun die Nervenfasern noch vorhanden oder bereits geschwunden sind,
nur von dem Aussehen der Lamina cribrosa und der in
ihren Lücken sichtbaren Querschnitte der Sehnervenbündel abhängt.

Anatomisch: durch ein Zurückweichen der Lamina
cribrosa und ein Zurücksinken der Gefässe. So lange
noch das Sehvermögen erhalten ist, kann anatomisch keine tiefe,
bis zum Papillenrand gehende Grube da sein. Dieselbe entwickelt
sich erst durch den Schwund der Sehnervenfasern; und das ophthalmoscopische Bild deckt sich erst dann mit dem
anatomischen, wenn dieser Schwund ein totaler
geworden. Anatomisch unbekannt sind bisher die Veränderungen
im Sehnervenkopfe, durch welche das Zurücksinken der Gefässe
bedingt wird; ebenso die Veränderungen, welche dem „gelben

Ringe" zu Grunde liegen. Schweigger fand zwar die Aderhaut
an der Stelle des Ringes in ein sehr dünnes, vollkommen durchsichtiges Häutchen verwandelt, welches sich scharf gegen einen
vollkommen normalen Chorioidealbereich abgrenzt, allein durch
diesen Befund kann die Erscheinung des gelben Ringes im Allgemeinen nicht erklärt werden.

2. Die vermehrte Bulbushärte.

Neben der glaucomatösen Excavation kann das zweite Haupt-
symptom des Glaucoma chronicum simplex, die vermehrte
Bulbushärte, kennbar werden. Wären die Wandungen des
Auges aus Holz, dann würde der tastende Finger stets dieselbe
Bulbushärte finden, gleichviel ob die Bulbuswandungen einen luft-
leeren Raum einschlössen oder mit Flüssigkeit erfüllt oder mit soliden
Massen vollgepfropft wären. Die Wandungen des Bulbus, die
Sclerotica und Cornea sind nun allerdings nicht von der Consistenz
des Holzes, sie sind vielmehr in der Regel nachgiebig und elastisch,
allein ihre physikalische Beschaffenheit ist durchaus nicht bei allen
Individuen die gleiche. Die Härte des Bulbus hängt von zwei
Momenten ab: von der Resistenz der Sclerotica und von der Grösse
der Füllung des Auges. Wenn der Bulbusinhalt zunimmt, so wird
die Sclerotica gedehnt und nähert sich dabei, wie jede elastische
Membran, der Elasticitätsgrenze; das Auge wird hart, wenn bei
zunehmender Flüssigkeitsmenge die Sclerotica sich nicht entsprechend
dehnt. Wenn ich also einen Bulbus zum ersten Male betaste und
es kommt mir derselbe hart vor, so kann ich nicht wissen: „Ist
diese Härte bedingt durch eine ungewöhnliche Starrheit der
Sclerotica bei normaler Füllung des Auges oder durch abnorme
Füllung des Auges bei ursprünglich normaler Dehnbarkeit und
Elasticität der Sclerotica". Dies zu entscheiden, wäre aber von
grösster Wichtigkeit, denn in ersterem Falle ist die „Spannung"
des Auges, ist der intraoculare Druck nicht vermehrt, während dies
in letzterem Falle stattfindet.

In der That schwankt die Resistenz der Sclerotica — wahrscheinlich vorwaltend in Folge verschiedener Dicke — bei den
verschiedenen Individuen. Und es gibt Augen, die gesund sind und
gesund bleiben, und dabei eine ausserordentliche Härte aufweisen,

Das absolute Maass der Bulbushärte ist daher kaum entscheidend
für die Frage, ob die Härte pathologisch oder normal sei. Allein
in Anbetracht, dass die beiden Augen eines und desselben Individuums erfahrungsmässig die gleiche Härte zeigen, und in Anbetracht,
dass die Resistenz der Sclerotica desselben Auges im physiologischen
Zustande auffallenden periodischen Schwankungen nicht unterworfen
ist, kann aus dem Umstande, dass das eine Auge, welches gewisse
pathologische Erscheinungen zeigt, härter ist, als das andere gesunde,
sowie aus dem Umstande, dass dasselbe Auge zu verschiedenen
Zeiten verschiedene Härte zeigt, ein bestimmter Schluss gezogen
werden. Wenn nämlich die Resistenz beider Augen unter normalen
Verhältnissen die gleiche ist und wenn nunmehr ein Auge eine
grössere Härte zeigt und die Härte dabei variirt, so kann dieses
Symptom nicht auf die Zunahme der Resistenz der Sclerotica, die
doch solchen Schwankungen nicht unterworfen sein dürfte, sondern
es muss auf die Zunahme des intraocularen Inhalts, auf die erhöhte
Spannung der Augenhäute, auf die Erhöhung des intraocularen
Druckes bezogen werden. Unter diesen Umständen gewinnt
das an und für sich in seiner Bedeutung zweifelhafte
Symptom der Bulbushärte die unzweifelhafte Bedeutung der Erhöhung des intraocularen Druckes.

Man untersucht die Bulbushärte oder wie man, indem ein
besonderer Fall für das Allgemeine gesetzt wird, gewöhnlich sagt:
die Bulbusspannung, die Höhe des intraocularen Druckes am
besten in jener Art, wie sie zuerst von Coccius (1853) mit folgenden
Worten beschrieben worden ist: „Man lässt den Kranken die Augen
sanft, wie im Schlafe schliessen und setzt hierauf den einen Finger
an die innere (mediale), den anderen an die äussere (laterale) Seite
der Sclera und drückt mit der einen Fingerspitze den Augapfel
abwechselnd mit der anderen. Alsdann wiederholt man dasselbe
Verfahren unter Beihilfe des Gefühlsgedächtnisses am anderen
Auge und vergleicht so die Resistenz beider miteinander. Dieses
Verfahren ist nach meiner Ueberzeugung dem vorzuziehen, dass man
beide Augäpfel durch gleichzeitige Palpation mit einem oder zwei
Fingern auf einmal untersucht". In den Fällen, in welchen bei
dieser Methode eine bestimmte Entscheidung über die Tension des
Auges nicht gefällt werden kann, empfiehlt Coccius, den Kranken
nach oben sehen zu lassen und die Sclerotica direct unterhalb der
Hornhaut mit den Zeigefingern, die vorher in laues Wasser ein-

40

getaucht (und deren Nägel geopfert worden sind), zu betasten. Hierbei erhalten wir nach Coccius nicht blos über die Spannung des Auges, sondern auch über die Dicke der Sclerotica Aufschluss. In der That ist diese Methode eine ganz vortreffliche, nur scheint sie noch viel zu wenig Verbreitung gefunden zu haben.

Um einen numerischen Ausdruck für die durch Fingerpalpation gefundene Bulbusspannung zu besitzen, bezeichnet man nach Bowman die normale Bulbusspannung mit Tn (Tensio normalis), und die Spannungserhöhung mit T + 1, T + 2, und T + 3. T + 1 zeigt an, dass unzweifelhaft eine Spannungszunahme da sei, jedoch nur mässigen Grades; T + 2 bedeutet ziemlich hohe Spannungszunahme, bei welcher jedoch die Fingerspitzen bei kräftigem Drucke noch einen deutlichen Eindruck in den Bulbus erzeugen können; T + 3 endlich sagt, dass das Auge den höchsten Grad der Härte darbiete, dass es „stein-“ oder „bein-“ oder „holz“hart sei. Wenn für das subjective Gefühl diese drei Spannungsgrade nicht ausreichen, so kann man noch ein T + 1 bis + 2 (oder T + 1½) und ein T + 2 bis + 3 (oder T + 2½) einschieben. Der erstere Ausdruck gibt an, dass der Bulbus zwar härter sei als bei T + 1, aber doch nicht so hart wie bei T + 2, und der zweite Ausdruck sagt dasselbe für die Spannungen + 2 und + 3. Endlich, wenn man glaubt, dass die Spannung erhöht sei, ohne es sicher zu wissen, so beschwichtigt man sein Gewissen durch die Formel: T + 1?

In analoger Weise wird auch die Verminderung der Spannung durch die Ausdrücke: T — 1?, T — 1, (T — 1 bis — 2 oder T — 1½), T — 2, (T — 2 bis — 3 oder T — 2½), T — 3 gekennzeichnet. Während es bei T — 1? fraglich ist, ob die Erweichung des Bulbus vorhanden sei, zeigt T — 1 einen unzweifelhaft, aber mässig erweichten, T — 2 einen stark erweichten und T — 3 endlich einen ganz resistenzlosen, matschen Zustand des Bulbus an. Hat man für die Spannung des kranken oder zweifelhaft gesunden Auges die Spannung des zweiten unzweifelhaft gesunden Auges desselben Individuums zum Vergleiche, dann kann man allerdings noch sehr kleine Spannungsunterschiede wahrnehmen und so von T + ½ und T — ½ sprechen. Sonst aber, also für beide Augen, T + ½ oder T — ½ zu statuiren, geht absolut nicht an, weil eben, selbst bei Voraussetzung einer ganz ausserordentlichen Tastfähigkeit des Untersuchers, die physiologische Härte des Auges bedeutend schwankt.

Die Bestimmung der Bulbushärte (der Spannung des Auges, der

Höhe des intraocularen Druckes) nach Bowman gibt aber doch
immer nur subjective Maasse. Bowman's Absicht war aller-
dings die, dass alle Fachmänner in einem speciellen Falle dieselbe
Werthmessung anstellen, also z. B. die Spannung eines bestimmten
Auges von Allen mit T + 2 angegeben wird. Dies ist aber keineswegs der Fall. So finden z. B. Diejenigen, welche die Betastung
nicht mit den Zeigefingern beider Hände, sondern mit Zeige- und
Mittelfinger derselben Hand vornehmen, im Allgemeinen andere
Spannungsgrade, als Jene, welche mit beiden Zeigefingern operiren.
Aber auch bei gleicher Art der Betastung ist von einer allgemeinen
Uebereinstimmung der Untersucher keine Rede. Es ist deshalb
sicherlich ein anerkennenswerthes Bemühen, die Härte des Auges in
objectiver Weise messen zu wollen. Man hat zu diesem Zwecke
Spannungsmesser des Auges, Ophthalmotonometer, construirt
(v. Graefe, Hamer, Dor, Donders, Monnik, Coccius, Weber,
Snellen und Landolt). Sollen diese Instrumente nach einem Princip
arbeiten, so muss ihre Aufgabe sein, entweder das Gewicht anzugeben,
welches nothwendig ist, um eine Grube von bestimmter Tiefe, z. B.
von ½ Millimeter einzudrücken, oder die Tiefe der Grube festzustellen, bis zu welcher das Auge durch ein bestimmtes Gewicht ein-
gedrückt wird. Je höher das Gewicht im ersteren, je seichter die
Grube in letzterem Falle, um so höher die Spannung oder die Härte
des Bulbus. Die Tonometer lassen sich auch bei jenen Augen verwenden, deren Spannung durch T + 3 ausgedrückt wird. Es ist
also die „Stein-" oder „Bein"härte der Bulbi nicht wörtlich zu
nehmen, denn wenn z. B. in einem mit T + 3 behafteten Auge ein
Monnik'sches Tonometer bei einer Belastung von 45 Grammen
eine Grube von ½ Millimeter eindrückt, so dürfte die Härte des
Auges doch von der „Stein"härte noch einigermaassen entfernt sein.

Trotzdem leisten uns die Tonometer, wie sie bisher construirt
sind, eigentlich keinen Nutzen. Erstens sind die durch sie angegebenen Werthe nicht in dem Sinne objectiv, wie wir die Objectivität
wünschen möchten. Die mechanischen Fehler der Instrumente und
die Schwierigkeit ihrer Application haben zur Folge, dass die an
demselben Auge von demselben oder von verschiedenen Unter-
suchern in kurzen Zwischenräumen gewonnenen Werthe nicht
übereinstimmen. Den Schluss auf ein Schwanken der Tension aus
den Ergebnissen solcher Messungen ziehen zu wollen, wäre ein
Fehler. Zweitens lässt uns das Tonometer dann im Stich, wenn

wir gerade seine Hilfe den Tastkörperchen unserer Fingerspitzen
gegenüber in Anspruch nehmen wollen. Wäre selbst die Construction und Application der Tonometer eine vollendete und gleichmässige, so würde uns das Instrument in Fällen, in welchen wir
mit unseren Fingern nicht zu entscheiden vermögen, ob T normal
oder anormal sei, doch keinen Aufschluss geben, weil die physiologischen Grenzen der Bulbushärte so sehr weite sind. Wir
wären in Bewunderung der Leistung eines solchen Tonometers
versunken, aber sonst geradezu so klug wie zuvor. Wegen der
Unvollkommenheit der Instrumente und des Applicationsverfahrens
erfahren wir durch dieselben auch dann nichts Sicheres, wenn
unsere Finger eine sehr kleine Differenz in der Tension beider Bulbi
nicht mit Bestimmtheit anzugeben vermögen — denn das vermag
auch das Tonometer nicht, wenngleich seine Werthe für beide
Augen in gewissem Maasse differiren und bei widerholten Versuchen
beständig schwanken. Endlich bestimmt das Tonometer begreiflicher
Weise auch stets nur die Bulbushärte. Wir erfahren durch das
Tonometer ebensowenig wie durch die Finger, ob der Bulbus hart
sei wegen vermehrter Dicke und Starrheit der Sclerotica, oder wegen
Vermehrung des Bulbusinhalts, ob also die Bulbushärte die Steigerung des intraocularen Druckes bedeute oder nicht. Letzteres
erreichen wir sogar, wie dies Coccius selbst schon (1872)[1])
bemerkt, eher noch durch die directe Betastung der Sclerotica, indem
wir dabei über die Dicke der Sclerotica Aufschluss erhalten und
so erwägen können, ob die vorhandene Dicke der Bindehaut eine
ungewöhnliche Resistenz zu erzeugen im Stande sei.

Was wir also durch unsere tastenden Finger nicht zu entscheiden im Stande sind, das sind auch unsere gegenwärtigen
Tonometer zu entscheiden nicht in der Lage. Bei Verwendung der
Finger haben wir noch den Vortheil, dass wir uns auf dieses
Instrument verlassen können, während wir von dem Tonometer,
das wir handhaben, nicht wissen, ob es mehr oder weniger —
schlecht sei. ,

Was nun die Spannung des Auges bei Glaucoma
chronicum simplex anlangt, so kommen thatsächlich alle Grade
der Spannung von Tn bis T + 3 zur Beobachtung. So findet man
neben der glaucomatösen Excavation Beinhärte des Bulbus, während

---

[1]) Ophthalmometrie und Spannungsmessung, pag. 30.

in einem anderen Falle die glaucomatöse Excavation mit einer
solchen leichten Eindrückbarkeit des Auges einhergeht, dass von
einer Spannungserhöhung unter keiner Bedingung die Rede sein kann.
Wenn man einen und denselben Fall von Glaucoma chronicum
simplex durch längere Zeit beobachtet, so kann man oft ein
Schwanken der Spannung nachweisen, so dass der Bulbus, welcher
bei einer bestimmten Untersuchung keine Spannungserhöhung zeigt,
ein anderes Mal deutlich, etwa nur mässig, ein drittes Mal dagegen
vielleicht auffallend stark gespannt ist. Jedoch gibt es auch Fälle,
in denen zu keiner Zeit eine Erhöhung der Tension nachgewiesen
werden kann. Es gehört daher, wenn man einfach thatsächliche
Verhältnisse feststellt, die Spannungserhöhung nicht zum Begriffe
des Glaucoma chronicum simplex. Es braucht eben ausser dem
Symptom der glaucomatösen Excavation überhaupt kein anderes
objectives Zeichen nachweisbar zu sein.
    Wir gehen zu den subjectiven Symptomen über und
haben so

3. Die Functionsstörung

zu besprechen.
    So wie beim reinen Glaucoma chronicum simplex alle Erschei-
nungen am vorderen Augenapfelabschnitt objectiv fehlen und nur die
glaucomatöse Sehnervenexcavation mit oder ohne Spannungserhöhung
das schwere Leiden verräth, ebenso mangeln auch alle subjectiven
Erscheinungen, in specie fehlt jeder Schmerz im Auge und dessen
Umgebung — bis auf eine: die gestörte Function.
    Es kann freilich auch bei vollständig entwickelter glaucomatöser
Excavation die Function des Auges noch vollkommen intact sein.
Der schwarze Staar wurde von Philipp v. Walther (zur Zeit,
da der Augenspiegel noch nicht existirte) bekanntlich dahin definirt,
dass dies jene Form des Staares sei, bei welcher der Patient nichts
sieht und der Arzt auch nichts; vom grünen Staar aber kann man
sagen, dass da Fälle vorkommen, wo der Arzt mit freiem Auge
zwar ebensowenig am Auge des Patienten sieht wie beim
schwarzen Staare, dagegen der Patient Alles sieht.
    Diese Fälle, in denen bei der vollkommensten Glaucom-
excavation die Function intact ist, sind nicht gar so ausserordentlich
selten, dass es sich der Mühe lohnen würde, deren Casuistik anzu-

führen. Allerdings wenn ich sage, dass unter solchen Umständen die Function vollkommen intact sei, gilt doch vielleicht für manche Fälle eine kleine Reservation. Sicher ist, dass die centrale und periphere Sehschärfe, die Ausdehnung des Gesichtsfeldes, der centrale und periphere Farbensinn ihre Normalität bekunden können, dass es demnach in der That den Anschein hat, als ob die Statuirung vollkommener Integrität vollkommen berechtigt sei. Und doch dürfte in manchen von diesen Fällen Eine Fähigkeit des Auges bereits gelitten haben — der Lichtsinn.

Wenn wir die Functionsstörung beim entzündungslosen chronischen Glaucom systematisch besprechen, so haben wir von dem Verhalten der centralen Sehschärfe, des peripheren Gesichtsfeldes, des Farbensinns und des Lichtsinns zu handeln. Wir haben eben gesagt, dass centrales und peripheres Sehen, bei vollkommen ausgebildeter Glaucomexcavation, normal sein kann. Diese Thatsache ist an und für sich von weittragendster Bedeutung für die Auffassung des ophthalmoscopischen Bildes und für die ganze Glaucomlehre überhaupt. Auf Grund dieser Thatsache haben wir ja den Nachweis geliefert und durch Figur 11 versinnlicht, dass bei diesem Stande des Sehvermögens das Bild der totalen oder Randexcavation nur ein scheinbares sein könne, dass eine namhafte Excavation des Sehnerven zu dieser Zeit überhaupt nicht existire, woraus folgt, dass die Randexcavation, da sie überhaupt keine ist, auch nicht in die Lage kommt, eine Druckexcavation zu sein. Hier aber muss man fragen: Kann das centrale und periphere Sehvermögen, wenn es zur Zeit der vollendeten Augenspiegel-Glaucomexcavation sich intact zeigt, auch als solches sich dauernd erhalten? Wenn wir uns vorstellen, dass durch einen krankhaften Process in der bindegewebigen Grundlage der Lamina cribrosa und des Sehnervenkopfes die erstere zurücksinkt und die Gefässe im Sehnervenkopfe dasselbe thun, so könnten wir uns am Ende auch vorstellen, dass ein solcher Process, der thatsächlich ohne schädlichen Einfluss auf die Nervenfasern geblieben, abläuft, ohne dass die letzteren auch späterhin Schaden nehmen. Es mag immerhin sein, dass der glaucomatöse Process sich in dieser Art auf den Sehnervenkopf beschränkt und dass wirklich bei entwickelter Augenspiegel-Glaucomexcavation das Sehvermögen normal oder nahezu normal erhalten bleibt. Aber ich könnte ein solches Verhalten nicht als thatsächlich verbürgen. Aus der Literatur ist über diese Frage

ein Aufschluss nicht zu holen und was meine eigene Erfahrung
anlangt, so kann ich den Schluss nicht ziehen, dass jene Fälle von
intactem Sehvermögen, die ich später nicht mehr zu Gesichte bekam,
sich desshalb der Beobachtung entzogen, weil — ihr Sehvermögen
auch späterhin nicht gelitten. In jenen Fällen, die ich durch Jahre
verfolgen konnte, ist eine Aenderung im Sehvermögen nicht aus-
geblieben; eine solche Beobachtung (die Intactheit des Sehvermögens
durch Jahre zu verfolgen) ist sehr selten, da das Sehvermögen, von
dem Zeitpunkt der ersten Beobachtung angefangen, gewöhnlich in
verhältnissmässig kurzer Zeit leidend wird. Beobachtungen solcher
Art haben auch für mich aufgehört, seitdem ich an Stelle der
Iridectomie die Sclerotomie als Heilmittel gegen das Glaucom aus-
führe. So lange man nämlich bei Glaucoma chronicum simplex
Iridectomie machte, sagte man zwar, dass die Iridectomie eine
sehr vortreffliche Operation sei, die gar keine Unannehmlichkeiten
im Gefolge habe, aber man machte sie nicht, so lange das Sehvermögen ein vortreffliches war — und wenn man so wartete, bis das
Sehvermögen central und peripher gesunken war, so führte man
dann die Operation zwar aus, aber der günstige Zeitpunkt für dieselbe war verabsäumt. Zu dieser Zeit also hatte man Gelegenheit,
den spontanen Verlauf von simplen chronischen Glaucomen bis zu
einem gewissen Zeitpunkte zu verfolgen. Gegenwärtig, wo durch
die Sclerotomie alle üblen Folgen der Iridectomie vermieden werden,
halte ich es für meine Pflicht, sofort zur Operation zu schreiten,
sowie die Diagnose: Glaucom gesichert ist.

Für die Art und Weise, in welcher bei Glaucom das centrale
Sehvermögen sinkt und das periphere Gesichtsfeld sich
einengt, gibt es absolut keine bestimmte Regel. Der cardinale
Gegensatz des Verhaltens prägt sich darin aus, dass das eine Mal
das centrale Sehvermögen nahezu oder ganz verloren sein kann,
während irgend welche Defecte im peripheren Sehen nicht nachzuweisen sind, ein anderes Mal hingegen das Gesichtsfeld eine höchstgradige allseitige Einengung darbietet, während das centrale Sehen
noch vollkommen oder nahezu vollkommen erhalten ist. Dieser
letztere Fall zeigt schon, dass auch dann, wenn wie gewöhnlich, das
periphere Sehen gleich im Beginne der Functionsstörung leidet, der
Verfall der centralen Sehschärfe keineswegs mit der Einengung des
Gesichtsfeldes eintritt und auch keineswegs mit der Zunahme dieser
Einengung sich steigert, sondern einen ganz unabhängigen Lauf

nimmt. Ebenso gibt es für das Glaucom eine characteristische Form der Gesichtsfeldeinengung nicht. Weder gibt es ein bei Glaucom vorkommendes Gesichtsfeld, das sich nicht auch bei anderen Erkrankungen der Netzhaut, der Aderhaut und des Sehnerven finden würde, noch auch — und dies ist besonders bemerkenswerth — gibt es ein bei diesen letzteren Erkrankungen beobachtetes Gesichtsfeld, das nicht auch beim Glaucom vorkäme. Es kann bei vollkommen entwickelter Augenspiegel-Glaucomexcavation — und es kommt dies häufig vor, aber weit entfernt von einer Regel — das Gesichtsfeld von der medialen (inneren, Nasen-) Seite, es kann aber auch von der lateralen (äusseren, Schläfen-) Seite eingeengt werden. Diese Einengung nach der betreffenden Richtung kann eine so vollständige werden, dass eine ganze seitliche Gesichtsfeldhälfte ausfällt, so dass, wenn die nasale Hälfte fehlt, das scheinbare Bild nasaler (medialer), wenn die temporale Hälfte fehlt, das scheinbare Bild temporaler (lateraler) Hemianopie[1]) zu Stande kommt. Es kann aber auch das scheinbare Bild von Hemianopie in der Höhenrichtung auftreten; wenigstens spricht Laqueur[2]) von 2 Fällen, in denen die ganze untere Hälfte des Gesichtsfeldes zerstört und die Grenzlinie vollkommen horizontal war, und auch Schmidt-Rimpler[3]) sagt, dass zweimal das Gesichtsfeld nach oben erhalten blieb.

Sowie demnach beim Glaucom quasi hemianopische Defecte, Defecte wie sie gewöhnlich auf eine extraoculare, beziehungsweise intracranielle Ursache bezogen werden, zu beobachten sind, und bei doppelseitiger symmetrischer Erkrankung heteronyme seitliche Hemianopie, theils mediale, theils laterale, vortäuschen können, so gibt es andererseits auch sectorenförmige Defecte, wie sie nach Förster besonders der genuinen Sehnervenatrophie zukommen. Es kann irgend einer der 4 Quadranten des Gesichtsfeldes fehlen, oder nur noch Einer davon erhalten sein (wenn zwei zerstört sind, zeigt sich eben die Erscheinung der Hemianopie), oder aber es fehlt nach irgend einer Richtung kein ganzer Quadrant, sondern ein kleinerer Sector, oder es treten solche Sectorenausfälle an mehreren Stellen auf. Beim Fortschreiten des Leidens wird sich das Bild der hemianopischen wie der Sectorendefecte allmälig verwischen und werden so die bizarrsten Gesichtsfeldformen zum Vorschein kommen müssen.

---

[1]) Vergl. Band I, pag. 351.
[2]) Annales d'Oculistique, 1869, Bd. LXI, pag 47.
[3]) Graefe-Sämisch, Bd. V, pag. 21.

3*

Wenn das Gesichtsfeld von allen Seiten eingeengt sich zeigt, so kann dies wieder in verschiedener Art hervortreten. Es kann sein, dass dasselbe zumeist von innen, weniger von oben und unten, am wenigsten von aussen her eingeengt ist, so dass das restirende Sehfeld einer elliptischen Figur (Fig. 12) gleicht, deren grosse Axe a b entweder genau horizontal gestellt ist oder mit der Horizontalen einen gewissen Winkel einschliesst, so dass ein queres oder ein schiefes Oval zu Stande kommt. Dabei liegt, wie begreiflich, der Fixationspunkt nicht im Mittelpunkte c der Ellipse, sondern vielmehr in der Gegend des medialen Brennpunktes f.

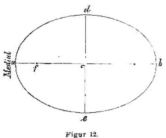

Figur 12.

Wenn der Höhendurchmesser (die kleine Axe der Ellipse d e) immer mehr abnimmt, so wird aus dem Oval ein Schlitz. Bei jener- Form des ovalären und schlitzförmigen Gesichtsfeldes, von dem wir jetzt sprechen, geht dasselbe schliesslich nach der medialen Seite ganz verloren, so dass der Fixationspunkt nicht im Mittelpunkt, auch nicht mehr im Brennpunkt, sondern, indem f zum Endpunkte des grossen Axe wird, am medialen Ende der grossen Ellipsenaxe gelegen ist und daher nur noch ein schlitzförmiger (ovalärer) Sehfeldrest lateralwärts übrig bleibt. Endlich erlischt die centrale Fixation. Es existirt nur noch ein kleines excentrisches Sehfeld, das aber, weil die geringste Einengung durchaus nicht immer lateralwärts gelegen, auch nicht immer lateralwärts zu suchen ist, sondern nach irgend einer anderen Richtung liegen kann. In diesen Fällen von ovalärer, also nicht concentrischer Einengung des Gesichtsfeldes — man findet nämlich diese ovaläre Einschränkung auch als concentrische beschrieben — geht wahrscheinlich der Verlust des centralen Sehens dem gänzlichen Erlöschen des Sehvermögens immer vorauf.

Anders verhält sich dies bei der wirklich concentrischen Einengung. Bei dieser ist das verengerte Gesichtsfeld ein Kreis, in dessen Mittelpunkt der Fixationspunkt steht. Bei genauer Vermessung ist allerdings der Abstand des Fixationspunktes von der Peripherie nicht überall genau derselbe, die Grenzlinie ist gezackt, aber in vorwaltender Weise hat sich die Grenze des Gesichtsfeldes von keiner Richtung her zum Fixirpunkte herangedrängt. Auffallend wird diese Form erst dann, wenn die concentrische Einengung einen bedeutenderen Grad erreicht hat. Eine ausgezeichnete Thatsache ist die, dass die centrale Sehschärfe dabei erhalten sein kann. Bei einer concentrischen Einengung, die nur noch ein Gesichtsfeld von etwa zehn Graden Halbmesser übrig lässt, kann noch eine für das Alter der Individuen normale centrale Sehschärfe vorkommen (V $\frac{2}{3}$ oder V $\frac{3}{4}$). Wenngleich auch bei der ovalären Gesichtsfeldform ein stricter Zusammenhang zwischen Einengung und centraler Sehschärfe nicht besteht, so dürfte doch, wenn diese Art der Einengung einen hohen Grad erreicht hat, normale oder selbst nur eine ansehnliche centrale Sehschärfe nicht vorkommen; und während bei der ovalären oder Schlitzform das centrale Sehen vor dem peripheren zu Grunde geht, behauptet bei der concentrischen Form das centrale Sehen am längsten das Feld. Da auch dieses schliesslich erlischt, so ist begreiflich, dass bei den minimalsten Gesichtsfeldern die centrale Sehschärfe immer mehr abnimmt, aber ich kenne doch solche Glaucomfälle, in denen es den Patienten oft nicht gelingt, die Bewegung der nahe vorgehaltenen Hand zu erhaschen, während sie noch grössere Druckschrift lesen.

Das elliptische Gesichtsfeld mit der Lage des Fixationspunktes in der Gegend des medialen Brennpunktes der Ellipse (also mit verwaltend medialer Einengung) wird gewöhnlich für Glaucom, das concentrische Gesichtsfeld mit lange sich erhaltender centraler Sehschärfe für jene AderhautNetzhauterkrankung, die man Retinitis pigmentosa nennt, als charakteristisch angesehen. Das letztere zu thun, hat man insoferne volles Recht, als wirklich bei Retinitis pigmentosa andere Formen der Einschränkung, als die der concentrischen oder nahezu concentrischen Einengung nur als äusserste Ausnahmen beobachtet werden. Wäre die genannte Form elliptischer Beschränkung eben so häufig bei Glaucom, als es die der concentrischen Einengung bei Retinitis pigmentosa ist, so könnte man mit Recht von einem typischen Glaucomgesichtsfelde reden; so aber geht dies in Anbetracht der thatsächlichen Verhältnisse nicht an. Verliert ja selbst die concentrische Einengung dadurch das Charakteristikon eines RetinitispigmentosaSehfeldes, weil sie genau in der gleichen Weise beim Glaucom vorkommt und dazu noch von einem anderen, gleichfalls der Retinitis pigmentosa eigenthümlich zugeschriebenen Defecte, einer Herabsetzung des Lichtsinns, begleitet wird.

Die Thatsache, dass es, wenn auch beim Glaucom häufig eine
Einengung von innen da ist, ein charakteristisches Glaucomgesichtsfeld
nicht gibt und dass daher weder der Umstand, dass die Einengung
von der medialen Seite her beginnt, für, noch der Umstand, dass
die Einengung von irgend einer anderen Seite beginnt oder
dass sie überhaupt fehlt, gegen eine glaucomatöse Erkrankung
spricht — diese Thatsache geht am Ende auch aus Statistiken
hervor, welche uns zeigen, dass die Einengung von innen her eine
bedeutende Rolle spielt. Laqueur (1869) fand in 175 Fällen von
Glaucom überhaupt 90 mal das Gesichtsfeld nicht oder nicht ausschliesslich von innen eingeengt. Darunter fand sich 56 mal
das Sehfeld intact und waren unter diesen 56 Fällen 6 Fälle von
reinem Glaucoma chronicum simplex, in denen die centrale Sehschärfe
bereits sehr bedeutend, auf $\frac{1}{40}$ und darunter gesunken war; 10 mal
war die Einengung ausschliesslich von aussen, die centrale
Sehschärfe war 9 mal sehr stark gesunken, in 3 von diesen 10 Fällen
fehlte die ganze laterale Hälfte des Gesichtsfeldes mit scharfer
Grenzlinie wie bei lateraler (temporaler) Hemianopie; 24 mal
war das Gesichtsfeld von allen Seiten eingeengt, doch liess sich die
vorwaltende Affection an der medialen Seite nachweisen, in
dreien der Fälle war die Einengung concentrisch, das circuläre
Gesichtsfeld hatte einen Durchmesser von ungefähr 20 Graden,
„genau wie man es bei Retinitis pigmentosa findet".

In den übrigen Fällen betraf die Einengung die mediale Partie
des Gesichtsfeldes allein; selten, nur in $\frac{1}{5}$ der Fälle, zeigte sich
diese gerade nach innen, gewöhnlich war der obere innere oder
(etwas häufiger) der untere innere Winkel afficirt. Ehe im weiteren
Fortschreiten der Krankheit der Fixationspunkt ergriffen wird, werden
andere Stellen der Peripherie defect. Mehrere Male jedoch fehlte
der ganze innere untere Quadrant, während der Rest des Sehfeldes
intact war. Zweimal, wie schon erwähnt, fehlte neben dem inneren
unteren auch der äussere untere Quadrant, war also die untere
Gesichtsfeldhälfte zerstört.

Rechnen wir von den 24 Fällen mit allseitiger Einengung die
3 Fälle von concentrischer Einengung ab, so wollen wir annehmen,
dass die übrigen 21 Sehfelder typische Glaucomfelder dar-
stellten, d. h. Ovale oder Schlitze mit vorwaltender Einengung von
innen. Von der sehr grossen Zahl der Fälle, in welchen zur Zeit
der Untersuchung Defecte nur im inneren Gesichtsfeldabschnitt

gefunden wurden, wird angegeben, dass diese im späteren Stadium
der Erkrankung „sich combiniren mit Defecten in anderen Partien
der Peripherie". Es geht daraus, wenn die Beobachtung sich wirklich
über eine genügend lange Zeit erstreckte, durchaus nicht hervor,
dass die allseitige Einschränkung eintrat. Unter jeder Bedingung
ist jedoch die Thatsache bemerkenswerth, dass zur Zeit der Untersuchung in 175 Glaucomen nur 21mal das als typisch
angesehene Gesichtsfeld beoachtet wurde.

Jacobson (1880)[1] meint, dass es misslich sei, aus einer
Anzahl in verschiedenen Stadien derselben Krankheit
an verschiedenen Individuen bestimmter Gesichtsfeldgrenzen
Schlüsse zu ziehen und dass wenige an demselben Individuum
zu verschiedenen Zeiten vorgenommene Messungen für ein Urtheil
über die Art, wie der Process fortschreitet, brauchbarer wären; und
glaubt wohl auch, dass man auf diese Weise zu Jacobson's
Ueberzeugung kommen würde, dass es seine Richtigkeit hat mit der
typischen Gesichtsfeldeinengung, denn „es ist leicht einzusehen, dass
zu verschiedenen Zeiten aufgenommene Gesichtsfelder sehr verschiedene Formen der äusseren Contouren zeigen können[2]". Wie
meine eigene Erfahrung nicht dafür spricht, dass man von einem
typischen Verhalten des Gesichtsfeldes bei Glaucom reden könne —
eine Thatsache, die schon aus Laqueur's Statistik klärlich hervorgeht — so kann ich auch der Anschauung nicht huldigen, dass man
in den verschiedenen Gesichtsfeldformen bei Glaucom nur verschiedene
Stadien desselben Krankheitsprocesses vor sich habe. Wenn zur
Zeit der Untersuchung das centrale Sehen verloren sich zeigt
bei noch vollkommen intactem Sehfeld; wenn zur Zeit der
Untersuchung der grösste Theil der äusseren oder die ganze
äussere Gesichtsfeldhälfte fehlt, während die innere intact
ist; wenn zur Zeit der Untersuchung die untere Hälfte des Gesichtsfeldes total mangelt, während die obere normal erhalten ist; wenn
Ein Quadrant ganz ausgefallen, während die übrigen 3 Quadranten
des Sehfeldes fehlerfrei sind, oder wenn 3 Quadranten fehlen bei
Intactheit des vierten; wenn einzelne Sectoren mangeln, deren Spitze
in der Gegend des Fixationspunktes steht: so kann in allen diesen
Fällen niemals, zu keiner Zeit ein oваläres Gesichtsfeld mit noch

---

[1] Mittheilungen aus der Königsberger Universitäts-Augenklinik, pag. 151.
[2] l. c., pag. 155.

vorhandener centraler Sehschärfe — das typische Glaucomgesichtsfeld — da gewesen sein, noch auch jemals sich aus solchen Formen
entwickeln. Wer sich darauf beschränkte, die Art der Sehfeld-
beschränkung bei einem oder mehreren Individuen vom Anfang
bis zu Ende des Processes zu verfolgen, der würde eben keine
Ahnung erlangen von der Vielgestaltigkeit, in welcher das Sehvermögen bei Glaucom leidet, und würde sich von seinem eingeengten
Standpunkte eine Hypothese aufbauen, die der reicheren und viel-
seitigeren Erkenntniss nicht Stand halten könnte.

Die Daten über das Verhalten des Lichtsinns bei Glaucom
sind äusserst mangelhaft. Förster sagt 1871 über diesen Punkt:[1]
„Ueber das Glaucom kann ich noch nichts Genügendes sagen, weil
die Resultate ausserordentlich verschieden sind. In den Fällen, wo
das Glaucom entzündlich auftritt und im prodromalen Stadium kann
man entschieden eine Herabsetzung des Lichtempfindungsvermögens
constatiren; in den Fällen wo es acut ausgebrochen, ist das Sehvermögen so herabgesetzt, dass man nicht untersuchen kann; bei
den chronischen Fällen habe ich das Resultat verschieden gefunden." In der neuesten Publication über Glaucom
von Schmidt-Rimpler (1881)[2] wird das Verhalten des Lichtsinns bei
Glaucom mit folgender Bemerkung erledigt: „Gelegentlich klagt ein
Patient auch darüber, dass er in der Dämmerung und bei herabgesetzter
Beleuchtung unverhältnissmässig schlechter sehe. Angestellte Prü-
fungen des Lichtsinns haben mir — auch bei Glaucoma simplex —
nur selten eine pathologische Herabsetzung gezeigt". Ich selbst bin
in Betreff des Lichtsinns bei Glaucom zu der Erkenntniss gelangt,
dass eine Herabsetzung desselben zu den häufigen, wenn nicht
regelmässigen Erscheinungen gehört. Im Beginne der Erkrankung
— wir sprechen vom Glaucoma chronicum simplex — wo centrales
und peripheres Sehen noch kaum gelitten haben, wird der Lichtsinn in manchen Fällen noch intact sein; bei vollständig entwickelter
glaucomatöser Excavation jedoch dürfte, wenngleich auch hier noch
Störungen des centralen und peripheren Sehens nicht oder nur in
geringem Maasse nachweislich sind, eine Herabsetzung des Lichtsinns
nur selten mangeln. Diese Herabsetzung des Lichtsinns
ist es, welche derartige Patienten zum Arzte führt,

---

[1] Zehender's klin. Monatsblätter, Bd. IX, pag. 342.
[2] Eulenburg's Encyclopädie, Bd. VI, pag. 80.

die ja sonst keinen Grund hätten, ärztliche Hilfe zu suchen. Sie bemerken, dass sie an dunklen Tagen, in der Dämmerung und bei Nacht auffallend schlecht sehen, und dass sie so in der Ausübung gewisser Beschäftigungen (beim Wagenlenken, auf der Jagd) sehr wesentlich beeinträchtigt werden, zum Lesen am Abend einer stärkeren Beleuchtung bedürfen. Mitunter lässt sich in Fällen, in welchen wegen der Erkrankung Eines Auges an Glaucom die Aufmerksamkeit sich auch auf das zweite richtet, an diesem letzteren, wiewohl alle objectiven und sonstigen subjectiven Erscheinungen des Glaucoms fehlen, auch schon die Herabsetzung des Lichtsinns nachweisen und so die bevorstehende Entwicklung des Leidens vorhersagen. Ich habe das schon früher [1]) an einem Falle demonstrirt. In dem rechten Auge einer 65jährigen Frau war centrale Sehschärfe ²⁰/₃₀ (nahezu); es fehlte vom Gesichtsfelde der obere innere Quadrant sowie ein anschliessender Sector des oberen äusseren Quadranten, so dass ein quasi hemianopischer Defect nach oben bestand. Der Lichtsinn war herabgesetzt und zwar ¹/₁₀. Objectiv zeigten sich die Erscheinungen des Glaucoma chronicum simplex ausgesprochen: Vermehrte Spannung des Bulbus und Totalexcavation des Sehnerven mit gelblichem Hofe. Im linken Auge war die centrale Sehschärfe dieselbe, wie rechts. In Anbetracht des Alters der Patientin konnte von einer Herabsetzung der centralen Sehschärfe mit Bestimmtheit nicht die Rede sein, das Gesichtsfeld frei, Erhöhung der Spannung und Beginn der Excavation zweifelhaft, der Lichtsinn jedoch zeigte auch an diesem Auge eine deutliche und zwar dieselbe Herabsetzung (auf ¹/₁₀) wie am rechten Auge. Nach diesem Befunde konnte der Beginn des glaucomatösen Processes am linken Auge mit Gewissheit erschlossen werden.

Die Untersuchung des Lichtsinns mittelst einer photometrischen Vorrichtung muss für alle zweifelhaften Fälle von Glaucom und besonders auch, falls nur Ein Auge die Erkrankung darbietet, als prognostisch wichtig für das zweite anscheinend ganz gesunde Auge, empfohlen werden. Allerdings gibt über die Herabsetzung des Lichtsinns auch eine andere viel einfachere Untersuchungsmethode Aufschluss. Es genügt die Ausdehnung des Gesichtsfeldes in der einfachsten Art mittelst Handbewegung einerseits bei Tagesbeleuchtung, andererseits im verdunkelten Raume beim Scheine einer Kerze oder

---

[1]) Aphorismen zur Glaucomlehre, Knapp's Archiv, Bd. VII, pag. 452, 1878.

schwachbrennenden Lampenflamme zu prüfen. Es kann geschehen, dass im Tageslichte die Grenzen des Gesichtsfeldes mit denen des Untersuchers zusammenfallen, während bei herabgesetzter Beleuchtung deutliche Defecte für das glaucomatöse Auge sich zeigen, so wie sich andererseits nachweisen lässt, dass schon im Tageslichte verengte Gesichtsfelder sich bei herabgesetzter Beleuchtung noch mehr verengen. Worauf beruht aber diese Erscheinung? Einzig und allein auf Herabsetzung des Lichtsinns, welcher sich im centralen Sehen durch eine Herabsetzung, im peripheren Sehen, da die Functionsstärke der Netzhautperipherie eine de norma geringere ist, durch einen Ausfall der Function kenntlich macht, sobald die Beleuchtung in einem gewissen Grade gesunken.

Wenn die Einengung des Gesichtsfeldes beim Glaucom hohe Grade erreicht hat, so sinkt auch der Lichtsinn sehr häufig in sehr hohem Grade. Dabei kann das centrale Sehvermögen, wie dies bei der concentrischen Einengung und bei dem Ausfallen von Quadranten vorkommt, noch normal oder von relativ hohem Grade sein. Ich habe dabei ein Sinken des Lichtsinns bis auf $^1/_{500}$ beobachtet. Diese Herabsetzung des Lichtsinns ist nicht etwa die Folge des kleinen Gesichtsfeldes. Man darf sich nicht etwa vorstellen, dass unsere Sehschärfe von der Beleuchtung der Netzhaut in toto abhängig ist, so dass, da wir, wenn die Beleuchtung sinkt, de norma schlechter sehen, wir auch schlechter sehen müssen, wenn die Summe der Netzhautbeleuchtung dadurch im höchsten Grade verringert wird, dass nur noch ein kleines Areal der Netzhaut fungirt. Wäre dies richtig, so müsste bei allen Erkrankungen, sobald das Gesichtsfeld sich verkleinert, Hemeralopie auftreten. Dies ist aber, wie jeder Ophthalmologe weiss, durchaus nicht der Fall. Bei der gemeinen Sehnervenatrophie kann das Gesichtsfeld sehr verengt und dazu noch die centrale Sehschärfe sehr gesunken sein, ohne dass sich eine Herabsetzung des Lichtsinns nachweisen liesse. Die Herabsetzung des Lichtsinns deutet auf eine ganz bestimmte Art der Netzhauterkrankung, und wir werden sehen, zu welchen Schlüssen wir auf Grund der Vielgestaltigkeit des Gesichtsfeldes, des eben besprochenen Verhaltens des Lichtsinns und des gleich noch zu besprechenden Verhaltens des Farbensinns hinsichtlich des Wesens der Glaucomerkrankung gedrängt werden.

Das eigenthümliche Verhalten des Farbensinns bei Glaucom ist dadurch characterisirt, dass auch noch im kleinsten Ge-

sichtsfelde der Farbensinn vollständig erhalten sein
kann. Sowohl bei der concentrischen Einengung als auch bei dem
als typisch angesehenen ovalären oder schlitzförmigen Gesichtsfelde,
im letzteren Falle sogar nach Verlust des centralen Sehens, können,
wenn das Gesichtsfeld nur noch einige Grade im grössten Durchmesser aufweist, sämmtliche Farben (ich erwähne ausdrücklich:
nicht blos die Grundfarben Roth, Grün, Gelb und Blau, sondern
auch Rosa und Violett)[1] als solche erkannt werden. Mit dieser Einen
Thatsache ist schon das Verhalten des Farbensinns characterisirt.
Bei einer Amblyopie, welche auf progressiver Atrophie der Sehnervenfasern beruht, ziehen sich die Farbengrenzen stärker zusammen, als
die Aussengrenze des Gesichtsfeldes[2]. Wenn also die Aussengrenze
des Gesichtsfeldes gegen den Fixationspunkt heranrückt, sind die
Farbengrenzen unverhältnissmässig stark herangerückt und die Durchmesser der Grün- und Rothzone werden auf diese Weise zunächst
Null und später ereilt dasselbe Schicksal die Gelb- und Blauzone.
Das Auge, welches noch ein gewisses Gesichtsfeld hat, ist total
farbenblind. Niemals kann daher bei einer auf progressiver Sehnervenatrophie beruhenden Amblyopie ein so kleines Gesichtsfeld
mit normalem Farbensinn vorkommen, wie dies beim Glaucom thatsächlich der Fall ist. Es handelt sich daher beim Glaucom um
eine amblyopische Erkrankung, bei welcher die Farbengrenzen nicht
disproportional im Vergleiche zu der Aussengrenze hereinrücken.
Es lässt sich dies für das Glaucom auch constatiren, wenn die Einengung des Gesichtsfeldes beginnt und fortschreitet, eine Thatsache,
die schon durch Treitel[3] und Pflüger[4] nachgewiesen wurde. Die
Erscheinung der Farbenblindheit tritt immer dann auf, sobald eine
Störung in der Leitung der Sehnervenfasern auftritt. Wenn
die Leitung in der Sehnervenfaser vollkommen aufgehoben ist,
dann kann begreiflicher Weise von einer Störung des Farbensinns nicht
die Rede sein, dann ist hinsichtlich jenes Bereiches der Netzhaut, welchem
die betreffende Sehnervenfaser angehört, vollständige Erblindung eingetreten. Der Umstand, durch den die Leitungsstörung in den
Nervenfasern erzeugt wurde, ist für das Auftreten der Farbenstörung
ganz gleichgiltig. Es zeigt sich also ganz dasselbe Verhalten, wenn

---

[1] Ueber die Bedeutung dieses Satzes vergl. Bd. I (Farbensinn), pag. 200 u. ff.
[2] Bd. I, pag. 547.
[3] Graefe's Archiv, Bd. XXV, 3, pag. 2, 1879.
[4] Augenklinik in Bern 1878, pag. 39. Bern 1879.

genuine Atrophie die Sehnervenfasern befällt oder wenn die Atrophie durch äusseren Druck eingeleitet wird. Wäre bei der genuinen Atrophie die Nervenfaser in dem einen Momente noch vollkommen normal und würde sie im nächsten Momente total geschwunden sein, dann würde auch bei der genuinen Atrophie die Erscheinung der Farbenblindheit nicht eintreten; und Diejenigen, denen es bekannt ist, dass die Farbengrenzen bei Glaucom sich kaum pathologisch verhalten, die aber dennoch glauben, dass die glaucomatöse Amblyopie durch Druck auf die Sehnervenfasern und deren secundäre Atrophie bedingt werde, müssen sich demnach die Sache so vorstellen, dass der Druck auf die Nervenfaser in der Art einwirkt, dass dieselbe in dem einen Momente noch vollkommen intact ist, im nächsten Momente aber vollkommen atrophisch oder leitungsunfähig wird, so dass ein Uebergang von intacter zu aufgehobener Function durch die gestörte Function nicht stattfindet. Eine solche Auffassung ist aber geradezu unstatthaft. Man könnte höchstens einwenden, dass das Phänomen der Farbenblindheit nur bei genuiner, aber nicht bei Druckatrophie des Sehnerven auftritt. Dies ist thatsächlich unrichtig. Wir sehen die Farbenblindheit bei neuritischer Atrophie[1], wir sehen sie aber auch bei extraocularer Compression des Sehnerven auftreten. Es finden sich die Farbendefecte bei heteronymer lateraler Hemianopie[2], bei welcher zwar ein Theil der Fasern vollständig leitungsunfähig geworden, ein anderer aber in seiner Function nur behindert ist. Am ausgezeichnetsten ist das Phänomen bei homonymer Hemianopie, bedingt durch Compression Eines Tractus opticus, zu beobachten. Ist diese Compression eine vollständige, so fallen die entsprechenden Hälften des Gesichtsfeldes vollständig aus; ist die Compression aber eine unvollständige, d. h. eine solche, die zwar alle Fasern trifft, aber nicht in so hohem Grade, dass jede Leitung der Lichterregung überhaupt aufhört, dann lässt sich constatiren, dass in den entsprechenden Gesichtsfeldhälften noch Lichtempfindung, ja allseitig bis zur normalen peripheren Grenze vorhanden sein kann, dass aber der Farbensinn gestört, ja in den entsprechenden Gesichtsfeldhälften vollkommen verloren gegangen ist, während er in den beiden anderen Hälften des Gesichtsfeldes seine volle Normalität bewahrt hat[3].

---

[1] Bd. I, pag. 576.
[2] l. c., pag. 548.
[3] l. c., pag. 362, 372, 548.

Wenngleich wir uns an dieser Stelle nur die Symptomatologie des Glaucoms vorgeschrieben haben, wird es die trockene Anführung von Thatsachen in nicht unerwünschter Weise unterbrechen, wenn wir ,den letzten Auseinandersetzungen gleich die Schlüsse folgen lassen, die sich aus dem Verhalten des Licht- und Farbensinns für dasjenige Leiden ergeben, durch welches das Sehvermögen bei Glaucom schliesslich vernichtet wird. Die negative Bedeutung, welche der Herabsetzung des Lichtsinns und dem Erhaltensein des Farbensinns zukommt, haben wir schon kennen gelernt. Wir haben gesagt, dass bei Sehnervenatrophie, selbst wenn die centrale Sehschärfe sehr gesunken und das Gesichtsfeld sehr verkleinert ist, eine Herabsetzung des Lichtsinns nicht zur Beobachtung kommt, dagegen bei der genannten Sehnervenerkrankung Störungen des Farbensinns eine wichtige Rolle spielen. Lichtsinn und Farbensinn verhalten sich demnach beim Glaucom so, dass die fast allgemein giltige Annahme, als beruhe die amblyopische Affection bei Glaucom auf einer Störung in der Leitung der Sehnervenfasern in Folge von Druck- oder genuiner Atrophie nicht aufrecht erhalten werden kann. Bei der Annahme einer genuinen Atrophie könnte wenigstens, indem man bald diese, bald jene Partie der Sehnervenfasern zuerst vom atrophischen Processe befallen sein lässt, die Vielseitigkeit der Störungen des centralen und peripheren Sehens erklärt werden, während eine Hypothese, welche annimmt, dass durch den erhöhten intraocularen Druck eine Compression der Sehnervenfasern erzeugt wird, bei dem Umstande, dass der erhöhte Druck gleichmässig auf der ganzen Innenfläche von Netzhaut-Sehnerv lastet und als man sonst den Satz, dass gleiche Ursachen gleiche Wirkungen hervorbringen, nicht zu den absurden zu rechnen pflegt — ich sage, dass eine derartige Hypothese nicht zu erklären vermag, wie so die denkbarst verschiedenen Formen der Amblyopie bei Glaucom zu constatiren sind. Wenn aber das primäre Leiden beim Glaucom nicht die Fasern des Sehnerven betrifft, welchen Theil der Netzhaut trifft es denn? Darauf gibt uns das Verhalten des Licht- und Farbensinns eine klare Antwort. Förster zeigte, dass hohe Defecte des Lichtsinns dann nachzuweisen sind, „wenn der Krankheitsprocess von der Chorioidea ausgeht und die Licht percipirenden hinteren Schichten der Netzhaut in Mitleidenschaft zieht". Die Schichte, welche das Licht percipirt, ist die der Stäbe und Zapfen; die Schichte, die die Lichterregung fortleitet, ist die der Sehnervenfasern. Anderer-

seits zeigt die Erfahrung, dass wenn durch Aderhautentzündung,
welche die äusseren Schichten der Netzhaut ergriffen hat, wenn
durch Chorioideo-Retinitis schwere Veränderungen im Augengrunde
und schwere Amblyopie gesetzt wurde, der Farbensinn doch nicht
leidet. Es verhält sich demnach Licht- und Farbensinn bei Glaucom
genau wie bei Chorioideo-Retinitis. Je nachdem der Process die
Macula lutea oder die Peripherie der Netzhaut und je nach der
Stelle, an welcher er diese letztere ergreift, ergeben sich die viel-
gestaltigsten Bilder der Amblyopie.

Allerdings kann auch beim Glaucom der Lichtsinn normal und
der Farbensinn gestört sein; allein genau das Gleiche gilt auch für
die sichtbare Chorioideo-Retinitis. Die Aufklärung für dieses Verhalten zu geben ist nicht schwer. Wir werden später davon
handeln. Das negative Symptom der Intactheit des
Lichtsinns und das positive Symptom der Störung
des Farbensinns beweist nicht, dass nicht eine Chorioideo-Retinitis vorliege, aber das positive Symptom
der Lichtsinnherabsetzung und das negative des Erhaltenseins des Farbensinns beweist unzweideutig,
dass eine Chorioideo-Retinitis und keine Sehnervenerkrankung vorliege. Auch darüber werden wir in der Lehre
der „Glaucomtheorien" noch sprechen.

Wir haben aus der Symptomatologie des Glaucoms bisher zwei
wichtige Thatsachen erschliessen können:

a) Die sogenannte Total- oder Rand- oder Druckexcavation bei
Glaucom ist, da sie bei erhaltenem centralen und peripheren Sehen
in vollster Entwicklung mit dem Augenspiegel sich zeigen kann,
eine Täuschung; sie ist keine totale, keine Randexcavation, vielleicht gar keine Excavation, also auch keine Druckexcavation.

b) Die Functionsstörung bei Glaucom widerspricht der Annahme
einer Erkrankung des lichtleitenden, und spricht für die Annahme
einer Erkrankung des lichtempfindenden Apparates; sie spricht
gegen ein Leiden des Sehnerven im weitesten Sinne und für eine
von der Aderhaut auf die Netzhaut fortschreitende Ernährungsstörung.

4. Andere Symptome.

Unter den subjectiven Symptomen des simplen chronischen
Glaucoms wären noch folgende zu besprechen:

a) Das Nebelsehen.

Es wird, auch wenn eine eigentliche Functionsstörung nicht nachzuweisen ist und die Sehschärfe des kranken Auges, objectiv bestimmt, eben so gross ist, wie die des gesunden, oder auch grösser als die des letzteren (wobei man sich vorstellen mag, dass auf diesem eine dem Patienten allerdings gewöhnlich unbekannte Amblyopie vorher bestanden) — mitunter über einen constanten Nebel, der alle Objecte verschleiert, geklagt. Dass dieser Nebel bald auffallend dichter, bald auffallend dünner würde oder in typischer Weise periodisch wiederkehrte, ist gerade kein dem simplen chronischen Glaucom zukommendes Symptom, doch scheint es, wie das Farbensehen, bisweilen vorzukommen.

b) Das Farbensehen.

Individuen, die an reinem, entzündungsfreiem chronischem Glaucom zu leiden scheinen, führen bisweilen Klage darüber, dass sie farbige Ringe um die Kerzenflamme sehen. Ich war lange Zeit geneigt, diese Klage in Verbindung zu bringen mit leichter Trübung der Medien, durch welche das Farbensehen, wie wir dies bald hören werden, beim entzündlichen Glaucom so gewöhnlich erzeugt wird. Diese farbigen Ringe würden also dann nichts anderes bedeuten, als dass es sich nicht um ein reines Glaucoma chronicum simplex handle, sondern dass zu Zeiten entzündliche Symptome auftauchen. Allein ich bin nunmehr nicht mehr ganz sicher, dass das Farbensehen stets ein rein optisches Phänomen sei.

Donders hat ausdrücklich angegeben, dass „bei dem Glaucoma simplex, wobei die Medien des Auges bisweilen, um so zu sagen, keine Veränderung erlitten haben und die Pupille sich wenig erweitert, bevor das Gesichtsvermögen stark vermindert ist, der Lichtkranz durchgehends vermisst wird". Vielleicht nicht ganz in Uebereinstimmung steht die weitere Beobachtung, dass der Lichtkranz „in vielen normalen Augen nicht fehlt, insonderheit, wenn die Pupille etwas erweitert wird". Donders selbst sieht den Kranz immer, wenn er will, auch ohne künstliche Erweiterung der Pupille; er braucht dazu nur für seinen Fernpunkt zu accommodiren, wobei die Pupille einen grossen Durchmesser bekommt. Aus diesen letzteren Angaben wird ersichtlich, wie vorsichtig man mit dem Ausspruche sein muss, dass in einem speciellen Falle eine

optische Ursache für das Farbensehen nicht vorhanden sei.
Trotzdem glaube ich wenigstens Einen Fall in jüngster Zeit
gesehen zu haben, den durch eine optische Ursache zu
erklären mir durchaus nicht gelingen will. Bei einem 12jährigen
Knaben zeigen sich im Gebiete des Nervensystems mannigfache
Störungen. Man findet zeitweilig Blut im Urin. In Betreff des
Sehorgans gibt der Patient an, dass sein rechtes Auge leidend sei.
Er klagt 1) über Schmerz in diesem Auge und zwar in der Art,
„dass sich vom äusseren Augenwinkel eine Diagonale bis in die
Pupille zieht und dass dort der Schmerz sitzt"; 2) über die Erscheinung, dass er bisweilen „gross sehe" — so sagte er einmal zu
seinem Lehrer: „Was haben Sie heute für einen grossen Kopf". Er
gibt 3) constant an, dass er mit dem rechten Auge und nur mit
diesem Alles doppelt sieht, indem jedem Objecte ein schattenhaftes
Doppelbild anhaftet; endlich 4), dass um jede Flamme ein farbiger
Kranz erscheine. Vom Doppelsehen und Farbigsehen ist am linken
Auge bei der ersten Untersuchung des Patienten keine Spur. Ueber
die farbigen Ringe wird bei wiederholter Prüfung die constante
Angabe gemacht, dass von aussen gegen das Centrum, die Licht-
flamme, hin die Farben in der Folge sich zeigen, dass Roth, Blau,
Grün, dann wieder Roth, hierauf Gelb, zumeist nach innen Blaugrau
folgt, und unmittelbar um die Lichtflamme ein dunkler Kreis zieht.
Das rechte Auge hat ohne Glas blos V $^6/_{18}$, mit — $^1/_{50}$ (Zoll) steigt
V auf $^6/_9$. Die farbigen Ringe sind die gleichen, ob man das
Auge mit dem Concavglase bewaffnet oder nicht. 3 Tage nach der
ersten Untersuchung werden die farbigen Ringe anders angegeben.
Es ist (von aussen nach innen) nur Roth, Gelb, Grün und rings um
die Flamme Bläulichgrau. Wieder 9 Tage später: Roth, Gelb, Grün,
Blau, Gelb, Dunkler Raum. An diesem Tage ist V ohne Glas $^2/_9$,
mit — $^1/_{50}$ (Zoll) wird schlechter gesehen, die geringe Myopie also
verschwunden. An diesem Tage sieht auch das linke Auge, welches
stets Emmetropie mit V $^6/_9$ zeigte, die Farbenringe ganz in der
gleichen Weise, nur dass am Orte des Blau ein leerer Raum
angegeben wird. Die farbigen Ringe verengern sich mit der Annäherung, erweitern sich mit der Entfernung der Lichtflamme. Die
Augen zeigen keine Spur einer glaucomatösen Erkrankung. Es kann
weder von einer Spannungserhöhung, noch von einer Trübung der
Medien, noch von einer Erweiterung der prompt reagirenden Pupillen
die Rede sein.

Nach Beobachtung dieses Falles scheint es mir nicht unmöglich, dass das Regenbogenfarbensehen um Lichtflammen auch beim wahren Glaucoma chronicum simplex vorkomme und daher als eine, wenn auch bei unserem heutigen Wissenschaftsstande kaum genauer erklärbare nervöse Erscheinung aufzufassen sei. Von dem eben besprochenen Phänomen müssen die gewöhnlichen subjectiven Licht- und Farbenerscheinungen unterschieden werden. Auch über diese wird, wenn auch äusserst selten, beim Glaucom geklagt. Es sind Lichtblitze, die mitunter durch's Gesichtsfeld gehen, oder feuer- oder andersfarbige Kugeln oder Sterne, die im Gesichtsfelde auftauchen.

3) Die Abnahme der Accommodationsbreite, die vorzeitige Weitsichtigkeit oder Presbytie, wird als ein constantes, auch als ein Prodromalsymptom des Glaucoms angesehen. Es ist richtig, dass Augen, welche an simplem chronischem Glaucom leiden, häufig eine geringere Accommodationsbreite zeigen, als gesunde Augen von Individuen des gleichen Alters. Doch scheint es mir bemerkenswerth, und man kann sich leicht davon überzeugen, dass wenn an einem Auge das Glaucoma chronicum simplex schon vollkommen entwickelt, das zweite Auge jedoch noch vollkommen intact ist, doch die Accommodationsbreite der beiden Augen dieselbe ist. Ich würde mich wohl hüten, diese verringerte Accommodationsbreite des noch gesunden Auges auch nur mit irgend welcher Wahrscheinlichkeit als ein Prodromalsymptom des Glaucoms anzusehen. Wenn man gleich anderen Glaucomsymptomen auch die Abnahme der Accommodationsbreite von der Erhöhung des intraocularen Druckes abhängig machen will, so ist ein solcher Versuch in Betreff des Glaucoma chronicum simplex, wo gerade im Beginn der Erkrankung von einer irgend wie in Betracht kommenden Druckerhöhung absolut nicht die Rede sein kann, als gänzlich verunglückt anzusehen.

4) Die Abnahme der Refraction im Glaucoma ist fraglich. Ich habe zwar der Anschauung mich angeschlossen, dass wenn wirklich durch das Glaucom eine Refractionsverminderung hervorgerufen wird, so dass z. B. ein ursprünglich emmetropisches Auge in Folge der glaucomatösen Erkrankung in ein hypermetropisches sich umwandelt, dies nach der Annahme von Helmholtz durch die Spannungserhöhung bewirkt werden könnte. Helmholtz hatte aus der physikalischen Thatsache, dass die Hohlkugel jener Körper sei, welcher bei kleinster Oberfläche den grössten Inhalt in sich

birgt, gefolgert, dass mit dem Zunehmen der intraocularen Flüssigkeitsmenge das Auge sich der Kugelgestalt nähern, der Falz, die
Rinne zwischen Cornea und Sclerotica verstreichen und so die Hornhaut flacher, ihr Halbmesser grösser werden könne. Hierdurch würde
die Brechkraft des Auges herabgesetzt und ein ursprünglich emmetropisches Auge hypermetropisch. Donders, Coccius und ich selbst
fanden keinen grossen Hornhautradius bei Glaucom; in meinen Fällen
war aber auch keine Hypermetropie da. Die Sache liegt also in der
Art, dass durch höchste Drucksteigerung möglicher Weise eine
Abflachung der Hornhaut bei Glaucom erfolgen und damit Hypermetropie erzeugt werden kann, dass man aber dies bisher nicht erwiesen
hat; und dass das Glaucoma chronicum simplex, wenn es nicht oder
nur mit minimaler Druckerhöhung einhergeht, nicht Veranlassung von
Hornhautabflachung und so von erworbener Hypermetropie werden
kann, liegt klar zu Tage. Es ist ebenso klar, dass wenn unmittelbar nach einer Glaucomoperation (Iridectomie oder Sclerotomie)
die Refraction sich ändert und einige Zeit nachher sich wieder
ändert, dies nicht etwa abhängig sei von einer Heilung und dann
wieder von einem Wiederhervortreten des Glaucoms, sondern dass,
wie jeder Augenarzt weiss, diese Erscheinung davon herrührt, dass
durch jede Operation im Bereiche oder am Rande der Hornhaut
die Krümmung der Hornhaut geändert wird und diese sich späterhin
bei fortschreitender Consolidirung der Wundnarbe neuerdings ändert.

b) Glaucoma chronicum inflammatorium.

Bei dem vollständig entwickelten typischen Bilde des entzündlichen chronischen Glaucoms sind folgende Symptome
objectiv nachzuweisen: Die Spannung des Auges ist erhöht in
allen Abstufungen bis zu T + 3. Die Conjunctiva der Lider hyperämisch, die Conjunctiva des Bulbus trübe, die Sclerotica nicht wie
normal bläulich-weiss, sondern mehr grau. Beachtung verdient die
Gefässentwickelung, die sich an der Conjunctiva und unter derselben
darbietet. Man sieht in der Conjunctiva bulbi einzelne stärkere
Gefässe, die sich dadurch als Conjunctivalgefässe zu erkennen geben,
dass sie sich verschieben, wenn man die Conjunctiva bulbi z. B. mit
Hilfe der Lider über die Sclerotica verschiebt. Bei diesem Manöver
erkennt man gleichzeitig, dass eine grössere Zahl deutlich hervor-

tretender Gefässe den Ort nicht ändert. Diese Gefässe liegen unter der Conjunctiva, auf der Sclerotica, es sind subconjunctivale oder episclerale Gefässe. Unter normalen Verhältnissen sind auf der Sclerotica nur wenige Gefässe zu sehen, die zwar bei den einzelnen Individuen in Zahl und Lage nicht vollkommen übereinstimmen, im Allgemeinen aber den Typus zeigen, dass sowohl im verticalen Meridian und zwar von oben wie von unten, als auch im horizontalen Meridian und zwar sowohl von der medialen als von der lateralen Seite je zwei stark geschlängelte, dunkelrothe Gefässe aus der Gegend des Bulbusäquators gegen die Hornhaut heranziehen, um entweder ungetheilt oder nach dichotomischer Theilung einige Millimeter von der Hornhaut entfernt mit einer stark dunkel gefärbten Stelle scheinbar aufzuhören. Es sind dies die vorderen Ciliararterien. Die Arteria ophthalmica, mit dem Nervus opticus durch den Canalis opticus in die Orbita eingedrungen, gibt eine Anzahl von Aesten ab, welche die Augenmuskeln versorgen. Aus jenen Ramis muscularibus, welche die geraden Augenmuskeln versehen, entspringen die oben genannten vorderen Ciliararterien. Aus jeder Sehne eines geraden Augenmuskels treten sie unter die Conjunctiva, um nach ihrem episcleralen Verlaufe knieförmig abbiegend die Sclerotica zu durchbohren, so zu dem im Ciliarmuskel gelegenen, durch die beiden langen hinteren Ciliararterien gebildeten Circulus iridis arteriosus major zu gelangen, und auf diese Weise an der arteriellen Speisung der vom grossen Iriscirkel aus versorgten Gebilde (der Iris, des Ciliarkörpers und des vordersten Abschnittes der Aderhaut) theilzunehmen. Ehe die vorderen Ciliararterien die Sclerotica durchbohren, geben sie feine Aeste zum Rande der Hornhaut, die arteriellen Antheile des an der Hornhautperipherie (im Limbus conjunctivae) befindlichen geschlossenen kaskadenartigen Randschlingennetzes, sowie die vorderen Bindehautarterien ab, welch' letztere in der Conjunctiva nach rückwärts verlaufen, um mit den dem Ciliargefässsystem nicht angehörenden hinteren Bindehautarterien zu anastomosiren. Mit freiem Auge aber sind unter normalen Verhältnissen weder die Hornhaut-, noch die Bindehautäste zu sehen. Ebensowenig sieht man unter normalen Verhältnissen mit freiem Auge Venen, welche den vorderen Ciliararterien entsprechen würden. Es rührt dies daher, dass der arterielle und venöse Gefässverlauf im Ciliargefässsysteme, wie dies namentlich durch Leber aufgeklärt wurde, ein gänzlich verschiedener ist. Während die vorderen Ciliar-

4*

arterien in Verbindung mit den langen hinteren Ciliararterien Iris,
Ciliarkörper und den vordersten Aderhautabschnitt speisen, führen
die vorderen Ciliarvenen aus dem Innern des Auges nur Blut des
Ciliarmuskels weg; die ganze übrige Masse des venösen Blutes der
Iris, des Ciliarkörpers und der Aderhaut ergiesst sich hingegen in
die am Aequator bulbi austretenden Wirbelvenen. Die vorderen
Ciliarvenen sind es nun, welche beim entzündlichen chronischen
Glaucom nicht selten stark gefüllt erscheinen. Auch die vorderen
Ciliararterien sind häufig dunkler, stark gefüllt und geschlängelt;
allein das Gefässnetz, das beim chronischen Glaucom sichtbar wird,
kann nicht durch die Erweiterung der genannten Gefässe zu Stande
kommen. Denn statt der stets auf 8 oder (falls von der lateralen
Seite her, wie dies mitunter vorkommt, nur 1 Ciliararterie gegen die
Hornhaut verläuft) gar nur 7 Gefässstämmchen, sieht man deren
eine grössere Zahl. Diese, die hinzugekommenen, tauchen in der
Regel näher dem Hornhautrande auf, als die Ciliararterien, sie
stellen auffallend dicke, dunkelblaue, geschlängelte und unter einander durch kräftige Aeste anastomosirende Stämmchen dar — es sind
die erweiterten vorderen Ciliarvenen, die abdominellen Gefässe der
alten Augenärzte. Dabei gehört es keineswegs zum typischen Bilde,
dass unmittelbar um die Hornhaut ein geschlossener Gefässkranz,
eine Ciliarinjection da wäre. Die einzelnen Stämmchen haben vielmehr injectionslose Partien zwischen sich.

Das Auge hat ein trübes, cadaveröses Aussehen. Es rührt dies
her von einer mehr oberflächlichen, mehr tiefen Trübung der Hornhaut. Lässt man ein Fenster auf der Hornhaut des dem Lichte zugekehrten Patienten spiegeln, so kann das Bild allseitig scharf sein.
Oft ist dies aber nicht der Fall. An einzelnen Partien der Hornhaut oder an allen Stellen ist es mehr oder weniger verschwommen
oder doch im Vergleiche mit der Spiegelung an einem gesunden
Auge undeutlicher. Dies rührt davon her, dass die Oberfläche der
Hornhaut in Folge stellenweisen Ausfalls des Epithels uneben geworden, wie man dies nebst der tieferen Trübung bei seitlicher Be-
leuchtung mit einer starken Convexlinse erkennt. Betupft man die
Hornhaut mit einem Federbarte oder streift man mit einem solchen
Federbart über die Membran, so kann es geschehen, dass dies vom
Patienten an einzelnen Stellen oder auch im ganzen Bereiche der
Hornhaut nicht empfunden wird. Es gibt sich dies schon dadurch
kund, dass der Patient mit den Lidern nicht zuckt; doch achte man

darauf, dass die berührende Feder nicht an die Cilien und nicht an die Conjunctiva kommt, indem hierbei sofort Lidschläge eintreten, die fälschlich auf eine Empfindlichkeit der Hornhaut bezogen würden. Der Raum zwischen Hornhaut und Iris-Linse, die vordere Augenkammer, ist enge, die Iris also der Cornea genähert. Die Pupille ist weit, dabei rund oder fast rund, selten oval, aber häufig unregelmässig entrundet; gegen Lichteinfall und bei Convergenzbewegungen starr. Die Iris, wie dies schon die Erscheinung der weiten Pupille ansagt, verschmälert; bei starker Erweiterung der Pupille kann die Iris nach oben innen ganz unsichtbar werden. Der schmale Rest, der von ihr noch zurückgeblieben, birgt sich hinter dem Limbus conjunctivae. Es ist dieselbe Stelle, an welcher auch nach Atropinisirung in Augen mit gut erweiterbarer Pupille die Iris scheinbar verschwindet. Sie ist matt, ihre Farbe, wenn wir das zweite Auge in gesundem Zustande zum Vergleiche haben, erscheint geändert, ihre Faserung undeutlich und verwaschen, an einzelnen Stellen zeigen sich schwarze Flecken.

Versuchen wir ein solches Auge mit dem Augenspiegel zu durchleuchten, so gelingt es entweder gar nicht, so dass wir überhaupt nicht im Stande sind, etwas vom Augengrunde wahrzunehmen, oder aber es ist eine mehr oder minder dichte Verschleierung der Details in der Tiefe des Auges nachweisbar. Gelingt es, sich durch den Schleier hindurch über den Zustand der Papille einen Aufschluss zu verschaffen, so erkennt man die glaucomatöse Excavation.

Einzelne der genannten Symptome bedürfen noch einer näheren Erklärung, namentlich ist es wichtig, sich darüber klar zu werden, inwieweit die einzelnen brechenden Medien des Auges durch Trübung das Aussehen der Iris, Pupille und des Augengrundes verschulden. Wir haben für das typische Bild des entzündlichen, chronischen Glaucoms Trübung der Hornhaut angenommen. Die Hornhauttrübung nun kann für sich das matte, verfärbte, verwaschene Aussehen der Iris bedingen, nicht so aber die schwarzen Flecken in der Iris. Diese deuten unmittelbar auf eine hochgradige Atrophie des vorderen Irisblattes, der Substantia propria iridis. Ob bei nachweislich starker Trübung der Hornhaut das Kammerwasser gleichfalls getrübt sei, ist zu entscheiden nicht möglich. Ebenso lässt sich dabei über das Verhalten der Linse und des Glaskörpers häufig nichts Bestimmtes sagen. Wie die Hornhaut als convexer Spiegel von sehr starker Krümmung von allen Objecten ein verkleinertes,

aufrechtes (virtuelles) Bild entwirft, so auch die vordere Linsenkapsel,
nur mit dem Unterschiede, dass bei dem Uebergange des Lichtes
von Luft in das durch die uhrglasförmige Hornhaut geformte Kammerwasser wegen der grossen Differenz in den Brechungsindices von
Luft und Kammerwasser eine sehr mächtige Reflexion stattfindet,
während der Reflex der vorderen Linsenkapsel (beim Uebertritte des
Lichts aus Kammerwasser in Linse) nur schwach und verschwommen
ist, und gleichsam an dem Hornhautreflex haftet. Wenn wir also
mit dem Spiegel das Licht der Lampenflamme auf das Auge werfen,
so sehen wir bei dieser einfachen Manipulation sehr schön das
Hornhautreflexbild, aber nichts vom vorderen Kapselbilde. Dagegen
ist das hintere Kapselbild deutlich sichtbar. Es wird entworfen
von der als Concavspiegel wirkenden hinteren Kapsel; die hintere
Kapsel erzeugt wie jeder Concavspiegel von Objecten, die jenseits
des Krümmungsmittelpunkts liegen — und dies findet im vorliegenden
Falle stets statt — verkleinerte, umgekehrte (reelle) Bilder. Beleuchtet
man das Auge von unten her, so ist das Spiegelbild der Cornea am
unteren Rande der Hornhaut, während das Bild der hinteren Kapsel
hoch oben steht, da das vom Leuchtobjecte ausgehende Licht in
gerader Linie fortschreitend die hintere Kapsel im oberen Theile
trifft, falls es die Cornea in deren unterem Abschnitt passirte. Es
ist daher das hintere Kapselbild als ein umschriebener Leuchtpunkt
durch diese der Stellung und Bewegung des Hornhautreflexes entgegengesetzte Stellung und Bewegung leicht zu erkennen. Für die
Diagnose der Linsentrübungen ist das Bildchen von grosser Wichtigkeit, namentlich für die Diagnose der diffusen Linsentrübungen,
die uns hier in hohem Grade interessiren. Ist die Linse diffus
getrübt, so wird das hintere Kapselbild an allen Stellen undeutlich,
verschwommen oder verschwindet gänzlich. Das verschwommene
hintere Kapselbild hat häufig einen röthlichen Schimmer; manchmal erscheint es noch deutlich, aber in ausgezeichneter Weise roth.
Diese rothe Farbe des hinteren Kapselbildes deutet eine diffuse
Linsentrübung an. Die Linse muss als trübes Medium wirken.
Gehen die von einer Lichtquelle kommenden Strahlen durch ein
trübes Medium, so tritt vorwaltend rothes Licht aus. Ist die Hornhaut getrübt und dabei das hintere Kapselbild unsichtbar oder
verschwommen oder roth, so kann dies von der Hornhauttrübung
abhängen. Man kann sich jedoch beim entzündlichen chronischen
Glaucom überzeugen, dass mitunter auch, wenn die Trübung

von Hornhaut und Kammerwasser mangelt, das Kapselbild verschwommen wird.

Wenn wir nämlich beim Entwerfen des typischen Bildes des Glaucoma chronicum inflammatorium die Hornhaut in das Vordertreffen stellten, so muss jetzt darauf hingewiesen werden, dass die Medientrübung bei dieser Glaucomform schwankt, auch periodisch schwankt und auch gänzlich schwindet. Die Diagnose des Glaucoma chronicum inflammatorium erfährt also dadurch keine Störung, dass zur Zeit der Untersuchung etwa Trübungen der brechenden Medien gänzlich fehlen, und der Augengrund mit der typischen Excavation sich in klarster Weise präsentirt; die Diagnose erfährt auch keine Störung, wenn zur Zeit der Untersuchung, wie dies durch die seitliche Beleuchtung in genügender Weise festgestellt werden kann, eine Trübung der Hornhaut und des Kammerwassers nicht vorhanden ist, wobei aber die Details des Augengrundes nicht erkannt werden, weil, wie die Prüfung des hinteren Kapselbildes zeigt, eine diffuse Trübung der Linse oder falls das Kapselbild deutlich hervortritt, eine diffuse Trübung des Glaskörpers besteht, die letztere desshalb, weil, wenn von der hintern Kapsel bis zur Hornhaut die rückkehrenden Strahlen kein Hinderniss erfahren, das letztere zwischen Augengrund und Linse, d. i. im Glaskörper liegen muss. Es lässt sich daher beim entzündlichen chronischen Glaucom nachweisen, dass entweder durch geraume Zeit ununterbrochen Medientrübung da ist, oder dass diese in kürzeren, mitunter typischen Zwischenräumen kommt und geht und dass, wenn sie da ist, sie sowohl in der Hornhaut, als auch im Kammerwasser (wie dies durch das sofortige scharfe Hervortreten der früher ganz bedeckten Iris nach Punction der vorderen Kammer manchmal zu erweisen ist), sowohl in der Linse als auch im Glaskörper sitzen kann und häufig genug sämmtliche Medien betreffen mag.

Das Symptomenbild des entzündlichen chronischen Glaucoms setzt sich demnach neben den Grundfactoren der Spannungserhöhung und der glaucomatösen Excavation zusammen: aus der stärkeren Entwicklung der episcleralen Venen, der Anästhesie der Hornhaut, der Enge der Vorderkammer, der Weite und Starrheit der Pupille, der Atrophie der Iris und der nach Zeit und Ort wechselnden Trübungen der das Licht brechenden Medien.

Die functionelle Störung ist bei dieser Glaucomform dieselbe, wie beim Glaucoma simplex, und es erfolgt die Erblindung unter den gleichen Zeichen von Seite des centralen und peripheren Sehens, sowie des Licht- und Farbensinns — nur mit dem Unterschiede, dass der An- oder Abwesenheit, sowie der Stärke der Medientrübung entsprechend das centrale Sehen, insolange als die Netzhaut ihre Funktion nicht gänzlich eingestellt hat, in seiner Höhe schwankt und dass bei entzündlichem, chronischem Glaucom, falls die Medientrübungen in typischer Weise wiederkehren, typische, z. B. stets in Zwischenräumen von 24 Stunden auftretende, oder aber atypische in grösseren Zwischenräumen oder auch mehrmals an einem Tage sich wiederholende Anfälle von „Obscurationen", „Obnubilationen", „Verdunklungen" des Gesichtsfeldes mit oder ohne Regenbogenfarbensehen (um leuchtende Objecte) auftreten.

Das entzündliche chronische Glaucom unterscheidet sich auch dadurch vom Typus des simplen chronischen, dass bei letzterem stets alle schmerzhaften Sensationen fehlen, während sich dies bei ersterem verschieden verhält. Bei dem gleichen objectivem Bilde können das eine Mal alle schmerzhaften Empfindungen fehlen oder doch nur leise Mahnungen eines unangenehmen Gefühls von Spannung längs der Augenbraue oder in der Stirne (längs des Nervus supraorbitalis) da sein, während das andere Mal deutliche Schmerzen in den genannten Regionen (die auch bis zum Hinterhaupt einerseits, bis in die Wange, Nase und zu den Zähnen andererseits ausstrahlen können) intermittirend oder blos remittirend sich kundgeben, ein drittes Mal endlich mit grosser Heftigkeit fast continuirlich den Kranken quälen, durch unbegrenzte Zeit ihm die nächtliche Ruhe rauben und so dessen Kräfte gänzlich herunterbringen.

Indem wir einerseits das typische Bild des Glaucoma chronicum simplex, andererseits das des Glaucoma chronicum inflammatorium deutlich geschildert haben, ist es an der Zeit, zu erklären, dass diese Bilder sich gegen einander nicht scharf abgrenzen, sondern dass das eine in das andere allmälig übergeht, so dass es mitunter schwer wird, zu sagen, ob es sich um eine Glaucoma „simplex" oder um eine Glaucoma „inflammatorium" (chronicum) der gewöhnlich üblichen Eintheilung handelt.

Zunächst tritt das reine Bild des Glaucoma „simplex" dadurch etwas zurück, dass episclerale Venen sich entwickelt zeigen, dass die

Hornhaut partiell oder in toto an Empfindlichkeit eingebüsst hat,
dass die Pupille erweitert, nicht mehr prompt reagirend, und dass
die vordere Kammer verengert ist. Dabei bewahren Hornhaut, Linse
und Glaskörper ihre Durchsichtigkeit, die Iris ihren Glanz und die
Klarheit ihrer Farbe und Faserung. Dann gibt es Fälle, in welchen
beim simplen Glaucom zeitweilig Trübungen der Medien (mit Obscurationen des Gesichtsfeldes mit oder ohne Regenbogenfarbensehen)
hervortreten, wieder mit dem Unterschiede, dass in der einen Reihe
dieser Fälle in der Zwischenzeit dieser Anfälle das reine Bild des
simplen Glaucoms oder das modificirte, eben geschilderte da ist.
Endlich gewinnt bei anderen Individuen das Auge, das an Glaucoma
„simplex" litt, allmälig immer deutlicher das Aussehen eines Auges
mit Glaucoma „inflammatorium". Indem die episcleralen Venen in
grösserer Zahl auftauchen, die Anästhesie der Hornhaut fortschreitet,
die Kammer sich verengt, die Iris ihren Glanz einbüsst, ihre Farbe
ändert und ihre Faserung die Deutlichkeit verliert, indem dann
periodisch oder continuirlich Trübungen der Medien hinzutreten, hat
sich das vollendete Bild des Glaucoma inflammatorium chronicum
entwickelt.

Beide Formen, die in der Regel als Glaucoma „simplex" und
als Glaucoma „inflammatorium chronicum" beschrieben werden,
haben, abgesehen von dem allmäligen Uebergange der einen Form
in die andere, das mit einander gemein, dass das Sehvermögen allmälig und ohne stürmische Entzündungserscheinungen
in dem vorderen Bulbusabschnitt erlischt. Beide Formen
sind daher unter der Bezeichnung des Glaucoma chronicum
zusammenzufassen. Diese Diagnose genügt. Beim typischen Bilde
kann man das Wort simplex oder inflammatorium dem Glaucoma
chronicum beisetzen; in Uebergangsfällen aber braucht man sich
den Kopf nicht zu zerbrechen, ob man es mit einem Glaucoma
simplex oder einem Glaucoma inflammatorium zu thun hat; man
sage schlechtweg: Glaucoma chronicum. Diese Ausdrucksweise ist
um so wichtiger, als der Begriff: Glaucoma simplex durchaus noch
nicht ansagt, es handle sich um ein lentescirend verlaufendes
Glaucom, denn es gibt auch ein acutes Glaucoma simplex.

II. Glaucoma acutum.

a) Glaucoma acutum simplex.

Es kommen Fälle vor, in welchen angegeben wird, dass die Erblindung eines Auges ohne jeglichen Schmerz in kurzer Zeit erfolgte und dass erst später Entzündungserscheinungen am Auge und Schmerzen sich geltend machten. Man erkennt dann, dass am Auge ein glaucomatöser Process vorhanden sei und ist berechtigt anzunehmen, dass das Glaucom sehr rasch, jedoch ohne Entzündung und Schmerz, also in einer Form, welche als Glaucoma simplex bezeichnet werden muss, zur Entwicklung kam, dabei das Sehvermögen rasch vernichtete und dass sich erst später Zeichen des entzündlichen Glaucoms hinzu gesellten.

Es kann eine solche Glaucom-Erblindung ohne jeglichen Schmerz auch in der fulminantesten Weise erfolgen. Wenngleich der Fall, in welchem der Arzt das Auge im Stadium des Glaucoma acutum simplex — in dem Sinne, wie wir es für den Moment definirten — noch selten zu Gesichte bekommen haben mag, so bezeigen doch die Angaben v. Graefe's, dass gerade das Glaucoma fulminans als Glaucoma simplex das Sehvermögen vernichten kann. Als fulminirende Glaucome im Allgemeinen bezeichnet v. Graefe diejenigen, bei denen das Sehvermögen vollkommen sehkräftiger Augen in einigen Stunden, selbst in einer halben Stunde absolut, inclusive quantitativer Lichtempfindung, erlischt[1]. Von den 4 Fällen, welche v. Graefe in specie anführt, ist namentlich einer, der als Typus des Glaucoma fulminans simplex hingestellt werden kann. Eine Frau in den 50er Jahren erblindet auf dem rechten Auge ganz plötzlich ohne entzündliche Erscheinungen. Erst einige Wochen später traten entzündliche Erscheinungen mit heftiger Ciliarneurose hinzu. Ein Jahr darnach, als v. Graefe die Kranke sah, zeigt das Auge die Zeichen des abgelaufenen entzündlichen Glaucoms. Vier Jahre hindurch nach der Erblindung des rechten Auges blieb das linke Auge vollständig gesund, als eines Tages am Morgen, nachdem Patientin die letzte Nacht ganz gut geschlafen

---

[1] Dessen Archiv, VIII. 2, pag. 244, 1862.

hatte, während des Frühstücks ein gleichmässiger grauer Nebel vor dem linken Auge entstand, ein Nebel, der rasch an Dicke zunahm, in einer Stunde nur noch die Contouren der grössten Objecte durchschimmern liess und bereits in den Mittagsstunden eine absolute Erblindung herbeigeführt hatte, so dass das strahlendste Sonnenlicht nicht mehr empfunden wurde. Bezeichnet man, wie allgemein, das Glaucom in jenem Stadium, in welchem das Sehvermögen gänzlich erloschen ist, als Glaucoma absolutum, so war zur Zeit der Erblindung ein Glaucoma simplex fulminans absolutum da. Erst in der auf die Erblindung folgenden Nacht wurde das Auge schmerzhaft, erst am folgenden Tage entwickelte sich Röthe und Thränen und in den nächsten Tagen stellte sich heftige Ciliarneurose ein, welche den Schlaf vollständig raubte. Also, erst nachdem das Glaucoma simplex fulminans zum absolutum geworden war, traten Erscheinungen des Glaucoma inflammatorium auf.

Wie ein solches Auge mit Glaucoma simplex acutum oder simplex fulminans aussieht, kann ich aus eigener Erfahrung nicht angeben. Ich kenne zwar mehrere Fälle, in denen die Patienten mit grösster Bestimmtheit angaben, dass sie über Nacht oder doch in kurzer Zeit ohne jeglichen Schmerz und ohne jegliche Entzündungserscheinung am Auge, mithin an Glaucoma simplex fulminans oder acutum erblindeten, aber gesehen habe ich diese Fälle erst, als die Zeichen des entzündlichen Glaucoms schon längere Zeit bestanden hatten. Nach v. Graefe kann man sich vorstellen, dass in solchen Augen, wenn fulminirende Erblindung eintritt, in kürzester Zeit eine maximale Pupillarerweiterung, plötzliche Abflachung der vorderen Kammer, steinerne Härte des Bulbus, Anästhesie der Hornhaut und eine sehr erhebliche Ueberfüllung der Netzhautvenen zur Entwicklung kommt. Doch erwähnt v. Graefe ausdrücklich, dass auch beim fulminirenden Glaucoma die genannten Symptome nicht besonders hochgradig ausgesprochen zu sein brauchen, so dass beim fulminirenden wie beim acuten simplen Glaucome Pupillarerweiterung, Abflachung der Vorderkammer, Härte des Bulbus und die Empfindlichkeitsherabsetzung der Hornhaut nur relativ mässige Grade mitunter erreichen dürften.

Sowie es ein acutes, ja fulminantes simples Glaucom gibt, so ist man auch berechtigt, von einem Glaucoma simplex subacutum zu sprechen. Es sind Fälle bekannt, in welchen das Glaucoma simplex unter rascher Entwicklung der Sehnervenexcavation in mehreren Wochen zur vollständigen Erblindung führte. Hier handelt es sich also um keinen chronischen, aber auch um keinen acuten Verlauf und wenn man in diesem Sinne von einem Glaucoma simplex subacutum spricht, so hat dies eine gute Bedeutung.

Es deckt sich daher der Begriff des Glaucoma simplex, wie schon einmal erwähnt, durchaus nicht mit dem Begriffe eines chronischen Glaucoms. Sowie es eine Glaucoma chronicum simplex und eine Glaucoma chronicum inflammatorium gibt, so gibt es auch ein Glaucoma acutum (fulminans, subacutum) simplex und ein Glaucoma acutum (fulminans, subacutum) inflammatorium. Ehe wir über das letztere sprechen, sei noch eine besondere Form des Glaucoma acutum simplex erwähnt.

Wenn ohne jegliche Schmerz- und Entzündungserscheinung das Sehvermögen in fulminanter, acuter oder subacuter Weise beim Glaucom gänzlich erliseht, so liegt das Wesen eines Glaucoma simplex klar zu Tage. Doch gibt es noch ein Glaucoma simplex acutum, das ohne Functionsstörung einhergeht. Man kann nämlich, wenn man ein Individuum mit einseitigem Glaucom in der Beobachtung hat, mitunter den Ausbruch des Glaucoms am zweiten Auge entstehen sehen, in der Art, dass an diesem bis dahin gesunden Auge plötzlich eine Drucksteigerung eintritt mit leichter Erweiterung und Trägheit der Pupille, mit Verengerung der vorderen Kammer, mit Pulsationen der Centralgefässe der Netzhaut, aber ohne Störung der Function. Einige Tage darauf bricht dann acutes entzündliches Glaucom aus, durch welches nunmehr eine mehr oder weniger hohe Herabsetzung des Sehvermögens erfolgt. Es wäre nun nicht zu rechtfertigen, wenn man diese Druckerhöhung nur als ein „Prodromal"-symptom ansehen wollte. Diese plötzliche Druckerhöhung zeigt uns vielmehr den Ausbruch eines Glaucoma acutum simplex an, und dass die Function erst durch das Glaucoma acutum inflammatorium gestört wird, rührt einfach von den Medientrübungen her, die durch den acuten Entzündungsanfall gesetzt werden. Es ist leicht nachzuweisen, dass auch zu dieser Zeit die Function der Netzhaut nicht gelitten hat, und mithin kann aus dem Umstande, dass zur Zeit des Fehlens der Medientrübung das Sehvermögen intact war, der Schluss nicht gezogen werden, dass nicht bereits ein entwickeltes Glaucom da sei.

b) Glaucoma acutum inflammatorium.

Die Krankheit ist plötzlich ausgebrochen. Der Kranke, der sich als Gesunder des Abends zu Bette gelegt, wurde bei Nacht durch einen heftigen Schmerz aus dem Schlafe geschreckt. Doch erfolgt der Ausbruch der Krankheit auch im wachen Zustande und bei Tage, wenngleich ich das Ausbrechen des Glaucoms bei Nacht für häufiger halte. Der Erkrankte klagt dem herbeigerufenen Arzte über heftige Schmerzen im Auge, längs der Augenbraue gegen die Schläfe hin oder vornehmlich in der Schläfe oder in der Stirne aufstrahlend gegen den Scheitel und das Hinterhaupt bis in den Nacken oder auch über Schmerz in der Wange, in den Zähnen der kranken Seite, in der Nase. Dabei kann die Schleimhaut der Nasenhälfte mitergriffen sein, beständiges Fliessen aus dem entsprechenden Nasenloch nöthigt den Kranken, dasselbe beständig zu putzen. Der Kranke hält die Hand vor sein schmerzendes Auge und ist gegen das vom Arzt zur Untersuchung benöthigte Licht sehr empfindlich. Mitunter klagt er über einen Feuer- oder Funkenregen. Auch Erbrechen wird beobachtet einige Stunden nach Ausbruch der Krankheit.

Die Lider, besonders das Oberlid, sind geschwellt; aus der Lidspalte fliessen reichliche Thränen. Zieht man die Lider ab, so erkennt man leicht (am unteren Lide) die starke Röthung der Conjunctiva palpebrarum; doch auch die Conjunctiva bulbi ist stark hyperämisch, dabei chemotisch geschwellt, d. h. durch seröse Flüssigkeit in ihr und unter ihr ist sie von der Sclerotica abgehoben und bildet rings um die Hornhaut einen niedrigen Wall, der, wenn man die Lider stark auseinanderzieht, sich zwar in der Regel glättet, aber bei mässig weiter Lidspalte sich über den Rand der Hornhaut an einzelnen Stellen oder allseitig hinüberlegt.

Das Auge erscheint trübe. Allein das unbewaffnete Auge des Untersuchers kann nicht entscheiden, wo diese Trübung sitzt. Man sieht die Vorderkammer verengt, die Pupille grau oder grüngrau, regel- oder unregelmässig erweitert, bei Lichtwechsel schlecht oder gar nicht reagirend; die Iris matt, ihre Farbe geändert; ihre Faserung undeutlich. Streift man mit einem Federbart über die Hornhaut, so kann man herabgesetzte Empfindlichkeit oder gänzlichen Mangel derselben stellenweise oder an allen Punkten finden.

Palpirt man den Bulbus durch die geschwellten Lider, so wird man nur in seltenen Fällen eine Vermehrung der Bulbushärte vermissen. Beim Drucke auf die Circumferenz der Hornhaut gibt sich eine Empfindlichkeit des Ciliarkörpers kund.

Das Sehvermögen des Auges ist sehr bedeutend herabgesetzt; es werden in einem hochentwickelten Anfalle nur noch Finger oder auch diese nicht mehr gezählt, dann aber ist doch noch die Bewegung der Hand erkennbar. Die Peripherie des Gesichtsfeldes ist frei, d. h. die seitliche Bewegung der Hand, sowohl in lateraler als in medialer Richtung, wird ebenso wahrgenommen, wie im obern und untern Theile des Gesichtsfeldes.

Prüft man das Auge genauer bei seitlicher Beleuchtung und mit dem Augenspiegel, so erkennt man, wenn man das Licht einer Lampenflamme mit Hilfe einer starken Convexlinse auf der Hornhaut concentrirt, dass dieselbe getrübt ist. Die Trübung ist von verschiedener Art. Sie gibt sich entweder kund durch einen starken grauen Reflex, der von allen Stellen der Hornhaut in fast gleichmässiger Weise zurückgeworfen wird, so dass man daraus auf eine ziemlich gleichmässige allseitige diffuse Trübung der Membran schliessen kann; oder man sieht die Peripherie der Hornhaut zwar gleichmässig getrübt, im Centrum der Membran dagegen deutlich sich abgrenzende graue oder gelbliche, in der Tiefe, d. i. in der Substantia propria corneae gelegene Streifen. Diese streifige Trübung kann auch bis zur Peripherie reichen und man kann dann die trüben Streifen in verschiedenen Richtungen verlaufen sehen. So kann ein Zug solcher Streifen z. B. von oben nach abwärts laufen und stellenweise von quer oder schief (auch diagonal) ziehenden Trübungen gekreuzt werden. Die Oberfläche der Hornhaut zeigt sich bei seitlicher Beleuchtung in der Regel glatt. Aus der Beschreibung, welche Schnabel von der glaucomatösen Hornhauttrübung gibt [1]), will ich nur hervorheben, dass „sie meist nur das Pupillarbereich occupirt und die peripheren Theile frei lässt, dass sie scharf begrenzt und meist innerhalb des ergriffenen Gebietes gleichmässig, zuweilen aber durch kleine ungetrübte Inseln unterbrochen ist und es dann den Anschein gewinnt, als ob man unpolirten Stahl vor sich hätte, der an einer kleinen scharf umrissenen Stelle polirt ist".

[1]) Knapp's Archiv V., pag. 53, 1876.

Beleuchtet man das Auge mit dem Spiegel, so gelingt es zwar, einen röthlichen Reflex aus der Pupille zurückkehren zu sehen, aber die Details des Augengrundes bleiben dem Blicke entzogen. Es lässt sich auch bei der Dichte der Hornhauttrübung durchaus nicht entscheiden, wie es um die Durchsichtigkeit des Kammerwassers, der Linse und des Glaskörpers bestellt ist. Wenn das acut entzündliche Glaucom in wenigen Stunden oder in dem Bruchtheil einer Stunde das Sehvermögen gänzlich vernichtet, so dass auch die quantitative Lichtempfindung erloschen ist, so ist dies ein Glaucoma fulminans inflammatorium; doch könnte man nach den Beschreibungen, die von diesem Leiden gegeben werden, gerade nicht behaupten, dass zur Zeit, wo das fulminirende Glaucom schon ein absolutum geworden — die entzündlichen Erscheinungen besonders heftig hervorgetreten wären, im Gegentheil, nach v. Graefe's Beschreibung gestattete die Trübung der Medien in einem der beiden frischen Fälle den Augengrund noch so weit zu sehen, dass eine sehr erhebliche Ueberfüllung der Netzhautvenen und normales Niveau der Papille nachgewiesen werden konnte.

Wenn andererseits die Symptome nicht in solcher Vehemenz hervortreten, wie sie für das Glaucoma acutum inflammatorium geschildert wurden, dann wird von einem Glaucoma subacutum inflammatorium gesprochen. Unter nicht sehr heftigen, aber doch sehr belästigenden Schmerzen im Auge, in der Stirne, in der Schläfe, in der Wange, auch in der Nase und den Zähnen wurde das Auge roth, begann zu thränen und verschlechterte sich das Sehvermögen. Die Augenlidspalte ist halb geschlossen, das obere Lid ein wenig geschwellt, die Conjunctiva palpebrarum und bulbi geröthet, die letztere jedoch nicht chemotisch geschwellt. Unter der Conjunctiva wird rings um die Hornhaut die Ciliarinjection sichtbar. Beim acuten Entzündungsanfalle ist diese Injection, wie schon durch die Lichtscheu, den Schmerz und den Thränenfluss angezeigt wird, in hohem Grade da, aber sie ist durch die chemotische Conjunctiva hindurch nicht wahrnehmbar. Wir haben gehört, dass die vorderen Ciliararterien, ehe sie die Sclerotica perforiren, mit freiem Auge unsichtbare Aeste zum Limbus conjunctivae und zur Bindehaut am Hornhautrande absenden. Die den vorderen Ciliararterien entsprechenden Venen, welche nur wenig Blut aus dem Augeninnern aufnehmen, sind, wiewohl sie von den den letztgenannten Arterienästchen entsprechenden Venen gespeist werden, mit freiem Auge über-

haupt nicht zu sehen. Allein wenn das von dem vorderen Ciliargefässsystem versorgte Gebiet des Ciliarkörpers, der Iris, der Hornhaut, der vorderen Bindehautpartie hyperämisch wird, dann gibt sich
dies kund durch die Füllung des dichten, zum grösseren Theile
venösen Netzes, das rings um die Hornhaut auf der Sclerotica
lagert und die vorderste Bindehautzone füllt; und die vorderen
Ciliarvenen, die nunmehr die vermehrte Blutmenge abzuführen
haben, werden deutlich sichtbare Stränge. Die Ciliarinjection, an
welcher sich nicht blos die episcleralen oder subconjunctivalen,
sondern auch die vorderen Bindehautgefässe betheiligen, führt
mit mehr Recht den Namen der ciliaren, als den der episcleralen Injection; sie characterisirt sich durch einen die Hornhaut
einschliessenden Ring von rosa, purpurner oder noch mehr blauer,
mitunter selbst violetter Farbe, einen Ring von der Breite eines
äusserst schmalen, selbst nur an einem Theile der Circumferenz
sichtbaren Bogens bis zu der Breite von 6—7 Millimetern und darüber.
Nur ein scharfsichtiges kurzsichtiges Auge vermag in dem pericornealen Gefässringe die Zusammensetzung aus feinsten Gefässästchen
zu unterscheiden; sonst erscheint er dem unbewaffneten Auge als
ein gleichmässig gefärbter Streifen. Von der äusseren Peripherie des
Gefässringes entwickeln sich mit dreieckigem Fusse die vorderen
Ciliarvenen, die aus der Spitze des Dreiecks als gesammelte Stränge
gegen den Aequator bulbi hin verlaufen, um sich in die Venen der
Augenmuskeln zu ergiessen. Hier, zwischen den Gefässsträngen, ist
die Conjunctiva und Episclera wenig hyperämisch und so die Farbe
der Sclerotica sichtbar. Durch das genannte Verhalten unterscheidet
sich die heftige Ciliarinjection von der heftigen Bindehautinjection,
denn bei der Injection des Conjunctiva bulbi erscheint ein aus
gröberen Gefässen von mehr reinrother Farbe gebildetes Netz, das
in gleichmässiger Weise von der Aequatorgegend bis zum Cornealrande die Sclerotica deckt und unsichtbar macht.

Die Erscheinungen beim subacuten entzündlichen Glaucom
an der Hornhaut, der Vorderkammer, der Iris und Pupille sind
analog den Erscheinungen des acuten Glaucoma inflammatorium,
nur dass sie weniger hervortreten. Die brechenden Medien, in specie
die Hornhaut, zeigen eine schwächere Trübung, die Vorderkammer
ist etwas abgeflacht, die Iris in Farbe und Faserung etwas undeutlich, die Pupille erweitert, dabei ganz starr oder noch träge reagirend.
Die Spannung des Auges ist erhöht.

Dem Augenspiegel kann es gelingen, trotz der bestehenden Trübungen die Details des Augengrundes soweit zur Anschauung zu bringen, dass man sich überzeugt, dass etwa ausser einer stärkeren Füllung der Netzhautvenen und einer Röthung der Sehnervenscheibe nichts Pathologisches wahrzunehmen ist. Ja, Etwas vielleicht doch noch, nämlich der spontane Arterienpuls! Wir haben von demselben in der Symptomenlehre des Glaucoma chronicum nicht gesprochen, weil er da so selten ist, dass er nicht zu den regulären Erscheinungen gerechnet werden kann. Im acuten Glaucomanfall mag er recht häufig da sein, aber man sieht den Augengrund nicht; wir erwähnten der Gefässpulsationen nur beim Glaucoma acutum simplex.

Sind die entzündlichen Erscheinungen und Trübungen weniger stürmisch, im subacuten Glaucom ist die Möglichkeit, den Puls zu beobachten, gegeben. Die spontane Pulsation der Arteria centralis retinae überschreitet die Grenzen der Papille in der Regel nicht, nur Ed. v. Jäger beobachtete den Puls bei Glaucom auch oft in der Netzhaut [1]. Der Puls betrifft gewöhnlich nur Einen Ast der Centralarterie, kann jedoch auch in mehreren Aesten sich zeigen, und selbst die ganze Verästlung der Arterie auf der Papille betreffen. Der Puls spricht sich aus als eine plötzlich, stossweise erfolgende gleichmässige Ausdehnung des papillaren Gefässstückes, an welche die Zusammenziehung sich in langsamerem Tempo anschliesst. Dieser folgt die neue Ausdehnung unmittelbar, so dass nur im Momente der grössten Erweiterung eine Pause zu bestehen scheint (Ed. v. Jäger). Das Einschiessen des rothen Blutes in das Gefäss und das nachfolgende Erblassen des letztern, wobei es im Bereiche der Papille gänzlich zu verschwinden scheinen kann, ist ein höchst auffallendes Phänomen. Die Erscheinung hat, sozusagen, etwas Springendes an sich. Der Puls schleppt hinter dem Carotidenpulse etwas nach und ist mit dem der Arteria radialis synchronisch (v. Graefe). An einem normalen Auge kann man durch Druck auf den Bulbus den Puls hervorrufen; in einem Auge mit erhöhter Spannung soll ein sanfter Druck, ein Anlegen des Fingers genügen, um den Puls, der nicht da war, hervorzurufen. In normalen Augen pflegt hierzu ein stärkerer Druck nothwendig zu sein. Doch ist mit dem Symptom des Arterienpulses, der bei pathologisch gesteigertem Drucke viel häufiger fehlt,

---

[1] Ergebnisse der Untersuchung mit dem Augenspiegel, 1876, pag. 75.

als er sichtbar ist, und der bisweilen auch in Augen sichtbar wird,
in denen weder eine Drucksteigerung, noch eine Functionsstörung
nachweisbar ist, nicht viel anzufangen.

Indem wir uns die Heftigkeit der Symptome des entzündlichen
acuten Glaucoms immer mehr gemildert denken, kommt endlich
ein Bild zu Stande, für welches man nach v. Graefe den Namen
des „Prodromalanfalles" des Glaucoms, sowie für die Summe
der Prodromalanfälle den Namen des „Prodromalstadiums"
gebraucht. Ein Auge, das an einem solchen „Prodromalanfall"
leidet, darf übrigens nicht gleichzeitig Zeichen von Glaucoma
chronicum simplex, also nicht etwa eine glaucomatöse Excavation
zeigen, denn in diesem letzteren Falle heisst genau der gleiche Anfall, zusammengesetzt aus genau demselben pathologischen Bilde
und genau derselben Functionsstörung, nicht Prodromalanfall (was
ja unter solchen Umständen bei Einem deutlich entwickelten
Symptom des Glaucoms ein Unding wäre), sondern man spricht
dann gewöhnlich von „Glaucoma simplex mit intercurrenten Ent-
zündungsanfällen".

Diese gelindeste Form des acuten entzündlichen Glaucoms —
denn es ist klar, dass der sogenannte „Prodromal"anfall nichts
anderes ist, als ein gelinder Anfall von acutem entzündlichem
Glaucom — lässt bei objectiver Untersuchung auch die gleichen
Symptome, wenngleich stark abgeschwächt, erkennen; und auch die
subjectiven Symptome sind keine anderen, als wie sie aus der
Abschwächung der objectiven Symptome des acuten entzündlichen
Glaucoms sich ergeben. Der Bulbus ist entschieden härter, als der
zweite gesunde; die Hornhaut, in den leichtesten Prodromalanfällen
anscheinend vollkommen durchsichtig, gibt bei seitlicher Beleuchtung
an allen Stellen einen stärkern grauen Reflex, als die Hornhaut
des gesunden Auges, so dass man es demnach mit einer mehr oder
minder dichten diffusen Hornhauttrübung zu thun hat; eine ganz
schwache ciliare Injection kann den Hornhautumfang umkreisen
oder doch bei längerer Untersuchung des Auges auftauchen. Die
Vorderkammer erscheint, immer im Vergleiche mit dem gesunden Auge,
etwas enger, die Pupille fast regelmässig etwas weiter und schwerer
beweglich; die Iris zeigt in den Fällen von leichtester Hornhauttrübung allerdings keine Aenderung in Farbe und Faserung, wohl
aber wird diese Aenderung sichtbar, sobald die deckende diffuse
Hornhauttrübung, wenngleich dem freien Auge noch immer nicht

erkennbar, dichter wird. Untersucht man mit einem Spiegel, der viel Licht reflectirt, so tritt der Augengrund bei den leichteren Anfällen vollkommen klar und scharf hervor und man würde auf diese Weise von der Anwesenheit einer Medientrübung nichts erfahren. Bei Anwendung eines lichtschwachen Reflectors (eines unbelegten Planspiegels) wird man freilich auch in diesen Fällen, wenigstens durch den Vergleich mit dem gesunden Auge, die schwache Verschleierung des Augengrundes entdecken. Sie wird auch bei Prüfung mit stärkeren Reflectoren sichtbar, falls die Hornhauttrübung eine so starke, dass die Iris in ihrem Aussehen geändert erscheint. Im Augengrunde ist ausser einer Röthung des Sehnerven und dem Arterienpulse, der aber auch im Prodromalstadium häufig nicht gesehen wird, etwas Pathologisches nicht vorhanden. Ob, ausser in der Hornhaut, auch noch in den übrigen Medien des Auges sich bei diesen schwächsten Anfällen des acuten entzündlichen Glaucoms diffuse Trübungen finden, ist zu entscheiden kaum möglich.

Die functionellen Störungen beim frischen acuten Glaucomanfall haben wir ausschliesslich auf die Medientrübung zurückgeführt. Ist der Prodromalanfall nichts anderes, als ein schwacher acuter Glaucomanfall, so muss auch die da auftretende Störung aus der Medientrübung erklärt werden können. Diese letztere ist nun, objectiv genommen, häufig so schwach, dass man Zweifel empfinden kann, ob dieselbe die gleich zu beschreibenden Erscheinungen hervorzurufen im Stande ist. Ich selbst habe solche Zweifel gehegt. Doch habe ich mich überzeugt, dass in der That das schwächste Anhauchen der Gläser meiner Brille genügt, um die glaucomatösen Farbenringe hervorzurufen.

Hauche ich ein Glas meiner Brille an oder lasse dasselbe mit Wasserdampf beschlagen und blicke durch dasselbe in eine einige Meter entfernte Lampenflamme, so sehe ich die Flamme ganz deutlich, rings um die Flamme einen schwarzen Ring und rings um diesen einen leuchtenden Ring, der aussen eine gelbrothe, innen (gegen die Flamme hin) eine blaugrüne Farbe hat. Dieser farbige Ring ist aber nicht etwa homogen, sondern er besteht aus einer Anzahl von Strahlen, welche zumeist in radiärer Richtung (auf die Flamme als Centrum bezogen) verlaufen.

Wird das Glas stärker beschlagen, so tritt innerhalb des ersten Regenbogenringes ein zweiter auf, d. h. an die äusserste gelbrothe

5*

schliesst sich die blaugrüne Zone; an diese aber wieder ein
farbiger, rother oder gelbrother Ring und die Flamme
selbst erscheint nunmehr farbig, blau oder violett.
Der dunkle Zwischenraum zwischen Flamme und farbigem Ringe
existirt nicht mehr.

Wenn man durch das stark beschlagene Glas hindurchsieht, so
kann man, da der Beschlag ja rasch abnimmt und bald verschwindet,
den ganzen Verlauf dieses Farbenphänomens in kürzester Frist verfolgen. Im ersten Moment ist die Flamme blau oder violett und an
sie schliesst sich unmittelbar der röthliche Ring, an welchen nach
aussen die blaugrüne und die gelbröthliche Zone sich anschliesst;
dann wird die Flamme in ihrer natürlichen Farbe deutlich, der ihr
zunächst stehende rothe Ring verschwindet und der dunkle Zwischenraum etablirt sich; hierauf beginnen auch die äusseren Farbenringe
zu verblassen, bis ein Moment kommt, wo nur noch ein farbloser
Strahlenkranz (Heiligenschein) die Flamme umgibt, bis auch dieser
erlischt.

Wird das Glas noch trüber, als bei den eben genannten Versuchen, so geht von der Flamme nach allen Seiten ein lichter
Strahlenschein aus, an dessen Peripherie die Farben nur eben noch
angedeutet sind. Die Flamme selbst aber kann jetzt
sehr deutlich in rother Farbe hervortreten. Bei noch
intensiverer Trübung erscheint an Stelle der undeutlich geschenen
Flamme ein lichter verschwommener Fleck, ringsum umgeben
von einer lichten aus zahllosen radiären Streifen zusammengesetzten
Scheibe. (Vgl. pag. 54.)

Die ganze Lichterscheinung, welche die Flamme umschliesst,
variirt im Durchmesser je nach dem Abstande der Flamme; der
Durchmesser wird kleiner bei der Annäherung, grösser bei der
Entfernung des Objectes, woher es kommt, dass, wenn man sie
z. B. an einer Reihe hintereinander stehender Gaslaternen studiren
will, sie bei den nächsten noch nicht, bei den fernsten (wegen des
zu grossen Durchmessers und der damit abnehmenden Intensität)
nicht mehr und daher nur innerhalb eines bestimmten Spatiums
sichtbar ist.

Sehe ich nicht durch mein corrigirendes oder nahezu corrigirendes trübes Concavglas (— ¹/₆ Zoll), sondern durch ein trübes
Planglas, so ist das Phänomen ein anderes, was ja schon dadurch
begreiflich ist, dass, wenn ich mit freiem Auge nach einer entfernten

Gasflamme blicke, ich dieselbe als eine vom Schlagschatten der
Iris begrenzte leuchtende Scheibe sehe, in welcher das entoptische
Spectrum sichtbar wird. Auch das Farbenphänomen, da es eine
physicalische Erscheinung ist, ist in seiner Deutlichkeit von der
Lage des empfindenden Schirmes, der Netzhaut, abhängig und so
sehe ich durch ein angelaufenes Planglas eine grosse leuchtende
Scheibe mit entoptischen Figuren und undeutlichen und verschwommenen farbigen Streifen und Strahlen, an denen eine
gesetzliche Farben-Anordnung schwer zu erkennen ist. Ein Emmetrope, dessen Auge scharfe Bilder auf der Netzhaut entwirft, sieht
allerdings gleich gut, ob die Pupille weiter oder enger ist und für
einen solchen Emmetropen erscheint auch das glaucomatöse Farbenphänomen in gleicher Weise, ob die Pupille eng oder weit ist.
Allein die Thatsachen sprechen nicht für die Ansicht Laqueur's [1]),
dass ein Ametrope hohen Grades die Farbenringe in gleicher
Weise und in gleichem Durchmesser sieht, ob er die Ametropie
corrigirt oder nicht und ob bei nicht corrigirter Ametropie die
Pupille eng oder weit ist.

Was die Sehschärfe anlangt, so ist begreiflich, dass dieselbe
bei einer Trübung von einiger Dichte herabgesetzt werden und
mit der Zunahme der Trübung immer mehr sinken wird, es ist
aber eine Thatsache, dass dieselbe, wenn durch eine geringfügige
Trübung des Glases die Farbenringe um leuchtende Objecte bereits
hervorgerufen werden, doch nicht nachweisbar alterirt zu sein
braucht. Die durch die minimale Trübung hervorgerufene Verschleierung der Objecte im diffusen Lichte kann so gering sein,
dass von einem eigentlichen Nebel nichts gesehen wird. Es gibt
also Farbensehen ohne Nebelsehen und umgekehrt, wenn die
Trübung eine gewisse Dichtigkeit erreicht, so werden keine Farben
mehr gesehen, aber alles, auch die Flammen, erscheinen in dichtem
Nebel. Wenn Laqueur sagt, dass man bisher glaubte, Farben-
und Nebelsehen bei Glaucom wären zwei verschiedene Dinge und es
besonders hervorhebt, dass „dies ein Irrthum, Beides vielmehr
ein und dieselbe Erscheinung sei“, so kann ich dies nicht
recht verstehen, da es doch nicht anders denkbar ist, als dass
Jedermann, welcher das Nebel- und Farbensehen auf eine physicalische Grundlage zurückführt, für das Nebel- und Farbensehen

---

[1]) Das Prodromalstadium des Glaucoms, in v. Graefe's Archiv, Bd. XXVI,
1880, pag. 8.

dieselbe Ursache, nämlich die M e d i e n t r ü b u n g, annimmt. Allein
es ist, wie wir gerade gehört haben, nicht einmal richtig, dass, wer
im diffusen Lichte Nebel sieht, um eine Flamme Irisationen sehen
muss, ebensowenig wie Derjenige, der die Regenbogenfarben um
eine Leuchte sieht, bei diffuser Tages- oder Nachtbeleuchtung einen
Nebel zu sehen braucht.

Wir haben in dieser Darstellung wenig Unterschied gemacht
zwischen dem Farben- und Nebelsehen, das durch eine mit Wasserdampf beschlagene Glasplatte erzeugt wird und jenem, das im
„Prodromal"anfall des Glaucoms sich zeigt. In der That sind
beide Phänomene vollkommen identisch. Man kann, je nach der
Dichte der Trübung, alle Formen der Farbenerscheinung beobachten,
auch bei einem und demselben Individuum. Ich habe beobachtet:
1) die g e w ö h n l i c h e I r i s a t i o n (deutliche Flamme, dunkler Hof,
Regenbogen), wobei man sich jedoch nicht vorstellen darf, dass in
diesem alle Regenbogenfarben von Roth (am äussersten Rand) durch
Orange, Gelb, Grün und Blau bis zu Violett (am Rande des dunkeln
Hofs) sichtbar werden, indem vielmehr im Allgemeinen nur eine
äussere, rothe oder gelbe oder rothgelbe und eine innere, blaue
oder blaugrüne, dazwischen allenfalls eine gelbgrüne Zone unterschieden wird; 2) den d o p p e l t e n R e g e n b o g e n: aussen roth,
dann blau, dann aber nach innen vom Blau wieder roth; 3) das
R o t h s e h e n, v e r b u n d e n m i t N e b e l s e h e n; 4) das Sehen einer
a u s g e d e h n t e n s t r a h l i g e n F i g u r um die undeutliche Flamme
mit oder ohne Irisationen an der äusseren Peripherie des Phänomens.

Ebenso lässt sich in speciellen Fällen nachweisen, dass die
Sehschärfe, an der Tafel Snellen's geprüft, zur Zeit des Anfalls, der
sich durch das Vorhandensein der farbigen Ringe um die Lichtflamme characterisirt, vollständig die gleiche sein kann, wie ausserhalb des Anfalls. Auf der anderen Seite kann mit der Dichte der
Trübung die Herabsetzung des Sehvermögens eine sehr bedeutende
werden. Eine Grenze lässt sich da — nur das Erhaltenbleiben der
quantitativen Lichtempfindung bildet eine natürliche Grenze — nicht
angeben. Es ist eben Geschmacksache, wann man, bei der unnatürlichen Trennung, welche man zwischen dem „Prodromal"anfall
und dem Anfall des „acuten entzündlichen Glaucoms" statuirt, einen
speciellen Anfall als Prodromalanfall oder als acuten Glaucomanfall
d a r n a c h bezeichnet, dass die Sehschärfe etwa bis auf $^1/_{10}$ oder
stärker gesunken ist. Soviel aber ist eine unumstössliche Thatsache,

dass es häufig vorkommt, dass ein Mensch, der im Momente an
„leichten Prodromalanfällen" leidet, einen oder mehrere Anfälle
überstanden hat, bei welchen alle Erscheinungen eines heftigen
acuten entzündlichen Glaucoms (inclusive der hoch- und höchst-
gradigen Herabsetzung des Sehvermögens) dagewesen und auch vom
Arzte als acutes entzündliches Glaucom bezeichnet worden waren.
Nach der gangbaren Auffassung ist in solchen häufigen Fällen
das vollkommen entwickelte, acute entzündliche Glaucom in das
Prodromalstadium des Glaucoms zurückgekehrt.

Was andere subjective Erscheinungen, in specie die schmerzhaften Empfindungen anlangt, so kann allerdings im Prodromalanfalle jede abnorme Empfindung fehlen, gewöhnlich ist aber ein
gewisses Ziehen und Spannen in der Umgegend des Auges, wie es
scheint am häufigsten in der Nasenwurzel da. Dann aber gibt es
Fälle genug, in welchen der Augapfel selbst und auch dessen Umgebung der Sitz wirklichen Schmerzes ist. Die Schmerzen strahlen
in die Stirne und Schläfe, aber häufig wieder vorwaltend in die
Nase aus. Wie Laqueur sagen kann, dass im Prodromalanfalle
„niemals Schmerzen auftreten", kann ich nicht begreifen.

Wir haben uns bisher bestrebt, nur die Bilder der einzelnen Glaucomformen zu entwerfen. Wir haben dabei
gezeigt, dass es von dem reinen Bilde des Glaucoma chronicum
simplex bis zu dem entwickelten Bilde des Glaucoma chronicum
inflammatorium zahlreiche, unmerkliche Uebergänge gibt (pag. 56) —
und es ist leicht, für das Glaucoma acutum dasselbe nachzuweisen.

Das Glaucoma fulminans (simplex et inflammatorium)
nimmt insofern eine besondere Stellung ein, als es sich zwar nicht
durch die objectiv erkennbaren Symptome, aber durch den
raschen, totalen Verlust des Sehvermögens, der nicht durch die
Trübung der Medien erklärt werden kann, sondern durch die Aufhebung der Function der Netzhaut erklärt werden muss, von den verschiedenen Abarten des acuten Glaucoms wesentlich unterscheidet.

Das Glaucoma acutum inflammatorium, das Glaucoma
subacutum inflammatorium und die „Accessio prae-
cedens" (der Prodromalanfall) jedoch sind nur quantitativ
von einander verschieden. Andererseits geht das Glaucoma acutum
simplex fast durchgehends rasch in das Glaucoma acutum in-

flammatorium über. In Betreff des simplen acuten Glaucoms ist nur von Wichtigkeit hervorzuheben, dass es existirt und dass man den Beginn des acuten Glaucoms nicht erst von der Zeit des Ausbrechens der heftigen inflammatorischen Symptome rechne. Es verdient hier auch bemerkt zu werden, dass wenn man Augen im „Prodromalstadium" des Glaucoms häufig untersucht, man finden wird, dass vorübergehend eine Steigerung der Druck-erhöhung in Verbindung mit Erweiterung der Pupille, wohl auch mit Abflachung der Vorderkammer und mit Arterienpuls, sich ein-stellt, ohne dass der Patient irgend eine functionelle Störung bemerkt. Das ist eben ein „simpler" Prodromalanfall, von dem der Kranke nichts weiss, zum Unterschiede vom „inflammatorischen" Prodromal-anfall, der durch die Medientrübung und nur durch diese zur Functionsstörung führt, und so sich kenntlich macht.

v. Graefe hat gesagt, dass das „Prodromalstadium" des Glau-coms so lange währe, als in der Zeit zwischen den einzelnen „Pro-dromalanfällen" die Function des Auges intact sei. Erst wenn dies nicht der Fall ist, ist „Glaucom" da. Diese Idee, dass zwischen „Prodromalstadium" und „wirklichem Glaucom" ein Unterschied bestehe, hat sich so eingewurzelt, dass noch Laqueur in seiner schon wiederholt angezogenen Arbeit darauf hinweist, „dass es oft ziemlich schwer sei, die obere Grenze des Prodromalstadiums auf-zufinden und zu entscheiden, an welchem Zeitpunkte es in das wirk-liche Glaucom übergeht". Ich glaube, dass diese Grenze aufzustellen desshalb nicht schwer sei, weil eine solche nicht existirt. Jedes Auge, welches den ersten unzweifelhaften Prodromal-anfall erlitten hat, leidet an Glaucom. Mag man die Sache drehen und wenden, wie man will — man ist nach keiner Richtung berechtigt, zwischen Prodromalanfall und wirklichem Glaucom einen Unterschied zu machen. Denn:

1) ist die Anschauung unrichtig, dass es eine als Ausdruck einer Trigeminusneuralgie auftretende Hornhauttrübung gebe, welche ein dem Prodromalanfall identisches Bild erzeugen, als solche aber wieder heilen könnte, ohne dass das Auge später von Glaucom ergriffen würde. Wir werden auf diesen Punkt bei der „Glaucom-theorie" noch zurückkommen, hier aber gleich erwähnen, dass eine solche Auffassung dem Kranken in hohem Grade verhängnissvoll wird, da derselbe an Glaucom erblindet — in dem guten Glauben, dass er an einer nichts bedeutenden Trigeminusneuralgie leide;

2) kann die in der Zwischenzeit intacte Function doch unmöglich ein Kriterium des Prodromalanfalls sein, da ein vollkommen regelrechter acuter Glaucomanfall ebenfalls zurückgehen kann, ohne die Function zu alteriren. Es wurde ja schon hervorgehoben, dass aus der Anamnese des Leidens der Kranken, die sich mit gewöhnlichen Prodromalanfällen vorstellen, häufig erhoben werden kann, dass die Reihe der schwachen (sogenannten Prodromal-) Anfälle von einem acuten Glaucomanfall unterbrochen wurde, während doch zur Zeit der Vorstellung des Kranken die Function noch immer intact ist. Die Intactheit der Function kann aber überhaupt keinen Beweis dafür abgeben, dass das Auge nicht an Glaucom leide, da ja die schwerste Form des Glaucoms, das Glaucoma chronicum simplex, bei dem schon vollständig entwickelten Bilde der Randexcavation noch intacte Function aufweisen kann;

3) kann zwar die Function des Auges in der Zwischenzeit der Anfälle normal sein — der Lichtsinn ist es vielleicht zu dieser Zeit auch nicht mehr —, aber das Auge selbst ist häufig nicht normal. Denn es zeigt häufig auch in der Zwischenzeit eine deutlich erhöhte Spannung und eine leichte Pupillenerweiterung. Ist ein solches, pathologisch gespanntes Auge ein normales? Und falls es ein solches nicht ist, falls ein Leiden vorliegt, welches Leiden liegt denn vor, wenn nicht Glaucom?

4) endlich muss man fragen: Ist denn der „Prodromalanfall" ein Nichts? Er ist doch eine Krankheit, und welche denn? Etwa eine einfache Keratitis oder sonst eine wie immer benamsete Hornhauttrübung? Gewiss nicht, denn ein einfaches, noch dazu so ungemein leichtes Hornhautleiden wird doch nicht mit bedeutender Erhöhung der Bulbusspannung, mit Abflachung der Vorderkammer, Erweiterung der Pupille und Arterienpuls einhergehen.

Der Prodromalanfall ist nichts anderes, als acutes Glaucom, und das Prodromalstadium nichts anderes, als eine Summe von acuten Glaucomanfällen. Wie diese sich allmälig gestalten, das wird klar werden, wenn wir jetzt, nachdem die einzelnen typischen Bilder der Glaucomformen entrollt und ihre Uebergänge in einander angedeutet wurden,

Entwicklung, Verlauf und Ausgänge

des Glaucoms besprechen.

Das Glaucom kann von seinem Beginne, wo man von einem
Glaucoma incipiens sprechen kann, bis zum gänzlichen Erlöschen
des Sehvermögens (dem Status des Glaucoma absolutum) als Glaucoma chronicum simplex verlaufen. Der Kranke sucht den Arzt
auf wegen Erscheinungen des Nachtnebels, der Hemeralopie (s. pag. 40)
oder wegen Abnahme des centralen Sehvermögens. Die Einengung
des Gesichtfeldes, wenn sie von der Nasenseite her erfolgt, kann,
selbst wenn beide Augen an Glaucom erkrankt sind, für den
Patienten niemals störend werden, dagegen wird die Störung
empfunden, wenn die Einengung von der Schläfenseite her
erfolgt (vergl. Band I, pag. 357) oder falls nur Ein Auge
functionirt; noch mehr, wenn bei erhaltenem centralen Sehvermögen
eine starke concentrische Einengung des Gesichtsfeldes gesetzt ist.
Ein solcher Kranke verhält sich gerade so, wie der an Retinitis
pigmentosa Leidende. Da er nach rechts und links, vor Allem aber
nach unten (den Fussboden) nicht sieht, vermag er sich auf der
Strasse nicht allein zu führen. Ist das letztere Phänomen entwickelt,
dann ist auch beim regelrechten Glaucome die glaucomatöse
Excavation mit dem gelblichen Ringe um den Sehnerven schon ganz
entwickelt; dagegen kann bereits eine hoch- und höchstgradige
Störung des centralen Sehens oder ein bedeutender Defect des Ge-
sichtfelds nach Einer Richtung da sein, ohne dass das typische
Excavationsbild schon deutlich hervorträte.

Was die Entwicklung des ophthalmoscopischen Bildes
der Excavation und ihres gelben Hofes anlangt, so sind
unsere Kenntnisse hierüber noch nicht zufriedenstellend. Doch kann
man als gewiss eine doppelte Art der Ausbildung des Augenspiegel-
phänomens annehmen. Das eine Mal sieht man, wie an einer oder
der andern Stelle des Opticusumfangs ein grösseres · Gefäss eine
deutliche Beugung oder Knickung erfährt und wie allmälig zunächst
die grösseren, später die feineren Gefässe zurücksinken. Die
Knickung erfolgt zwar am Rande des Opticus, aber doch sehr
häufig nicht genau am Rande, sondern eine kurze Strecke vom
Rand entfernt in der Nervensubstanz selbst. Erst später erscheinen
die Gefässe hart am Rande abgebogen. Ist in einem solchen Auge
eine scharfrandige centrale physiologische Excavation vorbestehend
gewesen, so kann es keinem Zweifel unterliegen, dass in einer bestimmten Zeitperiode eine doppelte Excavation, eine doppelte Gefässknickung (am Rande und im centralen Theile des Opticus) zu sehen

ist. Erst später verwischt sich mit dem fortschreitenden Schwunde der Nervenfasern die centrale Excavation und nur die Randexcavation bleibt sichtbar. In anderen Fällen jedoch erweitert sich eine physiologische Excavation vom Centrum gegen die Peripherie des Opticus und es bildet sich aus der centralen eine randständige (Glaucom-) Excavation hervor.

Dass der anatomische Vorgang stets nur in letzterer Weise gedacht werden und dass, wenn bei erhaltenem Sehvermögen das ophthalmoscopische Bild der Glaucomexcavation zu sehen ist, unmöglich anatomisch eine Randexcavation des Sehnerven da sein kann, wurde schon früher (pag. 24) sattsam erörtert, und es ist begreiflich, dass, wenngleich noch nie ein Auge anatomisch untersucht wurde, in welchem Glaucomexcavation mit intactem Sehvermögen während des Lebens festgestellt worden war, im Allgemeinen die Anatomen stets nur partielle Excavationen fanden in Augen, von denen man nur so viel wusste, dass sie während des Lebens nicht vollkommen erblindet waren. So schildert Brailey (1877) [1] auf Grund der anatomischen Untersuchung von 53 Glaucomfällen die Entwicklung der Excavation in der Art, dass sich zuerst ein Zurückweichen des Centrums der Lamina cribrosa kund gibt, dass sich dann erst in der Opticusscheibe eine centrale trichterförmige, schlechtbegrenzte, schwache Vertiefung entwickelt, die gegen die Lamina cribrosa fortschreitet und erst später in seitlicher Richtung sich erweitert, bis endlich der Scleralring des Sehnerven nahezu blossliegt; dass es zur Excavation mit überhängendem Rande überhaupt nur bei hohem Drucke und bei wenigstens zweijähriger Dauer des Leidens kommt.

Noch dunkler ist in ophthalmoscopischer und anatomischer Richtung die Entwicklung des gelben Hofes um die Excavation. Wir sehen in einem speciellen Falle mit dem Spiegel ins Auge und sehen den Hof rings um die excavirte Papille, aber in welcher Weise er sich allmälig herausgebildet hat, das wissen wir ebensowenig, als die einzelnen Stadien des Hofes anatomisch verfolgt wurden. Nur Schweigger fand einmal an der Stelle des Hofes Atrophie der Aderhaut (s. pag. 27). In Betreff des gelben Hofes ist aber Eine Thatsache wichtig, die nämlich, dass er zuweilen sich früher als die Excavation entwickelt zeigt. Es kann an Einem

---

[1] Ophthalmic Hospital Reports IX. 2, pag. 207.

Auge eine ausgebildete Totalexcavation mit breitem glaucomatösem Hofe da sein, während am andern kaum eine Andeutung der Excavation, dagegen der gelbliche Hof vollkommen ausgeprägt sich zeigt.

Es kann endlich nicht verschwiegen werden, dass in einem Auge die Functionsstörungen wie bei Glaucom sich entwickeln und zur Erblindung führen können, ohne dass durch deutliche Spannungserhöhung oder doch wenigstens durch glaucomatöse Excavation das Glaucom chronicum simplex sich verriethe. Der Sehnerv zeigt entweder kaum eine Abweichung von der Norm, oder blos Zeichen einfacher Atrophie. Dass aber doch ein glaucomatöser Process zu Grunde liegt, erkennt man — zu spät — dann, wenn nach erfolgter Erblindung sich die typische Excavation ausbildet und Zeichen entzündlichen Glaucoms (in chronischer oder acuter Form) hinzutreten.

Die Zeitdauer, in welcher das Glaucom, als Glaucoma chronicum simplex, zur Erblindung führt, ist sehr verschieden. Sie kann sich durch eine lange Reihe von Jahren hinausziehen. Ob es zu einem spontanen Stillstand der Krankheit kommen kann, ist zweifelhaft; allerdings erreichen alte Leute, die von Glaucom befallen werden, mitunter das normale Ende des Lebens, ohne gänzlich erblindet zu sein. Auf der andern Seite wissen wir bereits, dass das Glaucoma simplex als subacutes in wenigen Wochen, als fulminantes in wenigen Stunden, ja in dem Bruchtheil einer Stunde das Sehvermögen zu vernichten vermag.

Das Glaucom, das als Glaucoma chronicum simplex durch eine bestimmte Zeit verlaufen, kann seinen Character ändern. Es können allmälig Erscheinungen im vordern Augapfelabschnitt hervortreten, welche an das Bild des Glaucoma chronicum inflammatorium zu gemahnen anfangen, bis das Letztere, auch mit den subjectiven Erscheinungen dumpfer oder lebhafter Schmerzempfindungen, sich vollkommen herausgebildet hat und in seinem Zeichen das Auge der Erblindung entgegengeht (pag. 56); oder es treten leichtere acut entzündliche Erscheinungen (von der Stärke des „Prodromalanfalls" oder des subacuten Glaucoms) periodisch hinzu, nach deren Ablauf wieder das reine Bild des Glaucoma chronicum simplex sich herstellen kann, oder sich immer mehr das des Glaucoma inflammatorium chronicum zur Ansicht bringt; oder es wird der Lauf des simplen chronischen Glaucoms durch einen acuten entzündlichen Anfall heftigster Art unterbrochen; selbst ein fulminirender entzündlicher

Anfall kann dem im schleichenden Processe nur langsam abnehmenden Sehvermögen ein jähes Ende bereiten.

Sowie wir früher, um die Aufstellung des Generalbegriffs: Glaucoma chronicum zu rechtfertigen, gezeigt haben, wie das Bild des simplen chronischen Glaucoms allmälig die Tinten des Bildes des Glaucoma inflammatorium chronicum annehmen könne, so haben wir jetzt ersehen, dass das chronische simple Glaucom ebenso in jede Form des acuten entzündlichen auszuarten vermag.

Das Glaucom kann aber auch von vornherein als Glaucoma acutum inflammatorium oder simplex debutiren. Sind die ersten Anfälle des acutentzündlichen Glaucoms schwach, so nennt man das gewöhnlich, wie wir wissen, Prodromalanfälle und die Summe derselben das Prodromalstadium des Glaucoms. Ich will die Casuistik mehrerer solcher Anfälle schildern, damit man die verschiedene Art des Farben- und Nebelsehens, sowie der begleitenden Erscheinungen ersehe.

Ein 34jähriger Emmetrope hat über Anfälle von Nebel- und Farbensehen am rechten Auge seit 1½ Jahren zu klagen. Anfangs selten sich zeigend, häufen sich dieselben in letzterer Zeit immer mehr und mehr, so dass sie jetzt täglich zweimal, jedesmal von mehrstündiger Dauer auftreten. Der Anfall besteht, wenn er schwächer ist, nur im Farbensehen. Patient hat die Farben um Lichtflammen, aber auch an den schmalen Lichtspalten bemerkt, wie sie an schlecht schliessenden Fensterläden bei Sonnenlicht entstehen. Die Prüfung während eines solchen schwächeren Anfalls ergibt, dass um eine, 3 Meter oder weiter abstehende Petroleumflamme Farbenringe erscheinen, welche als Gelb, Gelbgrün, Blaugrün von aussen nach innen auf einander folgen und durch einen dunklen Zwischenraum von der Flamme getrennt sind (Einfacher Regenbogen). Eine Kerzenflamme muss man auf 3 Meter annähern, damit die Farbenringe sichtbar werden; jenseits dieser Entfernung sind sie nicht wahrnehmbar. Ebenso hat Patient an den Gasflammenreihen des Abends die Beobachtung gemacht, dass die Erscheinung in grosser Nähe wie in einer gewissen Entfernung verschwindet und nur innerhalb eines Spatiums von etwa 30 Schritten deutlich ist. Das Sehvermögen, in der anfallsfreien Zeit am linken Auge ⁶/₉, wird bei diesen schwachen Accessionen nur wenig alterirt. Der Kranke empfindet keinen eigentlichen Schmerz, hat aber ein unangenehmes spannendes Gefühl auf der linken Seite der Nasenwurzel.

In stärkeren Anfällen tritt das eigentliche Farbensehen zurück. Die Lampenflamme geht allseitig über in eine Unzahl radiärer Strahlen, an deren äusserem Saume nur Andeutungen von Farben sichtbar sind. Alle Objecte, die im Tageslichte stehen, sind von einem Nebel gedeckt, die Sehschärfe ist auf V $^6/_{24}$ gesunken, das Gesichtsfeld frei. (Nebel- und Strahlensehen.) Objectiv zeigt die Hornhaut bei seitlicher Beleuchtung eine vollkommene gleichmässige grauliche Trübung. Zwar reflectirt auch die normale linke Hornhaut bei seitlicher Beleuchtung etwas grauliches Licht, aber gerade der Vergleich mit dem Reflexe der gesunden linken Cornea macht die pathologische Trübung der rechten unzweifelhaft. Die Vorderfläche der Iris ist matt, die Farbe etwas geändert, die Pupille ein wenig erweitert und reagirt zögernd. Mit dem Spiegel sieht man den Sehnerven geröthet, keine Pulsphänomene. Die Spannung des linken Bulbus ist im Vergleiche zu der des rechten deutlich erhöht. Alle subjectiven und objectiven Symptome des Prodromalanfalls sind also ausgesprochen — bis auf eines. Die vordere Augenkammer nämlich ist nicht verengt, auch nicht normal, sondern sie ist, wie der Vergleich mit dem gesunden Auge lehrt, deutlich vertieft. Von entzündlichen Glaucomen mit vertiefter Vorderkammer haben wir bisher nicht gesprochen. Wir werden bei der Lehre „vom Wesen der Glaucoms" noch darüber handeln, vorläufig aber ad notam nehmen, dass alle Erscheinungen der Glaucoms da sein können bei einer Krankheit, die mit Vertiefung der Vorderkammer einhergeht.

Ein 30jähriger Mann leidet seit 1½ Jahren an zeitweilig des Abends auftretenden Schmerzen und damit verbundenem Farbensehen des linken Auges. Einmal war bei dem Patienten eine „sehr heftige Entzündung" ausgebrochen, durch welche das Sehen für die Dauer von 48 Stunden ungemein verschlechtert worden war. Seit 6 Wochen tritt Schmerz und Farbensehen täglich auf. Der Schmerz ist zwar nach längerem Gebrauche von Chinin gegenwärtig geschwunden, aber jeden Abend um dieselbe Stunde, um halb neun Uhr, stellt sich das Farbensehen ein. Dasselbe schwindet nicht, so lange Patient wachbleibt. Selbst wenn er die ganze Nacht durchschwärmt, kreisen am Morgen noch immer die farbigen Ringe um die Flammen. Sobald er aus dem Schlafe erwacht, sind die Farbenringe verschwunden. Am Vormittag untersucht zeigt sich Folgendes:

Beide Augen haben hochgradige Hypermetropie. Patient trägt vor dem rechten Auge + ⅛ (Zoll), vor dem linken + ¹/₁₀. Wenn er entsprechend schief — es deutet dies auf Astigmatismus — durch die Gläser sieht, hat er am rechten Auge V ⁶/₁₂, am linken (dem kranken) V ⁶/₆ nahezu. Am linken Auge ist die Spannung deutlich erhöht, Pupille etwas weiter als links, gegen Licht sehr schlecht reagirend, was übrigens auch für die Pupille des gesunden Auges gilt. Gesichtsfeld frei. Medien ungetrübt, Augengrund normal, kein Arterienpuls. Abends um 9 Uhr: V bei künstlichem Lichte ⁶/₉ voll, kaum gegen die Tagesuntersuchung geändert. Eine 6 Meter entfernte Petroleumflamme zeigt aussen einen blauen, innen einen rothen Kranz. Dies lässt die Erscheinung des doppelten Regenbogens vermuthen. In der That, hält man eine Kerzenflamme nahe vor das Auge, so erscheint aussen Roth, dann Blau, dann zumeist nach innen wieder Roth. Das Farbenphänomen hat einen viel grösseren Durchmesser, wenn die Brille abgelegt wird. Die Spannung des Bulbus ist höher als Vormittags. Die Hornhaut zeigt sich bei sehr schiefer seitlicher Beleuchtung gleichmässig schwach grau, aber doch im Vergleiche zur rechten deutlich getrübt. Die Trübung vermag jedoch eine Verschleierung des Augengrundes bei Anwendung eines lichtstarken Spiegels nicht zu erzeugen. Die Netzhautarterie pulsirt.

Ein 35jähriger Mann ist im dritten Jahre am linken Auge leidend. In den ersten zwei Jahren hatte er jeden Winter 4 Anfälle in Intervallen von je 4 Wochen. In der wärmeren Jahreszeit zeigte sich in diesen Jahren niemals Etwas. Am Beginne des dritten Jahres waren schon Ende November, zu welcher Zeit sich der Kranke vorstellte, bereits 4 Anfälle dagewesen. Einer dieser Anfälle war nach Erklärung eines Fachmannes ein vollständiges acut entzündliches Glaucom, bei dem das Sehvermögen auf circa ¹/₂₀ oder darunter gesunken war. Der Patient schildert den Anfall folgendermaassen: Immer zwischen 6 und 7 Uhr Abends beginnt er. Um das Licht bildet sich zuerst eine rothe Scheibe, Eine Stunde später wird Alles roth und im Nebel gesehen. Vom Sehvermögen gehen „80 Procent" verloren. Zugleich mit diesem Rothsehen der Objecte tritt Schmerz auf. Im Augapfel selbst ist ein unangenehmes Gefühl und Spannen, dazu gesellen sich Schmerzen, die zumeist in die Nase, weniger in die Stirne ausstrahlen. Gegen ½11 Uhr lässt der

Schmerz nach und der Patient schläft ein. Wenn er dann z. B.
um 1 Uhr erwacht und Licht macht, ist keine Spur der Erscheinung
mehr da.

Eine Untersuchung zur Zeit des Wohlbefindens ergibt: Rechts
V ⁶/₉, Gläser bessern nicht, die Accommodationsbreite ist auch an
diesem, dem gesunden Auge beschränkt, denn der Patient braucht
+ ¹/₃₆ (Zoll) zum Arbeiten in der Nähe. Links ist V ⁶/₁₂ jedoch
hebt sich die Sehschärfe mit Hülfe eines Convexcylinders ¹/₄₀ auch
auf ⁶/₉. Gesichtsfeld frei, Farbensinn normal. Spannung etwas erhöht, Pupille etwas weiter, aber reagirend. Im Augengrund nichts
Abnormes. Bei leichtem Druck tritt Puls der Netzhautvenen ein,
der Venenpuls, der auch in jedem Normalauge spontan vorkommt.

Wie schon aus den angeführten Beispielen zu ersehen, treten
bei Individuen, welche von der beschriebenen Form des acuten Glaucoms befallen werden, die Anfälle anfänglich seltener, später häufiger
auf und können dabei einen ganz bestimmten Zeittypus annehmen,
so dass sie z. B. täglich um dieselbe Stunde zur Entwicklung
kommen, ohne dass man behaupten könnte, es treffe nachweislich
täglich um dieselbe Stunde eine bestimmte schädliche Potenz ein,
durch welche die Anfälle hervorgerufen würden. Was die Dauer
des einzelnen Anfalls anlangt, so kann von einer solchen im Allgemeinen nicht gesprochen werden. Dieselbe kann eine sehr kurze
sein, sie kann Minuten währen, sie kann Stunden währen und endlich ist es möglich, dass der Anfall überhaupt nicht verschwindet,
wenn nicht der Schlaf eintritt. Dieser letztere ist dagegen, wie es
der Mehrzahl der Kranken auch bekannt ist, ein probates Mittel,
um den Anfall abzukürzen. Manche, bei denen das „Prodromalstadium" lange Zeit währt, lernen die Kunst, beim Auftreten des
Anfalls einzuschlafen, weil sie wissen, dass derselbe dadurch
coupirt wird.

Was die Dauer des ganzen „Prodromalstadiums"
betrifft, so ist die Frage nach unserer Auffassung so zu stellen:
„Wie lange währt es, bis die wiederholten leichten
acuten Glaucomanfälle in dem auch in den Zwischen-
zeiten nicht normalen Auge zu einer Beeinträchtigung der Function führen?" Diese Frage ist identisch mit
der gewöhnlich, aber wie es scheint, ganz unrichtig gestellten:
„Wie lange kann das Prodromalstadium als solches bestehen, und
nach welcher Zeit geht es in wirkliches Glaucom über?" Man hat

Fälle von mehrjähriger (v. Graefe einen solchen von 10jähriger) Dauer des Prodromalstadiums beobachtet. Allein ein von mir gesehener Fall beweist, dass die Zeit, welche seit dem ersten Anfall bis zu einer deutlichen Herabsetzung der Function und einer Entwicklung der glaucomatösen Excavation verstreichen kann, dass also die Dauer des Prodromalstadiums ein volles halbes Jahrhundert betragen könne[1]).

Der 70jährige Patient hatte schon in seiner Studentenzeit die charakteristischen Anfälle. Beim Kneipen traten häufig Schmerzen im Kopfe und in der Umgebung des Auges auf, er sah einen Nebel vor den Gegenständen und farbige Ringe vor den Lichtflammen; es gelang ihm nicht, den Nebel durch Auswischen der Augen zu beseitigen; er musste die Kneipe verlassen und wenn er des andern Morgens erwachte, war das Phänomen spurlos verschwunden. Da der Kranke bald erkannt hatte, dass der unangenehme Zustand durch Schlaf beseitigt werde, so lernte er, indem durch die fünfzig Jahre hindurch die Anfälle zu den verschiedensten Tageszeiten auftraten, auch zu den verschiedensten Stunden des Tages einzuschlafen. In letzterer Zeit waren die Anfälle intensiver geworden, indem sie mit sehr bedeutender Störung des Sehvermögens einhergingen. Auch begann sich eine glaucomatöse Excavation immer deutlicher herauszubilden. Was die Art der Medientrübung in diesen von mir gesehenen acuten Anfällen anlangt, so war der Nachweis zu liefern, dass es sich um eine colossale Trübung des Kammerwassers handle, welche den Anblick der Iris nahezu gänzlich verhüllte: denn diese letztere trat sofort deutlich hervor, als bei der endlich vollzogenen Iridectomie das Kammerwasser abgeflossen war.

Die Leidensstation der Erblindung wird von einem Auge, in welchem das Glaucom als „Prodromalanfall" seinen Anfang nahm, in verschiedener Weise erreicht. Es bildet sich allmälig die glaucomatöse Excavation heraus. Das Auge zeigt dann in den anfallsfreien Zeiten zunächst das Bild des Glaucoma chronicum simplex. Thatsächlich besteht ja dieses vom Anfange an in den Intervallen der Anfälle, wie die erhöhte Spannung und wohl auch die Erweiterung der Pupille zeigt. Nach einer bestimmten Zeit, also noch vor oder nach der vollständigen Entwickelung der Excavation können alle entzündlichen Anfälle aufhören und kann

---

[1]) Aphorismen, in Knapp's Archiv, Bd. VII, pag. 461.

das Auge unter dem Zeichen des Glaucoma chronicum simplex der Erblindung zuschreiten, oder es wiederholen sich die Anfälle in mässiger Stärke fort und fort, am Auge treten immer deutlicher die Zeichen des Glaucoma chronicum inflammatorium hervor.

Wir haben schon erwähnt, dass die „Prodromalanfälle" auch durch einen „acuten Glaucomanfall" unterbrochen werden können, ohne dass durch den letzteren ein bleibender Nachtheil zugefügt würde. Es geschieht aber auch häufig genug, dass, nachdem die leichten Anfälle durch längere oder kürzere Zeit vorausgegangen, dann ein schwerer Anfall acutentzündlichen Glaucoms auftritt, von dem sich das Auge nicht mehr erholt. Die Erscheinungen des acutentzündlichen Glaucoms verklingen allmälig, aber es bildet sich das Bild des chronischen (inflammatorischen oder simplen) Glaucoms heraus und eine Rückkehr zur normalen Function findet nicht mehr statt. Zwar bessert sich nach Ablauf der acuten Entzündungs-erscheinungen (nach mehreren Tagen, nach einer Woche) das Seh-vermögen wieder, aber durch den dabei fortschreitenden mehr schleichenden glaucomatösen Process wird die allmälige Erblindung eingeleitet, wenn nicht erneuerte heftige Glaucomanfälle das Ende beschleunigen.

Das acute Glaucom tritt aber durchaus nicht immer in der milden Form des „Prodromalanfalls" auf. Auch in einem bis dahin ganz gesunden Auge kann der erste Glaucomanfall ein heftiger acuter Anfall sein, der in vielen Fällen als simpler acuter auftreten mag, um dann in die acut entzündliche, sich unwiderstehlich bemerkbar machende Form rasch überzugehen. Dieser erste heftige acute Anfall kann aber ohne wesentlichen Schaden für das Auge wieder ablaufen. So wie es gewiss eine Anzahl von Individuen gibt, welche durch eine ungezählte Reihe von Jahren am „Prodromalstadium" des Glaucoms leiden und sterben, ohne je einen Arzt consultirt zu haben, so gibt es sicher auch Menschen, welche alle zehn Jahre oder in noch grösseren Zwischen-räumen einen regelrechten acuten Glaucomanfall bekommen, der aber ohne wesentlichen Schaden für sie abläuft, und die nicht erblindet in die Grube fahren, ohne einem Arzt in die Hände gefallen zu sein.

Lehrreich war mir in dieser Beziehung die Krankengeschichte eines 76 jährigen Collegen, den ich im November 1877 das einzige Mal sah. Vor 34 Jahren (1843) bekam er einen acuten Glaucom-anfall — damals existirte die Glaucomoperation noch nicht —, der

Anfall ging ohne wesentlichen Schaden vorüber, das Sehen blieb nur „etwas gestört". Zwölf Jahre später (1854) kam der zweite Anfall, der wieder spontan ablief — damals existirte die Glaucomoperation auch noch nicht. Als er aber nach weiteren zehn Jahren (1864) den dritten Anfall erlitt, war die Iridectomie gegen Glaucom schon erfunden. Der Patient meinte zwar, dass auch dieser dritte Anfall vorübergehen werde wie die früheren und dass die Operation vielleicht nicht nothwendig sei. Er liess sich aber doch zu derselben bestimmen. Das Auge blieb nun durch zwölf Jahre (bis 1876) ruhig. Im October 1876 entwickelte sich in dem operirten Auge eine überaus quälende blasenförmige Keratitis, die allen Mitteln widerstand und bereits durch mehr als ein Jahr anhielt. Die Spannung des rechten Auges ist deutlich höher als die des linken, Augengrund wegen der grossen Unebenheit der Hornhaut nicht sichtbar, es werden aber doch noch Finger auf einige Fuss Abstand gezählt. Hier besteht also seit 34 Jahren Glaucom, das mit einem heftigen acutentzündlichen Anfall sich einführte, ohne in Erblindung übergegangen zu sein — von einer Leistung der Iridectomie kann wohl in diesem Falle keine Rede sein.

Andererseits kann das Bild des ersten acutentzündlichen Anfalls in das des subacuten, dann in das des chronischen entzündlichen Glaucoms, auch in das des chronischen simplen übergehen und in kurzer Zeit (in mehreren Wochen) oder erst nach längerer Dauer zur Erblindung führen. Dass die ruhigeren Perioden durch entzündliche Anfälle schwerer oder leichterer Art selten oder häufig unterbrochen werden können, braucht nicht besonders hervorgehoben zu werden.

Endlich ist an dieser Stelle noch einmal darauf hinzuweisen, dass in einem bis dahin gesunden Auge fulminirendes Glaucom ausbrechen und so im Verlauf mehrerer Stunden das Auge erblinden kann.

Was die Entwicklung der Excavation beim entzündlichen Glaucom betrifft, so ist begreiflich, dass dieselbe eine bestimmte Zeit braucht. Wenn also ein bis dahin gesundes Auge an fulminirendem Glaucom erblindet, so ist leicht einzusehen, dass im Verlaufe einer oder mehrerer Stunden nicht die Lamina cribrosa tief zurückweichen und dabei sämmtliche Sehnervenfasern der Papille verschwinden können — eine Annahme, wie sie im Sinne der Anhänger der Drucktheorie gemacht werden müsste, um das Erscheinen einer completen

6*

Glaucomexcavation zu erklären. Allein wenn wir auch nach den
früheren Darstellungen zum ophthalmoscopischen Bilde der
Excavation nur ein Zurückweichen der Lamina und ein Zurücksinken
der Gefässe im Schnervenkopfe brauchen, so kann sich auch dies
nicht so rasch vollziehen. Es ist daher verständlich, dass wir ebenso
beim gewöhnlichen acutentzündlichen (nicht fulminirenden) Glaucom
die Excavation vermissen und dass diese sich erst nach einiger Zeit
in ihrer Eigenheit zeigt. Das Auge kann jedoch früher erblinden,
ehe die Excavation hervortritt. Sie kommt endlich in einzelnen
Fällen gar nicht zur Entwicklung. Dieser Umstand kann die Diagnose
nicht erschweren, weil wir diese auf Grund der entzündlichen Symptome stellen, so dass die Augenärzte vor Erfindung des Augenspiegels
die Diagnose des entzündlichen Glaucoms ebenso gut stellen konnten,
wie sie es heutzutage thun. Beim Glaucoma chronicum simplex
dagegen ist die Diagnose, wie wir gesehen haben, sehr erschwert
oder unmöglich, wenn die Excavation nicht zur Entwicklung kommt.

Sobald ein Auge unter irgend einem Bilde des Glaucoms gänzlich
und unheilbar erblindet ist, spricht man nach v. Graefe von einem
Glaucoma absolutum. Die Stadien, welche diesem Stadium
vorangehen, sind nach v. Graefe: das Glaucoma imminens oder das
Stadium prodromorum und das Glaucoma evolutum sive confirmatum;
das Stadium, welches dem Glaucoma absolutum folgt, ist das Stadium
degenerationis.

Der Begriff des Glaucoma absolutum und degenerativum (welch'
letzteres wir gleich besprechen werden) ist klar und unzweideutig.
Weniger klar ist der Begriff des Glaucoma evolutum; und das
Stadium prodromorum muss ganz fallen gelassen werden — nicht
blos aus den früher erörterten Gründen, sondern auch desshalb, weil
es ja auf das Glaucoma chronicum simplex nicht anwendbar ist. Ein
Glaucoma chronicum simplex ist nach dieser Eintheilung entweder
gar nicht oder es ist ein Glaucoma evolutum.

Man kann vier Stadien beibehalten und ein Glaucoma incipiens,
evolutum, absolutum und degenerativum unterscheiden.

Glaucoma incipiens ist diagnosticirbar, sobald der Beginn der Entwicklung einer glaucomatösen Excavation
nachweislich wird, oder sobald das Auge den ersten
acutentzündlichen Anfall, ob es nun ein sogenannter Prodromalanfall oder ein heftiger Insult war, erlitten hat. Es muss hier
bemerkt werden, dass v. Graefe die Bezeichnung Glaucoma incipiens

als synonym hinstellt mit dem Glaucoma imminens oder dem Stadium prodromorum. Das geht aber nicht an und würde auch zu einem Missverständniss in Betreff der v. Graefe'schen Anschauung führen. Eine Krankheit, die zu beginnen droht, kann nicht gleichzeitig schon begonnen haben. Und ein beginnendes Glaucom ist in jedem Falle wirkliches Glaucom, wie eine beginnende Cataracta in jedem Falle eine wirkliche Linsentrübung ist. v. Graefe will ja aber gerade das Prodromalstadium und das wirkliche Glaucom unterschieden wissen.

Glaucoma evolutum besteht, sobald die Excavation vollständig entwickelt ist, ohne Rücksicht auf den Stand des möglicherweise noch normalen Sehvermögens, oder sobald das Sehvermögen eine dauernde Einbusse erlitten hat, ohne Rücksicht auf den Grad der Entwicklung der Excavation.

Glaucoma absolutum zeigt, wie wir wissen, den Zustand der völligen unheilbaren Erblindung an, aus welchem das Auge noch in das Bild des Glaucoma degenerativum übergehen kann, aber nicht übergehen muss. Denn das Auge kann im Zustande der Erblindung durch eine ungemessene Reihe von Jahren ganz das Aussehen behalten, das es zur Zeit der Erblindung hatte, oder es kann, nachdem es an Glaucoma chronicum simplex erblindete, nachträglich mit oder ohne Intercurrenz heftiger acuter Insulte die Zeichen des Glaucoma chronicum inflammatorium annehmen; es kann im Stadium des Glaucoma absolutum die Excavation erst zur Entwicklung kommen (was beim Glaucoma fulminans immer, beim Glaucoma acutum nicht allzu selten und beim Glaucoma chronicum bisweilen geschieht) — allein alle diese Veränderungen sind keine anderen als diejenigen, die sich zur Zeit des Glaucoma evolutum vollziehen. Da das erblindete Auge vor der Entzündung nicht geschützt ist, so kann der Glaucomblinde durch Schmerzen noch furchtbar leiden, nicht sowohl durch diejenigen, welche etwaige acute Anfälle begleiten, als vielmehr durch die, welche dem chronisch-entzündlichen Process anhaften. Tag und Nacht, wenn auch mit Re- und Intermissionen, können diese Qualen durch sehr lange Zeit währen, den Kranken des Schlafs berauben und bei alten Individuen, die dadurch gänzlich herunterkommen, das Leben gefährden. Im Stadium des Glaucoma absolutum ist es aber, da wo die Schmerzen fehlen, noch etwas Anderes, das einzelne Kranke ungemein belästigt.

Es sind dies gewisse subjective Erscheinungen, die darin bestehen, dass zu bestimmten Zeiten ein lichter Nebel vor den Augen erscheint, der durch kürzere oder längere Zeit anhält, um dann wieder tiefer Dunkelheit Platz zu machen. Am merkwürdigsten sind jene Fälle, in welchen mit unabänderlicher Genauigkeit die lichten und dunkeln Tage wechseln. Ich kenne einen solchen Fall, in dem eine noch junge Frau, welche am linken, jetzt im Degenerationsstadium befindlichen Auge schon vor vielen Jahren erblindete und nun seit zwei Jahren am rechten Auge in Folge von Glaucoma chronicum simplex erblindet ist, seitdem aber ohne jede Unterbrechung immer abwechselnd einen hellen und einen dunkeln Tag hat. „Ich möchte", sagte die Kranke, „wissen, zu welcher Stunde der Nacht und in welcher Weise der Umschlag erfolgt. Ich würde, wenn ich dies ergründen könnte, gerne eine Nacht opfern." Das zu erfahren, wäre in der That höchst interessant; doch habe ich bis jetzt das Opfer im Namen der Wissenschaft von der Patientin noch nicht verlangt. „Der Wechsel zwischen der Empfindung des Dunkeln und des Lichten", sagt v. Arlt, „tritt oft durch viele Tage oder Wochen nacheinander immer zur selben Stunde ein, z. B. Morgens 4 Uhr, wenn auch aussen völlige Dunkelheit herrscht. Oder es tritt die Empfindung des Hellen täglich durch einige Stunden, z. B. regelmässig von 1 bis 4 Uhr Nachmittags ein."

Nach der oben erwähnten Beobachtung, in der das Phänomen jahrelange Dauer hat, ist der Termin nicht festzustellen, in welchem es erlöschen müsste.

Allein wenn auch zur Zeit des Glaucoma absolutum keine Schmerzen und keine störenden subjectiven Lichtempfindungen da sind, so können dem Auge doch noch Unannehmlichkeiten erwachsen durch die Entwicklung der glaucomatösen Degeneration.

Das erste Zeichen derselben ist das Auftreten von Cataracta. Die entwickelte Cataracta glaucomatosa in Augen alter Individuen sieht in der Regel anders aus, als die gewöhnliche Cataracta senilis. Die Linse ist stark aufgetrieben in Folge der Anschwellung der ganz undurchsichtigen, den Kern verdeckenden, weiss-grün-gelblichen Corticalis. Zeigt schon das an Glaucoma chronicum inflammatorium erblindete Auge häufig eine bedeutende Härte und eine sehr enge vordere Kammer, so ist ein solches Auge mit Cataracta glaucomatosa oft steinhart, ein mächtiger Kranz vorderer Ciliarvenen umlagert die unempfindliche Hornhaut (die getrübt, aber auch ganz durchsichtig sein kann); durch sie hindurch erkennt man die Rudimente der Iris, und aus der sehr stark erweiterten starren Pupille quillt gleichsam die grünliche Cataract hervor, welche den Rest der Vorderkammer füllt und dicht an die Hornhaut grenzt oder zu grenzen scheint. Die Diagnose: Cataracta glaucomatosa ist eindeutig. Man nennt nur jenen Staar Cataracta glaucomatosa, welcher in einem vollends erblindeten glaucomatösen Auge auftritt. Cataracta und Glaucoma schliessen sich nicht aus, wiewohl die Combination beider nicht häufig ist. Es kann Glaucom auftreten in einem Auge, in dem Cataracta senilis begonnen hat, oder es kann die Staarbildung zum Glaucom hinzutreten. Eine Cataracta, die in einem noch sehenden Glaucomauge sich findet, darf nicht mit dem Epitheton: „glaucomatosa" belegt werden. Es liegt dann „Glaucoma et cataracta" oder „Cataracta in oculo glaucomatoso" vor. In einem Auge mit Glaucoma chronicum simplex absolutum habe ich die Entwickelung von Cataracta nie beobachtet.

Mit der Ausbildung der glaucomatösen Cataracta kann ein bis dahin ruhiges Auge wieder alterirt werden. Unter zunehmender Drucksteigerung, stärkerem Hervortreten der vorderen Ciliarvenen, Blutergüssen in die Vorderkammer (auch in den Glaskörper und unter die Retina erfolgen zu dieser Zeit Ergüsse von Blut), kann das Auge wieder schmerzhaft werden und qualvolle Zeiten sind es, die dann wieder für den Patienten heranbrechen.

Der weitere Fortschritt der Degeneration zeigt sich in der Entwicklung von Ausbuchtungen der Sclerotica (Scleralstaphylomen) und der dadurch bedingten Vergrösserung des Bulbus. Es kann zu einer mehr gleichmässigen Dehnung der Sclerotica rings um die Cornea kommen, so dass, indem die bis zu einem gewissen Grade verdünnte Lederhaut als trübes Medium vor dem durch die Aderhaut dargestellten dunkeln Hintergrunde lagert, sich eine intensiv blaue Färbung der circumcornealen Scleralpartie geltend macht; oder es entwickeln sich in der genannten Region umschriebene bläuliche Vorwölbungen, welche aber auch weiter nach rückwärts, am Aequator bulbi, ihren Sitz haben können und dann erst bei starker Seiten- oder Höhenwendung des Auges zum Vorschein kommen. Das degenerirte Glaucomauge kann deutlich vergrössert und prominirend sein, doch dürfte es kaum vorkommen, dass die Vergrösserung des Bulbus in Folge glaucomatöser

Degeneration solche Grade annimmt, dass die Lider nicht mehr im
Stande wären, beim Schliessen das Auge zu decken. Erwähnung
verdient, dass man mitunter bei genauerer Untersuchung von
Glaucomaugen mit noch relativ guter Function durch die Existenz
eines in der Aequatorgegend zur Entwicklung gekommenen, ganz
gehörig ausgebildeten Staphyloms überrascht wird, sowie es auch
unter gleichen Umständen Staphylome am Cornealrande gibt. Sowie
man von einer Cataracta glaucomatosa erst sprechen kann, wenn
die Lichtempfindung erloschen ist, ebenso kann von einem Stadium
degenerativum erst dann die Rede sein, wenn das Auge blind ist.
Dabei kann freilich, wenn man den Fall nicht verfolgt hat, eine
vorbestehende Cataract (wenngleich dieselbe gewöhnlich anders aussieht als die Cataracta glaucomatosa), sowie ein vor der Erblindung
schon anwesendes Staphylom die Ursache werden, dass man das
erblindete Auge als im Stadium degenerationis befindlich betrachtet.
Das vergrösserte Auge behält eine vermehrte Spannung bei.

Als ein anderer regelrechter Ausgang des Glaucoms wird die
glaucomatöse Phthisis beschrieben. Der erblindete, glaucomatöse
Bulbus soll eines Tages an Härte verlieren, immer weicher und
kleiner und schliesslich ganz atrophisch werden. Ich will zugeben,
dass es solche Fälle gibt, wiewohl ich niemals einen derartigen spontanen, schleichenden Uebergang in Phthisis bei primärem Glaucom
gesehen habe. Ich möchte bemerken, dass v. Graefe auf Grund
seiner ungeheuren Erfahrung über die Phthisis glaucomatosa nur sagt:
„Selbst eitrige, innere Entzündungen können sich anschliessen und
Phthisis bulbi herbeiführen", von einer schleichenden Phthise spricht
er nicht, und der Ausgang in Phthise überhaupt, wenngleich nach
vorangegangener eitriger Entzündung (Panophthalmitis), wird, wie das
Wörtchen „selbst" anzeigt, als eine Seltenheit betrachtet.

Der Zustand der Phthise, in welchem man ehemals glaucomatöse
Augen antrifft, dürfte in den seltensten Fällen spontan und in
schleichender Weise sich entwickelt haben, derselbe hat vielmehr
seinen Grund:

1) In einer eitrigen Panophthalmitis, herbeigeführt durch einen
mächtigen, spontanen oder traumatischen Bluterguss in den degenerirten Bulbus. Der Panophthalmitis folgt Phthisis bulbi.

2) In einer Kyklochorioiditis, die durch ein Trauma eingeleitet
wurde. Es ist nicht merkwürdig, dass die blinden Individuen (denn
die Glaucomatösen sind ja häufig auf beiden Augen blind) sich mit

dem Auge anstossen. Die Folge der traumatischen Kyklitis ist schleichende Phthisis bulbi.

3) In einer Perforation der Hornhaut, bedingt durch Geschwüre, die sich nicht selten in der schlecht ernährten, unempfindlichen, daher allen äusseren Schädlichkeiten preisgegebenen Cornea des degenerirten Bulbus etabliren. Der Durchbruch der Hornhaut kann zunächst gefolgt sein von einer furchtbaren Blutung aus den Gefässen der Aderhaut; das Blut treibt, oft unter dem Auftreten wahnsinnigen Schmerzes, die Contenta des Bulbus, selbst die Netzhaut zur Perforationswunde hinaus. Der Schluss ist Phthisis bulbi, indem eine mehr schleichende oder mehr flagrante Entzündung des gesammten Augapfels nachfolgt.

Ist das Auge auf die eine oder andere Art phthisisch geworden, so kann endlich, indem der Stumpf spontan und gegen Druck vollkommen schmerzlos wird, der Vorhang fallen und das traurige Schauspiel sein Ende erreichen. Auf diesen Ausgang kann man rechnen, wenn flagrante Panophthalmitis den Bulbus verzehrte. Allein es kann auch noch ein furchtbares Nachspiel folgen, wenn durch schleichende Kyklitis der Bulbus zwar phthisisch, aber nicht schmerzlos geworden, wenn noch spontaner Schmerz oder doch Druckschmerz (Schmerz bei Druck auf die Gegend des Ciliarkörpers) fortbesteht. Das zweite Auge, wenn es nicht schon durch Glaucom zu Grunde ging, kann durch sympathische Entzündung vernichtet werden (vergl. Vorträge, Band I, pag. 26).

Ueber das

Vorkommen

des Glaucoms sei hier Folgendes bemerkt. Nach den Statistiken soll 1 Procent aller Augenkranken an Glaucom leiden, d. h. unter 100 Augenkranken, welche ärztliche Hilfe suchen, befindet sich 1 Glaucomatöser. Es ist kein Zweifel, dass das Glaucom jenseits des 50. Lebensjahres häufiger zur Entwicklung kommt, als bei jugendlichen Individuen. Andererseits ist die Behauptung Laqueur's, dass „man den Einfluss des höheren Alters in der Aetiologie des Glaucoms bedeutend überschätzt habe", vollkommen richtig. Wenn Laqueur sagt, dass „die Krankheit zwischen dem 30. und 40. Jahre keineswegs selten, zwischen dem 40. und 50. Jahre schon recht

häufig vorkommt", so lässt sich dieser Ausspruch nur bestätigen.
In der That, von Jugend auf belehrt, dass das Glaucom eine Alters-
krankheit sei, erstaunt man so lange über die vorkommenden Fälle bei
jüngeren Individuen, bis man eben so viele Fälle gesehen hat, dass
man sich zu wundern aufhört und erkennt, dass Glaucom bei Individuen in den 30er Jahren keineswegs eine so grosse Seltenheit sei.
Aber auch das Jünglings- und selbst das kindliche Alter ist
gegen Glaucom nicht immun. v. Graefe (1862) operirte ein Mädchen
von 10 Jahren, dessen beide Augen in einem Intervall von einigen
Monaten an einem acutentzündlichen Glaucom erkrankt waren.
Mooren (1867) sah Glaucom an beiden Augen bei einem 9jährigen
Mädchen, ausserdem bei einem 16- und einem 19jährigen männlichen,
sowie einem 24jährigen weiblichen Individuum. Ueber die Art der
Glaucomformen ist nichts ausgesagt. v. Stellwag (1868) fand
Glaucoma absolutum mit Medientrübung einseitig bei einem 9jährigen
Mädchen. Laqueur (1869) sah ein abgelaufenes entzündliches
Glaucom an dem Einen Auge eines 5jährigen Kindes, und ein
classisches Glaucoma chronicum simplex bei einem 12jährigen Knaben.
Dagegen könnte ich einen Fall, den Schirmer (1871) als Glaucoma
simplex an dem rechten Auge eines 12jährigen Knaben beschreibt,
nicht als Glaucom auffassen. Ausserdem hat v. Graefe noch
Glaucoma chronicum simplex bei jungen Individuen dann gefunden,
wenn das Glaucom sich zu Myopie hinzugesellte.

Das jüngste Individuum meiner eigenen Beobachtung war
16 Jahre alt, als ich es (1870) sah. Mehr als ein Jahr zuvor war
Schlechtsehen bemerkt worden. Am linken Auge war nur noch
quantitative Lichtempfindung, am rechten wurden bei höchstgradiger
Eineugung des Gesichtsfeldes noch Finger auf einige Zolle gezählt.
Es war ein chronisches Glaucom; am linken Auge präsentirte es
sich als ein reines Glaucoma chronicum simplex, am rechten Auge
war etwas Medientrübung da und die Empfindlichkeit der Hornhaut
ein wenig verringert[1]). Eben jetzt (1881) ist mir ein Fall untergekommen, der ein noch etwas jüngeres Individuum betrifft und
nach meiner Ansicht nichts anderes als Glaucom ist. Nach einer
mit Schmerz gepaarten Entzündung war bei dem jetzt 15jährigen
Mädchen, als vor mehr als einem Jahre das erkrankte linke Auge
zum ersten Male hinsichtlich des Sehvermögens geprüft wurde, constatirt worden, dass dieses Auge vollkommen amaurotisch sei. Her-

---

[1]) Vergl. Aphorismen, pag. 155.

vorragende Fachgenossen konnten zu dieser Zeit keine auffallende pathologische Veränderung nachweisen. Gegenwärtig nun ist das Auge hart, die Cornea abwechselnd diffus getrübt und (am folgenden Tage etwa) wieder ganz durchsichtig, die Pupille unregelmässig und stark erweitert, starr (d. h. consensuell nicht reagirend); Cataracta ist in Entwicklung. Ich zweifle nicht, dass man es mit einem Glaucom zu thun habe, welches unter Mangel aller objectiven Erscheinungen zur Erblindung führte und bei dem das Bild des Glaucoms sich erst nach erfolgter Erblindung entwickelte. (Vergl. pag. 76.)

Es ist bei der Seltenheit des Vorkommens schwer zu sagen, ob bis zum 20. Lebensjahre chronisches oder acutes Glaucom häufiger sei. Wenn es aber früher hiess, dass das Glaucom zwischen dem 30. und 40. Lebensjahre keineswegs selten sei, so bezieht sich dies in jedem Falle auf acutes Glaucom. Glaucoma chronicum simplex ist auch zu dieser Zeit, wenn man von den schon früher erwähnten Beobachtungen über Glaucoma simplex myopum v. Graefe's absicht, noch eine grosse Seltenheit. Was die Form dieses acuten Glaucoms anlangt, so hat Laqueur in dieser Hinsicht ein sehr wahres Wort gesprochen. „Nach meinen Erfahrungen", sagt Laqueur, „ist das v. Graefe angegebene Verhältniss (dass sich Prodromalerscheinungen in circa 75% der Glaucomanfälle zeigen) wohl zu hoch gegriffen, ich möchte vielmehr den Satz so formuliren, dass die grosse Mehrzahl der Glaucome, welche Individuen im jugendlichen Alter (bis zum 45. Jahre) befallen, ein deutliches, meistens langes Prodromalstadium zeigen, während die entzündlichen Glaucome des späteren Lebens eines solchen meistens entbehren." Dies scheint mir vollkommen richtig, nur dass ich selbst die Formulirung des Satzes dahin ändern muss, dass ich sage: „Acutes Glaucom debutirt bei jüngeren Individuen gewöhnlich mit einer Reihe schwacher Anfälle, während, wenn es alte Individuen ergreift, in der Regel schon der erste Anfall ein schwerer ist oder ein solcher doch rasch einem vereinzelten leichteren Anfalle nachfolgt." Für das höhere Alter müsste man nach den Statistiken annehmen, dass chronisches Glaucom viel häufiger ist, als acutes. Allein diese Angaben scheinen mir von geringem Werthe, da aus dem Umstande, dass Patienten sich mit chronischem Glaucom vorstellen, nicht zu entnehmen ist, ob die Krankheit nicht als acutes Glaucom begonnen.

Es wird ferner angenommen, dass das Glaucom in der weitaus
grössten Zahl der Fälle beide Augen, wenngleich in verschieden
langen Zwischenräumen, befällt. Auch hier muss, wie mir scheint,
zwischen den chronischen und acuten Formen unterschieden werden,
ein Unterschied, wie ihn schon v. Graefe gemacht hat. Er sagt,
dass beim Glaucoma (chronicum) simplex beide Augen in der Regel
bald nach einander, aber mit verschiedener Rapidität ergriffen
werden, während bei den anderen (entzündlichen) Glaucomen meist
ein Auge noch längere Zeit, mitunter auch für immer frei bleibt.
In der That habe ich keinen Fall gesehen, in welchem ein Auge
mit dem Bilde des Glaucoma chronicum simplex schon durch Jahre
erblindet gewesen wäre bei Intactheit des zweiten Auges. Dagegen
kenne ich Fälle, bei denen das Glaucom vor 20, 25, ja mehr als
30 Jahren als acutentzündliches begonnen, während das zweite Auge
keine Spur einer Glaucomerkrankung zeigte. Dieser Umstand ist
von Wichtigkeit für die Prognose in Betreff des zweiten
Auges. Wenn man bei einem Menschen im höheren oder hohen
Alter an einem Auge Glaucoma chronicum simplex findet, so besteht,
wenn nicht der Lebensfaden des Patienten jäh durchschnitten wird,
wenig Hoffnung, dass er die Entwicklung des Glaucoms am zweiten
Auge nicht erleben werde. Ganz anders verhält sich die Sache,
wenn acutentzündliches Glaucom Ein Auge eines solchen alten Individuums befallen hat. Man kann da mit gutem Gewissen die
tröstliche Versicherung geben, dass mit vieler Wahrscheinlichkeit
das zweite Auge von der Krankheit nicht werde befallen werden.

Das Contingent der Glaucomkranken recrutirt sich aus Männern
und Weibern ziemlich in gleichem Maasse. Dass die Cessatio
mensium eine Ursache abgebe für das Ausbrechen des Glaucoms in
den climacterischen Jahren der Frauen, wird von Laqueur entschieden bestritten. Ebenso kann es auf Grund einer beschränkten
Statistik durchaus nicht als erwiesen angesehen werden, dass beim
männlichen Geschlechte das Glaucoma chronicum simplex, beim
weiblichen das Glaucoma acutum inflammatorium häufiger vorkomme.

So wenig eines der beiden Augen (rechtes und linkes) von der
Ersterkrankung bevorzugt zu sein scheint, und so wenig die Annahme,
dass Augen mit dunkelgefärbter Iris viel häufiger an Glaucom
erkranken, als solche mit heller, über jeden Zweifel erhaben ist, so
muss auf der andern Seite mit grosser Wahrscheinlichkeit angenommen
werden, dass das Glaucom bei den verschiedenen Menschenraçen

verschieden häufig vorkomme. Wir wissen nichts darüber, ob es
etwa Racen gibt, die gegen Glaucom ganz oder nahezu immun
wären: so viel aber kann aus den uns zustehenden Beobachtungen
erschlossen werden, dass es mit den Angaben einiger älterer deutscher
Augenärzte, die dahin gehen, dass Glaucom bei Juden häufiger vorkomme als bei Christen, was soviel bedeutet, als dass Glaucom
bei der jüdischen Race häufiger sei, als bei der ger-
manischen — seine volle Richtigkeit hat.

Ueber die sogenannten näheren ätiologischen Momente des
Glaucoms zu sprechen, wird sich an einem späteren Orte Gelegenheit
bieten.

Bisher ist es nicht gelungen, die

Therapie

des Glaucoms auf Grund einer medicamentösen Behandlung
erfolgreich zu gestalten. Wir kennen bisher nur operative Verfahren als wirksame Heilmittel gegen das Glaucom. Leider ist
damit nicht gesagt, dass alle Glaucomformen mit Sicherheit auf
operativem Wege geheilt werden können, und noch viel weniger,
dass selbst alle diejenigen Augen, welche an einer für die Therapie
günstigen Glaucomform leiden, durch die Operation thatsächlich
geheilt werden.

Die beiden operativen Verfahren gegen Glaucom, die hier ihre
Besprechung finden sollen, sind die Iridectomie und die Sclerotomie.

Die Anti-Glaucom-Iridectomie rührt von Albrecht v. Graefe
her, sie datirt aus dem Jahre 1856. Sie wird vielleicht einer anderen
Operationsmethode, der Sclerotomie, weichen müssen. Allein dies
ändert nichts an v. Graefe's Ruhm. „Die Thatsache, welche
v. Graefe erwiesen hat", sagt Schweigger, „die operative Heilung
des Glaucoms wird bestehen bleiben. Dass eine bis dahin unheilbare
Krankheit plötzlich heilbar wurde, dass es möglich wurde, eine grosse
Anzahl von Erblindungen zu verhüten — schon diese Thatsache
allein würde genügen, v. Graefe's Namen unsterblich zu machen."

Die Iridectomie gegen Glaucom wird in der Art vollführt, dass dem liegenden Kranken die Lider fixirt; dann, während
der Fixation des Auges mit einer Pincette, der Schnitt mit einem

Lanzenmesser so gemacht wird, dass man, die Messerfläche parallel
der Irisfläche haltend, in einem Abstand von ³/₄ bis 1 Millimeter
vom Rande der Hornhaut entfernt in die Sclerotica einsticht und
das Messer unverwandt, die Spitze nunmehr etwas nach vorne gegen
die Hornhaut gerichtet, so weit als möglich vorschiebt (so dass die
Scleroticalwunde eine Länge von 6½ bis 8 Millimeter erreicht), um
es hierauf, die Spitze an die Hinterfläche der Hornhaut leicht an-
legend, sehr langsam (damit das Kammerwasser langsam abfliesse)
zurückzuziehen; dass ferner, während man das Auge unfixirt oder
bei besonders ungeberdigen Kranken es vom Assistenten fixiren lässt,
die Iris mit einer Pincette hervor- und gegen den Operateur hingezogen, und wo die exacte Anlegung einer nach der Fläche ge-
krümmten Scheere möglich, mit Einem Schlage abgeschnitten wird,
so dass ein vom Pupillar- bis (scheinbar) zum Ciliarrande reichendes
Colobom entsteht und in den Wundwinkeln keine Iris liegt. Ein
Druckverband wird angelegt, Patient behält die Ruhelage durch
48 Stunden.

Einzelne Operateure (v. Arlt) setzen das Lanzenmesser genau
am Rande der Cornea so auf, dass die Spitze des Messers ungefähr
gegen das Centrum des Bulbus gerichtet ist ("unter einem Winkel von
50 bis 60 Graden gegen die Oberfläche"). Die Spitze des Messers
wird in der genannten Richtung (also ungefähr in der Richtung des
durch den betreffenden Ansatzpunkt gehenden grössten Scleralkreises)
vorgestossen, bis sie in die vordere Kammer eingedrungen ist, hierauf
erst wird das Messer umgelegt und der Iris parallel vorgeschoben.
Andere Operateure bedienen sich statt der Lanze (welche für die
Operation nach oben und nach innen krumm, d. i. winklig gebogen
sein muss, für die Iridectomie nach aussen, wie nach unten aber
gerade sein kann) zur Schnittführung des schmalen (v. Graefe'schen)
Staarmessers. Wenn man die nach der Fläche gekrümmte Scheere
nicht genau der Scleralkrümmung adaptiren kann, so z. B. wenn
man am rechten Auge Iridectomie nach oben vollführt und mit der
rechten Hand über die Nase herüber die Iris abschneiden will, ist
es besser, sich einer geraden, nach der Kante gebogenen Scheere
zu bedienen, deren Branchen man von der Nasenseite her leicht der
Wunde nähern kann. Nur kann mit diesem Instrumente die Iris
nicht mit einem Schlage bis in die Wundwinkel beseitigt werden;
man benöthigt hierzu mehrerer kleinerer Schnitte. Bemerkt man
nach der Excision der Iris, dass in einem Wundwinkel noch etwas

Iris lagert, so muss diese Irisecke neuerdings gefasst und ausgeschnitten werden. Auf die feinsten Details des operativen Vorgangs bei der so schwierigen Glaucom-Iridectomie einzugehen, scheint hier nicht der Ort zu sein. Die Iridectomie bei Glaucom ist nach oben anzulegen, damit das neugebildete Colobom wenigstens zum Theile vom Oberlide gedeckt werde. Fürchtet man sich vor der Schwierigkeit der Iridectomie nach oben, dann möge man sie dorthin legen, wo man es am bequemsten findet, denn dass in dieser Beziehung zwischen den Richtungen nach innen, aussen und unten ein Unterschied sei, ist zwar ein durch Ueberlieferung geheiligter Aberglaube, aber eben doch ein Aberglaube.

Die Sclerotomie gegen Glaucom wurde im Jahre 1868 von v. Stellwag vollführt. Es ist ein nicht hoch genug anzuschlagendes Verdienst v. Stellwag's, zuerst den practischen Nachweis geliefert zu haben, dass eine einfache Sclerotomie dasselbe leiste, wie eine Iridectomie, d. h. wie eine mit Sclerotomie gepaarte Irisexcision.

Nach v. Wecker's Vorgange wird die Sclerotomie so vollführt. Zunächst wird die Pupille durch Instillationen einer 1%igen Eserinlösung (Eserini sulf. 0,05 ad Aq. destill. 5,00) verengert — ein Verfahren, das auch bei jeder Glaucom-Iridectomie zum Zwecke der möglichsten Vermeidung der Verletzung der Linse allgemeine Anwendung verdient, jedoch mit dem Unterschiede, dass die Ausführung der regelrechten Iridectomie die Pupillenverengerung nicht erfordert, während die Erhebung der Sclerotomie zur regelrechten Glaucomoperation nur durch die Mithilfe des Myoticum möglich war. Den Scleralschnitt selbst habe ich ursprünglich nach oben angelegt, damit für den Fall als eine Ausschneidung der Iris nicht zu umgehen wäre, das Colobom die relativ günstigste Lage hätte. Gegenwärtig aber kann ich sagen, dass bei gehöriger Uebung kaum eine zweite Augenoperation mit solcher Sicherheit des operativen Erfolges executirt werden kann wie die Sclerotomie; und da ich einen Irisvorfall nicht fürchte, so vollführe ich jetzt die Sclerotomie nach unten, wodurch die Operation sich viel leichter und auch insofern sicherer gestaltet, als das gewaltsame Herabziehen des Bulbus, damit der dadurch erzeugte heftige Druck von Seite der Augenmuskeln auf das eröffnete Auge und so das Vorschleudern der Iris durch das unter hohem Drucke abfliessende Kammerwasser entfällt.

Man sticht mit dem v. Graefe'schen Staarmesser in einem

Abstande von ¾ bis 1 Millimeter vom Hornhautrande so ein, als
wollte man einen Sclerallappen von 2 Millimeter Höhe und wo die
Tiefe der vorderen Kammer es gestattet, einen solchen von grösserer
Höhe bilden. Die Contrapunctionsstelle entspricht der Einstichs-
stelle. In äusserst langsamen sägeförmigen Zügen schickt man sich
zur Bildung des Lappens an, lässt jedoch, damit die Iris nicht vor-
falle, auf der Höhe des Lappens eine Scleralbrücke stehen. Man
kann auf diese Weise eine Länge der ganzen Scleralwunde (als
Summe der beiden durch die Brücke getrennten Wunden) im Werthe
von 8 bis 10 Millimeter unschwer erreichen. Das Messer wird, nachdem das Kammerwasser vollständig abgeflossen, äusserst langsam
und gegen die Iris angedrückt aus dem Auge zurückgezogen; Einträuflung von Eserin und Druckverband bilden den Schluss. Der
Operirte verharrt durch 48 Stunden zu Bette. Sollte die Iris dennoch vorfallen, was, ich wiederhole, bei regelrechter Operation als
ein kaum in Betracht zu ziehendes Ereigniss anzusehen ist, wird
dieselbe mit einem Spatel oder Löffelchen oder einer Pincette repo-
nirt. Misslänge die Reposition, so ist die Iris sofort auszuschneiden;
dasselbe hätte zu geschehen, wenn beim Wechsel des Verbandes
einige Stunden nach der Operation sich Irisvorfall zeigte [1].

Was die Leistungen der beiden Operationen, d. i. der regelrechten Iridectomie, sowie der regelrechten Sclerotomie anlangt,
so ist Folgendes anzuführen.

In seiner letzten grossen Arbeit über Glaucom vom Jahre 1869 hat
v. Graefe die Resultate seiner Erfahrungen über die therapeutische
Wirksamkeit der Iridectomie endgiltig zusammengefasst. „Der Verlauf des primär entzündlichen Glaucoms bietet, wenn man den
enormen Grad- und Dauerunterschieden Rechnung trägt, gleichartige, man darf sagen gesetzmässige Züge. Nicht anders ist
es mit den therapeutischen Einflüssen. Die Prognose der
Operation lässt je nach den vorfindlichen Bedingungen eine be-
friedigende Bestimmtheit zu." Das will so viel sagen, als
dass das entzündliche Glaucom, sei es acut oder chronisch, durch
die Iridectomie unbedingt geheilt werde — den vorfindlichen Bedingungen gemäss. Wird ein Glaucoma inflammatorium
acutum operirt, das ein bis dahin gesundes Auge befallen, so erfolgt durch die Operation vollständige Restitutio in integrum, sobald

[1] Vergl. Aphorismen, pag. 182.

nur die Operation innerhalb der ersten 14 Tagen nach Ausbruch der Krankheit vorgenommen wird. Ist das Bild des Glaucoma inflammatorium chronicum da, so folgt eine Erhaltung des Sehvermögens in jenem Maasse, wie dasselbe durch die Höhe der Netzhautfunction im Momente gegeben ist, oder es entwickelt sich auch Besserung, mitunter bedeutende Besserung des centralen und peripheren Sehens allmälig heraus. Durch die Iridectomie werden also bei den entzündlichen Glaucomen, acuten wie chronischen, die Entzündungserscheinungen, in specie die Medientrübungen und die durch diese gesetzten Sehstörungen, sowie die Schmerzen für immer beseitigt; und wenn in Folge der Excavation der Papille oder, sagen wir lieber, in Folge des Sehnervennetzhaut-leidens (da denn doch die Thatsache des Functionsverfalls unabhängig von der Excavation eine zu offenkundige ist) eine Störung im centralen und peripheren Sehen eingetreten ist, so wird durch die Operation dem Fortschreiten des Leidens im Nervenapparat ein Ziel gesetzt; ja indem sich dasselbe allmälig bessert, kann die Function der Netzhaut nicht blos im Status quo erhalten bleiben, sondern auch allmälig steigen, so dass nicht blos eine Erhaltung des Sehvermögens, wie solches in der trübungsfreien Zeit sich darstellt, sondern eine allmälige Zunahme der centralen Sehschärfe und eine Erweiterung des Gesichtsfeldes Folge der Operation sein kann. Dabei bleibt die Excavation des Sehnerven, wenn sie schon entwickelt ist, so wie sie war, oder sie wird sogar flacher, sie verstreicht, wobei es geschehen kann, dass der Sehnerv nunmehr mit der Zeit eine mehr opake weissliche Färbung annimmt, ohne dass man befürchten müsste, dass dies der Ausdruck für eine Seh-nervenatrophie sei.

Wenn also bei einem entzündlichen Glaucom die Sehstörung ausschliesslich abhängt von der Medientrübung, so erfolgt vollständige Wiederherstellung des Sehvermögens durch die Operation. Würde die gleiche Sehstörung durch die Functionsstörung der Netzhaut bedingt, hat das an entzündlichem Glaucom leidende Auge in der trübungsfreien Zeit das bezügliche Sehvermögen, so kann man durch die Operation nur auf die Erhaltung dieses Sehvermögens rechnen, wiewohl eine Besserung nicht ausgeschlossen ist.

Durch die Iridectomie wird die Spannung des Auges im ent-zündlichen Glaucom normalisirt, „abgesehen von einer mässigen Erhöhung, welche die ersten Heilungsvorgänge be-

109

gleiten kann und von einem geringen Reste (der Druckerhöhung), der zuweilen zurückbleibt, sich aber mit
dauerndem Erfolge gut verträgt;" der vordere Augenapfelabschnitt kehrt — soweit das gesetzte Iriscolobom dies gestattet —
zum normalen Verhalten zurück; nur der erhaltene Rest des Irissphincters behält häufig mangelhafte Contractionsfähigkeit und die
schon atrophisch veränderte Iris gewinnt ihr normales Ansehen nicht
wieder. Selbst nach einem ersten acuten Glauconanfalle kann sehr
schwere Beweglichkeit der Pupille, Veränderung der Farbe und
Faserung der Iris zurückbleiben.

Beim **fulminirenden** Glaucom, bei dem die quantitative
Lichtempfindung erloschen ist, muss die Operation, wenn sie nur
einigermaassen wirkungsvoll sein soll, sehr bald nach eingetretener
Erblindung vollführt werden. Nur wenn blos einige Stunden ver-
flossen sind, kann man einen befriedigenden Erfolg, wenn auch vielleicht keine volle Rückkehr zur Norm erhoffen. Die nach einigen,
selbst nach zwei Tagen vollführte Operation bringt nur mässiges
Sehvermögen zurück und Gesichtsfelddefecte bleiben. Ob eine z. B.
nach einer Woche vollführte Operation noch etwas leistet, ist zweifelhaft; gewiss ist, dass v. Graefe in einem Falle von 14tägiger Dauer
durch die Iridectomie nichts mehr erzielte.

Im „**Prodromalstadium**" endlich entfaltet die Iridectomie
die vollste Wirksamkeit. Da aber durch das Prodromalstadium das
Auge nicht geschädigt wird, so kann die Operation hinausgeschoben
werden.

Alle Formen des **entzündlichen** Glaucoms werden also nach
v. Graefe, wenn die Operation nur rechtzeitig vorgenommen wird,
durch die Iridectomie geheilt.

In Betreff des dauernd nicht entzündlichen Glaucoms, also in
Betreff des **Glaucoma chronicum simplex**, erzielte v. Graefe
die folgenden Resultate: 50% (und mehr) der Fälle werden durch
die einmalige Operation dauernd geheilt, indem der Augendruck
normalisirt und das Sehvermögen nicht blos in dem Stande wie zur
Zeit der Operation erhalten wird, sondern noch nachträglich und
allmälig sich immer mehr und mehr bessern kann. Weitere 25%
erfahren keine volle Normalisirung des Augendrucks, aber trotzdem
verlaufen dieselben grösstentheils spontan glücklich; nur in einer
kleineren Quote derselben wird eine zweite Iridectomie zur Siche-
rung des Erfolges nöthig. Bleiben noch 25%. In diesen macht

der Process nach der ersten Iridectomie keinen Halt. Ein Theil dieser Fälle wird noch gerettet durch die zweite Iridectomie; in einem anderen Theile, da wo die Rettung nicht gelingt, wird doch das Eintreten der Erblindung hinausgeschoben; und nur in einer ganz kleinen Quote, in 2% aller Fälle, geht das Auge durch die Operation zu Grunde, indem nach derselben der Druck ansteigt, die vordere Kammer sich nicht herstellt, Entzündungserscheinungen wie beim acuten inflammatorischen Glaucom sich entwickeln und das Sehvermögen, wenn auch die Bulbi später weicher werden, gänzlich erlischt. Dieser letztere Verlauf nach der Operation des Glaucoma chronicum simplex ist derjenige, den v. Graefe als malignen bezeichnet. Im Ganzen werden nach v. Graefe mehr als neunzig Procent der Fälle von Glaucoma chronicum simplex vor der Erblindung dauernd geschützt, in dem grösseren Theile des Restes wird der Verfall des Sehvermögens verlangsamt, und höchstens in zwei Procent der Fälle stiftet die Operation Schaden. Diese 2% beziehen sich auf den eben geschilderten malignen Verlauf; davon, dass unmittelbar nach der Operation des Glaucoma simplex bei regelrechter Heilung die Sehschärfe in schlimmer Weise verfallen kann, ist in diesem Resumé v. Graefe's keine Rede. An anderen Stellen erwähnt v. Graefe, dass er in drei Fällen eine Verschlechterung des Sehens nach der regelrecht verlaufenen Operation beobachtete. Alle drei Fälle betrafen das Glaucoma simplex von Myopen und in allen drei Fällen war der Gesichtsfelddefect sehr nahe an den Fixationspunkt gerückt. In dem einen dieser Fälle verfiel das centrale Sehvermögen etwas nach der Operation und erholte sich auch später nicht mehr vollständig, in den beiden übrigen ging die centrale Fixation dauernd verloren.

Da nach v. Graefe's Erfahrungen alle Fälle von entzündlichem Glaucom in gesetzmässiger Weise und von dauernd nicht entzündlichem Glaucom mehr als 90% durch die Iridectomie geheilt werden, so kann man sagen, dass das Glaucom ganz allgemein eine durch Iridectomie heilbare Krankheit sei, da sie höchstens in 5% aller Glaucomfälle fehlschlägt. Diese Procentberechnung nimmt an, dass das entzündliche und das nicht entzündliche Glaucom gleich häufig sei. Nach v. Graefe's mächtiger Erfahrung machen aber die Fälle von Glaucoma simplex „nur eine geringe Procentzahl" aus; demnach müsste der Procentsatz

für das Fehlschlagen der Operation im Allgemeinen ein noch viel
geringerer sein, als ein solcher von fünf Procent. Die Operation
der Iridectomie gegen Glaucom wäre also zum mindesten ebenso
sicher, als die Staaroperation. Was die Qualität der Iridectomie bei den verschiedenen
Glaucomformen anlangt, so kann dieselbe nach v. Graefe bei
exquisit entzündlichem Glaucom eine schlechte sein und doch
dauernde Heilung im Gefolge haben. Das Zurücklassen eines
peripheren Irisstücks schadet da in der Regel nichts, wenn nur der
Sphincter pupillae ausgeschnitten ist. v. Graefe hat eine sehr
grosse Anzahl solcher schlecht operirten, aber dauernd geheilten
Augen gesehen; ja er warnt vor der raschen Ausführung einer
zweiten Operation, wenn die erste so schlecht ausgefallen, dass der
Operateur sie unmöglich für ausreichend halten konnte — indem
die erste Operation thatsächlich doch zu genügen im Stande sei.

Je mehr die Glaucomformen von Medientrübung frei sind, um
so unerlässlicher erachtet v. Graefe die eigentlich kunstgerechte
Glaucomoperation (das breite Ausschneiden der Iris vom Pupillar-
bis zum Ciliarrande); und die zweite Iridectomie, welche er in den
Fällen von Glaucoma chronicum simplex, die sich der ersten
Operation nicht beugen wollen, nachschickt, besteht nicht darin,
dass ein nachbarliches, sondern darin, dass ein diametral entgegengesetztes Stück Iris ausgeschnitten und so eine diametrale Spalte in
der Iris gesetzt wird. Diese Art der Anlegung der zweiten Pupille
acceptirte v. Graefe, nachdem er sich durch Parallelversuche überzeugt hatte, dass die diametrale Pupille unendlich energischer gegen
den Augendruck wirke, als die nachbarliche Excision, von welcher
es zweifelhaft bleibt, ob sie überhaupt etwas nütze.

Im Allgemeinen muss man sagen: es geht die Tendenz der Ophthalmologen dahin, die von v. Graefe erzielten Resultate als
allgemeingiltige hinzustellen; ich aber würde es für ein Wagniss
von unerhörter Kühnheit betrachten, wenn ich die Behauptung aufstellen wollte, dass seit der Erfindung der Iridectomie alle iridectomirten Glaucom-Augen, mit Ausnahme von etwa 5%, dauernd
vor Erblindung bewahrt wurden. Ganz abgesehen von meinen
eigenen Erfahrungen, welche in Betreff des Glaucoma chronicum
simplex im schreienden Gegensatze stehen zu den v. Graefe'schen
Resultaten, muss man generaliter die Misserfolge nach Iridectomie
bei Glaucom in zwei Kategorien theilen. Die eine Reihe der

Misserfolge ist bedingt durch das Missglücken der
Operation als solcher und durch das Ausbleiben der
normalen Wundheilung; die zweite durch Verschlechterung des Sehvermögens, die trotz operativ vollkommenen Gelingens und trotz normaler Wundheilung
sich unmittelbar an die Operation anschliesst.

Was die Misserfolge der Operation anlangt, so ist hierbei abzusehen von den Blutextravasaten, welche v. Graefe nach der
Iridectomie exquisit entzündlicher Glaucome regelmässig in der
Netzhaut auftreten sah (Extravasate, die er nach der Operation des
Glaucoma simplex niemals beobachtete, während Schnabel von
solchen Extravasaten auch nach der Operation des Glaucoma
chronicum simplex spricht und ich selbst die genannten Blutaustritte
nicht blos nicht bei Glaucoma chronicum simplex, sondern auch
keineswegs häufig bei entzündlichem Glaucom zu sehen bekam) —
denn diese Extravasate schwinden im Verlaufe von mehreren Wochen
und üben keinen definitiven Einfluss auf das Sehvermögen; ich
spreche auch nicht von jenen Fällen, in denen die Herstellung der
vorderen Kammer mitunter sehr lange auf sich warten lässt und
das Tragen eines Druckverbandes durch längere Zeit nöthig wird,
in welchen aber schliesslich die Kammer sich doch herstellt. Ich
spreche vielmehr von folgenden Ereignissen:

1) Es tritt nach der Iridectomie Panophthalmitis
ein, das Auge geht durch acute citrige Entzündung
total zu Grunde. Ich meine nicht das Auftreten dieses Ereig-
nisses nach der Operation eines Glaucoma absolutum und degenerativum, indem hierbei der Zweck der Operation, die Schmerzen
dauernd zu beseitigen und das Auge vor Vergrösserung zu schützen,
durch die schmerzlose Phthisis, welche der Panophthalmitis folgt,
radical erzielt wird — nein, ich spreche von Panophthalmitis nach
Iridectomie, ausgeführt zum Zweck der Herstellung oder Erhaltung
des Sehvermögens. v. Graefe hat, nach einer mündlichen Aeusserung an Schmidt-Rimpler, diesen Ausgang nach einer Glaucom-
iridectomie nie gesehen; Schmidt-Rimpler selbst (1875) war
schon nicht mehr so glücklich. Er verlor ein Auge mit subacutem
Glaucom durch Vereiterung nach der Iridectomie. Ich selbst habe
wiederholt Fälle gesehen, in welchen die Augen panophthalmitisch
und phthisisch geworden waren nach Operationen solcher Fachgenossen, welche über den Verdacht einer schlecht vollführten Ope-

ration hoch erhaben sind. Der Procentsatz der Augen,
welche bisher in Folge einer Glaucomiridectomie
panophthalmitisch zu Grunde gegangen sind, ist nicht
bekannt.

2) Es tritt zwar nicht flagrante eitrige Entzündung nach der
Iridectomie ein, aber eine schleichende Iridokyklitis. Die
Augen gehen ebenfalls zu Grunde und mögen mitunter Veranlassung
werden zu sympathischer Erkrankung des zweiten Auges. Procentsatz unbekannt.

3) Während der Operation tritt heftige Chorioidealblutung
ein; auch wo die Blutung nicht zu Tage tritt, dürfte sie anzunehmen
sein für jene Fälle, in denen die Spannung des Auges nach der
Iridectomie nicht abnimmt, die vordere Kammer sich nicht herstellt
und der Schluss Erblindung ist. Da sich solches auch beim entzündlichen Glaucom ereignet, so ist dieser Verlauf nicht identisch
mit dem von v. Graefe beschriebenen malignen Decursus, da
dieser letztere nach v. Graefe nur beim reinen Glaucoma chronicum simplex, niemals aber bei entzündlichem Glaucome vorkommt.

Bei dieser Gelegenheit sei bemerkt, dass allerdings eine rasche
Herstellung der vorderen Kammer nach der Operation des wahren
Glaucoms eine sehr freudig zu begrüssende Erscheinung ist. Wenn
das Glaucom durch die Operation geheilt wird, so ist ja die
zwingende Folge, dass nach vollendeter Wundheilung normale
Verhältnisse eintreten, und demnach die pathologische Ver-
flachung der Vorderkammer der normalen Tiefe Platz macht.
Allein als sehr seltene Ausnahme ereignet es sich doch, dass ohne
Herstellung der Vorderkammer Heilung erfolgt. Besonders interessant
war in dieser Hinsicht ein Fall, dessen ich schon auf der Heidelberger Versammlung 1869 erwähnte. Am rechten Auge des Kranken
war Phthisis bulbi. Man erfuhr, dass dieses Auge nach Iridectomie,
die wegen acuten Glaucoms ausgeführt worden war, zu Grunde
gegangen war. Am linken Auge bestand ein heftiger acutentzündlicher Glaucomanfall. Die Heilung erfolgte durch Iridectomie und
war auch nach einem Jahre noch zu constatiren, aber eine Vorderkammer hatte sich nicht oder nur in minimaler Weise hergestellt.
Die Iris schien der Hornhaut anzuliegen.

4) In Folge der Einklemmung von Iris in einen (oder beide)

Wundwinkel (mitunter nur erkennbar durch das Hingezogensein der betreffenden Sphincterecke zum entsprechenden Wundwinkel) wird eine Reizquelle gesetzt, so dass auch beim entzündlichen Glaucom eine Heilung des Processes nicht stattfindet. Im Gegentheil, die Drucksteigerung, die Schmerzen, die entzündlichen Trübungen werden von neuem angefacht und das Auge erblindet so oder mehr unter dem Bilde eines Glaucoma simplex. Durch eine zweite Iridectomie, welche die eingeklemmte Irisecke auslöst, wird gewiss ein Theil dieser Fälle gerettet, aber thatsächlich tritt in anderen Fällen Erblindung ein. Procentsatz unbekannt.

5) Die Wunde heilt nicht fest, sondern wird durch ein „dünnhäutiges, der Ectasirung unterworfenes" Gewebe gebildet (v. Graefe's cystoide Vernarbung). v. Graefe hat in einigen Fällen noch nach später Zeit, nach welcher mitunter spontan fester Verschluss eintritt, „recht schlimme Zustände, ausgehend von dem ectatischen Zwischengewebe", beobachtet. Schon 1862 berichtet er über einen Fall, in welchem ein Mensch, der nur Ein Auge hatte, auch dieses Eine Auge mehr als 1 Jahr nach der Operation eines chronisch-entzündlichen Glaucoms verlor, indem von der cystoiden Narbe aus Vereiterung das ganze Auge ergriffen hatte — sicherlich ein furchtbarer Ausgang. Der Procentsatz der Augen, welche durch cystoide Vernarbung — bei deren höherem Grade soll man nach v. Graefe das Bläschen mit Messer und Scheere abtragen, dann einen sanften Druckverband anlegen und für mehrtägige strengste Ruhe sorgen — bisher zu Grunde gegangen sind, ist unbekannt.

6) Es zeigt sich, namentlich nach der Operation des acuten Glaucoms, Cataracta. Es geschieht dies auf zweierlei Weise. Es wird bei der sehr engen Vorderkammer die Linsenkapsel im Bereiche der Pupille mit der Spitze der Lanze verletzt und totale Trübung und Blähung der Linse schliesst sich an. Aber auch ein anderer Modus muss möglich sein. Ich sah in einem Falle erst mehrere Wochen nach der Iridectomie Staarmassen im Bereiche der Pupille, während man sich durch wochenlange Beobachtung überzeugen konnte, dass die Kapsel im Centrum der Pupille unverletzt war. Es muss hier während der Operation die Kapsel in der Peripherie (am Aequator) geborsten und eine allmälige Trübung und Quellung der Linsenmasse, die dann durch die Kapselwunde in die vordere

Kammer tratg, erfolgt sein. v. Graefe sah ihm zugeführte Fälle,
bei denen stationäre Trübungen am Aequator lentis, entsprechend
dem peripheren Abschnitt der künstlichen Pupille, kurz nach der
Operation entstanden waren, und die er durch spontane Berstung
der Kapsel am Aequator oder durch die Herstellung „einer Communication der äussersten Linsenzone mit dem Petit'schen Canal"
erklärt. Im Jahre 1862 hatte v. Graefe unter mehr als 400 Glaucomoperationen nur einmal die Linsenkapsel verletzt und so Cataracta
traumatica gesetzt.

Soviel ich gesehen habe, sind alle Augen, welche im acutentzündlichen Stadium operirt werden und dabei Kapselverletzung
erleiden, verloren. Die Linse quillt; die vordere Kammer verengt
sich immer mehr, um schliesslich ganz aufgehoben zu werden; der
Bulbus wird immer härter, thränt und schmerzt; die irradiirenden
Schmerzen im Kopfe quälen den Kranken Tag und Nacht. Der Zustand erfährt zwar Re-, wohl auch Intermissionen, aber noch nach
Monaten, nach einem Jahre können schlafraubende Schmerzen da
sein, so dass, wenn dieselben nicht durch fortgesetzte Cataplasmen
zu beseitigen sind, man zu einer Operation schreiten muss, wie im
Stadium absolutum und degenerativum, falls der Kranke in diesen
Stadien noch nicht von Schmerzen frei geworden — einer Operation,
über die wir später noch ein Wort sagen werden. Der Procentsatz der Augen, welche seit Einführung der Iridectomie
an acutem Glaucom operirt wurden und durch Erzeugung
von Cataracta traumatica zu Grunde gegangen sind,
ist unbekannt.

7) Und endlich sei erwähnt, dass durch die Iridectomie des
einen Auges, wie namentlich v. Graefe beharrlich hervorhebt, in
25 bis 30% der Operationen, in den ersten 14 Tagen nach der
Operation, am zweiten Auge, falls dieses schon früher Prodromalanfälle darbot, ein ausgesprochener glaucomatöser Insult hervorgerufen wird, d. h. nach unserer Sprechweise, dass durch die Iridectomie
die leichten acuten Anfälle, an denen das zweite Auge bis dahin
litt, in schwere übergeführt werden. Auch in einem bis dahin ganz
normalen Auge folgt, den Beobachtungen v. Graefe's gemäss, nach
der Iridectomie häufiger acutes Glaucom in kurzer Frist nach, als
bei spontanem Ablauf der Erkrankung.

Ein Theil der an Glaucom von geübter Hand operirten
Augen — und zwar gilt dies namentlich für die entzündlichen

mit bedeutender Druckerhöhung einhergehenden Glaucome
— geht durch Panophthalmitis, schleichende Iridokyklitis, durch Ader-
hautblutung, in Folge von Einklemmung der Irisecken, in Folge
cystoider Vernarbung, durch Cataracta traumatica zu Grunde. Wie
hoch der durch diese trüben Zufälle und Ausgänge bedingte Procentsatz sich bisher stellte, ist auch nicht in annähernder Weise anzugeben; in jedem Falle ist er aber nicht gering zu veranschlagen.

Die üblen Folgen der Iridectomie, welche nach normaler
Operation und normaler Wundheilung an's Licht treten,
sind in drei Kategorien zu theilen.

1) Die Operation trägt die Schuld aus optischen Gründen,
indem in Folge der durch die Operation gesetzten abnormen Krümmung der Hornhaut und der durch das Ausschneiden der Iris herbeigeführten Bloslegung der unvollkommenen peripheren Theile des
optischen Systems nunmehr undeutlichere Bilder auf der Netzhaut
formirt werden. Hiergegen schützt auch die Anlegung des Irisausschnitts nach oben nicht. Die üble Einwirkung des Coloboms kann
nur deutlich werden, wenn man entzündungsfreies Glaucom
operirt, denn wenn Jemand im Momente schwerer entzündlicher Erscheinungen und daher im Momente der nahezu vollkommenen Erblindung oder doch des sehr herabgesetzten Sehvermögens iridectomirt
wird, muss er begreiflicher Weise für jedes Maass der wieder erlangten
Sehkraft dankbar sein. Es ist daher auch nicht wörtlich zu nehmen,
dass die Iridectomie, im frischen acuten Glaucomanfall vorgenommen,
das Sehvermögen normalisirt. Die Krankheit wird zwar geheilt,
aber wegen der optischen Verhältnisse hebt sich die Sehschärfe
wohl nur ausnahmsweise zu der Höhe, auf der sie im ganz normalen
Auge vor Ausbruch des Glaucoms gestanden. Bei der Operation
des Glaucoma chronicum simplex wird die Einwirkung des
Coloboms besonders auffallend. Auch wenn die Iridectomie keine
tiefere schädliche Wirkung ausübt, so muss man auf eine Verschlechterung des Sehens aus optischen Gründen gefasst sein. Durch
Cylindergläser kann in manchen Fällen das Sehvermögen wieder
zur Höhe gehoben werden, wenn regulärer Astigmatismus der Hornhaut Folge der Operation war (Bd. I, pag. 330). In anderen Fällen,
besonders bei vorbestehendem Astigmatismus, jedoch vermögen die
Cylinder nur wenig zu leisten, weil die peripheren Partien der
Hornhaut und Linse, die jetzt zur Bildung des Netzhautbildes mit
herbeigezogen werden, zu unregelmässig gekrümmt sind. Ein Fall,

wie ich ihn einmal sah, wo Doppelsehen und Farbensehen Folge dieser optischen Unvollkommenheit war, bildet freilich eine ganz besondere Ausnahme; aber Herabsetzung des Sehvermögens im Allgemeinen ist eine häufige Folge, mitunter erfolgt sie bis zur Unbrauchbarkeit. Es ist in jedem Falle vor Ausführung der Iridectomie bei entzündungsfreiem Glaucom, selbst wenn man sich von derselben den glänzendsten Erfolg verspricht, die Vorsicht geboten, den Patienten darauf aufmerksam zu machen, dass er nach der Operation möglicherweise Blendungserscheinungen und eine Verringerung des Sehens zurückbehalten werde, dass er sich aber mit diesem Erfolge, da er ohne Operation erblinden würde, zufrieden geben müsse.

Die Verhältnisse gestalten sich also auf Grund der durch die Iridectomie geänderten optischen Zustände verschiedenartig. In einem Bruchtheil der Fälle ist ein optischer Schaden, wenn das Colobom nach oben angelegt wird, nicht nachweislich. Wird nach dem Rathe v. Graefe's, wegen der zu grossen Schwierigkeit und Gefährlichkeit der Operation nach oben, dieselbe nach innen vollführt, das Colobom also nach innen angelegt, so dürfte der Bruchtheil in welchem nicht wenigstens Blendungserscheinungen zurückbleiben, ein wesentlich geringerer sein.

In anderen Fällen bleiben Blendungserscheinungen zurück oder das Sehvermögen erleidet eine geringe Einbusse, die aber noch nicht sehr schwer in's Gewicht fällt.

Endlich gibt es Fälle, in denen einfach aus optischen Gründen das Sehvermögen sehr bedeutend, ja soweit sinkt, dass die Arbeitsfähigkeit erschwert oder aufgehoben wird.

Da wo Cylindergläser nicht helfen, kann man, falls das Sehvermögen beim Durchsehen durch ein mit einem kleinen Loche versehenes Diaphragma steigt, die durchsichtige Hornhaut vom Wundrande her in der Breite von einigen Millimetern tätowiren und so die peripheren Partien des optischen Systems wieder von der Theilnahme an der Formirung der Netzhautbilder ausschliessen. Ich habe in dem früher erwähnten Falle durch eine solche Tätowirung in der Breite von 2 Millimetern das Sehen von farbigen Rändern an den Objecten, sowie das Doppelsehen unschädlich gemacht.

2) Von der zweiten Kategorie der Misserfolge nach Iridectomie ist es fraglich, ob dieselben der Operation als solcher zur Last fallen, d. h. ob bei Ausführung der Sclerotomie günstigere Verhält-

nisse gesetzt worden wären. Die Operation bleibt bisweilen
unter Umständen unwirksam, unter denen wir sie
sonst prompt wirken sehen. Es muss gewiss als eine Ausnahme angesehen werden, wenn eine bei einem frischen acutentzündlichen Glaucom regelrecht vollführte Iridectomie entweder die
gewohnte Wirkung (bestehend in Beseitigung der entzündlichen
Symptome und Milderung der Drucksteigerung) versagt, oder wenn
zwar die gewohnte Wirkung der Iridectomie eintritt, das Sehvermögen aber trotzdem verfällt. v. Graefe's Special-Erfahrung, dass
die Wirkung der Iridectomie im entzündlichen Glaucome eine
geradezu gesetzmässige sei, entspricht nicht der Allgemein-Er-
fahrung. Es werden Fälle gesehen, wo die Iridectomie selbst im
frischen acutentzündlichen Anfalle versagt; und diese Fälle häufen
sich für das chronisch-entzündliche Glaucom, wo also trotz Iridectomie und trotz zweiter Iridectomie der Process mit den
Zeichen des Glaucoms nicht stillsteht, sondern schliesslich
Erblindung erfolgt. Dann aber gibt es seltene Fälle, wo die Iridectomie zwar die Erscheinungen des Glaucoms tilgt,
das Sehvermögen aber einen fatalen Verfall erfährt.
So war es bei einer 66jährigen Frau, welche in der Reconvalescenz
von einer Dysenterie am rechten Auge von acutem Glaucom befallen, am 10. Tage iridectomirt wurde, dabei jedoch eine Verletzung
der Linse erfuhr, so dass schliesslich der Schmerzen wegen das
allmälig ganz der Erblindung verfallene Auge enucleirt wurde.
Vier Tage nach der Enucleation des rechten Auges brach am linken
heftiges acutes Glaucom auf. Da die Patientin durch geraume Zeit
nur dieses eine linke Auge besessen, so ist an ihrer Angabe, dass
dieses linke Auge bis zur Zeit des Ausbruchs des acuten Glaucoms
vollkommen normal functionirt habe, nicht zu zweifeln. 6 Tage
später wurde die Iridectomie am linken Auge vollführt, das zur
Zeit der Operation bei starker Medientrübung nur quantitative
Lichtempfindung hatte. Der Heilungsverlauf war ein normaler.
Nach 3 Wochen war die Spannung normal, vordere Kammer regelrecht tief, von Trübung und Injection keine Spur; aber trotzdem
keine Netzhautblutungen zu sehen waren, war die Sehschärfe nur
$\frac{1}{7}$, das Gesichtsfeld allseitig eingeengt. Aber selbst dieses Sehvermögen erhielt sich nicht; es verfiel vielmehr ohne jeglichen
Schmerz, so dass Patientin 5 Monate nach der Operation nur
Finger auf 1½ Fuss bei eingeengtem Gesichtsfelde zählte. Da-

bei war der Augendruck nicht abnorm hoch, das Auge blass,
Medien rein, Sehnerv blass, keine Spur einer Excavation,
rechts und links vom Opticus kleine gelbliche Flecken.
Nach einer medicamentösen Behandlung (ein paar Strychnininjectionen, dann Calomel, später Chinin und Zink) von mehrwöchent-
licher Dauer werden Finger auf 6 Fuss gezählt. Eine schliesslich
ausgeführte zweite (diametrale) Iridectomie ändert an der Lage
nichts, auch die Spannung des Auges wird nicht beeinflusst.
4½ Jahre später war Erblindung nicht, nach dem Berichte der
Patientin sogar etwas Besserung eingetreten.

3) In die dritte Kategorie sind endlich jene Fälle zu rechnen,
bei denen in der Operation als solcher der Grund
für den raschen Verfall des Sehvermögens durch
eine ungünstige Einflussnahme auf das Leiden des
nervösen Apparates gesucht werden muss. Dies wird
begreiflicher Weise am auffallendsten beim trübungsfreien Glaucom.
Es ist damit nicht der von v. Graefe beschriebene
maligne Verlauf gemeint; es handelt sich um Verfall des
Sehvermögens nach normalem Ablauf der Operation.
Aus einer Reihe eigener Beobachtungen behielten von 17 noch
sehenden Augen, welche an Glaucoma chronicum simplex operirt
worden waren, nur fünf nach der Operation das gleiche Sehvermögen (zwei von diesen Augen jedoch nur durch Hilfe von
Cylindergläsern und eines erst nach Tätowirung); drei Mal wurde
das Sehvermögen gebessert. Acht von diesen 17 Augen (also
nahezu die Hälfte) hatten jedoch nach der Operation ein ver-
ringertes Sehvermögen und in fünf von diesen acht Augen wurde
ein Sehvermögen, das noch volle Arbeitsfähigkeit zuliess, zu einem
unbrauchbaren herabgesetzt; und da in allen fünf Fällen
das Individuum nur noch das Eine Auge besass, die
Arbeitsfähigkeit durch die Operation vernichtet.

5 von 17 Augen (30%) verloren also durch die Operation die
Arbeitsfähigkeit. Das Sehvermögen war in diesen Fällen gesunken
von $^{10}/_{70}$ (Medientrübung!) auf Fingerzählen auf 8' ($= V ^8/_{200}$
höchstens); von $^{10}/_{40}$ auf $^{10}/_{200}$, 5½ Jahre später sehr verschlechtert;
von $^{10}/_{30}$ auf Finger in 7' (also höchstens $^7/_{200}$, durch Cylindergläser
nur zu heben bis $^5/_{70}$!); von $V > ^{10}/_{40}$ auf $^{10}/_{200}$ (mit Cylinder $^{10}/_{50}$)
nach der ersten und auf $^{10}/_{200}$ (mit Cylinder $^{10}/_{100}$) nach der zweiten
Iridectomie, welche Erweichung des Bulbus und Netzhautablösung zur

Folge hatte; endlich von $^{10}/_{50}$ auf $^{10}/_{70}$ und nach 2 Monaten auf $^{10}/_{200}$.

Es verdient hervorgehoben zu werden, dass dieser schlimme Ausgang durchaus nicht im Zusammenhange steht mit dem Verhalten des Augendruckes; es kann dieser normalisirt werden und das Sehvermögen dabei verfallen. Besonders geschieht dies, wenn das Gesichtsfeld eine bedeutende Einengung zeigt und sich die Grenzen desselben wenigstens von einer Seite dem Fixationspunkte nähern. Dass unter solchen Umständen die Execution der Iridectomie verhängnissvoll werden kann, nicht etwa blos für das Glaucom der Myopen, wo v. Graefe vereinzelte solcher Fälle sah, sondern ganz allgemein ist eine Meinung, die immer mehr Bekenner findet. Aber auch bei nur mässiger Einengung des Sehfelds kann das gleiche Ereigniss, der erschreckende sofortige Verfall der centralen Sehschärfe, sich ereignen. Man beruhigt sich über die eigenen Misserfolge, wenn man ganz dieselben nach den von anderen Fachgenossen ausgeführten Operationen wahrnimmt; von diesen Wahrnehmungen darf man aber keinen Gebrauch machen. Recht interessant war mir desshalb die Publication eines solchen Falles durch Hock [1]. Der Fall hat noch aus dem Grunde ein besonderes Interesse, als er die erste, auf v. Graefe's Rath und unter seinen Augen in Wien vollführte diametrale Iridectomie betrifft. Der hypermetropische Patient hatte nur Ein Auge, das an Glaucoma chronicum simplex litt. Gleich nach der ersten Iridectomie sinkt die Sehschärfe von $^1/_2$ auf $^1/_4$, dann immer mehr bis auf $^1/_{10}$; und 8 Tage nach der zweiten Iridectomie werden nur noch Finger auf 2' gezählt, was einem ganz unbrauchbaren Sehvermögen von kaum $^1/_{100}$ entspricht, das dann auch noch immer mehr abnimmt. Ein solcher Verlauf, bei classisch vollführter Operation und normaler Heilung, lässt sich in die Kategorien v. Graefe's nicht einreihen. In einer letzt publicirten Zusammenstellung gibt Schmidt-Rimpler (1881) [2] 3 mal unter 10 Fällen Verfall des Sehvermögens nach Iridectomie an. Aber aus den Details ist ersichtlich, dass das Sehvermögen in den 10 Fällen siebenmal abnahm und viermal in hohem Grade. Die geringen Verschlechterungen kommen sicher auf Rechnung der optischen Verhältnisse, von denen man ja doch fort und fort behauptet, dass sie keine Rolle spielen. In einem Falle hoher Verschlimmerung von V $^3/_{18}$ ($^1/_6$) auf V $^1/_{60}$ konnte

---

[1] Knapp's Archiv, Bd. VII, pag. 409, 1878.
[2] Eulenburg's Encyclopaedie, Bd. VI, pag. 90 und 91.

durch „Decken der nach oben gelegenen Pupille mittelst
des Lides die Sehkraft auf ⅛ gehoben werden“. Das
Sehvermögen sank also durch die Iridectomie auf den zehnten Theil
und konnte durch Elimination des Coloboms um das Dreifache, aber
doch blos auf das Drittel der ursprünglichen Höhe gehoben werden.
Und dennoch zählt dieser Fall nicht unter die drei vom Autor als
schlimm angesehenen Ausgänge; und da behauptet man noch,
dass bei der Iridectomie nach oben das Colobom keinen optischen
Nachtheil übe, und dass sie überhaupt beim Glaucoma chronicum
simplex ausser beim Glaucoma malignum nur gutes stifte. Selbst
der schlimmste Gegner der Iridectomie muss über diese letzte kleine
Statistik erschrecken. Sie übertrifft hinsichtlich der traurigen Erfolge
weit die meinige.

Die Leistungen der regelrechten Sclerotomie sind, auf Grund
der von mir bisher gewonnenen Erfahrungen, folgende. Für das
Glaucoma chronicum (simplex et inflammatorium) gilt:

1) Die schweren optischen Störungen entfallen, da die Iris erhalten bleibt. Auch die Erscheinungen des Hornhautastigmatismus,
wenn solcher durch die Operation gesetzt werden sollte, werden zum
Theile unschädlich gemacht durch die Erhaltung der Pupille, welche
bei Glaucoma chronicum simplex ohnehin beweglich ist und bei
relativ frischen Fällen von Glaucoma chronicum inflammatorium
ihre Beweglichkeit durch die Operation wieder gewinnen kann.

2) Einen nachtheiligen Einfluss auf die Netzhautfunction habe
ich nie beobachtet, auch dann nicht, wenn das Gesichtsfeld bereits
sehr eingeengt war.

3) In Betreff der Herabsetzung des intraocularen Druckes und
der Sistirung des glaucomatösen Processes leistet die Sclerotomie
zum mindesten ebensoviel, wie die Iridectomie in ihren günstig verlaufenden Fällen leistet. Das Gleiche gilt hinsichtlich der entzündlichen Erscheinungen bei chronischem Glaucom.

4) Die Sclerotomie hat den grossen Vortheil, dass man sie
gleich, sobald man die Diagnose des Glaucoma chronicum simplex gestellt hat, auszuführen in der Lage ist. Man sagt zwar, dass
die Iridectomie eine ganz ungefährliche Operation sei und dass sie
weder in optischer noch in anderer Hinsicht schade — aber man
überlegt sich's, wie es scheint, im Allgemeinen doch, bei noch in-

tactem oder fast intactem Sehvermögen einzuschreiten — und zögert da, nach meiner Auffassung, mit vollem Recht.

Dass also im Glaucoma chronicum die Sclerotomie vor der Iridectomie den Vorzug verdient, steht für mich fest. Bei Glaucoma chronicum simplex werde ich für meine Person nie mehr zu bewegen sein, eine Iridectomie auszuführen. Ich halte den Standpunkt, bei simplem Glaucome gar nicht zu operiren, für mehr berechtigt, als den, die Iridectomie zu machen. Wenn nach der ersten Sclerotomie der Process nicht still steht, das Sehvermögen allmälig verfällt, ist eine zweite opposite Sclerotomie zu machen. Es würde natürlich nichts hindern, die Sclerotomie noch öfter zu wiederholen. In welchem Procentsatze bei Glaucoma chronicum simplex unter der Anwendung der Sclerotomie Erblindung erfolgt, lässt sich bei der geringen Erfahrung und bei der kurzen Zeit der Beobachtung noch nicht annähernd feststellen.

Für das Glaucoma acutum, welches fast immer im Stadium des Glaucoma acutum inflammatorium zur Beobachtung kommt, war a priori die Wirksamkeit der Sclerotomie zu erschliessen, da ja v. Graefe selbst erklärt hatte, dass er in sehr vielen Fällen dauernde Heilung gesehen nach der miserabelsten Iridectomie, dass also für das Glaucoma acutum die Excision der Iris von ganz untergeordneter Bedeutung sei. Allerdings meinte v. Graefe, dass wenigstens der Sphincter pupillae ausgeschnitten werden müsse, wenn der acute Anfall zurückgehen solle; allein in Anbetracht der Thatsache, dass es nur ein einziges medicamentöses Mittel gibt, einen acuten Glaucomanfall zu coupiren und dass dieses Mittel darin besteht, mit Hilfe des Eserins eine maximale Contraction der Pupille und eine fast tetanische Contraction des Sphincters herbeizuführen, muss es sehr unwahrscheinlich scheinen, dass Excision dieses Sphincters die Heilung des acuten Anfalls bewirken solle. In der That erwies sich mir die Sclerotomie bei heftigem acuten Glaucom vollkommen wirksam. Zwei Fälle habe ich davon in Beobachtung behalten. Bei dem einen dauert die Heilung nunmehr vier, in dem anderen nunmehr zwei Jahre. Die Heilung ist vollständig. Nicht ein einziges Mal ist ein Zeichen eines entzündlichen Anfalls hervorgetreten.

Die hohe Bedeutung der Sclerotomie gegenüber der Iridectomie auch hinsichtlich des acuten Glaucoms lässt sich nicht verkennen, denn

1) werden die Verluste durch Panophthalmitis, durch Glaskörpervorfall, durch Einklemmung von Iris, durch cystoide Vernarbung, durch Cataracta traumatica auf ein Minimum reducirt werden und wie mir däucht, wird auch die Hervorrufung des Glaucoms am zweiten Auge der Operation der Sclerotomie nicht zur Last fallen;

2) ist der optische Nachtheil und die durch die Iridectomie gesetzte Entstellung eliminirt. Ich gestehe offen, ich verweile immer mit hohem Interesse vor einem Auge, das vor Jahren durch Sclerotomie von acutem Glaucom dauernd geheilt wurde. Nur wer für den Fortschritt der Wissenschaft keinen Sinn hat, wird achtlos an der Thatsache vorübergehen, dass ein Auge, welches einmal an acutem Glaucom gelitten, nach vollführter Operation gegen ein Normalauge vollkommen unverändert aussieht;

3) endlich trifft auch wieder der Umstand zu, dass man sofort, sobald die ersten leichten Glaucomanfälle sich wiederholen, also im „Prodromalstadium" die Operation ausführen kann. Wiederum muss ich fragen, warum man denn gegenüber der behaupteten Unschädlichkeit der Iridectomie ein eigenes Prodromalstadium aufgestellt hat, warum man den Kranken nicht gleich von den qualvollen und stets bange erwarteten Anfällen befreit, warum man das Vertrauen benehmende Zögern und Zaudern, das Hinausschieben der Operation in ungewisse und unsichere Ferne zu einem therapeutischen Axiom gemacht hat? Die Sache ist ganz einfach die: Wenn der Kranke an einem heftigen acuten Glaucomanfall erblindet, so muss er zufrieden sein mit jeder Sehkraft, die ihm die Iridectomie zurückgibt. Wenn aber der Kranke in der Zwischenzeit der Anfälle ein normales Sehvermögen besitzt, so mag man ihm nicht die durch das Colobom zu erwartende Blendung und Verschlechterung des Sehens aufbürden; er könnte sonst über die Leistung des Operateurs nicht sonderlich entzückt sein.

Schweigger[1], für den der Prodromalanfall eben auch nichts anderes ist, als ein leichter acuter Glaucomanfall, findet den Rath, im Prodromalstadium nicht zu operiren, durchaus verwerflich, da man dadurch „nur die Neigung der Patienten befördere, die Operation aufzuschieben, bis es zu spät ist" und da „so wie so schon ungefähr die Hälfte aller Glaucomanfälle verspätet zur Operation

---

[1] Volkmann's Vorträge No. 124, pag. 1031, 1877 und Augenheilkunde, 4. Aufl., pag. 545, 1880.

kommen". Für das Aufschieben der Sclerotomie im Prodromalstadium besteht in der That kein Grund, mit der Iridectomie
dagegen ist es, wie eben erwähnt, doch etwas anderes.

Die Sclerotomie ist technisch immer ausführbar, sobald die
Pupille durch Eserin verkleinert werden kann und sobald der vorderen Kammer eine gewisse Tiefe zukommt. Die Sclerotomie kann
daher immer mit Leichtigkeit ausgeführt werden beim Glaucoma
chronicum simplex et inflammatorium; nur wenn bei chronisch
entzündlichem Glaucom die Iris auf einen schmalen atrophischen
Saum reducirt ist, folgt sie nicht oder nur wenig der Action des
Eserins. Dies letztere ist in der Regel nur der Fall im Stadium
des Glaucoma absolutum, aber gerade bei hochgradig atrophischer
Iris kann man des Eserins entbehren, indem hierbei Irisvorfall
ohnehin nicht zu besorgen ist.

Beim acuten Glaucom kann für den Moment das Eserin
unwirksam und die Vorderkammer sehr eng sein. Man muss
fürchten, mit dem Staarmesser durch die Vorderkammer nicht hindurch zu kommen oder Irisvorfall zu erfahren. Der letztere ist es
aber, den wir strenge vermeiden wollen, denn erstens kann durch
Einklemmung der Iris der glaucomatöse Process neu angefacht
werden (pag. 103), zweitens kann bei nachträglichem Vorfall der
Iris Hornhauteiterung eintreten, wie ich dies zur Zeit, wo ich ohne
Anwendung des Eserins den Schnitt mit dem Lanzenmesser machte,
einmal erfuhr.

Ich habe in der That in den letzten Jahren noch mitunter bei
acutem Glaucom Iridectomie gemacht. Allein ich gedenke es nicht
mehr zu thun, sondern lieber zu warten, bis das Eserin seine
Schuldigkeit gethan hat. Das Eserin ist nämlich im Stande, einen
acuten Glaucomanfall abzukürzen. Das Eserin vermag Glaucom
nicht zu heilen; in der Therapie des chronischen Glaucoms hat es
gar keine Bedeutung. Es vermag auch nicht, den Ausbruch neuer
acuter Glaucomanfälle hintanzuhalten, ja ich habe einigemal gesehen, wie sich im „Prodromalstadium" bei Anwendung des Eserins
die Anfälle häuften, wiewohl der einzelne Anfall, gegen den
das Eserin zur Anwendung kam, eine Abkürzung erfuhr. Wenn
man nun bei einem heftigen acuten Glaucomanfall eine 1%ige
Eserinlösung einmal oder zweimal einträufelt, kann dies ohne oder
nur von geringer Wirkung bleiben. Wenn man aber die Application
einstündlich fortsetzt, so erhält man schliesslich die Eserinwirkung.

Die Pupille verengert sich und damit gehen die Glaucomsymptome (Schmerzen, Bulbushärte, Hornhauttrübung) zurück, die Kammer wird tiefer. So sind dann nach 12 oder 24 Stunden die Bedingungen für die Ausführung einer regelrechten Sclerotomie gegeben, ohne dass man irgend etwas verabsäumt hätte. Das Eserin ist, wie aus dem Gesagten hervorgeht, überhaupt immer sofort beim acuten Glaucom anzuwenden bis zu dem Zeitpunkte, wo man die Operation, Iridectomie oder Sclerotomie, zu vollziehen in der Lage ist und daher ein wichtiges Mittel für jene Kranken, die zum Behufe der Operation erst eine längere Reise unternehmen müssen. Freilich liegt darin das Pium desiderium, dass jeder Arzt das [Glaucom erkenne und das Eserin zu verordnen wisse.

Im Juniheft 1881 von Hirschberg's „Centralblatt für Augenheilkunde" berichtet Jany über zwei Fälle, in denen ihn die Sclerotomie bei acutentzündlichem Glaucom im Stiche gelassen. Ich selbst sah ein einziges Mal ein solches Fehlschlagen der Sclerotomie und dieses eine Mal ereignete sich in einem Falle, der nicht als Glaucom anzusehen ist. Es ist der Fall von sich häufenden, leichten Glaucomanfällen mit Vertiefung der vorderen Augenkammer (pag. 78). Einige Stunden nach der ersten Sclerotomie (unten) war die vordere Kammer nicht blos wieder hergestellt, sondern abnorm tief. Dasselbe ereignete sich nach der zweiten Sclerotomie. Ein solcher Verlauf zeigt sich nie bei Glaucom. Die beiden Sclerotomien blieben ganz unwirksam. Die „Prodromalanfälle" dauern fort. Wir werden bei Besprechung der Differentialdiagnose des Glaucoms auf diesen Fall noch zurückkommen.

Zum Schlusse dieses Capitels erübrigt nur noch, etwas über die Therapie im absoluten und degenerativen Stadium des Glaucoms zu sagen. Ist in diesen Stadien Schmerzlosigkeit da, so ist ein operativer Eingriff nicht geboten. Nur wenn man bei beginnender Staphylombildung die Absicht haben sollte, durch Herabsetzung des intraocularen Drucks eine weitere Vergrösserung des Auges zu verhüten und die schon entstandene Vorwölbung zum Rückgange zu bringen, kann man einen Operationsversuch machen. Ob Iridectomie, ob Sclerotomie, ist unter solchen Umständen ganz gleichgiltig. Man erreicht den Zweck häufig nicht, weder mit Hilfe der einen, noch mit Hilfe der anderen Operation. Von der Iridectomie jedoch ist zu vermerken, dass man sie im Stadium absolutum des Glaucoms ohne dringende Noth nicht ausführen sollte. Denn es wurde beobachtet, dass in den nächsten Tagen nach der Operation das bis dahin vollkommen gesunde Auge an schwerem acutem Glaucom erkrankte. Man operirt ein unheilbar blindes Auge ohne besondere Noth — und das zweite gesunde Auge wird von schwerster Krankheit ergriffen. Mir ist selbst ein solcher Fall begegnet. Nach der Sclerotomie hat man eine derartige Aufeinanderfolge bisher noch nicht beobachtet.

Wenn im erblindeten Auge Schmerzen fortwähren, dann ist man genöthigt, einzuschreiten. Man versuche, wenn möglich, zunächst Sclerotomie. Bei Cataracta glaucomatosa und bei Cataracta traumatica, die durch die zum Zwecke der Heilung des Glaucoms unternommene Iridectomie gesetzt wurde, ist die Vorderkammer häufig so enge, dass Sclerotomie nach v. Wecker's Methode nicht vollbracht werden kann. Da mache man den Einschnitt mit einem Lanzenmesser — und wenn die Iris vorfällt, so schneide man sie aus. Sclerotomie und Iridectomie, auch wiederholt, sind jedoch keineswegs im Stande, in allen oder selbst nur in der Mehrzahl der Fälle die Schmerzen zu beseitigen. Der Versuch, Phthisis durch die Einlegung eines Seidenfadens zu erzeugen, ist zu widerrathen, da schleichende Kyklitis folgen kann, so dass nicht blos die Schmerzen nicht beseitigt werden, sondern sogar die Gefahr sympathischer Erkrankung heraufbeschworen wird (vgl. Bd. I., pag. 107). Ebensowenig hat die Durchschneidung der Ciliarnerven (und des Opticus) hinter dem Auge, die Neurotomia optico-ciliaris die Chance eines sicheren Erfolges (vgl. Bd. I., pag. 103 und 104).

Von sicherem Erfolge ist die Enucleation (Bd. I., pag. 97). Aber nicht Jedermann entschliesst sich zur Herausnahme des Auges und bei alten und heruntergekommenen Leuten ist die Sache nicht ohne Lebensgefahr. Ich habe daher wiederholt ein Verfahren mit bestem Erfolge geübt, das v. Graefe empfohlen hat. In seinen Vorlesungen (1864) hörte ich ihn darüber folgendermaassen sich äussern: „Man mache mit einem dreieckigen (Beer'schen) Staarmesser einen Schnitt durch die Hornhaut, wie beim Lappenschnitt, bei dem die Hälfte der Hornhaut eröffnet wird, nur dass man das Messer sofort durch Iris und Linse hindurchführt. Ein Theil der Linse bleibt an dem Messer kleben, der übrige Theil tritt leicht aus; Fetzen der Iris, die etwa aus der Wunde hängen, trage man mit der Scheere ab. Damit

ist aber die Operation nicht beendet. Man warte, bis die Choriodeal-
blutung eintritt. Stürzt das Blut nicht von selbst hervor" — und
ich kann bestätigen, dass man nach Entfernung der Cataracta die
schönste schwarze Pupille vor sich haben kann ohne Blutung —
„so drücke man auf die Sclerotica so lange, bis die Blutung sich einstellt. Nunmehr, sobald das Blut aus der Wunde hervorzustürzen
beginnt, ist die Operation als beendet zu betrachten und ein fester
Schnürverband anzulegen. Die Folge der Operation ist in der Regel
nicht Panophthalmitis, sondern die Wunde heilt und schmerzlose
Phthisis bildet den Ausgang."

Die Blutung kann allerdings sehr stark sein, aber indem man
sofort auf's Auge Eis-Charpie und darüber Charpie, in Ferrum sesqui-
chloratum getaucht, auflegt und um Auge und Kopf dichte Flanell-
touren führt, wird dieselbe sistirt, so dass ich noch nicht genöthigt
war, wegen Verblutungs-Gefahr die Enucleation nachzuschicken. Zu
meinen dankbarsten Patienten zähle ich jene, die ich auf diese Weise
ohne Herausnahme des Auges von ihrem Marterzustande dauernd
befreite. Die Patienten sind um so dankbarer, wenn die Iridectomie
nichts fruchtete und sie den einzigen Ausweg, der ihnen gezeigt
wurde, die Enucleation, nicht betreten wollten.

Ueber das sogenannte Secundärglaucom, die Aetiologie,
die Theorie und die Differentialdiagnose des Glaucoms wird
das nächste Heft handeln.

SECUNDÄR-GLAUCOM

UND

GLAUCOM-THEORIEN.

VON

LUDWIG MAUTHNER.

SEPARATABDRUCK DER „VORTRAEGE A. D. AUGENHEILKUNDE, HEFT X u. XI".

WIESBADEN.

VERLAG VON J. F. BERGMANN.

1882.

Wesen und Aetiologie des Glaucoms.

Es ist Mode geworden, die Augenheilkunde als eine hochent-
wickelte Wissenschaft zu preisen und sie allen anderen Disciplinen als
leuchtendes und nachahmungswürdiges Exempel vorzuführen. Und
doch, wohin man blickt, wie wenig feste Grundlagen sind noch für
die einzelnen Capitel der Pathologie des Auges gewonnen! Ist es nicht
wunderbar, wenn man bedenkt, wie auf dem leichtest zugänglichen,
offen zu Tage liegenden Gebiete, jenem der Erkrankungen der Bindehaut, so wenig einheitliche Anschauungen gewonnen sind, dass es
vorkommen kann, dass an einer und derselben medicinischen Schule
für eine und dieselbe Erkrankung von vier verschiedenen Lehrern
vier verschiedene Namen: „Granulöse Ophthalmie", „chronische
Blennorrhöe", „Trachom" und „papilläre Augenentzündung" gebraucht
werden? Das Glaucom war besonders eine Erkrankung, auf welche
— wiewohl man niemals wusste, was das Glaucom sei und ebensowenig, wieso die Iridectomie das Glaucom heile — mit Stolz und
Genugthuung hingewiesen wurde, um zu zeigen, zu welcher Leistung
die Augenheilkunde, gestützt auf klinische, ophthalmoscopische und
anatomische Erfahrung, sich erheben könne und sich thatsächlich
in unseren Tagen erhoben habe — und es gehörte zum guten Ton
oder wenigstens zum herrschenden Ton des Tages, ein Capitel über
Glaucom mit einem entsprechenden Dithyrambus einzuleiten.

Die Herrlichkeit der modernen Glaucomlehre, welche in der
Erhöhung des intraoculären Druckes die Quelle für alle Erscheinungen
des Glaucoms suchte und fand, sinkt, wie mir däucht, in Trümmer.
Zwei grosse Irrthümer hat der Augenspiegel inaugurirt. Der erste
Irrthum, welcher nach der durch Eduard v. Jäger (1853) er-
folgten Entdeckung des ophthalmoscopischen Bildes der glaucomatösen
Excavation gezeugt wurde, lag darin, dass man das Bild als eine
pathologische Vorwölbung des Sehnerven deutete — eine irrige
Anschauung, die rasch vorüberging und die Glaucomlehre nicht lange
beeinflusste. Die zweite, viel folgenschwerere, die ophthalmologische

Welt noch immer beherrschende Fehl-Ansicht entsprang daraus, dass
man einerseits mit dem Spiegel das Bild einer bis an den Sehnervenrand reichenden tiefen Sehnervenexcavation vor sich hatte und
andererseits bei der Section von Augen, die schon lange Zeit an
Glaucom erblindet waren, wirklich an der Stelle des Sehnerven eine
weite und tiefe leere Höhle, deren Rückwand von der zurück-
gewichenen Lamina cribrosa gebildet war, vorfand. Es ist fast unbegreiflich — und ich selbst war ja durch lange Jahre im Banne
dieses Irrthums — wie man aus dem Augenspiegelbild auf eine wirkliche, bis zum Sehnervenrande reichende Excavation in jenen Fällen
schliessen konnte, in denen das Sehvermögen intact erhalten war. Schon vor 3 Jahren[1]) habe ich gezeigt, dass dieses
Bild eine Täuschung sei, dass von einer bis an den Rand gehenden
Excavation, wenn alle Fasern des Opticus dieselben füllen,
nicht die Rede sein könne. Aber in keiner der vielen Publicationen,
die seitdem die Lehre vom Glaucom streiften, ist auf diese einfache
Darstellung irgend welche Rücksicht genommen. Ich bin, indem ich
nunmehr (Fig. 11, pag. 24) eine Zeichnung gegeben, wie man sich
allein das anatomische Bild vorstellen könne bei ophthalmoscopisch sichtbarer Randexcavation und gleichzeitig erhaltenem Sehvermögen, dem Verständniss der Sache hoffent-
lich zu Hilfe gekommen.

Das Schlagwort von den Sehnervenfasern, welche sich dem
allmälig ansteigenden Drucke adaptiren sollen, gilt nicht mehr. Um
meine Anschauung zu widerlegen, dazu bedarf es keiner Worte. In
der That könnte selbst eine noch geräumigere und noch unver-
ständlichere Widerlegung, als wie sie mir schon einmal zu Theil
geworden, an der Sachlage nichts ändern. Ich erbitte mir von meinen
Gegnern, welche an der Druckexcavation festhalten, nichts anderes
als eine Zeichnung — eine Zeichnung, welche analog der Fig. 11
den anatomischen Durchschnitt einer wirklichen glaucomatösen Höhle
bei intactem Sehvermögen gibt — einer Höhle, in welcher sich
die halbe Million „adaptirter" Sehnervenfasern findet
und welche trotzdem sich als eine wirkliche leere
Höhle mit an die Wand gedrückten Gefässen darstellt.
Ich möchte bei dieser Gelegenheit darauf aufmerksam machen, dass,
wenn man sorgsam die einzelnen Krankengeschichten studirt, in

---

[1]) Knapp's Archiv, Bd. VIII, pag. 435, 1878.

welchen einerseits der Kliniker eine glaucomatöse Excavation fand, andererseits der Anatom Gelegenheit gewann, das betreffende Auge zu zergliedern, man auf Fälle stösst, in welchen der Anatom keine oder nur eine geringfügige centrale oder muldenförmige Excavation zu sehen im Stande war. Es wäre ganz ungerechtfertigt, daraus auf eine fehlerhafte klinische Diagnose schliessen zu wollen, wie man dies, da man in keinem Falle den Widerspruch zu lösen versuchte, wenigstens stillschweigend musste gethan haben. Und auch darauf will ich noch hinweisen, dass, sowie einerseits bei erhaltenem Sehvermögen niemals von einer totalen oder Randexcavation die Rede sein darf, andererseits auch in bereits total erblindeten Glaucomaugen die totale Excavation leicht vermisst werden kann. Denn dass diese zu. Stande komme, ist nicht blos nöthig, dass die Sehnervenfasern zu functioniren aufgehört haben, sondern dass sie gänzlich geschwunden sind. Man kann sich aber sehr leicht vorstellen, dass noch mächtige Massen von Sehnervenfasern die Grube füllen und das Auge dennoch blind ist, wenn eben nicht im Schwunde der Sehnervenfasern, sondern in der Functionsuntüchtigkeit der Schichte der Stäbe und Zapfen die Erblindung begründet ist.

Hebt schon die Thatsache der nicht vorhandenen Randexcavation die Drucktheorie aus ihren Angeln, so habe ich in einem der früheren Capitel nachgewiesen, dass die Art, wie die Functionsstörung und die Erblindung bei Glaucom erfolgt, nicht von einer progressiven Druck-Atrophie der Sehnervenfasern, sondern von einer progressiven Erkrankung der Schichte der Zapfen und Stäbe der Netzhaut abhängt.

Die Brust gepanzert mit der Ueberzeugung von der Richtigkeit der beiden Thatsachen, dass die „Druck"excavation anfänglich gar keine Excavation sei und dass eine Druckatrophie der Sehnervenfasern der Functionsstörung nicht zu Grunde liegen könne, betreten wir nunmehr das Labyrinth der modernen Glaucomtheorien. Kein Pfad würde aus demselben führen, wollten wir alle lautgewordenen Ansichten in chronologischer Folge wiedergeben. So aber soll uns eine motivirte Eintheilung zum Wegweiser werden.

I. Die Ursache der glaucomatösen Erscheinungen, vor allem der Erblindung bei Glaucom liegt in der Erhöhung des intraoculären Druckes. Alle Theorien, welche an diesem Cardinalsatze festhalten, sind als Drucktheorien zu bezeichnen.

9*

II. Die Ursache der progressiven Functionsstörung und endlichen Erblindung ist ein eigenthümliches Sehnervenleiden.

III. Die Ursache der Functionsstörung und endlichen Erblindung ist eine Chorioiditis. Die etwa gleichzeitig vorhandene Druckerhöhung ist von nebensächlicher Bedeutung.

I. Die Drucktheorien

gliedern sich in eine stattliche Reihe.

1) Die Ursache des erhöhten Druckes liegt in activer Hypersecretion als Folge einer Chorioiditis.

2) Die Erhöhung des intraoculären Druckes ist die Folge einer activen Hypersecretion, hervorgegangen aus Nervenreizung, welche intra- und extraocular stattfinden kann.

3) Die Spannungserhöhung ist die Folge verminderter Excretion.

4) Sie ist die Folge von Schrumpfung der Bulbuskapsel und von Stauungen im venösen Blutgefässsystem des Auges, welche zu vermehrter Filtration (passiver Hypersecretion) Anlass geben.

Alle Drucktheorien haben das Eigenthümliche mit einander gemein, dass derjenigen Erkrankung, welche zur Druckerhöhung führt, als solcher gar keine Bedeutung beigemessen wird. Nur das eine Symptom der Druckerhöhung ist verderblich. Am auffallendsten ist dies bei der Annahme einer Chorioiditis, welche dadurch das Auge vernichten soll, weil sie mit Druckerhöhung einhergeht. Wenn man also einem Glaucomauge eine Fistel, eine bleibende Oeffnung, z. B. in der Sclerotica, beibringen könnte, so dass eine abnorme Ansammlung intraoculärer Flüssigkeit nicht mehr möglich wäre, so würde diese Chorioiditis, welche das Glaucom ist, zwar unbehindert fortbestehen; sie würde aber, da sie nur durch das Symptom der Druckerhöhung schädlich wirkte, sonst aber ganz harmlos ist, nunmehr beliebig lange Zeit ohne Nachtheil ertragen werden. Es ist begreiflich, dass andere Theorien bei dieser Vernachlässigung der supponirten Grundkrankheit viel besser daran sind. Denn wenn ich z. B. in einer Schrumpfung der Sclerotica oder in einem Verschluss der normalen Abflusswege die letzte Ursache des Glaucoms erblicke, so werde ich keine weitere Erklärung dafür zu geben brauchen, falls durch eine Fistel der Sclerotica das Glaucom geheilt wird. Denn wenn auch die Sclerotica nicht an Oberfläche und Elasticität gewinnt, so kann doch nunmehr von einem Missverhältniss zwischen Continens und Contentum keine Rede mehr sein, und wenn auch die normalen Abflusswege verschlossen bleiben — es ist für die intraoculären Flüssigkeiten ein neuer Abflussweg eröffnet.

Alle Drucktheorien müssen den Satz v. Graefe's anerkennen, welcher lautet: „Der semiotische Begriff des Glaucoms wurzelt in der Vermehrung der intraoculären Spannung mit Rückwirkung auf die Functionen des Sehnerven, resp. der Netzhaut". Dieser Satz schliesst in der That die Wesenheit der modernen Glaucom-Drucktheorien in sich. Allein da Jacobson[1]) die Prioritätsfrage aufgeworfen und es als etwas Unbezweifelbares hingestellt hat, dass wir diese „fruchtbare und neue Idee v. Graefe verdanken", so muss im Interesse der historischen Wahrheit hier wiederholt werden, was man gegenwärtig für allgemein bekannt voraussetzen möchte, dass nämlich Mackenzie es war, welcher im Jahre 1830 genau dieselbe Theorie aufstellte, so dass in dem Satze v. Graefe's irgend eine wesentliche Aenderung der Lehre Mackenzie's sich nicht findet. Ich wiederhole hier die Aussprüche Mackenzie's. „Die Glaskörperauflösung", sagt Mackenzie, welcher auf Grund der anatomischen Untersuchung glaucomatöser Augen Glaskörperverflüssigung als einen Theil der Glaucom-Erkrankung anzusehen sich bestimmt fand, „ist immer, wenigstens in dem als mittleres zu bezeichnenden Stadium der Krankheit, von einer unnatürlichen, offenbar von einer überstarken Ausdehnung der Augenhäute herrührenden Härte des Bulbus begleitet." „Es ist wahrscheinlich, dass die wässerige Flüssigkeit, welche die Stelle des Glaskörpers einnimmt, in Folge ihrer abnormen Zunahme (becoming superabundant) durch Druck die Absorption des Aderhautpigmentes bewirkt und schliesslich die Netzhaut unempfindlich macht." Wenn man also von den anatomischen Vorstellungen Mackenzie's, deren Mangelhaftigkeit im Allgemeinen bis zum gegenwärtigen Momente nicht geringer geworden ist, absieht, wobei man bedenken mag, dass

¹) Mittheilungen aus der Königsberger Augenklinik, pag. 17, 1880.

Stilling (1868) und v. Hasner (1870) in unserer Zeit eine selbstständige seröse Entzündung des Glaskörpers mit Vermehrung seines Volumens als Wesen des Glaucoms erklärten — so wurzelt nach Mackenzie der semiotische Begriff des Glaucoms in der Vermehrung der intraoculären Spannung mit Rückwirkung auf die Funktionen der Netzhaut. Und dass gegen die Bedeutung der klaren Worte Mackenzie's kein Zweifel sich erheben könne, dafür sorgt die logische Schlussfolgerung, welche sich aus einer solchen Auffassung für die Therapie des Glaucoms ergibt. „Da nun", sagt Mackenzie an einer folgenden Stelle, „die übergrosse Menge des verflüssigten Glaskörpers einen wesentlichen Bestandtheil der bei Glaucom zu beobachtenden krankhaften Veränderungen zu bilden scheint, so ist es nicht unvernünftig zu schliessen, dass gelegenheitlich ausgeführte Punctionen der Sclerotica und Aderhaut sich durch Verringerung des von der angehäuften Flüssigkeit auf die Netzhaut ausgeübten Drucks als zweckdienlich erweisen könnten." So war Mackenzie nicht blos der Schöpfer der modernen Glaucom-Drucktheorie, sondern er war es auch, welcher, der Erste, ein operatives und zwar ein rationelles Verfahren zur Heilung des Glaucoms empfahl.

Mackenzie spricht von einer schädlichen Rückwirkung des erhöhten Druckes auf die Netzhaut im Allgemeinen; diese Fassung müssen, wie ich denke, heutzutage auch die Anhänger der Drucktheorie als die richtigere bezeichnen, wiewohl sie von Seite Mackenzie's in Folge seiner Unkenntniss von den Veränderungen des intraoculären Opticusendes nicht anders ausfallen konnte.

Die Entdeckung der glaucomatösen Excavation, zusammengehalten mit dem Nachweis der Erhöhung des intraoculären Druckes, führte nämlich zu dem Satze, „dass die Unterbrechung der Faserleitung am Rande der Excavation die alleinige Ursache der Functionsstörung constituirt", und an diesem Satze, „der eigentlich die Grundlage der neueren Glaucomtheorie geworden ist, in seiner allgemeinen Bedeutung zu rütteln", ist v. Graefe auch in seiner letzten Glaucompublication (1869) weit entfernt.

Sowie demnach nach der Drucktheorie die glaucomatöse Excavation und damit die Functionsstörung und endliche Erblindung Folge der durch die vermehrte Bulbushärte kennbaren Erhöhung des intraoculären Druckes sind, so sind auch die übrigen wesentlichen Glaucomsymptome Druckerscheinungen.

Indem durch die Steigerung des intraoculären Druckes, sowie durch die Dehnung der Sclerotica der Abfluss des venösen Blutes durch die im Aequator bulbi die Lederhaut durchbohrenden Wirbelvenen erschwert wird, sucht sich das Blut Austrittswege, die unter geringerem Drucke stehen, und nimmt so seine Bahn durch die vorderen Ciliarvenen, die in Folge dessen sich erweitern und so der für Glaucom charakteristische venöse Gefässkranz im Umkreise der Hornhaut zur Entwicklung kommt.

Da die sensitiven Aeste der Ciliarnerven, welche die Hornhaut versorgen, ebenso wie die motorischen, die Iris und Ciliarmuskel innerviren, im Innern des Auges verlaufen, erfahren sie durch die vermehrte intraoculäre Spannung eine, wenn auch nicht gleichmässige Compression. Anästhesie der Hornhaut, unregelmässige Erweiterung und Starrheit der Pupille, Beschränkung des Accommodationsvermögens sind die Folge davon.

Der Glaskörper ist es, der vermehrt ist. Dies bewirkt das Vorrücken der Linse und die Verengerung der vorderen Kammer. Endlich ist der Arterienpuls neben der Excavation des Opticus das intraoculäre Zeichen für die Erhöhung des Glaskörperdruckes, der stärker als der Blutdruck nur von der treibenden Kraft des Herzens, während der Herzsystole überwunden wird, während zur Zeit der Herzdiastole eine Compression der Blutsäule im Arterienrohre erfolgt.

Der allgemeine Gesichtspunkt der Drucktheorie ist also der: dass die Entwicklung der abdominellen Gefässe, die Anästhesie der Hornhaut, die Erweiterung und Starrheit der Pupille, die Enge der Vorderkammer, der Arterienpuls und die Randexcavation Folge der durch die gesteigerte Härte des Bulbus sich kundgebenden Erhöhung des intraoculären Druckes sind und dass die Functionsstörung, in letzter Linie die Erblindung durch die Unterbrechung der Leitung in den Sehnervenfasern am Rande der Excavation erfolgt.

Die fortschreitende Erfahrung lehrte aber doch, dass eine Modification dieses letzten Cardinalsatzes in speciellen Fällen gestattet werden dürfe. Zunächst wurde der directe und unmittelbare Einfluss des erhöhten Druckes auf die Circulation der Netzhaut in Betracht gezogen. v. Graefe erklärte die Annahme für unzulässig, dass bei acutem (und umsomehr bei fulminantem) Glaucom, in welchem die Excavation noch keine Rolle spielt, die Vermehrung des Druckes die nervöse Leitung als solche hemme. Es handele

sich da vielmehr um eine Lähmung der Netzhaut, herbeigeführt
durch die in Folge der Druckerhöhung eingetretene Aufhebung der
Circulation, also um eine ischämische Netzhautparalyse
und wahrscheinlich um eine gleichzeitige Druck-Ernährungs-
störung in der Netzhaut, um eine Brüchigkeit, vielleicht Erweichung
des Netzhautgewebes. Dieses Moment der Behinderung der Blut-
zufuhr zu den Arterien der Netzhaut hat Rydel auch für das
chronische Glaucom, und zwar sowohl für das entzündliche wie für
das simple chronische Glaucom, geltend gemacht. Aus dem Umstande, dass die feineren Ramificationen der Netzhautarterien in der
Peripherie der Netzhaut liegen und wegen des in ihnen herrschenden geringeren Blutdruckes leichter comprimirt werden, als die
stärkeren arteriellen Gefässäste, erklärt sich, dass bei Glaucom die
Periphere der Netzhaut zuerst in ihrer Ernährung leidet und eine
Einengung des Gesichtsfeldes die Functionsstörung einleitet. Ja,
indem man weiter in Betracht zieht, dass nicht in der Fovea
centralis, welche das centrale Sehen vermittelt, der Stamm der
Arteria centralis retinae ins Auge tritt, derselbe vielmehr ungefähr
15° medialwärts im Centrum des Sehnerveneintritts hervor-
kommt und von dieser Stelle aus die gleichmässigen dichotomischen
Verzweigungen der Centralarterie erfolgen: ergibt sich, dass, wenn
man von der Fovea centralis lateralwärts und medialwärts geht,
man in dem gleichen Abstande von der Fovea lateralwärts
feinere Ramificationen findet, als medialwärts. Da nun die
ersteren leichter comprimirt werden, wie die letzteren, so wird die
ischämische Ernährungsstörung sich in der lateralen Netzhautpartie näher der Fovea centralis kenntlich machen, als in der
medialen. Da die laterale Netzhautpartie dem medialen Gesichtsfeld vorsteht, so erklärt sich auf diese Weise, dass die Einengung des Gesichtsfeldes bei Glaucom zuerst von innen her, von
der Nase her beginnt und auf dieser Seite auch immer näher an
den Fixationspunkt gerückt sich zeigt, als auf der entgegengesetzten,
der Schläfenseite.

v. Graefe hat ferner ausser der Ischämie der Netzhaut noch
andere Ursachen für die Functionsstörung zugegeben. Er thut dies
für jene Glaucome, welche ohne oder mit disproportional flacher
Excavation einhergehen und für die die Theorie der Leitungsunterbrechung um so weniger passt, als es dabei geschehen kann, dass
das Sehvermögen schubweise, unter scharf abschneidenden peripheren

Defecten verloren geht. v. Graefe hat unter solchen Umständen die Entwicklung eines Aderhaut-Netzhaut-Processes nachträglich mit dem Augenspiegel beobachten, sowie andererseits den Nachweis eines solchen Processes durch eine anatomische Untersuchung Leber's führen können. Bei der Erwägung, welche Bedeutung diesen Processen zukomme, hält es v. Graefe für das Wahrscheinlichste, dass auch sie Folge des erhöhten Druckes seien.

v. Graefe's maassgebende Anschauungen in Betreff der Druckwirkung bei Glaucom gehen also dahin, dass alle Functionsstörung in letzter Linie ausschliesslich durch den erhöhten Druck bedingt sei, sei es, dass — und dies ist der Cardinalpunkt — die Faserleitung am Excavationsrande unterbrochen, sei es, dass Netzhautischämie erzeugt, sei es endlich, dass secundäre Ernährungsstörungen in Ader- und Netzhaut hervorgerufen werden. Man begreift jetzt, dass in diesem Sinne die allgemeinere Fassung von der Rückwirkung des erhöhten Druckes auf die Netzhaut ohne specielle Bezugnahme auf den Sehnerven den Vorzug verdient.

Wir haben nunmehr zu erörtern, in welcher Art die verschiedenen Drucktheorien sich das Zustandekommen des erhöhten Druckes, was nach diesen Theorien mit dem Zustandekommen des Glaucoms gleichbedeutend ist, zurechtlegen.

Welcher Auffassung die entzündlichen Erscheinungen des Glaucoms begegnen, beziehungsweise wie die Erklärung derselben beiseite gelassen wird, werden wir bei Besprechung der einzelnen Drucktheorien ersehen, deren erste

1) die Ursache der Drucksteigerung in Hypersecretion, bedingt durch Chorioiditis, sucht (v. Graefe). Die Ansichten v. Graefe's über das Wesen des Glaucoms blieben durch einer Reihe von Jahren klar und consequent. „Ich halte", sagt er 1857[1], „das acute Glaucom" — und das chronische (chronisch-entzündliche) ist nach v. Graefe von ersterem nur graduell unterschieden — „für eine Chorioiditis oder Iridochorioiditis mit diffuser Durchtränkung des Corpus vitreum (und des Humor aqueus)" — einer Chorioiditis, welche zur Volumszunahme des Glaskörpers und damit zur Erhöhung des intraoculären Druckes führt. Die entzündlichen Erscheinungen des vorderen Augenapfelabschnittes sind dann einfach als Zeichen dieser Entzündung auf-

---

[1] Graefe's Archiv, Bd. III, 2, pag. 481.

zufassen. Dem Einwand, dass der glaucomatöse Anfall im Gewebe
der Aderhaut keine mit dem Spiegel nachweisbaren Veränderungen
zurücklässt, begegnet v. Graefe mit dem Hinweise auf die analogen
Verhältnisse, die bei Iritis herrschen. Wie die plastische Chorioiditis
mächtige Veränderungen im Aderhautgewebe herbeiführt, so auch
die plastische Iritis. Aber sowie die seröse Iritis sich durch nichts
anderes kundzugeben braucht, als durch diffuse Trübung und Vermehrung des Kammerwassers („wahrscheinlich mit Zunahme des
Druckes in der vorderen Kammer"), ebenso verhält es sich mit der
glaucomatösen Chorioiditis, die demnach als eine vorwaltend secretorische Krankheit aufzufassen ist. v. Graefe weist noch hin auf
einen Ausspruch Heinrich Müller's, der selbst bei massenhaften
Ausscheidungen an der Innenfläche der Aderhaut und des Ciliarkörpers namhafte Gewebsalterationen oft vermisste. Zu dieser Zeit
hatte v. Graefe das Glaucoma chronicum simplex noch aus der
Glaucomgruppe ausgeschlossen und unter dem Titel der „Amaurose
mit Sehnervenexcavation" geführt. Im folgenden Jahre (1858) hält
v. Graefe an seiner Ansicht in Betreff des entzündlichen Chorioideal-
leidens fest und macht im Hinblick auf die negativen Befunde in
Aderhaut und Ciliarkörper darauf aufmerksam, dass auch an Iris-
stücken, die bei Iritis serosa ausgeschnitten werden, sich, wiewohl
doch da die Iris ohne Zweifel der Quell des Leidens ist, auch nicht
viel Pathologisches nachweisen lasse[1]. Und bei derselben Anschauung sehen wir den Autor verharren, als er später (1862) das
Glaucomgebiet in gebührender Weise erweitert, indem er das jetzige
Glaucoma chronicum simplex in das Krankheitsbild einbezieht.
Wenn man an der Annahme eines entzündlichen Leidens für
alle Glaucomformen festhalte, so besitze man damit eine ausreichende Erklärung für die Absonderung der Augenflüssigkeiten
unter zu hohem Drucke, ohne dass man zu irgend einer anderen
Voraussetzung greifen müsste. Es scheine zwar, als ob das Fehlen
aller Entzündungserscheinungen beim Glaucoma chronicum simplex
und die Fortdauer der Druckerhöhung in den entzündungsfreien
Pausen gegen eine solche Auffassung spräche, aber es sei nicht zu
vergessen, dass doch in einer grossen Zahl der nicht entzündlichen
chronischen Glaucome — und je genauer man beobachten wird,
desto grösser würde deren Zahl werden — sich zeitweilig entzünd-

[1] Graefe's Archiv, Bd. IV, 2, pag. 142.

liche Erscheinungen (Medientrübungen) einstellen und dass das Ausbleiben von Injectionen an den äusseren Theilen des Bulbus keinen Beweis gegen entzündliche Veränderungen in der Tiefe des Auges abgeben könne. Da wir den Uvealtractus als das Hauptsecretionsorgan für die Augenflüssigkeiten ansehen müssen, so sei auch an dem Glauben, dass das Glaucom eine Entzündung des Aderhauttractus sei, nicht zu rütteln. Donders' Neurosentheorie war zu dieser Zeit schon bekannt; v. Graefe aber liess sich, sie direct bekämpfend, von ihr nicht beeinflussen [1]).

Albrecht v. Graefe hat jedoch die Auffassung des Glaucoms als einer einfachen Chorioiditis nicht bis zu seinem Lebensende aufrechterhalten. In seiner letzten grossen Arbeit (1869) [2]) werden seine Ansichten etwas unklar. Doch an einer Stelle [3]), die ich gleich anführen will, taucht noch einmal eine zusammenhängende Auffassung der verschiedenen Glaucomformen empor. Die Bedenken, dass derselbe Process, der die entzündlichen Veränderungen des typischen Glaucoms anfacht, auch der einfachen Spannungsvermehrung (dem Glaucoma chronicum simplex) zu Grunde liege, müssten in den Hintergrund treten. Sehe man z. B. bei einem durch Linsensenkung hervorgerufenen Glaucom (einer Form, von der wir noch später sprechen werden) heute einfache Spannungsvermehrung, morgen entzündliche Trübung der Medien, und so beides alternirend eintreten, je nachdem die Schwankungen der Linse schwächer oder stärker sind, so müsse man von der Einheit beider Formen in ihrem Wesen und von der Existenz lediglich gradueller Unterschiede überzeugt sein. „Ist die mit Trübung der Medien", fährt v. Graefe fort, „auftretende Form anerkannt inflammatorisch, so meine ich, dürfen wir auch der anderen, mit derselben Hand in Hand gehenden, diese Wesenheit nicht absprechen, wenn sie auch zur Verständigung sehr wohl als die nicht entzündliche oder einfach secretorische geführt werden mag." Allein diese Chorioiditis ist eine wesentlich andere, als die frühere. Denn, so wenig einheitlich auch die Sache behandelt wird, so zieht sich durch die ganze letzte Arbeit v. Graefe's der Faden, dass das wesentlichste Moment zum Zustandekommen des Glaucoms in der Nervenreizung liege. Aus dem Labyrinthe der betreffenden Angaben

---

[1]) Graefe's Archiv, Bd. VIII, 2, pag. 286.
[2]) Graefe's Archiv, Bd. XV, 3, pag. 108—252.
[3]) l. c. pag. 198.

kann ich mich nur so herausfinden, dass ich annehme: v. Graefe
sah (1869) als die Ursache des Glaucoms Reizung der secretorischen Nerven an; die Chorioiditis, welche das Glaucom
ist, ist stets Folge dieser Nervenreizung. Wo die Reizung
der Nerven, welche zur Entwicklung des Glaucoms nothwendig ist,
stattfindet, das lässt v. Graefe in Betreff des entzündlichen Glaucoms unbesprochen. Bei Besprechung des Glaucoma simplex aber
weist er darauf hin, dass er senile Rigescenz oder pathologische
Schrumpfung der Sclera, möge sie diffus oder herdweise auftreten,
nicht desshalb als Glaucomursache beargwöhnen möchte, weil dadurch direct eine Compression der Contenta des Bulbus herbeigeführt
oder weil dadurch Verengerung oder Verschluss der venösen Em-
missarien bedingt würde, sondern „desshalb, weil die durchtretenden, die secretorischen Fasern enthaltenden
Nerven dadurch eine, für die Functionirung in die
Wagschale fallende Behinderung erfahren“.

Die Anhänger der Neurosentheorie, über die wir gleich sprechen
werden, können meiner Ansicht nach v. Graefe kühn für sich
reclamiren. Er hat sich in seiner letzten Arbeit entschieden zu dieser
Theorie bekehrt. Die Neurotiker und v. Graefe erklären Beide
Reizung der secretorischen Nerven als die wesentlichste Bedingung
zur Hervorrufung des Glaucoms und der ganze, wie mir scheint nicht
sehr erhebliche Unterschied zwischen beiden liegt darin, dass die
einen das durch Nervenreizung gelieferte Secret als nicht entzündlich, v. Graefe hingegen dasselbe als entzündlich ansicht.

Verweilen wir einen Moment noch bei Jenen, welche im Glaucom
eine Chorioiditis sehen, so wäre anzuführen, dass v. Arlt (1875)[1]
die schon in den ersten Tagen entzündlichen Glaucoms auftretende
Erscheinung einer ungleichmässigen Erweiterung der Pupille
und das etwas später auftauchende partielle Atrophisch-
werden der Iris, welches selbst nach einer rettenden Iridectomie
mitunter noch fortschreitet — auf eine partielle adhäsive Entzündung
im vorderen Abschnitte der Aderhaut bezieht und seine Ansicht
damit stützt, dass, wenn in Glaucomaugen späterhin laterale Scleralstaphylome auftreten, dieselben in demjenigen Meridiane sitzen, in
welchem die Iris am schmalsten gewesen war. Bei der anatomischen
Untersuchung glaucomatöser Augen hat Sattler (1875)[2] entzünd-

---

[1] Allg. Wiener med. Zeitung, No. 51, pag. 465.
[2] Allg. Wiener med. Zeitung, No. 50, pag. 455.

liche Veränderungen in der Aderhaut gefunden. Gröbere Alterationen waren im vorhinein nicht zu erwarten, aber in 11 Fällen von Glaucoma chronicum inflammatorium, welche 10 sehende Augen betrafen, von denen eines sogar nach der Iridectomie zu voller Sehschärfe zurückgeführt worden war, fanden sich Rundzellen, sowohl in der Choriocapillaris, als auch namentlich in der nach aussen von ihr befindlichen pigmentlosen Lage feiner elastischer Fasern, stellenweise mehr diffus verbreitet, an anderen Stellen in kleinen Häufchen an den Theilungen kleiner Venen oder am Uebergange derselben in Capillaren gelagert oder einzelne Venen auch auf längeren Strecken begleitend, gleichsam eine Scheide um dieselben bildend. Dieser Befund, meint Sattler, sei vom anatomischen Standpunkt als Entzündung anzusprechen und für diese Auffassung spreche noch, dass sich in sämmtlichen Glaucomfällen auch im Glaskörper Rundzellen in abnormer Zahl fanden. Der Befund in Aderhaut und Glaskörper ist aber nicht etwa für Glaucom characteristisch; die verschiedensten und selbst geringen Reize genügen, um das Auftreten von Rundzellen in der Aderhaut zu veranlassen. So wurden sie von Sattler bei Hornhauteiterungen, bei Iritis und Kyklitis, sowie bei progressiver Myopie nie vermisst — aber das Vorkommen zahlreicher Rundzellen in der Aderhaut bei Glaucom zeigt doch, dass von einem vollständig negativen Befunde im Bereiche dieser Membran nicht die Rede sein könne.

Wir werden später hören, in welcher Weise die Chorioiditis noch von anderen Autoren mit dem Glaucom in Verbindung gebracht wurde.

Nicht als Chorioiditis, sondern, ich möchte sagen, als Perichorioiditis will A. Sichel (1871)[1] den glaucomatösen Process aufgefasst wissen. Durch einen serösen Erguss in den zwischen Aderhaut und Sclerotica nach Schwalbe befindlichen, als Perichorioidealraum beschriebenen Lymphraum können, je nachdem ein solcher Erguss in rapidester oder doch rascher Weise, je nachdem er in zeitweiligen Nachschüben oder langsam und continuirlich erfolgt, alle Erscheinungsformen des Glaucoms, die des fulminanten, des acuten, des chronisch entzündlichen und des chronisch simplen Glaucoms, erklärt werden.

2) Die Erhöhung des intraoculären Druckes ist die

---

[1] Annales d'oculistique, Bd. LXVI, pag. 19.

Folge einer Hypersecretion, hervorgegangen aus Reizung der secretorischen Nerven des Auges (Donders).

Donders sagt (1862)[1]: Wäre die Spannungserhöhung Folge der Entzündung, so wäre daran nichts Merkwürdiges, denn auch in anderen Körpertheilen werden bei heftiger Entzündung Flüssigkeiten unter hohem Drucke abgesondert. Aber das Glaucoma chronicum simplex zeigt keine Zeichen von Entzündung und überhaupt geht beim Glaucom die Spannungserhöhung der Entzündung voraus, ohne dass übrigens ein unmittelbar ursächlicher Zusammenhang zwischen Entzündung und Spannungserhöhung bestände, so dass kein genügender Grund vorhanden ist, die Entzündung, wenn sie folgt, der Erhöhung des intraoculären Druckes zuzuschreiben, höchstens dass die letztere zur Entstehung der ersteren unter gewissen Umständen disponirt.

Man muss sich nach der Ursache fragen, warum beim Glaucom der Glaskörper unter einem erhöhten Druck im osmotischen Gleichgewicht mit dem in den Gefässen des Auges kreisenden Blute dauernd bleibe, da nach einfach chemischen Gesetzen, falls auch der Glaskörper in Folge veränderter Zusammensetzung erst bei höherem Drucke in osmotisches Gleichgewicht mit dem Blute geriethe, die Zusammensetzung der getrennten Flüssigkeiten und hiermit auch die für das Gleichgewicht erforderliche Spannung für beide schliesslich gleich werden müsste. Die Ursache des bleibenden Unterschiedes in der Zusammensetzung ist in einer Nervenaction zu suchen, welche Carl Ludwig's Versuch für die Secretion der Glandula submaxillaris zuerst nachgewiesen hat.

Die Donders'sche Lehre war nicht einheitlich. Sie sagte zwar, dass die Druckerhöhung der Entzündung vorausgehe, liess sich aber auf eine Erklärung der letzteren nicht ein. Einheit in die Neurosentheorie haben gebracht: Schnabel[2] und vor ihm — v. Graefe. Ich habe schon früher angeführt, dass v. Graefe, welcher die Ansicht von Donders, dass Druckerhöhung der Entzündung vorausgehe, sowie die ganze Neurosentheorie ursprünglich bekämpfte und von dem man gewöhnlich sagt, dass er als Gegner der Neurosentheorie starb, schliesslich in der Nervenreizung das eigentliche Wesen des Glaucoms sah, indem durch Nervenreiz eine mit Druckerhöhung einhergehende Entzündung hervorgerufen werde, welche

---

[1] Graefe's Archiv, Bd. VIII. 2, pag. 157.
[2] Knapp's Archiv, Bd. V, pag. 50, 1876.

entweder in heftigerer Weise auftritt — entzündliches Glaucom — oder langsam und schleichend sich entwickelt — simples Glaucom. Während also v. Graefe die Einheit dadurch herstellt, dass er das scheinbar ohne entzündliche Erscheinungen einhergehende Glaucoma chronicum simplex für entzündlich erklärt, geht Schnabel den umgekehrten Weg, indem er den evident entzündlichen Erscheinungen des Glaucoms den entzündlichen Character abspricht. Die Hornhauttrübung, auf welche nach Hutchinson (1863) Liebreich (1863), Schweigger (1871) und Schnabel besonders hingewiesen, ist nur eine Folge der Secretionsneurose und besteht in einer Absonderung trüber Flüssigkeit. Die Iris, wenngleich zuweilen auffallend steif, ist nicht von Entzündung ergriffen, denn die Pupille bei Glaucom ist weit, synechienfrei, dem Atropin willig folgend, nie durch Exsudate verlegt und das Irisgewebe reagirt gegen die Iridectomie wie das gesunde, während dieselbe Operation, am entzündeten Auge ausgeführt, als additioneller Entzündungsreiz wirkt, die Entzündung von Neuem anfacht oder gar zur Phthise führt. Auch Schmerz und Episcleralinjection sind der Ausdruck der Neurose, während die Trübungen des Kammerwassers und des Glaskörpers nicht erklärt zu werden brauchen, weil sie nicht existiren; namentlich die Glaskörpertrübung, von der schon Schweigger sagt, dass er sie niemals nachweisen konnte, wird durch Glaucom geradezu ausgeschlossen. Die Schmerzen bei Glaucom sind nicht ein Symptom der Entzündung, sondern einfach der Ausdruck der Neuralgie.

Sowie also einerseits die Entzündungserscheinungen nur neuralgische sind, so sind andererseits nicht alle sogenannten Drucksyptome als solche anzusehen; es ist vielmehr die Anästhesie der Cornea als ein Folgezustand der Neuralgie der sensitiven Nerven, die Mydriasis als eine Begleiterscheinung derselben — analog den Beobachtungen, dass zuweilen mit jedem Paroxysmus von Trigeminusneuralgie auch ohne Drucksteigerung extreme Mydriasis sich entwickelt — anzusehen; es ist die Verengerung der vorderen Kammer vielleicht durch eine Veränderung der Linsenform bedingt — und was das Hauptsymptom, die Excavation der Sehnerven anlangt — die Aussage über diesen Punkt ist als Schiboleth anzusehen, ob eine Theorie als Drucktheorie zu betrachten sei oder nicht — so wird dieselbe in einer grossen Zahl von Fällen gewiss durch die Drucksteigerung allein erzeugt. Als Beweis dafür, dass alle Dinge zwei

Seiten haben, will ich anführen, dass Schnabel später (1878)[1]) die Irissymptome zwar nicht als Drucksymptome restituirt, aber in anderer Weise, nämlich aus der peripheren Anlagerung und Verwachsung von Iris und Cornea, wie sie bei Glaucom (wovon später) als Regel vorkommt, das in acuten Anfällen plötzlich erfolgende Vorrücken der Iris, die Verfärbung und progressive Atrophie derselben erklärt.

Die Theorie Schnabel's sagt also: die Erscheinungen der glaucomatösen Ophthalmie sind der Ausdruck einer Neuralgie der sensitiven, die Erhöhung des intraoculären Druckes ist der Ausdruck einer Neuralgie der secretorischen Nerven des Auges. Ophthalmie und Spannungsanomalie haben also gleichartige Wurzeln; und wenngleich die Reizung der beiden Nervenarten nicht nothgedrungen gleichzeitig erfolgen muss, so scheint doch das gewöhnlichste Verhalten das zu sein, dass „eine sehr bedeutende Reizung der sensitiven Nerven in Gemeinschaft mit einer eben so heftigen Reizung der secretorischen auftritt". Darin „liegt auch die Lösung der Frage, warum die Ophthalmie den Druck steigert".

An welcher Stelle stellen sich die Neurotiker vor, dass die Nervenreizung erfolge? Donders sagt zuerst (1862) allgemein, die Reizung könne extra- und intraocular erfolgen, das Glaucom also eine extra-, wie intraoculare Ursache haben. Später (1863)[2]) erklärt er das Glaucom für eine Reflexneurose, die von der Iris ausgeht. Dann wieder (1864)[3]) spielt die Iris nur eine secundäre Rolle. Es erfolge zuerst irgendwo, sei es ausserhalb, sei es innerhalb des Auges, eine Neurose der Secretionsnerven, der Glaskörper werde vermehrt, in Folge dessen würden Linse und Iris vorgetrieben, so die Irisnerven gezerrt und durch Reflex die Secretionsnerven von Neuem gereizt. Schnabel setzt eine intraoculäre Ursache voraus und gestützt auf die Annahme, dass von allen Krankheiten des Auges nur jene, welche mit einer Dehnung des Ursprungsrings der Iris einhergehen, zu secundärer Drucksteigerung führen, ist er zunächst (1876) der Ansicht, dass dieselbe Ursache dem typischen Glaucom zu Grunde liege und dass es daher „höchst wahrscheinlich sei, den Sitz der krankheitsbedingenden Schädlichkeit in den peripheren Kammertheilen zu suchen". Später (1878) lenkt er das Augenmerk direct auf

---

[1]) Knapp's Archiv, Bd. VII, pag. 12.
[2]) Graefe's Archiv, Bd. IX, pag. 217.
[3]) Zehender's klinische Monatsblätter, pag. 433.

die Atrophie des Ciliarmuskels, welche schon Wedl und dann ausführlicher Brailey beschrieb, und welche Schnabel als die einzige Anomalie bezeichnet, die nicht als Folgezustand des glaucomatösen Processes anzusehen ist und in unzweifelhaftem causalem Zusammenhang mit der Erkrankung steht. Die Atrophie des Ciliarmuskels hat eine Lageveränderung der Köpfe der Ciliarfortsätze und damit eine **Vergrösserung des Durchmessers des von den Ciliarfortsätzen umschlossenen Kreises** zur Folge. In einem Auge, das zu Glaucom disponirt, steigert Atropin den Druck, Eserin setzt ihn herab; Atropin aber vergrössert jenen Kreis, Eserin verkleinert ihn. Die Quelle der glaucomatösen Drucksteigerung ist in allen Fällen dieselbe. Ist aber Schnabel noch Neurotiker? und wenn, in welcher Weise wird durch Vergrösserung des Abstandes der Ciliarfortsätze vom Linsenrand die Reizung der secretorischen Nerven hervorgerufen? In Betreff dieser beiden Punkte hüllt sich Schnabel (1878) in vollkommenes Dunkel.

Allein mit der Anschauung, dass in Vergrösserung des von den Ciliarfortsätzen umschlossenen Kreises oder dass, was mir identisch scheint, in der Anspannung der Zonula Zinnii die Ursache des Glaucoms gelegen sei, bleibt er nicht vereinzelt. Röder (1880)[1] entwickelt die gleiche Anschauung, aber nicht in der Atrophie des Ciliarmuskels findet er den Grund für die Zonulaspannung, sondern darin, dass die Zunahme der Rigidität der Sclerotica und Cornea im Alter die Ursache wird von dem Bestreben des Auges, sich der Kugelgestalt zu nähern und so die Rinne zwischen Sclerotica und Cornea auszugleichen, sich in der Gegend des Ciliarkörpers gleichsam auszubauchen, in Folge dessen die an der Linsenkapsel befestigte Zonula, welche im Alter ebenfalls rigider geworden, mit einem verderblichen Gegenzuge an dem Ciliarkörper reagirt. Dadurch werden die Nervengeflechte im Ciliarkörper gereizt[2]); dies führt zu einer Erweiterung der Gefässe mit erhöhter Ausscheidung in den Glaskörperraum, d. i. zu Glaucom[3]). Auf die Bedeutung der Zonulaspannung als Glaucomquelle kommt Schnabel (1880)[4] noch einmal zurück.

Wie also nach Donders, Schnabel und Röder der Sitz des intraoculären Nervenreizes im vorderen Bulbusabschnitt, in der Iris, im Ursprungskreise der Iris oder im Ciliarkörper zu suchen

[1] Knapp's Archiv, Bd. IX, pag. 164.
[2] l. c. pag. 278.
[3] l. c. pag. 165.
[4] Ophthalmologische Mittheilungen in Wiener med. Blätter No. 6 u. ff.

ist, so vermuthete denselben v. Graefe (wie wir, um dessen Ansichten im Zusammenhange darzulegen, schon früher angeführt) am hinteren Augenpol, an jenem Orte, wo die Ciliarnerven durch die rigidgewordene Sclera hindurchpassiren.

Wer mit Donders das Glaucom als Secretionsneurose ansieht, für den kann das Glaucom auch der Ausdruck eines extraoculären Leidens werden. Eine Reizung der betreffenden Nerven kann ja auf dem Wege vom Centralorgan bis zum Auge oder im Centralorgan selbst stattfinden, oder von einem entfernten Punkte her auf reflectorischem Wege erfolgen. Man hat in der That Fälle beschrieben, in welchen Glaucom oder ein für Glaucom gehaltenes Leiden sich an vorbestehende Trigeminusneuralgie anschloss (Hutchinson, Schmidt-Rimpler[1]), der angibt, dass schon Siehel und Tavignot auf den Zusammenhang von Trigeminusneuralgie und Glaucom hingewiesen, Schnabel). Hutchinson beschreibt (1863) unter den verschiedensten Störungen, die er im Gefolge von Trigeminuserkrankung am Auge fand, zuerst casuistisch das Hinzutreten von Glaucom zu Trigeminusneuralgie[2]. Eine 35jährige Person leidet seit 7 Jahren an heftigem linksseitigem Gesichtsschmerz, der aber niemals in die Zähne ausstrahlte und auch im Auge niemals seinen Sitz aufschlug. Vor 7 Wochen um die Mittagszeit bekam die Patientin einen ihrer gewöhnlichen heftigen Anfälle und gegen Abend trat die Affection des linken Auges hinzu. Das Auge wurde entzündet und war die ganze Nacht von heftigem Schmerze ergriffen. Der Gesichtsschmerz dauerte in heftiger Weise nahezu eine Woche; dann blieb durch mehrere Wochen Ruhe im Gesicht und im schlechtsichtig gewordenen Auge. Später kehrten Schmerzen, sowohl im Gesicht, wie im Auge, wieder. Bei der Aufnahme zeigt sich das typische Bild eines Glaucoma inflammatorium chronicum. Die Iridectomie heilte das Leiden vollkommen. Auch nach 5 Monaten ist volles Wohlbefinden da, es wird gewöhnliche Druckschrift gelesen. Nach diesen Angaben muss man schliessen, dass nach der Iridectomie auch der Gesichtsschmerz vollkommen verschwand. Ebenso gibt Schnabel an, dass die Neuralgie, welche sonst als Ursache des Glaucoms angesehen wird, in seinem Falle nach der Operation schwand.

Auch ein centrales Glaucom haben wir jetzt. Mooren (1881)[3]

---

[1] Graefe-Saemisch, Bd. V, 1, pag. 66.
[2] Ophthalmic Hospital Reports, Bd. IV, 1, pag. 127 (Fall 8).
[3] Glaucombehandlung, Düsseldorf.

sieht in einem Theile der Fälle von Glaucom in der That eine Rückenmarks- oder Gehirnkrankheit. Viermal sah er Glaucom als Zeichen einer Myelitis. „Die glaucomatösen Erscheinungen interpretiren sich durch Reizungseinwirkungen, denen die in der Höhe des 4. und 5. Brustwirbels und an den Corpora pyramidalia entspringenden Trigeminusfasern ausgesetzt wurden." Ebenso wurde durch eine Exostose an der Halswirbelsäule, in Folge des Druckes auf die Ursprungswurzeln des Trigeminus, in einem Falle Glaucom hervorgerufen; und abgesehen von der Thatsache, dass viele Glaucompatienten in späteren Jahren an Gehirnaffectionen leiden, steht für Mooren die Verbindung von encephalitischen Erweichungsherden mit Glaucom fest. Das Glaucom ist dabei mit Neuritis optica [1]) verbunden, welche entweder schon im Momente der Glaucomoperation da ist, zuweilen erst später als Complication zu dem mit nur leichter Excavation debutirenden Glaucom hinzutritt. Das Glaucom ist da die Folge der intracerebralen Reizung des Trigeminus.

Ich kann mir zwar nicht gut vorstellen, wie die Sehnervenschwellung zu Sehnervenaushöhlung hinzutreten kann, aber so viel ist sicher, dass die Neurosentheorie des Glaucoms uns zu hohen Standpunkten erhebt. Während man im Glaucom einen ganz gewöhnlichen oculären Entzündungsprocess sehen könnte, gerade so verständlich oder unverständlich, als es eine Iritis serosa oder eine Kyklitis plastica ist, hat es die Neurosentheorie dahin gebracht — wohin sie es consequenter Weise bringen musste — im Glaucom unter Umständen ein Centralleiden zu erblicken. Auch auf Reflexglaucome in Folge von Zahnschmerz und Retroflexio uteri weist Mooren hin.

Die Idee, dass Glaucom eine Neurose sei und dass gewisse mit zeitweiliger Druckerhöhung einhergehende Erkrankungen, die zur Zeit nervöser Störungen sich einstellen, wahre Glaucome darstellen, hat bald zur Lösung der Aufgabe angeregt, Glaucom bei Thieren durch Nervenreizung künstlich zu erzeugen, oder vielmehr, da man Erhöhung des intraoculären Druckes und Glaucom für identisch hält, festzustellen, welche Nervenreizung Druckerhöhung zur Folge hat. Wegner (1866) [2]), der zur Prüfung des intraoculären Druckes zuerst ein Manometer durch die Cornea in die Vorderkammer des lebenden Thierauges einführte, fand, dass, wenn man bei Kaninchen

---

[1]) Vergl. Bd. I, pag. 551.
[2]) Graefe's Archiv, Bd. XII. 2, pag. 1.

10*

den Halsstrang des Sympathicus durchschneidet, ebenso Erweiterung
der Irisgefässe eintritt, wie nach der Durchschneidung des Trigeminus.
Reizt man das obere Ende des durchschnittenen Sympathicus, so
contrahiren sich die Gefässe auf's äusserste, was aber nicht mehr
geschieht, wenn man gleichzeitig den Trigeminus durchschnitten.
Daraus folgt, dass die vasomotorischen Nerven der Iris ausschliesslich
dem Sympathicus angehören. Im Grenzstrange aufsteigend und in
die Schädelhöhle eintretend legen sie sich an den Trigeminus und
zwar wahrscheinlich an dessen mediale Seite an und gelangen mit
den Ciliarnerven ins Auge. Denn wären es nicht die sympathischen
Fasern, welche, bei Durchtrennung des Trigeminus getroffen, Ursache
der Gefässerweiterung würden, dann wäre nicht zu verstehen, warum
nach Trigeminusdissection Reizung des Halsstranges ohne Effect
bleibt. Es ist wahrscheinlich, dass, sowie die vasomotorischen Nerven
der Iris, auch jene für die Chorioidea aus dem Sympathicus stammen.
In der That sinkt bei Durchschneidung des Sympathicus der intraoculäre Druck. Dasselbe geschieht bei örtlicher oder allgemeiner
Application von Atropin. Es scheint nicht zweifelhaft, dass die
sowohl nach Sympathicusdurchschneidung als auch nach Atropin-
application zu beobachtende Verminderung des intraoculären
Druckes aus der Lähmung und Erweiterung der Gefässe zu
erklären ist. Wird der Widerstand, welchen die Contraction der
Muskulatur der Arterie, also ein nicht unerhebliches Moment für
das Zustandekommen des Druckes in den Gefässen, aufgehoben,
so sinkt der Blutdruck; das Blut fliesst in erweiterter Bahn und
unter geringerem Drucke — und daher, so muss der nicht ausgesprochene Schluss lauten — sinkt auch der vom Blutdruck abhängige intraoculäre Druck. Nach dem früher Gesagten ist es klar,
dass Durchschneidung des Trigeminus denselben Effect haben muss
wie jene des Sympathicus — wie denn schon Claude Bernard
und Donders (1864) angegeben haben, dass nach Durchschneidung
des Trigeminus Erweichung des Bulbus eintritt.

Wenn Lähmung des Sympathicus (oder Trigeminus, die des
letzteren indirect) den intraoculären Druck herabsetzt, so wird
Reizung dieser Nerven den Druck erhöhen — und zwar durch
Contraction der Gefässe. Die Versuche am Thiere gaben allerdings nach dieser Richtung kein befriedigendes Resultat, aber man
kann, da Erhöhung des intraoculären Druckes das Wesen des Glaucoma simplex ist, doch sagen, dass die Ursache des Glaucoms

in einer pathologischen Reizung der zum Auge gehenden sympathischen Gefässnervenfasern zu suchen ist. Diese Reizung kann selbstständig oder auf reflectorischem Wege erfolgen. Wegner machte auch in letzterer Hinsicht Versuche am Thiere; er sah nach Reizung sensitiver Aeste des Trigeminus Erregung der sympathischen Fasern, die sich durch Contraction arterieller Gefässgebiete kundgab. Glaucom kann demnach auch auf reflectorischem Wege hervorgerufen werden: und so erklärt sich das Auftreten von Glaucom als Folge einer Trigeminusneuralgie. Das Reflexcentrum sitzt wahrscheinlich im Rückenmark, doch gibt es auch locale Reflexactionen.

Wegner erklärt also die Steigerung des intraoculären Druckes aus einer Steigerung des Blutdruckes. Sonderbar genug soll bei plötzlicher Blutüberfüllung des Auges, wie sie ja nach Durchschneidung des Sympathicus nach Wegner eintritt, bei einem zunächst und unmittelbar vermehrten Bulbusinhalt Blut- und intraoculärer Druck sinken; beides dagegen steigen, wenn die Arterien blutleer werden und der Bulbusinhalt sich verringert. Aber gleich sei erwähnt, dass, wenn dies auch richtig wäre, Wegner nicht im entferntesten bewiesen hat, dass das Glaucom eine Sympathicusneurose sei, denn die Reizung des Sympathicus führt nicht, wie die Reizung der Drüsennerven, direct zur Vermehrung der Secretion, sondern nur zu einer Aenderung im Gefässlumen und im Blutdruck. Nun scheint es mir denn doch gleich an dieser Stelle angezeigt, darauf hinzuweisen, dass die Erhöhung des intraoculären Druckes von Jedem, der in bitterster Fehde mit den Anhängern der Neurosentheorie liegt, angesehen werden kann als Folge des Blutdruckes und des Zustandes der Gefässe. Dass bei Verengerung und Erweiterung der Gefässe auch die vasomotorischen Nerven eine Rolle spielen, das braucht man ja nicht zu leugnen, aber ich weiss nicht recht, warum man auf ihr Verhalten bei Glaucom mehr Gewicht legt, als z. B. bei Iritis.

Von Grünhagen, zuerst (1866)[1] allein, dann im Verein mit v. Hippel (1868[2], 1869[3], 1870)[4] wurden weitere Versuche über

---

[1] Henle und Pfeuffer's Zeitschrift für rationelle Medicin, 3. Reihe, Bd. XXVIII, pag. 238.
[2] Graefe's Archiv, Bd. XIV, 3, pag. 219.
[3] Graefe's Archiv, Bd. XV, 1, pag. 265.
[4] Graefe's Archiv, Bd. XVI, pag. 27.

den vorliegenden Gegenstand angestellt. Sie zeigen, im Vergleiche
mit den Wegner'schen Experimenten, schon im Vorhinein das
Eigenthümliche, dass während Wegner Druckerniedrigung
experimentell zusammenbrachte, Drucksteigerung zu erzeugen
ihm aber nicht recht gelingen wollte, umgekehrt Grünhagen und
v. Hippel mit Leichtigkeit Drucksteigerung hervorriefen, während
es ihnen aber lange nicht glücken wollte, Druckherabsetzung
durch nervöse Einflüsse hervorzurufen.

Grünhagen und v. Hippel fanden zunächst, dass der Oculomotorius keinen Einfluss auf den intraoculären Druck nimmt, dass
also weder die Contraction des Ciliarmuskels, noch jene des Sphincter
pupillae den Druck beeinflusst. Reizung des Hals-Sympathicus
erzeugt niemals, wenn man alle störenden extraoculären Einflüsse
beseitigt, Erhöhung des Druckes. Anfänglich begriffen die Experimentatoren nicht, warum nicht, da in Folge der Sympathicusreizung eine Contraction der Augengefässe eintritt, dabei Druck-
verminderung erfolgte — der Wegner'sche Standpunkt, dass
Gefässverengerung Druckerhöhung erzeuge, war für sie von vornherein
ein überwundener. Erst zuletzt (1870) erkannten sie die Ursache.
Sie liegt darin, dass die gefässverengernden Nerven des Auges zum
kleinen Theile in der mittleren Strecke des Hals-Sympathicus enthalten sind, Reizung des Hals-Sympathicus also nur eine sehr partielle
Gefässverengerung zur Folge hat. Die grössere Menge der gefässverengernden Nerven tritt erst in der Höhe des obersten Cervical-
ganglion in den Grenzstrang. Isolirte Reizung dieses Ganglion hat
daher in der That sowohl bei Katzen als Kaninchen constant ein
Sinken des intraoculären Druckes zur Folge.

Was endlich den Trigeminus anlangt, so zeigte sich, dass Reizung
des Trigeminus an seinem Ursprung in der Medulla oblongata stets
eine mächtige Steigerung des intraoculären Druckes zur Folge hatte,
als deren Ursache eine active Dilatation (also Contraction der
Vasodilatatoren) der Blutgefässe des Auges, namentlich der Chorioidea,
anzusehen ist. Ist der Trigeminus ein specifischer Secretionsnerv
des Auges oder ist die Drucksteigerung nur die Folge einer verstärkten
Filtration durch die erweiterten Gefässe des Auges? Grünhagen
und v. Hippel möchten das erstere zunächst (1868) noch nicht mit
Bestimmtheit behaupten. Später (1869) jedoch wird dem Trigeminus
eine specifische Wirkung zugeschrieben, denn könnte einfache
Gefässdilatation eine erhebliche Steigerung des intraoculären Druckes

bewirken, so müsste dieselbe jedenfalls constant nach Durchschneidung des Sympathicus beobachtet werden; dies ist aber bei keinem diesbezüglichen Versuche zu constatiren gewesen. Bei Trigeminusreizung findet vielmehr wirklich eine Secretion von Flüssigkeiten in verstärktem Maasse statt. Es handelt sich nicht um einfache Filtration aus den Blutgefässen, sondern vielleicht um Vermehrung von Lymphe in die von Henle und Merkel gefundenen Lymphräume zwischen Retina und Membrana hyaloidea oder in den grossen Lymphraum Schwalbe's, den Perichorioidealraum zwischen Sclera und Aderhaut. Das ist also dieselbe Perichorioiditis, wie sie später Sichel (pag. 129) ohne Dazwischenkunft des Trigeminus als Wesen des Glaucoms ansah. Von dieser unverblümten Neurosentheorie scheinen Grünhagen und v. Hippel noch später (1870) aber doch wieder etwas abgekommen zu sein, da in dem Resumé aller Experimente nur zu lesen ist, dass der Trigeminus sowohl durch Dilatation der Iris- und Chorioidealgefässe, als auch durch Verminderung der Filtrationswiderstände den intraoculären Druck zu steigern vermag, dass der Sympathicus, als specifischer Augennerv, vom Ganglion supremum aus den Augendruck vermindert.

Grünhagen und v. Hippel glauben also durch ihre Experimente erwiesen zu haben, dass das Glaucoma simplex nichts anderes ist als eine Neurose des Trigeminus, sei es, dass der Nerv peripher von der Iris aus oder auch central durch einen Reiz in Erregung versetzt wird.

Die bisher entwickelten zwei Glaucomtheorien finden als Ursache des erhöhten Druckes und daher des Glaucoms: active Hypersecretion, vermehrte Secretion als Folge einer Entzündung oder als Folge von Nervenreizung. Die jetzt folgenden Theorien sehen nicht in der Vermehrung der Secretion, sondern in der Behinderung der Excretion einerseits, des Blutabflusses andererseits das bestimmende Moment. Die Erschwerung des Abflusses des venösen Blutes führt zu passiver Hypersecretion.

3) Die Erhöhung des intraoculären Druckes ist die Folge verminderter Excretion bei ungeänderter Secretion. Wenn die intraoculäre Drucksteigerung durch Verengerung und Verschliessung der normalen Abzugscanäle der oculären Ernährungsflüssigkeiten bedingt werden soll, so setzt dies voraus, dass trotz verminderter Excretion die Secretion auf gleicher Höhe bleibt, so dass

trotz der durch Verminderung der Excretion gegebenen Erhöhung
des intraoculären Druckes die Ernährungsflüssigkeiten des Auges,
unbekümmert um das durch die Druckerhöhung im Innern des Auges
gesetzte Hinderniss, aus den Blutgefässen fort und fort nachströmen.

Um den Gang der Ernährungsflüssigkeiten im Auge zu studiren,
hat Knies gelbes Blutlaugensalz theils auf dem Wege der allgemeinen Blutbahn, vor Allem durch locale Injection ins Auge des
lebenden Thieres (Kaninchen, Hund und Katze eigneten sich besonders, das erstere um die intraoculären Flüssigkeitsströmungen, Hund
und Katze um den weiteren Weg der Flüssigkeiten ausserhalb des
Auges zu studiren) — ich sage, Knies hat durch Application von
Ferrocyankalium ins lebende Auge und durch Einlegen des nach
einiger Zeit excidirten Organs in eine alcoholische Lösung von
Eisenchlorid die Richtung der Flüssigkeitsströme verfolgen können,
indem überall dort, wo das Blutlaugensalz in der Strömung hin-
gelangte, nunmehr mit Hilfe des Eisenchlorids Blaufärbung auftrat[1].
Die Resultate seiner Forschungen fasste Knies (1878)[2] in folgender
Weise zusammen. Fast das ganze Ernährungsmaterial des Auges
wird von dem Uvealtractus (Aderhaut, Ciliarkörper und Iris) geliefert.
Das selbstständige Gefässsystem der Netzhaut, das sich in den
inneren Schichten der Membran verbreitet, ist zwar für die Ernährung
der leitenden Nervenfaserschichte unumgänglich nothwendig, allein
die edelste, äusserste Schichte der Retina, die das Licht percipirende
Stab- und Zapfenschichte ist in ihrer Ernährung auf das von der
Aderhaut gelieferte Material angewiesen. „Nur vorübergehend", sagt
Schneller, den gegenwärtigen Anschauungen Ausdruck gebend,
„und nur in einem Zustand der Vita minima wird die Stäbchen-
zapfenschicht von dem Netzhautgefässsystem versorgt"[3]. Mit Ausnahme also der inneren Netzhautschichten und mit Ausnahme
eines kleinen Bezirks der Hornhaut, welches vom Gefäss-Rand-
schlingennetze dieser Membran genügend versorgt werden mag, muss
die Uvea als die Centralstation angesehen werden, von welcher aus
die Ernährungsflüssigkeiten abgegeben werden.

Die Flüssigkeit, die aus der Choriocapillaris austritt, geht zum
Theile nach aussen in den zwischen Ader- und Lederhaut gelegenen
Suprachorioidealraum, und diese Partie wird zum Theile wohl direct

---

[1] Virchow's Archiv, Bd. LXXII und LXXV.
[2] Knapp's Archiv, Bd. VII, pag. 320.
[3] Graefe's Archiv, Bd. XXVI, 1, pag. 88, 1880.

nach rückwärts in den Intervaginalraum des Sehnerven abgeleitet, zum Theile filtrirt sie durch die Lagen der Sclerotica nach aussen, um einerseits aus den Spalträumen der Lederhaut gegen den hinteren Augenpol strömend, in den obengenannten Abzugscanal zu gelangen, andererseits aller Wahrscheinlichkeit nach durch die ganze Dicke der Sclera hindurch in die Tenon'sche Kapsel auszutreten. Es gelangt also etwas Ernährungsflüssigkeit in den Zwischenscheidenraum des Sehnerven. Allein es lässt sich nicht nachweisen, dass intraoculäre Flüssigkeit, solche, welche nicht nach aussen, sondern nach innen von der Aderhaut in den Glaskörper abgesondert wird, unter normalen Verhältnissen in irgend wie merklicher Menge nach rückwärts durch den Intervaginalraum abgehe. Stilling (1877)[1] hat auf Grund von Experimenten, bei denen er nach Abschnürung des Sehnerven am Kaninchenauge eine colossale Drucksteigerung erhielt, solches, wenngleich mit aller Reserve behauptet, allein so wenig Knies blaugefärbte Bahnen nach der besprochenen Richtung fand, so wenig konnten Schöler (1879)[2], Russi (1880)[3] und Marckwort (1881)[4] auf indirectem oder auf directem Wege die Richtigkeit der Stilling'-schen Experimente bestätigen.

Die intraoculäre Ernährungsflüssigkeit, jene überwiegende Menge des von der Choriocapillaris gelieferten Materials, die gegen den Glaskörper tritt, nimmt vielmehr folgenden Weg. Sie durchdringt zunächst die Netzhaut; in den Glaskörper gelangt, fliesst sie in diesem von rückwärts nach vorne und wird gegen die Linse hin gewissermaassen zusammengedrängt. Nach Knies geht nun ein Theil der Flüssigkeit durch die Linse hindurch in der Richtung gegen die vordere Kammer, der grössere Theil derselben tritt jedoch direct durch das Aufhängeband der Linse, die Zonula Zinnii, in die hintere und von da in die vordere Kammer. Dieser letztere Uebergang erfolgt nach Ulrich (1880)[5] in der Art, dass der Flüssigkeits-strom, nachdem er durch die hintere vom Glaskörper gebildete Wand des Petit'schen Canals und durch den freien Theil der Zonula Zinnii, welche die vordere Wand des Canalis Petiti bildet,

[1] Bericht über die Heidelberger Versammlung, pag. 16.
[2] Graefe's Archiv, Bd. XXV, 4, pag. 102.
[3] Inauguraldissertation, Bern.
[4] Knapp's Archiv, Bd. X, pag. 287.
[5] Graefe's Archiv, Bd. XXVI, 2, pag. 29.

hindurchgegangen, die hintere Kammer passirt, hierauf die Iris
quer durchsetzt und so in der vorderen Kammer anlangt.

Das Kammerwasser, welches die vordere und hintere Kammer
füllt, ist also zum Theile ein unverbrauchter Rest von Ernährungsflüssigkeit, welcher Glaskörper und Linse durchdrungen. Sie gelangt
dahin nach K n i e s und U l r i c h einfach auf dem Wege der F i l -
t r a t i o n. Es ist also einfach ein m e c h a n i s c h e r und k e i n
c h e m i s c h e r Process, um den es sich da handelt. D e u t s c h -
m a n n (1879)[1]) jedoch nimmt auch den letzteren in Anspruch. Durch
die Thatsache, dass nach der Punction der Hornhaut eines frischen
Leichenauges die vordere Augenkammer sich einmal, nach wiederholter Punction sogar noch ein zweites Mal mit klarer Flüssigkeit
füllt und dass der Eiweissgehalt des erneuerten Kammerwassers
jenen des entfernten übertrifft, — aufmerksam gemacht, erkannte
er, dass der Eiweissgehalt des normalen Glaskörpers beträchtlich
grösser als der des Kammerwassers ist und dass die erneuerte
Kammerflüssigkeit nichts anderes sei als Glaskörperflüssigkeit, welche
nach Aufhebung des Druckes in der vorderen Kammer auf dem
Wege der Filtration durch die Zonula Zinnii in die Kammer gelangte. So wird auch bei pathologischer Druckerhöhung Flüssigkeit aus Glaskörper in die vordere Kammer filtriren; unter physiologischen Verhältnissen ist dies zwar auch möglich, da der Druck im
Kammer- und im Glaskörperraume nicht nothwendiger Weise derselbe
sein müsse, in jedem Falle aber ist es höchst wahrscheinlich, dass in
Anbetracht des verschieden hohen Eiweissgehaltes der beiden in Rede
stehenden Flüssigkeiten während des Lebens immer sich etwas Glaskörperflüssigkeit durch D i f f u s i o n dem Kammerwasser beimengt.

Die für das Zustandekommen der Diffusion nothwendige That-
sache von dem bedeutend höheren Eiweissgehalt des f r i s c h e n
Glaskörpers gegenüber dem des f r i s c h e n Kammerwassers fand
D e u t s c h m a n n (1881), gegenüber den gegentheiligen Befunden
von D o g i e l und K a h n, auch bei einer späteren Untersuchung in
Uebereinstimmung mit J e s n e r bestätigt[2]).

Das Kammerwasser selbst wird von Iris und Ciliarkörper secer-
nirt. Diese stets festgehaltene Anschauung glaubt D e u t s c h m a n n
auch experimentell und zwar dadurch bewiesen zu haben, dass nach
Exstirpation von Ciliarkörper und Iris am lebenden Kaninchenauge
jede Absonderung von Kammerwasser aufhörte, allerdings aber auch
der Glaskörper verschwand und das ganze Innere des Auges nur
von der geblähten und getrübten Linse erfüllt war. Wenn nun ein

<hr />

[1]) G r a e f e 's Archiv, Bd. XXV, 1, pag. 99.
[2]) G r a e f e 's Archiv, Bd. XXVII, 2, pag. 295.

Abzugscanal der intraoculären Flüssigkeiten nach rückwärts gegen den Sehnerven hin nicht nachzuweisen, der Ernährungsstrom vielmehr von hinten nach vorne gerichtet ist und Glaskörperflüssigkeit durch Filtration und Diffusion sich dem Kammerwasser beimischt: so muss dieses letztere selbst, sowie das unverbrauchte Ernährungswasser von Glaskörper und Linse, d. i. das gesammte des Nährstoffes beraubte, intraoculäre Flüssigkeitsmaterial von der vorderen Kammer aus den Abfluss aus dem Innern des Auges finden.

Die vordere Augenkammer wird nach vorne von der Hornhaut, nach rückwärts von der Iris (und der vorderen Linsenkapsel im Bereiche der Pupille) begrenzt, aber die Iriswurzel haftet nicht an der inneren Circumferenz der Hornhaut. Zwischen Iris und Hornhaut läuft ringsum ein Sinus, eine Bucht, die Kammerbucht — ein Ausdruck, der, soviel ich weiss, von Schnabel herrührt. Die Bucht wird überwölbt durch die Fasern des Ligamentum pectinatum iridis, die sich von der Iris zur hinteren Hornhautwand hinüber

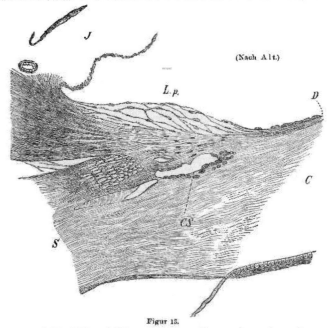

(Nach Alt.)

L. p.

D

C

C.f.

S

J

Figur 13.

spannen. (Fig. 13 L. p.) Wenn man von der vorderen Augenkammer durch das Ligamentum pectinatum durchdringt, gelangt man in jene Maschen- und Balkenräume, welche das Analogon des von Fontana beim Ochsen gefundenen und für einen geschlossenen Canal gehaltenen Raumes darstellen. Angrenzend an den Fontana'schen Raum, jedoch im Gewebe der Sclerotica selbst, liegt der Canalis (Circulus venosus) Schlemmii (Fig. 13 CS) oder Plexus venosus Rouget-Leberi. Leber hat (1863) gezeigt, dass der Canalis Schlemmii nicht eine einfache die Hornhaut circulär umgebende Vene, sondern ein Venenplexus sei und darauf hingewiesen, dass Rouget der Erste war, welcher (1856) den plexusartigen Character dieses Gebildes erkannte. Diese Anschauung ist heute, nachdem Schwalbe und Waldeyer sogar den Blutgefässcharacter dieses Plexus geleugnet und ein Lymphgefäss an Stelle der Vene gesetzt hatten, allgemein als die richtige anerkannt und auch durch die neueren Arbeiten von Heisrath[1]) und Königstein (1880)[2]) bestätigt. Der Rouget-Leber'sche Venenplexus steht mit den vorderen Ciliarvenen in directer Verbindung.

Was den Flüssigkeitswechsel in der vorderen Kammer anlangt, so hat Leber (1873)[3]) gezeigt, dass eine grössere Menge von Flüssigkeit durch die intacte Hornhaut nicht nach aussen tritt. Die Hornhaut im Leben und auch unmittelbar nach dem Tode ist im Stande, den Humor aqueus vollkommen zurückzuhalten. So lange ihr der Kammer zugekehrtes Epithel unversehrt ist, so lange treten, auch wenn das vordere Epithel entfernt wurde, keine Tröpfchen an ihrer Oberfläche hervor — eine Thatsache, die, wie Leber angibt, Martini (1843) entgegen der herrschenden entgegengesetzten Ansicht zuerst erkannt hatte. Wenngleich die Richtigkeit des Martini-Leber'schen Versuchs nicht bestritten wurde, so muss die Anschauung, als ob die Hornhaut aus dem Kammerwasser gar keine Ernährungsmateriale bezöge, als ob demnach das Epithel der Descemet'schen Membran jeden Zugang von Kammerwasser in die Cornea absperrte, nach den Befunden von Knies modificirt werden. Der Eintritt von Flüssigkeit in die Cornea ist allerdings durch das Epithel behindert, aber nicht unmöglich gemacht. Die Flüssigkeit dringt in die Kittleisten, welche die einzelnen Epithelzellen verbinden. Der Zellenleib selbst lässt keine Flüssigkeit durch. Ebenso zeigt in der eigentlichen Hornhaut nur „die der Intercellularsubstanz analoge Zwischensubstanz" die für die

[1]) Graefe's Archiv, Bd. XXVI, 1, pag. 202.
[2]) Graefe's Archiv, Bd. XXVI, 2, pag. 139.
[3]) Graefe's Archiv, Bd. XIX, 2, pag. 87.

Imbibition mit Flüssigkeit characteristische blaue Färbung. Die Imbibition ist bis zwischen die Zellen des vorderen Epithels nachzuweisen. Der Abfluss geschieht nach der Peripherie der Hornhaut und von da in das subconjunctivale Bindegewebe. Für das Gros der Ernährungsflüssigkeiten des Auges aber bleibt, wie wir sehen, als Abflussweg nur die Kammerbucht übrig. Nur wenn das Kammerepithel der Hornhaut im Wege des Experiments entfernt wird, quillt die Hornhautgrundsubstanz auf und lässt Flüssigkeit in grösserer Menge durch. Dasselbe geschieht, wenn während des Lebens das hintere Epithel beseitigt oder nach dem Tode cadaverös verändert wird. Wie aber erfolgt der Abfluss in der Kammerbucht? Leber fand (1863) am todten Auge, dass in die vordere Kammer injicirte Flüssigkeiten sehr leicht in die Venen des Plexus venosus übergehen und durch die vorderen Ciliarvenen nach aussen abfliessen. Schwalbe hat dieses Experiment zuerst (1870) publicirt. Leber fand ferner, dass die Injection dieser Gefässe nur gelingt, wenn die injicirte Flüssigkeit mit diffusionsfähigen Farbstoffen (Carmin) versetzt ist, während nicht diffundirende, colloide Farbstoffe (Berliner Blau), falls keine Gefässzerreissungen erzeugt werden, in den Gefässen nicht sichtbar hervortreten, so dass wenn man eine Mischung von Carmin und Berliner Blau in die vordere Kammer einspritzt, die Gefässe rings um die Hornhaut sich rein roth färben, während die Vorderkammer von blauer Masse erfüllt bleibt. Leber sieht in diesem Versuche den Beweis dafür, dass eine directe Communication der Vorderkammer mit den abführenden Blutgefässen nicht existirt, so wenig als ein Zusammenhang mit den abführenden Lymphgefässen nachgewiesen ist. Es ist wahrscheinlich, dass während des Lebens der Humor aqueus dieselben Wege geht. Die Ernährungflüssigkeit des Auges, die in der vorderen Kammer zusammengeflossen ist, tritt, nachdem sie ihre Schuldigkeit gethan, in den Fontana'schen Raum und gelangt von da durch die Gefässwände in das Innere der Venen des Ring-Plexus. Die Angaben Heisrath's (1880)[1]), dass in seinen Experimenten, entgegen den Experimenten Leber's, constant und leicht nicht blos Carmin, sondern auch Berliner Blau aus der Vorderkammer in die vorderen Ciliarvenen übertrat und dass daraus eine offene Communication zwischen der Augenkammer und den vorderen Ciliarvenen als zweifellos bestehend anzunehmen sei, stehen die Versuche

---

[1]) Graefe's Archiv, Bd. XXVI, 1, pag. 202.

von Angelucci[1]) und Königstein[2]) entgegen, welche die von
Leber festgehaltene[3]) Anschauung bestätigen. Es wäre auch wirklich unbegreiflich, warum nach Punction der Vorderkammer nicht
leicht Blut in dieselbe eintreten sollte, falls, da jeder Klappenapparat
erwiesener Maassen fehlt, Venen und Augenkammer in offener Verbindung ständen.

Ein Theil des Humor aqueus gelangt also durch den Fontana'schen Raum in die vorderen Ciliarvenen. Er wird aber auch
direct durch die Spalträume der Gewebe abgeführt. Die Flüssigkeit
gelangt so zum Theile schon an der Corneoscleralgrenze nach aussen
in die den Bulbus einhüllende Tenon'sche Kapsel und in das Sub-
conjunctivalgewebe, zum andern Theile schlägt sie vom Fontana'schen
Raum einen weiteren Weg ein, ehe sie nach aussen durchgedrungen.
Sie folgt nach rückwärts strömend den concentrischen Spalträumen
der Sclera, um in immer weiter nach aussen gelegene Scleralschichten und schliesslich in den Raum der Tenon'schen Kapsel (von
da in die Lymphgefässe) und in die Sehnervenscheide zu gelangen.
Knies, wie Weiss[4]) haben diese Abzugswege genauer studirt.

Zum Experimente griffen Ad. Weber (1877) und Schöler
(1879), um zu zeigen, dass durch Verschluss der Abflusswege an der
Corneoscleralgrenze eine Steigerung des intraoculären Druckes erfolge.
Weber[5]) versuchte die abführenden Spalträume durch Fettembolie
zu verlegen und spritzte so Einem Kaninchen mittelst einer sehr
feinen Canüle reines Oel in die vordere Kammer ein. Es entstand
eine sehr heftige Entzündung des gesammten Augapfels mit Druckerhöhung und Veränderungen an der Eintrittsstelle des Opticus,
welche Weber der Druckexcavation im menschlichen Auge ana-
logisirte. Schöler[6]) ging systematischer vor. Er verbrannte mit
einer glühenden Stricknadel den Limbus conjunctivae und seine
Nachbarschaft am Kaninchenauge und sah dann, wie sich bedeutende
Drucksteigerung bis zur Steinhärte, Unterbrechung des Blutstromes
in der Retina, Excavation der Papille, Trübung und Anästhesie der
Hornhaut, sowie Linsentrübung entwickelte. Allerdings entstanden

---

[1]) Centralblatt für die med. Wiss., 1879, No. 27.
[2]) Loco citato.
[3]) Graefe's Archiv, Bd. XXVI, 2, pag. 175, 1880.
[4]) Verhandlungen des naturh. med. Vereins zu Heidelberg, Bd. II, 1, 1877
und Graefe's Archiv, Bd. XXV, 2, 1879, pag. 243.
[5]) Graefe's Archiv, Bd. XXIII, 1, pag. 27.
[6]) Graefe's Archiv, Bd. XXV, 4, pag. 63.

dieselben Erscheinungen, wenngleich weniger intensiv, auch dann, wenn er andere Partien des Auges, an der Hornhaut oder der Sclera circulär anbrannte, aber doch zeigte sich der Unterschied, dass bei Verbrennung des Limbus neben der Druckerhöhung eine Verlangsamung der Flüssigkeitsausscheidung erfolgt, was bei Verbrennung anderer Partien nicht der Fall ist. So ergab es sich, dass bei künstlicher Drucksteigerung, wenn der Limbus verbrannt war, nur ⅔ oder nur die Hälfte der Flüssigkeitsmenge austrat, als bei unverbranntem Limbus. Da sich für das lebende, wie für das todte Kaninchenauge dasselbe Verhältniss ergab und da für das todte menschliche Auge sich die Ausscheidung bei Verbrennung des Limbus gar um ⅔ der ganzen Menge verringerte, so schliesst Schöler nach Analogie, dass auch bei Verschluss des Limbus am lebenden Auge die Flüssigkeitsausscheidung auf ⅓ des normalen verringert werde. Die Oberfläche der Cornea blieb auch bei stärkster Drucksteigerung stets trocken (Leber).

Verschluss der Abflusswege ist demnach (Manfredi reclamirt für sich mit Recht die Priorität der Aufstellung dieser Pathogenese des Glaucoms[1]) im Stande, den intraoculären Druck zu erhöhen und daher, was in den Augen der Anhänger der Druck-Theorie dasselbe bedeutet, Glaucom zu erzeugen.

In welcher Art denkt man sich nun, dass diese Verengerung oder dieser Verschluss der Abflusswege zu Stande komme? Da gibt es verschiedene Ansichten.

a) Der Verschluss der Abflusswege wird an der Corneoscleralgrenze durch indurirende Entzündung in der Umgebung des Schlemm'schen Canals herbeigeführt, wodurch der Fontana'sche Raum obliterirt und eine ringförmige Verwachsung der Irisperipherie mit der Cornea erzeugt wird. Die mit dem Gesagten ausgesprochene anatomische Veränderung wurde an Glaucomaugen schon von Heinrich Müller (1858)[2], sowie von Althof (1861)[3] beschrieben, allein erst Manfredi und Knies (1876 und 1877)[4] erhoben dieselbe zu der Bedeutung, dass sie das eigentliche Wesen des Glaucoms begründe. Knies weist auch darauf hin, dass manche

[1] Hirschberg's Centralblatt, pag. 90, 1879.
[2] Graefe's Archiv, Bd. IV, 2, pag. 22.
[3] Graefe's Archiv, Bd. VIII, 1, pag. 130.
[4] Graefe's Archiv, Bd. XXII, 3, pag. 163 u. Bd. XXIII, 2, pag. 62.

Symptome, die man bisher als Drucksymptome aufgefasst hat, sich
einfach aus diesem Entzündungsprocesse in der Kammerbucht ableiten
lassen. Die Hornhauttrübungen erklären sich „leicht und ohne Zwang"
aus seröser Durchtränkung des Gewebes, die dadurch zu Stande kommt,
dass das Kammerwasser,' das, wie wir früher sahen, nach Knies
auch unter normalen Verhältnissen in die Hornhaut eindringt, nunmehr bei Verschluss des Hauptabzugsweges an der Corneoscleralgrenze in grösserer Menge durch die zum Theile vicariirende Hornhaut hindurchtritt — eine Auffassung, die ganz plausibel scheint
(wenngleich gerade da der erhöhte Druck eine Hauptrolle spielen
müsste), die jedoch von Knies nicht lange aufrecht erhalten wurde,
indem er bald [1]) den Gedanken entwickelt, dass durch erhöhten
Druck jede einzelne Zelle an der Hinterwand der Hornhaut platt
gedrückt und da nur die Kittsubstanz, nicht aber der Zellenleib
Flüssigkeit durchlässt, die Fläche der ersteren verringert, und damit
die durch die Erhöhung des Druckes bedingte Vermehrung der
Transsudation durch Verminderung der resorbirenden Fläche neutralisirt werden könnte.

Die Anästhesie der Hornhaut, die Iridoplegie, die scheinbare
Abflachung der Vorderkammer (in Anbetracht der peripheren Iris-
anwachsung an die Hornhaut), die Hyperämie der vorderen Ciliar-
venen und die Accommodationsparese könnten einfach der directe
Ausdruck für die benachbarte Entzündung sein. Knies überrascht
uns übrigens durch die Inconsequenz, dass er zwar die Ursache des
Glaucoms im Verschluss der Abflusswege sucht, den glaucomatösen
„Anfall" aber von Nervenreizung ableitet.

b) Der Verschluss der Abflusswege an der Corneoscleralgrenze wird bedingt durch eine Anschwellung
der Ciliarfortsätze, indem diese zu einem solchen Grade
gedeiht, dass die freien Köpfe der Processus ciliares die Iriswurzel
immer mehr und mehr nach vorn drängen und endlich gegen die
Corneoscleralgrenze anpressen (Ad. Weber 1877) [2]). Man findet die
Anschwellung der Ciliarfortsätze nicht blos beim acut inflammatorischen Glaucom, wo die Processus eine „ganz eminente Entwickelung" erreichen, wo deren Gewebe ödematös geschwollen, die
strotzend angefüllten Gefässschlingen verbreitert, korkzieherartig ge-
wunden sind und Hämorrhagien in das Gewebe aller Orten sich

---

[1]) Knapp's Archiv, Bd. VII, pag. 349.
[2]) Graefe's Archiv, Bd. XXIII, 1, pag. 1.

finden; sondern auch beim Glaucoma chronicum simplex zeigt sich eine analoge mächtige Anschwellung der Ciliarfortsätze, besonders der in die hintere Kammer frei hineinragenden vorderen Firsten. „Das acute Glaucom ist in gewissem Sinne nur eine Steigerung des einfachen" (Glaucoma chronicum simplex), „in dem Sinne nämlich, dass aus einer venösen Stauung eine venöse Stase geworden ist".

Während nach Knies eine indurirende Entzündung in der Umgebung des Rouget-Leber'schen Venenplexus (Canalis Schlemmii) zum Verschluss der Abflusswege an der Corneoscleralgrenze führt, leisten dies nach Weber die geschwollenen Ciliarfortsätze. Allein während man der Frage nach der Ursache jener indurirenden Entzündung die Antwort schuldig bleiben kann, ist dies in Betreff der Anschwellung der Ciliarfortsätze nicht möglich. Ad. Weber ist auch die Antwort nicht schuldig geblieben. Nach ihm liegt die letzte Ursache des Glaucoms in solchen Zuständen, welche zu passiven Hyperämien überhaupt disponiren. „So wenig modern es theilweise auch klingen mag" — so sagt nämlich Ad. Weber selbst — „so muss ich es mit Bestimmtheit aussprechen, dass Krankheiten, welche mit langdauernder Herabsetzung des (Arterien)-Herzdruckes verbunden sind, wie Mitralaffectionen und Klappenfehler des rechten Herzens oder andere Zustände, welche ebenfalls zu passiven Hyperämien disponiren, wie Emphysem, Plethora, Menopause, Unterdrückung habitueller Hämorrhoidalflüsse, ferner Vorkommnisse und Beschäftigungen, welche vorübergehend zur Venenerweiterung Veranlassung geben, wie häufige und langdauernde Hustenanfälle, häufige und anstrengende Geburtsarbeit, der Beruf als Schlosser, Schmied u. s. w. — dass alle diese Verhältnisse als Ursache der Glaucombedingung, der Anschwellung der Ciliarfortsätze aufzufassen sind". Besonders häufig fand Weber Herzfehler bei Glaucomatösen vor, er fand sogar Vitia cordis durchgängig bei den wenigen Glaucomen, die er das jugendliche Alter befallen sah. Weber ist übrigens in der Wahl des ätiologischen Momentes nicht wählerisch. Er lässt auch Reizzustände des Trigeminus, von denen ich glauben möchte, dass sie im besten Falle doch nur active, nicht passive Hyperämien hervorzurufen im Stande wären, als ätiologisches Moment des Glaucoms gelten; und was die Heredität als ätiologisches Moment anlangt, so müsse man bedenken, dass nichts mehr der Vererbung unterworfen sei, als die Disposition zu Venenerweiterung gewisser Gebiete.

In der Anschauung, dass Schwellung der Ciliarfortsätze
das Anpressen der Iriswurzel an die Cornea besorge, stimmen sowol
Priestley Smith[1]) als Brailey[2]) mit Weber überein, unterscheiden sich jedoch dadurch von dem letztgenannten Autor, dass
sie nicht in einer extraocularen, sondern in einer intraocularen
Quelle den Ursprung der Schwellung der Ciliarfortsätze suchen.

Durch eine Reihe von Experimenten an frischen todten
Schweins- und Menschenaugen hat sich Priestley Smith überzeugt, dass eine sehr geringe Steigerung des Druckes im Glaskörperraum genügt, um die Ciliarfortsätze nach vorne gegen die
Irisperipherie zu treiben und die Kammerbucht so vollständig zu
verschliessen, dass Flüssigkeit aus der vorderen Kammer, selbst
wenn sie unter einen den normalen bedeutend übertreffenden
Druck gebracht wird, keinen Abfluss mehr finden kann. Der
intraoculare Flüssigkeitsstrom geht vom Glaskörperraum zur vorderen Kammer durch den zwischen Linsenrand und Ciliarfortsätzen
gelegenen Raum, den „circumlentalen“ Raum, d. i. durch die
Zonula Zinnii hindurch. Wird dieser circumlentale Raum verengt,
so findet der Strom, der von rückwärts nach vorne geht, ein Hinderniss und der Glaskörperdruck steigt. Eine solche Verengerung des
circumlentalen Raumes findet nun thatsächlich im höheren Alter
dadurch statt, dass die Dimensionen der Linse zunehmen.
Es wächst der äquatoriale (Breiten-) Durchmesser der
Linse; es wächst übrigens auch, entgegen der gewöhnlichen Annahme, der Dickendurchmesser der Linse, wie dies directe Messungen
zeigten. Wenn also Verengerung des circumlentalen Raumes ein
Alterszeichen ist, so muss man noch fragen, warum nicht alle Augen,
sobald sie ein gewisses Alter erreicht haben, Glaucom bekommen.
Die vergleichende Untersuchung von glaucomatösen und gesunden
Augen hat nun in der That gezeigt, dass der Durchmesser
der Linse in ersteren deutlich grösser ist als der grösste
Aequatordurchmesser von gesunden Augen gleichen
Alters.

---

[1]) Glaucoma, London, 1879; und Ophthalmic Hospital Reports, Bd. X, 1,
pag. 25, 1880.

[2]) Brailey's Arbeiten über Glaucom sind folgende: W. A. Brailey
in Ophthalmic Hospital Reports, Bd. IX, 2, 1877, pag. 199; Bd. IX, 3, 1879,
pag. 379; Bd. X, 1, 1880, pag. 10, 94; Bd. X, 2, 1881, pag. 258, 275, 282. Brailey
and Edmunds, Ibidem, Bd. X, 1, 1880, pag. 86. Fox and Brailey, Ibidem,
Bd. X, 2, 1881, pag. 205.

Die Sache ist also einfach die: Die Ursache des Glaucoms ist Retention der Augenflüssigkeiten; die Ursache der Retention der Augenflüssigkeiten ist die Anlagerung der Iriswurzel an die Cornea; die Ursache der Anlagerung der Iriswurzel an die Cornea ist die Schwellung der Ciliarfortsätze; die Ursache der Schwellung der Ciliarfortsätze ist die Steigerung des Glaskörperdruckes; die Ursache der Steigerung des Glaskörperdruckes ist die Verengerung des circumlentalen Raumes; die Ursache der Verengerung des circumlentalen Raumes ist die Zunahme des Aequatordurchmessers der Linse im Alter — und die Ursache, warum nicht alle alten Augen an Glaucom erkranken, liegt wieder darin, dass in gewissen Augen dieses Linsenwachsthum eine besondere Höhe erreicht. Für das acute Glaucom kann übrigens diese Erklärung nicht ausreichen, da ja doch eine urplötzliche Vergrösserung der Linse mit urplötzlicher Verengerung des circumlentalen Raumes nicht so leicht Platz greifen dürfte. Für diese Fälle ist Priestley Smith der Ansicht, dass die Blutüberfüllung die Hauptrolle spiele. Besteht eine relative Insufficienz des circumlentalen Raumes in Folge abnormer Linsendurchmesser, so werden alle Zustände, welche eine Neigung bekunden, venöse Stauung, arterielle Hyperämie oder vermehrte Secretion in's Innere des Auges zu erzeugen, zur Hervorrufung von Glaucom Anlass geben können.

Brailey, in seiner letzten Studie, „über die Natur und den Verlauf des glaucomatösen Processes" (1881) sieht als Ursache der Schwellung der Ciliarfortsätze die Blutüberfüllung an, welche nur eine Theilerscheinung darstellt der Entzündung, in welcher Ciliarkörper und Iris (nebst dem Sehnerven) schon in den ersten Stadien des Glaucoms, noch ehe es zur Druckerhöhung kommt, betroffen werden. Gerade im Ciliarkörper (allerdings vorzüglich in und um die Muskelfasern) ist der entzündliche Process gewöhnlich am stärksten ausgesprochen. Trotzdem findet Brailey nicht schon das erste Entstehen der Drucksteigerung in dem Verschlusse der Kammerbucht begründet. In erster Linie ist es die entzündliche Hypersecretion von Flüssigkeit aus dem Ciliarkörper und der Iris, welche die Druckerhöhung verschuldet. Aber wenn die Iris einmal an die Cornea angelegt ist, dann gibt die Verschliessung der Abflusswege ein neues Moment ab. Der Entzündung im Ciliarkörper und in der Iris folgt Atrophie nach; und wenn diese atrophischen

11*

Veränderungen einmal Platz gegriffen haben, dann bleibt der
Verschluss der Abflusswege das einzige Agens, durch
welches die Drucksteigerung aufrechterhalten wird.

c) Die Verengerung und der Verschluss der Abflusswege an der Corneoscleralgrenze wird herbeigeführt
durch eine Compression des Balkengewebes im Iriswinkel (im Fontana'schen Raum), welche Compression die Folge
ist der wenn auch geringen Formveränderung, welche der Bulbus
durch die Drucksteigerung erfährt (v. Wecker 1878)[1]. Das Primäre
ist also eine gewisse Drucksteigerung; diese bewirkt eine Formveränderung des Bulbus und damit Verengerung der Abflusswege.
Nun ist der Circulus vitiosus geschlossen, indem der erschwerte
Abfluss zu weiterer Drucksteigerung und diese wieder zu weiterer
Verengerung der Abflusswege führt. Wie Ad. Weber für die
Anschwellung der Ciliarfortsätze, so muss v. Wecker für die erste
Drucksteigerung den Grund angeben. Dieser liegt vor Allem in
Rigidität der Sclerotica; hat die Sclerotica ihre Elasticität verloren,
kann sie nicht durch Nachgeben den Bulbusraum erweitern, so wird
auch eine schwache und vorübergehende Zunahme des Augeninhalts,
z. B. bedingt durch eine Congestion der Gefässe von nur kurzer
Dauer, den Beginn des vitiösen Cirkels einleiten, ebenso wird dies
geschehen, „wenn bei zugleich bestehenden atheromatösen, varicösen
oder aneurysmatischen Veränderungen der Gefässe der Retina sich
Rupturen einstellen."

d) Während Knies, Weber, v. Wecker den allgemeinen
Hergang bei der Entstehung des Glaucoms schildern, kann man unter
Umständen eine specielle Art des Verschlusses der Corneoscleralgrenze als Ursache des Glaucoms kennen lernen. Die Experimental-
ursache Schöler's, die Verbrennung des Limbus conjun-
tivae, fand Mooren sehr häufig als Gelegenheitsursache des
Glaucoms. Ich gebe die merkwürdige Aeusserung Mooren's wörtlich: „Wer Gelegenheit gehabt hat, viele Feuerarbeiter zu sehen,
die der häufigen Einwirkung einer Schlackenverbrennung ausgesetzt
sind, kann die Richtigkeit der Schöler'schen Beobachtungen fast
in jeder Woche constatiren, wenn der Limbus corneae nur in
ziemlicher Ausdehnung verbrannt ist[2]."

---

[1] Annales d'oculistique, Bd. LXXIX, pag. 118, und Zehender's klin.
Monatsblätter, pag. 189.

[2] Glaucombehandlung, 1881, pag. 9.

e) Das Hinderniss für den Abfluss der intraocularen Flüssigkeiten im vorderen Bulbusabschnitt liegt nicht allein in der Kammerbucht, sondern kann auch in der Iris liegen, da der von rückwärts nach vorne fliessende Flüssigkeitsstrom die Iris quer durchsetzt (Ulrich, 1880)[1]. Wenn die Durchgängigkeit des Irisfiltrum abgenommen hat, so wird Erhöhung des intraocularen Druckes, Vorrücken der Iris, Verlangsamung des intrabulbären Flüssigkeitsstromes die Folge sein. Da aber beim Primärglaucom primäre pathologische Veränderungen in der Iris thatsächlich nicht nachgewiesen wurden, so wird Ulrich in seiner Glaucomtheorie sehr unsicher. Das Glaucoma chronicum simplex rührt nach ihm von einer Verödung des Fontana'schen Raumes her (Knies). Für das acute entzündliche Glaucom wäre eine Erkrankung der Iriswurzel als Grund des Filtrationshindernisses, wenn auch bisher nicht bewiesen, dennoch möglich — wenigstens in einer Quote der Fälle; für die übrigen Fälle muss eine primäre Stauung in den Chorioidealgefässen unbekannten Ursprungs angenommen werden, in deren Gefolge vermehrte Secretion und dadurch relative Filtrationsinsufficienz der Iris eintritt. Die Iris ist nicht krank, aber sie vermag die vermehrte Menge der Flüssigkeit nicht genügend rasch zu filtriren, so dass eine gewisse Stauung der intraocularen Flüssigkeiten hinter der Iris und damit die Druckerhöhung sich entwickelt. Auch unter normalen Verhältnissen wird die Filtration durch das Irisgewebe erschwert, wenn die Pupille erweitert ist. Der Ausbruch des acuten Glaucomanfalls hat meistens seinen Grund in Pupillenerweiterung und der dadurch plötzlich gesetzten Vermehrung der Filtrationsinsufficienz der Iris. Aehnlich wirkt auch die Ruhe des Accommodationsmuskels, da dessen Thätigkeit das Offenhalten der vorderen Abflusswege befördert.

f) Während die bisher erwähnten Abfuhr-Hemmungs-Theorien nur eine Behinderung der vorderen Abflusswege in Betracht ziehen, sei es, dass dieselbe durch Verödung des Fontana'schen Raumes (Knies) oder durch Anpressen der Iris an die Cornea mittelst der geschwollenen Ciliarfortsätze (Weber), sei es, dass sie durch Compression des Balkengewebes in der Kammerbucht (v. Wecker) oder durch ein Filtrationshinderniss in der Iris (Ulrich) bereitet wird, wurde von Anderen auch das Augenmerk gerichtet auf die

---

[1] Vergl. pag. 141.

Behinderung des Abflusses der intraocularen Flüssigkeiten in der Gegend des hinteren Augenpols. Stilling
(1877) hielt sich nach seinen Experimenten (pag. 141) berechtigt,
solche hintere Abflusswege anzunehmen und auf die Möglichkeit
zweier verschiedenen Glaucomformen, eines Glaucoma anticum und
eines Glaucoma posticum hinzuweisen. Auch v. Wecker (1878)
deutet die beiden Formen an. Am entscheidendsten scheidet sie
Laqueur (1880)[1]. Laqueur sieht das typische Glaucom als
Folge einer primären Störung der hinteren Ableitungscanäle der
Augenflüssigkeiten (der Lymphe) an. Diese Behinderung in den
hinteren Abflusswegen, wenn auch zur Zeit noch nicht anatomisch
nachgewiesen, muss als die ständige Veränderung bei Glaucom
angesehen werden. Deren Folge ist Erhöhung des Druckes im Glaskörperraum und Abflachung der vorderen Kammer. So lange jedoch
die vorderen Abflusswege des Fontana'schen Raumes gut functioniren,
wird das pathologische Verhältniss gut vertragen. Sobald aber auch
diese Wege eingeengt oder gänzlich verlegt werden, was sich ereignet, wenn die Iris sich gegen die Peripherie bewegt, d. h. wenn
die Pupille sich erweitert, tritt nunmehr der prodromale oder acute
Anfall hervor. Der Verschluss der vorderen Abflusswege ist nicht
eine primäre Veränderung; dieselbe fügt sich vielmehr den primären
im hinteren Augapfelabschnitte sich abspielenden Vorgängen hinzu
und wird später, wenn die Verschliessung sich häufig wiederholt,
ein dauernd schädliches Moment. Nur für die seltenen Fälle, in
denen das Glaucom mit einer Vertiefung der Vorderkammer beginnt,
darf die Obliteration des Fontana'schen Raumes als primäre Störung
zugegeben werden. Nach dieser Theorie Laqueur's wird es
übrigens klar, wie unrecht er hat, ein besonderes Prodromalstadium
des Glaucoms zu unterscheiden.

Es sei hier bemerkt, dass Brailey in seinen letzten Arbeiten
(1881) zwar von einem Glaucoma posticum gar nichts erwähnt, dass
er aber in früheren Arbeiten (1880) darauf hinweist, dass die Function
des Opticus als eines Abzugscanals intraocularer Flüssigkeit zwar
bis jetzt nicht erwiesen sei; falls aber ein solcher hinterer Abzugscanal existire, so würde derselbe verlegt werden durch die Sclerose
(Bindegewebswucherung), welche Brailey als ein sehr frühes Zeichen
des Glaucoms im Sehnerven und in der Lamina cribrosa fand.

---

[1] Graefe's Archiv, Bd. XXVI, 2, pag. 26.

4) Die Erhöhung des intraocularen Druckes ist die
Folge von Stauungen im Blutgefässsystem des Auges,
und zwar ist sie
a) die Folge der durch Rigidität der Sclerotica
bedingten Erschwerung des Abflusses des venösen
Blutes aus dem Augeninnern und der dadurch bedingten
vermehrten Filtration (passiven Hypersecretion) in den
Bulbusraum (v. Stellwag, 1868)[1]). Das Glaucom im engeren
Sinne kommt nur in Augen mit sehr rigider Kapsel zur Entwickelung.
Diese Rigidität lässt sich an der Leiche direct nachweisen; dieselbe
hat die Aufmerksamkeit von Stellwag's an durchschnittenen
glaucomatösen Augen wiederholt erregt, ehe er noch deren Bedeutung kannte. Die eigentliche Rigidität und Starrheit betrifft
jedoch nur die äusseren Sclerallagen, während die inneren, an die
Aderhaut grenzenden Schichten ihre Dehnbarkeit weniger einbüssen.
Die Rigidität der Sclerotica ist das disponirende Moment für den
Ausbruch des Glaucoms. Steigerungen des arteriellen Seitendruckes
im intrabulbären Stromgebiete, vor allem in jenem der Aderhaut,
werden bei freier Circulation dadurch ausgeglichen, dass unter dem
Gegendrucke der normal-elastischen Bulbuskapsel eine grössere
Menge venösen Blutes in rascherem Tempo abfliesst. Dies letztere
ist jedoch nur dann möglich, wenn die Venenemissarien nicht blos
vollkommen durchgängig, sondern auch in entsprechender Weise
erweiterungsfähig sind. Ist die Sclerotica rigid, so wird eine solche
Erweiterung der abführenden Venen auf Schwierigkeiten stossen.
Kann aber das venöse Blut, während die arterielle Blutmenge vermehrt ist, nicht mit der erforderlichen Geschwindigkeit ausweichen,
so muss nothwendigerweise der intraoculare Druck und damit die
Spannung der Bulbuskapsel zunehmen. Die äusseren Lagen der
Sclerotica können wegen ihrer Rigidität dem erhöhten Drucke nicht
weichen; allein die inneren dehnbar gebliebenen Lagen der Lederhaut, welche allein mit der Lamina cribrosa in Verbindung stehen,
werden, sowie diese letztere, dem erhöhten Drucke nachgeben. So
wird die Lamina cribrosa nach rückwärts ausgebuchtet und dabei
gedehnt, während die in innigem Zusammenhange mit ihr stehenden
und daher dem Zuge folgenden inneren Faserschichten der hinteren
Scleralpartie eine Verschiebung nach rückwärts im Vergleich zu den

---

[1]) Der intraoculare Druck, pag. 31 u. ff.

äusseren Schichten der Sclerotica erfahren müssen. Damit ist die
Gelegenheit zur Verengerung und zur endlichen Obliteration der in
sehr schiefer Richtung durch die Sclerotica im Aequator bulbi austretenden Wirbelvenen gegeben. Die Erweiterung der vorderen
Ciliarvenen bei Glaucom (pag. 52) zeigt diese Behinderung des
Blutaustritts im Aequator direct an. Dazu kommt, dass die vorliegenden Verhältnisse nicht allein zur Erschwerung des Abflusses
des Venenblutes aus der Aderhaut Anlass geben. Denn die
nachweisbare bedeutende Flächenvermehrung der sich excavirenden
Lamina cribrosa wird, da eine derartige Dehnung der Siebmembran
ohne Verengerung ihrer Lücken kaum denkbar ist, an sich genügend,
um die Versperrung einzelner Durchlässe für die Venen der Netz -
haut, ja bei fortschreitendem Wachsthum der Excavation selbst
die Obliteration sämmtlicher Hauptstämme der Netzhautvenen
herbeizuführen. So schliesst sich der Circulus vitiosus, zu dessen
Zustandekommen Erhöhung des arteriellen Blutdruckes bei
Starrheit der äusseren Sclerallagen den Anlass gab. Der intraoculare Druck wird umsomehr überhand nehmen, je mehr die Ab-
fuhr behindert wird gegenüber der stärkeren Filtration aus den
überfüllten Binnenvenen; und die Selbststeuerung des ganzen
Stauungsprocesses wird zur Unmöglichkeit werden, sobald die früher
erwähnten Venen-Obliterationen in ausgedehntem Maassstabe sich
etablirt haben. Die Steigerung des arteriellen Blutdruckes, der
Beginn der ganzen verhängnissvollen Kette der Erscheinungen, kann
nach v. Stellwag eine Theilerscheinung einer Steigerung des allgemeinen Blutdruckes sein, ruhend auf vermehrter Herzthätigkeit
oder auf Plethora, wie sich denn das Glaucom in Folge über-
mässiger Körperanstrengungen, diätetischer Excesse, fieberhafter
Gefässaufregungen und ähnlicher Momente entwickelt. v. Stellwag
leugnet auch nicht den Einfluss von Trigeminusneuralgien, da diese
durch Reflex auf die sympathischen Nerven zur Gefässparalyse
führen und damit auch der Anlass zu Venenstauungen werden
können. Allerdings bleibt das ätiologische Moment des Ausbruches
der Krankheit oft unbekannt, allein hier macht v. Stellwag darauf
aufmerksam, dass bei gegebener Disposition schon ganz geringe
Steigerungen des localen Blutdruckes hinreichen, um die Venenstauung und so die ganze Reihenfolge der glaucomatösen Cardinalsymptome zur Folge zu haben.

Die Theorie v. Stellwag's war eingeleitet durch die Annahmen von Cusco (1861) und von Coccius (1862). Pamard theilt in seiner Inaugural-Dissertation über das Glaucom (1861) mit, dass Cusco an glaucomatösen Augen Abnahme des Durchmessers und partielle Verdickungen der Sclera vorgefunden. Cusco (1862)[1]) sieht diese Verdickungen als Folge einer Entzündung der Sclerotica an; durch die Schrumpfung der Sclerotica werde der intraoculare Raum verkleinert. Coccius sagt (1863)[2]), dass durch Schrumpfung der Sclerotica „der von ihr umfasste Bulbusinhalt unter einen höheren Druck versetzt wird“. Als Ursache der Schrumpfung der Sclerotica fand Coccius in dem einen Falle, auf den er sich stützt, eine als Folge einer Entzündung angesehene fettige Metamorphose des Bindegewebsnetzes (die schon früher von Wedl als seniles Symptom angegeben war); und wiewohl Donders (1863)[3]) die Vermuthung ausspricht, dass es sich bei der von Coccius beschriebenen Fettmetamorphose nicht um Ablagerung von Fett, sondern um eine solche von phosphorsaurer Kalkerde handelt, welche Donders als ein constantes seniles Symptom bekannt gegeben, bleibt Coccius (1868)[4]) bei seiner Anschauung, indem er noch in zwei weiteren Fällen von senilem Glaucom fettige Entartung der Bindegewebskörper des Scleralgewebes fand, vorwiegend im hinteren Theile der Sclerotica, auch auf die Lamina cribrosa verbreitet und ebenso um einzelne auf senkrechten Abschnitten der Sclera befindliche Gefässlumina deutlich. Coccius hält auch die Ansicht fest, dass das chronische Glaucom auf eine Einengung des Bulbusraumes durch Schrumpfung des Scleralgewebes zurückzuführen sei.

Es wäre vielleicht angezeigt, die Theorie von Cusco und Coccius als eine besondere Theorie insofern zu führen, als man glauben könnte, dass sich diese Forscher vorstellen, es würde einfach ohne jede Nebenwirkung durch Schrumpfung der Sclerotica der Augeninhalt unter höheren Druck gesetzt und unter demselben erhalten. Indessen scheint doch eine derartige Supposition nicht durchaus gerechtfertigt. Denn Coccius wenigstens, welcher übrigens als Ursache des acuten Glaucoms und mancher Glaucome jugendlicher Individuen nicht Schrumpfung der Bulbuskapsel, sondern eine Vermehrung des Bulbusinhalts durch primäre Hypersecretion ansieht, sagt, dass in den drei

---

[1]) Annales d'oculistique, Bd. XLVII, pag. 291.
[2]) Graefe's Archiv, Bd. IX, 1, pag. 1.
[3]) Graefe's Archiv, Bd. IX, 2, pag. 217.
[4]) Mechanismus der Accommodation, pag. 92.

von ihm secirten Fällen noch 24 Stunden lang nach der Exstirpation der Augen eine krankhaft ungemein erhöhte Spannung der
Sclera bestand, ein Verhältniss, welches „die Theorie von Roser
sehr veranschaulicht, dass bei einigermassen eingetretener Spannung
der Bulbuskapsel, die Venenostien durch Compression
(ähnlich einer Klappenwirkung) geschlossen werden" und dass „diese
Theorie auch durch das plötzliche Verschwinden der Injection von
Gefässen sehr bald nach der Operation einen weiteren Stützpunkt
erhalte". Demnach wäre es doch der Einfluss der schrumpfen-
den Sclerotica auf die Venenemessiarien, welche zur Berücksichtigung käme.

Hier ist es auch am Platze, der Theorie Magni's (1871)[1]
Erwähnung zu thun. Zwar sieht Magni auch in der Schrumpfung
der Sclerotica und in der Erweiterung der Venen das Wesen des
simplen Glaucoms, aber für das Zustandekommen des Grundsymptoms
der Drucksteigerung und anderer Glaucomsymptome findet er einen
abweichenden Grund, er findet ihn nämlich in der Atrophie der
Ciliarnerven. Beim Glaucoma simplex sind die Nerven immer
atrophirt oder gänzlich zerstört. Die langsame und progressive
Atrophie beginnt von den peripheren Endigungen der Nerven und
an dieselbe schliessen sich Sensibilitäts-, Motilitäts- und
Ernährungsstörungen der entsprechenden Gewebe. So ist die
Folge dieser Atrophie: Die Anästhesie der Hornhaut, die Lähmung
der Iris, die Beschränkung der Accommodation, die Atrophie des
Uvealtractus, besonders in den vordersten Partien (vergl.
Fuchs [1878] pag. 160), die progressive Rigidität und Sclerose der
Sclerotica, Abnahme des Kammerwassers und des Glaskörpers und
als Folge die Verminderung des Bulbusvolumens. „Schliesslich
wird das Gleichgewicht zwischen Blutdruck und intraoculärem Druck
gestört, es kommt zu venöser Hyperämie." Das entzündliche Glaucom
trennt Magni (wie Coccius) im Wesen vom Glaucoma simplex.
Bei diesem handelt es sich wirklich um eine Vermehrung des Bulbusinhalts in Folge einer serösen Chorioiditis des vorderen Bulbus-
abschnitts.

Indem wir daran erinnern, dass v. Graefe in der Schrumpfung
der Sclerotica die Ursache der Reizung der durchpassirenden

---

[1] Rivista clin. di Bologna. Feb. u. Ann. d'oculistique. Bd. LXVI,
pag. 276.

Secretionsnerven sah (pag. 128), gliedert sich die Scleraltheorie nach vier Richtungen:

α) Schrumpfung der Sclerotica als Folge von Entzündung führt unmittelbar zur Erhöhung des intraocularen Druckes (Cusco).

β) Rigidität der Sclerotica oder deren Schrumpfung in Folge pathologischer Processe führt zur Venenstauung und mittelbar zu passiver Hypersecretion und zur Druckerhöhung (Roser, Coccius, v. Stellwag).

γ) Schrumpfung der Sclerotica führt zu Nervenreizung, welche die die Druckerhöhung bedingende secretorische Entzündung hervorruft (v. Graefe).

δ) Atrophie der Ciliarnerven führt zum Schwunde des Glaskörpers, zu Sclerose und Schrumpfung der Sclerotica und endlich zu Venenstauung (Magni).

b) Die zweite der Blutstauungstheorien sieht in einer pathologischen partiellen Verödung des intraocularen Gefässgebietes die Ursache für eine Blutüberfüllung in den noch wegsamen Blutbahnen und in dieser die Quelle der zur Druckerhöhung führenden Hypersecretion (Goldzieher 1875, Fuchs 1878).

Goldzieher hat die betreffende Idee zuerst 1875[1]) ausgesprochen und dann später mit den Befunden von Knies und Weber in Einklang gebracht. Doch hat im selben Jahre (1875)[2]) auch Landsberg auf ganz ähnliche Verhältnisse hingewiesen, nur dass er nicht eine Verödung des Gefässgebietes der Aderhaut, sondern eine durch degenerative Processe bedingte Unwegsamkeit der feinen Gefässverzweigungen der Netzhaut eine Rolle spielen lässt. Die Darstellung Goldzieher's (1877)[3]), (1881)[4]) ist folgende. Die anatomische Grundlage der Theorie ist die Atrophie der Aderhaut, von denen ältere (v. Arlt) und neuere Beobachter (unter denen Goldzieher Weber und Brailey anführt) als Glaucombefund sprechen und wie sie Goldzieher mit Verödungen im Stroma und in der Capillarschicht einhergehend fand. Die Aderhautatrophie ist das Product einer schleichenden, ohne wesentliche klinische Merkmale fortschreitenden Chorioiditis, vielleicht aber auch

---

[1]) Centralblatt für die med. Wissenschaften, pag. 886.
[2]) Graefe's Archiv, Bd. XXI, 2, pag. 67—92.
[3]) Hirschberg's Centralblatt, pag. 195, 1877.
[4]) Therapie der Augenkrankheiten, pag. 221, 1881.

nur die Folge seniler Veränderungen, die allerorten mit Schwund
des Gewebes einhergehen.   Durch streckenweise Verödung des
Aderhautgefässlagers wird eine Ueberfüllung in den noch durchgängigen Gefässen entstehen, es werden die Gefässwände unter einen
höheren Druck gesetzt und die Folge ist vermehrte Ausscheidung.
Das Wesen des Glaucoms ist also ein Oedema corporis vitrei als
Folge partieller Chorioidealatrophie. Die collaterale Blutüberfüllung
findet sich auf Grund der anatomischen Untersuchung hauptsächlich
in den Ciliarfortsätzen, dann auch im Stroma der Aderhaut. Durch
die Schwellung der Processus ciliares — hier folgt Goldzieher
ganz der Darstellung Weber's — wird der Irisursprung an den
Cornealrand angepresst, es kommt zu ringförmiger Flächensynechie
und zur Obliteration des Fontana'schen Raumes. Da nun die
primäre Ursache der Hypersecretion fortbesteht und die Abflusswege
secundär verschlossen werden, so ist hiermit die spontane Unheil-
barkeit des Glaucoms erklärt.

Den Goldzieher'schen ganz analoge Anschauungen entwickelt
Fuchs (1878)[1]. Die atrophirende Chorioiditis, welche zur Druck-
erhöhung führt, ist mit dem Augenspiegel nachweisbar. Da sie aber
im vordersten Abschnitt der Aderhaut ihren Sitz hat, so ist sie
oft nur mit vieler Mühe und oft erst nachdem eine Iridectomie, zum
Zwecke der Heilung des Glaucoms ausgeführt, wenigstens nach
einer Richtung die äusserste Peripherie des Augengrundes dem
Augenspiegel zugänglicher gemacht, aufzufinden. Drei Viertel aller
Fälle, welche auf Chorioiditis untersucht wurden und bei denen die
Medienreinheit die Untersuchung gestattete, zeigten die Erkrankung.
Sie stellt sich in der Mehrzahl der Fälle als eine continuirliche
Atrophie des vordersten Abschnittes der Aderhaut dar, so dass
dieselbe in eine weisse oder weissgelbe oder unregelmässig gefleckte
Zone verwandelt erscheint, deren vordere Grenze niemals sichtbar wird,
während ein scharfer Saum die Grenze nach hinten gegen den
normalen Augengrund bildet. Seltener tritt sie in Form umschriebener, rundlicher, weisser, schwarzes Pigment tragender
oder von solchem umsäumter, auch ganz schwarzer Herde auf.

Das venöse Blut der Iris, der Ciliarfortsätze und des vordersten
Abschnittes der Aderhaut fliesst nach rückwärts gegen den Aequator
bulbi, wo es in den Vortexvenen das Augeninnere verlässt. Die

---

[1] Bericht der Heidelberger Versammlung, pag. 65.

vorderen Ciliarvenen führen unter normalen Verhältnissen nur
einen Theil des Blutes des Ciliarmuskels ab. Wird eine ringförmige,
mit Verödung zahlreicher Gefässe einhergehende Atrophie der Aderhaut zwischen Iris und Ciliarkörper einerseits, den Stämmen der
Vortexvenen andererseits gesetzt, so kann das venöse Blut aus dem
ganzen vorderen Bulbusabschnitt seinen normalen Abfluss nicht finden.
Die Folgen wurden schon früher erörtert. Durch das gesetzte
Hinderniss steigt der Blutdruck in den zu dieser Partie hinführenden
Gefässen, sowie in den nächsten Collateralbahnen. Der Gefässdruck
wird zum Theil auf den Glaskörper übertragen (v. Stellwag), aber
eine Regulirung durch rascheres Abfliessen venösen Blutes kann in
Folge der Venenobliteration nicht stattfinden. In Folge des erhöhten
Blutdruckes kommt es dann auch noch zur Erweiterung von Venen
und Capillaren und zu vermehrter Filtration. Es ist ein besonderes
Gewicht zu legen auf den Sitz der Chorioiditis vor den Vortexvenen;
denn eine Chorioiditis, welche hinter den Vortexvenen (also am
hinteren Augenpol oder zwischen diesem und Aequator bulbi) ihren
Sitz hat, ist der anatomischen Verhältnisse wegen viel weniger
geeignet, Drucksteigerung herbeizuführen. Beim reinen Glaucoma
simplex nun, für welches Fuchs einen Verschluss der vorderen
Abflusswege nicht zugibt, kommt für die Drucksteigerung nur der
vermehrte Blutdruck in den Binnengefässen des Auges in Betracht.
Mit Verschluss der Abflusswege tritt die vermehrte Filtration in
Action. Vorübergehende vermehrte Absonderung kann durch ver-
mehrten Abfluss nicht mehr balancirt werden. Es ist nicht unmöglich, dass der Verschluss der Abflusswege, die Verödung der
Kammerbucht dadurch zu Stande komme, dass die schleichende
Entzündung, welche im vordersten Abschnitt der Aderhaut besteht,
langsam weiter nach vorne auf die Gegend des Schlemm'schen
Kanals sich fortpflanzt. Es würde dies mit der Anschauung von
Knies stimmen, dass durch eine indurirende Entzündung die Kammer-
bucht verlegt werde (pag. 147).

Werfen wir einen Generalüberblick über die Drucktheorien, so
ergibt sich:
		Die Ursache des erhöhten Druckes ist Entzündung der Ader-
haut (v. Graefe) oder selbstständige seröse Entzündung des Glaskörpers (Stilling). Die Chorioiditis kann aber nicht blos unmittel-

bar dadurch zur Druckerhöhung führen, dass eben das entzündliche
Secret unter erhöhtem Drucke abgesondert wird, sondern auch
mittelbar dadurch, dass es durch Gefässatrophie zur Blutstauung und vermehrter Filtration kommt (Goldzieher,
Fuchs).

Die Ursache des erhöhten Druckes liegt im Nervenreiz, sei es,
dass die secretorischen Nerven intraocular, sei es, dass sie extraocular,
direct oder reflectorisch, gereizt werden. Der Nervenreiz bedingt
unmittelbar vermehrte Secretion (Donders) oder er führt zur Entzündung mit einem unter hohem Drucke abgesetzten Exsudat
(v. Graefe's spätere Ansicht) — oder es kann die Nervenreizung
mitunter dadurch im Spiele sein, dass es zu Gefässerweiterung und
dadurch bei Anschwellung der Ciliarfortsätze zur Verlegung der
Kammerbucht (Weber) oder bei gleichzeitiger Rigidität der Sclerotica
zu nicht balancirbarer Vermehrung des Augeninhalts und später
zu vermehrter Filtration aus den Venen kommt (v. Stellwag).

Nicht in einer Chorioiditis, auch nicht immer in Nervenreizung
sehen Jene die Ursache des Glaucoms, welche Beengung und
Verschluss der Abflusswege der intraocularen Flüssigkeiten
beschuldigen, sei es, dass eine Entzündung (Knies) oder eine Verbrennung (Mooren) in der Gegend des Schlemm'schen Kanals
diesen Verschluss herbeiführt, sei es, dass andere Momente zum Anpressen der Iris (mit Hilfe der geschwollenen Ciliarfortsätze) an die
Cornea führen (Weber, Priestley Smith, Brailey) oder eine
Compression des Balkengewebes des Fontana'schen Raumes in
Folge gleichzeitiger Rigidität der Sclerotica (v. Wecker) bedingen.
Auch auf die Filtrationsinsufficienz der Iris darf man nicht
vergessen (Ulrich), sowie bedenken, dass nicht Verschluss der
vorderen Abflusswege das primäre Symptom sein muss, viel-
mehr erst im Gefolge des Verschlusses der hinteren
Abflusswege sich geltend machen kann (Laqueur).

In der Rigidität der Sclerotica, lange bevor v. Wecker
in ihr den Grund sah für die Möglichkeit der Compression des
Balkengewebes im Fontana'schen Raume, wurde die Ursache des
Glaucoms gesehen wegen der Leichtigkeit, mit welcher in derartigen
Augen sich Venenstauungen entwickeln können (v. Stellwag);
und schon früher ward auf das Missverhältniss zwischen Continens und
Contentum hingewiesen, wenn durch chronische Entzündung (Cusco)
oder durch Fettmetamorphose (Coccius) die Bulbuskapsel schrumpft.

Man kann den aufgeführten Theorien keineswegs nachsagen, dass sie alle es versuchen, sämmtliche Glaucomsymptome, besonders die acutentzündlichen zu erklären, ja dass sie überhaupt einheitlich sind. Denn, um nur ein Beispiel zu wählen, so sieht Knies im Verschluss der vorderen Abflusswege das Wesen und die Ursache des Glaucoms, aber für den acutentzündlichen Anfall nimmt er ein zweites von dem ersten toto coelo verschiedenes und nicht im entferntesten Zusammenhang damit stehendes Moment, das der Nervenreizung, an. Man könnte den Spiess auch umkehren und sagen: Durch Nervenreiz ist die Druckerhöhung herbeigeführt und das Anpressen der Iris an die Cornea ist das secundäre Symptom. Diese Variationen und Combinationen der einzelnen Glaucomtheorien untereinander sind, wie schon die bisherige Darstellung gezeigt, sehr beliebt und es steht zu befürchten, dass je zahlreicher die Drucktheorien werden, desto zahlreicher auch die Combinationen derselben zur Erklärung eines Krankheitsprocesses, der unter allen Umständen stets derselbe ist, sich gestalten werden. So ist z. B. auch die Theorie des primären Nervenreizes als vitalen Moments und des Kammerbuchtverschlusses als secundären, mechanischen, dauernden Moments schon ausgesprochen (Schlegel, 1880)[1].

An Einem aber müssen alle Drucktheorien festhalten, das ist, dass alle Functionsstörung durch den Druck herbeigeführt wird und dass die glaucomatöse Sehnervenexcavation eine Druckexcavation sei. Denn wenn der Schmerz, die Ciliarinjection, die Anästhesie der Hornhaut, die Erweiterung und Starrheit der Pupille, die Enge der Vorderkammer, wie dies von Anhängern der Drucktheorien (vergl. Schnabel, pag. 131, Knies pag. 148, Magni pag. 158) ausgeführt wird, keine Drucksymptome sind und wenn man auch die Functionsstörung nicht als Folge des Druckes ansehen würde, dann würden alle Drucktheorien zum Gespötte, denn was nützt der Druck, wenn alle übrigen Glaucomsymptome von ihm unabhängig sind, was kommt ihm für Bedeutung nach irgend einer Richtung zu? Allerdings hat v. Graefe selbst, indem er erkannte, dass es nicht möglich sei, in einer Reihe von Fällen die Functionssymptome aus der Excavation des Sehnerven zu erklären, die erste Bresche in die eigene Drucktheorie gelegt.

---

[1] Mittheilungen aus der Tübinger Augenklinik, 1. Heft, pag. 200.

II. Die Theorie des genuinen Sehnervenleidens

wurde von Eduard v. Jäger von allem Anfang festgehalten. Schon vor 24 Jahren, in jener für die österreichische medicinische Welt denkwürdigen Sitzung der Gesellschaft der Aerzte vom 20. April 1857, in welcher Arlt über v. Graefe's Entdeckung der Wirkung der Iridectomie gegen Glaucom Mittheilung machte, erklärte Jäger, dass man ein eigenthümliches Sehnervenleiden bei Glaucom annehmen müsse und dass dieses Jahre lang bestehen kann, ehe die Erscheinungen einer mehr acuten oder chronischen Chorioiditis sich entwickeln. Jäger hat also — in unsere jetzige Sprache übertragen — schon damals beobachtet gehabt, dass Glaucoma simplex dem Glaucoma inflammatorium vorangehen könne, dass zunächst nichts als die Sehnervenexcavation da zu sein brauche und dass nach Jahren sich entzündliche Erscheinungen hinzugesellen können[1]).

Eduard v. Jäger hat dann seine Anschauungen über den glaucomatösen Process noch zu wiederholten Malen[2]) niedergelegt. Jäger unterscheidet am Auge vier verschiedene Ernährungsgebiete, das der Conjunctival-, das der retinalen Centralgefässe, dann dasjenige der Chorioidealgefässe und endlich das Ernährungsgebiet des Scleroticalgefässkranzes, „welches die den Sehnerven umgebende Partie der Sclerotica sammt der Lamina cribrosa, den im Scleroticalkanale liegenden Antheil des Sehnerven und den vor dem Sehnervenquerschnitt gelagerten Theil des Glaskörpers einbegreift".

Der glaucomatöse Process nun, dessen Wesenheit noch nicht ergründet ist, kann sowohl im Chorioideal- als im Scleroticalgebiet sich entwickeln, ergreift aber selten beide Gebiete gleichzeitig, so dass er längere Zeit auf dem einen Gebiete verweilt, ehe er in das andere übertritt. Die Ernährungsstörung im Scleroticalgebiete führt zur glaucomatösen Sehnervenexcavation, während wenn das glaucomatöse Leiden auf das Chorioidealgebiet beschränkt bleibt, das glaucomatöse Sehnervenleiden auch stets fehlt, dafür sich aber glaucomatöse Scleral- und Cornealectasien entwickeln.

In einer Vermehrung des intraocularen Druckes kann das Wesen

---

[1]) Wochenblatt der Zeitschrift der Ges. der Aerzte No. 19, 1857.
[2]) Zeitschr. der Ges. der Aerzte No. 30 und 31, 1858; über die Einstellung des dioptrischen Apparates, pag. 48, 1861; Ergebnisse der Untersuchung mit dem Augenspiegel, pag. 19—31, 1876.

des Processes nicht beruhen, da einerseits sehr bedeutende Druckerhöhung da sein kann bei Processen, die kein Glaucom sind, andererseits aber der glaucomatöse Vorgang nicht selten ohne die geringste
nachweisbare Druckvermehrung, ja selbst bei auffallend geringer
Spannung des Bulbus sich ausbildet und da selbst in Fällen, in
denen die Reiz- und Entzündungserscheinungen mächtig entwickelt
sind, eine Spannungserhöhung fehlen kann.

Trotzdem ist der Erhöhung des intraocularen Druckes, wenn
sie da ist — und es findet sich dieses Symptom durchschnittlich in
geringerem Maasse bei dem glaucomatösen Scleral-, mächtiger beim
Chorioidealleiden — eine wesentliche Bedeutung beizumessen, da die
Druckerhöhung einen Einfluss auf die Sehnervenexcavation übt und
überhaupt auf die Ernährungs- und damit auf die functionellen Verhältnisse des Auges, insbesondere der Netzhaut ungünstig einwirkt.

Es kann demnach bei Glaucom die Erblindung erfolgen durch
das eigenthümliche Sehnervenleiden ohne jede Druckerhöhung, allein
sie wird durch die letztere beschleunigt.

. S c h n a b e l , den wir früher unter den Druck-Theoretikern
kennen lernten, muss hier angeführt werden, weil er, wenngleich ausnahmsweise, die Mitwirkung anderer Momente beim Zustandekommen
der Excavation zugibt. Er weist darauf hin, dass der glaucomatöse
Hof, welcher der Ausdruck für die vorgeschrittene Druckatrophie der
Aderhaut sein soll, zuweilen schon zu erheblicher Breite entwickelt
ist zur Zeit, da die Excavation noch kaum in unzweifelhafter Weise
erkennbar; und dass derselbe bei Secundärglaucom (von dem wir noch
sprechen werden), wo die Excavation nach S c h n a b e l stets reiner
Druckeffect ist, nur selten ausgebildet sich zeigt, während er beim
Glaucoma simplex nur ausnahmsweise fehlt. Ebenso spricht für das
Vorhandensein eines selbstständigen Leidens der Umstand, dass die
Excavation, auch wenn eine physiologische Höhle vorbestand, sich
nur randständig ausbildet und endlich eine singuläre Thatsache,
die nämlich, dass in einem Falle acuten Glaucoms nachträglich und
zwar zwei Monate nach der mit bestem Erfolge vollführten Iridectomie, trotzdem dass das Sehvermögen vollständig unverändert geblieben
und der Druck nicht gestiegen war, eine vollkommen charakteristische
glaucomatöse Excavation vorgefunden wurde.

Einen ähnlichen Fall publicirte später auch K l e i n [1]), nur dass

---

[1]) v. G r a e f e 's Archiv, Bd. XXII, 4, pag. 157, 1876.

sich Druckerhöhung und andere Glaucomsymptome anschlossen. Auch Klein hat den Hof früher als die Excavation gesehen, ja, er macht noch eine andere höchst wunderbare Angabe, dass nämlich in einem Falle der Hof, der gelbliche Ring um den Sehnerven, nach der Iridectomie verschwunden sei. Klein verfolgte ferner die Ent-wickelung der Glaucomexcavation und kam zu dem Schlusse, dass dieselbe häufig in der Weise entsteht, dass die verschiedensten Theile der Papille, sowohl randständige als centrale, in der Ausdehnung einer Hälfte oder eines Quadranten oder kleinerer Abschnitte nach einander ausgebuchtet werden. Dieses Verhalten, sowie der Um-stand, dass dabei der intraoculare Druck sehr häufig nicht erhöht ist, während andererseits bei evidenter Druckerhöhung die Exca-vation sich nicht auszubilden braucht, spricht im Zusammenhange mit der Bildung des glaucomatösen Hofes auf sclero-chorioiditischer Grundlage dafür, dass die „Druck"excavation ohne ein glaucoma-töses Sehnervenleiden nicht zu Stande kommen könne.

Einzelne Anhänger der Drucktheorie geben zu, dass die Exca-vation nicht reiner unmittelbarer Druckeffect sei, sondern dass durch den Druck, sei es, dass die behinderte Circulation eine Ernährung-störung herbeiführt (Ulrich, v. Stellwag), sei es, dass patho-logische Producte den Sehnervenkopf überschwemmen und so das Gewebe weniger widerstandsfähig machen (Röder), die Papille und Lamina in einen solchen Zustand gebracht werden, dass der Druck, der diesen Zustand verschuldete, nun auch leichtere Arbeit hat, die Excavation herbeizuführen. Dies ist jedoch noch immer Druck-theorie, wenngleich keine directe, so doch eine indirecte.

Auf Mooren's widerspruchsvolle Auffassung in Betreff der Bedeutung des Symptoms der Druckerhöhung komme ich später zurück.

III. Die Theorie der Chorioiditis,

welche sagt, dass die Chorioiditis als solche und ohne dass die Druckerhöhung ein wesentliches Moment abgeben würde, zur Functionsstörung und zur Ausbildung der Sehnervenexcavation führt.

1. Die Theorie muss zeigen, dass die glaucomatöse Excavation keine Druckexcavation ist.

Indem ich gezeigt habe, dass das ophthalmoscopische Bild der Glaucomexcavation zur Zeit, da die Function noch intact ist, eine

Täuschung sei und es sich nicht blos nicht um eine randständige, sondern überhaupt nicht um eine erhebliche Excavation handeln könne, erscheint eigentlich jede weitere Argumentation gegen die Existenz der Druck-Excavation überflüssig, denn eine Excavation, welche zu einer gewissen Zeit gar keine ist, kann zu dieser Zeit nicht eine Druckexcavation sein.

Aber abgesehen von diesem cardinalen Argumente wird es nicht schwer fallen, aus der Summe der klinischen Erfahrung die Thatsachen vorzuführen, welche zeigen, dass unter Umständen die Glaucomexcavation keine Druckexcavation sein könne, weil kein erhöhter Druck da ist, der das normale überaus resistente Nervengewebe einfach zum Schwunde zu bringen vermöchte; dass ferner auch der auf das höchste angestiegene Druck durchaus nicht immer im Stande ist, eine Excavation zu erzeugen, wenngleich die Functionsstörung nicht ausbleibt; dass ohne Druckerhöhung und ohne Excavation schwerste Functionsstörung sich entwickelt und dass nachträglich Druckerhöhung oder Excavation oder beides zum Vorschein kommt; dass erst nach Beseitigung der Druckerhöhung das Bild der Glaucomexcavation allmälig sich herausbildet; und endlich dass unter gewissen Umständen eine bestimmte Druckerhöhung stets ohne Nachtheil fortbesteht, während unter ebenso bestimmten Verhältnissen ein viel geringerer Druck stets zur Vernichtung des Sehvermögens führt.

Beim Glaucoma chronicum simplex ist der intraoculare Druck häufig thatsächlich nicht erhöht. Ich will die Beobachtungen v. Jäger's (vgl. pag. 165) und auch eine Angabe Pflüger's, dass in einem von ihm beobachteten Falle von Glaucoma simplex die Spannung weit unter der Norm war[1]), ganz bei Seite lassen, aber es ist eine unwiderlegliche Thatsache, dass bei „Druck"excavation mit entsprechender Functionsstörung die Bulbi nicht allzuselten eine derartige Spannung zeigen, dass, wenn man die Spannung als abnorm ansehen müsste, man sich eher für eine Verminderung, als für eine Erhöhung auszusprechen genöthigt sähe. Es ist vollkommen richtig, dass in solchen Bulbis zu Zeiten der Druck steigen und auch entzündliche Medientrübungen sich einstellen können, aber unbegreiflich ist es, wie man die Anschauung zu vertreten vermag, dass diese passageren Drucksteigerungen im Stande sein sollen, die halbe Million von normalen Nervenfasern im Opticuskopfe zu totaler Atro-

---

[1]) Augenklinik in Bern, Bericht für 1878, pag. 37.

12*

phie zu bringen. Man sagt — ich habe das selbst gesagt — dass die verschiedenartige Resistenz der Lamina cribrosa es erkläre, wenn auch unter geringem abnormen oder unter physiologischem Drucke die Excavation sich entwickelt. Da muss ich zunächst fragen, wie es komme, dass der physiologische Druck, wenn gar nichts vorgefallen, wenn keine Erkrankung der Lamina eingetreten, plötzlich im Stande ist, die Siebmembran zurückzudrängen, während er es durch viele vorangegangene Jahrzehnte nicht vermocht. Und dann, welch' ein Grundirrthum ist es, zu glauben, dass Excavation der Lamina cribrosa identisch sei mit Excavation der Sehnervenmasse und dass die erstere den Schwund der letzteren herbeiführe. Wenn der Druck im Auge zunimmt und auf dem Sehnervenkopfe lastet, so muss derselbe jedenfalls verhängnissvoller werden, wenn die Lamina cribrosa unnachgiebig ist und so die Sehnervenfasermasse gegen die starre Wand der Siebmembran angepresst wird. Wenn aber die Lamina weicht, dann wird der Druck auf diese übertragen und der Sehnervenkopf entlastet. In der Höhle der Lamina (vgl. die schematische Figur 11, pag. 24) findet die halbe Million der Sehnervenfasern Platz; in der Sehnervenmasse selbst wird dadurch das Entstehen einer Druckexcavation durch Druckatrophie nur erschwert. Blos die irrige Vorstellung, dass bei der Glaucomexcavation schon von allem Anfang an eine Abknickung der Sehnervenfasern in grossem Maassstabe am Rande der Excavation stattfindet, was aber, wie ein Blick auf die Figur 11 zeigt, einfach eine Unmöglichkeit ist — hat zu dem weiteren Irrthum geführt, dass die Excavation der Lamina direct die Leitungsunterbrechung am Rande der Excavation verschulde.

Die Nervensubstanz hat eine ganz besondere Widerstandsfähigkeit gegen Druck. Hat doch v. Graefe selbst einen Fall beschrieben[1]), in welchem ein Auge vollkommen intacte Sehschärfe darbot, dessen Sehnerv, wie die Section durch Virchow zeigte, in einer intracraniellen Geschwulst so vollständig untergangen war, dass man von dessen Fasern absolut nichts aufzufinden vermochte. Wie müssen da die Fasern des Opticus auseinandergeworfen, gezerrt und bedrückt worden sein, wenn sie überhaupt nicht mehr zu erkennen waren — und doch functionirten sie normal. Es lässt sich übrigens gar nicht verkennen, dass v. Graefe selbst in jeder

---

[1]) v. Graefe's Archiv, Bd. XII, pag. 100.

neuen Arbeit, die er über Glaucom publicirte, immer mehr und mehr das Missliche erkannte, in der Druckexcavation — von der er allerdings consequent behauptete, dass sie ausschliesslich durch Druck herbeigeführt sei — die alleinige Ursache der Functionsstörung zu sehen (vgl. pag. 123). Die Begründung der Netzhautischämie bei acutem Glaucom, wo die Excavation fehlt, ist desshalb interessant, weil v. Graefe sagt, „dass die Nervensubstanz im Allgemeinen einen sehr bedeutenden Druck verträgt"; dass die Annahme unzulässig sei, dass „die Vermehrung des Druckes die nervöse Leitung als solche hemmt"; dass zur Leitungsstörung in den Opticusfasern, sowie auch in den mittleren und äusseren Netzhautlagen „sicherlich ein viel grösseres Druckquantum erforderlich sei, als dasjenige, welches bei den glaucomatösen Processen in Wirksamkeit tritt". Man möchte glauben, dass bei v. Graefe's Anschauung über die Widerstandsfähigkeit der Nervensubstanz gegen Druck er nicht blos die Abhängigkeit der Functionsstörung beim acuten Glaucom von directem Druck auf die Opticusfasern leugnen müsste, sondern auch die Anästhesie der Hornhaut und die Erweiterung und Starrheit der Pupille nicht auf Druckparalyse der Ciliarnerven zurückführen dürfte. Da er dies letztere aber dennoch thut, so folgt daraus, dass er die Ciliarnerven für weniger widerstandsfähig gegen Druck hält, als den Sehnerven. Ein Druck, der die Ciliarnerven bereits paralysirt, paralysirt den Sehnerven noch nicht; folglich kann ein Druck, der die Ciliarnerven nicht paralysirt, die Opticusfasern um so weniger paralysiren. Beim Glaucoma chronicum simplex nun kommen die allerhöchsten Härtegrade vor, ohne dass Erscheinungen der Paralyse im Bereiche der Ciliarnerven hervorträten (vgl. pag. 4). Der Druck war also nicht im Stande, die Ciliarnerven zu paralysiren, folglich um so weniger im Stande, den Sehnerven zu lähmen. Wo liegt daher die Consequenz, den totalen Schwund des intraoculären Sehnervenendes in solchen Fällen durch Druck zu erklären?

Diese letzteren Erwägungen sollen nur zeigen, dass es unwahrscheinlich sei, dass der erhöhte Druck die Lamina cribrosa excavirt und die Sehnervenfasern atrophisch macht. Allein die vollständigste Unmöglichkeit, dass bei nicht oder nur zeitweilig und vorübergehend erhöhtem Drucke eine Druckexcavation und Druckatrophie des Sehnerven zu Stande kommt, braucht nach dem Gesagten kaum weiter bewiesen zu werden. Nur unter dem

Drucke des Autoritätsglaubens konnte die gegenwärtige Generation
eine solche Theorie acceptiren; und mit Staunen und Verwunderung
wird das kommende Geschlecht auf das goldene Zeitalter der Ophthalmologie blicken, das in dieser Theorie den höchsten Ruhm erblickte.

Sowie einerseits die tiefsten Excavationen, endend mit voll-
kommenstem Schwunde der Nervenmasse, bei solcher Beschaffenheit
des intraoculären Druckes zu Stande kommen, dass die Annahme,
es könnte der herrschende Druck zu dieser totalen Atrophie des
Nerven geführt haben, allen Erfahrungen widerspricht, so sieht man
andererseits das Glaucombild sich entwickeln und mit der
bei Glaucom vorkommenden Functionsstörung sich vergesellschaften,
ohne dass, trotz lang dauernden und erheblich erhöhten
Druckes, die typische Glaucomexcavation zur Entwicklung
käme (Mauthner, v. Graefe, Mooren, Schweigger u. A.).
Dass die Excavation gleich und einige Zeit nach dem Ausbruch eines
acuten Glaucoms fehlt, ist leicht begreiflich; und zu dieser Zeit kann
die Functionsstörung natürlich nicht von der Unterbrechung der
Nervenleitung am Opticusrande abgeleitet werden. Aber ich möchte
nur bemerken, dass, wenn man in Fällen, wo das deutliche Bild eines
chronisch-entzündlichen Glaucoms vorliegt oder wo lang bestehende
deutliche Drucksteigerung mit Verfall des Sehvermögens zur Annahme
eines Glaucoma chronicum simplex nöthigt, nach sorgfältiger und
mühsamer Untersuchung eine „flache" Excavation findet oder zu
finden glaubt, durch das Vorhandensein einer flachen Excavation,
wenngleich die minimalen Gefässbiegungen genau am Papillenrande
stattfinden und die Excavation dadurch die Bedeutung einer totalen
gewinnt, die Functionsstörung ebensowenig erklärt werden
kann, als wenn gar keine Excavation da wäre. Denn, wenn
man schon zugibt, dass bei einer scharfen Abknickung der Nervenfasern am Papillenrande der erhöhte Druck verderblich wirkt —
wir wissen, dass das Augenspiegelbild täuscht und dass eine scharfe
Abknickung nur dann stattfindet, wenn eben keine oder nur noch
sehr wenige Fasern da sind (vgl. die Figuren 6 u. 11) — so ist es
doch undenkbar, bei einem ganz flachen Zurücksinken der Nerven-
oberfläche, eine Unterbrechung der Leitung am Rande der Excavation
anzunehmen. Wenn man also nicht wenigstens die typische Excavation findet, so hat es für die Aufklärung der Functionsstörung
absolut keinen Werth, ob der Sehnerv gar nicht excavirt ist oder
ob man mit Müh' und Noth eine „flache" Excavation entdeckt.

Die merkwürdigste hierhergehörende Thatsache aber ist die, dass bei einer noch zu besprechenden Krankheit, welcher der Name des Glaucoma haemorrhagicum beigelegt wird — einem Leiden, welches mit Blutung in die Netzhaut beginnt und mit furiosen Erscheinungen des acut entzündlichen Glaucoms und gänzlicher Erblindung endigt — trotz der colossalen und sehr lange anhaltenden Drucksteigerung, welche ein Attribut dieser Glaucomform ist, die Excavation sich nicht entwickelt. Es wurde zwar auch von Excavationsbildung bei dieser Krankheit gesprochen — aber sicher ist, dass dieselbe in den exquisitesten Fällen fehlt. Da die druckvermindernden Operationen in der Regel nicht im Stande sind, das vorwiegendste Symptom, die furchtbaren Schmerzen des erblindeten Auges, zu beseitigen, so wird häufig bald zur Enucleation geschritten, und der Mangel der Sehnervenexcavation in solchen Bulbis kann durch die kurze Dauer des Leidens erklärt werden.

Die Gelegenheit, ein Auge mit abgelaufenem wahrem Glaucoma haemorrhagicum zu untersuchen, bietet sich überhaupt selten; noch seltener gelingt es, Bedingungen für die Prüfung des Augengrundes vorzufinden. In einem solchen Falle konnte ich nachweisen [1]), dass nach viermonatlichem Bestande der Erkrankung, trotz der mächtigen Drucksteigerung, die obwaltete — das Sehvermögen war inzwischen durch Verblutung der Netzhaut gänzlich erloschen — nicht eine Spur von Excavation zur Entwicklung gekommen war. Das Glaucoma haemorrhagicum, eine vom gewöhnlichen Glaucom gänzlich verschiedene Erkrankung, zeigt, dass auch der höchste Druck den Sehnerven zu excaviren nicht im Stande ist — zeigt freilich auch, wie ungerechtfertigt es ist, ein Symptom, die Druckerhöhung, für die Krankheit selbst zu setzen.

Wir kommen weiter zu dem Argumente, dass es (vergl. pag. 76 und 91) Glaucome gibt, die ohne Druckerhöhung und ohne Excavation zur Sehstörung, ja selbst zur Erblindung führen, ehe die characteristischen Glaucomerscheinungen zum Vorschein kommen. Sieht man ein derartiges Auge erst in dem Zustande des Glaucoma absolutum, so zweifelt man nicht, dass die Erblindung durch Druckexcavation erfolgte — und doch war das Auge schon blind, ehe Drucksteigerung und Excavation sich kenntlich machten. Hier ist es am klarsten, dass nicht die Druck-

---

[1]) Aphorismen, Knapp's Archiv, Bd. VII, pag. 428.

erhöhung und nicht die Excavation, sondern ein Drittes die Schuld
an der Erblindung trägt; dass also die Erblindung nicht von der
Unterbrechung der Nervenleitung am Rande der Excavation, überhaupt nicht von der Druckerhöhung abhängt.

Und noch klarer gegen die Bedeutung der Excavation als Druckexcavation sprechen jene hochinteressanten Fälle, in welchen
bei Glaucom trotz der durch Iridectomie herbeigeführten
Normalisirung des intraoculären Druckes die Excavation nachträglich sich ausbildet. Ich habe schon früher
die Fälle von Schnabel und Klein erwähnt. Schnabel gibt an,
dass die vollkommen characteristische glaucomatöse Excavation da
war, ohne dass das Sehvermögen eine Aenderung erfahren gegen
jenen Zeitpunkt, da durch Iridectomie das acute Glaucom beseitigt
ward und die sorgfältigste Untersuchung von einer Excavation nichts
erkennen liess. Dieser Befund scheint nicht einmal gar so selten
zu sein. Denn Mooren (1881) — allerdings ein Mann von gewaltiger
Erfahrung, denn 7000 Iridectomien hat seine Hand vollführt —
sagt, er habe es unzählige Male, man höre! unzählige Male
gesehen, dass „eine vorhandene intraoculäre Druckerhöhung zu einer Zeit der Iridectomie unterworfen
wurde, als noch gar keine Excavation vorhanden war
und trotzdem die Operation eine bleibende Herabsetzung des intraoculären Druckes erzielte, sich erst
nach Monaten und Jahren eine Excavation entwickelte“.
Wie soll aber eine Excavation eine „Druck“excavation sein, wenn
sie sich erst lange Zeit nach Beseitigung der Druckerhöhung
herausbildet?

Die Massenbeobachtungen Mooren's über die Entwicklung der Excavation nach Beseitigung der Druckerhöhung und die dadurch erhärtete Thatsache, dass
die Excavation einerseits von der Druckerhöhung
unabhängig sei, andererseits aber so tief im Wesen
des glaucomatösen Processes wurzle, dass sie zum Vorschein kommt, wenn auch das für das cardinale gehaltene
Symptom beseitigt ist, haben eine immense Tragweite
sowohl für die Glaucomtheorie selbst, als für die Anhänger der Drucktheorie.

Mooren ist es, der in derselben Schrift, in welcher er auf Grund
der eben angeführten Thatsachen, sowie im Hinblick auf die „zahl-

reichen Beobachtungen, in denen trotz der denkbar höchsten Höhe der Drucksteigerung es niemals zu einer Ausbildung der Excavation kam", von dieser Excavation sagt, dass sie zwar gewöhnlich für das Resultat der intraoculären Druckerhöhung angesehen wird, dass es ihm jedoch wahrscheinlich sei, dass dieselbe der Ausdruck von Ernährungsstörungen ist, deren Ursache entweder im Opticus selbst oder mehr nach rückwärts im Gehirn liegt — Mooren, der sich hierdurch vollständig auf den Standpunkt Ed. v. Jäger's, in Betreff eines eigenthümlichen Sehnervenleidens, stellt, und der, indem er die Excavation und die Functionsstörung bei Glaucom von der Druckerhöhung für unabhängig erklärt, die Drucktheorie vernichtet, ist es, der in derselben Schrift den Ausspruch macht: „A. v. Graefe hat durch die Constatirung der Thatsache, dass das Glaucom auf einer Erhöhung des intraoculären Druckes beruhe, in der Ophthalmologie eine Bedeutung erlangt, wie sie auf dem Gebiete der Physik und Astronomie nur bei Galilei und Kepler durch die Entdeckung der Fallgesetze und der Planetenbewegung zu finden ist".

Wahr ist es, dass Albrecht v. Graefe's Verdienste um die Wissenschaft unsterblich sind; wahr ist es auch, dass allein die Entdeckung der operativen Heilung des Glaucoms dem Namen v. Graefe's für immerdar einen Glanz verleiht, der nicht leicht von dem eines zweiten Namens auf dem Gebiete der Medicin überstrahlt wird; aber wie ist es möglich, auf der einen Seite der Erhöhung des intraoculären Druckes jede Bedeutung für das Zustandekommen der verderbenbringenden Excavation, des einzigen in Betracht kommenden Symptoms, abzusprechen und auf der anderen Seite die Auffindung der Thatsache der Druckerhöhung bei Glaucom für eine wissenschaftliche That allerersten Ranges zu erklären?

Albrecht v. Graefe hat immer erklärt, dass er keine Deutung für die Wirkung der Iridectomie wisse und wohl auch auf seine Ansicht von der Wesenheit des Glaucoms (als Chorioiditis) kein allzu hohes Gewicht gelegt. Wird sein Verdienst um die Glaucomheilung geringer, wenn es sich herausstellt, dass die Erhöhung des intraoculären Druckes ein nebensächliches Symptom des Glaucoms ist?

Es wird vielleicht hier am Platze sein, eine Angelegenheit ab-

zuthun, die ich leider nicht mit Stillschweigen übergehen kann. Das
am 15. September 1881 ausgegebene 206. Heft der Volkmann-
schen Sammlung klinischer Vorträge enthält eine „kritische" Beleuchtung der Lehre vom Glaucom — ich will, soviel an mir liegt,
den Namen des Autors der Oeffentlichkeit nicht übergeben. Dort
heisst es auf Seite 1763 wörtlich: „Auf dem Wege zur Aufklärung
der dunkelsten Punkte in der Lehre vom Glaucom begegnen wir
einigen Vertretern der Wiener Schule, an ihrer Spitze Jäger,
Mauthner, Schnabel, die mit ihren Theorien über das Glaucom
unsere Aufmerksamkeit auf eine entgegengesetzte Seite, jedoch, nach
meiner Meinung, auf eine falsche Bahn gelenkt haben. Keiner
von diesen Autoren hat für die Lehre vom Glaucom etwas Neues
beigetragen, dafür aber glänzen sie durch ihren gegen die Lehre
Graefe's gerichteten Skepticismus". „Aber dieser Skepticismus trägt, wie mir scheint, eher den Charakter eines
nationalen Wettstreites an sich, d. h. eines Wettstreites
der Wiener Schule der Berliner gegenüber, als den einer vor-
urtheilsfreien wissenschaftlichen Würdigung der Graefe'-
schen Lehren, und desshalb unterlasse ich es, diesen
Gegenstand hier näher zu berühren."

Die Methode, geistige Arbeit in solcher Art zu verdächtigen,
ist in unserer Wissenschaft — zur Ehre derselben sei es gesagt —
neu. Noblesse oblige. Dem Verdächtiger gebührt kein Wort der
Erwiederung.

Was endlich den letzten der früher (pag. 167) angeführten
Punkte anlangt, so begegnen wir der Thatsache, dass nach der
Heilung des inflammatorischen Glaucoms durch Iridectomie
nicht gar so selten eine durch den Vergleich mit dem zweiten
gesunden Auge unzweifelhaft feststellbare pathologische Druckerhöhung zurückbleibt — ich berufe mich auf die Autorität
von v. Graefe (pag. 98) und Donders') — ohne dass dieser
Fortbestand des pathologischen Druckes späterhin die
Function beeinträchtigen würde, während beim Glaucoma
chronicum simplex eine viel geringere oder gänzlich
mangelnde Druckerhöhung stets zu totaler Erblindung
führt.

')Zehender's klinische Monatsblätter, 1864, pag. 434.

2. Die Theorie muss auch jeden anderen directen Einfluss des Druckes auf die Functionsstörung bekämpfen.

Sowie demnach Alles dagegen spricht, dass der Druck die Ursache der Excavation und diese die Ursache der Sehstörung sei, so kann man es auch nicht als eine glückliche Idee bezeichnen, für jene Fälle, in denen sich Excavation noch nicht findet, die Ursache der vom erhöhten Drucke erzeugten Störung darin zu suchen, dass die Druckerhöhung zur Störung oder Aufhebung der Netzhautcirculation führt.

Man sagt, dass der erhöhte Druck Arterienpuls hervorruft und dass die Unterbrechung des Blutstromes die Sehfunction beeinträchtigt. Man beruft sich darauf, dass, wenn man auf ein gesundes Auge drückt, eine Sehstörung und auch Arterienpuls auftritt. Ueber die Druckamblyopie des gesunden Auges, bei der ein ganz anderer Zustand, als der des Glaucoms, gesetzt wird, haben wir hier nicht zu sprechen. Soviel ist aber gewiss, dass sowie man einerseits Arterienpuls in gesunden Augen beobachtet hat, auf der anderen Seite das Glaucom genug Gelegenheit zu der Beobachtung bietet, dass die durch den Arterienpuls angezeigte Unterbrechung des arteriellen Blutstromes die Function durchaus nicht beeinträchtigt. Das muss doch schon jeder Ophthalmologe, der nur einigermaassen aufmerksam auf den Gegenstand war, gesehen haben, dass bei leichten acuten, sogenannten prodromalen Glaucomanfällen, trotz der Anwesenheit des Arterienpulses und trotz der schon durch das Farbensehen sich kenntlich machenden Medientrübung, weder eine periphere noch eine centrale Herabsetzung des Sehvermögens nachweislich zu sein braucht.

Das verschiedene Verhalten der Function in den verschiedenen Fällen acuten Glaucoms zeigt noch deutlicher, dass an eine Ischämie als Ursache der Sehstörung nicht gedacht werden kann. Bricht das acute Glaucom in einem bis dahin gesunden Auge aus, so ist — es gilt dies ganz allgemein für leichte („prodromale"), wie für schwere („wahre") Glaucomanfälle — die Sehstörung der Medientrübung proportional. Ich habe in derartigen frischen Fällen des gewöhnlichen Glaucoms die Sache nie anders gefunden. Dass es gewöhnliche Fälle sind, erkennt man dann auch nachträglich dadurch, dass durch die Operation (Iridectomie oder Sclerotomie) die Krankheit geheilt wird. Die Operation leistet zunächst nichts anderes, als das Eserin. Sie beseitigt die Medientrübung (zum Theile auch die Druckerhöhung) und restaurirt damit das Sehvermögen. Die Operation beeinflusst allerdings (gegenüber dem Eserin) gleichzeitig den krankhaften Process dauernd oder wahrscheinlich, richtiger gesagt, für eine bestimmte Zeitdauer. Aber die nächste Ursache der Wiederkehr des Sehvermögens ist das Verschwinden der Medientrübung. Ich behaupte geradezu, dass in frischen Fällen gewöhnlichen acuten Glaucoms, das sich in gesunden Augen etablirt hat, von einer Einwirkung des erhöhten Druckes auf die Function der Netzhaut nichts zu verspüren ist und daher auch von der Hervorrufung einer die Netzhautfunction beirrenden Ischämie nicht die Rede sein kann.

Diesen Fällen gewöhnlichen acuten Glaucoms stehen äusserst seltene gegenüber, in welchen die Netzhautfunction in kürzester Zeit nach dem Eintritt der Erkrankung (welche als simples oder inflammatorisches fulminantes Glaucom sich gibt) gänzlich erlischt. Es könnte nun sein, dass unter diesen Umständen die Druckerhöhung eine ganz besondere wäre, so dass, während die letztere beim gewöhnlichen acuten Glaucom nicht im Stande ist, die Netzhaut direct oder durch Ischämie zu lähmen, sie nunmehr fähig würde, die Nervensubstanz zu paralysiren, oder da v. Graefe dem Glaucomdruck diese Fähigkeit durchaus abspricht, die Netzhautcirculation und damit die Netzhautfunction gänzlich aufzuheben. Ich selbst habe nie ein wahres fulminantes Glaucom gesehen; daher ist es mir von besonderem Interesse, dass v. Graefe ausdrücklich erklärt, dass auch da, wo das Sehvermögen selbst in einer halben Stunde absolut erlischt, die Zeichen der Druckerhöhung, gegenüber den gewöhnlichen Fällen acuten Glaucoms, nicht in vorwiegendem Grade hervorzutreten brauchen[1].
Zwischen diesen beiden Extremen, die darin gipfeln, dass bei gleicher Höhe des Druckes das eine Mal — und dies ist die Regel — alle Zeichen gestörter Netzhautfunction fehlen, das andere Mal die Netzhautfunction gänzlich mit Einschluss der quantitativen Lichtempfindung erloschen ist, stehen Mittelfälle, in welchen auch bei einem ganz frischen Insult Einengung des Gesichtsfeldes (Fehlen der Empfindung eines Flammenbildes auf der Peripherie) und disproportionaler Verfall des centralen Sehens eintritt. Auch diese Fälle sind ungemein selten. Ueber sie, wie über die fulminirenden, hat die

[1] Graefe's Archiv, Bd. VIII, 2, pag. 244.

Iridectomie keine Gewalt; eine Normalisirung des Sehvermögens findet hier niemals statt.

Wenn ich nun sehe, dass beim gewöhnlichen acuten Glaucom zunächst von einer Functionsbehinderung der Netzhaut keine Rede ist — während man doch gerade beim plötzlichen Ansteigen des Druckes sofort die grösste Störung der Circulation erwarten müsste —; wenn ich andererseits sehe, dass bei der gleichen Höhe des Druckes urplötzlich totale Amaurose oder doch ein deutlicher Verfall der Function sich entwickelt, so scheint mir der Schluss nicht ungerechtfertigt, dass die Functionsstörung in den letzteren Fällen nicht durch Ischaemia retinae bedingt sein kann, sondern durch etwas anderes bedingt sein muss.

Vollends scheint ein Zwang vorzuliegen, wenn man der Ischämie auch bei chronischem Glaucom eine maassgebende Rolle zuschreiben will. Abgesehen davon, dass bei dem thatsächlich so verschiedenartigen Verhalten zwischen peripherer und centraler Amblyopie und der thatsächlich so verschiedenen Richtung und Lage der peripheren Defecte, die Theorie Rydel's (pag. 124) nicht auf gesicherter Basis ruht, kann doch beim Glaucoma chronicum simplex von einer Behinderung des Kreislaufs im Allgemeinen keine Rede sein, da die Druckerhöhung häufig eine geringe, oft sogar nur problematisch ist, das Symptom selbst der zeitweiligen Unterbrechung des arteriellen Blutstromes (der Arterienpuls) mangelt und der Spiegel die gewöhnliche Gefässverästelung in der Netzhautperipherie aufweist.

So wenig als eine Druck-Excavation und eine Druck-Ischämie plausibel ist, so wenig scheint es gerechtfertigt, jene Chorioidealveränderungen, welche bisweilen mit dem Augenspiegel sichtbar werden, als Folge des Druckes aufzufassen. Es heisst doch die Sache entschieden auf den Kopf stellen, die Chorioiditis als Folge des durch eine unsichtbare Krankheit hervorgerufenen Druckes anzusehen, anstatt in den hervortretenden Veränderungen das Sichkenntlichmachen jenes Processes zu erblicken, welcher der Druckerhöhung zu Grunde liegt.

3. Die Theorie muss positive Beweise beibringen.

Zu diesen gehört in erster Linie das Verhalten der Functionsstörung. Es wurde früher (pag. 32) ausführlich dargethan, dass die Art und Weise, wie der Verfall des centralen und des peripheren

Sehens sich gestaltet, nicht minder wie das Verhalten des Licht-
und Farbensinnes, von einer durch Knickung am Excavationsrande
herbeigeführten Atrophie der Sehnervenfasern nicht abhängig sein
kann. Man könnte vielleicht einwenden, dass, wenn auch von der
landläufigen Vorstellung, die in der Compression der Sehnervenfasern
gipfelt, abgesehen werden muss, der Druck doch das veranlassende
Moment sein könnte, und zwar dadurch, dass er nicht die zunächst
ausgesetzte Schicht der Sehnervenfasern trifft, sondern wegen der
Widerstandskraft der letzteren sich erst in der äussersten Netzhaut-
schicht, in jener der Stäbe und Zapfen, geltend macht. Dann wäre
allerdings die Verschiedenheit noch immer nicht erklärt, die sich
im Gange der centralen und peripheren Amblyopie geltend macht,
aber es würde begreiflich, wie so Störungen des Lichtsinnes sich so
frühzeitig einstellen und jene des Farbensinnes so lange fehlen. Eine
solche Aufstellung wäre gänzlich unhaltbar. Denn beim Glaucoma
chronicum ist die Spannungserhöhung häufig so gering, oder so zweifelhaft, oder so fehlend, dass man zwar auf Grund irriger Vorstellungen
zu der Anschauung kommen konnte, es würde auch durch solchen
Druck die Leitung der am Excavationsrande scharf abgebogenen
Nervenfasern gehemmt; aber nimmermehr wird sich ein Pathologe
zu der kühnen Idee versteigen, es könnte ein derartiger Druck durch
die inneren Netzhautschichten hindurch, dieselben intact lassend, die
in geschützter Lage befindlichen Zapfen und Stäbe direct alteriren.

Die Erscheinungen an der Excavation sind zunächst zu berücksichtigen. Wir haben durch zwingende logische Schlüsse erfahren,
dass das Bild der Excavation bei Fortbestand der normalen Function
des Auges ein Trugbild sein müsse. Wer den anatomischen Nachweis verlangt dafür, dass meine Anschauung richtig sei, wer also
glaubt, dass meine Auffassung nicht richtig zu sein brauche, der
ist einfach der Ansicht, dass das Auge auch ohne
Sehnervenfasern eine normale Function bewahren
könne. Denn da die Sehnervenfasern zwischen den haarscharf an
der Scleralgrenze abgeknickten, ja schnabelförmig abgebogenen Gefässen und eben dieser Scleralgrenze nicht liegen können, ich aber
doch andererseits schon wiederholt die Aufforderung erhielt zu dem
Nachweise meiner Anschauung, die dahin geht, dass die Sehnervenfasern
innerhalb der Gefässe liegen und so die Grube füllen, so müssen
Diejenigen, die den anatomischen Nachweis für die Richtigkeit meiner
Deduction verlangen, die Ansicht hegen, dass das Vorhandensein von

Sehnervenfasern für das Sehvermögen in hohem Grade überflüssig sei. Das an mich gestellte Verlangen schliesst einen Verstoss gegen die Logik in sich. Im Gegentheile, meine Gegner müssen nachweisen, entweder dass ein Auge ohne jegliche Sehnervenfaser vollkommen sehtüchtig sein könne, oder dass in einer vollkommen leeren und bis an den Rand und an die Wand vollkommen leeren Grube eine halbe Million Nervenfasern liege. Da Diejenigen, die den anatomischen Nachweis dafür verlangen, dass das Bild der glaucomatösen Excavation bei intactem Sehvermögen ein Trugbild sei, die also glauben, dass unter solchen Umständen doch eine wirkliche bis an den Rand gehende Grube da sein könne, nur die Wahl haben, anzunehmen, dass das Auge bei vollständiger Unterbrechung der Nervenfaserleitung noch intact fungire, oder dass die Grube, wiewohl sie mit einer halben Million Nervenfasern angefüllt ist, dennoch vollständig leer sei, so liegt das Unlogische zu Tage, wenn die Richtigkeit meiner Deductionen vom anatomischen Nachweis abhängig gemacht wird.

Es ist richtig: noch kein Auge mit dem Spiegelbilde der totalen Glaucomexcavation und erhaltener Function ist bisher anatomisch untersucht worden; allein es ist ebenso selbstverständlich, dass alle anatomischen Daten, die über die Glaucomexcavation bisher vorliegen, die Thatsache bestätigen, dass nur total und noch dazu schon längere Zeit total erblindete Augen eine Excavation zeigen, bei welcher der Spiegel- und der anatomische Befund sich decken.

Es muss hier zum Theile wiederholt werden, was schon früher bei der Erörterung der Entwicklung der Excavation nicht ganz unbeachtet bleiben konnte.

Schon die ersten Abbildungen, welche Heinrich Müller (1858) von den glaucomatösen Excavationen gab, hätten nachdenklich stimmen sollen. In dem einen vollständig erblindeten Auge zeigen sich Zeichen der vorgerückten Excavation, aber doch wird selbst für diesen Fall ersichtlich, dass bei der Vergrösserung, die der Augenspiegel liefert, noch ein deutlicher Randtheil des Sehnerven hätte sichtbar sein müssen; in dem zweiten Auge, das noch „Schein" gehabt haben soll, zeigt der anatomische Durchschnitt einfach nur eine centrale trichterförmige Grube [1].

---

[1] v. Graefe's Archiv, Bd. IV, 2, pag. 28.

Es ist die einfache Unmöglichkeit, dass die Gefässknickung, die am Rande des Sehnerven bei Glaucom auftritt, eine wirkliche Einsenkung bedeutet, weil ja sonst sämmtliche Nervenfasern zwischen Gefäss (in seiner ursprünglichen Lage) und Sehnervenrand hätten plötzlich verschwinden müssen, und so ist es begreiflich, wenn Brailey, der über ein überwältigendes anatomisches Material verfügt, die anatomische Entwickelung der Glaucomexcavation in folgender Weise schildert: „Die erste Wirkung des Druckes gibt sich kund durch ein Zurückweichen des Centrums der Lamina cribrosa". Erst später entwickelt sich in der Opticusscheibe „eine centrale trichterförmige, schlecht begrenzte, schwache Vertiefung, die dann gegen die Lamina cribrosa fortschreitet und erst später in seitlicher Richtung sich erweitert, bis endlich der Scleralring des Sehnerven nahezu blosliegt. Zur Excavation mit überhängendem Rande kommt es überhaupt nur bei hohem Drucke, wiewohl, was die gänzliche Zerstörung der Nervenfasern anlangt, der Effect des hohen und niedrigen Druckes derselbe ist". Brailey bringt auch eine Abbildung (Sagittalschnitt durch den Sehnerven), welcher unter der Form einer centralen physiologischen Grube, aber mit weit zurückgewichener Lamina cribrosa eine beginnende Glaucomexcavation darstellt [1].

Immerhin möchte ich noch auf die anatomischen Befunde hinweisen, die man bisweilen festzustellen in der Lage war bei der intra vitam auf Glaucom gestellten Diagnose. So fand Schnabel an Augen, welche wegen Glaucomexcavation operirt worden waren, bei der anatomischen Untersuchung keine oder nur eine partielle physiologische Excavation vor [2]; so heisst es bei Deutschmann, dass in einem Falle von Glaucoma haemorrhagicum durch Schweigger die Sehnervenexcavation diagnosticirt wurde, während das Ergebniss der anatomischen Untersuchung wörtlich lautet: „Die Sehnervenpapille ist mässig tief, nur partiell und zwar fast rein central excavirt" [3].

Nicht übergehen kann ich jenen Vortrag, welchen Kuhnt in der Heidelberger Versammlung 1881 „über die physiologische Seh-

---

[1] Ophthalmic Hospital Reports, Bd. IX, 2, pag. 207, 1877.
[2] Knapp's Archiv, Bd. VII, pag. 122, 1878.
[3] v. Graefe's Archiv, Bd. XXV, 3, pag. 169 und 170, 1879.

nervenexcavation" gehalten hat [1]. Er zeigt, dass sich wirklich bei der anatomischen Untersuchung sehr breite physiologische Excavationen finden, und dass die Thatsache, dass die ganze Summe der Nervenfasern durch einen schmalen Randtheil der Papille hindurchgeht, durch den gänzlichen Schwund jeglichen der Bindesubstanz zugehörigen Zwischengewebes zu erklären sei. „Die an sich recht plausibel erscheinende ingeniöse Hypothese Mauthner's betreffs der Diaphanität der Nervenfasern aber", heisst es zum Schlusse, „dürfte durch die Ihnen vorgelegten Präparate erschüttert, wenn nicht entkräftet sein." Ich muss mir die Bemerkung erlauben, dass ich meine Hypothese über die anatomische Bedeutung der physiologischen Excavation (vgl. pag. 11) vor Allem desshalb ausgeführt habe, um meine Deductionen in Betreff der Glaucomexcavation verständlich zu machen. Dass es physiologische Excavationen gibt, die anatomisch einen sehr breiten Durchmesser haben, ist Jedem bekannt, der Ed. v. Jäger's Präparate kennt, oder wenigstens seine diesbezüglichen Abbildungen — ich verweise namentlich auf Fig. 8 und 9 der Tafel I in Prof. v. Jäger's: Einstellungen des dioptrischen Apparates im menschlichen Auge, 1861 — gesehen hat. Trotzdem gibt es physiologische Excavationen von solchem Durchmesser, dass kein Randtheil mehr sichtbar ist (vgl. pag. 13) und für diese Fälle reicht die Kuhnt'sche Auffassung, welche ja die allgemeine ist, nicht aus. Wenn der Randtheil schmal, ja selbst wenn er sehr schmal ist, mögen durch denselben noch alle Fasern hindurchgehen (was ich übrigens nicht glaube und was für eine angeborene Höhle noch viel leichter verständlich ist, als für eine erworbene, bei der die Fasern, die ursprünglich den ganzen Querschnitt füllten, nunmehr auf einen schmalen Randtheil zusammengedrängt sein sollen) — aber wo gar kein Randtheil da ist, da können doch in diesem Nichts nicht Hunderttausende von Nervenfasern enthalten sein — und das Wesen der Glaucomexcavation ruht doch darin, dass kein Randtheil der Papille existirt. Kuhnt hat also in Heidelberg recht interessante, aber durchaus nicht neue Präparate über die physiologische Excavation vorgezeigt — aber meine Ausführungen über die bisweilen bis an den Rand gehenden physiologischen und über die immer bis zum Rande gehenden, weil nur dann so benannten glaucomatösen Excavationen, nicht im Mindesten alterirt.

---

[1] Bericht, pag. 138.

Die anatomischen Untersuchungen zeigen also nicht die von der Drucktheorie geforderte Randexcavation; sie zeigen dieselbe nicht, einfach weil sie sie nicht zeigen können.

Wenn man sich einmal vorurtheilsfrei klar gemacht hat, dass das Bild der typischen Glaucomexcavation im Beginne des Leidens nicht durch Druck hervorgerufen sein kann, so wird man auch leicht noch die mannigfachen Phänomene zu deuten in der Lage sein, welche an der glaucomatösen Papille und in deren Umkreise hervortreten.

Was zunächst das letztere Phänomen, die Erscheinung des glaucomatösen Hofes anlangt, so ist unser positives Wissen darüber recht mangelhaft. (Vgl. pag. 75.) Schon über die Art der Entwicklung und des Fortschreitens dieses Hofes, sowie darüber, ob bei einmal vollkommen entwickelter Glaucomexcavation der Hof sich verschieden verhalte je nach der Form des Glaucoms, in dessen Verlauf er sich entwickelt hatte, sind die Erfahrungen, speciell meine eigenen, recht unzulänglich. Ich kann nur sagen, dass bei der Untersuchung von Glaucomen man jene Bilder des in Rede stehenden den Sehnerven umkreisenden Ringes findet, die ich früher (pag. 17 und 18) entworfen habe. Wir dürfen uns nicht wundern, dass wir über die eigentliche Bedeutung dieses Ringes noch im Unklaren sind, wenn selbst die ophthalmoscopische Erscheinung desselben eine einheitliche Auffassung nicht erfährt. Ganz besonders erstaunt aber war ich über das, was Kuhnt (1881) über das Aussehen dieses Hofes sagt. „Wie bekannt", heisst es [1]), „tritt mit der Ausbildung des Glaucoms auch der Scleralring in grösserer Breite und bedeutenderer Klarheit hervor. Gewöhnlich schliesst sich an ihn aber noch in verschieden grosser Ausdehnung ein mit dem Spiegel weisslich, beziehungsweise grau-weisslich erscheinender sogenannter peripapillärer Halo an." Dass die Excavation von zwei Ringen, dem verbreiteten Bindegewebsring und einem peripapillären Halo umkreist wird, habe ich ebensowenig gesehen, als dass diese Höfe eine weisse oder weissliche Farbe haben. Niemals sieht man etwas von dem ursprünglichen Bindegewebsring, man sieht auch stets nur einen einzigen Ring und dieser hat, so lange er ein gleichmässiges Aussehen darbietet, stets eine deutlich gelbliche Farbe.

In Betreff der pathologischen Bedeutung dieses Ringes wurde

---

[1]) Heidelberger Bericht für 1881, pag. 66.

von Schweigger (1864) auf Grund der anatomischen Untersuchung die Ansicht ausgesprochen, dass derselbe durch Atrophie des Chorioidealgewebes zu Stande komme. Er fand die Aderhaut an der betreffenden Stelle in ein sehr dünnes, vollkommen durchsichtiges Häutchen verwandelt, welches sich scharf gegen einen vollkommen normalen Chorioidealbereich abgrenzt [1]. Auch Kuhnt (1881) fand in Augen, die wegen absoluten Glaucoms enucleirt worden waren, die Aderhaut im weiten Umkreise um die Papille ganz in derselben Weise atrophirt, wie er dies bei Myopie und der einfachen Altersveränderung nachweisen konnte. Kuhnt gesteht aber selbst zu, dass er eigentlich nicht glaube, dass diese Veränderungen dem für das Glaucom typischen Halo entsprechen; er hält es vielmehr für viel wahrscheinlicher, dass er es nur mit einfachen Altersveränderungen zu thun hatte. In der That kann nicht angenommen werden, dass das erste Erscheinen des gelblichen Ringes durch totale Atrophie der Aderhaut und dadurch bedingtes Blosliegen der Sclera herbeigeführt werde. Denn abgesehen davon, dass der Halo nicht die weissblaue Farbe der Sclerotica zeigt, ihm vielmehr eine davon ganz verschiedene gelbliche Färbung zukommt, muss es doch in das höchste Erstaunen setzen, dass diese totale Atrophie der Aderhaut gleich von vorne herein fix und fertig sich präsentirt. Wenn der Druck zu Atrophie führt, so wird es doch nur allmälig zum Schwunde der Aderhautschichten kommen können und man wird als Regel die Gelegenheit haben, an diesem glaucomatösen Hofe zahlreiche Reste der Aderhaut nachzuweisen, in einer Weise, wie dies durch Fig. 8 (pag. 18) angezeigt ist. Allein das Bild, wie es da sich zeigt, ist die Ausnahme und findet sich nicht in frischen, sondern in alten Glaucomen alter Leute. In 98% der Fälle sicherlich zeigt der glaucomatöse Hof, sobald er überhaupt da ist, ein vollkommen gleichmässiges Aussehen, ohne die Spur einer Chorioidealzeichnung oder einer Zeichnung überhaupt. Schon aus diesem Grunde (der eigenthümlichen gelblichen Farbe und der Gleichmässigkeit der Fläche) ist es im hohen Grade wahrscheinlich, dass die Erscheinung des Halo von einer Exsudation herrührt, welche zwischen Netzhaut und Aderhaut und in der letzteren selbst abgelagert wird. Der Schweigger'sche Befund widerspricht dem durchaus nicht; wir wissen auch sonst, dass Chorioidealexsudate nach ihrem Schwunde

---

[1] Augenspiegel, pag. 131.

13*

Atrophie, ja nicht selten die hochgradigste Atrophie des Gewebes
zurücklassen, in dem sie gesessen. Und auch die vereinzelten Spiegelbefunde an alten Glaucomen stehen zu dieser Auffassung nicht im
Gegensatz. Man sieht da, wie in Fig. 8, ein Bild, auf welchem noch
ein Theil des Ringes seine gewöhnliche gleichmässige gelbe
Farbe aufweist, während ein anderer Theil ganz wie ein Conus aussieht, d. h. Reste von Aderhautgefässen auf weisslichem Grunde trägt.
Endlich beobachtet man bei sehr alten Glaucomen, wie der Sehnerv

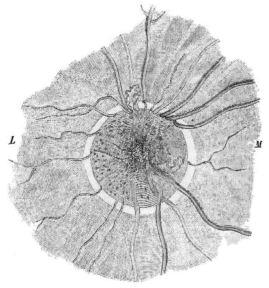

Figur 14.

nicht mehr von dem glaucomatösen Hofe, sondern ringsum von
einem „Conus" umschlossen ist. Was aber noch bemerkenswerther
ist, das ist, dass ich einige Male einzelne der grossen an den excavirten Sehnerven herantretenden Gefässstämme nicht am Rande
der Excavation, also nicht am inneren Rande des Hofes, sondern
am äusseren Rande des letzteren aufhören sah. Ein solches
Verhalten ist in der von Dr. Purtscher nach der Natur gezeichneten Figur (pag. 16), die ich hier als Fig. 14 noch einmal hersetzen
will, ersichtlich. Der gerade von oben herunter kommende venöse
Gefässstamm schneidet am äusseren Rande des Hofes scharf ab,

während ein ganz und gar ungewöhnlicher Ast sich über die Fläche des Ringes hinüberschwingt. In dem Gewirre von Gefässen, welche den Grund der Excavation decken, ist eines mit ziemlicher Sicherheit als die Fortsetzung des bewussten Venenstammes anzusehen. Das Verschwinden des Gefässes liesse sich dadurch erklären, dass bei einem Uebergreifen der Exsudation in die Netzhaut ein besonders tief gelegener Gefässstamm gedeckt werden könnte.

Dazu kommt, dass der glaucomatöse Ring bisweilen früher entwickelt ist, als die Excavation. Das haben schon Schnabel und Klein (vgl. pag. 165 und 166) angegeben. Dabei kann es sich ereignen, dass die Sehschärfe, wie der Hof an beiden Augen sich gleich verhalten, während an dem einen Auge die Excavation in vollkommenster Entwicklung, auf dem anderen hingegen nur angedeutet erscheint. So habe ich verzeichnet: Ein 74jähriger Mann bemerkt seit 6 Jahren eine allmälige Abnahme des Sehvermögens. Spannung der Bulbi von der Norm kaum abweichend. Sehschärfe an jedem Auge mit dem entsprechenden Convexglase $\frac{1}{10}$. Rechts ist das Bild der Totalexcavation. Die excavirte Papille umgibt ein breiter glaucomatöser Hof, der nach aussen unten eine Breite von $\frac{3}{4}$ Papillen-Durchmessern erreicht. Links ist die Excavation kaum angedeutet, dagegen der gelbliche Hof sehr ausgeprägt. Ein anderer Fall: Der 61jährige Kranke zeigt am rechten Auge Glaucoma inflammatorium absolutum. Am linken Auge ist Spannung und vorderer Bulbusabschnitt normal, Medien rein. Den Sehnerven umkreist ein breiter, grünlich-gelber Hof. Einzelne kleine Gefässe hören am Rande der Papille auf. Von den grösseren Gefässstämmen zeigen die oberen eine Abbiegung, jedoch nicht scharf am Rande, sondern etwas im Bereiche der Papille. Sehschärfe $\frac{2}{3}$, etwas mehr; Gesichtsfeld, Licht- und Farbensinn normal.

Wir sehen also mitunter den glaucomatösen Hof früher ausgeprägt als die Excavation, wiewohl eine solche sich deutlich vorbereitet, und in Augen, in denen die Spannung gar nicht oder nur unbedeutend erhöht ist. Und da sollte der Hof ein Druckeffect sein?!

So laut auch alle die genannten Argumente: das gleichmässige Aussehen und die gelbliche Farbe des Hofes, die Beobachtung des Aufhörens einzelner Gefässe am äusseren Hofrande, die Entwicklung des Hofes vor der Entwicklung der Excavation und bei mangelnder oder sehr geringfügiger Druckerhöhung für die Bedeutung des Ringes als Chorioidealexsudates sprechen, so würde der Nachweis des letzteren doch erst auf klinischem Wege dadurch geliefert, wenn man diesen glaucomatösen Hof wieder spurlos verschwinden sehen würde. Zwar wissen wir, dass tief eingelagerte Aderhautexsudate in der Regel nicht ohne Spur verschwinden und es hat daher an und für sich nichts Wahrscheinliches, dass der Hof bei Glaucom ohne eine ähnlich aussehende atrophische Stelle zu hinterlassen, geheilt werden könnte; aber doch berichtet Klein über eine solche Beobachtung[1]). Er sah, dass der Hof in einem Falle nach der Iridectomie verschwand.

Stellen wir uns auf Grund der klinischen Thatsachen vor, dass der glaucomatöse Process am Sehnerven in einem entzündlichen Vorgange beruht, durch welchen es zunächst zu einer Erweichung des Bindegewebes der Lamina cribrosa und im Sehnerven, so zum Zurücksinken der Lamina und der Gefässe im Sehnervenkopfe kommt, dann begreifen wir noch eigenthümliche Gefässerscheinungen, die nicht gar so selten zur Beobachtung kommen. Zunächst wurden vielfach im Excavationsgrunde eigenthümliche Convolute feiner Gefässe beschrieben und abgebildet. Durch Erhöhung des Druckes vermag ich diese Erscheinung nicht zu erklären, besonders wenn wie so häufig beim Glaucoma chronicum simplex der Druck nur vorübergehend und auch da nur mässig erhöht ist. Dann möchte ich noch auf Gefässbildungen anderer Art aufmerksam machen. So sieht man in Fig. 14 (pag. 184) am oberen Papillenrande vom inneren Rande des Hofes eine eigenthümliche Gefässschlinge hervorsprossen, die in Wirklichkeit in den Glaskörper hineinragte. Solche Gefässwucherungen kommen bei entzündlichen Processen im Sehnerven (und in der Netzhaut) vor. Man findet sie auch bei Neuritis, d. h. bei jener Krankheit, die man κατ᾽ἐξοχήν Neuritis optica oder Papillitis nennt. Es ist selbstredend nicht blos die in Rede stehende Gefässschlinge eine Neubildung, sondern ich nehme die Bedeutung der Neubildung auch in Anspruch für die früher erwähnten Gefässconvolute im Grunde der Excavation.

Ist aber gegenwärtig bereits der anatomische Nachweis gelungen, dass im Sehnervenkopf beim Glaucom ein entzündlicher Process, unabhängig von der Druckerhöhung, sich abspielt? Allerdings, der Nachweis des Zurücksinkens der Gefässe in dem durchsichtig ge-

[1]) v. Graefe's Archiv, Bd. XXII, 4, pag. 157.

wordenen Sehnervenkopf ist bisher noch nicht gegeben, aber die Thatsache, dass bei Glaucom im Sehnervenkopfe regelmässig entzündliche Processe im Spiele sind, hat Brailey nachgewiesen; und es ist von besonderem Interesse, dass Brailey bei der Erörterung der Frage, ob diese entzündlichen Vorgänge der Spannungserhöhung vorangehen oder ihr nachfolgen, die Meinung scharf betont, dass es sich um eine prac-glaucomatöse krankhafte Veränderung im Nerven handle. Nach Brailey geht dem klinischen Bilde des Glaucoms eine Neuritis optica vorauf[1]).

Es spricht demnach Alles dafür, dass beim Glaucom wirklich in dem Gebiete des Scleralgefässkranzes, wie dies v. Jäger ausgesprochen hat, ein krankhafter Process sich etablirt, aber im Wesen des Glaucoms scheint es durchaus nicht zu liegen, dass dieser Process sich auf den Sehnerven beschränkt. Würde in Folge der Erkrankung des Opticus direct und unmittelbar die Sehstörung eingeleitet werden, so müssten die functionellen Zeichen der Sehnervenatrophie, vor Allem Störungen des Farbensinns bei Erhaltung des Lichtsinns, sich kenntlich machen. Der Umstand, dass die Function beim Glaucom in der Regel in der Art gestört wird, dass der Lichtsinn leidet, der Farbensinn aber nicht, deutet jedoch darauf hin, dass der krankhafte Process sich über das ganze Gebiet des Ciliargefässsytems, soweit es die Aderhaut versorgt, verbreitet; und die bei Glaucom im vorderen Augenapfelabschnitt auftretenden, namentlich die entzündlichen Störungen beweisen uns, dass auch die vorderen Regionen des Ciliargefässsystems im Corpus ciliare, in der Iris und in der Hornhaut der Mitleidenschaft häufig nicht entgehen. Das Glaucom also scheint eine Uveitis totalis eigenthümlicher Art zu sein, bei welcher jeder Theil des vom Ciliargefässsystem versorgten Gebietes zuerst erkranken und von der Erkrankung der anderen Particen gefolgt sein kann. Die Extreme sind die, dass die Krankheit das eine Mal als einfache Keratitis, das andere Mal als Sclerotico-chorioiditis posterior (in des Wortes wirklicher Bedeutung), d. i. als gelblicher Hof um die Papille, beginnt.

Zwei Dinge haben wir nunmehr zu erörtern. Wir haben einerseits noch Aufklärungen über die Art der Functionsstörung zu geben, andererseits zu zeigen, dass die Zeichen der supponirten Chorioiditis nicht vermisst werden. In

---

[1]) Ophth. Hosp. Rep., Bd. X, 1, pag. 88, 1880.

ersterer Hinsicht haben wir früher (pag. 46) gesagt, dass auch beim
Glaucom der Lichtsinn normal und der Farbensinn gestört sein kann,
dass aber genau das Gleiche für die Chorioideoretinitis gelte; dass
demnach durch eine solche ausnahmsweise Abweichung von der
Regel nicht bewiesen werden könne, dass das Glaucom keine von
der Aderhaut auf die Netzhaut übergreifende Erkrankung sei. Man
kann leicht constatiren, dass es Fälle gibt, in denen die ausgedehn-
testen Veränderungen in der Aderhaut mit dem Spiegel erkennbar
vorliegen, ohne dass der Förster'sche Lichtsinnmesser eine Herabsetzung des Lichtsinns zeigen würde. Es ist selten, dass an Einem
Auge ausgedehnte Veränderungen im Augengrunde in Folge von
disseminirter, exsudativer Chorioiditis sichtbar sind, während das zweite
Auge vollkommen normale Verhältnisse darbietet. In einem solchen
Falle konnte ich einmal constatiren, dass der Lichtsinn an beiden
Augen ganz gleich und zwar an beiden Augen normal war. Dann
möchte ich hier noch eines Falles Erwähnung thun, der mir eigentlich bis auf den heutigen Tag unverständlich blieb, eines Falles,
in welchem ein Mann wegen Nachtnebels Hilfe suchte und bei
dem sich in der That Retinitis pigmentosa fand. Da bei dieser
Krankheit die Hemeralopie zur Reihe der Cardinalsymptome gehört,
so wäre an dem Falle weiter nichts Merkwürdiges gewesen,
wenn nicht bei der Untersuchung mit dem Lichtsinnmesser[1]), zu
dem Zwecke vorgenommen, um den Grad der Herabsetzung des
Lichtsinns festzustellen, sich ergeben hätte, dass der Lichtsinn vollkommen normal war. Der Kranke erkannte die im Kasten des
Instrumentes angebrachten Striche bei einer so geringen Oeffnung
des Diaphragma, dass eine herabgesetzte Lichtempfindlichkeit nicht
nachgewiesen werden konnte; trotzdem beharrte er bei seiner Angabe,
dass er bei Nacht und in dunkeln Räumen nichts sehe.

    Beim Glaucom ist es die Regel, dass sich die Herabsetzung des
Lichtsinns am Photometer nachweisen lässt. Allein, wo dies nicht
der Fall ist, müssen wir an die analogen Vorkommnisse bei evidenter
Chorioiditis denken. Das Fehlen der Lichtsinnsherabsetzung
bei Chorioiditis muss so erklärt werden, dass der Process, wiewohl
in der Aderhaut selbst mächtig entwickelt, doch die vorliegende Schicht
der Stäbe und Zapfen noch nicht wesentlich alterirt hat; und auf
der andern Seite kann sich Störung des Farbensinns bei

──────────

[1]) Vergl. Bd. 1, pag. 143.

Chorioiditis dadurch ergeben, dass, ehe noch der Process zu einer weitgehenden Alteration der Stäbchenschicht geführt, er bereits Sehnervenatrophie inducirt hat. Durch den von Ciliargefässen gebildeten Scleralgefässkranz, welcher in der Substanz der Lederhaut gelegen, den Sehnerven umkreist und dessen Aeste mit Aesten der Arteria centralis retinae anastomosiren, sowie durch den unmittelbaren Uebergang der Capillargefässschichte der Aderhaut in die Capillargefässschichte des Sehnerven wird ein inniger Zusammenhang des Ciliar-(Aderhaut-)Gefässsystems mit dem Gefässsystem des Sehnervenkopfes gesetzt. Ein Entzündungsprocess, der sich in der Aderhaut in der Umgebung des Sehnerven eingenistet hat, wird über kurz oder lang auf das Gefässsystem im Sehnerven sich weiter verbreiten, hier zu entzündlichen Wucherungen der Gefässwandungen und des interstitiellen Bindegewebes und auf diese Weise zu secundärer Atrophie des Sehnerven führen. So kann es geschehen, dass bei Chorioiditis wie bei Glaucom auffallende Defecte des Gesichtsfeldes und Herabsetzung des Lichtsinns noch fehlen, während Farbensinnsstörungen bereits sich kenntlich machen.

Hinsichtlich dieser letzteren muss im Hinblick auf die Beobachtungen, die ich bei primären Erkrankungen der Macula lutea gemacht, noch Folgendes bemerkt werden. Bei den Erkrankungen der Macula, welche nicht in einer Erkrankung der dort endigenden Nervenfasern beruhen, sondern welche als von der Aderhaut übergreifend oder als primäre Erkrankungen der Zapfen anzusehen sind, ist der Farbensinn entweder ungestört oder aber es zeigt sich zwar eine Alteration des Farbensinns, die aber einen ganz anderen Character hat, als jene, die bei Erkrankung der Opticusfasern regelmässig auftritt. Bei dieser letzteren Form nämlich kommt es zunächst zur Störung des Roth- und Grünsinns, Roth und Grün werden verwechselt und für Braun gehalten, es entwickelt sich ein Zustand, den ich als Gelbblausichtigkeit, Xanthoxyanopie, bezeichnet habe. Wenn jedoch bei einem Maculaleiden Farbensinnsstörung auftritt, so ist das die mit Unrecht als Gelbblaublindheit, richtig als Rothgrünsichtigkeit, Erythrochloropie, bezeichnete Alteration. Es wird nämlich Gelb und Blau nicht etwa farblos, sondern es wird Gelb roth und Blau grün gesehen. Diese letztere Verwechslung ist besonders characteristisch. Grün wird richtig als grün erkannt, aber Blau und Violett sind gleichfalls grün. Ich habe diese Beobachtungen erst im Sommer 1881

gemacht. Ich habe damals gesagt[1]): „Bei Störungen der centralen
Sehschärfe wird man fernerhin zum Zweck der Unterscheidung, ob
man es mit einem Leiden der lichtleitenden Schichte der Sehnervenfasern oder einem solchen der lichtpercipirenden Schichte
der Netzhautzapfen zu thun habe, nicht argumentiren können, dass bei
Erkrankung der Nervenfasern Farbenblindheit auftritt, bei genuiner
Erkrankung der Macula (d. i. der Zapfen) dagegen mangelt; man wird
vielmehr darauf hinweisen müssen, dass die Erkrankung der Seh-
nervenfasern regelmässig Xanthokyanopie (Rothgrünblindheit), die
genuine Erkrankung der Macula dagegen häufig Erythrochloropie
(Gelbblaublindheit) nach sich zieht". Ich hatte schon damals die
Wichtigkeit dieser Thatsache eingesehen für die Entscheidung der
Glaucomfrage. Es gibt Glaucome, bei denen zuerst eine hochgradige
Herabsetzung der centralen Sehschärfe auftritt, während das Gesichtsfeld vollkommen intact ist. Ist nun diese Functionsstörung in der
Macula bedingt durch die Unterbrechung der Faserleitung am Excavationsrande, dann wird „Rothgrünblindheit" an der Macula zu
constatiren sein; ist sie aber die Folge einer chorioidealen Zapfen-
erkrankung, dann wird entweder der Farbensinn normal oder es
wird „Gelbblaublindheit" nachweisbar sein. Der letztere Nachweis
namentlich wäre von entscheidender Wichtigkeit. Ich wusste damals
nicht, dass sich in meinen Protokollen bereits eine Antwort auf diese
Frage fand, eine Antwort, die ich allerdings, als sie mir zu Theil
wurde, nicht verstanden hatte, da mir zur Zeit die Bedeutung der
Gelbblaublindheit für die genuine Macula-Erkrankung noch gänzlich
unbekannt war.

Ueber den auch in anderer Hinsicht interessanten Fall ist
Folgendes notirt: Der 64jährige Patient hat sich am 21. December
1880 vorgestellt. Am rechten Auge Emmetropie, V $\frac{6}{9}$ (auch
noch P von 6), Gesichtsfeld frei, Farbensinn normal. Am linken
Auge hochgradige Herabsetzung der centralen Sehschärfe: V $\frac{6}{60}$
kaum, Gesichtsfeld frei. Bei der Prüfung des Farbensinns ergibt
sich, dass Roth und Grün normal erkannt werden, dass dagegen
6 D und 6 G der Tafel Daae's (Blau und Violett) grün
erscheinen, wiewohl und trotzdem das rechte Auge die Farben
richtig sieht.

Die Spannung beider Augen T + 1? Vorderer Bulbusabschnitt

---

[1]) Wiener med. Wochenschrift, No. 39, 1881.

beiderseits nach jeder Richtung normal, Medien durchsichtig. Im rechten Auge totale glaucomatöse Excavation, alle Gefässe am Rande des Hofes scharf abgebogen, die Farbe des Opticus grün. Im linken Auge ist die Excavation noch nicht vollendet. Eine Vene läuft von oben noch eine Strecke über den Papillarrand, ehe sie abbiegt, die Gefässe nach innen unten zeigen nur eine unbedeutende Abbiegung am Papillenrande. Der Patient selbst sucht aber nicht sowohl wegen der centralen Amblyopie des linken Auges, als vielmehr trotz der normalen Sehschärfe des rechten Auges wegen der Erscheinungen der Hemeralopie Hilfe. Er sieht am Abend auf der Strasse wie in schlecht beleuchteten Zimmern nicht genug; er, sonst ein trefflicher Schütze und Wagenlenker, wagt nicht mehr die Auerhahnjagd, noch das Kutschiren am Abend.

Die herrschende Glaucomtheorie vermag kein einziges Phänomen dieses scheinbar so gewöhnlichen Falles zu erklären, weder die noch als vollkommen normal anzusehende Sehschärfe und die Intactheit des Gesichtsfeldes des rechten Auges bei vollkommen entwickelter Total-Excavation und bei centraler hochgradiger Amblyopie des zweiten Auges mit ganz unvollständiger Excavation, noch die Hemeralopie, noch die Erythrochloropie des linken Auges mit centraler Amblyopie. Die Thatsache der Farbensinnsalteration in der Form der Erythrochloropie, gefunden ohne Verständniss derselben, erfüllt mich mit der grössten Genugthuung. Sie ist das Schlussglied in der langen Kette der Beweise, dass die Functionsstörung beim Glaucom von der Stab- und Zapfenschicht, beziehungsweise von der Aderhaut ausgeht.

Diese Chorioiditis, welche das Glaucom ist, characterisirt sich durch den verhältnissmässig geringen Gehalt des Exudates an geformten Elementen. Aber das Vorhandensein entzündlicher Producte lässt sich schon bei den frischen Formen des entzündlichen Glaucoms nachweisen. Das ganze Gebiet der Ciliargefässe ist hierbei in Betracht zu ziehen.

Was die Entzündungserscheinungen im Gebiete der hinteren langen und der vorderen Ciliararterien anlangt, so ist die Keratitis, Iritis und Kyklitis glaucomatosa in Betracht zu ziehen.

Die Keratitis glaucomatosa ist gewöhnlich eine Theilerscheinung; sie geht wenigstens häufig einher mit Druckerhöhung, welche letztere wir von einem serösen Ergusse in das Innere des Auges ableiten müssen. Aber sie kann auch ohne jegliche Druck-

erhöhung als erstes Zeichen des Glaucoms auftreten. Es ist nicht
zutreffend, wenn behauptet wird, dass die Hornhauttrübung stets
Folge der Druckerhöhung ist. Auf der andern Seite ist es aber
wieder nicht richtig zu glauben, dass die durch ihr rasches Auftreten und rasches Schwinden characterisirte Parenchymtrübung der
Hornhaut, welche zu dem Regenbogenfarbensehen führt, etwa nur
der Ausdruck sei für ein Oedem der Hornhaut, welches eine Trigeminusneuralgie begleitet. Es ist in der Literatur ein derartiger Fall
aufgeführt, der in solcher Weise und nicht als acutentzündliches
Glaucom aufgefasst wurde. Ich habe den betreffenden Patienten
einige Jahre später gesehen; er war an dem betreffenden Auge durch
Glaucom beinahe schon vollständig erblindet; das Auge bot im Momente
das Bild des Glaucoma chronicum simplex mit tiefer Sehnervenexcavation. Da das Unglück wollte, dass das zweite Auge hochgradig amblyopisch, dabei nach Operation des Strabismus convergens,
in Folge von Secundärcontractur des Externus in den äusseren
Augenwinkel gestellt war, so war ein überaus beklagenswerther Zustand Folge der Auffassung, dass es eine Keratitis gebe, ganz der
glaucomatösen entsprechend, jedoch nur von der localen Bedeutung
eines Hornhautödems. Da gerade das acutentzündliche Glaucom bei
· frühzeitiger Operation die günstigsten Chancen des Erfolges setzt, so
wäre auch dieser Kranke bei der Auffassung des Leidens als Glaucom
nicht erblindet.

    Was die Anatomie der glaucomatösen Hornhauttrübung anlangt,
so sind in dieser Hinsicht die Angaben von Leber, wie von Fuchs
bemerkenswerth. Leber (1878) forschte zunächst nach dem Grunde
jener Veränderungen in der Hornhaut, „wo die Hornhaut-Oberfläche
während des Lebens das bekannte matte, glanzlose Aussehen darbietet, welches bei sehr verschiedenartigen, besonders tiefsitzenden
Entzündungen der Hornhaut oder der tieferen Theile des Auges
beobachtet wird". Die von Leber untersuchten Augen zeigten Iridokyklitis oder glaucomatöse Zustände. Die Veränderung bestand in
einer Vacuolenbildung im Epithellager; die Epithelialzellen in den
verschiedenen Schichten sind durch Zwischenräume verschiedener
Form von einander getrennt. Ausserdem kommen auch dicht unter
der äusseren Oberfläche des Epithels grössere blasige Hohlräume
vor. Man kann annehmen, dass im normalen Zustande die Hornhaut-
nerven bis zu ihren letzten Enden im Epithel in feinsten Saftlücken,
die Ernährungsmaterial zuführen, eingeschlossen sind, und dass die

beschriebene pathologische Veränderung durch eine Erweiterung dieser Saftlücken herbeigeführt wird. Wodurch die Ausdehnung selbst bedingt werde, kann Leber nur vermuthen. „Am wahrscheinlichsten ist mir", sagt Leber, „dass durch reichlicheren Zufluss von Ernährungsmaterial bei entzündlicher Hyperämie einerseits die schon in der Norm vorhandenen Lücken eine passive Ausdehnung erfahren und dass andererseits die Zellen durch dieselbe Ursache zu einer leichten Hypertrophie gebracht werden, wobei auch ihre Stacheln und sonstigen Hervorwucherungen vergrössert und mithin die dazwischen befindlichen Lücken activ erweitert werden [1]." Das matte Aussehen der Hornhaut kann bedingt sein durch eine Unebenheit der Oberfläche, die durch das Auftreten der früher erwähnten grossen Flüssigkeitstropfen zwischen den oberflächlichsten Zellen, wobei einzelne Zellen emporgewölbt, andere abgestossen werden, bewirkt wird. Aber nicht selten wurde jede auffallende Ungleichheit der Oberfläche vermisst, und hier muss man als Ursache der Mattigkeit die zwischen den Epithelzellen auftretenden grösseren und kleineren Tröpfchen, die zum Bilde der Vacuolen führen, ansehen. Dazu kommt, dass besonders bei glaucomatösen Zuständen, zwischen Epithel und Bowman'scher Membran eine dünne Schichte neugebildeten Bindegewebes, an derselben Stelle, wie bei Pannus, aber in ihrem Verhalten von der pannösen Bildung verschieden, sich vorfindet.

Fuchs (1881) verfolgte das Wesen der in Rede stehenden Trübung bei Glaucom in specie. Das wichtigste Material waren da in jedem Falle die zahlreichen Augen mit Sarcom der Aderhaut. Bei der Enucleation hatten Drucksteigerung und Hornhautleiden meistens erst kurze Zeit bestanden; die Veränderungen in der Hornhaut konnten ganz frisch untersucht werden. Fuchs war da zunächst in der Lage, die Angaben Leber's über die Veränderungen im Hornhautepithel und über die Deutung derselben als Erweiterungen der Nervenkanälchen zu bestätigen. Er fand ferner fast in jeder derartigen Hornhaut Stellen, an denen durch die Ansammlung von Flüssigkeit das Epithel in Form kleiner Hügel oder Bläschen abgehoben ward: „Keratitis vesiculosa". Einige Male fand sich zwischen Epithel und Bowman'scher Membran eine neugebildete structurlose Haut. Da wo das veränderte Aussehen der Hornhaut schon längere Zeit besteht, werden neben den Flüssigkeits-

---

[1] v. Graefe's Archiv, Bd. XXIV, 1, pag. 291.

tröpfchen auch Rundzellen sichtbar. Es kommt dann späterhin zu bedeutender Anhäufung von Rundzellen unter dem
Epithel, so dass durch diese Zellenhaufen das Epithel deutlich emporgewölbt wird; zum Auftauchen von Blutgefässen in den grössten
dieser Ansammlungen, von Gefässen, welche vom Limbus corneae her-
kommen; zur Organisation der einzelnen Zellenhaufen in
ein faseriges, zellenarmes, der Bowman'schen Membran auflagerndes
Gewebe, welches zuweilen nicht unregelmässige Höcker, sondern ein fast gleichmässig dickes faseriges, die Bowman'sche
Membran überziehendes Häutchen bildet, wie dies letztere schon
Leber gesehen; und da wo eine solche faserige resistente Membran
eine grössere Strecke weit über die Oberfläche der Hornhaut hin-
zieht, kann es durch Ansammlung von Flüssigkeit unter derselben
zu einer grösseren, schwappenden, beutelförmigen Blase kommen,
was man dann Keratitis bullosa nennt.

Was die Veränderungen im Hornhautparenchym anlangt, so
sieht man auf Querschnitten der Hornhaut zwischen den einzelnen
Lamellen klaffende Spalträume, welche entweder leer oder von
geronnener Flüssigkeit erfüllt sind. Nur in seltenen Fällen finden sich
diese Spalträume gleichmässig in allen Schichten der Hornhaut. Die
Regel ist, dass die Spalten um so zahlreicher werden, je mehr man
sich der vorderen Grenze des Hornhautparenchyms, also der Membrana
Bowmani nähert. „Der Unterschied zwischen vorderen und hinteren
Schichten", sagt Fuchs, „ist in dieser Beziehung oft so gross,
dass die hinteren Schichten sich ganz normal verhalten, während in den vorderen Theilen der Hornhaut ein be-
trächtlicher Grad von Oedem besteht". Erwähnt sei noch, dass an
derartigen Hornhäuten die Durchtrittsstellen der Nerven durch die
Bowman'sche Membran wegen der nachweisbaren Erweiterung
der Gefässkanäle sehr deutlich sichtbar sind [1]).

Als Fuchs in der Heidelberger Versammlung 1881 seinen
Vortrag über die glaucomatöse Hornhauttrübung beendigt hatte, bemerkte Kuhnt, dass er in 12 glaucomatösen Augen nur einmal
„ein sogenanntes Oedem, wie College Fuchs es eben gekennzeichnet",
gefunden habe. In allen übrigen Augen, besonders in den an Glaucoma
chronicum simplex erblindeten fand sich „ein ausserordentlich festes

---

[1]) Heidelberger Bericht für 1881, pag. 73 und v. Graefe's Archiv,
Bd. XXVII, 3, pag. 66.

entschieden pathologisches Verklebt-, resp. Verkittetsein der einzelnen Corneallamellen [1]".

Fassen wir also die bei Glaucom beobachteten Hornhautveränderungen zusammen, so ergibt sich: Erguss von gerinnbarer Flüssigkeit in den vorderen Abschnitt der Substantia propria corneae, Erweiterung der Nervenkanälchen der Bowman'schen Membran, Auflagerung einer homogenen Membran auf dieselbe, Ansammlung von Rundzellenhaufen unter dem Epithel ohne oder mit Gefässbildung, bindegewebige höckerige oder gleichmässig dicke Neubildung auf der Membrana Bowmani, Erweiterung der intercellularen Lücken des Epithels, Unebenheit der vorderen Epithelfläche durch Blasenbildung oder Ausfall von Epithelien, endlich im Gegensatze ein pathologisches Verklebtsein der Hornhautlamellen (Leber, Fuchs, Kuhnt).

Die Befunde von Leber und Fuchs zeigen die Wesenheit des glaucomatösen Entzündungsprocesses. Es erfolgt eine zunächst an Formelementen arme entzündliche Ausschwitzung aus dem Randschlingennetz der Hornhaut. Das entzündliche Product dringt zwischen die Lamellen der Hornhaut und zwar, wie dies der Lage des Gefässnetzes entspricht, zwischen die vorderen Lamellen der Hornhaut ein, dann unter und zwischen das Epithel. Unter dem Epithel kann die eiweissreiche Flüssigkeit zu einer festen Membran gerinnen. Allein es können auch Eiterkörper (Rundzellen) austreten, es kann zur Gefäss- und Bindegewebsneubildung kommen, wie auch bei anderen Entzündungsformen, nur dass es eben der Charakter der glaucomatösen, quasi serösen Entzündung ist, dass die Tendenz zur Setzung sich organisirender Exsudate eine sehr geringe ist. Der Befund, glaube ich, erklärt uns auch die verschiedene Erscheinungsweise der glaucomatösen Keratitis, von der zartesten Anhauchung der Membran bis zu der intensiven graulichen und gelblichen Streifenbildung, wie sie bei schweren Anfällen acuten Glaucoms gesehen wird — wobei in letzterem Falle sicherlich eine massenhafte Auswanderung von Rundzellen aus den Randgefässen der Hornhaut anzunehmen ist.

Schnabel und in gleichlautender Weise nach ihm Fuchs geben an, dass die glaucomatöse Trübung den Randtheil der Hornhaut frei lässt; es wäre dies einigermaassen sonderbar bei dem raschen

---

[1] Bericht, pag. 80.

Auftreten des Entzündungsproductes aus den Randgefässen der Hornhaut. Ich möchte mir daher die Bemerkung erlauben, dass ich mich von dem Freibleiben der peripheren Hornhautzonen nicht überzeugen konnte. Bei sehr schwacher Trübung tritt dieselbe allerdings auf dem dunkeln Hintergrunde der schwarzen Pupille deutlich hervor, während sie am Rande durch den Hintergrund der Iris gedeckt wird. Jedoch bei sehr schiefer seitlicher Beleuchtung wird sie auch in der Peripherie sichtbar; und dann hatte ich einmal direct Gelegenheit, die Trübung der Peripherie in subjectiver Weise constatiren zu lassen. Am Ciliarrande der Iris waren einige Lücken in der Membran — wir werden über den Fall noch sprechen. Wenn man während des Anfalles die Pupille deckte, so dass nunmehr blos durch den periphersten Theil der Cornea Licht in das Auge einfallen konnte, waren die Regenbogenfarben ebenso deutlich, wie bei ungedeckter Pupille.

Schnabel hat die glaucomatöse Hornhauttrübung als Folge der Secretionsneurose und erzeugt durch Absonderung einer trüben Flüssigkeit angesehen, und Fuchs spricht direct von einem Hornhautödem. Es ist heutzutage, trotz aller hervorragenden Forschungen auf dem betreffenden Gebiete, schwer zu sagen, was Entzündung ist, und daher auch schwer zu sagen, ob es sich bei der glaucomatösen Hornhauttrübung um eine Entzündung oder um ein Oedem handelt, wenn man nur das Oedem als ein „entzündliches", d. h. als die Folge einer benachbarten Entzündung ansieht. Aber Eines möchte ich mir gestatten, und das ist, auf das Nachdrücklichste der Auffassung von Fuchs entgegenzutreten in Betreff der Art des Zustandekommens dieses „Oedems". Fuchs meint nämlich, dass es sich nicht um ein Transsudat in die Hornhaut von Seite des Gefässnetzes, sondern um ein Eindringen von Flüssigkeit in die Hornhaut direct aus dem Kammerwasser handelt. „Es kommt ein Glaucomanfall; der Druck steigt rasch an, es wird eine vermehrte Flüssigkeitsmenge in die Hornhaut hineingepresst, welche sich vor der Bowman'schen Membran anstaut und daselbst Oedem und Trübung hervorruft." Den Nervencanälen folgend, tritt dann die Flüssigkeit durch die Bowman'sche Membran hindurch in das Epithel. Eine solche Erklärungsweise scheint mir unmöglich. Es scheint schon unbegreiflich, wie so trotz des von Seite der Bowman'schen Membran gesetzten Hindernisses, die hinteren an das Kammerwasser stossenden Lamellen der Hornhaut in der Regel keine Spur von „Oedem" zeigen (Fuchs). Aber nicht haltbar wird diese Auffassung, wenn man weiss, dass das unveränderte Epithel der Descemet'schen Haut keine Flüssigkeit in grösserer Menge durchlässt und dass selbst ein höherer Druck, geschweige denn die in „Prodromalanfällen" oft ganz unbedeutende Druckerhöhung ein solches Durchpressen von Flüssigkeit nicht hervorzubringen vermag. Leber, welcher diese Thatsachen gezeigt hat, schliesst sich nicht einmal den Angaben von Knies an (vgl. pag. 144). Gerade in der Discussion, die dem Fuchs'schen Vortrage folgte, weist er darauf hin, dass er zwar das Eindringen einer minimalen Flüssigkeitsmenge aus der vorderen Kammer in die normale Hornhaut nicht ganz in Abrede stellen wolle, dass er aber ein solches Verhalten durch die bisher mitgetheilten Versuche nicht für erwiesen erachte. Denn wenn man nach Einführung von Ferrocyankalium in die vordere Kammer dasselbe in der Hornhaut wiederfindet, so beweise dies nur, dass ein Stoffaustausch durch Diffusion stattgefunden hat, aber nicht das Eindringen von Flüssigkeit aus der vorderen Kammer in die Hornhaut. Es liegt darin, wie mir scheint, wenngleich indirect eine Ablehnung der Fuchs'schen Vorstellung über das Zustandekommen des Hornhautödems, wiewohl Leber nur von normalen Verhältnissen spricht. Fuchs musste natürlich diesen bekannten Umständen Rechnung tragen und so spricht er von gleichzeitigen Veränderungen im Endothel der Descemet'schen Membran, welche theils im Ausfallen einzelner Zellen, theils vielleicht in Formveränderungen derselben bestehen, wobei die Intercellularräume, die Kittleisten, verbreitet werden — das letztere ein Umstand, der allerdings nach Leber noch immer nicht das Eintreten von Flüssigkeit in die Hornhaut erklären würde. Woher aber sollte die Degeneration dieser Zellen, oder sagen wir deren Ausfallen und Formverändern in der ganz normalen Hornhaut kommen? Und wenn Fuchs als Hauptargument darauf hinweist, dass Stricker und Norris angeben, dass die Zellen der Descemet'schen Membran im normalen Zustande zwar unbeweglich sind, bei Keratitis aber beweglich würden, so müsste man, wenn man die Lücken in der Fuchs'schen Darstellung über das Zustandekommen des Hornhautödems ausfüllen wollte, sagen: „Im Momente der Druckerhöhung kommt es zu schweren Veränderungen in den Zellen der Descemet'schen Membran, oder solchen Erscheinungen, wie sie nur bei Hornhautentzündung bekannt sind. Nun kann Flüssigkeit in die

Hornhaut eindringen. Im Momente der Druckherabsetzung retabliren sich die Zellen der Descemet'schen Membran vollständig, denn geschähe dies nicht, so würde trotz der Normalisirung des Druckes fort und fort Flüssigkeit in die Hornhaut eintreten und dieselbe aufquellen machen".

Die Flüssigkeit in der Hornhaut stammt gewiss nicht aus der vorderen Kammer, sondern ist ein Transsudat aus dem Randschlingennetze der Cornea. Die Veränderungen an der Hornhaut lassen sich auch nicht einfach als Oedem auffassen, da sich auch Rundzellen, neugebildete Gefässe, höckerige Bindegewebswucherungen und ausgedehnte Bindegewebsmembranen nachweisen lassen. Es würde Derjenige mit seiner Ansicht nicht viel Anklang finden, der die subepitheliale Bindegewebsmembran beim Pannus corneae als Ausdruck oder als Folge eines Oedems der Hornhaut ansehen wollte — und ebensowenig kann eine solche Anschauung in Betreff der analogen Bildungen bei Glaucom durchdringen.

Ueber Ein Symptom der Hornhauttrübung bei Glaucom möchte ich noch folgende Bemerkung machen. Wenn es heisst, dass die Hornhaut beim Glaucomanfalle „matt" sei und damit gesagt sein soll, dass sie „trübe" sei, so ist das richtig. Wenn aber der Ausdruck „matt", wie es scheint, bedeuten soll, dass die Oberfläche der Hornhaut „uneben" sei, so ist dies entschieden für die frischen Glaucomanfälle im Allgemeinen nicht richtig. Die Oberfläche der Hornhaut ist da, wie man sich durch Erzeugen der Spiegelbilder leicht überzeugen kann, in der Regel vollkommen glatt und spiegelnd, so dass das trübe Aussehen der Hornhaut und der Iris ebenso gut durch eine Trübung des Kammerwassers bedingt sein könnte. Bei alten Glaucomen allerdings ist die Hornhautoberfläche rauh, nicht spiegelnd, aber es rührt dies durchaus nicht immer von der Bildung von Bläschen und Blasen auf der Hornhaut (Fuchs) her, sondern sicherlich auch und, wie mir scheint, viel häufiger von den partiellen Abstossungen des Epithels, wie sie auch Leber gefunden. Da, wo es zu wirklicher Bläschen- und Blasenbildung kommt, ist dies ein auffallendes und leicht erkennbares Symptom (vgl. pag. 83).

Jeder, der Augenoperationscurse gegeben, weiss, dass wenn er das als Material dienende Schweinsauge, falls es zu gross ist, in den zu dessen Aufnahme bestimmten Metallring hineinpresst, die Hornhaut eines solchen Auges ganz undurchsichtig, gleichmässig grau wird, so dass man die Iris nicht mehr durchsehen kann, und dass in dem Momente, wo man von dem Versuche, das Auge in den Ring einzupressen, absteht, der Druck also aufhört, die Hornhaut auch wieder durchaus ihre vollständige Durchsichtigkeit erlangt hat. Es bedarf aber keiner besonderen Auseinandersetzung, dass dieses Phänomen mit der Glaucomtrübung gar keine Verwandtschaft hat. Es kann dies nur einfach ein optisches Phänomen sein, welches in der momentanen starken Krümmungsänderung der Hornhaut oder in dem starken Aneinanderpressen der Cornealamellen durch das vorgedrängte incompressible Kammerwasser seine Begründung finden muss. v. Fleischl (1880) hat auch versucht, die näheren optischen Bedingungen für die starke Reflexion des Lichtes aus den in verschiedener Tiefe gelegenen Hornhautlamellen klarzulegen. Beim Glaucom aber kann von einer solchen Weise der Trübung aus den verschiedensten Gründen keine Rede sein. Denn 1) ist es nicht zu erweisen, dass sich die Hornhautkrümmung bei Glaucom ändert; 2) lässt sich nachweisen, dass in jenen Fällen, in welchen eine solche Krümmungsänderung auf Grund bedeutender Drucksteigerung in der vorderen Kammer erfolgt, eine derartige Hornhauttrübung nicht eintritt. Coccius und ich haben gezeigt, dass wenn Staarmassen in der vorderen Kammer quellen, der Hornhautradius eine sehr bedeutende Vergrösserung, die Hornhaut also eine sehr bedeutende Abflachung erfährt; aber von dem in Rede stehenden Phänomen ist dabei nichts zu sehen; 3) zeigt die glaucomatöse Hornhauttrübung, wenn sie dicht ist, bei seitlicher Beleuchtung häufig eine ganz deutliche Zusammensetzung aus grauen oder gelblichen Streifen; 4) endlich ist die Trübung durch Eröffnung der vorderen Kammer, wodurch ja die supponirten abnormen Druckverhältnisse sofort aufgehoben werden, durchaus nicht momentan zum Schwinden zu bringen. Vor Allem aber halte man sich gegenwärtig, dass es eine Fabel ist, dass zum Zustandekommen der Hornhauttrübung eine bedeutende Druckerhöhung nöthig sei.

Was die Entzündungserscheinungen in der Iris anlangt, so ergibt sich das Vorhandensein derselben daraus, dass das beim acutentzündlichen Anfall ausgeschnittene Irisstück steif, starr, infiltrirt, verdickt ist, sowie dass ein einziger solcher Anfall Veränderungen in der Iris setzt, die entweder gar nicht mehr zurückgehen (so dass Undeutlichkeit der Irisfaserung zurückbleibt oder einzelne atrophische Flecken sich entwickeln) oder aber im günstigen Falle erst nach Wochen geschwunden sind. Dazu kommt, dass der

14*

Sphincter pupillae nicht etwa durch Druck auf seine Nerven, sondern in Folge der entzündlichen Infiltration durch einen acutentzündlichen Glaucomanfall seine Thätigkeit für immer verlieren kann, wie dies besonders schön in jenen Fällen nachzuweisen ist, in denen das Glaucom durch Sclerotomie geheilt, die Iris also nicht verstümmelt wurde. Die Iris im Glaucomanfalle verhält sich auch vor, während und nach der Operation wie eine entzündete. Ein Tropfen Eserin, der die Pupille bei gesunder Iris maximal verengt, wirkt nicht bei einem heftigen acutentzündlichen Anfalle und erst wiederholte Anwendung des Mittels vermag eine gewisse Wirkung hervorzurufen; ebenso scheint es mir durchaus nicht erwiesen, dass Atropin unter solchen Umständen wirksam, d. h. pupillenerweiternd sei. Anheftungen der Iris an die vordere Linsenkapsel fehlen allerdings gewöhnlich, aber nicht immer. Dass in der Regel keine Synechien entstehen, und dass die Exsudate im Bereiche der Pupille fehlen, rührt her von dem Charakter der Entzündung und zum guten Theile davon, dass die Pupille erweitert wird, daher, da bei normaler Pupillenweite nur der Pupillarrand auf der vorderen Linsenkapsel schleift, bei stark erweiterter Pupille aber im Kammerwasser flottirt, ein Zwischenraum zwischen Iris und vorderer Kapsel gesetzt und so die Bildung von Adhäsionen erschwert wird. Durch den Mangel von hinteren Synechien und Exsudatbildungen im Pupillargebiet kann die Existenz einer Iritis von klinischer Seite nicht bestritten werden, denn bei der gewöhnlichen Iritis serosa, der man den Charakter einer Entzündung wohl nicht absprechen wird, gehören hintere Synechien und Pupillarmembranen auch nicht zum Krankheitsbilde. Während der Iridectomie verhält sich die Iris, wie bei unleugbarer Entzündung, indem das Fassen, Herausziehen und Abschneiden der Regenbogenhaut schmerzhaft, gewöhnlich sogar im hohen Grade schmerzhaft ist. Und dass nach der Operation jede Reaction fehle, könnte man gerade nicht behaupten, denn trotz der günstigen Beeinflussung des ganzen Krankheitsprocesses durch die Operation ist doch die Steigerung der Irisentzündung zu Synechienbildung eine ganz gewöhnliche Erscheinung. Interessant ist, dass wenn man nach der Sclerotomie durch Eserin die Pupille stark verengt, sich hintere Synechien bilden können, die keinen Bestand haben, so dass sie sich von selbst wieder lösen. Auf der anderen Seite habe ich aber auch zweimal bleibende Verwachsungen einer Stelle der Iris mit der hinteren Hornhautwand (wahre vordere

Synechien ohne Perforation der Hornhaut) nach Glaucomiridectomie beobachtet, noch dazu beide Male ohne flagrante Entzündungserscheinungen des Glaucoms. Auch kann man nicht behaupten, dass die Iridectomie in entzündeten Augen immer als Entzündungsreiz wirke zum Unterschiede vom Glaucom, wo sie dies nicht thue. Denn gerade gegen die gewöhnliche chronische Iritis ist die Iridectomie das vortrefflichste Mittel, um die Erneuerung der Entzündungsanfälle hintanzuhalten.

Die pathologische Anatomie bestätigt übrigens die klinische Auffassung der Iritis glaucomatosa. Brailey fand Entzündungserscheinungen in der Iris (neben solchen im Ciliarkörper und im Sehnerven) als ein constantes Symptom des Glaucoms; und Michel (1881 [1]) lehrt uns, dass die Untersuchung der bei und nach acutentzündlichen Glaucomanfällen ausgeschnittenen Irisstücke das übereinstimmende Resultat ergibt, dass neben Extravasaten und hochgradiger Stauung in den venösen Gefässen eine diffuse Ansammlung von Eiterzellen (Lymphkörperchen) in der Gefässlage der ganzen Iris, und am Pupillartheil gerade über der Vorderfläche des Sphincter pupillae die grösste Anhäufung derselben sich findet. Und in Fällen, in welchen chronisches Glaucom vorangegangen und dann ein oder mehrere acute Anfälle sich hinzugesellten, waren epitheloide Elemente, und zwar am mächtigsten und dichtesten am Pupillartheil nachzuweisen. Von besonderem Interesse ist noch der Befund, den Michel in einem durch Glaucoma chronicum simplex erblindeten, von entzündlichen Erscheinungen stets frei gebliebenen Auge erlangte. Es fanden sich nämlich auch da, wenngleich in spärlicher Anzahl, Ansammlungen von Lymphkörperchen um die Gefässe des Ciliarrandes der Iris, Ansammlungen, welche die Form von ovoiden oder spindelförmigen Knötchen zeigten. Eine solche diffuse Durchsetzung des Irisgewebes mit Eiterkörpern, oder selbst umschriebene solche kleine Eiterherde muss man denn doch, wie mir scheint, als Zeichen von Entzündung gelten lassen.

Unter den von der Iris (oder dem Ciliarkörper) abhängigen Entzündungsproducten muss ich auch jene merkwürdigen Funde erwähnen, die v. Jäger, Kerzendorfer, Schnabel, Fuchs und Pflüger bei Glaucoma chronicum simplex machten. Schnabel [2]

---

[1] v. Graefe's Archiv, Bd. XXVII, 2, pag. 260.
[2] Knapp's Archiv, Bd. VII, pag. 113, 1878.

fand bei Gelegenheit von Iridectomien, ausgeführt an den beiden
Augen eines an Glaucoma chronicum simplex leidenden 71jährigen
Mannes, an der Hinterfläche des aus dem linken Auge ausgeschnittenen
Irisstückes eine pathologische Membran. Auf eine genauere Be-
sichtigung dieses Irisstückes ward er dadurch hingeleitet, weil bei
der Iridectomie des rechten Auges mit und hinter der Iris eine
grauliche Masse vorgestürzt war, die die grösste Aehnlichkeit mit
einem Klümpchen halbgetrübter Substanz der Linsenrinde hatte.
Die Masse war zwei- bis dreimal dicker, als das ausgeschnittene
Irisstück und hatte eine ebenso grosse Fläche als dieses; sie stand
mit der Iris in keinem organischen Zusammenhang, sondern war
dem Pigmentblatte der Iris nur einfach angelagert. Schott, der
die pathologischen Producte untersuchte, fand in der aus dem rechten
Auge gewonnenen dünnen, weissen Membran zarte Bindegewebs-
fibrillen mit einer spärlichen Menge elastischer Fasern, und ziemlich
zahlreiche grössere und kleinere, mit rothen Blutkörperchen gefüllte
Gefässe. Kleine rundliche braune Pigmentkörperchen sind ober-
flächlich aufgelagert (dürften wohl von dem Uvealblatt der Iris
hängen geblieben sein), während andererseits durch die zarte Membran
eine Mosaik epithelähnlicher, sowie eine Zahl grösserer runder,
unregelmässig zerstreuter Zellen durchschimmert. Die Membran des
linken Auges war gefässlos und bestand der Hauptmasse nach aus
epitheloiden Zellen. Schnabel theilt weiter mit, dass er von
Prof. v. Jäger gehört, dass Letzterer von einem ähnlichen Ereigniss
bei drei Iridectomien überrascht worden sei, und dass Kerzendorfer
bei einer Iridectomie, vollführt an einem Auge, das wegen Glaucoma
chronicum simplex schon einmal iridectomirt worden war und an
welchem 5 Jahre später wegen Ausbruchs acuten Glaucoms eine
zweite Iridectomie gemacht werden musste, nach der Iris ein kleines
Klümpchen wie Linsenmasse aus der Wunde treten sah. Fuchs[1]
hat ebenso einige Male nach der Iridectomie im Colobom eine der
Linse aufliegende weisse Masse gesehen, welche die Peripherie der
hinteren Kammer ausfüllte und Pflüger sah zweimal, wie bei der
Iridectomie kleine Exsudate in Form von Membranen hinter der
Iris aus dem Bulbus sich entleerten[2]. Besonders interessant ist der
Befund in Schnabel's Fall, weil da ausdrücklich gesagt ist, dass

---

[1] Heidelberger Bericht für 1878, pag. 79.
[2] Bericht der Berner Augenklinik für 1878, pag. 42.

es sich um ein so reines Glaucoma chronicum simplex handelte, dass die Diagnose des Glaucoms erst ophthalmoscopisch gemacht werden konnte (die Spannung der Bulbi war sehr erhöht und es bestand ein über die Grenzen der Papille hinausreichender Arterienpuls [1]). Auch in dem einen Falle Pflüger's bestand Glaucoma chronicum simplex. Es zeigt uns dies, wie vorsichtig man in der Behauptung des Mangels entzündlicher Producte sein muss, weil sich diese eben an solchen Stellen finden können, die der Untersuchung unzugänglich sind.

Die entzündlichen Veränderungen im Ciliarkörper bei Glaucom hat Brailey [2]) aufgedeckt. Diese so constante Entzündung des Ciliarkörpers hat die Eigenthümlichkeit, dass sie sehr rasch zu Atrophie des Ciliarmuskels führt. Anfänglich sind die Ciliarfortsätze geschwollen und die Arterien des Ciliarkörpers erweitert. Sehr bald verändert der Ciliarkörper seine Gestalt durch die Streckung der Muskelfasern in meridionaler Richtung; hierdurch und durch die nachfolgende Atrophie der Muskelfasern vermindert sich die Dicke des Ciliarkörpers um etwas. Die Arterien bleiben aber erweitert, wenngleich die Ciliarfortsätze später blutleer und klein werden. Diese, sowie der vordere innere Antheil des Ciliarkörpers und Ciliarmuskels weichen nach rückwärts, so dass sie weit von der Irisperipherie entfernt werden. Es kommt nun sehr rasch zur Atrophie der Ciliarmuskelfasern mit Neubildung dichten Bindegewebes. Die nächste Ursache der Erhöhung des intraocularen Druckes liegt in der entzündlichen Hypersecretion von Flüssigkeit von Seite des Ciliarkörpers und der Iris.

Die Veränderungen im Ciliarkörper zeigen uns das eigentliche Wesen der glaucomatösen Entzündung, deren Producte einerseits arm an Eiterzellen sind, andererseits aber mit grosser Vehemenz zur Atrophie des ergriffenen Gewebes führen. Was vom Ciliarkörper gilt, gilt auch von der Chorioidea. Hochgradige Atrophie dieser Membran ist ein sehr gewöhnlicher Befund bei Glaucom. Ich lege wenig Gewicht auf die Entzündungserscheinungen, welche man bei Glaucom bisweilen in der Aderhaut gefunden hat, da derartige gröbere Bildungen dem Wesen des Processes entsprechend nicht zu

---

[1]) Vgl. über den letzteren Punkt pag. 65.
[2]) Eine Zusammenstellung der Resultate findet sich Ophth. Hosp. Rep., Bd. X, 2, pag. 282, 1881.

erwarten sind. Aber so wie es ganz und gar der richtigen Auffassung widerspräche, wenn man die Atrophie des Ciliarmuskels als Folge der durch eine Action aus dem Nichts entstandenen Druckerhöhung ansehen wollte, ebenso ist es meiner Ansicht nach ein Irrthum, wenn man in der Atrophie der Aderhaut nicht die Folgen des entzündlichen Processes, sondern die Folgen des Druckes sieht. Und wenn von Einzelnen die Atrophie der Aderhaut als Ursache des Glaucoms aufgefasst wird, so scheint es mir, als würde man die Sache auf den Kopf stellen, indem man die Folge einer Erkrankung als deren Ursache hinstellt.

Es dürfte sich beim Glaucom um eine an Formelementen arme Entzündung handeln, welche im ganzen Bereiche oder in einzelnen Abschnitten des Ciliargefässsystems sich etablirt und nur im Bereiche des Scleralgefässkranzes (am Orte des Glaucomhofes) zu massigeren Exsudationen führt.

Eine solche Vorstellung erklärt uns nicht blos, dass die Functionsstörung so ist, wie sie der die Schicht der Zapfen und Stäbe alterirenden Chorioiditis entspricht, sondern sie erklärt uns auch das sehr verschiedene Verhalten der Functionsstörung unter anscheinend gleichen Verhältnissen. Das gewöhnliche acutentzündliche Glaucom ist eine Kerato-Irido-Kyklitis glaucomatosa, während die Aderhaut vollkommen unberührt bleibt, also wenn man will ein Glaucoma anticum. Die Folge dieser Entzündung ist Medientrübung (es ist nicht abzusehen, warum ausser der Cornea nicht auch das Kammerwasser und der Glaskörper in seinem vorderen Abschnitt getrübt werden sollte) und Druckerhöhung als Ausdruck des entzündlichen Ergusses in den Glaskörper von Seite des Ciliarkörpers. Die Herabsetzung des Sehvermögens entspricht ausschliesslich der Medientrübung, die plötzliche Druckerhöhung ist vollständig irrelevant.

Unter ganz gleichen Verhältnissen und ohne dass der Druck eine abnorme Höhe erreichen würde, kann das Sehvermögen ausnahmsweise in der kürzesten Zeit gänzlich erlöschen (vgl. pag. 176). Die Drucktheorie vermag das Glaucoma fulminans inflammatorium absolut nicht zu erklären. Es wird aber diese Glaucomform leicht verständlich, wenn man bedenkt, dass sich ausnahmsweise der seröse Erguss über das ganze Uvealgebiet erstreckt und durch die Durchtränkung der Schichte der Stäbe und Zapfen mit dem Entzündungsproducte das Sehvermögen vernichtet wird.

Hat man auch der Untersuchung der Netzhaut und in specie

der Stäbchen- und Zapfenschicht bei Glaucom noch nicht die genügende Aufmerksamkeit geschenkt und hat man auch nur ausnahmsweise ein hierfür passendes Material erlangt, so möchte ich doch auf die Veränderungen hinweisen, welche Deutschmann[1]) in Fällen von Glaucoma haemorrhagicum gefunden hat. Allerdings wird das hämorrhagische Glaucom für ein sogenanntes Secundärglaucom gehalten und ich möchte, da ich die Diagnose des Glaucoms nicht auf dem Einen Symptome der Druckerhöhung basire, das Glaucoma haemorrhagicum überhaupt nicht für Glaucom halten. Aber wiewohl schon früher derartige Glaucome wiederholt untersucht wurden, hat man Veränderungen übersehen, wie sie auch beim typischen Glaucom vorkommen könnten. Die Zellen des Pigmentepithels, auf denen die Stäbe und Zapfen sitzen, waren in Grösse, Form und Pigmentirung geändert. „Die auffälligsten, wohl auch bisher nicht bekannten Veränderungen“ heisst es später, „bietet die Stäbchen- und Zapfenschicht. Die Stäbchen sind nur wenig verändert, das Innenglied etwas verlängert, ungleichmässig angeschwollen, das Aussenglied meist verloren gegangen. Dagegen zeigen die Zapfen ein merkwürdiges Bild insofern, als anscheinend ihr Innenglied kolbig angeschwollen und verlängert, mit einem deutlichen grossen Kern versehen ist, während das Aussenglied die Form eines ziemlich regelmässigen, in die Länge gezogenen Rechtecks darbietet.“ Diese von Deutschmann beschriebenen Veränderungen der Stäbchen- und Zapfenschicht sind jedoch nicht ganz unbekannt. Klebs hat schon 1865[2]) eine ganz analoge „colossale Vergrösserung wesentlich der Zapfen“ bei Netzhautablösung beschrieben. Ich glaube, dass die beschriebene Aenderung der Stäbe und Zapfen, so lange dieselben im Processe nicht untergegangen sind, in geringerem oder grösserem Maassstabe bei allen Formen von Chorioiditis, bei welchen die Stab- und Zapfenschicht durch eine von der Aderhaut abgesonderte Flüssigkeit bedroht wird, sich finden dürften, ob nun diese Chorioiditis als Chorioiditis serosa, als Theilerscheinung des Glaucoma haemorrhagicum, als Glaucom oder Netzhautablösung sich präsentirt. Allerdings dürfte diese mit Functionsbehinderung einhergehende Schwellung der Zapfen und Stäbe, so lange sie nicht einen hohen Grad erreicht, der anatomischen Forschung leicht entgehen, ich möchte nur die Aufmerk-

---

[1]) v. Graefe's Archiv, Bd. XXV, 3, pag. 163, 1879.
[2]) v. Graefe's Archiv, Bd. XI, 2, pag. 244.

samkeit der Histologen auf dieselbe lenken. Diese Veränderungen des Pigmentepithels, sowie der Stäbe und Zapfen werden vielleicht mitunter nur unter der Anwendung von Reagentien sichtbar. So sagt Wedl[1]) (1882), indem er von pathologischen Veränderungen des Pigmentepithels, darin bestehend, dass die Pigmentkörner verblassen und fettige Trübungen des Protoplasmas erscheinen, bei Glaucom spricht: „Ich habe Abschnitte der Chorioidea sammt Retina einige Wochen der Einwirkung von Wasserstoffdioxyd unter Einfluss des Lichtes ausgesetzt. Es werden auf diese Weise diese Zellen vollständig entfärbt, ein körniges Protoplasma bleibt zurück; die körnigen Trübungen der Stäbchenschichte kann man so deutlich zur Anschauung bringen."

Was die künftigen Leistungen des Ophthalmoscops in der Erkenntniss der dem Glaucom zu Grunde liegenden Chorioiditis anlangt, so darf man nicht vergessen, dass dem Wesen der Erkrankung entsprechend sich gröbere Chorioidealveränderungen nur in seltenen Fällen entwickeln (v. Graefe, Hirschberg, Pflüger). Die Aufmerksamkeit ist dem Pigmentepithel zuzuwenden und wo Veränderungen desselben ophthalmoscopisch in auffallender Weise hervortreten, sind sie immer von ominöser Bedeutung, wie dies schon v. Graefe und Hirschberg erfahren haben und wie dies auch mir bekannt geworden ist[2]). Ueber die von Fuchs (pag. 160) angeführten Veränderungen im vordersten Abschnitt der Aderhaut wird noch später gesprochen werden. Hier sei nur noch Eines erwähnt. Dem Processe des Glaucoma chronicum simplex, jener Form des Glaucoms, bei welcher man auf den Mangel von Entzündungserscheinungen pochen zu können glaubte, hat das Bekanntwerden entzündlicher Producte in der hinteren Kammer die scheinbare Entzündungslosigkeit genommen. Und so will ich noch in Betreff des Auftretens von Entzündungsproducten bei dieser Krankheit erwähnen, dass ich einige Male in reinsten Formen von Glaucoma chronicum simplex bei jahrelang fortgesetzter Beobachtung mächtige Glaskörpertrübungen nahe der Netzhaut und in der Gegend des Sehnerven zur Entwicklung kommen sah.

---

[1]) v. Stellwag, Abhandlungen aus dem Gebiete der practischen Augenheilkunde, pag. 148.

[2]) Knapp's Archiv, Bd. VII, pag. 148.

Wenn es demnach nach Allem, was bis jetzt vorgebracht wurde, wahrscheinlich gemacht worden ist, dass das Glaucom eine Chorioiditis sei, welche durch das Uebergreifen des Processes auf die Stab- und Zapfenschicht und erst in letzter Linie durch Atrophie des Opticus, die aber keine Druckatrophie ist, das Sehvermögen beeinflusst und schliesslich vernichtet, so erübrigt doch noch die Erörterung zweier Fragen. Welches ist, nachdem die Excavation des Sehnerven aus der Reihe der Druckphänomene gestrichen wurde, die Bedeutung der übrigen sogenannten Drucksymptome? und welche Bedeutung kommt der Druckerhöhung, falls sie da ist, auf die Aggravation des Processes zu?

Die gedachten Drucksymptome sind: Die Anästhesie der Hornhaut, die Erweiterung und Starrheit der Pupille, die Ausdehnung der episcleralen Venen, die Enge der Vorderkammer und der Puls der Arteria centralis retinae. Da alle diese Symptome beim reinen Glaucoma chronicum simplex, selbst wenn mächtige Druckerhöhung da ist, fehlen (auch der Arterienpuls fehlt in der Regel) — so beweist dies, dass sie keineswegs unumgängliche Attribute des Druckes und jedenfalls in der Symptomatologie des Glaucoms von ganz untergeordneter Bedeutung sind. Wir haben früher (pag. 123) gehört, dass die Unempfindlichkeit der Hornhaut, sowie die Erweiterung und Beweglichkeitsstörung der Pupille durch Druck auf die Ciliarnerven, während sie nach ihrem Eintritt am hinteren Augenpol zwischen Leder- und Aderhaut nach vorne streichen; dass die Erweiterung der vorderen Ciliarvenen durch Druck auf die Wirbelvenen und die dadurch erzeugte Behinderung des Blutabflusses im Aequator bulbi; dass endlich der Arterienpuls gleichfalls direct durch den erhöhten Glaskörperdruck und die Verengerung der Vorderkammer indirect durch's Vortreiben der Linse erzeugt wird. Es ist nun allerdings auffallend, dass beim chronischen entzündlichen Glaucom die genannten Druckphänomene, wenigstens die im vorderen Bulbusabschnitt, nie fehlen, während sie beim chronischen simplen Glaucom bei gleicher Druckhöhe gänzlich mangeln können. Interessant ist nur, dass alle diese Druckphänomene, welche ja als Blüthe der Drucktheorie anzusehen sind und uns den Druckeffect am klarsten vor Augen führen, durch Anhänger der Drucktheorie selbst eine andere Deutung erfahren haben. Die Anästhesie der Hornhaut ist nach Magni (1871, pag. 158) bedingt durch Atrophie der Ciliarnerven, welche nicht die Folge, sondern die Ursache des Glaucoms ist; nach Schnabel (1876) ist sie der Folgezustand der Neuralgie der sensitiven Nerven (pag. 131), nach Knies (1877) die Folge der benachbarten Entzündung am Schlemm'schen Canal (pag. 148) und nach Fuchs ist sie dadurch hervorgebracht, dass die Nervenstämmchen bei ihrem Uebertritt in die Bowman'sche Membran aus der Substantia propria corneae durch die dort erzeugte Flüssigkeitsansammlung gezerrt und zerrissen werden (pag. 194). Die Erweiterung der Pupille sieht Schnabel ursprünglich als Begleiterscheinung der Trigeminusneuralgie an, später schliesst er sich Knies an, welcher die Iridoplegie (wie die Hornhautanästhesie) und ebenso auch die Verengerung der Vorderkammer, die er als eine durch die Anwachsung der Irisperipherie an die Hornhautperipherie scheinbar erzeugte ansieht, dann die Hyperämie der vorderen Ciliarvenen und die Accommodationsparese direct von der indurirenden Entzündung der Nachbarschaft abhängig macht. Eine Möglichkeit ganz anderer Art für die Motilitätsstörung der Iris hat Michel (1881) aufgestellt. Die Anhäufung von zelligen Elementen im Pupillartheil der Iris (pag. 201) könnte eine Compression des Sphinctertheils herbeiführen und der Sphincter eine Hemmung seiner Function erfahren.

Wenn also auf diese Weise sämmtlichen Drucksymptomen im vorderen Bulbusabschnitt ihre Bedeutung als Drucksymptome genommen werden soll, so ist dies doch noch weniger auffallend, als wenn selbst dem Arterienpuls der Nimbus der Druckerscheinung geraubt wird. Und doch ist dies durch Mooren (1881) geschehen[1]. Wenigstens in jenen Fällen, in welchen das Glaucom centralen Ursprungs ist (pag. 135) vermag die Neuritis, welche schon zur Zeit der Glaucomoperation da sein kann, den Arterienpuls als Strangulationsphänomen von Seiten der geschwellten Sehnervensubstanz zu verschulden. Allerdings, wie ich schon oben (pag. 135) angedeutet habe, dürfte zu dieser Zeit das Glaucom auf Grund der Excavation nicht diagnosticirbar sein, da ausdrücklich von Trübung der Sehnerveninsertion und von Schwellung der Sehnervensubstanz, also nicht etwa von retrobulbärer Neuritis die Rede ist. Man wird sich hierbei erinnern, dass Brailey ganz allgemein der Excavation vorangehend Neuritis mit Bindegewebswucherung bei Glaucom gefunden hat, aber es geht doch nicht an, den Arterienpuls bei

---

[1] Glaucombehandlung, pag. 20; und Fünf Lustren ophthalmologischer Wirksamkeit, pag. 176, 1882.

Glaucom als Strangulationsphänomen anzusehen, weil bei der gewöhnlichen Neuritis ohne Druckerhöhung die Erscheinung des Arterienpulses zu den grössten Seltenheiten gehört.

Der Arterienpuls ist wohl ein unzweifelhaftes, wenngleich ziemlich bedeutungsloses Druckphänomen; nur scheint nicht sowohl eine gewisse Höhe des Druckes, als vielmehr das plötzliche Ansteigen desselben denselben hervorzurufen. Für die sogenannten Drucksymptome im vorderen Bulbusabschnitt wird man im Hinblick auf die erwähnte Thatsache, dass die Erscheinungen nur beim entzündlichen Glaucom da sind und beim entzündungsfreien trotz gleicher Druckhöhe fehlen, locale Ursachen annehmen müssen. Die anatomischen Befunde von Fuchs, Michel und Knies weisen uns da den Weg, nur die Pupillenerweiterung im acuten Anfall ist wenigstens zum Theile Druckerscheinung.

In Betreff Eines Phänomens, der mächtigen Entwicklung der vorderen Ciliarvenen, will ich noch eine Bemerkung machen. Ich habe einige Fälle gesehen, welche jugendliche Individuen betrafen, bei denen ich, noch ehe ich die Augen genauer ansah, aus dem mächtig entwickelten Netze der vorderen Ciliarvenen und der Missfärbung der Sclerotica die Diagnose: „Glaucom" auf Distanz machen zu können glaubte. Bei genauerer Untersuchung stellte es sich aber heraus, dass bis auf die genannte Anomalie keine andere da war. Einen Fall von hochgradiger Erweiterung der vorderen Ciliar- und Conjunctivalvenen ohne Drucksteigerung beschreibt auch Leber (1880)[1]. Dann habe ich einzelne Fälle gesehen, in welchen auf dem einen Auge das entwickelte Bild des Glaucoma chronicum inflammatorium mit Druckerhöhung, Sehnervenexcavation und mächtig entwickelten vorderen Ciliarvenen sich zeigte, so dass man nicht den geringsten Anstand genommen hätte, die Wirkung der intraocularen Druckerhöhung an dieser Erweiterung und Bluterfüllung der vorderen Ciliarvenen zu demonstriren — wenn nicht am anderen Auge genau dasselbe Ciliarvenennetz zu sehen gewesen wäre ohne jede krankhafte Störung und ohne dass je ein Glaucomanfall vorangegangen. Der Umstand also, dass die starke Entwicklung der vorderen Ciliarvenen nur beim entzündlichen Glaucom vorkommt und wie es scheint bisweilen der Entwicklung des Glaucoms vorangeht, lässt es im Hinblick darauf, dass es nicht mit Sicherheit erwiesen ist, dass die Lumina

---

[1] v. Graefe's Archiv, Bd. XXVI, 3, pag. 191.

der Austrittsstücke der Vasa vorticosa in der Sclerotica bei Glaucom
verengt sind, und dass wenn an dieser Stelle der Blutabfluss behindert wird, eine Druckerhöhung entsteht — zweifelhaft erscheinen,
ob der glaucomatöse pericorneale Venenkranz Folge der Druckerhöhung ist.

Wir haben die Druckerhöhnng als Grundsymptom des Glaucoms
nicht zugelassen. Durch die Chorioiditis, welche das Glaucom ist,
und schliesslich durch die consecutive Sehnervenatrophie würde das
Glaucomauge erblinden, auch wenn es luftleer wäre. Thatsache
aber ist doch, dass der Druck sehr häufig erhöht ist. Ist diese
Druckerhöhung geringfügig, oder tritt sie dabei gar nur zeitweilig
auf, so dürfte sie für den Verlauf der Krankheit ganz irrelevant
sein. Für eine andauernde und bedeutende Druckerhöhnng jedoch
gilt das, was v. Jäger über diesen Punkt gesagt hat (pag. 165),
dass nämlich die Druckerhöhung auf die Sehnervenexcavation wirkt
und überhaupt einen ungünstigen Einfluss auf die Ernährungsverhältnisse des Auges, insbesondere der Netzhaut — das letztere
ist vielleicht mit Reserve aufzunehmen, (vgl. pag. 177) — ausübt.

Fassen wir also jetzt nach alledem die Vorstellung über das
Glaucom zusammen, wie sie sich auf Grund des ophthalmoscopischen
Bildes der Sehnervenexcavation, der functionellen Störungen, des
klinischen Ablaufs und der anatomischen Befunde entwickelt hat,
so ergibt sich:

Das Glaucom ist eine Entzündung im Gebiete des Ciliargefässsystems, welche sich entweder über das ganze Gebiet dieses Gefäss-
systems erstreckt oder einzelne Theile desselben frei lässt, eine Entzündung, welche sich von den übrigen Uvealentzündungen (mit
Ausnahme des Ortes des glaucomatösen Hofes) durch den geringen
Gehalt der Entzündungsproducte an geformten Elementen, andererseits aber durch die Fähigkeit, die ergriffenen Gewebe sehr rasch
der Atrophie zuzuführen, auszeichnet. Sie geht häufig mit Erhöhung des intraocularen Druckes einher. Derselbe macht sich
weniger geltend, wenn nur das die Aderhaut versorgende Gebiet
der kurzen hinteren Ciliararterien der Sitz der Erkrankung ist, fehlt
aber kaum, wenn der Ausbreitungsbezirk der langen hinteren und
der vorderen Ciliararterien (Ciliarkörper, Iris und Hornhaut) ergriffen
wird, in welch' letzterem Falle die in den Glaskörper secernirte
Flüssigkeit aus dem stets entzündeten Ciliarkörper stammt (Brailey).

Die Erhöhung des intraocularen Druckes, so wenig sie ein constantes Symptom ist, ist auch nicht die Quelle, aus welcher die Functionsbehinderung stammt. Diese letztere wird vielmehr zunächst nur dadurch verschuldet, dass der Entzündungsprocess der Aderhaut die angrenzende Stab- und Zapfenschichte der Netzhaut ergreift, während das dem Glaucom eigenthümliche Schnervenleiden, hervorgebracht durch die Entzündung im Bereiche des Scleralgefässkranzes, erst in zweiter oder letzter Linie den gänzlichen Ruin des Sehvermögens herbeiführt.

Tritt die glaucomatöse Entzündung plötzlich im Verästelungsgebiete der langen hinteren und der vorderen Ciliararterien auf — es ist das eine Kerato-Irido-Kyklitis — so haben wir das gewöhnliche Glaucoma acutum inflammatorium. Das Sehvermögen ist nur der durch die gesetzten Trübungen der Medien bedingten Störung proportional, die Netzhautfunction leidet nicht durch die plötzliche Druckerhöhung. Ausnahmsweise ergreift die Uveitis, welche das Glaucom ist, das ganze Gebiet der Ciliargefässe, also auch das der Aderhaut plötzlich. Durch das Transsudat kann die Function der Stäbe und Zapfen urplötzlich (gewöhnlich für immer) aufgehoben werden: Glaucoma fulminans inflammatorium, oder es leidet doch die genannte Schicht der Netzhaut wesentlich und dauernd: Glaucoma acutum inflammatorium, bei dem die Operation nicht von dem gewöhnlichen günstigen Erfolge begleitet ist.

Schleichen die Entzündungserscheinungen in chronischer Weise von vorne nach rückwärts oder von rückwärts nach vorne (im ersteren Falle entwickelt sich die Excavation erst sehr spät, während sie in letzterem früher da ist als die entzündlichen Veränderungen im vorderen Bulbusabschnitt), dann haben wir das Glaucoma chronicum inflammatorium.

Handelt es sich ausschliesslich um eine schleichende Chorioiditis posterior, dann ist das Glaucoma chronicum simplex gegeben; und das Glaucoma acutum simplex ist jene seltene Form, in welcher diese Chorioiditis posterior acut auftritt — eine Glaucomform, in welcher jedoch erfahrungsmässig die Chorioiditis anterior nicht lange ausbleibt, so dass der schmerzlosen Druckerhöhung und Erblindung bald Entzündungserscheinungen im vorderen Augapfelabschnitt folgen.

Nachdem wir die Drucktheorie im Allgemeinen widerlegt haben, liegt uns jetzt noch ob, den einzelnen Drucktheorien im Besonderen eine kurze Beachtung zu schenken.

1. Die v. Graefe'sche Theorie der Chorioiditis

(pag. 125) spricht, so wie die vorgetragene Theorie, von Chorioiditis und Druckerhöhung; aber es sieht Jeder ein, dass sich diese beiden Theorien vollständig aufheben. Denn bei v. Graefe ist die Druckerhöhung das cardinale, einzig in Betracht kommende Symptom und es ist ganz und gar gleichgiltig, ob diese Druckerhöhung durch Chorioiditis oder durch etwas Anderes erzeugt wurde. Nach unserer Auffassung dagegen ist die Chorioiditis die cardinale, einzig in Betracht kommende Veränderung und es ist ganz und gar gleichgiltig, ob der intraoculare Druck dabei erhöht ist oder nicht.

Wer also die Ueberzeugung gewonnen hat, dass unsere Anschauung die richtige ist, der muss es auch unumwunden aussprechen, dass die v. Graefe'sche Theorie dadurch ihre Widerlegung erfahren hat, er darf aber nicht unter der Deckung der Autorität v. Graefe's der neuen Theorie Eingang zu verschaffen suchen.

Als Kepler im Jahre 1604 in seinen „Ad Vitellionem Paralipomena Cap. V, 3" die richtige Erklärung für die Wirkung der sphärischen Brillengläser gab, fügte er den merkwürdigen Satz bei: „Es höre den Aristoteles, wer meinen Experimenten weniger Glauben beimisst", und schliesst ein paar Sätze des Aristoteles an, die, weil die Brillen erst anderthalb Jahrtausende nach Aristoteles bekannt wurden, natürlicher Weise nicht den geringsten Bezug auf die Frage der Brillenwirkung haben können. Ich habe dieses Vorgehen immer dadurch erklärt, dass zu Kepler's Zeiten die Autorität des Aristoteles noch immer eine so bedeutende war, dass eine Theorie a priori auf einen grossen Widerstand stossen musste, falls man dieselbe mit irgend welchen Sätzen des Stagiriten unvereinbar hinstellen konnte. Und deshalb machte Kepler, um seinen neuen Wahrheiten leichter Eingang zu verschaffen, seinen Lesern einen blauen Dunst vor.

Heute aber, denke ich, sollten denn doch die Zeiten vorüber

sein, da man, um einer neuen Theorie, durch welche die Theorie eines noch so grossen Mannes beseitigt wird, Eingang zu verschaffen, dessen Autorität anruft, als wäre die neue Theorie nichts anderes, als die gerade entgegengesetzte, glücklich bekämpfte.

Pflüger schreibt 1879 [1]): „Die Beobachtung unserer Fälle drängt uns auf die Seite derjenigen, welche, wie v. Graefe, v. Arlt, Fuchs u. A. und wie es Mauthner in neuester Zeit auf überzeugende Weise gethan hat [2]), das Wesen des Glaucoms in einer Chorioiditis suchen". Pflüger führt hierauf alle jene Beweise an, die ich vorgebracht, um zu zeigen, dass die Druckerhöhung bei Glaucom ein nebensächliches Symptom, dass die Excavation keine Druckexcavation, dass die Functionsstörung nicht Folge der Unterbrechung der Faserleitung am Papillenrande, sondern der Erkrankung der Stab- und Zapfenschicht ist. Wenn aber Pflüger von der Richtigkeit dieser meiner Ausführungen überzeugt ist, dann steht er nicht an der Seite v. Graefe's und seiner Anhänger, sondern er ist deren erbittertster Gegner. Das „Audiat Aristotelem" ist heute nicht mehr am Platze. Wer meine Theorie acceptirt, hat damit jene v. Graefe's vernichtet.

In der am heutigen Tage (8. Juni 1882) erschienenen Nummer 23 der „Wiener medicinischen Blätter" macht Schnabel Angaben über das Verhalten von Sehschärfe, Licht- und Farbensinn in einer Reihe von Glaucomfällen. In 18 Fällen von Glaucoma chronicum simplex war nur viermal bei Sehschärfe $\frac{6}{9}$ bis circa $\frac{3}{60}$ der Lichtsinn, aber auch zugleich der Farbensinn normal. In den übrigen vierzehn Fällen mit Sehschärfen $\frac{6}{9}$ bis circa $\frac{1}{60}$ war der Lichtsinn herabgesetzt (von $\frac{1}{2^{1}/_{4}}$ bis $\frac{1}{49}$ oder unmessbar), dagegen zeigte sich nur ein einziges Mal und zwar bei V $\frac{6}{36}$ eine qualitative Störung des Farbensinns (es heisst, dass nur Gelb und Blau erkannt wurden), in allen übrigen dreizehn Fällen aber fehlte eine solche Störung. Ausser diesen 18 Fällen von Glaucoma chronicum simplex wird noch 1 Fall von

---

[1]) Augenklinik in Bern, Bericht für 1878, pag. 36.
[2]) Es bezieht sich dies auf meine Arbeit: Aphorismen zur Glaucomlehre, Knapp's Archiv, Bd. VII, 1878.

Glaucoma chronicum inflammatorium mit Sehschärfe $\frac{6}{12}$, Lichtsinn $\frac{1}{4}$ und normalen Farbensinn, und 1 Fall von Glaucoma acutum inflammatorium angeführt, in welchem, obschon 36 Stunden nach Ausbruch des Glaucoms die Iridectomie vollführt wurde, das Sehvermögen sich doch nicht in genügender Weise herstellte; denn 7 Monate nach der Operation wurden nur Finger auf 6 Meter gezählt, und dabei ist der Lichtsinn $\frac{1}{16}$, der Farbensinn aber normal.

Eine glänzendere Bestätigung der Richtigkeit meiner Lehre vom Wesen des Glaucoms lässt sich kaum denken, wenngleich dies von Schnabel durch die orakelhaften Worte: „Die vorstehenden Angaben können einen kleinen Beitrag zur Beurtheilung des Fundamentes liefern, auf welchem Mauthner seine Glaucom-Theorie errichtet hat", den Lesern durchaus nicht klar gemacht worden ist.

2. Die Neurosentheorie

(pag. 130) beruht auf dem Versuche Carl Ludwig's, dass bei Reizung des Ramus lingualis selbst nach Enthauptung des Thieres der Speichel aus dem Ausführungsgange der Unterkieferdrüse ausgetrieben wird, sowie dass beim lebenden Thiere der Absonderungsdruck des Speichels bei Nervenreiz den Blutdruck bedeutend übersteigen kann. Man erschloss daraus die Existenz directer Secretionsnerven. „Als ich das erste Mal den berühmten Versuch Ludwig's wiederholte", sagt Hering 1872 [1]), „da musste ich sofort des nicht minder berühmten Versuchs von Stephan Hales gedenken, welcher mit dem Schnittende einer blutenden Weinrebe ein Manometer verband und den Secretionsdruck des Saftes noch höher steigen sah, als dies bei der Speichelsecretion der Fall ist." Hering entwickelt die Anschauung, dass sich durch den Nervenreiz eine Colloidsubstanz in den Drüsenzellen bildet, welche wie alle derartigen Substanzen ein ganz enormes Quellungsvermögen besitzt. „Die während der Reizung gebildete Colloidsubstanz nimmt rasch Wasser auf und fliesst aus der Zelle in das Drüseninnere ab. Dafür wird, so lange die Reizung dauert, immer neue Colloidsubstanz gebildet, die das

[1]) Sitzungsberichte der Wiener Akademie, Bd. LXVI, 3, pag. 83.

Wasser wieder ebenso mächtig entzieht, als die abgeflossene." Also „kaum in der Drüsenzelle gebildet, kann die Colloidsubstanz sofort auch mächtig aufquellen und durch die dem Drüsenlumen zugekehrte Seite der Zelle in dem Maasse abströmen, als sie durch die Quellung an Volumen zunimmt". Stricker und Spina, in deren Arbeit „Untersuchungen über die mechanischen Leistungen der acinösen Drüsen" (1879)[1] man Genaueres über die Geschichte von der Lehre der Drüsensecretion und der Drüsennerven finden kann, haben an den Drüsen der Froschhaut gesehen, wie sich unter dem Nervenreiz die Drüsenzellen vergrössern, so dass die sich vergrössernden Zellen den Inhalt des Acinus vor sich hertreiben helfen, während sie sich von aussen her füllen. Wenn der Nervenreiz nachlässt, kehren die Zellen in ihren früheren Zustand zurück, sie contrahiren sich und entleeren ihre Ladung in den Drüsenacinus.

Ich habe all' das nur angeführt, um zu zeigen, welch' ungemein complicirte chemische und mechanische Vorgänge in den Drüsen bei Nervenreiz sich abspielen und wie diese Vorgänge in dem eigenthümlichen Bau der acinösen Drüsen begründet sind. Das, was man an der Submaxillardrüse des Hundes und an den Hautdrüsen des Frosches beobachtet hat, kann man nicht direct auf das in seinem Baue total differirende Auge übertragen, und wenn die Augennerven auch dieselbe Leistung auszuführen vermöchten, wie die Drüsennerven, so fehlte doch das Werkzeug, mit dessen Hilfe sie es ausführen könnten, es fehlen die den Drüsenzellen analogen Gebilde.

Man wird sagen, dass ja durch die Experimente von Grünhagen und v. Hippel (pag. 137) erwiesen sei, dass die Reizung des Trigeminus unmittelbar den Augendruck steigere. Nun, wir haben gesehen (pag. 139), dass auch diese Autoren sich schliesslich nicht klar ausgesprochen haben, sondern, wie Wegner, mehr eine Aenderung des Blutdrucks durch Aenderung des Gefässlumens annahmen, wenngleich sie noch von einer durch Nervenreiz bewirkten Verminderung der Filtrationswiderstände sprechen. Adamük (1869)[2] hat diesen Experimenten gegenüber rundweg erklärt, dass bei allen derartigen Versuchen der Augendruck nicht direct beeinflusst, sondern dass nur der Blutdruck geändert werde, der natürlich den Augendruck beeinflussen muss.

---

[1] Sitzungsberichte der Akademie, Bd. LXXX, 3.
[2] Ibidem, Bd. LIX, 2.

15*

Ich möchte auch wirklich ganz ernstlich bezweifeln, dass wenn man überhaupt durch Trigeminusreizung eine Drucksteigerung herbeizuführen im Stande ist, dies noch am decapitirten Thiere gelingen wird. Das wäre ein dem Ludwig'schen analoger Versuch. Wenn man aber mit allen den Nervenreizungen und allen den Beeinflussungen des Augendruckes durch Nervenreizung nur sagen will, dass bei den Entzündungen im Auge, wie anderswo, die Gefässlumina sich ändern und dass hierbei wahrscheinlich auch die vasomotorischen Nerven etwas drein zu reden haben, so ist dagegen nichts einzuwenden; nur gilt das gleiche für jede Entzündung im Augeninnern, für Iritis, wie für Glaucom, für Retinitis, wie für Chorioiditis.

Eine Theorie soll ganz sein oder sie soll nicht sein. Also entweder soll die reine Nerventheorie gelten, welche sagt, dass durch die Secretionsnerven des Auges, wenn sie gereizt werden, die intraoculäre Flüssigkeit direct vermehrt wird, wiewohl ich keine Ahnung davon habe, wie man sich diesen Vorgang vorzustellen hat; oder sie soll nicht sein, d. h. wenn sie nur andeuten soll, dass durch Nervenreiz Gefässdilatation oder Entzündung (v. Graefe) herbeigeführt wird, so taugt sie nichts, denn wir wissen nicht, ob nicht bei jeder Gefässdilatation und bei jeder Entzündung die Nerven im Spiele sind. Ja, für die sympathische Kyklitis und für die Augenerkrankungen, welche den Herpes zoster ophthalmicus begleiten, können wir mit Bestimmtheit eine Nervenerkrankung als Ursache der Entzündung annehmen, ohne deshalb die Entzündung zu leugnen oder von einer Neurose zu sprechen. Für die directe Intervention der Nerven bei Glaucom aber haben wir nicht mehr Anhaltspunkte, wie für deren Intervention bei Iritis. Auch die Trigeminusneuralgien, welche das Glaucom einleiten sollen, sind mir sehr verdächtig, denn sie schwinden nach der Glaucomoperation (pag. 134). Es dürfte sich also in der Regel um den Ausdruck des glaucomatösen Processes handeln, die irradiirenden Neuralgien sind Folge der Augenerkrankung.

Was aber die Nerventheorie a priori als eine ganz unmögliche erscheinen lässt, das ist, dass eine solche Nervenreizung durch Jahre und Jahrzehnte fortbestehen soll, so dass die gereizten Nerven durch den Reiz niemals ermüdet werden und fort und fort die vermehrte Secretion unterhalten. Auf der andern Seite wissen wir, dass eine chronische Entzündung Jahre, Jahrzehnte, durch's ganze Leben bestehen kann. Dass den entzündlichen Erscheinungen bei

Glaucom (im Gegensatze zu Schnabel, pag. 131) wirklich die Bedeutung von Entzündungsphänomenen zukommt, wurde ausführlich auseinandergesetzt.

3. Die Theorie der verminderten Secretion

(pag. 139), und zwar diejenige, welche im Verschluss der Abflusswege an der Corneoscleralgrenze die Ursache der Drucksteigerung und des Glaucoms sieht, hat eine ihr den Tod bringende Achillesferse. Denn entweder ist, wie Fuchs angibt, beim Glaucoma chronicum simplex die Kammerbucht offen, dann kann der Verschluss derselben nicht die Ursache des Glaucoms sein; oder sie ist auch beim Glaucoma chronicum simplex verlegt, dann kann dies wieder nicht die Ursache des Glaucoms sein, denn durch den gänzlichen Verschluss der Ausflusswege muss doch der intraoculare Druck auf das Höchste gesteigert werden und beim Glaucoma chronicum simplex wird er häufig gar nicht oder doch nur, wie selbst die Drucktheoretiker zugeben müssen, äusserst wenig gesteigert. Wenn nun der Druck bei Glaucoma chronicum simplex nicht oder nur höchst unbedeutend steigt, wiewohl die Abflusswege verschlossen sind, so ist nicht abzusehen, wie so die Drucksteigerung beim Glaucoma inflammatorium durch den Verschluss der Abflusswege bewirkt sein soll. Aus diesem Dilemma gibt es keinen Ausweg, und um diese Theorie zu retten, hätten Diejenigen, welche sie aufstellten, das Glaucoma chronicum simplex aus der Reihe der Glaucome streichen müssen, was sie aber wieder nicht thun konnten, um nicht die ganze moderne Glaucomtheorie zu stören. Sie hätten sagen müssen: das Glaucoma chronicum simplex ist kein Glaucom und die da vorkommende Excavation keine Druckexcavation. Dann freilich hätte es wieder seine Schwierigkeit gehabt, zu erklären, warum in solchen Augen zu Zeiten Drucksteigerung oder leichte Entzündungssymptome auftreten und warum solche Formen auch in die evidenten Glaucomformen übergehen. An dem einen Tage wäre Verschluss der Abflusswege und Glaucom da, an einem zweiten Tage wäre kein Glaucom und kein Verschluss der Abflusswege da, und es läge andererseits nicht der mindeste Grund vor, warum ein simples Sehnervenleiden zum Verschluss der Abflusswege führen, d. h. warum

ein Glaucoma chronicum simplex ohne Drucksteigerung in ein
evidentes Glaucom übergehen sollte. Diese letztere Thatsache macht
es überhaupt kaum möglich, das Glaucoma chronicum simplex ohne
Drucksymptome aus der Reihe der Glaucome zu streichen. Denn
einerseits müsste man die Krankheit heute, wenn Druckerhöhung
oder Regenbogenfarbensehen da ist, Glaucom, und morgen, wenn der
Druck wieder normalisirt ist, etwa Sehnerven-Atrophie mit Totalexcavation nennen, andererseits wäre es aber überhaupt in der Regel
nicht möglich, die Differentialdiagnose zu machen, weil man aus der
Härte des Bulbus allein die Frage der Druckerhöhung nicht entscheiden kann und bei der so häufigen Beiderseitigkeit des Leidens
auch keinen relativen Maassstab für die Druckerhöhung besitzt
(pag. 27). Wenn man also, wie so häufig auf Augen trifft, die
ziemlich hart sind und Totalexcavation haben, so wäre die Differentialdiagnose zwischen Glaucom, einer Krankheit, welche man sich als
operativ heilbar vorstellt, und einer Form progressiver Sehnerven-
Atrophie, von der man Heilbarkeit nicht erwarten kann, nicht möglich. Wenn man ohne Rücksicht darauf, ob der Druck erhöht ist
oder nicht, bei Vorhandensein der Totalexcavation die Diagnose
Glaucom stellt, so hat man klinisch die richtige Diagnose gemacht,
denn die klinische Erfahrung zeigt, dass auch das reinste Glaucoma
chronicum simplex jederzeit, selbst nach erfolgter vollständiger Erblindung die Züge des stürmischesten Glaucoma inflammatorium
acutum annehmen kann. Bewiesen wird die Identität beider
durch die gleiche Art der Functionsstörung.

Allerdings, der Gedanke an den Verschluss der Kammerbucht als
Ursache des Glaucoms; die Vorstellung, als würde durch Verschluss
der Kammerbucht der Abfluss der verbrauchten Säfte des Auges
aufgehoben; und der logische Schluss, als müsste es dadurch stets
zu einer ganz colossalen Drucksteigerung im Augeninnern kommen
— all' das muss bei Seite bleiben, wenn man bei mangelnder oder vielleicht minimaler Druckerhöhung die Diagnose des Glaucoms stellt.

Man kann dies getrost thun, denn von den vielen logischen
Fehlern der Glaucomlehre, welche auf der Verwechselung von Ursache und Wirkung beruhen, ist derjenige der schlimmste, welcher
in dem Verschluss der Kammerbucht die Ursache und nicht die Folge
des Glaucoms sieht. Es kann keinem Zweifel unterliegen, dass der
Verschluss der Kammerbucht die Folge nicht sowohl des Glaucoms,
als jene der Druckerhöhung ist. Ein Glaucom, das ohne oder nur

mit geringer Druckerhöhung einhergeht, bedingt keinen Verschluss
der Kammerbucht, ohne deshalb aufzuhören, ein Glaucom zu sein.
Geht dagegen das Glaucom mit Druckerhöhung, d. i. mit Vermehrung der Glaskörpermenge einher, so wird die Linse und Iris vorgedrängt und es verlöthet die Iris in ihrer Peripherie mit der hintern
Wand der Hornhaut. So kommt die Ringsynechie zwischen Iris
und Hornhaut bei Glaucom zu Stande, aber diese Ringsynechie ist
nicht blos nicht die Ursache, nein, sie ist ein ganz inconstantes und
noch dazu, wie es scheint, auch ein ganz irrelevantes Secundär-
Symptom des Glaucoms.

Wenn wir nach Thatsachen fragen, welche für eine solche
Auffassung sprechen, so ist die erste die, dass die Vorderkammer
beim typischen Glaucom mit Druckerhöhung nicht vertieft, sondern
verengt ist. Wir sehen, dass je heftiger und plötzlicher die Druckerhöhung sich etablirt, die vordere Kammer um so enger wird.
Eine Theorie, welche im Verschluss der Peripherie der Hornhaut-
bucht die Ursache der Drucksteigerung sucht; welche sagt, dass
die Ernährungsflüssigkeiten, die im Strome von rückwärts nach vorn
bis in die vordere Kammer gelangt sind, nunmehr verhindert
werden aus der Vorderkammer auszutreten, während von rückwärts
her fort und fort Ernährungsflüssigkeit nachströmt; welche weiter
folgern muss, dass je plötzlicher dieser Verschluss zu Stande kommt,
um so plötzlicher und gewaltiger die Stauung in der Vorderkammer,
damit die Druckerhöhung gesetzt, daher desto plötzlicher und gewaltiger das Glaucom ausbrechen wird; eine Theorie, nach welcher
man sich den Glaucominsult nicht anders denken kann, als einhergehend mit Vertiefung der Vorderkammer, während die Erfahrung zeigt, dass je plötzlicher die Druckerhöhung auftritt, je acuter
also der Verschluss der Abflusswege gesetzt würde, je mehr sich die
Flüssigkeit in der vorderen Kammer staute desto enger diese
Kammer wird — eine solche Theorie scheint mir geeignet, schon
a priori Bedenken hervorzurufen.

Es ist begreiflich, dass ich nicht der Erste bin, welcher der
Verschlusstheorie die Enge der Vorderkammer bei Glaucom ent-
gegenhält — die Sache ist ja zu durchsichtig. Aber man könnte
einwenden, dass die Enge der Vorderkammer nur ein Schein sei.
Die Iris ist mit ihrer Peripherie an die Hornhaut geklebt und folglich muss die Iris weit nach vorne liegen, was aber nicht hindert,
dass die Linse ihren Platz beibehält oder gar nach rückwärts rückt;

und für die vorliegenden Verhältnisse kann doch nur die Tiefe des
Raumes zwischen Hornhaut und Linse maassgebend sein. Bei anatomischen Untersuchungen hat man auch mitunter solche Verhältnisse gefunden, aber man vergesse nicht, dass die gegenseitige Lage
der Theile an durchschnittenen, wenn auch gehärteten Augen mit
Vorsicht beurtheilt werden muss. Wir wissen nach den Erfahrungen
über die Lage der Iris an evidenten, nach Hornhautdurchbruch zu
Stande gekommenen vorderen Synechien, dass bei peripherer Circular-
synechie der Iris wenigstens der centrale Theil des Sphincter richtig
liegen müsste, aber nicht wie es bei Glaucom ist, der am meisten
vorgedrängte Theil sein könnte. Wir können uns aber direct überzeugen, dass bei Glaucom mit enger Kammer der vordere Linsenpol
vorgerückt ist — und wir kennen zwei Erscheinungen, welche uns
ein ganz und gar entgegengesetztes Verhalten der Iris bei Druckerhöhung auf das Deutlichste demonstriren. Es gibt nämlich auf
der einen Seite Glaucome mit vertiefter Kammer, d. h. es gibt
Krankheitszustände, bei welchen das Auge hart, ja sehr hart ist,
bei welchen das gleiche Regenbogenfarbensehen mit Hornhauttrübung
da ist, und schliesslich Functionsstörung wie bei Glaucom hervortritt.
Die Kammer ist hier tief, und wenn man Iridectomie oder Sclerotomie
macht, so erfährt man, dass nach ein paar Stunden nicht blos die
Kammer hergestellt, sondern wieder ganz abnorm tief ist. Für diese
Fälle könnte man wohl mit mehr Recht eine Entzündung und Verschliessung der Kammerbucht annehmen, ohne dass ein solches Verhältniss hindern könnte, dass die in der Vorderkammer stauende
Flüssigkeit die freie Irisfläche zurückdrängt. Es ist auch vorgekommen, dass man zur Stütze der Verschlusstheorie auf diese Fälle
von Glaucom mit vertiefter Vorderkammer hingewiesen hat. Das geht
aber durchaus nicht an. Eine Theorie kann sich nicht auf zum
Glücke sehr seltene (deshalb zum Glücke seltene, weil, wie schon
v. Graefe wusste, in Betreff der Operationswirkung und Prognose
sehr ominöse) Fälle stützen, während die Regel unerklärt bleibt.
Wer den Sinn unserer ganzen Auseinandersetzungen aufgefasst hat,
wird auch wissen, dass diese „Glaucome", die mit Kammervertiefung
beginnen, gar keine typischen Glaucome sind — denn Druckerhöhung
ist noch nicht Glaucom. Die Differentialdiagnose wird es noch mit
diesen Glaucomen zu thun haben.

Auf der andern Seite ist die Enge der Vorderkammer beim
typischen Glaucom in unzweifelhafter Weise ersichtlich, wenn Cata-

racta glaucomatosa sich entwickelt hat. Die Trübung der Linse
schliesst jeden Irrthum über die Kammertiefe aus. Man sieht da
die Kammer sehr enge, fast aufgehoben. Dabei ist der Bulbus steinhart — und dieser Zustand soll durch Verschluss der Abflusswege
vor der Linse herbeigeführt sein?

Ueberdies hatte zur Zeit, als man anfing, in der peripheren
Ringsynechie der Iris die Ursache des Glaucoms zu sehen, Raab
(1876)[1]) bei Beschreibung des Befundes dieser Ringsynechie in
einem Falle von Hydrophthalmus congenitus bereits erklärt, dass
ein solcher Befund nicht dem glaucomatösen hydrophthalmischen
Auge eigen sei, sondern als Folge der Anhäufung von Exsudat im
Iriswinkel „bei jeder eiterigen Iridokyklitis und im geringeren Grade" — hier stützt sich Raab auf Experimental-
versuche Stromeyer's (1873) — „vermuthlich bei jeder
Hypopionkeratitis" vorkommt.

Später (1877) hat Schnabel[2]) gleichfalls gezeigt, dass die periphere Ringsynechie durchaus keine Eigenheit des glaucomatösen
Processes ist, sondern auch bei Zuständen, die nicht mit Drucksteigerung einhergehen, vorkommt. Schnabel fand, dass die Infiltration der Gewebslücken des Fontana'schen Raumes (Knies,
pag. 147) eine äusserst gewöhnliche Erscheinung bei entzündlichen
Erkrankungen im vordern Augapfelabschnitt ist. Sie findet sich
nach eitriger Keratitis, die zum Durchbruch geführt. Ehe durch
Verschluss der Durchbruchsstelle die Kammer wieder hergestellt
werden konnte, war die Iris durch verschieden lange Zeit mit
der Hornhaut in Contact gewesen und wurde mit ihr verklebt.
Es ist nicht nothwendig, dass die Iris in die Durchbruchsstelle
einheilt; auch in Fällen, in denen durch eitrige Keratitis Kammer-
eröffnung ohne Bildung vorderer Synechie gesetzt wurde, wurde
die Obliteration der Kammerbucht beobachtet, ebenso fand sie sich
in Augen, in denen nach Extractio cataractae oder nach Iridectomie
der Irisstumpf in die Hornhautwunde eingeheilt war, ohne dass
übrigens dadurch der Operationsverlauf und der Erfolg gestört
worden wäre. Die Obliteration der Kammerbucht ist dabei partiell
oder auch total. Schnabel wüsste nicht anzugeben, welche
Störungen in der Function des Auges durch die Obliteration der
Kammerbucht erzeugt werden; nur das scheint für ihn festzustehen,

---

[1]) Zehender's klinische Monatsblätter, pag. 40.
[2]) Knapp's Archiv, Bd. VI, pag. 126.

dass dieser Zustand häufig besteht, ohne sich klinisch kenntlich zu machen. Für sich allein gefährdet er nach Schnabel das Auge nicht und ist durchaus nicht nothwendig der Ausdruck des glaucomatösen Processes.

In demselben Jahre (1877) zeigte Pagenstecher, dass Obliteration der Kammerbucht da sein kann ohne vorangegangenen Durchbruch der Hornhaut, bei iridochorioiditischen Processen, mit Verringerung des intraocularen Drucks. Schnabel (1878) bestätigt dieses Verhalten und der Einwurf Weber's (1877) gegen Pagenstecher, dass es sich von selbst verstehe, dass der Fontana'sche Raum geschlossen sein kann bei Atrophie des Bulbus und dass ein solches Verhalten sich an allen atrophischen Augen finde, scheint mir nicht ganz berechtigt. In Augen mit mässiger, wohl auch mit stärkerer Atrophie ist doch nicht jede Ernährung sistirt, sonst müsste das Auge necrotisiren. Etwas Ernährungsmaterial fliesst also aus dem zum Theile noch erhaltenen Uvealgebiete sicherlich zu; und wäre dieser Zufluss noch so gering, der Abfluss aber durch die Obliteration der Kammerbucht vollständig aufgehoben, so müsste es doch schliesslich nicht blos zur normalen Füllung des Auges, sondern auch zu Glaucom kommen.

Beim Glaucom, welches mit Druckerhöhung einhergeht, findet sich allerdings in der Regel die Flächensynechie zwischen Hornhaut und Iris, aber es kann einerseits kein Zweifel sein, dass die Synechie durch das Anpressen der Iriswurzel an die Cornea, als Folge der Druckerhöhung anzusehen und dass es in hohem Grade fraglich ist, ob diese Synechie einen Einfluss auf die Erhaltung der Druckerhöhung nimmt (Schnabel). Sicher ist, dass sowie einerseits die Obliteration der Kammerbucht als solche ohne Druckerhöhung vorkommt, auch grosse Bulbushärte ohne Verschluss der Kammerbucht da sein kann. Pagenstecher hat solche Fälle vorgelegt (1877), auch Brailey sah in Fällen von Glaucom die Kammerbucht offen. Es ist ganz gleichgiltig, ob es sich dabei um typische Glaucome gehandelt hat oder nicht; es genügt die Thatsache von vorhandener bedeutender Druckerhöhung mit oder ohne Excavation ohne Verschluss des Abflussweges einerseits, und die Thatsache des Verschlusses der Kammerbucht ohne Druckerhöhung andererseits, um die Schwäche der Theorie nicht blos auf Grund von Schlussfolgerungen (pag. 216) zu zeigen.

Was übrigens die Verschlusstheorie im Ganzen anlangt, so

wird sie keineswegs einheitlich behandelt und gibt auch keineswegs einheitlich die Ursache des Glaucoms an. Wenn es hiesse: Ursache des Glaucoms ist primärer Verschluss der Abflusswege der Augenflüssigkeiten an der Corneoscleralgrenze, bedingt durch eine Entzündung in der Umgebung des Schlemm'schen Canals (Knies), so wäre dadurch das Wesen des Glaucoms begründet. Selbst die Theorie von Weber (pag. 148) ginge noch an, wenngleich sie die Ursache der Anschwellung der Ciliarfortsätze nicht genügend aufhellt und speciell die Angabe, dass Herzfehler bei Glaucomatösen häufig seien, auf allgemeinen Widerspruch stossen dürfte. Auch Pristley Smith (pag. 150) würde die Theorie begründen, wenn die von ihm beschriebenen Veränderungen der Linse wirklich existirten, die aber nach Brailey's Untersuchungen thatsächlich nicht existiren. Aber wenn Knies sagt, dass der acute Glaucomanfall durch Nervenreizung entsteht, wenn Brailey als Ursache der Drucksteigerung die entzündliche Hypersecretion von Flüssigkeit aus dem Ciliarkörper angibt, wenn v. Wecker das Primäre der Drucksteigerung in der Rigidität der Sclerotica sucht, wenn Laqueur im Verschluss der hinteren Abflusswege das Räthsel der Drucksteigerung findet; wenn also das Glaucom entweder noch auf andere Weise als durch Verschluss der Abflusswege an der Corneoscleralgrenze entstehen kann (Knies), oder wenn dieser Verschluss nicht Ursache, sondern Folge des Glaucoms ist (Brailey, v. Wecker, Laqueur), so wird durch die Annahme des Verschlusses der vorderen Abflusswege die Theorie des Glaucoms nicht gefördert, da alle anderen Theorien: die entzündliche (Brailey), die Nerventheorie (Knies), die Scleraltheorie (v. Wecker), und wie gleich erwähnt werden kann, auch die Theorie der primären Chorioidealatrophie (Goldzieher, Fuchs) daneben bestehen.

Die Theorie der Filtrationsinsufficienz der Iris (Ulrich, pag. 153) ist von ihrem Schöpfer selbst so wenig gestützt und begründet, dass es kaum gestattet erscheint, sie umzustürzen; interessant ist aber immerhin, dass die Theorie des Verschlusses der vorderen Abflusswege solches Licht in das Dunkel der Glaucomlehre gebracht hat, dass nach Ulrich gerade das Glaucoma chronicum simplex von einer Verödung des Fontana'schen Raumes herrührt, während nach Fuchs (pag. 161) ein solcher Verschluss gerade beim Glaucoma chronicum simplex nicht existirt.

Noch ein Wort über die Experimente von Weber und Schöler

(pag. 146). Weber, welcher seine Experimente zwar wiederholt
vollführte[1], aber nur in einem Falle den gewünschten Erfolg gehabt
zu haben scheint, sowie Schöler haben, der eine durch Injection
von Oel, der andere durch Verbrennung an Kaninchenaugen eminente
Reaction hervorgerufen, und das resultirende Krankheitsbild für
Glaucom gehalten. Den Experimenten Weber's stehen gegen-
theilige (Schmidt-Rimpler, Schöler) direct gegenüber. Schöler
rief analoge Erscheinungen hervor, er mochte den Limbus corneae
oder andere Theile des Auges verbrennen. Schöler zeigte auch,
wie wir noch später hören werden, dass die Narbe nach Sclerotomie
nicht besser filtrirt, ja sogar die Filtration verlangsamt. Schöler
erweist dadurch, allerdings gegen seinen Willen, welcher Werth allen
diesen Experimenten beizumessen ist. Denn was bedeuten alle diese
Versuche gegenüber der Thatsache, dass das Glaucom beim Menschen
durch die Sclerotomie geheilt wird — wobei ich es dahin gestellt
sein lasse und es für die Heilung des Glaucoms auch wahrscheinlich
vollständig gleichgiltig ist, ob die Sclerotomienarbe besser, schlechter
oder gar nicht filtrirt, als die Stelle der Sclera-Cornea, die sich vor
der Operation an der späteren Stelle der Narbe befand.

Es muss ausgesprochen werden, dass alle Thierexperimente
bisher für die Erkenntniss der Aetiologie, Pathologie und Therapie
des menschlichen Glaucoms nicht den geringsten Werth gehabt
haben, und ihn auch kaum je erlangen werden. Im Thierauge
kommt Glaucom nicht vor. Nur die Vorstellung, dass Druckerhöhung
und Glaucom identisch sei, konnte auf die Idee führen, das Glaucom
künstlich zu erzeugen. Das Eine aber hätten die Experimentatoren
aus ihren Versuchen lernen können — dass zwischen Druckerhöhung
und Glaucom eine himmelweite Kluft gelegen ist.

Trotz der classischen Untersuchungen Leber's über den
physiologischen Flüssigkeitswechsel im Auge ist die Glaucomtheorie des Verschlusses der vorderen Abflusswege als gänzlich
verunglückt zu betrachten. Sie ist unmöglich, weil die Obliteration
der Kammerbucht nicht Ursache, sondern Folge des Glaucoms ist.
Aber auch als solche erklärt sie nicht die Drucksteigerung, noch
weniger das Glaucom, da die periphere Ringsynechie der Iris auch
ohne Drucksteigerung vorkommt. Andererseits gibt es Zustände mit
sehr bedeutender Drucksteigerung, bei denen die Kammerbucht offen

---

[1] Heidelberger Bericht für 1877, pag. 19.

ist; und beim Glaucoma chronicum simplex ist der Druck weder
wesentlich erhöht, noch auch wahrscheinlicher Weise die Kammerbucht jemals obliterirt. Der Verschluss der hinteren Abflusswege
als Ursache des Glaucoms ist durch Nichts erwiesen, wird doch selbst
deren Vorhandensein bestritten (pag. 141). _

4. Die Blutstauungstheorie

und zwar zunächst jene, welche in der Erschwerung des Abflusses
des venösen Blutes aus dem Augeninnern die Ursache der Drucksteigerung, d. i. des Glaucoms sieht (v. Stellwag), wurde in neuester
Zeit (1882)[1]) von ihrem Schöpfer weiter ausgeführt und nach
allen Richtungen durchgearbeitet. Dem experimentellen Einwurfe
Schöler's (1879), dass die Unterbindung der Venae vorticosae beim
Thiere keine bemerkenswerthe Steigerung des Binnendrucks im
Auge herbeiführt, hält v. Stellwag die entgegenstehenden An-
gaben Adamük's, Leber's und Weber's entgegen. Und wenn
Leber und Schöler bei der anatomischen Untersuchung glauco-
matöser Augen die Venae vorticosae nicht blutleer, noch verengert,
sondern im Gegentheil stark mit Blut erfüllt gefunden haben und
diese Blutüberfüllung als unvereinbar mit dem Vorhandensein von
Stromhindernissen erklärten, so sei zu entgegnen, dass es sich um
Verstopfung und gänzliche Unwegsamkeit einer oder mehrerer
Wirbelvenen im Bereich ihrer Scleraldurchlässe nicht handeln könne,
weil dies die Ausgleichsfähigkeit der Drucksteigerung ausschlösse.
Dann hat v. Stellwag die positiven Beobachtungen gemacht, dass
einerseits in Uebereinstimmung mit Weber die Blutüberfüllung der
Retina und des Uvealtractus, besonders der Aderhaut in enucleirten
Glaucomaugen sehr stark ausgeprägt ist, andererseits aber die extraocularen Theile der Wirbelvenen höchstens eine dünne Blutsäule
enthalten, gewöhnlich aber leer zu sein scheinen. Wenn andere
Untersucher zu gegentheiligen Befunden gelangen, so sei dies daraus
zu erklären, dass sich die Verhältnisse während des Operationsactes
der Enucleation am Lebenden und besonders während der Mani-
pulationen mit dem bereits enucleirten Bulbus wesentlich ändern
können. Es kann nämlich dabei geschehen, dass die extraocularen
Stücke der Wirbelvenen, welche vordem sehr dünn oder gar leer
erschienen waren, sich plötzlich füllen an dem durchschnittenen

---

[1]) Abhandlungen aus dem Gebiete der practischen Augenheilkunde, pag. 152.

Ende eine gewisse Menge Blut entleeren. Der bisher harte Bulbus wird weicher, und so kann sich Blutfülle der Aderhaut in Blutleere umwandeln, während andererseits die leeren Wirbelvenen nunmehr gefüllt erscheinen.

Die Blutstauung entwickelt sich bei rigider Sclera und so kommt es zur Druckerhöhung (pag. 155). Die Stauung in den Wirbelvenen ist dann weiterhin von einer collateralen Ueberfüllung aller jener Organe gefolgt, welche in näherer vasculärer Verbindung mit dem Aderhautgefässsysteme stehen. Diese Hyperämie führt aber alsbald zu vermehrter Filtration und zu Diapedesis, d. i. zu Entzündung.

Die Druckerhöhung ist das Wesen des Glaucoms, pathologische Drucksteigerung und Glaucom sind vollkommen identische, sich gegenseitig deckende Begriffe. Da gewisse Fälle von Glaucoma chronicum simplex ohne jede Drucksteigerung verlaufen, so sind diese Krankheitsbilder vom Glaucom auszusondern, und gewinnen die Bedeutung eines selbstständigen, vom Drucke unabhängigen Sehnervenleidens. Für diese Formen wäre der Name „Excavations-atrophie" oder „Anshöhlungsschwund des Nervenkopfes" einzuführen, wenn man nicht bei der ursprünglichen, von v. Graefe (welcher das Glaucoma chronicum simplex anfänglich auch nicht in das Glaucom einreihte), herrührenden Bezeichnung: „Amaurose mit Sehnervenexcavation" bleiben will. Die Excavationsatrophie steht aber doch mit Glaucom im Zusammenhange, indem in einem bedeutenden Procent-satze der Fälle über kurz oder lang Drucksteigerung sich hinzugesellt und der Process so weiterhin als Glaucom verläuft.

Die Lehre v. Stellwag's hat mit der unserigen gewisse Be-rührungspunkte. Das Wesentlichste ist, dass v. Stellwag aner-kennt, dass die Totalexcavation ein Trugbild sei und dass es sich um ein Zurücksinken der Gefässe im entzündlich erweichten Seh-nervenkopfe handelt. Wenn zur Zeit, als die Einleitung zur Lehre von den Glaucomtheorien niedergeschrieben wurde (pag. 118), noch keine Stimme sich gefunden hatte, welche für die Richtigkeit der so durchsichtigen Sachlage sich erhoben hätte, so hat nunmehr ein Mann gesprochen, dessen Stimme gehört werden muss. Die glaucomatöse Excavation ist nach v. Stellwag abhängig von einem entzündlichen Aufweichungs - und Wucherungsprocesse im Bereiche des hinteren (in der Sclera gelegenen und den Sehnerven umschliessenden) Scleral-gefässkranzes, und dieser Process kann sowohl selbstständig auf-treten, als auch unter der Herrschaft und in Abhängigkeit der

pathologischen (eine collaterale Blutströmung zum Scleralkranze er-
zeugenden) Drucksteigerung. Wenn zur Excavationsatrophie Glaucom
hinzutritt, so geschieht dies wahrscheinlich durch das allmälige Fortschreiten des ursprünglich auf den Bereich des hinteren Scleralkranzes
beschränkten Leidens auf die entfernteren Zonen der Sclerotica, wodurch die Blutstauung in den Wirbelvenen und schliesslich die Drucksteigerung angebahnt wird.

v. Stellwag stimmt also darin mit mir überein, dass die Totalexcavation in keinem Falle eine Druckexcavation, sondern der Ausdruck eines bestimmten Sehnervenleidens ist, und der Unterschied in
dieser Richtung ist nur der, dass ich nicht blos für das Glaucoma
chronicum simplex ohne Druckerhöhung, wie dies auch v. Stellwag
thut, sondern für das Gaucom überhaupt den Einfluss der Druckerhöhung auf das Zustandekommen des Sehnervenleidens leugne;
dass ich ferner die Functionsstörung nicht von diesem Sehnervenleiden, sondern in erster Linie von einem Leiden der Stab- und
Zapfenschichte abhängig mache. Auf die Schwierigkeit der objectiven Differentialdiagnose zwischen Excavationsatrophie und Glaucom
wurde schon früher hingewiesen — entscheidend wäre das Verhalten
der Functionsstörung, worüber später noch ein Wort gesprochen
werden wird.

Jede Glaucomtheorie übrigens, welche auf der Rigidität der
Sclera fusst, kann, so möchte ich meinen, nur in der Art aufgebaut
werden, wie es v. Stellwag thut.

Was endlich die zweite der Blutstauungstheorien anlangt,
welche Verödung eines Theiles des Uvealgefässsystems als Ursache
der Drucksteigerung ansieht (Goldzieher, Fuchs, pag. 159), so
scheint mir dieselbe schon im Princip nicht einleuchtend. Es ist
richtig, dass wenn ein Theil des Chorioidealgefässgebietes verödet ist,
in dem noch übrig gebliebenen Theile eine grössere Blutmenge
kreisen wird. Warum aber das von diesem, wenn auch erweiterten
Gefässgebiete gelieferte Secret ein massenhafteres sein soll, als das,
welches das Gefässgebiet in seiner normalen, also viel grösseren
Ausdehnung geliefert hat, ist nicht klar. Die Vorstellung, dass es
unter diesen Verhältnissen zu einer Stauung in den Venen kommen
müsse, halte ich für irrig. Man muss vielmehr annehmen, dass
wenn mehr Blut in die noch durchgängigen Arterien geworfen wird,
in Folge der vermehrten vis a tergo der Abfluss aus den Venen
sich in rascherem Tempo vollziehen werde. Nur wenn das Strom-

hinderniss die Arterien allein beträfe, würde in den Venen eine Verlangsamung des Blutstromes eintreten, ohne dass es deshalb zu passiver Hypersecretion kommen müsste. An dem chorioidealen Gefässgebiete kann man directe Beobachtungen in der angedeuteten Richtung nicht machen; aber am Netzhautgefässsystem habe ich Gelegenheit gehabt, die unter solchen Umständen sich ausbildenden Circulationsverhältnisse direct zu sehen. In einem Falle[1]) von Embolie einzelner Aeste der Arteria centralis retinae war das centrale Sehen normal und im äusseren unteren Quadranten das Gesichtsfeld vollständig erhalten. Die übrigen drei Quadranten des Gesichtsfeldes fehlten fast vollständig. Der Spiegel zeigte in Betreff der Gefäss-verästelung folgendes: Die nach innen und oben gehende Arterie hat, wie aus dem Vergleiche mit der begleitenden Vene zu ersehen ist, ein übernormales Caliber, das nach aussen und oben ziehende arterielle Gefäss zeigt den halben Durchmesser des erstgenannten, die zwei nach unten streichenden Arterien präsentiren sich selbst bei der Vergrösserung des aufrechten Bildes nur als ein paar dünne rothe Streifen. Das Caliber der Venen verhält sich gerade entgegen-gesetzt. Den geringsten Durchmesser hat die nach innen oben gehende Vene, sie hat sogar einen etwas geringeren Durchmesser als die begleitende Arterie; die nach aussen oben ziehende Vene ist breiter als die erste und um vieles breiter als die neben liegende Arterie; die zwischen den zwei äusserst dünnen nach unten ziehenden Arterien rückkehrende Vene endlich ist hochgradig erweitert. Das Gefässbild erklärte ich so: „In den frei gebliebenen nach innen oben gehenden Arterienzweig stürzt nunmehr aus dem Hauptstamme alles Blut, das früher sämmtliche Verzweigungen der Centralis zu versorgen hatte, daher die Erweiterung dieses Gefässes und in Folge der mächtigen vis a tergo der rasche Abfluss des Blutes durch die Vene, die an Durchmesser nicht zugenommen hat. Die starke Füllung der anderen Venen spricht, da ein rückläufiges Einströmen des Blutes aus der Orbita nicht angenommen werden kann, dafür, dass auch in den entsprechenden Arterien noch Blut circulirt, dass aber die vis a tergo, besonders in der von unten auf-steigenden Vene wesentlich verringert ist". In der Netzhaut wenigstens vermag also eine Verödung von drei Viertheilen des

---

[1]) Vgl. Mauthner, Zur Lehre von der Embolie der Arteria centralis retinae, Wiener med. Jahrbücher, 2. Heft, 1873.

ganzen Gefässgebietes in dem letzten Viertheil eine venöse Blutüberfüllung nicht zu erzeugen, und andererseits ist der Druck in
den in Folge von Verengerung der Arterien und von verminderter vis a tergo erweiterten Venen sicherlich so gering, dass
er geringer ist, als der intraoculare Druck, und dass von einer
Transsudation aus diesen Gefässen in den Glaskörper keine Rede
sein kann. Es braucht auch nicht besonders erwähnt zu werden,
dass in dem angezogenen Falle Druckerhöhung nicht bestand.

Was noch in specie die Theorie von Fuchs anlangt, welche
den Ausdruck für die das vorderste Gefässgebiet der Aderhaut
verödende Chorioiditis in Veränderungen gefunden hat, die im
vordersten Abschnitt der Chorioidea direct mit dem Augenspiegel
sichtbar sind, so meint Brailey auf Grund seiner anatomischen
Untersuchungen, dass diese Veränderungen, welche übrigens keineswegs constant sind, nur das Epithel betreffen und eine Verödung
der Gefässlage an dem Orte dieser Flecke gar nicht vorhanden
ist. Es könnten diese Veränderungen direct der Ausdruck der
glaucomatösen Chorioiditis sein und würden auch (durch das Ergreifen der Stäbchenschicht) die periphere Einengung des Gesichtsfeldes bei Glaucom am einfachsten erklären. Wo das Gesichtsfeld
frei ist, fehlen diese Alterationen oder sie haben die Stäbe noch
nicht vernichtet: so könnte man sich die Sache vorstellen. Das
Wesen der glaucomatösen Chorioiditis liegt aber nicht darin, dass
gerade in der Peripherie der Aderhaut die Stäbchenschicht am
meisten und zuerst bedrängt werden muss. Dazu kommt, dass
Kuhnt (1881)[1] eine ganz analoge periphere Chorioiditis mit
consecutiven Netzhautveränderungen als einfache Altersmetamorphose
beschreibt und es daher fraglich ist, ob diese Erscheinungen überhaupt in einer innigeren Beziehung zum Glaucom stehen.

Es muss endlich hervorgehoben werden, dass die unzweifelhafte
Form exsudativer und atrophirender, so häufig mit Glaskörpertrübungen einhergehender Chorioiditis, welche, wie vielleicht keine
zweite Augenerkrankung, zu so mächtigen ophthalmoscopisch sichtbaren Veränderungen im Augengrunde führt, im Antagonismus zum
Glaucom steht. v. Graefe hat nur zwei Fälle von Drucksteigerung
und Sehnervenexcavation bei solcher Chorioiditis gesehen[2] und mir

---

[1]) Heidelberger Bericht, pag. 46.
[2]) v. Graefe's Archiv, Bd. XV, 3, pag. 173, 1869.

selbst ist nur einmal ein derartiger Fall begegnet [1]. Die Atrophie
der Aderhaut, wie sie die Folge des Glaucoms ist, nimmt auch niemals die Dimensionen an, wie sie der atrophirenden Chorioiditis
eigen sind, ja sie wird nie oder fast nie mit dem Spiegel erkennbar.
Die Betrachtung der Drucktheorien in specie kann uns nach
alledem zu keiner anderen Auffassung in Betreff der Bedeutung der
Druckerhöhung beim Glaucom führen, als die Betrachtung der Drucktheorie im Allgemeinen.

***

Eduard v. Jäger's Lehre (pag. 164) vom genuinen Sehnervenleiden beim Glaucom, d. i. von der Unabhängigkeit der Totalexcavation von der Druckerhöhung, hat durch den Nachweis des Trug-
bildes der Totalexcavation eine derartige Stütze erlangt, dass die
Zeit der allgemeinen Anerkennung dieser Lehre nicht mehr ferne
sein dürfte. Die Gründe, weshalb ich nicht im Sehnervenleiden,
sondern in der Chorioiditis, die auch zum Sehnervenleiden führt, das
Wesen des Glaucoms und die Ursache der Functionsstörung bei
Glaucom sehe, sind nunmehr sattsam bekannt.

***

[1] Glaucom-Aphorismen, Knapp's Archiv, Bd. VII, pag. 158, 1878.

Das Secundärglaucom.

Jedes Glaucom, für dessen Entstehung man am Auge selbst keine Ursache sieht, ist ein Primärglaucom. Dieses, das typische Glaucom ist dasjenige, von welchem wir bisher ausschliesslich gesprochen haben. Secundärglaucom nennt man nach v. Graefe's Vorgange dasjenige Glaucom, für welches in einer sichtbaren Veränderung am Auge der Grund vorliegt oder vorzuliegen scheint. Es ist klar, dass nach dieser Auffassung das Primärglaucom dasjenige Secundärglaucom ist, für welches man die zu Grunde liegende oculare Affection nicht zu erkennen vermag. Namentlich muss bei der Auffassung, dass Glaucom und Drucksteigerung identisch ist, jedes Primärglaucom ein Secundärglaucom sein, weil doch die Drucksteigerung einen Grund haben muss. Sieht man also eine Hornhautnarbe mit Einheilung der Iris und Glaucom, so liegt vor ein Glaucoma secundarium ex leucomate adhaerente. Würde man z. B. die periphere Irissynechie, welche nach Knies die Ursache des Primärglaucoms ist, direct sehen, so wäre dies ein Glaucoma secundarium ex synechia circulari peripherica iridis anteriore.

v. Graefe hat in seiner letzten, grossen und berühmten Arbeit: „Beiträge zur Pathologie und Therapie des Glaucoms" [1] das Capitel des Secundärglaucoms in weitgehendster Weise erläutert. Folgen wir seiner Darstellung, so geben die Erkrankungen der einzelnen Augenpartien in folgender Art Anlass zur Entstehung von Secundärglaucom:

a) Cornea.

Bei genuiner circumscripter Keratitis sah v. Graefe ein einziges Mal Succession von Glaucom. Derartige vereinzelte Fälle waren auch mir bekannt, aber auf deren Bedeutung wurde ich erst

---

[1] v. Graefe's Archiv, Bd. XV, 3, pag. 108, 1869.

16*

durch einen Fall aufmerksam[1]), in welchem das linke Auge unter den
Erscheinungen des acuten inflammatorischen Glaucoms erblindet war,
und im Momente der Untersuchung neben starker Spannung und
Reinheit der Medien Excavation und Amaurose sich constatiren liess,
während am rechten Auge seit einigen Tagen ein Zustand sich entwickelt hatte, welcher nach der Angabe der Patientin unter ganz
denselben Schmerzen, in der ganz gleichen Weise und mit der
gleichen Herabsetzung des Sehvermögens verlief, wie dies seiner Zeit
am linken Auge der Fall gewesen war. Das rechte Auge zeigte
heftige Ciliarinjection, leichte Chemose der Conjunctiva, dichte
centrale grauliche parenchymatöse Trübung der Hornhaut, welche
die Sehstörung (Zählen der Finger bei freiem Gesichtsfeld) vollständig
erklärte, aber keine Erhöhung des intraocularen Druckes und keine
Verengerung der vorderen Kammer. Hätte man nicht die Geschichte
des linken Auges und dieses selbst vor sich gehabt, so hätte man
die Diagnose auf Keratitis gestellt und das später ausbrechende
Glaucom vielleicht als Secundärglaucom angesehen. Es sind mir
ganz analoge frappante Fälle aus früherer Zeit sehr gut im Gedächtniss, in denen bei einer ganz gleich aussehenden Keratitis nach
einigen Tagen evidentes acutes Glaucom ausgebrochen war. Nach
meiner Auffassung ist diese Keratitis nicht ein Vorläufer, noch weniger die Ursache des Glaucoms, sondern ganz einfach bereits eine
Theilerscheinung des glaucomatösen Processes, bei dem die gewöhnlichen Erscheinungen des acuten Glaucoms dann hervortreten werden,
wenn der Process im Ciliarkörper und in der Aderhaut zu gleicher
Mächtigkeit angestiegen sein wird, wie in der zuerst ergriffenen Hornhaut; es handelt sich also keineswegs um ein Secundärglaucom.

Nach v. Graefe ruft die diffuse Keratitis nur ausnahmsweise Secundärglaucom hervor (v. Graefe sah dies nur 4mal und
zwar durchaus bei älteren Individuen, bei denen sonst die diffuse
Keratitis selten vorkommt); und nicht übertrieben häufig und
fast nur in den späteren Stadien führt die sclerosirende Keratitis zu glaucomatöser Spannungsvermehrung. Weit häufiger wird
dagegen die pannöse Keratitis zum Ausgangspunkte secundären
Glaucoms, wobei entweder die Reizung der meist zugleich atrophirenden und ectatischen Hornhaut direct das Glaucom auslöst
oder die Vermittelung durch eine allmälig sich hinzugesellende seröse

---

[1]) Aphorismen, pag. 457.

Iritis gegeben wird. Hornhautnarben sind eine häufige Quelle des Secundärglaucoms, aber nicht blos diejenigen, welche nach Durchbruch der Hornhaut zu Stande kommen und mit Einheilung der Iris einhergehen, sondern auch solche, bei denen keine Iris eingeheilt ist. Auch sind es nach v. Graefe nicht blos ectatische Hornhautnarben, welche zum Glaucom führen, wenngleich es richtig ist, dass Augen mit Leucoma prominens adhaerens oder partiellem Hornhautstaphylom weit näher bedroht sind, als solche mit gleich grossen nicht prominenten Vernarbungen. Doch gibt v. Graefe zu, dass die Ectasie der Narbe schon an sich Zustände anzeigt, welche zum Glaucom in näherer Beziehung stehen. In der That scheint mir, dass von einer Hornhautnarbe nicht viel zu fürchten ist, so lange sie nicht ectatisch ist. Ob aber diese Ectasie aus anderen Gründen erfolgt und das Glaucom erst nach sich zieht oder ob sie das erste Zeichen des Glaucoms ist, so dass die Narbe, als sie noch nicht prominent war, zum Glaucom führte, scheint mir sehr schwer mit Bestimmtheit zu entscheiden. Unter den Secundärglaucomen als Folge eines Hornhautleidens führt v. Graefe dann den Hydrophthalmus congenitus an, dem wir später noch einige Worte widmen wollen, und schliesst die Lehre der Hornhautquellen des Secundärglaucoms mit der Beschreibung eines eigenthümlichen Hornhautübels. Bei vermehrter Reizbarkeit gegen Licht entwickelt sich im horizontalen Meridian der Hornhaut sowohl medial- als lateralwärts nach dem Hornhautcentrum hin eine rechteckige Trübung. Die beiden Trübungsstellen wachsen, so dass das Ganze immer mehr eine transversale bandförmige Trübung darstellt. Nun kann sich sofort Glaucoma chronicum simplex hinzugesellen, oder aber — und dieses Verhalten ist das häufigere — es tritt chronische Iritis mit Entwickelung der Zeichen des Secundärglaucoms auf. Schliesslich erfolgt, wie bei Glaucom überhaupt, die Erblindung.

b) Iris.

Die eiterige und die gewöhnliche plastische Iritis hat keine Neigung in Glaucom überzugehen. In Fällen, in welchen das erste Auge schon längere Zeit glaucomatös war, hat v. Graefe bisweilen am zweiten Auge das Glaucom mit einer plastischen Iritis und gewissermaassen unter dem Bilde derselben auftreten gesehen. „Am nächsten unter allen entzündlichen Reizungen der Iris", sagt

v. Graefe, „steht dem Glaucom unzweifelhaft die Iritis serosa, das heisst derjenige Process, der sich vorwaltend durch diffuse Trübung des Kammerwassers, Beschlag der hinteren Hornhautwand, Drucksteigerung in dem Kammerraum bei fehlender oder geringer plastischer Ausschwitzung und Abwesenheit auffälliger Parenchymveränderungen kennzeichnet." „Eine gewisse, wenn auch geringe Erhöhung des Augendrucks ist bei Iritis serosa allemal anzunehmen." Trotzdem spricht v. Graefe der Iritis serosa nur in beschränktem Maasse die Fähigkeit zu, in Glaucom überzugehen, wiewohl die Krankheit längere Zeit im Acmestadium bleibt. Blos wenn noch andere schädigende Momente, wie Linsenquellung und Linsenluxation sich hinzugesellen, wird in jeder Lebensperiode Glaucom sich der Iritis serosa anschliessen. Eine besonders ergiebige Quelle des Secundärglaucoms sind die nach Iritis zurückbleibenden Anheftungen des Pupillarrandes an die vordere Linsenkapsel, die hinteren Synechien. Bisweilen rufen ganz umschriebene Synechien Secundärglaucom hervor. Zahlreiche Synechien disponiren mehr, als vereinzelte, und es scheint v. Graefe, dass gegenüberliegende Synechien gefährlicher sind, als benachbarte. Mehr noch als die Zahl fällt die Breite der Synechien in's Gewicht. Trotzdem dürfte es numerisch die Regel bilden, dass selbst sehr zahlreiche und breite Synechien durch's ganze Leben ertragen werden, ohne Glaucom zu induciren. Ist dagegen die hintere Synechie vollkommen ringförmig geworden, so dass jede Communication zwischen vorderer und hinterer Kammer aufgehoben ist — ein Zustand, der durch buckelförmige Vortreibung der nicht adhärenten Irisfläche sich kennbar macht — so scheint nach v. Graefe die Steigerung des Augendrucks zu einer fast ausnahmslosen Regel zu werden. Es kann dabei das Pupillargebiet frei sein — es kann also Pupillarabschluss, Seclusio pupillae, ohne Pupillarverschluss, Occlusio pupillae, bestehen, es kann das Sehvermögen im Momente noch intact sein und doch ist der Ruin des Auges mit fataler Sicherheit vorherzusehen.

c) Linse.

Nicht zugestanden kann werden, dass eine einfache Texturveränderung der Linse Glaucom hervorruft. v. Graefe sah zwar in fünf Augen während der Reifungsperiode der Cataracta acutes inflammatorisches Glaucom ausbrechen, allein es ist dies entweder als Zufall oder so aufzufassen, dass „bei unserer Unkenntniss der tieferen Ursachen sowohl des cataractösen Processes als des Glaucoms" vielleicht dieselbe Anomalie beide Krankheitsprocesse verschuldet.

Eine anomale Stellung des Linsensystems gibt dagegen sehr häufig Anstoss zur Entwickelung von Secundärglaucom. Unbedeutende Lockerungen und Zerstörungen des Aufhängebandes der Linse, der Zonula Zinnii, welche nur eine geringe Lageanomalie oder nur ein geringes Schwanken der Linse zur Folge haben, scheinen wegen der beständigen Zerrung der Zonulareste und indirect des Ciliarkörpers von grösserer Gefahr zu sein, als solche, bei denen die Linse ganz frei beweglich geworden ist. Ebenso kann durch Quellung der Linsenmassen nach Discisio cataractae oder Trauma, also überhaupt nach Eröffnung der Linsenkapsel Secundärglaucom hervorgerufen werden. Es ist die Drucksteigerung immer Folge der Einwirkung der quellenden Linsensubstanz auf die hintere Fläche der Iris und Vordrängung der Iris gegen die Hornhaut ist daher das die Gefahr anzeigende Symptom. Das Fehlen der Linse, die Aphakie, schützt nicht gegen die Entwickelung von Glaucom.

Nach Discision eines Nachstaars kann auch Glaucom folgen, sowie das Sehvermögen nach Reclinatio cataractae durch Secundärglaucom vernichtet wurde.

d) Chorioidea.

Die seröse Chorioiditis, welche sich kennzeichnet durch vorwaltend diffuse, nur hie und da discrete feine Glaskörpertrübungen ohne ophthalmoscopisch nachweisbare Aderhautveränderungen, und die, wenn nicht häufig seröse Iritis gleichzeitig da wäre, für ein reines Leiden des Glaskörpers angesehen werden könnte; diese seröse Chorioiditis, welche zur Entstehung von hinterer Polar- und Corticalcataracta führt, sowie jene anderen Formen seröser Chorioiditis, welche unter deutlicheren Reizsymptomen durch sehr verbreitete, theils diffuse, theils fetzig-membranöse und flockige Glaskörpertrübungen und durch Andeutungen äquatorialer Aderhautveränderungen sich verrathen, sowie alle Uebergangsformen von jener erstgenannten, wenig ausgesprochenen Erkrankung zu der letztgenannten, mächtig entwickelten und von Iritis gefolgten — können zwar ohne Spannungsvermehrung verlaufen, können aber auch in

Glaucom übergehen, wiewohl die schwere Form viel häufiger zu
Netzhautablösung und Phthisis bulbi führt. Dann beobachtet man
nicht gar selten, wie Augen mit hinterer Polarcataracta
an Glaucom erkranken, in welchen Fällen eine bezüglich des Glaskörpers rückgängige, aber doch noch latent fortbestehende Chorioiditis
anzunehmen ist. Die glaucomatösen Erscheinungen, die in derartigen
Augen mit sichtbarer oder latenter Chorioiditis serosa hervortreten,
begründen also nach v. Graefe die Diagnose des Secundärglaucoms
nach Chorioiditis serosa. Wenn bei entzündlichen Processen einmal
ein subretinaler Flüssigkeitserguss, also Netzhautablösung eingetreten ist, tritt Glaucom nicht hinzu. Nur zweier Fälle weiss sich
v. Graefe zu entsinnen, in denen an eine entwickelte Amotio
retinae sich Glaucom anschloss. Ebensowenig führen jene Chorioi-
ditiden, welche sich nur ophthalmoscopisch durch Alterationen der
Pigmentlage und des Stroma's kundgeben; namentlich auch nicht
die Formen exsudativer und disseminirter atrophirender
Chorioiditis zu Secundärglaucom. Zwei Fälle von Secundärglaucom nach Chorioiditis disseminata, die einzigen, die v. Graefe sah,
könnten als zufällige Coincidenz aufgefasst werden.

„Einen fruchtbaren Boden für die Entwickelung secundärer
Glaucome", fährt v. Graefe fort, „bietet wiederum die Sclerectasia
posterior und die mit derselben in Verbindung stehenden Formen
von Chorioiditis posterior." v. Graefe nimmt also an, dass die
Sclerectasia posterior, d. i. die regelrechte durch Axenverlängerung
des Auges bedingte Myopie zu Glaucom führen könne, wenngleich
dies vielleicht noch häufiger dann geschieht, wenn sich entzündliche
Veränderungen der Aderhaut (eine Sclerotico-chorioiditis posterior)
entwickelt haben. Die Excavation des Sehnerven hat bei diesen
Secundärglaucomen nicht immer das typische Gepräge, es fehlt die
scharfe Abbiegung der Gefässe am Papillenrande. Dagegen kommen
auch ausgezeichnet typische Formen der Excavation vor. v. Graefe
erwähnt hier eines Falles, der schon lange mein besonderes Interesse
erregte. Seit sieben Jahren wird das Vorhandensein einer Excavation beobachtet in einem kurzsichtigen Auge. „Gegenwärtig",
heisst es, „gehört die Excavation zu den tiefsten und
steilsten, die ich je gesehen, aber die Sehschärfe
ist ⅙, das Gesichtsfeld völlig normal[1]."

[1] v. Graefe's Archiv, Bd. XV, 3, pag. 180.

Es ist wunderbar, dass es anlässlich dieses oder eines ähnlichen
Falles v. Graefe's Scharfsinn entgangen ist, dass in dieser tiefsten
und steilsten Excavation absolut kein Raum für Nervenfasern ist,
dass in dieser bis an den Sehnervenrand reichenden tiefen, leeren
Höhle nicht jene halbe Million Nervenfasern liegen kann, die zur
Vermittelung völlig normaler Sehschärfe und eines völlig intacten
Sehfeldes nothwendig ist, dass vielmehr ein Auge mit solcher
„Druck"excavation absolut blind sein müsse. Es ist schade, dass
v. Graefe den Sachverhalt nicht erkannte, denn er hätte nur leise
seine Stimme zu erheben brauchen und jedes Kind hätte erkannt,
dass diese „leere" Höhle ein Trugbild sei, da sie doch mit einer
halben Million Nervenfasern gefüllt sein muss. Meine Stimme, die
ich schon vor vier Jahren erhob, verhallte; ja, man hätte nicht übel
Lust, anatomische Beweise dafür zu verlangen, dass ein Mensch ohne
Sehnervenfasern nicht sehen kann. Nach wie vor wird von der
Druckexcavation als einer selbstverständlichen Sache gesprochen, so
dass wirklich die Frage gestattet scheint: „Quousque tandem?"

e) Retina.

Infiltrationen, Degenerationen und functionelle
Anomalien der Netzhaut beeinflussen den Augendruck nicht;
dagegen existirt eine merkwürdige Succession glaucomatöser Zustände nach vorausgegangenen hämorrhagischen Netzhaut-
processen (Glaucoma haemorrhagicum sive apoplecticum). Plötzlich eintretende Sehstörung unter der Form centraler
oder excentrischer Scotome mit subjectiven Licht- und Farbenerscheinungen (welch' letztere aber häufiger fehlen) zeigen den Ausbruch des Netzhautleidens an, der Augenspiegel erweist Netzhautblutungen, die mit Vorliebe an der Macula lutea und in der
Nachbarschaft der Papille ihren Sitz haben, wobei es zu blutigen
Ergüssen auf die Innenfläche der Netzhaut, oder auch in den Glaskörper kommen kann. Die Netzhautblutungen können als solche
recidiviren oder es kann endlich der hämorrhagische Process erlöschen.
In einem Theil der Fälle aber und ohne dass man es dem betreffenden Falle ansehen könnte, tritt, nachdem die Krankheit
14 Tage bis zu einem halben Jahre bestanden (in fast ⅔ der
sämmtlichen Fälle in dem Zeitraum von der vierten bis zur
zehnten Woche nach den ersten Functionsstörungen) Secundärglaucom hinzu, als acutentzündlicher Insult (zuweilen mit tumul-

tuarischen neuen Hämorrhagien) oder mit allmäliger Spannungsvermehrung, die aber auf die Dauer nur selten von entzündlichen Processen nicht gefolgt ist. Die Ciliarneurose pflegt sehr heftig zu sein, selbst da, wo die Spannungsvermehrung keine enorme ist. Hämorrhagische Glaskörper- und hämorrhagische Kammerwassertrübung entsteht. Nicht selten erlischt nach einem plötzlichen Entzündungsanfall der noch vorhandene Lichtschein, wahrscheinlich in Folge des Hinzutritts hämorrhagischer Netzhautablösung und dann beginnt der Augendruck zu sinken bis unter das Normale. In anderen Fällen jedoch kommt es zu glaucomatöser Degeneration des Bulbus (pag. 86). Was das zweite Auge anlangt, so bleibt es entweder intact (fast in der Hälfte der Fälle); oder es folgt auch am zweiten Auge (circa ¼ der Fälle) das gleiche Netzhautleiden, jedoch ohne in Glaucom überzugehen; oder endlich (wieder circa ¼ der Fälle) es entwickelt sich das gleiche Bild des Glaucoma haemorrhagicum auch am zweiten Auge — nach Verlauf von mehreren Monaten, nur höchst selten fast gleichzeitig — heraus. Einmal sah v. Graefe, wie sich kurz nach dem Ausbruch des hämorrhagischen Glaucoms an einem Auge, auf dem zweiten eine heftige Hyperästhesie der Retina mit fortwährendem Blitz-, Funken- und Rauchsehen herausbildete. Nach der Enucleation des ersterkrankten Auges blieb die Hyperästhesie der Netzhaut, wenn auch sich etwas verringernd, fortbestehen, Glaucoma apoplecticum trat aber nicht auf. Einmal wurde auch ein Auge von subacutem Glaucom befallen, an welchem eine vorausgegangene Hämorrhagia retinae seit mehr als Jahresfrist geheilt war. Eine nicht unerhebliche Quote der Patienten geht in verhältnissmässig kurzer Zeit nach dem Auftreten des Leidens (wie nach einfachen senilen Netzhautblutungen) apoplectisch zu Grunde.

f) Nervus opticus.

Die Erkrankungen des Sehnerven scheinen niemals zu Glaucom zu führen.

g) Sclerotica.

Wenngleich v. Graefe es für ausserordentlich schwierig erklärt, sich über die Rolle, welche die Lederhaut bei der Production glaucomatöser Zustände spielt, ein Urtheil zu bilden, so erklärt er es doch für kaum zu bezweifeln, dass unter den prädisponirenden Ur-

sachen die rigide Beschaffenheit der Sclera einen äusserst wichtigen
Platz einnimmt (Coccius, Cusco, v. Stellwag). Die thatsächlichen Belege für diese Annahme aber sind sehr mangelhaft.
Das Glaucoma chronicum simplex erklärt v. Graefe geradezu für
ein „Secundärglaucom" mit verschiedener oder wenigstens
nicht gleichmässig localisirter intraocularer Ursache, durch
welche der permanente Stimulus im Auge erhalten wird. Diese
intraoculare Ursache bleibe freilich noch dunkel, aber es wäre, schon
aus Gründen der Ausschliessung, die Sclera vorwaltend zu berücksichtigen. Wir haben schon früher (pag. 128) gehört, dass v. Graefe
an die Möglichkeit einer Compression der Ciliarnerven in ihrem
intrascleralen Verlauf dachte.

h) Intraoculare Tumoren.

Die Gliome des Kindesalters führen erst bei einem bestimmten Volumen der Neubildung zu allmäliger Drucksteigerung oder entzündlichen Insulten, so dass die Differentialdiagnose
zwischen einfachem Glaucom und Gliom nicht in Betracht kommt.
Die Differentialdiagnose zwischen Tumor und Glaucom kann aber
Schwierigkeiten machen bei den Sarcomen des Uvealtractus,
wie sie bei erwachsenen oder älteren Individuen vorkommen. Gewöhnlich kommt es zuerst zu Spannungsvermehrung und wenn diese
ein gewisses Maass übersteigt, bricht ein subacuter oder acuter
Glaucomanfall aus.

Zweimal sah v. Graefe nach Orbitalgeschwülsten, die
den Bulbus hervordrängten, Glaucom sich entwickeln. Die Vermittelung übernahmen wahrscheinlich die eingeleiteten Veränderungen im Innern des Auges — Chorioideo-retinitis und intraoculare
Ergüsse.

Zunächst wollen wir die Erfolge der Therapie darstellen, wie
sie sich v. Graefe bei den verschiedenen Formen des Secundärglaucoms ergaben. Es handelt sich vor Allem um die Leistungen
der Iridectomie.

In den seltenen Fällen von Glaucom nach diffuser Keratitis hatte die Iridectomie einen befriedigenden Erfolg, nur dass in
zwei der vier Fälle die Hornhauttrübungen zunahmen, so dass bedeutende Sehstörung zurückblieb. Beim Glaucom nach sclero-

sirender Keratitis wird durch die Operation zwar der Druck in
befriedigender Weise reducirt, aber es geschieht leicht, dass zu
weiterer Sclerosirung der Trübungen Anlass gegeben wird. Bei ausgesprochener Ectasie der pericornealen Zone kann die Iridectomie
von der Gefahr, plastische Kyklitis herbeizuführen, nicht freigesprochen werden. Der Iridectomie gegen Secundärglaucom nach
pannöser Keratitis haftet zwar der Nachtheil an, dass der Operation häufig eine temporäre Zunahme der Vascularisation nachfolgt,
aber die definitive Leistung ist gut, sowohl in Betreff des Glaucoms
als des ursprünglichen Pannus. Wo seröse Iritis nicht das Mittelglied
für die Entwickelung des Glaucoms abgibt, sondern die Hornhautveränderungen für sich den Ausgangspunkt bilden, ist die Disposition
für die Iridectomie weniger günstig, und es besteht auch die Gefahr
der Kyklitis. Man operire daher bei altem Pannus, sobald man sich
von einer dauernden Spannungszunahme überzeugt hat. Bei Leucoma adhaerens (Einheilung der Iris in die Hornhautnarbe), entstanden durch Blennorrhoea neonatorum, warte man nicht unbedingt,
bis das Kind ein gewisses Alter erreicht hat, denn inzwischen
könnte durch Secundärglaucom Erblindung erfolgt sein. Ja selbst
wenn man so lange wartet, bis eine tastbare Spannung sich kund-
gibt, wird es in der Regel zu spät sein. Jedwede dauernde Narbenectasie soll bereits für einen operativen Eingriff Stimmung erzeugen.
Vergrösserung des Hornhautdurchmessers und Vertiefung der vorderen Kammer indiciren denselben unbedingt. Aber die Operation
ist bei ectatischen Hornhautnarben und den sich anschliessenden
Formen des Secundärglaucoms unzuverlässig oder wenigstens in
ihrer Wirkung ungleichmässig; die Iridectomie beherrscht den
Vorgang nicht durchgängig und ist auch nicht frei von Gefahren (Glaskörpervorfall, Kyklitis, eiterige Panophthalmitis). Vom Hydrophthalmus congenitus „bleibt die unendliche Mehrzahl der Fälle
ein Noli me tangere", sagt v. Graefe. Eiterige Glaskörper-
infiltration, Kyklitis, Chorioidealblutung ist zu befürchten. Von der
Wirksamkeit der Iridectomie bei jenem Glaucom, das sich an das
eigenthümliche Hornhautübel der transversalen Keratitis
anschliesst, und zwar von deren vortrefflicher und dauernder Leistung
hat v. Graefe die vollste Ueberzeugung gewonnen, nur muss man
die Operation frühzeitig vornehmen, damit man eine kunstgerechte
Irisausschneidung zu vollführen im Stande ist.

    Als Ersatzmethoden der Iridectomie bei Secundärglaucom

nach Hornhautleiden führt v. Graefe folgende an: bei sclerosirender Keratitis Peritomie (Ausschneidung eines Conjunctivalringes
rings um die Hornhaut) mit energischer Scarification der Scleral-
gefässe, ein Vorgang, der gegen die sclerosirende Tendenz der Hornhauttrübungen ein sehr wirksames Heilmittel ist und vorübergehend
auch den Augendruck zu reduciren scheint; erst, wenn es dringend
wird, lasse man Iridectomie nachfolgen. Bei Narbenectasien der
Hornhaut kann unter Umständen Punction der vorderen Kammer,
Abtragung der narbigen Partie und Entfernung des Linsensytems
am Platze sein, und bei Hydrophthalmus congenitus kann man wegen
der grossen Gefährlichkeit der Iridectomie auch Punctionen der
Vorderkammer periodisch versuchen; aber auch diese nutzen in der
Regel nichts und sind auch nicht absolut gefahrlos.

Wir kommen zu den Effecten der Iridectomie bei Iris-Secun-
därglaucomen. Die Iridectomie bei Secundärglaucom nach Iritis
serosa wirkt zufriedenstellend. Die totale hintere Synechie, der
Pupillarabschluss, erfordert, sobald dieser Zustand durch die Vortreibung der peripheren Irispartien kenntlich geworden, unbedingt
die Iridectomie. Ihre Leistung ist auch völlig befriedigend, nur dass
zuweilen eine zweite Iridectomie an der diametral gegenüber liegenden
Stelle (pag. 100) nachgeschickt werden muss. Sich über die Therapie
der von Linsenluxationen abhängigen Secundärglaucome auszusprechen, erklärt v. Graefe für ausserordentlich schwierig. Es
kann sich nur um Entfernung der dislocirten Linse oder um Iridectomie handeln. „Beide Operationen erfordern die grösste Umsicht
und sind nicht ohne Gefahr." Glaskörperausfluss und deletäre intraoculare Blutung kann sich ereignen. Da aber die Linsenextraction
jedenfalls ungleich gefährlicher ist, so wird der Iridectomie der Vorzug gegeben. Die Chloroformirung ist bei der Operation angezeigt.
In einem geringeren Theile der Fälle ist die Operation theils von
gefährlichen Folgen begleitet, theils bleibt sie ohne ausreichenden
Einfluss. In letzterem Falle ist die Extraction der Linse das letzte
Zufluchtsmittel, zu welchem man bei gänzlicher Loslösung der Linse
von ihrem Aufhängebande von vornherein greifen muss. Führt
Linsenquellung (in Folge von Discisio cataractae oder nach Trauma)
zu Druckerhöhung, so beeile man sich bei kindlichen und jugend-
lichen Individuen nicht mit einem operativen Eingriff. So lange
Protrusion der Iris fehlt, kann man ein exspectatives Verfahren
(Vermeidung von Schädlichkeiten, Atropin) anwenden. Sind deutliche

Symptome von Secundärglaucom da, so zögere man nicht mit der
Operation. Bei kindlichen Individuen entferne man die Linse mit
oder ohne Iridectomie, bei älteren Individuen mache man, wenn nur
eine Partie der Iris von hinter ihr quellenden Massen bedroht wird,
Iridectomie und hebe sich die Extraction für spätere Zeit auf; falls
aber die ganze Linse quillt, vollführe man die periphere Linear-
extraction. Das Reclinationsglaucom bietet ziemlich trostlose Aus-
sichten. „Die Iridectomie dürfte demselben nur höchst ausnahmsweise Einhalt thun. Kann man der dislocirten Linse habhaft
werden, so gibt deren Entfernung noch die besten Heilchancen, ist
indessen mit sehr grosser Gefahr verknüpft."

Bei den Secundärglaucomen auf der Basis seröser Chorioiditis hat zuweilen die kunstgerechte wiederholte Punction der
vorderen Kammer Erfolg. Zwischen den einzelnen Parakentesen
lässt man einen Zeitraum von 3 bis 4 Tagen, zuweilen einer Woche;
man sticht 1½ bis 2 Millimeter innerhalb der Scleralgrenze flach mit
einer spitzigen Punctionsnadel ein. Nutzt die erste Punction gar
nichts, so schreite man zur Iridectomie, welche jedoch unter diesen
Verhältnissen nicht ganz frei von Gefahren ist. Intraoculare Hämor-
rhagie, Netzhautablösung, plastische Kyklitis sind die möglichen
Eventualitäten. Auch ist, wenn die erste Iridectomie nicht ausreichend Hilfe leistet, wiederholte Punction oder eine opposite (zweite)
Iridectomie nachzuschicken. Bei den durch Sclerectasia posterior
(Myopie) hervorgerufenen Glaucomen kann v. Graefe der Iridectomie
unbedingt das Wort reden. Dieselbe scheint den glaucomatösen
Process jedesmal zum Stillstand zu bringen und ist in den von Aderhautentzündung freien Fällen auch frei von üblen Folgen. Nur da wo
der Gesichtsfelddefect sich schon dem Fixirpunkt nähert, sieht man
der Iridectomie zuweilen eine nicht unerhebliche und dann zumeist
bleibende Verschlechterung der centralen Sehschärfe folgen. Zweimal ging unter solchen Verhältnissen das centrale Sehen nach der
Iridectomie ganz verloren.

Beim Glaucoma haemorrhagicum muss die Prognose der
Iridectomie schlecht gestellt werden. v. Graefe konnte keinen
Erfolg erzielen. Der Operation folgt bedeutende Vermehrung der
Blutungen, auch mit Durchbrüchen in den Glaskörper, mitunter
rascher Verfall des noch erhaltenen Sehvermögens. Ein Einfluss
auf die Spannung des Bulbus und auf die Beschwerden tritt entweder gar nicht ein oder zeigt sich nur vorübergehend, so dass man

genöthigt werden kann, der Schmerzen wegen die Enucleation der Iridectomie nachzuschicken. Handelt es sich daher um persistirende Beschwerden nach erloschenem Sehvermögen, so flüchte man lieber gleich zur Enucleation. Beim Glaucom, das durch intraoculare Tumoren hervorgerufen wird, hat die Iridectomie gar keinen oder nur einen vorübergehenden Effect; es muss zur Enucleatio bulbi gleich geschritten werden.

Zu dieser Darstellung des Secundärglaucoms von Seite v. Graefe's — ich habe die Lehren v. Graefe's nur in ihren Hauptzügen vorgetragen — will ich nunmehr die Resultate eigener Erfahrung fügen.

Was die Hornhaut-Secundärglaucome anlangt, so habe ich die seltenen Formen, welche diffuser und sclerosirender Keratitis folgen, nicht gesehen. Aber ich habe auch kaum Augen beobachtet, welche einfach mit Pannus ohne Ectasien der Hornhaut behaftet durch Glaucom erblindet waren. Allerdings sind mir Fälle vorgekommen, in denen nach langwieriger pannöser Erkrankung Erblindung durch Glaucom eingetreten war, aber in diesen Fällen zeigte die pannöse Hornhaut ein prominentes Leucoma oder ein Leucoma adhaerens, d. i. eine Hornhautnarbe mit Einheilung der Iris. Dieses Leucom, welches durch Geschwürsbildung (die sich leichter in einer pannösen als in einer gesunden Hornhaut etablirt, aber nicht zum Wesen des ständigen Pannus, noch der pannösen Keratitis gehört, und die ebenso zu Glaucom geführt hätte, wenn kein Pannus dagewesen wäre) zu Stande kam — war es, das ohne Zusammenhang mit dem Pannus zum Secundärglaucom führte. Auf der anderen Seite ist es eine sehr gewöhnliche Erscheinung, dass Augen, die an einer schweren, von Pannus corneae gefolgten Bindehauterkrankung leiden, von Zeit zu Zeit lichtscheu, thränend, schmerzhaft, gegen jedes adstringirende Mittel empfindlich werden, und dass ein solcher Reizzustand auch sehr lange persistirt. Bei der Untersuchung findet man die vordere Kammer nicht selten vertieft; über den Zustand der Iris kann man wegen der pannösen Hornhauttrübung sich nicht ganz klar werden, doch ist man in der Regel nicht im Stande, hintere Synechien nachzuweisen. Dass die Pupille schlecht oder nicht reagirt, ist bei der mit Sicherheit zu supponirenden, wenngleich wegen des Bindehautleidens häufig nicht direct nachweisbare heftigen Ciliarinjection

nicht wunderbar. Dabei kann die Spannung des Auges deutlich erhöht
sein. Wenn man unter solchen Umständen Iritis serosa voraussetzt, so
erscheint dies ganz berechtigt; ob aber unter solchen Verhältnissen
häufig Glaucom sich entwickelt, ist eine andere Frage. Natürlich,
wenn man Druckerhöhung und Glaucom identificirt, ist schon Glaucom
da; aber eine solche Auffassung hat keine practische Bedeutung, da
die Druckerhöhung bei Iritis serosa eine gewöhnliche Erscheinung ist,
dabei Monate, ein Jahr und länger anhalten kann, ohne dass Glaucom
sich entwickelt, d. h. ohne dass, in meine Sprache übertragen, der
Process von der Iris auf Ciliarkörper und die Aderhaut übergeht
und so Functionsstörung von Seite der Netzhaut bedingt. Die Erhöhung des Druckes als solche ist ein höchst unschäd-
liches Symptom. Sie verschwindet mit Heilung der Iritis serosa,
ohne eine Störung der Netzhautfunction zu hinterlassen. So lange
also bei Iritis serosa im Allgemeinen oder bei der Iritis serosa, die
man bei Reizzuständen in pannösen Augen unterstellt, nicht unzweifelhafte glaucomatöse Functionsstörung von Seite der Netzhaut zum
Vorschein kommt, ist der Process nicht als Secundärglaucom zu
betrachten. Die Erfahrung zeigt, dass endlich die Reizerscheinungen
schwinden, dass der Druck schwindet und dass das Auge pannusgemäss
schlecht sieht. In den seltenen Fällen, wo es doch zu Secundärglaucom kommt, ist wohl die Iridectomie der Sclerotomie vorzuziehen,
weil bei allem Dunkel über die Wirkungsart der Operationen hier
ein Theil der Reizquelle durch die Iridectomie direct gesperrt wird.

Indem ich noch sage, dass ich das von v. Graefe beschriebene
Hornhautübel (die transversale Keratitis), das in so consequenter
Weise zum Secundärglaucom führt, niemals gesehen habe, erhellt,
dass von allen erworbenen krankhaften Zuständen der Hornhaut nur
einer übrig bleibt, dem practisch eine wirkliche Bedeutung in der
Hervorrufung des Secundärglaucoms zukommt — die Hornhautnarbe; und wenngleich auch die einfache Hornhautnarbe ohne Einheilung der Iris unzweifelhaft Secundärglaucom hervorzurufen vermag, so ist es doch wieder das Leucoma adhaerens, welchem die
Hauptbedeutung zukommt. Leider erweisen sich die operativen Eingriffe (Iridectomie und Sclerotomie) diesem Secundärglaucom gegenüber, auch wenn man sie wiederholt, häufig als ganz ohnmächtig.
Die ectatische Narbe, das partielle Hornhautstaphylom gehen zwar
unmittelbar nach der Operation mit dem Sinken des Druckes zurück,
aber über kurz oder lang kommt es häufig wieder zur Druck-

steigerung und Ectasie. Diese Unzuverlässigkeit der Operation bei derartigem Secundärglaucom hat v. Graefe selbst hervorgehoben, und es ist daher ein merkwürdiges und glückliches Spiel des Geschicks, dass v. Graefe durch die zufällige Beobachtung des Zurückgehens eines Partialstaphyloms nach Iridectomie auf die druckvermindernde Wirkung der letzteren aufmerksam gemacht und so auf das Heilmittel des Glaucoms gebracht wurde.

Unter den Iris-Glaucomen hat dasjenige die hervorragendste Bedeutung, welches durch Pupillarabschluss hervorgerufen wird. Es kann nicht genug auf die Wichtigkeit des v. Graefe'schen Satzes hingewiesen werden, dass, sowie die periphere Vortreibung der Iris ersichtlich wird, dem Auge die Gefahr des Secundärglaucoms droht. Die Sclerotomie kann hier wegen des peripheren Anlagerns der Iris an die Cornea nicht ausgeführt werden und sie erfüllt auch nicht die Indication, den Reiz des Wassers in der hinteren Kammer auf die hintere Irisfläche zu beseitigen. Hier muss unbedingt durch Iridectomie die Communication zwischen hinterer und vorderer Kammer hergestellt werden.

Die Glaucome nach Linsenluxation werden heutzutage schwerlich sofort mit Iridectomie angegriffen werden, einer Operation, deren Schwierigkeit und Gefährlichkeit v. Graefe dargestellt hat. Man wird vielmehr, wiewohl auch hier die Hinterfläche der Iris gereizt sein kann, zunächst durch Eserin und durch Sclerotomie zu helfen suchen. Man darf andererseits nicht vergessen, dass die Reizung auch davon herrühren kann, dass die beweglich gewordene Linse mit Hilfe der defecten Zonula Zinnii am Ciliarkörper zerrt, und dass dann nicht durch Reizung der hinteren Irisfläche, sondern durch Zerrung der Ciliarfortsätze die secretorische Chorioiditis, welche eben das Glaucom ist, hervorgerufen wird. Es ist dann sehr gut begreiflich, wie so die heftigen Schmerzen und Entzündungserscheinungen dieser Chorioiditis (des Glaucoms) beseitigt werden, wenn die Linse gänzlich aus ihrer Verbindung mit dem Ciliarkörper spontan sich löst, oder wenn man durch Durchschneidung des gezerrten Zonularestes mit Hilfe eines zwischen Linsenrand und Ciliarkörper eingeführten Messers die Ursache der Zerrung des Ciliarkörpers beseitigt. Lubinsky (1878)[1] beschreibt einen Fall, in welchem die Erscheinungen des entzündlichen Glaucoms dauernd schwanden, als

---

[1] Zehender's klinische Monatsblätter, pag. 127.

eine Luxation der Linse nach unten auftrat. Ich gehe wohl nicht
fehl, wenn ich annehme, dass es sich um ein Secundärglaucom,
hervorgerufen durch eine leichte Luxation der Linse, handelte. Die
am oberen Linsenrande sich inserirenden Fasern der Zonula zerrten
am Ciliarkörper und riefen die Glaucomerscheinungen hervor. Als
nun diese Fasern gänzlich durchrissen — wie dies durch die Augenspiegeluntersuchung bestätigt wurde — hörte die Quelle der Reizung
des Ciliarkörpers auf.

Schnabel (1880)[1] sah nach Beseitigung einer traumatischen
Cataracta einen Nachstaar in die Hornhautwunde eingeklemmt und
Glaucom. „Bei der Extraction war die Kapsel in die Hornhautwunde
gerathen, und" nach Verschluss der Wunde „erlitten die Zonulafasern, die sich am oberen Rande des Kapselsackes inseriren, eine
höchst auffallende Zerrung". „Diese grauen straffen Fasern hatten
das characteristische Aussehen der Zonulafasern." Nach
Durchschneidung derselben hörten Schmerz und Drucksteigerung
auf. Ich muss bemerken, dass Schnabel diese Zonulafasern später
(1882)[2] nicht in ihrem Rechte lässt, sondern dieselben für eine
gefaltete Glaskörpermembran (die am Ciliarkörper sollte gezerrt
haben) erklärt, und über einen zweiten analogen mit analogem Erfolge operirten Fall berichtet.

Bei Linsenquellung halte man sich an die Vorschriften
v. Graefe's.

Die Formen von Chorioiditis mit Glaskörpertrübungen ohne
Iritis, also ohne ausgedehnte oder circulare Synechie sah ich nur
selten die Form der Glaucom-Chorioiditis annehmen. Hier ist, wenn
nicht die Verhältnisse der Iris die Iridectomie erfordern, also bei
freier Pupille, Sclerotomie auszuführen. Vollends mangeln mir Erfahrungen darüber, dass die Sclerectasia posterior (der myopische
Langbau) oder die zu hochgradiger Myopie hinzutretende Chorioiditis
zu Glaucom führen. Wenn man Myopie geringen Grades bei Glaucom
sieht, so wird man an einen ursächlichen Zusammenhang zu denken
nicht geneigt sein; und was Glaucom in hochgradig kurzsichtigen
Augen anlangt, so ist dies eine solche Seltenheit, dass man berechtigt
sein dürfte, von einer Immunität solcher Augen gegen Glaucom zu
sprechen. Die wenigen Beispiele von Glaucoma chronicum simplex,

---

[1] Wiener med. Blätter No. 6.
[2] Wiener med. Blätter No. 25 (22. Juni 1882), pag. 772.

die ich in hoch- und höchstgradig kurzsichtigen Augen sah, theilen sich auch wieder in zwei Abtheilungen. Denn das eine Mal sind nach vorausgegangenen Iritiden vielfache Verwachsungen von Iris und Linsenkapsel da gewesen, und es bleibt fraglich, ob es sich nicht um ein einfaches Iris-Secundärglaucom handelt; und nur das andere Mal handelte es sich um ein typisches Glaucoma chronicum simplex mit vollkommen typischer Excavation, für dessen Auffassung als Secundärglaucom aber, wenn man nicht jedes Primärglaucom als Secundärglaucom ansieht, kein Grund vorliegt. Die Therapie dieser letzteren Glaucome fällt also mit der Therapie des Glaucoma chronicum simplex zusammen. Einen derartigen Fall bei einer noch jungen Frau mit hochgradiger Myopie habe ich gesehen, die so oft iridectomirt wurde, bis nicht mehr eine Spur von Iris im Auge war. Leider hatte dieses kräftige Iridectomiren gar keinen Erfolg. Die Augen gingen sicheren Schrittes totaler Erblindung entgegen. Dieser Fall lehrte mich auch eine Contraindication der Sclerotomie. Wo keine Iris im Auge ist, ist das Eingehen mit jeglichem Instrumente gefährlich, da man die Linse sehr leicht verletzen kann.

Dass bei intraoculären Tumoren, sobald man die Diagnose derselben gemacht hat, ob nun ein glaucomatöses Stadium da ist oder nicht, von keiner anderen Operation als der Enucleatio bulbi die Rede sein kann, ist einleuchtend.

Fassen wir demnach all' das Gesagte zusammen, so ergibt sich, dass eine wirklich practische Bedeutung unter den Secundärglaucomen nur zukommt denjenigen, welche durch Hornhautnarben mit Einheilung der Iris, dann jenen, welche durch totale hintere Synechie und solchen, welche durch Linsenluxation und Linsenquellung hervorgerufen werden.

Ueber zwei Formen sogenannten Secundärglaucoms sprechen wir noch jetzt, über den Hydrophthalmus congenitus und das Glaucoma haemorrhagicum.

Dass der Hydrophthalmus congenitus Glaucom sei, habe ich zuerst ausgesprochen. In der im Jahre 1867 erschienenen und auch das Datum 1867 tragenden ersten Abtheilung meiner Ophthalmoscopie heisst es zum Schlusse des Capitels über die glaucomatöse Excavation, pag. 283:

„Ich kann diesen Abschnitt nicht endigen, ohne die Bemerkung hinzuzufügen, dass in zwei Fällen von Buphthalmus bei Kindern,

17*

welche ich ophthalmoscopisch untersuchen konnte, sich h o c h g r a d i g e
g l a u c o m a t ö s e E x c a v a t i o n, das eine Mal mit sehr weit vorgeschrittener Atrophie des Sehnerven und der Gefässe zeigte, ein
Befund, der, wenn er nicht schon bekannt ist, eine neue Bestätigung
der Wirkung des intraoculären Druckes liefert und e i n n e u e s
L i c h t a u f d i e A r t u n d W e i s e d e r E r b l i n d u n g b e i
B u p h t h a l m u s w i r f t." Ich war damals noch Druck-Theoretiker.

Zwei Jahre später, im October 1869, erschien unter Horner's
Auspicien die Inaugural-Dissertation W. v. M u r a l t ' s: „Ueber
Hydrophthalmus congenitus", in welcher der Glaucom-Character des
Hydrophthalmus congenitus hervorgehoben wird.   Irrthümlicher
Weise wird (und zwar ist das noch in der letzten Arbeit [1]) über
diesen Gegenstand geschehen) die richtige Erkenntniss des Wesens
des Hydrophthalmus congenitus in der Regel von der letztgenannten
Inaugural-Dissertation her datirt.

Das sogenannte Oechsenauge: Buphthalmus = Hydrophthalmus
congenitus kommt als solches zur Welt, oder entwickelt sich bald
oder erst nach Monaten, selbst Jahren nach der Geburt.   Ist an
einem Auge Hydrophthalmus da, so kann, wie es scheint, eine
Irritation des zweiten bis dahin gesunden Auges, z. B. durch ein
Trauma das Leiden in den ersten Lebensjahren auch am zweiten
Auge hervorrufen. Bei dem typischen Bilde ist die Basis der Hornhaut und der Durchmesser des die Hornhaut umkreisenden Theiles
der Sclerotica, sowie demgemäss die ganze Fläche der Hornhaut
bedeutend vergrössert. Die Hornhaut erscheint streifenförmig getrübt oder aber im Tageslicht zwar vollkommen durchsichtig, aber
bei seitlicher Betrachtung findet man doch in der Regel leichte
Trübungen, die um so deutlicher hervortreten, je jünger das Leiden
ist. Der die Cornea umgebende Scleralring ist nicht blos erweitert,
sondern es ist die Lederhaut an dieser Stelle auch der Fläche nach
gedehnt, bläulich schimmernd. Der Falz, der einspringende Winkel
zwischen Sclerotica und Cornea ist dabei ganz oder nahezu ausgeglichen. Die vordere Augenkammer ist sehr tief, das Kammerwasser
vollkommen durchsichtig, das Areal der Iris der Dehnung der Hornhautgrenze entsprechend verbreitet, die Iris häufig schlotternd,
Pupille bei Erblindung weit, bei noch erhaltenem Sehvermögen
mässig weit und mässig gut reagirend, die durchsichtige Linse an

---

[1] D u f o u r, H o r n e r ' s Festgabe, pag. 109, 1881.

ihrem Platze, der Glaskörper trübungsfrei und im Augengrunde tritt die Totalexcavation des Sehnerven hervor. Der mächtig vergrösserte Bulbus prominirt und zeigt bedeutende, ja Steinhärte.

Der Hydrophthalmus congenitus ist nichts anderes als ein Glaucom, das im Fötalleben oder bald nach der Geburt zur Entwickelung kommt. Der erhöhte Druck, welcher das Leiden begleitet, führt zur Ausdehnung der noch nachgiebigen Augenhäute. Nach der Drucktheorie sollte dieser letztere Umstand ein grosses Glück sein, da, wenn die Augenhäute sich dehnen können, die Wirkung des Druckes auf Netzhaut und Sehnerven contrabalancirt werden müsste. Die Härte des Bulbus wäre nur der Ausdruck für die durch die Dehnung verloren gegangene Elasticität der Sclerotica, ohne dass im Inneren des Auges, so lange das Auge wächst, der Druck eigentlich wesentlich erhöht werden könnte. Leider schützt diese Argumentation nicht vor der Erblindung und der Entwickelung der Sehnervenexcavation. Sicherlich geht das Sehvermögen bei diesem Leiden ganz in derselben Weise, wie beim typischen Glaucom, durch das Uebergreifen des chorioidealen Processes auf die Netzhaut zu Grunde.

Es entsteht uns die Frage: Ist der Hydrophthalmus congenitus ein Primär- oder ein Secundärglaucom? Bei der Seltenheit des Primärglaucoms im Kindesalter ist das letztere a priori wahrscheinlicher.

Raab sagt (1876):[1] „Murali suchte die beim Buphthalmus auftretenden glaucomatösen Erscheinungen auf folgende Weise zu erklären. Er nahm als das Primäre eine angeborene abnorm grosse Cornea an und meinte die Zerrung der in derselben verlaufenden Nerven führe auf ähnliche Weise zum Glaucom, wie bei ectatischen Hornhautnarben. Diese Annahme erscheint mir aus zwei Gründen nicht stichhaltig; ein Mal, weil sie von der a priori unwahrscheinlichen und durch keine anatomischen Untersuchungen unterstützten Voraussetzung ausgeht, die abnorm grosse Cornea hätte eine für ihre Dimensionen unzureichende Menge Nerven, denn sonst wäre nicht einzusehen, warum in einer angeborenen abnorm grossen Hornhaut die Nerven eine Zerrung erleiden müssten". Dann, meint Raab, spreche auch das Verhalten des Auges bei Keratoconus dagegen, da bei diesem eine Partie der Cornea allmälig ectatisch werde, so dass die darin liegenden Nerven auch gezerrt werden, ohne dass es dabei zu Glaucom käme.

---

[1] Zehender's Klinische Monatsblätter, pag. 23.

Ich stimme den Einwürfen Raab's, mit Ausnahme der Herbeiziehung des Keratoconus, bei. Aber ich meine, dass es keinen Hydrophthalmus congenitus ohne Hornhauttrübungen gibt. Der Buphthalmus könnte daher ein Secundärglaucom nach Keratitis und Hornhauttrübungen sein. Diese Keratitis würde bei der Widerstandsfähigkeit der Gewebe des ausgebildeten Individuums nicht die Ursache der Dehnung werden, wohl aber kann dies in foetu geschehen. Die entzündlich erweichte Hornhaut wird nach allen Richtungen, so auch in der Richtung des Durchmessers der Basis gedehnt und welche Bedeutung der Dehnung der Hornhauteircumferenz bei der Hervorrufung des Secundärglaucoms zukommt, das hat schon v. Graefe angegeben, indem er mit gesperrter Schrift drucken liess: „Vergrösserung des Hornhautdiameters (bei Narbenectasie) und der vorderen Kammer indiciren den operativen Eingriff unbedingt". Demnach wäre der Hydrophthalmus congenitus ein Keratitis-Secundärglaucom.

Wahrscheinlicher ist, dass der Entzündungsprocess, welcher zu Erweichung und Dehnung der Hornhaut führt, schon von vorneherein nicht auf die Hornhaut beschränkt bleibt, sondern gleichzeitig in der an die Hornhaut angrenzenden Partie der Sclerotica, sowie auch in den benachbarten Partien des Ciliarkörpers seinen Sitz hat. So war es wenigstens in einem von Raab untersuchten Falle. Die Folge dieser Entzündung im Fontana'schen Raume ist die periphere Verwachsung von Iris und Cornea und die Ausdehnung jener Scleralpartie, welche zwischen der mit der Cornea verklebten Iriswurzel einerseits und dem Ciliarkörper andererseits gelegen ist (Staphyloma intercalare), so dass die Zonula mit der Linse von der Iris abgerückt und wie die vordere, so auch die hintere Kammer vergrössert ist. Indem der Randtheil der Cornea und die eben genannte Scleralpartie in Folge entzündlicher Erweichung nachgeben, kommt es zunächst zum Verstreichen des zwischen Hornhaut und Sclerotica einspringenden Winkels, der Bulbus nähert sich der Kugelgestalt. Nun wird der Ursprungskreis der Zonula Zinnii vergrössert; diese letztere, gedehnt, zerrt am Ciliarkörper, durch dessen Reizung jene Chorioiditis herbeigeführt wird, welche das Glaucom ist. Die dabei gesetzte Druckerhöhung führt zu weiterer Ectasirung und der Circulus vitiosus ist gesetzt. So ist der Hydrophthalmus congenitus ein Secundärglaucom nach Kerato-Sclero-Kyklitis.

Wenn aber Jemand behaupten wollte, dass diese Kerato-Sclero-

Kyklitis (Chorioiditis anterior) das Glaucom selbst ist, indem durch diese Entzündung nicht blos Erweichung der Gewebe, sondern auch die vermehrte Secretion in den Glaskörper gesetzt wird, so hätte ich von meinem Standpunkte dagegen nichts einzuwenden, nur dass ich selbstverständlich die Functionsstörung von einem Uebergreifen des Processes auf die eigentliche Aderhaut abhängig mache. Es ändert unglaublich wenig an der richtigen Auffassung, ob man die eine oder die andere Anschauung acceptirt.

Der Hydrophthalmus congenitus verläuft in der Regel als Glaucoma chronicum simplex. Dass aber dabei, wie bei jeder Form des chronischen simplen Glaucoms, auch regelrechte acutentzündliche Glaucomanfälle auftreten können, beweist eine Beobachtung Bergmeister's[1]. Nichts anderes als ein gewöhnlicher Hydrophthalmus mit leichter glaucomatöser entzündlicher Hornhauttrübung ist auch ein Fall, dem Schnabel[2] besondere Worte widmet.

Die Therapie des Hydrophthalmus congenitus ist noch immer eine zaghafte und die Wissenschaft gestattet es, dass die Augen und Individuen erblinden und in arger Weise entstellt werden. Es ist noch ein Glück, dass der Buphthalmus nicht immer beide Augen ergreift. Allerdings die Iridectomie ist trotz der neuerlichen Empfehlungen Dufour's verwerflich (vergl. pag. 240) und die Hornhautparakentesen sind nicht ungefährlich und nützen dazu auch nichts. Wenn den Hydrophthalmischen überhaupt Heil erwachsen kann, so kann es nur durch die Sclerotomie geschehen. Das Herausziehen und Abschneiden der Iris ist wegen des Vorstürzens des Glaskörpers durch die gedehnte und lückenhafte Zonula Zinnii etwas gefährlich. Auf heftige Netzhautblutungen, Glaskörperablösung (Raab), plastische Iridokyklitis, Panophthalmitis muss man gefasst sein. Dazu entspricht die regelrechte Iridectomie nicht einmal der Indication. Denn wenn zur Herabsetzung des intraocularen Druckes (recte zur Heilung des Glaucoms) eine Länge der äusseren Schnittwunde von 6—7 Millimeter und die Ausschneidung eines Stücks Iris von gleicher Breite nothwendig ist, so wird eine derartige Iridectomie im hydrophthalmischen Auge den Zweck nicht erfüllen, weil, wenn der Durchmesser der Hornhaut (und der Iris) ursprünglich 12 Millimeter betrug und durch die Dehnung z. B. wie dies

---

[1] Mittheilungen des Wiener med. Doctorencollegiums, Bd. VII, No. 15, 1881.
[2] Wiener med. Blätter No. 24, 15. Juni 1882, pag. 745.

vorkommt, bis auf 18 Millimeter stieg, die Hornhautperipherie derart
zugenommen hat, dass selbst wenn wir einen Schnitt von 8 Millimeter zu Grunde legen, ein 1 Millimeter vom Hornhautkreise ab-
stehender, mit dem letzteren concentrischer Scleralbogen von 8 Millimeter Länge nur einer Länge von 5,6 Millimeter am normalen
Hornhautrande entspricht. Man müsste also im hydrophthalmischen
Auge bei der Iridectomie viel grössere Schnitte machen als im
Normalauge; und die regelrechte Operation würde dadurch noch
um vieles gefährlicher. Die Sclerotomie jedoch begegnet keiner
Schwierigkeit. Vorfall des Glaskörpers ist bei durch Eserin verengerter Pupille so wenig zu fürchten als Vorfall der Iris. Dabei kann man bei der v. Wecker'schen Sclerotomie .der Scleralwunde leicht eine Grösse geben, welche der im ungedehnten Auge
zu setzenden entspricht. Macht man z. B. bei einem Hydrophthalmus mit 18 Millimeter Hornhautdurchmesser einen Lappen von
2 Millimeter Höhe, so beträgt die ganze Kreisbogenlänge 12,85 Millimeter; bei einem Lappen von 3 Millimeter Höhe 16 Millimeter und
für einen Lappen von 4 Millimeter Höhe (der unter solchen Umständen, wegen der Tiefe der Vorderkammer, leicht zu intendiren
ist, ohne dass man eine Collision mit der Iris zu fürchten
braucht) 18,5 Millimeter. Man kann daher einen Scleralschnitt
von solcher Grösse anlegen, dass derselbe der Bedeutung nach
einer Scleralwunde von 9—10 Millimeter am ungedehnten Auge
entspricht.

Ich habe seit jenem ersten Falle von Hydrophthalmus, in
welchem ich die Wirksamkeit der Sclerotomie erprobte [1]), keine
Gelegenheit gehabt, einen typischen Buphthalmus zu operiren, wohl
aber den Rath zu geben, dass der Hydrophthalmus in der ersten
Lebenszeit nach der Geburt des Kindes mit Sclerotomie operirt
werde, ohne dass jedoch dieser Rath befolgt wurde. Meiner Ansicht
nach könnte die Operation, gleich beim Neugeborenen oder nach
Beginn der Entwickelung des Leidens vorgenommen, Grosses leisten,
und die Verantwortung möchte ich nicht auf mich nehmen, zu erklären, dass man mit einem etwaigen Eingriffe warten müsse, bis
das Kind älter sei; denn inzwischen nimmt der Bulbus grosse
Dimensionen an und erblindet aller Wahrscheinlichkeit nach. Die
Sclerotomie aber, im ersten Stadium des Leidens vollführt, dürfte

---

[1]) Aphorismen, pag. 200.

nicht blos das Fortschreiten des Processes sistiren, sondern auch den Bulbus ganz oder nahe zur Norm zurückführen.

Sowie mir die Frage des typischen Hydrophthalmus congenitus gar nicht zweifelhaft zu sein scheint und ich die Krankheitsform, wie ich dies zuerst gethan, so auch jetzt einfach für Glaucom und das modificirte Bild aus der Nachgiebigkeit der Gewebe des Fötus und des Neugeborenen erkläre, so möchte ich auf der andern Seite dem Glaucoma haemorrhagicum die Glaucomwürde streitig machen. Demjenigen natürlich, der im Glaucom nicht einen bestimmten Krankheitsprocess sieht, sondern das Symptom der Druckerhöhung Glaucom nennt, muss ein solches Vorgehen unsinnig erscheinen, da die gewaltigste Druckerhöhung dem Glaucoma haemorrhagicum eigen ist. Aber der ganze Krankheitsverlauf ist ein vom typischen Glaucom vollkommen verschiedener. Die Krankheit beginnt mit Netzhautblutungen, welche als solche das Krankheitsbild nicht erklären und als solche, wie dies schon v. Graefe hervorgehoben hat, nicht Ursache der glaucomatösen Erscheinungen werden können. Unter den verschiedenen Geschicken der beiden Augen ist v. Graefe zufälliger Weise jenes nicht begegnet, dass auf dem ersten Auge Netzhautblutungen auftraten, die wieder zurückgingen, während sie, als sie später am zweiten Auge sich entwickelten, von Glaucoma haemorrhagicum gefolgt waren. Ich habe einen derartigen Fall gesehen, in welchem die Netzhautblutung des rechten Auges zurückging und das Sehvermögen dauernd sich herstellte, während als 11 Jahre später Netzhauthämorrhagien in ganz analoger Weise am linken Auge die Function behinderten, nach einigen Wochen Glaucoma haemorrhagicum folgte. Das Mittelglied fehlt uns; wir wissen nicht, warum unter Umständen eine Chorioiditis totalis mit gewaltiger Druckerhöhung zu den Netzhauthämorrhagien sich hinzugesellt. Aber diese Chorioiditis, wiewohl sie wie jede Chorioiditis mit serösem Exsudate die Schichte der Stäbe und Zapfen alterirt (pag. 205), führt doch nicht durch diese Alteration zum Schwunde des Sehvermögens, indem das letztere in jedem Falle durch Verblutung der Netzhaut erlischt. Wenn man Gelegenheit hat, derartige Fälle nach längerer Zeit zu ophthalmoscopiren, so lässt sich sogar das gänzliche Fehlen der Netzhautgefässe nachweisen (Galezowski). Was aber noch entscheidender ist, das ist, dass diese Chorioiditis nicht wie das Glaucom zum characteristischen Sehnervenleiden führt. Auch bei monatelanger Druckerhöhung kommt es beim wahren Glaucoma haemorrhagicum nicht zur Randexcavation. Dass ob dieser Thatsache die Drucktheorie (sowohl die directe als die indirecte) allen Grund hat, ihr Haupt in tiefem Schmerze zu verhüllen, haben wir schon früher (pag. 171) angedeutet. Endlich kann für diese Glaucomform die Iridectomie kein Heilmittel sein. Es kann zwar geschehen — und ich habe dies selbst erfahren — dass durch die Eröffnung des Bulbus die furchtbaren Schmerzen zeitweilig, sogar für längere Zeit beseitigt werden, aber da das Sehvermögen durch Verbluten der Netzhaut erlischt, so ist die Eröffnung des Bulbus und die dadurch bewirkte plötzliche Aufhebung des colossal gesteigerten Druckes das beste Mittel, um die colossalsten Netzhautblutungen und den Ruin des Sehvermögens sofort herbeizuführen.

Das Glaucoma haemorrhagicum ist aber zur Beleuchtung der Drucktheorie von grösserer Bedeutung als man vielleicht glauben möchte. Es tritt bei diesem Leiden nämlich der merkwürdige Fall ein, dass die Anhänger der Drucktheorie absolut ausser Stande sind anzugeben, wodurch die colossale Druckerhöhung schädlich wirken könnte. Directe Paralyse der Netzhaut kommt nicht in Betracht, denn v. Graefe sagt ausdrücklich, dass hierzu „sicherlich ein viel grösseres Druckquantum erforderlich sei als dasjenige, welches bei den glaucomatösen Processen in Wirksamkeit tritt" (pag. 169). Netzhantischämie (pag. 175) ist auch nicht die Schuld, denn trotz und mit der Druckerhöhung treten neue Blutergüsse aus den Netzhautgefässen ein. Ein bischen Ischämie wäre sogar sehr erwünscht, denn nur dadurch wäre es möglich, die verderbenbringenden Blutungen wenigstens vorübergehend zu sistiren. Dass aber trotz der colossalen Druckerhöhung doch immer neue Netzhautblutung eintreten kann, beweist, dass die Druckerhöhung Netzhantischämie überhaupt nicht hervorzurufen vermag. Endlich ist beim Beginn des Leidens keine Randexcavation da, und sie entwickelt sich auch später nicht, so dass auch von einer Unterbrechung der Faserleitung am Excavationsrande oder der Entwickelung eines Sehnervenleidens auf Grund der Circulationsstörung keine Rede sein kann. Wenn aber die Druckerhöhung nachweislich durch keines der drei Momente schädlich zu wirken vermag, worin besteht ihre gefürchtete Schädlichkeit? Die Antwort lautet: in Nichts! Das Verderben erfolgt durch das Verbluten der Netzhaut; die Verblutung lässt den eingeleiteten Veränderungen in der Stab- und Zapfenschicht kaum Zeit, sich kenntlich zu machen. Das Glaucoma haemorrhagicum hat also nach jeder Richtung einen vom wahren Glaucom abweichenden Ursprung, Verlauf und Ausgang. Man scheide es deshalb vom Glaucom und gebe ihm einen anderen Namen; man nenne es etwa Retino-Chorioiditis haemorrhagica. Vom Glaucom mit Netzhauthämorrhagien wird noch später die Rede sein.

Was die Therapie anlangt, so ist erwähnt, dass jede Eröffnung der Bulbuskapsel für das Sehvermögen, wenn ein Rest desselben noch da ist, verderblich wirken muss. Trotzdem ist es nicht geboten sofort zur Enucleation zu schreiten. Man mache zwar nicht Iridectomie (wiewohl ich dieselbe das eine Mal, wo ich sie vollführte, ihren Zweck erfüllen sah), sondern die minder gefährliche Sclerotomie. Zweck der Operation kann jedoch nur Beseitigung der Schmerzen und der Entzündungserscheinungen sein, dagegen muss man wissen, dass nach der Operation ein etwa noch restirendes Sehvermögen aller Wahrscheinlichkeit nach ganz verloren gehen wird. Ist die Sclerotomie nicht im Stande die Schmerzen zu beseitigen, dann gilt die ultima ratio: die Enucleation.

Die Rolle des Eserins in der Behandlung des Secundärglaucoms ist nur von Bedeutung, wenn es sich um Beseitigung acutentzündlicher Anfälle handelt. Unter gewissen Umständen wird man bei entzündlichen Anfällen deshalb seine Zuflucht zu diesem Mittel nehmen, weil man die Operation fürchtet — wie bei Linsenluxation — oder weil die Operation nichts genützt hat, wie bei Secundärglaucom noch Hornhautectasien. Bemerkenswerth ist auch ein Erfolg des Eserins, den Bergmeister in dem früher erwähnten Falle von Hydrophthalmus congenitus bei einem mehrmonatlichen Kinde durch Unterdrückung der entzündlichen Insulte erzielte.

Für die

Aetiologie

des Glaucoms ist das Secundärglaucom von hervorragender Bedeutung. Das Secundärglaucom ist genau dieselbe Krankheit wie das primäre. Es kann in allen Formen des Primärglaucoms auftreten und hat auch das Wechselvolle der Erscheinung mit dem letzteren gemein. Nun zeigt sich, dass bei gegebener Veranlassung das Secundärglaucom ebenso bei Säuglingen wie bei Greisen, bei Individuen mit dicker wie mit dünner Sclerotica, in übersichtigen wie in normal- oder kurzsichtigen Augen, bei hereditärer Anlage oder ohne solche, und auch wenn die Individuen nicht Karten spielen und keine Geschäftssorgen haben, und ebenso ohne Gicht, Gehirnleiden, Trigeminusneuralgie, Zahnschmerz und Retroflexio uteri, ohne Herzleiden und Arteriosclerose und ohne vieles Andere, was in der Aetiologie des Glaucoms beschuldigt wird, auftreten kann.

Das Secundärglaucom zeigt uns aber noch etwas anders. Es entwickelt sich stets durch mechanische Reizung irgend eines Theils des Uvealtractus, wenn es sich nicht einfach um eine Fortsetzung des Processes von dem einen Theile des Uvealtractus auf einen andern handelt — es ist also in diesen Fällen eine traumatische Chorioiditis, die aber nicht etwa immer die Form des Glaucoms annehmen muss. Bei einer peripheren Einklemmung der Iris in eine am Hornhautrande gelegene (durch Geschwürsbildung, Trauma oder Operation bedingte) Wunde kann es zu Secundärglaucom kommen; es kann aber auch zu anderen Formen der Chorioiditis kommen. Wenn die Spannung des Bulbus steigt, wenn intercurrente Entzündungsanfälle mit Hornhauttrübung auftreten, hierauf Verfall des Sehvermögens mit oder ohne Excavation des Sehnerven sich herausbildet, dann haben wir jene Form von Chorioiditis, die man Secundärglaucom nennt. Auf der anderen Seite kann sich aber auch eine Irido-Chorioiditis serosa entwickeln, die also nicht durch Druckerhöhung, sondern durch Glaskörpertrübungen und Präcipitate an der hinteren Wand der Cornea sich kenntlich macht; oder aber es kommt zu schwerer plastischer Kyklitis mit Druckherabsetzung und drohender Phthisis bulbi. Warum sich das eine Mal die eine, das andere Mal die andere Form der Chorioiditis herausbildet und warum in der überwiegenden Mehrzahl der Fälle die Iriseinklemmung unschädlich bleibt, das wissen wir nicht, aber der Chorioiditis, welche das Glaucom ist, gebührt hierbei keine bevorzugte Stellung. Von der mechanisch gereizten Irispartie pflanzt sich der Process auf das Gebiet des Ciliarkörpers und der Aderhaut fort. In der That sehen wir, wie bei Secundärglaucom entweder die Iris in einer Hornhautnarbe, oder durch Anheftungen an die Vorderkapsel oder durch retroiridische Flüssigkeit, oder durch hinter ihr gelegene Linsenmassen gereizt; oder der Ciliarkörper durch Dehnung der Zonula Zinnii oder durch directen

Druck der Linse bei Luxation derselben oder durch schrumpfende Linsenreste oder bei Discision eines Nachstaars gezerrt; oder die Aderhaut durch eine reclinirte Linse bedrängt, oder (beim Glaucoma myopicum v. Graefe's) in Folge der fortschreitenden Achsenverlängerung des Auges gedehnt wird. Wenn zu Iritis serosa sich Secundärglaucom hinzugesellt, so heisst das nichts anderes, als dass der Entzündungsprocess sich von der Iris auf Ciliarkörper und Aderhaut fortsetzt; und wenn eine Chorioiditis serosa Secundärglaucom nach sich zieht, so scheint mir dies nur den Sinn zu haben, dass die Chorioiditis die Entzündungsform ändert. Zu erwähnen wäre noch das Secundärglaucom nach Ectasien der Hornhaut ohne Iriseinheilung — sicherlich eine äusserst seltene Form, über welche mir die Erfahrung mangelt. Es scheint dabei vorerst die Rinne zwischen Sclerotica und Cornea sich auszugleichen, und erst wenn das geschieht, ist Secundärglaucom zu befürchten — wegen der Zerrung der Zonula am erweiterten Ringe der Ciliarfortsätze (wie bei Hydrophthalmus congenitus). Ob die Zerrung der Gewebselemente, oder die der Gefässe oder jene der Nerven die Entzündung hervorruft, das wissen wir nicht; es kann ja sein, dass die Nerven im Entzündungsprocesse eine bedeutende Rolle spielen, aber es liegt kein Grund vor, sich um die Intervention der Nerven in jenem Entzündungsprocesse, welcher das Glaucom ist, zu kümmern, wenn man nicht nach der Rolle forscht, die sie z. B. bei einer traumatischen Iritis spielen.

Das Secundärglaucom ist also, wo es nicht fälschlich so genannt wird, nichts anderes als eine Art traumatischen Glaucoms. Beim primären Glaucom sehen wir die Ursache nicht, durch welche die Chorioiditis hervorgerufen wird; beim Secundärglaucom liegt sie zu Tage; und in einem Falle, in welchem Hock die Tätowirung einer nach Verlust der Hornhaut durch Ueberhäutung der Iris hergestellten Pseudocornea unternahm, konnte er, wenn er den dünnsten Theil dieser Narbe (die schwach überhäutete Iris) mit den Stichen der Tätowirnadel traf, einen ganz regelrechten acutentzündlichen Glaucomanfall willkürlich hervorrufen [1]. Hier waren die Nadelstiche das Trauma; sonst ist es Einklemmung, Dehnung, Zerrung, Bedrückung eines Theils des Uvealtractus.

Was nun die Ursache des Primärglaucoms anlangt, so

---

[1] Knapp's Archiv, Bd. V, pag. 90, 1876.

ist es gewiss sehr löblich, dem letzten Grunde aller Krankheit nach-
zuforschen, aber ich weiss eigentlich nicht, warum jene Chorioiditis,
welche das Glaucom ist, in dieser Hinsicht so sehr bevorzugt wird
gegen andere Augenerkrankungen, z. B. gegen die Chorioiditis
exsudativa, welche so grossartige Veränderungen im Augengrunde
veranlasst und über deren Ursache im Allgemeinen wir, wenn es
möglich wäre, noch weniger wie gar Nichts wissen.

v. Graefe's letzter Ausspruch über die Aetiologie des Glaucoms geht dahin, dass über dieselbe noch das alte Dunkel besteht.
„Sind es die in den Gebilden des Auges (Sclera, Glashäuten u. s. w.)
selbst sich ausprägenden Altersveränderungen, ist es Arteriosclerose,
veränderte Disposition der secretorischen Nerven" — welche das
Glaucom veranlassen?[1]) Bewiesen sei nach v. Graefe Nichts. Wir
haben bei der Besprechung der Glaucomtheorien gehört, welches nach den Ansichten der einzelnen Autoren
die ätiologischen Momente des Glaucoms sind. Wir
wollen dies Alles hier nicht wiederholen, sondern nur beifügen,
dass in früherer Zeit namentlich die Gicht (mit Unrecht) beschuldigt wurde, so dass man das Glaucom als arthritische Iritis
oder arthritische Ophthalmie beschrieben findet. Als unmittelbare Gelegenheitsursache zum Ausbruch eines entzündlichen
Glaucomanfalls wird alles Mögliche angegeben. Hervorzuheben sind:
Excesse aller Art, die in der Liebe, wie im Weine; heftige Ge-
müthsaffecte; schwere fieberhafte Erkrankungen. Nach Laqueur
wirken alle diese Momente (wie auch andere: Hungergefühl, Uebligkeit, Schlaflosigkeit) vorzüglich dadurch, dass sie deprimirend und
damit pupillenerweiternd sind, wie denn Atropin durch die Erweiterung der Pupille zweifellos im Stande ist, einen acuten Glaucomanfall einzuleiten.

Von allen präexistenten ocularen Veränderungen kann nach
dem, was bisher vorliegt, nur die Rigidität der Sclerotica in Frage
kommen. Es ist ja gar nicht unmöglich, dass Augen mit rigider
Sclera geneigter sind, an der Glaucomchorioiditis zu erkranken als
andere. Es ist schon lange bekannt, dass das Glaucom in einzelnen
Familien erblich ist, sowie es auch den Anschein hat, dass es bei
gewissen Menschenracen häufiger vorkommt als bei andern. „Sehr
möglicherweise" sagt v. Graefe in einer Note[2]), „bezieht sich hier

[1]) v. Graefe's Archiv, Bd. XV, 3, pag. 229.
[2]) l. c., pag. 228.

die Heredität auf gewisse prädisponirende Momente, z. B. auf Rigidät der Bulbus-Kapsel" und folgt mit dieser letzten Bemerkung der Anschauung v. Stellwag's.

Schnabel[1]) hat es sich zur Aufgabe gemacht, direct zu untersuchen, ob die Sclera Glaucomkranker rigider sei, wie die gesunder gleichalteriger Individuen. Er fand da keinen Unterschied. Das frisch aus der Leiche genommene Auge eines Greises collabirt nicht beim Durchschneiden; das verhält sich gleich im glaucomatösen und im nicht glaucomatösen Auge. Unter dem Microscope sieht man die Scleralfasern alter Augen sehr steif, gestreckt — gegen die wellig verlaufenden, biegsamen Fasern der Lederhaut eines jugendlichen Individuums. Schnabel sagt uns aber nicht, ob auch das Auge eines 30jährigen, das an Glaucom erkrankt ist, ebenso beim Durchschneiden collabirt, wie das gleichalterige Auge eines gesunden Menschen. Auch ist aus dem blossen macro- und microscopischen Ansehen zweier rigiden Lederhäute nicht zu entnehmen, ob nicht doch die eine rigider sei als die andere. Leider wird man bei den ungeheuren Schwankungen in der Elasticität der Sclera, wie sie Weber experimentell nachgewiesen hat, auch auf dem Wege des Experimentes kaum zu einem überzeugenden Schlusse kommen, denn indem Weber 3—5 Millimeter breite Streifen aus möglichst frischen (nicht erkrankten) menschlichen Augen schnitt, bedurfte es, um die gleiche Verlängerung der einzelnen Streifen durch Dehnung mit Hilfe von Gewichten herbeizuführen, einer ganz gewaltig verschiedenen Belastung. Die Gewichtswerthe schwankten zwischen 200 und 832 Grammen[2]).

Schnabel fragte sich auch, ob die Sclera alter Leute schrumpfe und „dadurch den Bulbusinhalt fester umschnüre". Bei alten Weibern fand er zwar kleine Durchmesser des Bulbus, nicht so aber bei alten Männern. Nach Messungen, die ich angestellt habe, besteht kein Zweifel, dass die Augen sehr alter Individuen zwischen 80 und 100 Jahren unter dem Mittel stehende Maasse haben; ich sehe in dieser Verkleinerung des Bulbus auch die Ursache der hochgradigen Hypermetropie in sehr hohem Alter[3]). Aber für die Entstehung des Glaucoms in jener Lebenszeit, in welcher es gewöhnlich zur

[1]) Knapp's Archiv, Bd. VII, pag. 119, 1878.
[2]) v. Graefe's Archiv, Bd. XXIII, 1, pag. 24, 1877.
[3]) Optische Fehler, pag. 254, 1876.

Beobachtung kommt, das ist bis zum 65. Lebensjahre, kann die Schrumpfung der Sclerotica kaum von irgend welcher Bedeutung werden.

In Augen mit rigider Sclerotica scheint immerhin die Glaucomchorioiditis einen günstigen Boden zu finden und dürfte in der That die Heredität des Glaucoms und das häufigere Vorkommen der Krankheit bei gewissen Menschenracen mit der Vererbung der Scleralrigidität in einem gewissen Zusammenhang stehen. Ich sage begreiflicher Weise damit nicht, dass nicht Glaucom in jedem Auge jeglichen Alters und jeglicher Scleralbeschaffenheit zur Entwickelung kommen kann, denn eine Chorioiditis hält sich nicht an rigide Scleren. Das Glaucom entwickelt sich schon im Fötus (Hydrophthalmus congenitus) und ich sah es zur Entwickelung kommen bei Individuen von über 80 Jahren.

Mit der Frage der Rigidität der Sclerotica hat man auch die Frage erörtert, warum in hypermetropischen Augen sich Glaucom verhältnissmässig häufig entwickelt. Aus der Rigidität der Sclera, sagt v. Graefe, „liesse sich auch das weit häufigere Vorkommen von Glaucom an hyperopen, als an myopen Augen erklären, da ohne Zweifel die Sclera, namentlich da, wo die Ciliarnerven durchtreten" — durch deren Reizung sich v. Graefe das Entstehen des Glaucoms vorstellt — „an jenen rigider ist als an diesen" [1]. Es ist allerdings richtig, dass übersichtige Augen häufiger an Glaucom erkranken als kurzsichtige, und das ist insoferne begreiflich, als kurzsichtige Augen einen hohen Grad von Immunität gegen Glaucom besitzen. Die Frage müsste daher so gestellt werden, ob übersichtige Augen häufiger erkranken, als emmetropische. Laqueur bestreitet dies, nach v. Graefe mit Unrecht. Nach eigener Erfahrung müsste ich mich aber auf die Seite Laqueur's stellen. Wenn die Rigidität der Sclerotica bei Hypermetropie eine Bedeutung gewinnen sollte, so könnte dies nur für sehr hochgradig übersichtige Augen geschehen, von denen man sich vorstellt, dass sie sehr klein seien und eine dicke Sclerotica haben. Wenn man weiss, wie geringe Achsenverkürzungen nothwendig sind, um selbst hohe Grade von Hypermetropie zu erzeugen, so wird man bei mässigen Hypermetropiegraden von abnormer Sclerotica nicht sprechen wollen. Aber dass bei Glaucom selbst nur mässige Hypermetropie häufig vorbestehend

---

[1] l. c., pag. 230.

sei, konnte ich nicht finden. Endlich darf man nicht vergessen, dass, wie ich gezeigt habe, die Refraction nicht die Achsenlänge bestimmt und dass ein hochgradig hypermetropisches Auge mit grossem Hornhautradius nicht kürzer ist als ein emmetropisches Auge mit kleinem Radius der Hornhaut [1]).

Ueber die Aetiologie des Primärglaucoms lässt sich also nur sagen: Glaucom kann in jedem Auge zur Entwickelung kommen, wie eine andere Krankheit. Augen mit rigider Sclerotica zeigen eine Prädisposition.

Noch zwei Fragen müssen bei der Aetiologie des Glaucoms in Betracht kommen. Gibt es ein Glaucoma traumaticum und gibt es ein Glaucoma sympathicum?

v. Graefe ist der Ansicht, dass durch ein Trauma Glaucom nur als Secundärglaucom dadurch entstehen kann, dass durch das Trauma eine Veränderung, z. B. Linsenluxation gesetzt wird, welche dann zum Secundärglaucom führt. Ich selbst habe nur einmal einen Fall verzeichnet, in welchem Primärglaucom einem Trauma folgte. Der 45jährige Patient hatte vor einiger Zeit einen heftigen Stoss gegen das linke Auge erlitten. Eine heftige, ungemein schmerzhafte Entzündung folgte, nach deren Ablauf eine Abnahme des Sehvermögens zurückblieb. Das rechte Auge war vollkommen normal, am linken fiel eine etwas erweiterte, träger bewegliche Pupille auf. Der Spiegel zeigte vordere Corticalcataract, aber keine Spur einer Linsenluxation und tiefe glaucomatöse Excavation. Spannung deutlich erhöht, V $\frac{10}{70}$ kaum, Gesichtsfeld eingeengt [2]).

Was das sympathische Glaucom anlangt, so fragt es sich: 1) Wenn ein Auge durch Iridokyklitis zu Grunde geht, kann auf sympathischem Wege Primärglaucom hervorgerufen werden? 2) Wenn ein Auge durch Glaucom zu Grunde gegangen, kann dadurch am zweiten Auge Glaucom hervorgerufen oder doch unterhalten werden? 3) Wenn kurze Zeit nach der Iridectomie des einen Auges acutentzündliches Glaucom am zweiten Auge ausbricht, ist dies die Folge der Operation?

Die erste dieser drei Fragen habe ich in der Lehre der „sympathischen Augenleiden" (Bd. I, pag. 53) ausführlich behandelt und

---

[1]) Optische Fehler, pag. 423, 1876.
[2]) Aphorismen, pag. 469.

bin zu folgenden Schlüssen gekommen: Falls Iritis serosa oder Iritis
plastica mit Pupillarabschluss im sympathisirten Auge hervorgerufen
wurde, so kann die Iritis serosa, wie jede nicht sympathische, in
Glaucom übergehen und folgt dem Pupillarabschlusse, wie auch
sonst, Secundärglaucom nach. Das Entstehen eines Primärglaucoms
unter solchen Verhältnissen leugne ich. Auf diesem Standpunkt
stehe ich auch heute noch. Ich habe dort erwähnt, dass die Anschauung, dass es ein sympathisches Glaucom gebe, durch Beobachtungen v. Graefe's (1857) Eingang fand, gleichzeitig aber aufmerksam gemacht, dass v. Graefe später (1866) dem Glaucom
keinen Platz unter den sympathischen Erkrankungen einräumte. Es
scheint mir, um die v. Graefe'sche Stütze dem sympathischen
Glaucom zu nehmen, angezeigt, noch ausdrücklich darauf hinzuweisen, dass v. Graefe seine Auffassung in Betreff des im
Jahre 1857 als sympathisches Glaucom beschriebenen Falles im
Jahre 1862 direct widerrufen hat [1]. - Auch die Fälle, welche nach
meiner Darlegung über diesen Gegenstand (1878) als sympathisches
Glaucom beschrieben wurden, wie zwei Fälle Webster's (1879) [2]
und ein Fall Dobrowolsky's (1881) [3] tragen in ihrer Krankengeschichte nicht die mindeste Gewähr, dass das Glaucom Ausdruck
eines sympathischen Leidens gewesen sei.

Die zweite Frage geht dahin, ob wenn ein Auge durch Glaucom
zu Grunde gegangen, sich etwa im degenerativen Stadium befindet,
das Glaucom des zweiten Auges, wenn es auch nicht auf sympathischem
Wege hervorgerufen, doch in seinen Reizzuständen durch die Reizzustände des erblindeten Auges erhalten wird. Gosetti (1876) [4] bespricht einen Fall, in welchem ein Auge an Glaucom verloren war
und das zweite Auge an acutentzündlichen Glaucomanfällen litt. Das
letztere wird iridectomirt; am verlorenen Auge bestehen Reizzustände
fort und ungefähr ein Jahr nach der Iridectomie des anderen Auges
recidivirt an diesem das Glaucom. Eine zweite opposite Iridectomie
wird gemacht, aber nach einigen Tagen kehren die Anfälle verstärkt
zurück. Das gegen zwei Iridectomien rebelle Glaucom wird endlich
durch die Enucleation des bereits im Stadio degenerationis befindlichen erblindeten Auges bekämpft. Es gab zwar noch etwas

---

[1] v. Graefe's Archiv, Bd. VIII, 2, pag. 273. Anmerkung.
[2] Archives of medicine, April 1879, New-York.
[3] Zehender's Klinische Monatsblätter, pag. 123.
[4] Annali di ottalmologia.

Schmerzen und einen glaucomatösen Anfall, aber dann besserten sich das Sehvermögen und die Gesichtsfeldweite allmälig und die Zeichen des Glaucoms verschwanden. Wenngleich unter Verhältnissen, wie es die beschriebenen sind, keineswegs das Glaucom am zweiten Auge als ein sympathisches anzusehen ist (da es ja nicht durch das erste Auge hervorgerufen wurde), so wird man doch in einem analogen Falle so verfahren müssen, wie Gosetti; denn das noch beständig gereizte amaurotische Auge übte einen Einfluss auf das andere, dessen entzündliches Glaucom durch zwei Iridectomien nicht zu beseitigen war.

Was endlich den dritten Punkt erlangt, das Ausbrechen des Glaucoms am zweiten Auge nach Operation des ersten (pag. 104), so ist es zwar wichtig, dass man eine solche Aufeinanderfolge bisher nur nach Iridectomie und nicht nach Sclerotomie beobachtet hat, ohne dass man trotzdem einen Beweis dafür hätte, dass wirklich der Traumatismus der Irisausschneidung es ist, der das Glaucom oder richtiger den acutentzündlichen Anfall am zweiten Auge hervorruft. Es kann sein, dass die Verhältnisse, in welche der Patient nach der Operation versetzt wird, in dem zweiten an manifestem oder latentem chronischem Glaucom leidenden Auge den acutentzündlichen Anfall erregen. Laqueur hat (pag. 154) besonders darauf aufmerksam gemacht, dass Alles, was pupillenerweiternd wirkt, in derartigen Augen einen acuten Anfall hervorrufen kann und wenn man bedenkt, dass trotz der gegentheiligen Beobachtungen Schweigger's das Ausbrechen von Glaucom nach Erweiterung der Pupille durch Atropin hinlänglich erwiesen ist, so hat die Annahme Laqueur's eine gute Stütze. Es könnte daher sein, dass nicht die durch die Operation hervorgerufene Gemüthsaufregung, sondern die unter dem beide Augen schliessenden Verbande auftretende bedeutende Erweiterung der Pupille den acuten Anfall hervorruft, so dass daraus der Rath folgen würde, nach der Glaucomoperation des einen Auges das zweite nicht zu verbinden und das Zimmer nicht zu verdunkeln. In der Ruhe der Iris und des Accommodationsmuskels hat auch Ulrich die Ursache erblickt dafür, dass nach der Operation des einen Auges Glaucom am zweiten Auge ausbricht.

Differentialdiagnose.

Glaucoma acutum inflammatorium.

Wenn ein unzweifelhaft acutinflammatorisches Glaucom mit allen ihm zukommenden Zeichen vorliegt, so können doch zwei böse Dinge dahinter lauern: ein Chorioidealsarcom oder ein Glaucoma haemorrhagicum.

In seiner Monographie über „das Sarcom des Uvealtractus" fasst Fuchs (1882)[1] die differentiellen Momente zwischen wahrem Glaucom und einem im glaucomatösen Stadium befindlichen Sarcom in folgender Weise zusammen. Periodisch wiederkehrende Obscurationen, sowie Regenbogenfarbensehen kommen beim Aderhautsarcom nur sehr ausnahmsweise vor, so dass bei Erhebung der Anamnese derartige Störungen nicht angegeben werden, andererseits aber eine Gesichtsfeldeinschränkung bemerkt wird, die der Patient als dunklen Vorhang, Wolke, Nebel in einem bestimmten Theil des Gesichtsfeldes beschreibt. Dazu gesellt sich, dass zur Zeit wo der glaucomatöse Anfall beim Sarcom auftritt, das Sehvermögen durch ausgedehnte Netzhautablösung, wenn nicht schon ganz aufgehoben, so doch in sehr hohem Grade beeinträchtigt ist und durch den Anfall selbst gänzlich vernichtet wird, sowie dass auch das erblindete Auge nicht zur Ruhe kommt, sondern die Schmerzen fortdauern, bis endlich das Neugebilde die Sclerotica an einer Stelle durchbricht. Beim uncomplicirten Glaucom dagegen gibt es Obscuration und Regenbogenfarbensehen, wogegen die Gesichtsfeldbeschränkung nicht zum Bewusstsein kommt. Der erste heftige acute Insult hebt das Sehvermögen nicht vollständig auf, auch stellt sich das letztere nach diesem ersten Anfalle zum Theile wieder her; und im Stadium des Glaucoma absolutum wiederholen sich zwar

[1]) pag. 264.

die schmerzhaften Anfälle, sind aber in der Regel durch längere schmerzfreie Zwischenräume getrennt und es kann das Auge für Jahre ganz zur Ruhe kommen.

Ist die Augenspiegeluntersuchung noch möglich, sind also die brechenden Medien nicht zu sehr getrübt, so erkennt man beim Sarcom die Netzhautablösung, die bei Glaucom nur höchst ausnahmsweise vorkommt. Und auch, wenn man den Augengrund nicht genau sehen kann, ist es für Sarcom verdächtig, wenn ein starker Reflex (von der protrudirten Netzhaut herrührend) aus der Tiefe zurückgeworfen wird. Ist dabei noch ein Rest des Sehvermögens übrig, so meint Fuchs, dass es Verdacht auf Netzhautabhebung (Sarcom) errege, wenn die Gesichtsfeldbeschränkung „von der bei Glaucom am häufigsten vorkommenden, nasalwärts gelegenen" in erheblicher Weise abweicht.

Auch das Verhalten des anderen Auges müsse berücksichtigt werden. Bei Sarcom pflege das zweite Auge gesund zu sein, wiewohl es vorgekommen ist, dass ein Auge sarcomatös, das zweite glaucomatös war. Bei länger bestehendem echten Glaucoma absolutum sei das andere Auge nur selten ganz normal, indem es entweder an manifestem Glaucom leide oder doch „in der seichten Kammer, der weiten und träge reagirenden Pupille und der relativ hohen Spannung die Disposition zum Glaucom erkennen lasse".

Kann man bei allen diesen Anhaltspunkten in Betreff der Diagnose keine Klarheit erlangen, so mache man, falls das Auge sich dazu noch eignet, die schon der Schmerzen wegen angezeigte Iridectomie. Nunmehr hellen sich die Medien auf und es wird auf diese Weise häufig die Stellung der richtigen Diagnose ermöglicht.

In den späten Stadien endlich treten sowohl bei Sarcom als bei Glaucom Scleralstaphylome hervor. Aber beim Glaucom liegen sie in der Regel nur in der Gegend des Aequators, lassen sich mit dem Sondenknopfe leicht eindrücken, mit Hilfe schief einfallenden starken Lichtes durchleuchten, während die Staphylome bei Sarcom an eine bestimmte Oertlichkeit nicht gebunden, viel resistenter und nicht durchleuchtbar sind.

Leider sind die meisten dieser Behelfe zur Unterscheidung zwischen Sarcom und Glaucom von sehr geringem Werthe. Von wirklicher Bedeutung für Sarcom ist nur der Nachweis von Netzhautablösung, oder da ein solcher bei der starken Medien-

trübung nur selten gelingt, der Nachweis eines starken Reflexes
aus dem Augengrunde. Dazu ist aus der Anamnese, wenn sich eine
solche in Betreff der Sehstörung erheben lässt, der Umstand von
Bedeutung, dass zuerst eine umschriebene Wolke im Gesichtsfelde auftrat — was freilich auch auf ein Glaucom haemorrhagicum
hindeuten kann. Bemerkt sei noch, dass wenn nach der Iridectomie
sich Phthisis bulbi entwickelt, dies keineswegs gegen das Vorhandensein eines Sarcoms im Auge spricht.

Die Schwierigkeit der Diagnose des Glaucoma haemorrhagicum (der Retino-Chorioiditis haemorrhagica) liegt wie beim
Sarcom auch darin, dass zur Zeit des heftigen Insults die Untersuchung des Augengrundes in Folge der Medientrübung nicht gestattet ist. Gelingt es ausnahmsweise, Netzhauthämorrhagien mit
Sicherheit zu erkennen, dann muss der Process in die Kategorie
eingereiht, die Prognose in Betreff des Sehvermögens sehr zweifelhaft gestellt werden, wenngleich von verschiedenen Operateuren
Beobachtungen vorliegen, dass bei vorbestehenden Netzhauthämorrhagien die Iridectomie auch in Betreff des Sehvermögens von Erfolg
war. Das echte Glaucoma haemorrhagicum gestattet, wie dies v. Graefe
hervorgehoben hat, absolut nicht eine irgendwie günstige Prognose.
Auf der andern Seite scheint es bisweilen vorzukommen, dass bei
wahrem Glaucom Netzhauthämorrhagien da sind. Ich operirte einmal
ein Glaucoma chronicum simplex, bei welchem ein unterer Netzhaut-
quadrant sehr zahlreiche Extravasate trug. Die Iridectomie brachte
keine rebellen Erscheinungen hervor. Die Operation und ihre Folgen
waren dieselben wie bei einem regulären Glaucoma chronicum simplex
ohne Netzhautblutungen; die letzteren vermehrten sich auch nicht
nach der Operation.

Es gibt offenbar zwei ganz verschiedene Processe, die wie
Glaucom aussehen und mit Netzhauthämorrhagien einhergehen.
Die eine dieser Erkrankungen ist gar kein Glaucom, wir haben
den Namen der Retino-Chorioiditis haemorrhagica für dieselbe vorge-
schlagen; sie ist immer unheilbar. Ist schon diese Krankheit
— das wahre Glaucoma haemorrhagicum — eine Seltenheit,
so ist die zweite noch seltener. Diese zweite Krankheit ist ein
echtes und rechtes Glaucom, bei dem sich Netzhautblutungen finden. Die Prognose dieser Krankheit ist keine
andere als die des Glaucoms ohne Netzhautblutungen und daher
relativ günstig.

Finden wir demnach in einem Auge mit einem acutentzündlichen Glaucomanfalle unzweifelhaft Blutungen in der Netzhaut, so müssen wir an die beiden eben erwähnten Krankheitsformen denken, aber bei dem unvergleichlich häufigeren Vorkommen der Retino-Chorioiditis haemorrhagica gegenüber dem Glaucoma acutum inflammatorium cum haemorrhagiis retinalibus die Prognose immer im Sinne der ersteren Erkrankung, d. i. ungünstig stellen, und den etwaigen Misserfolg der Operation (Sclerotomie) in Betreff des Sehvermögens als selbstverständlich ansehen.

Sind wir aber, was die Regel ist, nicht im Stande, im acutentzündlichen Insulte den Augengrund zu untersuchen, so liegt die Unterscheidung zwischen Glaucoma haemorrhagicum und Glaucoma verum nur in der Anamnese und allenfalls im Befunde des zweiten Auges. Ist mit Sicherheit zu erheben, dass das betreffende Auge einige Zeit, ehe es den Schmerzanfall bekam, plötzlich „erblindete" (was sich bei genauer Prüfung als das plötzliche Auftreten eines centralen Scotoms ergibt), oder dass plötzlich excentrische Ausfälle im Gesichtsfelde sich merkbar machten, so muss man diese Erscheinungen auf vorausgegangene Netzhautblutungen beziehen. Bisweilen wird auch die Krankengeschichte des zweiten Auges und der Nachweis von Blutungsresten in diesem auf die richtige Fährte hinweisen. Man wird unter solchen Umständen die Diagnose des Glaucoma haemorrhagicum mit Wahrscheinlichkeit stellen, wenngleich denken, dass auch bei Sarcom die Sehstörung in Form eines centralen oder excentrischen Scotoms beginnt.

Bei Glaucoma verum, Glaucoma haemorrhagicum und Glaucoma ex sarcomate sind, wenn es sich um einen acutentzündlichen Anfall handelt, die uns zugänglichen Erscheinungen, d. i. die Symptome der Bulbushärte und des vorderen Augapfelabschnittes, vollkommen identisch, so dass nicht mangelhafte Berücksichtigung des einen oder anderen Momentes, sondern die Unmöglichkeit, den Augengrund zu untersuchen, zur Quelle einer Fehldiagnose werden kann Zum Glücke sind die Retino-Chorioiditis haemorrhagica, und das Sarcom relativ so seltene Erkrankungen, dass man auch ohne sorgfältige Vorprüfung eines jeden Falles von acutem Glaucom (die man allerdings nie unterlassen sollte) durch eine Reihe von Jahren nicht von einem höchst fatalen Irrthum nachträglich betroffen zu werden braucht.

Anders verhält sich die Sache, wenn eine gewöhnliche Iritis serosa mit einem acuten oder subacuten entzündlichen Glaucom

verwechselt wird. Hier handelt es sich schliesslich doch nur um
einen Irrthum in der Diagnose, der bei genauer Untersuchung des
Auges hätte vermieden werden können.

Bei älteren Individuen kann eine Iritis serosa unter dem Bilde
eines acuten oder subacuten entzündlichen Glaucoms sich einführen.
Rasch röthet sich das Auge, wird lichtscheu, thränt und schmerzt
— die Schmerzen können bei Iritis eine sehr bedeutende Höhe
erreichen, und sowie sie in denselben Nervenverzweigungen des
Trigeminus zum Ausbruch kommen, wie bei Glaucom (in der Stirne
bis zum Hinterhaupt, längs der Augenbraue, in die Zähne und in die
Nasenwurzel mit oder ohne vermehrte Secretion der Schleimhaut
der betreffenden Nasenhälfte), so können sie die Glaucomneuralgien
an Heftigkeit nicht blos erreichen, sondern, wenn möglich, übertreffen. Das Auge sieht dabei trübe aus, der Irisglanz mangelt,
Farbe und Faserung der Membran undeutlich, die Pupille etwas
erweitert, träge reagirend, der Bulbus härter als der andere. Das
Ganze hat mit einem entzündlichen Glaucomanfall viel Aehnlichkeit,
aber zwei Momente begründen den Unterschied. Das eine Moment
ist die Vertiefung der vorderen Kammer, die gerade durch den
Vergleich mit dem zweiten Auge auffallend wird, und der zweite
wesentliche Umstand liegt darin, dass sich die Trübung, welche die
Iris deckt, bei seitlicher Beleuchtung, viel sicherer aber im durch-
fallenden Lichte des Spiegels in Punkte, mitunter in zahllose feine
Punkte auflösen lässt. Die Punkte sind nichts anderes als die
sogenannten Präcipitate an der hinteren Wand der Hornhaut (vergl.
Bd. I, pag. 41); sie können allerdings auch grössere Dimensionen
annehmen und schon im Tageslichte oder doch sicher bei seitlicher
Beleuchtung kennbar werden, aber sie können auch so fein sein,
dass sie nur bei durchfallendem Licht und selbst da vielleicht nur
dem scharfsichtigen, kurzsichtigen oder dem mit einem Ocular-
convexglas bewaffneten, nicht kurzsichtigen Beobachter sichtbar
werden. Die Hornhauttrübung des wahren Glaucoms
lässt sich nie in derartige Punkte zerlegen.

Es liegen allerdings (schon von v. Graefe) Angaben darüber
vor, dass beim Glaucom bisweilen Präcipitate an der hinteren Wand
der Cornea vorkommen. Ich selbst habe dies nie gesehen; allein
wenn auch in äussersten Ausnahmefällen die glaucomatöse Entzündung zu einem derartigen Bilde führt, so ändert das nichts an
der Thatsache, dass die gewöhnliche Glaucom-Hornhauttrübung sich

in Punkte nicht zerlegen lässt, d. h. ihren Sitz nicht an der hinteren Wand der Hornhaut hat. Wenn man also bei dem geschilderten Krankheitsbilde feststellt, dass die Kammer vertieft und die Hornhauttrübung in Punkte zerlegbar ist, so weiss man, dass nicht entzündliches Glaucom, sondern Iritis serosa vorliegt. Für Prognose und Therapie ist dies von entscheidender Bedeutung. Die Iritis serosa, gerade wenn sie in dieser acuten Form auftritt, hat nicht die Tendenz chronisch zu werden; sie hat nicht die Tendenz, später (es ist dies immer eine Ausnahme) in Glaucom überzugehen. Unter der gewöhnlichen antiiritischen Therapie kann man die Krankheit zurückführen. Wenn immer bei Glaucom (auch wenn es noch latent ist) die Einträuflung von Atropin ein gefährliches Unternehmen ist, indem dadurch ein acuter Insult hervorgerufen werden kann, so zeigt andererseits die Iritis serosa, wenngleich eine gewisse Druckerhöhung zu ihren Attributen gehört, durchaus kein derartiges Verhalten. Man kann bei jeder Iritis serosa mit Beruhigung Atropin anwenden, ich habe nie dadurch einen Glaucomanfall hervorgerufen. Auf der andern Seite kann, wenn bei irrthümlicher Diagnose die Iridectomie vollführt wird, wiewohl die Operation als solche von der Iris ganz gut vertragen wird, eine jener unangenehmen Zufälle eintreten, von denen die Iridectomie nicht freigesprochen werden kann (pag. 101), so dass man nutzlos eine bedeutende Gefahr für das Auge heraufbeschworen hat.

Allein vom typischen entzündlichen Glaucom (und den unter seiner Maske sich bergenden Zuständen der Retino-Chorioiditis haemorrhagica und des Sarcoms) und der unzweifelhaften Iritis serosa verschieden ist eine dritte Krankheitsform, von der zwar im Allgemeinen mit ein paar hingeworfenen Worten gesprochen, die aber bisher noch nicht genügend besprochen ist. Es ist dies eine Krankheit, die kein typisches Glaucom ist, für die man aber doch vorläufig keine andere Bezeichnung finden kann, als Glaucom mit vertiefter vorderer Kammer. Sieht man ab von den Bemerkungen, welche zur Begründung der Verschlusstheorie vorgebracht wurden, dass es nämlich auch Glaucome mit tiefer Vorderkammer gebe, so ist der betreffende Gegenstand äusserst dürftig behandelt. Im Sitzungsbericht der Heidelberger Gesellschaft vom Jahre 1869 [1]) sind die folgenden Worte Horner's verzeichnet:

---

[1]) Zehender's klinische Monatsblätter, Bd. 1, pag. 397.

„Zu derselben Zeit, wie mich v. Graefe auf diese schlimme Prognose (des Glaucoma haemorrhagicum) aufmerksam machte, sprachen wir auch von einer anderen Form, die prognostisch ebenfalls sehr ungünstig sei, einer Form nämlich, die sich dadurch auszeichnet, dass eine colossale Höhe des Drucks, eine sehr tiefe vordere Kammer und eine auffallend starke Füllung der Scleralvenen besteht, während durchaus keine heftigen Entzündungserscheinungen zugegen sind. Horner hat eine solche Form einmal in Berlin gesehen bei einer Frau, von der ihm v. Graefe gesagt hat, dass eine Operation zu einem ganz allmäligen, aber sicher zu erwartenden Verfall des Sehvermögens führt, während vielleicht im Moment der Operation das Sehvermögen ganz günstig ist." Horner glaubt, man würde dahin kommen, verschiedene Glaucomformen anzunehmen.

Bei Glaucom mit vertiefter Kammer fand ich immer entzündliche, allerdings „keine heftigen Entzündungserscheinungen", sondern die schwächeren Insulte, die man Prodromalanfälle nennt, und die entweder mit Regenbogenfarbensehen oder mit Nebel- und Strahlensehen einhergehen. Auch kommen da zum Gegensatze vom typischen Glaucom Fälle vor, wo die Medien in der Zwischenzeit nicht ganz rein werden, so dass ein von der Medientrübung abhängiger Dunstkreis um die Lichtflamme stets da ist, der sich dann beim Eintritt des Anfalls (welch' letzterer sich mehrere Male im Tage wiederholen kann) in einen Regenbogen und in einen die Flamme deckenden Nebel umwandelt. Diese Formen, die sehr selten sind, kommen gewöhnlich bei relativ jüngeren Individuen vor. Ich weiss aus eigner Erfahrung nicht, wie diese Fälle enden. Trotz der Druckerhöhung und der Medientrübung, die zu gleichem Regenbogenfarbensehen führt, wie die glaucomatöse Medientrübung, ist dieser Process doch kein Glaucom. Weder ist die glaucomatöse Functionsstörung noch die Excavation der Papille nachzuweisen. Ich zweifle nicht, dass auch diese Formen in Glaucom übergehen, d. h. dass sich das die glaucomatöse Functionsstörung und die Sehnervenexcavation bedingende Chorioidealleiden an diese eigenthümliche Chorioiditis anterior anschliessen kann, doch sicher ist, dass wie bei der gewöhnlichen Iritis serosa, von welcher sich der geschilderte Process durch die typischen Anfälle und durch den Umstand unterscheidet, dass, wenigstens so lange kein operativer Eingriff vorgenommen wird, die Trübung sich in Punkte nicht zerlegen lässt — ich sage, es ist sicher, dass bei diesen „Glaucomen"

mit vertiefter Kammer die bedeutende Druckerhöhung sehr lange
bestehen kann, ohne dass Functionsstörung von Seite der Netzhaut
oder Excavation des Sehnerven sich geltend macht. Vom typischen
Glaucom unterscheidet sich das Glaucom mit tiefer Kammer noch
dadurch, dass, während beim ersteren die vordere Kammer sich nach
der Operation verhältnissmässig langsam herstellt und die Zeichen
der Restituirung der Vorderkammer mit Freuden begrüsst werden,
bei unserem Pseudo-Glaucom schon einige Stunden nach der Kammer-
eröffnung die Kammer nicht blos sich wieder zu füllen anfängt,
sondern schon abnorm vertieft ist — eine Erscheinung, die uns aber
durchaus nicht mit Genugthuung erfüllen darf, im Gegentheile ein
sicheres Zeichen für den vollen Misserfolg der Operation abgibt.
Die Operation, Sclerotomie wie Iridectomie, ist im Allgemeinen nicht
im Stande, am Processe etwas zu ändern; die Entzündungserscheinungen, die durch die Iridectomie vorübergehend noch angefacht
werden können, dauern fort — wie gesagt, wie die Sache endet,
weiss ich nicht; oder es tritt ein bedeutender Verfall des Sehvermögens ein, wiewohl vor der Operation eine Erkrankung von Retina-
Opticus nicht nachzuweisen war. Ich selbst habe zwar nur einen
Verfall des Sehvermögens beobachtet, der den dioptrischen Verhältnissen entspricht, aber v. Graefe, der merkwürdiger Weise diese
Glaucomformen in seiner letzten grossen Arbeit mit keinem Worte
erwähnt, hat nach der Angabe Horner's den ungünstigen Verlauf
dieser Glaucome gekannt und ich selbst habe gerade dieser Tage
einen Bericht erhalten, in welchem die Iridectomie in einem Falle
von Glaucom, bei dem ich auf die Tiefe der Vorderkammer besonders aufmerksam machte, von bedeutendem Verfall des Sehvermögens gefolgt war.

Bei jenem Kranken, dessen ich schon früher (pagg. 77, 114)
erwähnte, hatte ich Gelegenheit, eine merkwürdige Beobachtung an
der Iris zu machen. Es war ein Glaucom mit tiefer Vorderkammer.
Die Iris zeigte einzelne dunklere Stellen. Allmälig enthüllte sich
an diesen dunkleren Stellen eine fortschreitende Atrophie, so dass
schliesslich das vordere Blatt der Iris an diesen dunklen Stellen
gänzlich verschwunden war und das Pigmentblatt blos lag. Bei
seitlicher Beleuchtung sah man, wie die Faserung der Iris am Rande
dieser Stellen plötzlich in unregelmässiger Begrenzung aufhörte.
Noch mehr! Die Atrophie des vorderen Irisblattes war besonders
in jenem Sector des grossen Iriskreises ausgesprochen, der gerade

nach oben gelegen ist. Die Atrophie ging hier bis zum Ciliarrande.
Da, am Ciliarrande, stand ein atrophischer Saum, der nur durch
einige Pigmentbalken mit der pupillarwärts gelegenen Partie zusammen-
hing, so dass die Iris an dieser Stelle durchlöchert war, und durch
die Löcher Licht mit dem Spiegel in die Tiefe des Auges geworfen
werden konnte. Ich glaube wohl, dass diese Löcher unter Mitwirkung
des vielfach verwendeten Eserins und Pilocarpins zu Stande kamen,
indem durch die häufig wiederholten maximalen Verengerungen der
Pupille die atrophische Iris arg gezerrt wurde. Beim typischen
Glaucom im Prodromalstadium hat man niemals etwas Derartiges
an der Iris sich entwickeln sehen.

Der Fall war für mich noch in anderer Beziehung von hohem
Interesse. Zwei Sclerotomien waren erfolglos geblieben (pag. 114).
Nun dachte ich den Patienten zur Iridectomie zu bewegen. War
diese von Erfolg begleitet, so liess sich Manches lernen: 1) dass die
Iridectomie Heilung bringt, wo zwei Sclerotomien nichts leisteten;
2) aber — und dies schien mir für die Theorie von grosser Bedeutung — konnte man einen Aufschluss darüber erhalten, was
eigentlich bei der Iridectomie, da doch die Scleralwunde als ohne
Bedeutung sich erwiesen hätte, das Wirksame sei. Ich nahm mir
vor, die Iridectomie nach oben zu machen. Die Peripherie (der
Ciliartheil) der ganzen Irispartie, die auszuschneiden war, war im
höchsten Grade atrophisch und durchlöchert. Von einer Beseitigung
dieses konnte wahrlich kein Effect erwartet werden. Folglich hätte
man, wenn die Operation wirksam gewesen wäre, schliessen können,
dass, da die Sclerotomie, also der Scleralschnitt nichts wirkte und
da doch die Beseitigung der peripheren Pigmentfetzen der Iris von
einer Bedeutung nicht sein könnte, der Schwerpunkt der Operation
in der Ausschneidung des kleinen Iriskreises, beziehungsweise des
Sphincter iridis liegt, was ja schon v. Graefe für die Operation
des entzündlichen Glaucoms annahm (pag. 111). Es wurde endlich
— der Patient sträubte sich lange, da er nach meinen Aeusserungen
von der voraussichtlichen Nutzlosigkeit der Operation mehr als
nöthig ahnte — eine sehr breite, regelrechte Iridectomie nach oben
vollführt. Die Operation war, wie vorauszusehen, äusserst schwierig,
indem die Entfernung der atrophischen Irisfetzen bis in die Wundwinkel ein wiederholtes Eingehen mit der Pincette nothwendig
machte. Die Iridectomie war nach gar keiner Richtung von einem Erfolge begleitet. Zunächst wurde der Entzündungsprocess gesteigert —

und noch nach Wochen liessen sich unzählige feine Präcipitate
an der Hinterwand der Hornhaut nachweisen. Diese Erscheinung
ging endlich zurück, und dann war wieder wie früher da: Die bedeutende Härte des Bulbus, die abnorme Tiefe der Vorderkammer
und die immer und immer wiederkehrenden, kaum aussetzenden
„Prodromal-Anfälle". Das Anhalten des Farbensehens (das aber
nicht etwa seinen Grund in der weiten Pupille hat, denn es bleibt,
wenn man auch mit einem Kartenblatt von oben her die Pupille
immer mehr und mehr deckt) scheint mir durch diffuse Kammerwassertrübung bedingt, denn es gelingt jetzt nicht, eine Trübung
der Hornhaut, nicht einmal einen stärkeren Reflex, nachzuweisen,
während andererseits die vordere Irisfläche, Farbe und Faserung
matt und undeutlich sind. Der Gang des Sehvermögens (wobei ich
bemerken will, dass ich den Patienten zu keiner Zeit, weder vor
noch nach den Operationen untersuchte, ohne dass ein „Anfall", d. i.
Regenbogenfarbensehen, da gewesen wäre) war folgender. Vor den

Operationen war $V \frac{6}{9}$ ohne jedes Glas; nach den beiden Sclerotomien

war V ohne Glas $\frac{6}{24}$ und stieg mit $- \frac{1}{20}$ c $(- 2$ Dc$)$ wieder auf

$\frac{6}{9}$. Nach der Iridectomie sank das Sehvermögen sehr bedeutend, es

war kaum $\frac{6}{60}$ und durch das Cylinderglas $- \frac{1}{20}$ c $(- 2$ Dc$)$ konnte

es eben auf $\frac{6}{60}$ gehoben werden. So war es noch 4½ Monate nach

der Iridectomie. Eine neuerliche Prüfung mit Cylindern ergab, dass

nunmehr durch $- \frac{1}{7}$ c $(- 5,5$ Dc$)$ das Sehvermögen von

kaum $\frac{6}{60}$ wieder auf $\frac{6}{9}$ zu bringen war. Es ist dies wieder

eine kleine Illustration zu der angeblichen Unschädlichkeit der Iridectomie in optischer Beziehung; andererseits konnte durch die
Wiederherstellung der früheren Sehschärfe mit Hilfe eines starken
Cylinders der Erweis erbracht werden, dass die Netzhautfunction —
das Gesichtsfeld war zu jeder Zeit intact — nicht gelitten. Der
Spiegel zeigt die Zeichen des hochgradigen Astigmatismus, den Sehnerven roth, aber trotzdem das Leiden, damit die Druckerhöhung
über 2½ Jahre währt, ist von einer Excavation nichts zu merken.
Bisher konnte ich den Kranken nicht dazu bringen, sich einer

zweiten (oppositen) Iridectomie zu unterziehen. Ich wäre begierig, ihre Leistung zu erfahren.

Die Zeichen, die bei einem „Glaucom" mit tiefer Kammer sich entwickeln, sind: Neben bedeutender Druckerhöhung bläuliche Färbung der Sclerotica um die Cornea und Entwickelung der vorderen Ciliarvenen, Vertiefung der Vorderkammer, Trübung des Kammerwassers mit oder ohne diffuse Hornhauttrübung, fleckförmige, bis zum höchsten Grade ansteigende Atrophie der Iris — aber zunächst und durch lange Zeit keine Beeinflussung der Netzhautfunction. Das „Glaucom" mit vertiefter Kammer ist eine vom typischen Glaucom total verschiedene, in ihrer Wesenheit noch ganz dunkle Erkrankung. Wichtig ist es, das zu wissen; um so wichtiger, als man auch wissen muss, dass dieser Krankheit gegenüber die Glaucomoperationen fehlschlagen. Man muss daher in der Prognose der Operation sehr vorsichtig sein. Die Erfahrungen mangeln vorläufig darüber, ob es in solchen Fällen besser sei, gar nicht zu operiren.

Bei einem Krankheitsbilde, das im Grossen und Ganzen für ein acutentzündliches Glaucom imponirt, achte man zunächst auf das Verhalten der vorderen Kammer. Ist diese verengt, dann ist es ein typisches Glaucom und es entsteht nur die Frage, ob sich nicht unter seiner Maske eine Retino-Chorioiditis haemorrhagica oder ein Sarcom verbirgt. Ist dagegen die Vorderkammer vertieft, so ist's entweder eine Iritis serosa, oder der zuletzt beschriebene Krankheitsprocess, den man einfach als Iritis serosa anzusehen kein Recht hat. Iritis serosa ist da, wenn sich Präcipitate an der hinteren Wand der Hornhaut mit Sicherheit nachweisen lassen.

Glaucoma chronicum inflammatorium.

Bedarf keiner Differentialdiagnose. Die Härte des Bulbus und die Erscheinungen am vorderen Augapfelabschnitt geben ein typisches Bild. Zudem gestattet in der Regel der Zustand der brechenden Medien, wenngleich im Momente der ersten Untersuchung die Trübung vielleicht eine undurchdringliche ist, bei nächster Gelegenheit doch soweit eine Einsicht in den Augengrund, um allfällige unerwartete und ungewöhnliche Complicationen zu entdecken.

Das Verhalten des Sehnerven ist für die Diagnose vollkommen gleichgiltig. Ob man da eine totale Randexcavation oder eine partielle Randexcavation oder blos eine centrale, nirgends bis zum Rande gehende Excavation oder ob man gar keine Excavation findet — ist vollständig irrelevant. Unleugbare Thatsache ist, dass alle die genannten Zustände an der Papille sich finden und dass die Störung der Function vom Aussehen des Sehnerven unabhängig ist. Das soll die Drucktheorie, die in der Abknickung der Nervenfasern am Excavationsrande die Ursache der Functionsstörung sieht, erklären, wie sie kann und mag; die Thatsachen kann sie nicht leugnen. Uns, die wir als Ursache der Sehstörungen die Erkrankung der Stab- und Zapfenschicht annehmen, ist es vollkommen begreiflich, dass das Aussehen der Papille weder für die Functionsstörung noch auch für die Diagnose des Glaucoms, falls dieses sich durch andere Symptome unzweifelhaft kund gibt, irgendwie von Bedeutung ist.

Von einer Differentialdiagnose zwischen Glaucoma absolutum, zu welchem sich schon Cataracta (glaucomatosa) hinzugesellt hat und uncomplicirter Cataracta, selbst wenn bei letzterer die Pupille durch Atropin erweitert wäre, kann keine Rede sein. Damit ist nicht gesagt, dass Jedermann Cataracta glaucomatosa (in dem pag. 86 erörterten Sinne) von Cataracta simplex objectiv unterscheiden könne, wohl aber ist gesagt, dass dies Jeder kann, der ein Glaucom zu diagnosticiren vermag. Für Denjenigen aber, der gar keine augenärztlichen Kenntnisse besitzt und der doch ein Urtheil darüber abgeben müsste, ob ein auch dem Laien kennbarer grauer Staar operirbar sei und ob der Kranke zum Zwecke der Operation die Reise zum Operateur unternehmen solle, gelte das Aviso, dass der graue Staar unoperirbar ist, falls die Lichtempfindung (wie immer bei Cataracta glaucomatosa) gänzlich verloren gegangen. Ob die Ursache der gänzlichen Erblindung Glaucom oder Netzhautablösung oder sonst etwas Anderes sei, hat jedoch für Denjenigen, der mit diesen Worten keine Begriffe zu verbinden vermag, kaum ein weiteres Interesse.

Ist bei Glaucom Cataracta und Lichtempfindung, dann handelt es sich um Glaucom und Cataracta, aber für den Kenner kann wieder von einer Differentialdiagnose nicht die Rede sein, da die Erscheinungen des chronischen entzündlichen Glaucoms unverkennbar sind.

Glaucoma chronicum simplex.

Wie beim acuten inflammatorischen Glaucom, wenn dessen
Symptome im vorderen Bulbusabschnitt zweifellos ausgesprochen
sind, untersucht werden muss, ob nicht eine andere Krankheit sich
unter dem Bilde des Glaucoms verberge, so geht bei der Differentialdiagnose des Glaucoma chronicum simplex die erste Frage dahin,
ob das typische Bild der totalen Randexcavation des
Sehnerven (auf welches sich ja, da die Erhöhung der Bulbusspannung ein Cardinalsymptom nicht ist, die Diagnose stützt) auch
etwas anderes bedeuten kann, als Glaucom. Hier muss
zunächst besonders ins Gedächtniss zurückgerufen werden, dass
nicht blos die totale Randexcavation, sondern auch immer gleichzeitig der die excavirte Papille umkreisende Hof das Bild der
Glaucomexcavation begründet. Ich habe noch nie einen Fall von
totaler Randexcavation gesehen ohne den glaucomatösen Hof. Kann
nun ein solches Bild ein selbstständiges, nicht von der Glaucom-
Chorioiditis abhängiges Leiden des Sehnerven bedeuten? In jedem
Falle müsste man im Hinblick auf den glaucomatösen Hof eine
von einer Entzündung in dem Bereich des Scleralgefässkranzes abhängende secundäre Atrophie des Sehnerven annehmen, denn wie
ein ganz selbstständiges Sehnervenleiden zum Bilde des Glaucomhofes
führen sollte, wäre unerfindlich. Mit Hilfe der Lehre von der Drucktheorie wäre eine Differentialdiagnose nicht möglich, denn diese
kann nur auf der Verschiedenheit der Functionsstörung basiren.
Ob aber die Atrophie des Sehnerven durch Druck oder durch Entzündung oder durch primäre Atrophie herbeigeführt wird, ist für
die Function gleich, da immer Störung des Farbensinnes (des Rothgrünsinnes) und Intactheit des Lichtsinnes den Process begleiten
müsste. Im Hinblick aber auf die Thatsache, dass bei Glaucom die
Functionsstörung mit Herabsetzung des Lichtsinnes bei Intactheit
des Farbensinnes (Rothgrünsinnes) einhergeht, wird es leicht sein,
eine Entscheidung zu treffen. Die Entscheidung kann keine An-
fechtung erleiden, wenn es sich herausstellt, dass auch beim reinsten
Glaucoma chronicum simplex der Lichtsinn herabgesetzt, der Farbensinn aber ganz ungestört oder bei centraler Amblyopie in der Weise
gestört ist, dass nicht die Rothgrün-, sondern die Gelbblau-Empfindung
leidet (pag. 190). Ist bei Glaucoma chronicum simplex nicht beides,
Licht- und Farbensinn, normal, so habe ich (wie auch nach mir

Pflüger und Schnabel), stets nur Herabsetzung des Lichtsinnes und Erhaltensein des Farbensinnes, einmal Erythrochloropie bei centraler Amblyopie gefunden. Dieser positive Befund beweist, dass auch die Sehstörung bei Glaucoma chronicum simplex von einer Affection der Stab- und Zapfenschicht, und dass das Sehnervenleiden nur von der Glaucom-Chorioiditis abhängig, dass also die Totalrandexcavation mit Hof stets der Ausdruck für wahres Glaucom ist. Bei einem solchen Sachverhalt ist es leicht begreiflich, dass vorübergehende Drucksteigerungen und Entzündungsanfälle (die ja gleichfalls Symptome der Glaucom-Chorioiditis darstellen) über kurz oder lang bei jedem Glaucoma chronicum simplex zu gewärtigen sind.

Andererseits ist es verständlich, dass ein Mensch, der Glaucom hat, einmal auch an einem Gehirnleiden erkranken und eine von der Beeinflussung des Sehnerven abhängige Sehstörung erlangen (v. Graefe, Mooren) und dass man dann bei der Section neben der glaucomatösen Excavation innerhalb des Auges auch totale Atrophie der Sehnervenstränge ausserhalb des Auges finden kann, wie dies letztere Schmidt-Rimpler nachgewiesen, wiewohl eigentlich der Spiegel, da die Randexcavation in seinem Fall nicht total war und vom Glaucomhof keine Rede ist, nicht das typische Bild der Excavation eines Glaucoma chronicum simplex gezeigt hat[1]. Von einer Abhängigkeit des typischen Augenspiegelbildes (mit dem Hofe) von der extraocularen Sehnervenatrophie könnte aber in keinem Falle die Rede sein. Ich will bemerken, dass auch in derartigen Fällen die Functionsprüfung eine Auskunft geben dürfte; denn wenn unter derartigen Umständen die Prüfung während des Lebens Herabsetzung des Lichtsinnes und Störung des Farbensinnes (Rothgrünsinnes) ergäbe, so würde der Befund während des Lebens und nach dem Tode lehren, dass die Herabsetzung des Lichtsinnes von der in der Excavation sich ausdrückenden Glaucom-Chorioiditis, die Störung des Farbensinnes dagegen von der extraocularen Sehnervenatrophie abhängig war.

Schweigger (1877)[2] meint, dass es auch physiologische Excavationen gebe, welche den Rand erreichen, und dass man diese „am häufigsten bei älteren Personen in derselben Lebens-

---

[1] v. Graefe's Archiv, Bd. XVII, 1, pag. 118, 1871.
[2] Volkmann's Vorträge, No. 124, pag. 1033.

periode sehe, in welcher auch Glaucom am häufigsten ist". Denn
nicht blos durch Atrophie der Nervenfasern, sondern auch durch die
vom Alter abhängende Atrophie des Bindegewebes könne eine physiologische Excavation so verbreitet werden, dass sie den Sehnervenrand erreicht. Schweigger fügt etwas maliciös hinzu: „Mir sind
Patienten vorgekommen, denen wegen solcher Excavationen nicht
nur die Iridectomie, sondern sogar Cataracta traumatica gemacht
worden war".

Mir selbst war es überhaupt ganz und gar unbekannt, dass die
Vergrösserung physiologischer Excavationen, die Zunahme ihres
Durchmessers im Alter auf directen Beobachtungen einzelner Fälle
beruht. Ich habe auch bisher in dieser Sache gar keine Erfahrung.
Aber eines hat Schweigger übersehen, d. i., dass weder durch
Atrophie der Nervenmasse allein, noch durch Atrophie des Bindegewebes allein eine Totalexcavation entstehen könne, sondern dass
zur Entstehung dieser die vollkommene Atrophie beider, sowohl
des Nerven- als des Bindegewebes, nöthig ist, und dass, die vollständigste senile Atrophie des Bindegewebes zugegeben, noch immer
eine halbe Million Nervenfasern übrigbleibt, welche ringsum als geschlossener Wall die Gefässe vom wirklichen Papillenrande zurück-
dämmt. Durch Atrophie des Bindegewebes allein also kann wohl
eine centrale, physiologische Excavation an Durchmesser zunehmen,
sie kann aber niemals randständig werden. Schweigger sagt auch
nicht, wie sich die Umgebung der Papille bei diesen alten Leuten
verhielt, ob nämlich ein ringförmiger Hof die Papille umkreiste. Freilich darf man nicht vergessen, dass bei alten Leuten eine circuläre
Atrophie der Aderhaut rings um den Sehnerven sich entwickeln
kann, welcher eine gewisse Aehnlichkeit mit dem Glaucomringe
nicht abgeht und deren Aussehen von diesem letzteren vollständig
angenommen wird, falls an Stelle des Exsudates, das wir am Orte
des Glaucomhofes supponiren, Atrophie getreten (pag. 18, Fig. 8).

Wenn wir jedoch nicht annehmen wollen, dass im alternden
Auge derselbe Process stattfindet, der für das Glaucom charakteristisch ist, dass nämlich die Gefässe in der Nervenmasse zurücksinken, so werden wir gut thun, jede totale
Randexcavation mit circulärem Hofe auch bei alten Leuten für
Glaucom zu halten. Schweigger beruft sich auf einen Fall, in
welchem durch zwei Jahre, bei einem von ihm für eine verbreitete
physiologische Excavation gehaltenen Zustande der Totalexcavation,

kein glaucomatöses Symptom auftrat. Das vermag nicht, etwas zu beweisen. Bei Prüfung des Lichtsinnes hätte man übrigens vielleicht eine Herabsetzung desselben gefunden.

Das Bild der bis an den Rand gehenden physiologischen Excavation alter Leute findet sich nach Schweigger immer an beiden Augen, denn die physiologische Excavation komme immer an beiden Augen vor, so dass jede Excavation, welche einseitig sichtbar ist, „sicher eine Druckexcavation" sei. Es ist allerdings richtig, dass physiologische Excavationen ausserordentlich häufig an beiden Augen da sind, aber ohne Ausnahme ist auch diese Regel nicht. Sie findet ihre Ausnahme, wenn die beiden Augen gleichen Bau haben, und die Ausnahmen werden häufiger, wenn die Augen einen wesentlich verschiedenen Bau darbieten, das eine also z. B. hochgradig hypermetropisch, das andere dagegen emmetropisch oder myopisch ist. Da zeigt sich schon häufiger an einem (dem längeren) Auge allein die Excavation. Eine nicht randständige Excavation blos deshalb, weil sie nur an Einem Auge da ist, für eine „Druck"- d. i. für eine Glaucom-Excavation zu erklären, würde ich niemals wagen.

Da die Glaucomexcavation, ehe sie total geworden, verschiedene Formen der Partialexcavation darbietet (pag. 74), so fragt es sich, welche Anhaltspunkte wir haben, um zu erkennen, dass die im Momente vorhandene Partialexcavation der Ausdruck für Glaucoma chronicum simplex sei. Dass wir überhaupt eine solche Frage bei Partialexcavation aufstellen, ist nur dann möglich, wenn einerseits eine unzweifelhafte Sehstörung vorliegt und andererseits der Spiegel im Augengrunde ausser der Sehnervenexcavation nichts entdeckt, von dem die Sehstörung abhängig sein könnte. Ich habe z. B. einmal die Diagnose des Glaucoma chronicum simplex vernommen in dem Falle eines alten Mannes, der centrale Sehstörung und grosse physiologische Excavation beiderseits hatte, während die genauere Untersuchung ein selbständiges Leiden der Macula lutea an beiden Augen ergab. Unter solchen Umständen liegt begreiflicher Weise nicht der geringste Grund vor, die Excavationen als „Druck-" excavationen zu beargwöhnen.

Wieder ist es die Art der Functionsstörung, welche uns in zweifelhaften Fällen allein Aufschluss geben kann. Findet man den Lichtsinn herabgesetzt, den Farbensinn normal, so ist man berechtigt, an Glaucom zu denken, während Normalität des Lichtsinnes und Störung des Farbensinnes (der Rothgrünempfindung) auf einen

19*

atrophischen Process an irgend einer Stelle des Sehnerven hindeutet.
Die Daten der centralen und peripheren Sehstörung sind zur
Differentialdiagnose nicht zu verwerthen, in specie kann die Art
der Gesichtsfeldeinengung für die Diagnose ganz und gar nicht
maassgebend sein. Es ist nicht richtig, dass die laterale Einengung
des Gesichtsfeldes für Sehnervenatrophie, die mediale für Glaucom
spricht. Es kommt auch bei Sehnervenatrophie die reinste mediale
Einengung bis zur medialen Hemianopie vor, während die Grenzen
am übrigen Gesichtsfeld (allerdings nicht die Farbengrenzen) noch
vollkommen normal sind. Auf der andern Seite kann bei Glaucom
die Gesichtsfeldbeschränkung lateralwärts beginnen.

Eine einseitige Partialexcavation wird man also als Glaucom
beargwöhnen, wenn die Sehstörung mit Verminderung des Lichtsinnes
einhergeht. Bei beiderseitiger Partialexcavation wird man ähnlich
denken, wenn an beiden Augen die Störungen gleich sind. Falls,
bei gleichem Aussehen der Excavationen, an einem Auge schwere
Störungen da wären, am andern aber gänzlich fehlten, so wäre
es gewagt, den Beginn von Glaucom anzunehmen. Aber möglich
wäre es doch. Niemand würde die Partialexcavation des linken
Auges des früher (pag. 190) erwähnten Patienten als Ursache der
centralen Amblyopie und Erythrochloropie ansehen wollen, falls das
von Sehstörung freie rechte Auge dieselbe partielle Excavation gezeigt hätte. Da aber dieses letztere eine vollkommen typische
(totale) Glaucomexcavation darbot, konnte man andererseits nicht im
Zweifel sein, dass auch die Partialexcavation des linken Auges eine
glaucomatöse sei.

———————

Die

Wirkungsweise der Glaucomoperationen

ist bisher nicht aufgeklärt. „Hinsichtlich der Theorie der Glaucomoperation", sagt v. Graefe 1869, „so ist sie trotz mancher Be-
mühungen nicht erheblich gefördert worden. Es werden bei den
betreffenden Discussionen meist die alten Hypothesen wieder hervor-
geholt, so wenig sie für die Deutung der vorliegenden Thatsachen
genügen. Selbst die unglücklichste von allen, welche den Effect
der Operation lediglich auf die Verwundung der Bulbuskapsel bezieht, wird periodisch, mit irgend einer anderen Formel aus-
geschmückt, wieder vorgetragen und zur Annahme empfohlen. Zum

Glück für die Glaucomatösen darf die Praxis auf der Grundlage
sich läuternder empirischer Principien selbständig vorwärts gehen;
sie wird gewiss dereinst die Bestätigung einer haltbaren Theorie
begrüssen, ohne sich einstweilen durch hinfällige Deutungen auf
ihrer Bahn beirren zu lassen." Mit diesen Worten hat der unsterb-
liche Entdecker der Glaucomoperation sich am Ende seiner Laufbahn ausser Stande erklärt, auch nur eine irgendwie annehmbare
Erklärung für die Wirkungsart der Iridectomie zu geben; über die
Sclerotomie hat er jedoch den Stab gebrochen.

Die meisten Versuche, die Wirkung der Glaucomoperation zu erklären, laufen darauf hinaus, zu ergründen, auf welche Art die Drucksteigerung durch die Operation beseitigt wird — in der Auffassung,
dass Drucksteigerung und Glaucom identisch sei. Es scheint aber die
Erfahrung nicht für die Richtigkeit einer solchen Anschauung zu
sprechen. Einmal ist es eine sehr gewöhnliche Erscheinung, dass
nach der Operation des acutentzündlichen Glaucoms der Druck zwar
herabgesetzt, aber nicht normalisirt wird. Die Operation verhütet
die Wiederkehr entzündlicher Anfälle für immer oder doch für eine
bestimmte Zeit; die Krankheit selbst aber, die beim typischen
Glaucoma inflammatorium acutum die Aderhaut, sowie die an-
liegende Schicht der Stäbe und Zapfen nicht ergriffen hat, scheint
nicht getilgt zu sein, wiewohl es nach unserer Darstellung begreiflich
wird, dass der Fortbestand des erhöhten Druckes ohne jegliche Bedeutung ist. Wo beim acuten Glaucom von vorneherein die Aderhaut ergriffen ist, ist der Effect der Operation ein zweifelhafter
(pagg. 98, 107).

Auf der andern Seite beobachtet man beim Glaucoma chronicum simplex, dass zwar durch die Iridectomie die Spannung des
Auges bedeutend herabgesetzt wird, gleichzeitig aber das Sehvermögen in erschreckendster Weise verfallen kann. Hier wird durch
die Iridectomie ein nebensächliches Glaucomsystem, die Druckerhöhung zwar beseitigt, aber die hauptsächlichste Krankheits-
erscheinung, das Leiden des nervösen Apparats (der Netzhaut und
des Sehnerven) in rapidester Weise verschlimmert. Endlich gibt es
Glaucomformen (das Glaucoma malignum v. Graefe's), bei denen
die druckvermindernde Operation die höchste Druckerhöhung
zur Folge hat: d. h. viel richtiger gesagt, bei denen die Krankheit
selbst, die Glaucomchorioiditis, durch den operativen Eingriff
gewaltig angefacht wird und daher auch das eine ihrer Symptome, die

Drucksteigerung, mächtig hervortritt. Ich möchte wissen, wie man
ausser unter der Annahme einer schon vorbestehenden Chorioiditis
die Erscheinungen nach der Operation des Glaucoma chronicum
simplex malignum erklären wollte. Die Eröffnung eines Abflusses
für die eingesperrte Flüssigkeit bei intacter Aderhaut kann
doch so furchtbare Erscheinungen nicht hervorrufen.

Die Glaucomoperation beeinflusst den glaucomatösen Process
direct in gutem oder in bösem Sinne. Sie heilt die Entzündungsanfälle, wenngleich Druckerhöhung zurückbleiben kann; sie kann
das Leiden verschlimmern, wenngleich die Druckerhöhung beseitigt
wird; oder sie verschlimmert das Leiden mit gleichzeitiger Erhöhung
des Druckes. Immer aber ist das Verhalten des Druckes ein nebensächliches, denn wir können nicht behaupten, dass, wenn der Druck
normalisirt, auch das Glaucom geheilt sei.

In Betreff der Räthselhaftigkeit der Operationswirkung stehe
ich auf dem Standpunkte v. Graefe's, nur dass ich begreiflicher
Weise sein Verdammungsurtheil über die Sclerotomie nicht unter-
schreiben kann, daher für die Ursache der unzweifelhaften Wirksamkeit der Sclerotomie dasselbe Dunkel in Anspruch nehmen muss,
das sich auch über die Iridectomie breitet.

Will man versuchen, die Wirkung der Operation zu
erklären, so kann man herbeiziehen: die Ausschneidung der
Iris als solche, die Scleralwunde als solche, dann beides:
Irisexcision und Scleralwunde; oder man kann eine Hypothese aufbauen mit der Grundlage, dass weder die Irisausschneidung, noch
der Scleralschnitt, noch beide zusammen den glaucomatösen Process
direct beeinflussen, sondern dass diese Beeinflussung durch
ein drittes Moment geschieht, welches durch die Iridectomie
indirect gesetzt wird.

Die Irisexcision wurde als das Heilmoment betrachtet,
indem man ganz allgemein sagte, dass die Ausschneidung der Iris
die Circulations- und Ernährungsverhältnisse im Uvealtractus ändere.
Daher kann durch Iridectomie bei Iridochorioiditis mit herabgesetztem
Drucke der letztere erhöht, bei Glaucom verringert werden. Die
Leistung der Iridectomie liegt also nicht in der Entspannung des
Bulbus (v. Arlt 1874), allein das Wie? der Wirkung bleibt unent-
hüllt. Ebenso ist nichts über die Leistung des Irisausschnitts gesagt,
wenn es heisst, dass die Iridectomie deshalb wirksamer als die
einfache Parakentese der Hornhaut sei, weil beim Ausschneiden der

Iris die Entleerung des Kammerwassers, namentlich auch des hinter der Iris in der hinteren Augenkammer befindlichen, vollkommener erfolge (Coccius 1859). Dagegen hat Exner (1872) auf Grund von Thierexperimenten versucht, die Wirkung der Iridectomie dadurch zu erklären, dass, wenn pupillarwärts vom Circulus iridis arteriosus major die Iris abgeschnitten wird, Arterienstümpfe und Venenstümpfe stehen bleiben, während der grösste Theil ihrer Verzweigungen und des zugehörigen Capillargefässnetzes beseitigt wird. Es bilden sich nun wahrscheinlich aus präexistenten engen Gefässen weitere Anastomosen aus, so dass das arterielle Blut an diesen Stellen, ohne ein eigentliches Capillargefässnetz zu passiren, direct und sofort in die Venen übertritt. Nun muss durch das Wegfallen des langen und engen Capillargebiets und die Ersetzung desselben durch weite Anastomosen der Druck nicht blos in den Arterienstümpfen, sondern auch im ganzen Circulus iridis arteriosus major, aus dem diese Arterien entspringen, und da der genannte Blutcirkel durch die Rami recurrentes auch mit den Arterien der Chorioidea in Verbindung steht, auch in den arteriellen Gefässen der Aderhaut, wenngleich in geringerem Grade, sinken. Mit dem Blutdruck sinkt der intraoculare Druck und somit erklärt sich die Leistung der Iridectomie bei Glaucom. Am Menschenauge konnte sich Exner von diesen Anastomosen nicht direct überzeugen, aber er konnte sich überzeugen, dass nach den gelungensten Iridectomien ein peripherer Irisrand übrig bleibt, breit genug, um für die Ausbildung von noch in der Iris gelegenen Anastomosen Platz im Ueberfluss darzubieten.

Von diesem Verhalten der Gefässe, wie es Exner beschreibt, konnte sich Alt (1875), als er die Heilungsvorgänge an iridectomirten Thieraugen untersuchte, niemals überzeugen; wohl aber spricht er von den Täuschungen, die nur allzuleicht möglich sind. Durch die Thatsache, dass der Irisausschnitt zwar wirksam ist, wenn ciliarwärts ein Irissaum noch stehen bleibt, dass aber keineswegs ein solcher Saum stets übrig bleibt, sondern dass die Iris auch ganz bis zum Ciliarrande sich ausgeschnitten finden kann, scheint die Theorie Exner's schon an sich erschüttert und dazu kommt, dass Schnabel (1876) meint, dass, wenn der intraoculare Druck beim Kaninchen durch eine Iridectomie mit dem Schnitt in der Hornhaut herabgesetzt wird (Wegner, v. Hippel, Grünhagen), man von dem Thierexperimente keinen Schluss auf den Menschen ziehen könne, da über die unbedingte Nothwendigkeit, den Einstich, falls die

Iridectomie wirksam sein soll, beim Menschen in die Sclera zu
verlegen, nur Eine Stimme herrsche. Für das menschliche Auge
sei daher der Versuch Exner's bedeutungslos, „weil die Thatsache,
die er unserem Verständniss näher zu rücken beabsichtigt, gar nicht
existirt".

Donders (1863) sieht, entsprechend seiner Theorie, dass die
Glaucomneurose gewöhnlich eine von der Iris ausgehende Reflexneurose sei, in der Spannung der Iris bei Glaucom Ursache und
Folge ineinandergreifen und sich gegenseitig bedingen, und die
Wirkung der Iridectomie darin, dass diese Spannung der Iris und
damit die Reizung der Nerven behoben wird, während wieder Weber
und Ulrich, ihren Standpunkten gemäss, eine von Exner, wie
von Donders toto coelo verschiedene Action im Irisausschnitt
erkennen. Weber (1871) lässt durch die geschwollenen Ciliarfortsätze die Iris an den peripheren Hornhautrand andrücken und so
durch Verschluss der Abflusswege das Glaucom entstehen (pag. 148).
Der möglichst periphere, wenngleich unvollständige Irisausschnitt
befreit zunächst an der Schnittstelle selbst die Iris aus ihrer Einklemmung; der Act des Hervorziehens eines mehr oder weniger
breiten Irisstückes bedingt einen Zug, der sich über die ganze Iris
ausdehnt und so den Irisursprung an der ganzen Peripherie aus
der Einklemmung hervorhebt. Dazu kommt, dass in Folge des
Abflusses des Kammerwassers die Linse mit der Zonula ihre Lage
ändert und einen die Stauung in den Ciliarfortsätzen begünstigenden
Ort verlässt. Auf diese Weise wird wieder ein Zugang zu dem
Fontana'schen Raume und die Möglichkeit der Rückbildung der
abnormen Verhältnisse geschaffen.

Da nach Brailey im späteren Stadium des Glaucoms die
Ciliarfortsätze von der Iriswurzel weit abstehen, so könnte in diesem
Stadium die Wirkung der Iridectomie nicht in Weber's Sinne erfolgen. Am schönsten sieht man dieses Abstehen der Ciliarfortsätze
von der Iris beim Hydrophthalmus, wo zwischen Iris und Ciliarkörper ein Intercalarstaphylom der Sclera liegt (Raab, pag. 250).
Dazu kommt, dass Schnabel (1878) acutes Glaucom mit
exquisiten Entzündungserscheinungen, höchstgradiger Drucksteigerung und Anlegung der Iris an die Cornea in einem Auge beobachtete, in welchem durch präexistente Atrophie der Ciliarfortsätze diese letzteren weiter von der Iris abstanden als im normalen
Auge. Das betreffende Auge wurde während des ersten acuten

Anfalls enucleirt. Dadurch hat Schnabel bewiesen, dass auch im acuten Anfalle das Anpressen der Ciliarfortsätze fehlen kann, wenngleich er für den speciellen Fall nicht erwiesen hat, dass die Iridectomie unter solchen Verhältnissen wirksam sei.

Ulrich's (1880) Anschauung, dass durch die Excision der Iris das von ihm supponirte Filtrationshinderniss von Seite der Iris beseitigt werde — Bowman hatte schon früher einmal in der durch die Bloslegung der Zonula Zinnii bewirkten Herstellung der Communication zwischen Glaskörper und Kammerwasser das Wirksame der Iridectomie gesehen — erwähne ich als einen selbstverständlichen Ausfluss von Ulrich's Theorie (pag. 153). Auch Röder (1880) hat „die Ueberzeugung gewonnen, dass die bis jetzt üblichen Operationsmethoden bei Glaucom, Iridectomie uud Sclerotomie, vor allem durch Lockerung der Zonula und dadurch erleichterten Ausgleich zwischen Humor aqueus und vitreus wirken". (Vgl. pag. 133.) Da selbst der heftigste Obstructionist zugeben dürfte, dass die Sclerotomie, wenigstens in einzelnen Fällen, das Glaucom heilen könne, so ergibt sich, dass weder eine Herstellung von breiten Anastomosen im Irisstumpfe (Exner), noch die Section der Irisnerven (Donders), noch auch die Befreiung der Iris von der Bedrückung durch anstürmende Ciliarfortsätze (Weber), noch endlich die Herstellung der behinderten Filtration aus der hinteren in die vordere Kammer (Ulrich) zur Heilung des Glaucoms unbedingt nothwendig sei. In der That sucht eine Anzahl von Autoren die Erklärung für die Wirkung der Glaucomoperation nur in dem Scleralschnitt, indem durch die eingeschaltete Narbe die Oberfläche der rigiden Sclera vergrössert (v. Stellwag) oder eine für die intraocularen Flüssigkeiten leichter passirbare Narbe, Filtrationsnarbe, gesetzt (v. Weeker), oder an Stelle des verschlossenen Abflussweges an der Corneoscleralgrenze ein neuer hergestellt (Knies) oder eine Nervendurchschneidung (Solomon, Schnabel) vorgenommen wird.

Da v. Stellwag in der Rigidität der äusseren Scleralschichten die Ursache der zu Glaucom führenden intraocularen Blutstauung sieht, so erklärt er die Heilwirkung der Iridectomie aus der Durchschneidung und damit verursachten Entspannung der äusseren Lederhautschichten. Nach der Durschneidung müssen sich diese Fasern bei der gegebenen hohen Spannung entsprechend zurückziehen und so muss im Bereiche der Wunde eine klaffende Lücke entstehen. Durch Einlagerung einer bindegewebigen Narbenmasse kann dann die Flächenvergrösserung und Entspannung der äusseren Scleralschichten zu einer dauernden gemacht werden. v. Stellwag berichtet auch (1882) von drei Fällen, in welchen er den Operationszweck durch eine Art Peritomie der Lederhaut zu erreichen suchte, ohne jedoch zu einem entscheidenden Resultate zu gelangen. „Ich trennte", sagt v. Stellwag, „die Bindehaut in etwa 1 Millimeter Entfernung von der Hornhautgrenze mittelst eines Bistouri's, so dass die vordere Scleralzone in etwa einem Dritttheile ihrer Peripherie bloslag, und führte nun im Grunde der klaffenden Wunde von einem Winkel derselben zum andern einen Scalpellschnitt senkrecht auf die Fläche der Lederhaut so tief, dass die äusseren Lagen der letzteren sämmtlich durchtrennt sein konnten, die inneren aber womöglich ungetroffen blieben. Es zeigte sich, dass ein solcher Schnitt in der geforderten Länge sehr grosse Schwierigkeiten biete. Ich gab die Sache daher wieder auf." Vor 10 Jahren, am internationalen Ophthalmologencongress (1872) zu London, hatte auch Secondi berichtet, dass er in manchen Fällen von Glaucom nach oben gerade unterhalb des Ciliarkörpers mit Hilfe eines eigenen linearen Messerchens in der Conjunctiva und Sclerotica einen Einschnitt von mindestens 7 Millimeter Länge, jedoch ohne die Bulbushöhle zu eröffnen und ohne bis auf die Aderhaut vorzudringen, vollführte. In einem solchen Falle gingen wirklich die glaucomatösen Erscheinungen zurück und das Sehvermögen stieg von quantitativer Lichtempfindung auf Fingerzählen in circa $\frac{1}{2}$ Meter Abstand. Die reducirte Bulbusspannung stieg nicht wieder, wiewohl das Sehvermögen später wieder verfiel.

　　v. Wecker stützt seine Auffassung der Scleralnarbe als Filtrationsnarbe auf das eigenthümliche Aussehen jener Narben, welche gerade bei Glaucom nach der Durchschneidung der Sclerotica zurückbleiben. In der That bleibt nach der Glaucomoperation mitunter an der Stelle des Einschnitts ein bläuliches, etwas durchscheinendes, von einzelnen feinsten weissen Bälkchen durchzogenes Gewebe von einer gewissen Breite dauernd zurück. Für diese Fälle ist die Einschaltung einer Gewebsmasse in die äussere Scleralschichte im Sinne v. Stellwag's evident und es wäre, wenngleich dies nicht erwiesen ist, möglich, dass diese Stelle für die intraocularen Flüssigkeiten durchgängiger sich zeigte, als die Sclera des Glaucomauges. Aber

eine so characterisirte Narbe findet sich durchaus nicht in allen
Fällen; ja, nach eigener Erfahrung, ist sie die Ausnahme, und die
Regel ist die, dass an der Stelle des Einschnittes eine so dichte
Vernarbung erfolgt, dass die Stelle dieses Einschnittes späterhin gar
nicht mehr kennbar wird. Dass bei Scleralwunden am Cornealrande
der grössere innere Abschnitt des Wundcanals in der Cornea
gelegen ist, hat schon v. Graefe angegeben. Schweigger (1871)
führte dann weiter aus, dass auch bei möglichst peripherer Schnittführung nur ein sehr kleiner Theil des Wundcanals der Sclera,
der bei weitem grössere dagegen der Cornea angehört und
dass bei normalem Verlauf diese Wunden keineswegs durch
Zwischenlagerung eines neugebildeten Gewebes, sondern durch
unmittelbare Vereinigung heilen. Diese auf Grund anatomischer
Untersuchungen erschlossene Anschauung theilt auch Schnabel
(1878), welcher bei der microscopischen Prüfung von 10 iridectomirten Augen, von denen 6 wegen Glaucoms operirt' worden waren,
nur in einem Falle ⅓ der ganzen Wundlänge in der Sclera liegend
fand, während im Durchschnitte nur der fünfte Theil der Wundlänge
der Sclera angehörte. Den Heilungsvorgang in der Scleralwunde
fand er ganz gleich, ob das Auge wegen Glaucoms oder wegen
einer andern Krankheit operirt worden war. War einmal die Vernarbung zu Stande gekommen, so waren in der Sclerotica so
geringfügige Anomalien (Schlängelung der Fasern, Unterbrechung
ihres Verlaufs und leichte Verschiebung der Faserenden) zurückgeblieben, dass man in der Regel den Ort des Wundcanals nicht
einmal mit Bestimmtheit erkennen konnte. Nach Schnabel hat
die Scleralnarbe nach der Glaucomoperation keine Eigenthümlichkeit,
durch welche die Filtrationsfähigkeit begründet werden könnte,
ebensowenig als sie zur Einfügung einer lockeren bindegewebigen
Narbenschichte Anlass gibt.

Wie v. Stellwag und v. Wecker betrachtet auch Knies
das Wirksame der Iridectomie nur in der Schnittwunde. Es bleibt
am Orte der Iridectomie, wie anatomische Präparate zeigen, die
Verwachsung der Irisperipherie mit der Hornhaut bestehen. Es
kann also nicht in der Befreiung der Irisperipherie und der Wiederherstellung des normalen Abflussweges die Wirksamkeit der Operation liegen, sondern darin, dass in der Narbe ein neuer Abflussweg für die intraoculare Flüssigkeit geschaffen
wird. Der von v. Wecker gebrauchte Ausdruck „Filtrationsnarbe"

würde also ganz passend gewählt sein.   Sowie v. Stellwag durch
die Entspannung der äusseren Lederhautschichten allein ohne
perforirende Wunde die Heilwirkung erzielen will, so schlägt
andererseits Knies vor, man könnte mit einem einer Discisions-
nadel ähnlichen Instrumente von der vorderen Kammer aus gewissermaassen subcutan die Eröffnung der Corneoscleralgrenze versuchen.

Schnabel endlich, wie schon vor ihm Solomon, meinte (1876)
als er noch ganz Neurotiker war, dass, wenn die Sclerotomie
wirklich wirksam sei, sie nur als Neurotomie wirken könne.

Es bleibt, nachdem wir die wichtigsten Vorstellungen über
die Wirkungsart des Irisausschnitts in der Scleralwunde kennen
gelernt haben, noch übrig, auf jene Möglichkeit hinzuweisen, dass
nicht im Irisausschnitt und nicht in der Scleralnarbe, sondern in
einem Dritten die Ursache des Heileffects der Glaucomoperation liege. Auf diesem Standpunkt finden wir Schnabel
(1878), nachdem er die pure und simple Neurotomiewirkung der
Glaucomoperation aufgegeben. Er sagt: „Die Entfernung eines
Irissectors an und für sich ist für die Heilung des Glaucoms durchaus unnöthig; der Fehlschluss liegt in der Annahme, dass die Einschaltung einer Narbe in die Tunica externa die Heilkraft der
Glaucomoperation bedinge. Weder die Entfernung eines Irisstückes,
noch auch die Narbe in der Tunica externa sistirt den glaucomatösen
Process, sondern ein Drittes, bisher Unerkanntes, welches durch jede der beiden Operationen erreicht werden
kann, welches aber in der Sclerotomie nur zuweilen,
nur zufällig, in der regelrecht ausgeführten Iridectomie
constant, principiell enthalten ist.“ Welches ist nun jenes
unerkannte Dritte? Darüber findet sich bei Schnabel Folgendes.
Dieses Dritte dürfte die Verkleinerung des von den Firsten der
Ciliarfortsätze umschlossenen Kreises sein (vergl. pag. 133), wie denn
Schnabel nach gelungener Iridectomie eine sehr auffallende Ein-
wärtsziehung der Processûs ciliares und des Ciliarmuskels fand. Diese
letztere Veränderung ist aber constant mit Entspannung des Augapfels verbunden, stets wird der Bulbus weich, wenn jene Veränderung eintritt.

Hält aber Schnabel auch an dieser Vorstellung jetzt noch
fest? Man könnte dies bezweifeln, denn in seiner neuesten eben in
den Wiener medicinischen Blättern erscheinenden Glaucomarbeit
findet sich (No. 24 vom 15. Juni 1882) eine Bemerkung, aus welcher

hervorgeht, dass er eine Vergrösserung des Ursprungsringes der
Ciliarfortsätze zur Hervorrufung der glaucomatösen Erscheinungen
im Kindesauge (des Hydrophthalmus) nicht mehr für nothwendig hält, und dass eine aus unbekannter Ursache
aufgetretene Hypersecretion von Augenflüssigkeiten
das Primäre des Glaucoms und so die Dehnung der
Sclerotica und Cornea nicht Ursache, sondern Folge
des Glaucoms sein könnte.

Ich will noch den eigenen Standpunkt mit einigen Worten
characterisiren. Aus allem Gesagten geht hervor, dass sämmtliche
Erklärungsarten für die Wirkung des Irisausschnittes, wie des
Scleralschnittes, keine allgemeine Giltigkeit haben können, und der
Versuch Schmidt-Rimpler's (1875, 1881), alle Glaucomtheorien
gleichzeitig zu acceptiren und auch alle Vorstellungen über die
Wirkungsart der Operation als richtig anzuerkennen — für jeden
Specialfall natürlich eine bestimmte Theorie und dem-
entsprechend eine bestimmte Operationswirkung — scheint mir
nicht sehr glücklich zu sein. Indem ich aber die Wirkung der Iridectomie, wie der Sclerotomie, für räthselhaft erkläre, sage ich
damit nicht etwa, dass, weil die Sclerotomie wirksam
sei, der Irisausschnitt gar keine Bedeutung habe. Im
Gegentheile, ich bin durch den höchst nachtheiligen Einfluss, welchen
der Irisausschnitt in gewissen Fällen von Glaucoma chronicum simplex
auf den glaucomatösen Process ausübt, darauf geführt worden, die
Sclerotomie empirisch zu versuchen. Iridectomie und Sclerotomie
sind ganz bestimmt verschieden wirkende Operationen, nur wissen
wir nicht, in wiefern der Irisausschnitt und inwiefern die regelrechte
Scleralwunde in das Rad des vorwärts rollenden Glaucomprocesses
eingreift.

Die Sache der Sclerotomie erfordert zum Schlusse noch ein Wort.
Im Jahre 1881 [1]), nachdem nicht mehr zählbare Glaucomaugen durch
die Sclerotomie geheilt worden sind, ist Schöler der Ansicht, dass
Experimente am Kaninchen nöthig seien, denn „soll die Sclerotomie fernerhin nicht das Schicksal der Hornhautparakentesen beim
Glaucom theilen, so muss die Filtrationsfähigkeit der Narbe erwiesen
werden". Dieser Satz wirkte auf mich so verblüffend, wie selten
einer. Wenn die Experimente am Kaninchen in dieser Frage über-

---

[1]) Berliner klin. Wochenschrift No. 36.

haupt etwas beweisen könnten, so könnten dieselben doch höchstens beweisen, dass v. Wecker's Theorie über die Wirkungsart der Sclerotomie nicht richtig, aber nicht, dass die Sclerotomie gegen Glaucom nicht wirksam sei. Wenn die durch Sclerotomie gesetzte Narbe nicht mehr oder sogar weniger filtrirt als die intacte Sclera, so würde ihre Wirkung doch erklärt, z. B. nach der Theorie v. Stellwag's, der in der Vergrösserung des Bulbusumfanges, nicht in der Filtrationsfähigkeit der Narbe, sie würde erklärt nach der Vorstellung Schnabel's, der in einer Neurotomie die Wirkung der Sclerotomie sieht oder sah; und der Nachweis der nicht filtrirenden Glaucomnarbe — durch Experimente am nicht glaucomatösen, ganz andere anatomische Verhältnisse darbietenden Kaninchenauge kann derselbe niemals erbracht werden —, ich sage, der Nachweis der mangelhaften Filtration der Scleralnarbe ginge andererseits ohne tiefe Wirkung an Demjenigen vorüber, der, wie ich, die Ueberzeugung hegt, dass die Wirkungsweise der Sclerotomie so wenig aufgeklärt ist, wie jene der Iridectomie. Und wenn — fast zögere ich es zu sagen — die Scleralnarbe bei Sclerotomie nicht filtrirt, so kann sie doch auch nicht filtriren, wenn ein Stück Iris ausgeschnitten wird? Wird denn die Filtrationsfähigkeit der Scleralnarbe dadurch geändert, ob ein Stück Iris nebstbei ausgeschnitten wird oder nicht? Die Narbe bleibt doch ganz und gar dieselbe! Folglich, wenn durch Experimente a posteriori die glorreichen Erfolge der Sclerotomie wegdecretirt werden sollen, würde doch auch, falls die Kaninchennarben eben nicht gut filtriren wollten, damit erwiesen, dass bisher nie ein Auge durch Iridectomie von Glaucom geheilt worden ist.

Was die Resultate von Schöler's Experimenten anlangt, so haben wir dieselben wohl schon ahnen lassen, aber das Resumé Schöler's wirkt doch überraschend: „Wirkt schon Eine Sclerotomienarbe nicht beschleunigend auf die Filtration aus dem Auge, sondern unter Umständen verlangsamend, so ist der Einfluss mehrerer Sclerotomien ein eminent verlangsamender auf die Filtration. Wo bereits Glaucom besteht, wird durch dieselben demnach eine fortwirkende Schädlichkeitsursache gesetzt, welche im ungünstigsten Sinne den günstigen Einfluss der Parakentese beeinflussen muss. Die Sclerotomie, ihrer Eigenschaften als Filtrationsnarbe entkleidet, wirkt demnach nur wie eine Parakentese bei gleicher Wundweite. Alle gegen

letztere durch die klinische Erfahrung befestigten Einwände müssen
daher auch für erstere in Kraft und Haltung bestehen bleiben."
„Dem entsprechend fällt auch der Gesammteindruck,
welchen man aus den zahlreichen Publicationen in
Summa gewinnt, aus."
Wie ich aus dem letzten Satze ersehe, haben die von mir mit
der Sclerotomie bei Glaucom erzielten Resultate den Gesammteindruck meines verehrten und ausgezeichneten Berliner Collegen
nicht zu trüben vermocht. Derselbe gestatte mir aber, auszusprechen, dass es mir den Specialeindruck macht, als ob die
Thatsache, dass das Glaucom durch eine oder mehrere Sclerotomien nicht blos nicht geheilt, sondern entschieden gesteigert
und verschlechtert werde, nicht so ganz zweifellos erwiesen sei.
v. Wecker meint sogar, dass die Erfolge der Sclerotomie sich in
ihrer Existenz nicht bedroht fühlen dürften durch trügerische Mano-
meterexperimente, angestellt an mangelhaft sclerotomirten Kaninchenaugen [1]).

Nur die Iridectomie und die regelrechte Sclerotomie (unter der
Action eines Myoticum) sind, so viel man bis jetzt sagen kann, als
wirkungsvolle und relativ ungefährliche Glaucomoperationen
anzusehen; die Sclerotomie (die Operation des Glaucoma chronicum
simplex par excellence) ist unter der selbstverständlichen Voraussetzung der gehörigen Fertigkeit des Operateurs die ungefährlichere
der beiden Operationen (s. pag. 112). Die einfache Parakentese der
Hornhaut (Desmares 1847) ist ebenso wenig wie die wiederholte
(Sperino) ein sicheres Heilmittel. Der Glaskörperstich mit Hilfe
der Lanze (Mackenzie 1830 [s. pag. 122], de Luca 1874), die
Punction des Glaskörpers mit der Nadel (Middlemoore 1835,
Richet 1853, Le Fort 1876); die Sclerotomie (Myotomie), welche
Durchschneidung des Ciliarmuskels mit Messer oder Nadel bezweckt
(Hancock 1860, Heiberg 1862, Pritchard 1871, Ortowski
1872); ein analoges Verfahren von Vose Solomon (1865); die
Bildung eines grossen Sclerallappens nur mit Schonung der Con-
junctiva (Bader 1876) werden den zwei typischen Operationen kaum
ernste Concurrenz machen, zumal da die Gefährlichkeit einzelner
dieser Operationen, wie der Myotomie und der grossen Scleralwunde,

---

[1]) Annales d'oculistique, März-April 1882, pag. 143.

auf der Hand liegt. Als verlassen anzusehen sind: die Iridecto-
meneleisis (Critchett 1858, Coccius 1859), ein Verfahren, welches
darin beruht, einen Theil der Iris auszuschneiden und einen anderen
Theil in die Wunde einzuklemmen — in der Absicht, die Wirkung
der Hornhautpunction zu verlängern; die Drainage (v. Wecker
1876 [1]); die Trepanation (Robertson 1876). Auch ein Versuch der
Durchschneidung der Zonula Zinnii, den Röder (1880) in einem
Falle von Glaucoma chronicum simplex, das sich nach der Iridectomie
als malignum erwies, mittheilt, ist wenig ermunternd (vergl. pag. 245).

Die Wirksamkeit der Myotica (neben dem Eserinum sulfuricum
findet noch das Pilocarpium muriaticum Anwendung) gegen die entzündlichen Glaucomsymptome ist ebenso räthselhaft, wie die Wirkung
der Operationen zur Heilung des Glaucoms.

Wenn das Glaucom trotz der Operation fortschreitet, so hat
man verschiedene Mittel gegen das Uebel anzuwenden versucht.
Die Blutentziehungen, welche erfahrungsmässig vor der Operation
nichts nützen, können nach der Operation, falls die entzündlichen
Erscheinungen nicht weichen wollen, eine Besserung des Sehvermögens herbeiführen (v. Graefe). Jedoch eine dauernde Leistung
kommt diesem Verfahren nicht zu; bei Glaucoma chronicum simplex
ist die Anwendung der künstlichen wie der natürlichen Blutegel zu
widerrathen. Chinin sowie Strychnin vermögen nach mangelhaftem
Effect der Operation wenig zur Hebung des Sehvermögens beizu-
tragen. Wenn jedoch Stimmen sich dafür erheben, dass mit der
Operation bei Glaucom nicht Alles gethan sei, dass vielmehr auch
die mit Erfolg Operirten sich einer geregelten Lebensweise be-
fleissen, alle Ursachen, die Congestionen zum Kopfe erzeugen, vermeiden, und wenn es angeht, ableitende Curen (z. B. zu Marien-
bad) gebrauchen sollen, so ist das eine Maxime, der ich selbst huldige.

Gegen die Schmerzen im Stadium degenerativum des Glaucoms
wird in neuerer Zeit die Massage des Auges (Klein, 1882) empfohlen.
Durch das Massiren (leichtes Streichen des Auges mit Hilfe des
Oberlides in meridonaler oder circularer Richtung) soll die Spannung
und damit der Schmerz vermindert werden.

[1] Vgl. diese Vorträge Bd. 1, pag. 58.

Die ursächlichen Momente der Augenmuskellähmungen.

Einleitende Bemerkungen.

Um zu verstehen, was in diesem Capitel abgehandelt wird, bedarf es nicht einer eingehenden Kenntniss der Lehre von den Augenbewegungen und der Diagnostik ihrer Störungen. Das Folgende mag zunächst genügen. Wenn die Muskeln, die sich am Bulbus inseriren, im Ruhezustande oder im Gleichgewicht der Spannung sich befinden, stehen die Augen mit parallelen Blicklinien in der Primärstellung, welche dem gerade nach vorne gerichteten Blicke bei aufrechter Kopfhaltung entspricht. Jede Aenderung dieser Augenlage wird durch active Contraction je eines oder mehrerer Muskeln herbeigeführt. Jede Augenstellung, in welche die Augen durch Muskelcontraction aus der Primärstellung übergeführt werden, ist eine Secundärstellung. Die Muskelkräfte, durch welche die Augen aus der Primärstellung in die verschiedenen Secundärstellungen bewegt werden, sind diese. Gehen die Augen aus der Primärstellung in der Horizontalebene nach rechts (wobei das rechte Auge nach aussen, schläfenwärts, in lateraler Richtung, das linke Auge nach innen, nasenwärts, in medialer Richtung gedreht wird) oder nach links (wobei sich das rechte Auge medialwärts, das linke lateralwärts bewegt), so erfolgt die Drehung um eine verticale Axe und wird bewirkt durch das Muskelpaar: Rectus lateralis (externus) und Rectus medialis (internus). Die Augen sind auch im Stande, sich um eine horizontale Queraxe gerade nach oben und gerade nach unten zu bewegen, so dass also dabei die in der Primärstellung parallelen Blicklinien

bei der Hebung, wie bei der Senkung des Blickes parallel, und die
verticalen (das Auge in zwei seitliche Hälften abtrennenden) Meridian-
ebenen vertical und parallel bleiben. Diese Art der Hebung wie
der Senkung des Blickes wird an jedem Auge bewirkt durch je ein
Muskelpaar. Den Blick gerade nach oben besorgen: Rectus
superior und Obliquus inferior, den Blick gerade nach
unten: Rectus inferior und Obliquus superior, und zwar
in folgender Weise.

Wenn bei Primärstellung der Augen der Rectus superior
sich contrahirt, so hebt er zwar das Auge, aber gleichzeitig stellt
er dasselbe nach innen (medialwärts) und den ursprünglich
verticalen Meridian neigt er mit seinem oberen Ende gleichfalls
nach innen. Wenn also bei der Hebung des Blickes keine anderen
Muskeln, als die beiden Recti superiores eingreifen könnten, dann
würden die Augen aus der Primärstellung zwar in die Höhe gehen,
aber die ursprünglich parallelen Blicklinien würden, da jedes Auge
nunmehr nicht blos in die Höhe, sondern auch gegen die Nase gestellt wird, convergent werden und auch die verticalen Meridiane
würden aufhören parallel und vertical zu sein; sie würden vielmehr,
beide mit ihren oberen Enden gegen die Nase gedreht, nach oben
hin convergiren. Die Existenz der Recti laterales (externi) zugegeben, träte allerdings bei der Hebung des Blickes eine Convergenz
der Blicklinien thatsächlich nicht ein, indem die Recti laterales durch
active Contraction den Parallelismus der Blicklinien wieder herstellen
würden, aber der Parallelismus der ursprünglich verticalen Meridiane
könnte dabei nicht erhalten, eine Rollung jedes Auges um die sagittale
(von vorne nach rückwärts gehende) Axe nicht vermieden werden.
Dass diese Rollung nicht erfolgt, dafür sorgt der Obliquus
inferior, der zugleich die Action der Recti laterales für Erhaltung
des Parallelismus der Blicklinien überflüssig macht. Während nämlich der Rectus superior das Auge nach oben stellt, und es dabei
nach innen dreht und um die sagittale Axe in der Weise rollt, dass
das Oberende des Verticalmeridians sich der Nase nähert, unterstützt der Obliquus inferior den Rectus superior in der
Hebung des Auges, wirkt.aber, indem er selbst gleichzeitig das
Auge nach aussen (lateral) dreht und das obere Eude des
verticalen Meridians nach aussen (gegen die Schläfe, lateralwärts) neigt, der Nebenwirkung des Rectus superior auf Seitenstellung und auf Rollung des Auges entgegen. Dabei sind, indem

wir immer von der Annahme ausgehen, dass die Augen aus der Primärstellung gerade nach aufwärts sich zu bewegen streben, die Kraftcomponenten der beiden Muskeln so vertheilt, dass der Rectus superior den grössten Antheil an der Hebung des Blickes hat, während dem Obliquus inferior nach dieser Richtung nur eine unbedeutende Leistung zufällt; dass hingegen die Componenten für die Seitenstellung, wie für die Rollung des Auges für beide Muskeln die gleiche Grösse haben, und sich daher, da ihre Richtung eine entgegengesetzte ist, vollständig aufheben.

Die beistehenden Striche werden die Wirkung der Kraftcomponenten der genannten Muskeln dem Gedächtniss leicht einprägen.

Rectus superior.   Obliquus inferior.

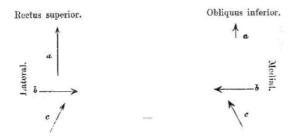

Die Componenten a beider Muskeln stellen das Auge nach oben, doch ist die Hubkraft des Rectus superior viel grösser, als jene des Obliquus inferior. Die gleich grossen Componenten b zeigen, dass das Auge durch den Rectus superior mit derselben Kraft nach innen gestellt wird, mit welcher es der Obliquus inferior nach aussen stellt; und die Componenten c veranschaulichen, wie mit gleicher Kraft der erstere Muskel den Verticalmeridian nasenwärts, der letztere schläfenwärts rollt. Bei der Hebung des Blickes wird daher die Blicklinie weder medial- noch lateralwärts abweichen und wird der verticale Meridian weder medial- noch lateralwärts gerollt werden. Wenn wir demnach bei intactem Muskelsystem den Blick gerade nach oben ausführen, bleiben dabei die in der Primärstellung parallelen Blicklinien parallel und die verticalen Meridiane vertical.

Beim Blick nach unten wirken Rectus inferior und Obliquus superior. Die Zeichnung zeigt uns Grösse und Richtung der Kraftcomponenten.

20*

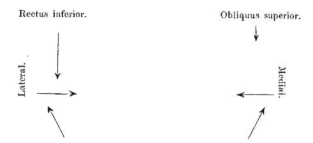

Beide Muskeln drehen das Auge um die horizontale Queraxe nach unten, der Rectus inferior jedoch viel kräftiger, als der Obliquus superior. Der Rectus inferior stellt dabei (wie der Rectus superior) die Blicklinie nach innen, während dieselbe vom Obliquus superior (wie vom Obliquus inferior) mit gleicher Kraft nach aussen bewegt wird; und während Rectus inferior (entgegengesetzt dem Rectus superior) den Verticalmeridian mit seinem oberen Ende nach aussen neigt, wird dieser Meridian durch den Obliquus superior (im Gegensatz zum Obliquus inferior) mit gleicher Kraft nach innen gerollt. Es folgt daraus, dass, sowie die Augen ohne seitliche Abweichung der Blicklinien und ohne Meridianneigung gerade nach oben gehen, sie in gleicher Weise, mit Erhaltung des Parallelismus der Blicklinien und der Meridiane, sich nach abwärts bewegen.

Aus der Primärstellung gerade nach rechts und nach links bewegen sich die Augen mit Hilfe des Rectus medialis und des Rectus lateralis, aus der Primärstellung gerade nach oben und nach unten bewegen sich die Augen einerseits mit Hilfe des Rectus superior und Obliquus inferior, andererseits mit jener des Rectus inferior und Obliquus superior. Gehen die Augen in eine Diagonalstellung nach oben oder nach unten, so wird ausser der Action der Heber oder der Senker eine Mitwirkung der Seitenwender (des R. medialis der einen, des R. lateralis der anderen Seite) in Anspruch genommen. Nach welchem Gesetze die Bewegungen in jeder von der horizontalen und verticalen abweichenden Richtung erfolgen, und wie so die Muskeln befähigt werden, dem Gesetze zu genügen, das interessirt uns in diesem Momente nicht weiter.

Dagegen interessirt es sehr, uns daran zu erinnern, dass drei Hirnnerven sich an der Innervation der 6 am Bulbus befestigten Muskeln betheiligen; und zwar versorgt der 3. Hirnnerv, der Nervus oculomotorius, vier dieser Muskeln:

den Innenwender: Rectus medialis (internus),
	die beiden Heber: Rectus superior und Obliquus inferior
und einen der beiden Senker: Rectus inferior,
während der 4. Hirnnerv, Nervus trochlearis,
	dem zweiten Abwärtswender: dem Obliquus superior
	(Trochlearis)
und der 6. Hirnnerv, Nervus abducens,
	dem Aussenwender: dem Rectus lateralis (externus) s.
	Abducens
vorsteht.

Der Oculomotorius innervirt aber ausser den genannten vier, ausserhalb des Bulbus befindlichen Muskeln noch zwei Binnenmuskeln des Auges:
	den Sphincter pupillae
und den Tensor chorioideae (Brücke), d. i. den Ciliar- oder Acommodationsmuskel, endlich
		einen siebenten Muskel, den Heber des oberen Augenlids, den Levator palpebrae superioris.

Aus dieser Beziehung der Augenmuskeln zu den drei Hirnnerven ist zu ermessen, welche Symptome hervortreten werden, falls, was wir zunächst berücksichtigen wollen, der eine oder andere der genannten Nerven vollständig gelähmt ist.

Die Paralyse des Oculomotorius ergibt:

1) Das Oberlid kann nicht gehoben werden, es besteht complete Ptosis. Damit ist nicht gesagt, dass die Lidspalte gar nicht geöffnet werden könnte. Indem der Musculus frontalis sich contrahirt, wobei die Stirne sich in quere Falten legt, wird die Augenbraue stark und mit ihr das Oberlid etwas in die Höhe gezogen. Häufig und bei sehr lange bestehender Ptosis in der Mehrzahl der Fälle, gelingt es dem Patienten dabei einen Theil der Pupille bloss zu legen, so dass das Sehvermögen nach bestimmten Richtungen gar nicht behindert ist. Ein solcher Mensch kann trotz seiner Ptosis, trotz der sehr geringen Höhe der Lidspalte und trotz der scheinbar vollkommenen Deckung der Pupille, sogar bei gänzlicher Unbeweglichkeit des Auges nach abwärts, ganz ungehindert lesen und schreiben, die feinsten Arbeiten verrichten. Ich will hier gleich eine nicht uninteressante Beobachtung einschalten, die ich an mir selbst, als ich durch kurze Zeit an einer vollständigen, durch Trauma hervorgerufenen Ptosis rechterseits litt, zu machen Gelegen-

heit hatte. Kaum war die durch das Trauma hervorgerufene
Schwellung des Oberlids zurückgegangen, so konnte ich die Lidspalte,
trotz des Fortbestandes der totalen Levatorlähmung, soweit öffnen,
dass das directe Sehen mit dem rechten Auge nicht behindert war.
Es geschah dies dadurch, dass der rechte Frontalis — dieser allein
— sich contrahirte und so die rechte Augenbraue mächtig in die
Höhe zog. Die Contraction des rechten Frontalis hing nicht von
meiner Willkür ab. Sobald ich die Augen öffnete, erfolgte auch
immer die Contraction des rechten Frontalis; es stand nicht in
meinem Belieben, diese Contraction aufzugeben, wiewohl dieselbe
für die Dauer unangenehm und peinlich wurde und zu zeitweiligem
Schliessen der Augen nöthigte. Als meine Ptosis wieder geheilt
war, war ich ganz und gar nicht im Stande, den rechten Frontalis
allein zur Zusammenziehung zu bringen, und schon während des
Heilungsprocesses hatte die Fähigkeit der selbstständigen einseitigen
Frontaliscontraction proportional dem Rückgange der Lähmung
abgenommen. Ich bin nunmehr nur im Stande, beide Frontales
ganz gleichmässig wirken zu lassen. Man beobachtet bei jeder
totalen Oculomotorinslähmung, wie bei Sehversuchen die betreffende
Stirnhälfte sich in quere Falten legt. Aber ich weiss nicht, ob es
bekannt ist, dass diese einseitige Frontaliscontraction eine Action
darstellt, die wir unter normalen Verhältnissen, wenigstens im Allgemeinen, nicht auszuführen vermögen.

Wenn nun trotz Levatorlähmung die Lidspalte durch Frontaliswirkung etwas erweitert werden kann, wie erkennt man, dass die
Levatorlähmung eine vollständige sei? Dadurch, dass man mit
dem eigenen Daumen die Augenbraue des Patienten, dieselbe gegen
den oberen Orbitalrand drückend, fixirt. Jetzt kann der Frontalis
die Braue nicht mehr in die Höhe ziehen und jetzt kann das Oberlid
auch nicht um ein Minimum gehoben werden. Der Kenner erkennt
übrigens schon vor diesem Versuche die totale Lähmung daran,
dass das Oberlid vollkommen faltenlos und dass namentlich
jene mehr oder minder tiefe Einziehung des Oberlids unter
dem Orbitalrande verstrichen ist.

2) Die Bewegungen des Augapfels sind, da nur noch
Abducens und Trochlearis wirken, wesentlich behindert. Das
Auge, welches wegen des erhaltenen Tonus des Rectus lateralis
bei Verlust des Tonus des gelähmten Rectus medialis aus der
Mittellinie, dem Rectus lateralis folgend, nach aussen (lateralwärts)

abgewichen ist — dieses lateralwärts abgelenkte Auge kann
medialwärts nicht bewegt werden, es kann nicht einmal die
Mittellinie erreichen, während seiner Bewegung in lateraler
Richtung in Anbetracht der Intactheit des Abducens kein Hinderniss im Wege steht. Die Bewegung nach oben ist vollständig
aufgehoben, während die Bewegung nach unten im Sinne des
normal fungirenden Obliquus superior erfolgt. Man sieht jetzt des
letzteren Muskels reine Wirkung. Das Auge geht nur wenig nach
unten, dabei nach aussen und der verticale Meridian dreht sich
dabei mit seinem oberen Ende nach innen gegen die Nase. Man
sieht diese Rollung des Auges um seine sagittale Axe, indem man
auf die Stämmchen der vorderen Ciliararterien achtet, sei es auf
jene, die im verticalen oder auf jene, die im horizontalen Meridian
verlaufen. Bei den ersteren dreht sich das obere Ende nasalwärts,
bei den letzteren senkt sich das mediale Ende unter den Horizont.
Wenn man die Bewegung nach oben aus einer gesenkten Blickebene beginnen lässt, geht bei totaler Oculomotoriuslähmung das
Auge allerdings etwas nach aufwärts, aber nur in Folge der nach-
lassenden Wirkung des Trochlearis; ebenso wie das Auge eine
Bewegung in medialer Richtung — durch Nachlassen der Abducenswirkung — macht, falls man aus einer lateralen Stellung der Blicklinie die Innenbewegung einleitet.

3) Die Lähmung des Sphincter pupillae gibt sich kund
durch Erweiterung und Starrheit der Pupille. Diese
Erweiterung der Pupille ist keineswegs eine maximale, es ist eine
mässige Erweiterung, und gar manche myopische Augen ohne
Sphincterlähmung haben weitere Pupillen, als ein nichtmyopisches
Auge mit solcher Lähmung. Die Erweiterung wird deutlich beim
Vergleiche mit der Pupille des anderen Auges, falls dieses von der
Lähmung frei ist. Aber das characteristische Verhalten dieser
mässig weiten Pupille ist deren vollkommene Starrheit.
Die normale Reaction der Pupille des gesunden Auges ist eine
vielfache. Die Pupille reagirt auf Lichtwechsel, und zwar
sowohl direct als consensuell. Die directe Reaction besteht darin,
dass, wenn ich ein Auge, bei Verschluss des anderen, für sich prüfe,
die Pupille bei Beschattung sich erweitert, bei Zunahme der Beleuchtung sich verengert; die consensuelle darin, dass, wenn ich
ein Auge verdecke, die Pupille des anderen sich erweitert, sich
aber sofort verengt, sobald ich das erste Auge wieder dem Licht

aussetze. Das letztere Phänomen hat darin seinen Grund, dass die
Weite der Pupillen abhängig ist von der Summe des in beide
Augen einfallenden Lichtes. Wird die Lichtquantität durch Verschluss des einen Auges verringert (auf die Hälfte reducirt), so
erweitert sich nicht blos die Pupille dieses, sondern in gleicher
Weise jene des geöffneten Auges; dass wieder eine Pupillenverengerung eintritt, sobald das gedeckte Auge freigelassen wird, ist
selbstredend. Ausser dieser Doppelreaction gegen Licht zeigen die
Pupillen noch zwei andere Reactionen. Sie verengern sich,
sobald beide Recti mediales (interni) innervirt werden, also bei
Convergenzbewegungen; sie verengern sich ferner, sobald der
Ciliarmuskel sich contrahirt, also bei Accommodationsanstrengung. Diese zwei Reactionen sind keineswegs identisch.
Beim Sehen in die Nähe tritt zwar bei einem Normalauge Convergenz und Accommodation gleichzeitig ein, aber die Augen können
convergiren, ohne zu accommodiren (wie bei Myopie gewissen
Grades, bei Accommodationslähmung mit erhaltener Sphincter-
wirkung), oder sie können accommodiren, ohne zu convergiren (wie
bei totaler Lähmung aller aussen am Bulbus sich inserirenden
Muskeln) — und es zeigt sich sowohl bei der isolirten Convergenz
als auch bei der isolirten Accommodation die gleichzeitige Verengerung der Pupillen.

Besteht totale Lähmung des Sphincter pupillae, so hat die mässig
erweiterte Pupille jegliche Reaction eingebüsst. Sie zeigt keine
Veränderung im Durchmesser, weder bei den zwei Lichtreactions-
versuchen, noch auch bei Convergenz und Accommodation. Freilich,
wenn der Oculomotorius total gelähmt ist, kann wegen Lähmung
des Rectus medialis von Convergenz keine Rede sein, und es ist
auch die Accommodation aufgehoben. Aber es kommt Sphincterlähmung vor ohne Lähmung der ausserhalb gelagerten Augenmuskeln,
und ebenso kommt Sphincterlähmung vor bei erhaltener Accommodation, und in solchen Fällen kann man sich überzeugen, dass weder
Convergenz noch Accommodation Einfluss auf die Pupillenweite hat.

Das Bild der totalen Oculomotoriuslähmung wird vervollständigt
durch das Fehlen der Accommodation. Der Tensor chorioideae
ist vollständig gelähmt. Ein Auge mit mittlerer oder hoher Myopie
empfindet dies am wenigsten, da es ohne Accommodation in seinem
Fernpunkte deutlich sieht; ein emmetropisches Auge sieht noch gut
in die Ferne, in der Nähe aber kann es nicht arbeiten; ein hyper-

metropisches endlich, bei einiger Höhe der Hypermetropie, hat ausserdem eine sehr wesentliche Störung beim Fernsehen.

Die totale Oculomotoriuslähmung bedingt also ausser Ptosis die Lähmung der vier obengenannten, ausserhalb des Bulbus gelegenen Muskeln, sowie der im Bulbusinnern gelegenen, aus glatten Fasern bestehenden Muskeln: des Verengerers der Pupille und des Accommodationsmuskels.

In Betreff des Verhaltens dieser beiden letzten, interioren Muskeln hat man nun bei vorhandener Paralyse der vom Oculomotorius versorgten exterioren Augenmuskeln folgende Varianten beobachtet:

a) Sowohl Sphincter pupillae, als Accommodationsmuskel sind nach jeder Richtung intact.

b) Der Accommodationsmuskel ist intact, dagegen der Sphincter in der gewöhnlichen Art vollständig gelähmt.

c) Es ist bei normaler Accommodation nur die Lichtreaction der Pupille verloren gegangen, während die Reaction derselben auf Accommodationsimpulse vollkommen erhalten ist.

d) Die gelähmte Pupille zeigt nicht die gewöhnliche, mittlere, sondern eine maximale Erweiterung, wie eine solche in normal reagirenden, aber auch in den mit gewöhnlicher Sphincterlähmung behafteten Augen durch Mydriatica hervorgerufen wird.

e) Die Pupille ist pathologisch verengt, es besteht Myosis.

Die Wissenschaft ist — so denke ich — heute bereits in der Lage, für all' diese Abweichungen im Verhalten von Pupille und Accommodation bei Oculomotoriuslähmung eine genügende Auskunft zu geben. Wir werden darauf zurückkommen. Jetzt haben wir zunächst die Symptome der Lähmung des 4. und des 6. Hirnnerven zu besprechen.

Was den 6. Hirnnerven, den Abducens, anlangt, der ja nur Einen Muskel, den Rectus lateralis, versorgt, so ist die Diagnose von dessen Paralyse die einfachste Sache. Das Auge ist aus der Mittellinie etwas medialwärts abgewichen — man denke an den erhaltenen Muskeltonus im Rectus medialis — und kann in keiner Weise über die Mittellinie hinaus gegen den äusseren Augenwinkel bewegt werden. Die Bewegungen des Auges nach der Nase, nach oben und unten — natürlich kann das Auge, da es nicht nach

aussen gehen kann, auch nicht nach aussen oben und aussen unten
bewegt werden — haben nicht gelitten.
Mit so groben Hilfsmitteln, wie die Totallähmung des 3. und
des 6. Hirnnerven, lässt sich allerdings jene des 4. Hirnnerven, des
Trochlearis, nicht diagnosticiren. Der von diesem Nerven versorgte Musculus obliquus superior stellt das Auge nach unten, nach
aussen, und neigt den Verticalmeridian mit dem oberen Ende nach
innen. Man könnte also glauben, dessen ausfallende Wirkung müsse
sich leicht kenntlich machen. Dem ist aber nicht so. Lassen wir
die Augen aus jener Stellung, welche der Primärstellung gleichkommt
(d. i. aus der Blickrichtung gerade nach vorne bei ungezwungener
aufrechter Haltung des Kopfes), nach oben, medial- und lateralwärts
bewegen, so tritt kein Zurückbleiben des afficirten Auges auf, da
ja der Obliquus superior in den genannten Blickrichtungen nicht
activ eingreift. Aber auch beim Blick nach abwärts sind wir nicht
im Stande, mit Sicherheit das Zurückbleiben eines Auges nachzuweisen. Denn der Löwenantheil bei dieser Augenbewegung kommt
dem Rectus inferior zu und die Mitwirkung des Obliquus superior
ist so geringfügig, dass wir nicht blos nicht im Stande sind, einen
absoluten Beweglichkeitsdefect zu erkennen, sondern mit Sicherheit
nicht einmal einen relativen bei Vergleichung des anderen Auges
aufzufassen vermögen. Wahr ist es auch, dass da bei Lähmung des
Trochlearis, der Rectus inferior allein eingreift, dieser aber das Auge
nach innen stellt, thatsächlich das Auge nicht blos nach oben,
sondern auch nach innen abweicht, und dass beim Blick nach
unten gleichzeitig, der isolirten Action des Rectus inferior gemäss,
eine Drehung des oberen Endes des verticalen Meridians gegen
die Schläfe eintritt, aber thatsächlich vermögen wir auch diese
Ablenkungen direct mit unserem Auge nicht zuversichtlich aufzufassen. Selbst der Umstand, dass, wenn das Auge durch den Rectus
medialis nach innen gestellt ward und jetzt nach abwärts geht,
nunmehr, wie wir später einmal hören werden, die Componenten,
mit welchen Rectus inferior und Obliquus superior in der Höhenrichtung wirken, sich ändern, so zwar, dass hierbei die Betheiligung
des Rectus inferior abnimmt, jene des Obliquus superior dagegen
zunimmt, hilft uns, möchte ich sagen, erst dann, wenn wir schon
wissen, dass der Trochlearis gelähmt ist. Es wird dann allerdings
von uns bemerkt werden, dass das Auge mit der Trochlearislähmung
beim Blick nach innen und unten etwas weiter nach oben zurück-

bleibt, als beim Blick gerade nach unten; aber absolut genommen ist selbst in der Innenuntenstellung der Beweglichkeitsdefect keineswegs ein unzweifelhafter. Die Diagnose der einseitigen Trochlearislähmung ist trotzdem, bei Sehkraft und bei intactem Muskelsystem des anderen Auges, leicht zu machen — mit Hilfe der Doppelbilder. Darauf gehen wir hier zunächst ein.

Was wir aber hier gleich hervorheben wollen, ist:

Wenn schon bei einseitiger, sagen wir etwa linksseitiger Trochlearislähmung die Diagnose derselben ohne Zuhilfenahme der Doppelbilder selbst für den Fall auf die grössten Schwierigkeiten stösst, dass rechterseits das Muskelsystem unversehrt ist, so ist es überhaupt nicht möglich eine linksseitige Trochlearislähmung zu diagnosticiren, falls rechts totale Oculomotoriuslähmung (Lähmung des Rectus inferior) oder totale Augenmuskellähmung besteht. Denn nun, da rechterseits das Auge nur sehr wenig oder gar nicht nach abwärts bewegt wird, ist es begreiflicher Weise ein unnöthiges Bemühen, ergründen zu wollen, ob das linke Auge, im Vergleiche mit einem normal sich bewegenden, beim Blick nach abwärts etwas zurückbleibt. Ein Theoretiker möchte vielleicht einwenden, dass die Doppelbilder sich doch anders verhalten müssten, je nachdem unter den gegebenen Verhältnissen der Trochlearis linkerseits gelähmt ist oder nicht. Der Praktiker aber weiss, dass mit den Doppelbildern, welche übrigens bei complicirten Lähmungen beider Augen sehr häufig fehlen, unter solchen Umständen gar nichts anzufangen ist.

Ferner: Wenn rechterseits die Beweglichkeit nach unten für Rectus inferior oder für beide Abwärtswender aufgehoben ist und es besteht am linken Auge gleichfalls ein Defect der Beweglichkeit, aber in der Art, dass nicht die Trochleariswirkung hervortritt, sondern dass das Auge fast in der verticalen Meridianebene eine Strecke weit nach abwärts geht, so lässt sich zwar mit Bestimmtheit eine Parese des Rectus inferior diagnosticiren, aber man hat keine sicheren Anhaltspunkte, um das Verhalten des Trochlearis zu beurtheilen.

Eintheilung der Ursachen der Augenmuskellähmungen.

Nach den einleitenden Bemerkungen über Augenbewegung und Augenmuskellähmung gehen wir zu jenem Capitel über, welches sich mit den Ursachen dieser Lähmungen beschäftigen soll.

Die Ursachen der Lähmung der Augenmuskeln ordnen sich in

mehrere Kategorien. Fragen wir zunächst nach der nächsten
Ursache, so meinen wir damit, ob dieselbe, wenn wir von einer
primären Erkrankung der Muskelsubstanz absehen, in den intra-
musculären Nervenverzweigungen oder in den Nervenstämmen innerhalb der Orbita oder in jenen an der Basis cranii oder aber innerhalb des Gehirns selbst, und zwar an der einen oder anderen Stelle
des Fasersystems oder der Zellenanhäufungen, mit denen die Nerven
in Verbindung stehen, zu suchen sei. Wir können da nicht von
der Localisation oder der topischen Diagnostik der Augenmuskellähmungen — denn diese letzteren sind ja nur in den Muskeln selbst
localisirt — sondern nur von der Localisation, der topischen Diagnostik
der Ursachen, der αἰτίαι, der Lähmungen sprechen, und so
bezeichne ich diese nächsten Ursachen als die ätiologischen
Momente der ersten Kategorie. Wenn ich sage: eine rechtsseitige Oculomotoriuslähmung ist bedingt durch Compression des
Nervenstammes an der Basis cranii, so habe ich damit das ätiologische
Moment erster Kategorie festgestellt. Die Frage, welches die
Ursache der Bedrückung des Nervenstammes, also die Ursache der
nächsten Ursache der Muskellähmung sei, erheischt dann in
zweiter Linie die Beantwortung. Es sei dies etwa ein Tumor, der
die Leitung im Nervenstamm durch Druck unterbricht. Dieser
Tumor ist das ätiologische Moment zweiter Kategorie.
Und endlich kann ich noch weiter fragen, welches die Ursache
des Tumors sei, und wenn ich auch darauf eine Antwort weiss,
wenn diese etwa lautet: Syphilis, dann habe ich das ätiologische
Moment der dritten Kategorie ergründet. Die Syphilis ist
die Ursache des Tumors, der Tumor die Ursache der Nervencompression und diese letztere die Ursache der Muskellähmung.
Man kann also nicht das eine Mal Nervencompression, das andere
Mal einen Tumor und ein drittes Mal Syphilis als Ursache einer
Augenmuskellähmung bezeichnen; das gibt Verwirrung und es
mangelt eine logische Gliederung der ätiologischen Momente. Dieselben müssen vielmehr in drei Kategorien übereinander aufgebaut werden.

Erst wenn wir bis zur Ergründung des ätiologischen Moments
der dritten Kategorie vorgedrungen sind, haben wir die Diagnose
erschöpft und einen Anhaltspunkt für die Therapie gewonnen. Es
ist klar, dass wir bei der Unzulänglichkeit unserer Kenntnisse häufig
auf halbem Wege stehen bleiben, ja oft gar nicht wissen, welchen

Weg wir zu betreten haben. Es kann also schon die Ergründung der nächsten Ursache fehlschlagen. Gesetzt, wir hätten im günstigeren Falle mit Sicherheit ergründet, die nächste Ursache läge in der Compression der Nervenstämme an der Basis — dann ist es möglich, dass wir hier Halt machen müssen, indem wir das Moment zweiter Kategorie nicht zu erforschen vermögen. Wir wissen nicht: ist's ein Tumor, der den Nerven direct oder indirect comprimirt, ist's ein meningeales Exsudat, das ihn umgibt, ist's ein schrumpfendes Bindegewebe, das ihn strangulirt, ist's eine atheromatöse, harte, erweiterte Arterie, die ihn bedrückt, ist's ein Abscess an der Basis cranii, in dessen Innern die Nerven gezerrt, zerrissen werden. Gesetzt endlich, wir hätten erkannt, es müsse ein Tumor sein, dann blieben wir die Antwort nach der Ursache des Tumors in der Regel schuldig. Aber von cardinaler Wichtigkeit ist es, wenn wir bis zum Ende unseres Weges vordringen, wenn wir etwa erklären können: Ursache des Tumors ist Syphilis; Syphilis ist dann das ätiologische Moment dritter Kategorie.

Die ätiologischen Momente der ersten Kategorie.

Die weitgehendste Frage ist: Welches können die nächsten Ursachen sehr ausgedehnter, beide Augen betreffender Muskellähmungen sein? Wir führen hier zuvörderst den Ausdruck: „Ophthalmoplegie“ ein. In der modernen Ophthalmologie kommt dieses Wort durch lange Zeit nicht vor. Nicht, dass es nicht schon früher gebräuchlich gewesen wäre. So wird z. B. in einer Inaugural-Dissertation Brunner's aus dem Jahre 1850 die vollständige Oculomotoriuslähmung als Ophthalmoplegia totalis bezeichnet[1].

Jonathan Hutchinson sagt (1879) im Beginn seines später zu erwähnenden Vortrages über complicirte Augenmuskellähmungen, dass der Ausdruck Ophthalmoplegie 10 Jahre zuvor von v. Graefe — es war dies 1868 — mit Beziehung auf analoge Fälle gebraucht worden sei, und dass später (wir fügen bei: 1871) Eulenburg, über die gleiche Krankheit schreibend, den passenden Beisatz: „progressiv“ angewandt habe. „Trotzdem“, fügt Hutchinson hinzu, „hätten englische Schriftsteller von der Affection keine

---

[1] C. Brunner: De paralysi musculorum oculi nonnulla. Berolini 1850, pag. 10.

Notiz genommen." Er möge sich trösten. Es ist dies auch im Laufe des in Rede stehenden Jahrzehnts von Seite der deutschen Ophthalmologen nicht geschehen. Erst im Jahre 1879 taucht der Ausdruck: „Ophthalmoplegie" in einer Casuistik Hirschberg's bei deutschen Ophthalmologen wieder auf.

J. Hutchinson hat aber nicht blos das Wort: Ophthalmoplegie wieder erweckt, er hat eine wichtige Untertheilung dieses Terminus vorgenommen. In einem Vortrag, den er am 9. April 1878 in der „Medical and chirurgical Society" zu London hielt, stellte er die Bezeichnung: „Ophthalmoplegia interna" für jenen Fall auf, in welchem „alle Muskelstructuren innerhalb des Bulbus" gelähmt sind, und setzte diesem Ausdruck jenen der „Ophthalmoplegia externa" entgegen für jene Fälle, in welchen „alle oder die meisten der den Augapfel bewegenden Muskeln" sich ergriffen zeigen. Ich möchte eine kleine sprachliche Aenderung dieser Termini vorschlagen. Denn abgesehen davon, dass im classischen Latein dem Ausdruck externus (zur Bezeichnung eines ausserhalb gelegenen Objects) nicht das Wort internus, sondern intestinus entgegengesetzt ist, hat es mit Rücksicht darauf, dass der Rectus lateralis und medialis von früher her noch häufig als Rectus internus und externus bezeichnet werden, etwas Missliches, dass die Lähmung des Internus mit der O. interna nichts zu thun hat, und dass bei O. externa der Externus intact sein kann. Ich werde daher die Ausdrücke: externa und interna als Beisatz der Ophthalmoplegie durch zwei gut lateinische, das „ausserhalb" und „innerhalb" vollkommen characterisirende und in der Nomenclatur der Augenmuskellehre ein zweites Mal nicht vorkommende Worte: exterior und interior ersetzen.

Die Bezeichnung: Ophthalmoplegie brauche ich dann, wenn entweder an Einem Auge Muskeln gelähmt sind, die von verschiedenen Nerven versorgt werden, oder wenn sich Muskellähmungen an beiden Augen finden. Wenn also nur der Oculomotorius in allen oder in einzelnen Zweigen an Einem, etwa dem rechten, Auge gelähmt ist, so entfällt die Bezeichnung: Ophthalmoplegia, es heisst vielmehr: Paralysis n. oculomotorii oc. dextri perfecta s. imperfecta. Wenn aber ausser Aesten des Oculomotorius noch einer der beiden anderen Nerven, oder wenn diese beiden anderen Nerven, oder wenn alle 3 Nerven einseitig afficirt sind, dann lautet die nächste Diagnose: Ophthalmoplegia unilateralis, und erst weiterhin ist zu präcisiren, in welcher Art die einzelnen Muskelstructuren ihren Dienst versagen. Sind, gleichgiltig ob die gelähmten Muskeln von gleich- oder verschieden genannten Nerven versorgt werden, Lähmungen an beiden Augen da, so besteht Ophthalmoplegia bilateralis. Diese Unterscheidung hat ihre gute Berechtigung, denn der Fall begegnet von vornherein einer anderen Auffassung, wenn an Einem Auge blos Ein Nervenstamm gelähmt ist, als wenn an Einem Auge mehr als Ein Nerv,-oder an beiden Auge Zweige selbst derselben Nerven gelähmt sind. Ist die Ophthalmoplegie eine vollständige, ist die ganze exteriore und interiore Muskulatur gelähmt, dann wird dies ausgedrückt durch: Ophthalmoplegia perfecta unilateralis s. bilateralis, während der Ausdruck imperfecta hinzugefügt wird, falls an einem oder an beiden Augen interiore, sowie exteriore Lähmungen existiren, wenngleich dieselben nicht vollständig sind oder nicht alle Muskeln treffen.

Die Bezeichnungen: exterior und interior rücken dann in's Feld, wenn ausschliesslich die ausserhalb, beziehungsweise innerhalb des Bulbus gelegenen Muskeln afficirt sind. Ophthalmoplegia exterior perfecta unilateralis (bilateralis) sagt also, dass alle sechs den Bulbus bewegenden Muskeln ein- oder beiderseitig vollkommen gelähmt sind, während die interioren Muskeln intact fungiren. Ophthalmoplegia exterior imperfecta unilateralis gibt an, dass nur exteriore, von verschiedenen Nerven versorgte Muskeln einer Seite leiden, und bei dem Zusatz: bilateralis, dass nur exteriore Muskeln (beherrscht von gleichen, oder von verschiedenen Nervenpaaren) an beiden Augen nicht mehr normal fungiren. Die bilaterale Ophthalmoplegia interior perfecta s. imperfecta weist hin auf die vollständige oder unvollständige Lähmung der inneren Augenmuskulatur beider Augen bei Unversehrtheit der exterioren. Nach unserer Bezeichnungsweise dürfte der Ausdruck Ophthalmoplegia interior unilateralis nur Anwendung finden können, falls interiore Muskeln gelähmt sind, die von verschiedenen Nerven versorgt werden. Und in der That hat J. Hutchinson (wiewohl er keineswegs sich in eine genauere Detaillirung des Gebrauchs des Wortes Ophthalmoplegie einlässt und wiewohl er leider an den von ihm selbst aufgestellten Terminis nicht genügend festhält, indem er von Ophthalmoplegia externa mitunter in Fällen spricht, in denen neben exterioren auch interiore Muskeln gelähmt sind) — ich sage, Hutchinson führt

ausdrücklich an, dass bei seiner O. interna nicht blos die vom
Oculomotorius versorgten Muskeln: Sphincter pupillae und
Musculus ciliaris gelähmt seien, sondern dass die Lähmung auch
den vom Sympathicus innervirten Dilatator pupillae treffe.
Demnach wäre im Sinne Hutchinson's von einseitiger interiorer
Ophthalmoplegia nur bei Lähmung der drei genannten Muskel-
structuren zu sprechen, während einfache einseitige Sphincter- oder
Accommodationslähmung direct als solche zu bezeichnen ist.

Bei der jetzt folgenden Besprechung der nächsten Ursachen
der Ophthalmoplegie und der einfachen Muskellähmung wollen wir
gleich primäre Erkrankungen der Muskelsubstanz — denn diese
waren bisher mit Sicherheit nicht zu erweisen — ausschliessen.
Als v. Graefe in der Sitzung der Berliner medicinischen Gesellschaft vom 19. Februar 1868 über Fälle sprach, welche, der eben
angeführten Nomenclatur gemäss, der Ophthalmoplegia exterior
perfecta bilateralis zugehören, wies Henoch auf die Möglichkeit
hin, dass die in Rede stehende Affection eine myopathische sei und
durch langsam vorschreitende fettige Degeneration der Augen-
musculatur bedingt werde. v. Graefe jedoch wollte dies nicht
zugeben. In einem derartigen Falle zeigte ein bei der zur
Linderung des Doppelsehens vorgenommenen Muskelvorlagerung
gewonnenes, der Sehne benachbartes Muskelstückchen weder macro-
noch microscopisch eine wesentliche pathologische Veränderung.
Ferner müsste, um eine solche Bewegungslosigkeit zu erklären,
eine vollständige Vernichtung der Muskelstructur stattfinden, wofür
in der Muskelpathologie keine ausreichenden Analogien vorlägen.
Vollends aber würde diese Erklärung da unanwendbar sein, wo
derselbe Symptomencomplex (dann — wie v. Graefe meint —
allerdings in anderer Bedeutung) sich plötzlich herausstellt. Wenngleich der Einwendung Henoch's, dass nach Bouchut bei
Pferden in Folge von Durchnässung und Ueberanstrengung plötzlich
Paraplegie der Hinterbeine auftreten und schon nach 5—6 Tagen
sich vollständige fettige Degeneration der betreffenden Muskeln ergeben soll, von Seite Westphal's entgegengesetzt wurde, dass
von einer derartigen Affection in der Berliner Thierarzneischule
nichts bekannt sei, so begreift man, dass hierdurch die Beobachtung
Bouchut's zwar nicht widerlegt, dass es aber auch nicht bewiesen ist, dass ein solch' rascher Zerfall der Muskeln ein primärer,
von Nervenläsion unabhängiger sei. Es ist auch keineswegs richtig,

dass die Muskeln bei langem Bestande des genannten Leidens erhalten bleiben und es ist auch nicht richtig, dass das Muskelgewebe nicht so vollständig degeneriren könnte, dass wirklich jede Bewegung in der betreffenden Richtung zur Unmöglichkeit würde: aber, wenn man auch derartige Veränderungen findet, so ist es doch durchaus nicht erwiesen, dass dies primäre Veränderungen seien. Im Gegentheil, eine solche Annahme erscheint im höchsten Grade unwahrscheinlich; alles deutet auf eine primäre Erkrankung im Nervensysteme, und je weiter wir in der Erkenntniss von Erkrankungen der Nervensubstanz, welche zu Ophthalmoplegie führen, vordringen, desto enger wird das Gebiet, auf dem noch, wenn auch ohne die Möglichkeit der Beibringung zwingender Beweise, von primärer Muskelerkrankung gesprochen werden könnte.

Verfolgen wir die motorischen Nerven des Auges von ihren centralen Ursprüngen bis zu ihrer Verzweigung in der Muskelsubstanz, so kann das ätiologische Moment erster Kategorie für Ophthalmoplegie oder einfache Muskellähmung gelegen sein: entweder innerhalb der Schädelhöhle, oder innerhalb der Orbita, oder innerhalb der Muskeln. Demnach kann die Lähmung eine intracranielle oder eine orbitale oder eine periphere Ursache haben. Die intracranielle Lähmung scheidet sich in zwei grosse Gruppen. Entweder es liegt die Läsion noch in der Gehirnsubstanz selbst, oder aber sie betrifft die Nervenstämme nach ihrem Austritte aus dem Gehirn, auf ihrem Laufe an der Basis cranii bis zur Fissura orbitalis superior, durch welche sie sämmtlich in die Augenhöhle eintreten. Demnach ist die intracranielle Lähmung entweder eine cerebrale oder eine basale. Die cerebrale Ursache kann wieder mannigfacher Art sein. Gibt es letzte Centren der motorischen Augennerven in der grauen Hirnrinde, dann ist möglicher Weise die cerebrale Lähmung cortical. Ist der Sitz des Leidens in jenen Nervenzellenhaufen, welche im centralen Höhlengrau des 3. Ventrikels, des Aquaeductus Sylvii und des 4. Ventrikels gelegen sind und die als Nervenkerne, von deren genauerer Localisation wir noch später handeln werden, gelten — dann ist's eine nucleare Cerebrallähmung; und fascicular ist die Cerebrallähmung dann zu nennen, wenn entweder jene Faserbündel, welche die corticalen Centren und die sogenannten Nervenkerne verbinden, oder wenn die Wurzelfasern, die aus den Nervenkernen austreten, noch während ihres

Verlaufes innerhalb der Gehirnsubstanz lädirt sind. Demnach baut sich nach dem ätiologischen Momente der ersten Kategorie die Ophthalmoplegia, sowie die einfache Muskellähmung (Myoparalysis) nach theoretischer Möglichkeit in folgender Weise auf:

Es kann geben eine

Ophthalmoplegia (Myoparalysis):
    I. intracranialis;
        a) cerebralis:
            1. corticalis;
            2. nuclearis;
            3. fascicularis;
        b) basalis;
    II. orbitalis;
    III. peripherica.

Unsere Aufgabe ist es, das primäre ätiologische Moment nach allen diesen Richtungen genauer zu betrachten.

I.

Die intracranielle Augenmuskellähmung scheidet sich in die cerebrale und die basale.

a) Die intracranielle cerebrale Lähmung

ist cortical, nuclear und fascicular.

Wir wollen zunächst die wichtigste der drei Formen abhandeln:

Die intracranielle cerebrale nucleare Lähmung.

Wir betreten damit ein wichtiges Gebiet, das trotz mancher bekannt gewordenen Thatsachen von den Ophthalmologen bisher noch nicht genügend besucht und durchforscht wurde, so dass es noch keinen integrirenden Bestandtheil der Werke über Augenheilkunde bildet.

Casuistik der Nuclearlähmung.

Wir werden später erkennen, dass zunächst alle Fälle von ausgesprochener Ophthalmoplegia exterior hierher gehören.

Wenn ich daher diejenigen Fälle aus der Literatur zusammenstelle, in denen complicirte Augenmuskellähmungen beider Augen das hervorstechendste Symptom bilden und dabei die besondere Eigenthümlichkeit der Unversehrtheit der Function des Sphincter iridis sowohl als des Accommodationsmuskels ausdrücklich festgestellt, oder aus der Beschreibung oder in Folge der Bezeichnung des Leidens als Ophthalmoplegia externa anzunehmen ist, so ergeben sich die folgenden:

1856. A. v. Graefe[1]. Ein Mann in den vierziger Jahren zeigt eine vollkommene Lähmung aller sechs Muskeln an beiden Augen. Der Levator palpebrae superioris ist linkerseits paretisch. Beide Bulbi sind vollkommen immobil, die Blicklinien leicht divergent. Das Sehvermögen und die Verstandesthätigkeiten vollkommen intact, so dass „die feinsten auf Accommodation bezüg-

---

[1] Notizen vermischten Inhalts. I. Pathologisches zur Accommodationslehre in v. Graefe's Archiv Bd. II, 2, pag. 299, 1856.

21*

lichen Versuche angestellt werden konnten". Es ergab sich, dass
an jedem Auge die Accommodation vollkommen normal
war. Ebenso war der Sphincter pupillae nicht gelähmt,
denn an den Pupillen sah man eine sehr markirte Contraction,
sobald in den Augen ein Accommodationsact eintrat, dagegen konnte
sich v. Graefe von einer Reaction der Pupillen gegen Licht
nicht überzeugen. (Fall 1.)

1868. M. Benedikt[1]). Bei einem 21jährigen Manne entwickelte sich ohne bekannte Ursache und ohne Complication linksseitige, unvollständige Oculomotoriuslähmung; die Pupille ist
nicht verändert. Nach einigen Monaten tritt ohne Veranlassung
Parese sämmtlicher vom Oculomotorius versorgten Muskeln — „mit
Ausnahme der betreffenden Irismuskeln" — rechterseits
auf. Zunge etwas nach links. Die Lähmung nimmt zu, indem die
beiden Recti inferiores, die noch fungirten, vollständig gelähmt
werden. Ungefähr 2 Monate nach Eintritt der Parese des rechten
Oculomotorius entwickelt sich Lähmung beider Recti externi, die in
einigen Tagen vollständig wird. Manchmal die Empfindung, als ob
die Ohren verstopft würden; abwechselnd lähmungsartiges Gefühl
in den Streckern der rechten Hand. Patient wird in unverändertem
Zustande entlassen. (Fall 2.)

1868. A. v. Graefe[2]) stellt in der Sitzung der Berliner medicinischen Gesellschaft vom 19. Februar 1868 eine Patientin vor, bei
welcher sämmtliche das Auge bewegende Muskeln allmälig, nach
ihrer Angabe in einem Zeitraum von sechs Jahren, beiderseits
paralytisch geworden waren. Die Heber des Oberlides sind weniger
afficirt; Sphincter iridis und Accommodationsmuskel intact.
Hirnerscheinungen fehlen. (Fall 3.)

1872. C. Schröder[3]). Ein 17jähriger Gymnasiast zeigt ein
doppelseitiges Augenleiden, das einige Tage nach der Geburt
bemerkt wurde und seitdem stationär blieb. Die beiden oberen
Augenlider hängen faltenlos, schlaff herab, die willkürliche Hebung
derselben ist absolut unmöglich, nur durch Contraction des Frontal-
muskels um ungefähr 1½′′′ erfolgend. Der Kopf ist, um die Lid-
senkung zu paralysiren, nach hinten geneigt und zugleich (weil das

---

[1]) Electrotherapie pag. 241, 1868.
[2]) Bericht in: Berliner klinische Wochenschrift No. 11 (16. März) 1868,
pag. 127.
[3]) Erster Bericht über die Augenklinik Nerothal zu Wiesbaden, pag. 27, 1872.

zum Sehen benützte rechte Auge unbeweglich nach aussen steht) um die Verticalaxe nach links gedreht. Beide Augen stehen starr, um etwa 35° in der Horizontalebene nach aussen. Die Beweglichkeit der Augen ist nach allen Richtungen absolut aufgehoben; es finden nur nystagmusartige Bewegungen mit 40—70 Schwingungen in der Minute in der Richtung von oben aussen nach unten innen, und zurück von unten innen nach oben aussen statt (eine Erscheinung, die Schröder als einen Nystagmus der schiefen Augenmuskeln um die diesen Muskeln gemeinsame Axe auffasst — mit Unrecht, da in diesem letzteren Falle die Bewegung von oben aussen nach unten aussen und nicht nach unten innen erfolgen müsste). Die Pupillen reagiren lebhaft gegen Licht. Da höhergradige Myopie (M ¹/₅) bestand, so nimmt es nicht Wunder, dass über die Verhältnisse des Accommodationsmuskels nichts Specielles angegeben ist.

Am rechten Auge ist Sehschärfe ¹⁵/₇₀, am linken ¹⁵/₁₀₀. Der Spiegel zeigt Zeichen von Sehnerven- und Chorioidealatrophie. (Fall 4.)

1875. Alfred Graefe (Halle)[1] führt an, dass er selbst drei Fälle jener Art gesehen, über die v. Graefe 1868 (s. oben) gesprochen, und bemerkt, dass ihm ein Individuum bekannt sei, welches bereits seit 15 Jahren mit diesem Krankheitszustande behaftet ist und sich im Uebrigen vollkommen wohl befindet. (Fall 5—7.)

1875. Gayet[2]. Eugen Perrot, 28 Jahre alt, wird am 23. November 1874 im Hôtel-Dieu von Lyon aufgenommen. In der zweiten Hälfte des Monats September arbeitete er in seiner Werkstätte, als eine Kesselexplosion erfolgte. Einen directen Schaden erfuhr Perrot hierbei nicht, aber er versichert, dass er durch diesen Unglücksfall tief erregt wurde, dass er seitdem, sozusagen, ausser sich war, nicht schlafen konnte, in einem Zustande unbeschreiblicher Aufregung sich befindend. Durch 3 Tage konnte er noch arbeiten, aber dann bemerkte er, dass er beim Lesen nicht mehr natürlich sah und es ihm beim Schreiben unmöglich war, die Linien regelmässig zu ziehen.

Die folgenden Wochen fühlt Perrot keinen Schmerz, aber er

---

[1] Handbuch der gesammten Augenheilkunde, redigirt von A. Graefe und Th. Saemisch, Bd. VI, 1, pag. 74, 1875.

[2] Affection encéphalique (encéphalite diffuse probable) in: Archives de physiologie normale et pathologique, publiées par Brown-Séquard. Charcot, Vulpian, 2. Serie, Bd. II, pag. 341, 1875.

ist in einem Zustand von Schwäche, Abgeschlagenheit, allgemeiner Apathie. Nach einiger Zeit kommt eine unbesiegbare Schlafsucht dazu, so zwar, dass der Kranke fast ununterbrochen schläft. Diese Details berichtet Perrot selbst, aber mit einer Langsamkeit und unter beständiger Nöthigung — ein Moment, welches gleich anfangs an seinem Zustande auffällt.

Bei der ersten Untersuchung zeigt sich: Die beiden Oberlider bedecken zu 3 Viertheilen die Bulbi und können nicht gehoben werden; auch um zu schauen, muss Patient den Kopf ein wenig zurückbiegen. „Die ganze Gesichtsmaske ist in besonderer Weise eingesunken, die Orbiculares sind an den Umfang der Orbita gleichsam angeheftet, der Orbicularis oris gegen die Zähne gepresst und alle Muskeln des Gesichts in einer Weise eingesunken, welche an den Zustand erinnert, den man am Kopfe der Hingerichteten beobachtet."

Dabei jedoch ist keine Lähmung da, denn alle die genannten Muskeln functioniren willkürlich. In diesem Zustande der Atonie findet sich das ganze Muskelsystem. Wiewohl Perrot alle Bewegungen ausführt, so geschieht dies doch ohne Energie; er kann nicht drücken, ist unfähig, sich aufrecht zu erheben.

Wirkliche Lähmung besteht nur im Gebiete der beiden Oculomotorii. Ausser der schon erwähnten beiderseitigen Ptosis sind alle vom Oculomotorius versorgten Muskeln beiderseits gelähmt, die Augen zeigen divergirenden Strabismus. Die Pupillen jedoch sind in normaler Weise gleichmässig verengt, beweglich, durch Atropin erweiterbar. Jedes Auge, für sich geprüft, sieht und accommodirt sehr gut. Die Störung des Binocularsehens in Folge der Augenmuskellähmungen ist die Ursache, dass Perrot plötzlich nicht mehr lesen und schreiben konnte. Eine andere Ursache hierfür liegt nicht vor. Die brechenden Medien des Auges sind durchsichtig, die tiefen Augenhäute in jeder Richtung gesund.

Die allgemeine Sensibilität ist absolut intact, Temperatursinn und die verschiedenen Hautempfindungen sind normal. Wie das Gesicht, so sind auch die übrigen specifischen Sinnesenergien: Geschmack, Geruch, Gehör intact.

Alle diese Auskünfte wurden nur erhalten Dank der Geistesklarheit des Kranken, einer Geistesklarheit, welche bis zum Tode anhielt.

Ein Phänomen, das von Anfang an frappirte, ist die **Schlaf-sucht**. Häufig während des Examens schläft Perrot ein, und nur dadurch, dass man ihn kräftig schüttelt, gelingt es, ihn an die Wirklichkeit zu erinnern. Mehrmals schlief er während des Essens ein. In den ersten Tagen von Perrot's Aufenthalte im Spitale hatte Gayet häufig angeordnet, dass man den Kranken sich erheben und setzen lasse; aber dann schlief er in seinem Fauteuil ein und er wäre gefallen, wenn man ihn nicht gehalten hätte.

Der Kranke stirbt am 17. Februar 1875, nach 5monatlicher Erkrankung, im Zustande der höchsten Schwäche und Abmagerung. Die Somnolenz nahm immer mehr zu und die wartenden Schwestern machten darauf aufmerksam, dass ungefähr von Mitte Januar angefangen der Kranke immer 2 Tage schlief, am 3. Tage erwachte, zu essen verlangte und dann wieder einschlief. Im Verlaufe der Krankheit hatte sich rechtsseitige Hemiplegie eingestellt, die aber eines Tages, an welchem ein Zustand höchster Aufregung den Patienten befallen hatte, wieder verschwunden war. Kurze Zeit vor dem Tode wird beobachtet, dass die linke Pupille weiter als die rechte ist. (Fall 8.)

1876. Gayet[1]). Eine 66jährige Frau litt seit 2—3 Wochen an einer Grippe. Da bemerkt sie eines Tages, dass sie doppelt sieht. Der Arzt constatirt ein leichtes Herabhängen beider Augenlider, eine Lähmung des rechten Rectus externus und bereits eine gewisse Schwäche sämmtlicher Muskeln beider Augen. Die Pupillen hatten ihre **normale Beweglichkeit** bewahrt und die Accommodation schien nicht gelitten zu haben. **Drei Tage darauf** standen **beide Augen unbeweglich** in der Orbita, das Doppelsehen war verschwunden. Auf Grund eines scrupulösen Examens gibt die Patientin an, dass sie ein leichtes Ameisenlaufen in den Fingerspitzen beider Hände habe. Nun sieht Gayet die Kranke. Er findet **unvollkommene Ptosis** beiderseits, dabei „die Möglichkeit, die Lider durch Willensanstrengung zu heben". Beide Augen sind **vollständig unbeweglich**, die Blicklinien gerade nach vorne gerichtet, dabei die Bulbi weder eingesunken, noch vorspringend. **Pupillen mässig erweitert, ein wenig träge, Accommodation möglich**, Sehschärfe vollkommen, Augenspiegelbefund negativ, sonst keine Abnormität. Die

---

[1]) Deux faits pour servir à l'histoire étiologique des paralysies des muscles oculaires, Obs. II, in: Recueil d'ophthalmologie Bd. III, pag. 172, 1876.

Unbeweglichkeit der Augäpfel verursacht der Kranken einen sehr
peinlichen Schwindel, besonders wenn sie sich bewegt. Bald nach
dieser Untersuchung bessert sich der Zustand. Zuerst wird das
linke Auge besser nach abwärts bewegt, dann bessert sich die
Beweglichkeit nach innen, hierauf nach aussen, endlich die Ptosis
an beiden Augen. Drei Wochen nach Beginn des Leidens: Die
Augen können um 20° gehoben, um ebensoviel nach unten bewegt
werden. Jedes Auge hat eine Beweglichkeit von 30° nach aussen,
von etwas weniger nach innen. Das Lid hebt sich besser. Diplopie
nicht nachzuweisen; doch scheint, dass eine gewisse Sehstörung
auf eine leichte Nichtübereinstimmung der Augenaxen zurückzuführen sei. (Fall 9.)

1876. G. Camuset[1]). Ein 55jähriger Capitän zeigt: ungleich-
mässige und sehr ausgesprochene Ptosis beider Augen, Doppelsehen,
keine Pupillenerweiterung (es heisst: Pas de mydriase);
keine Störung im einäugigen Sehen (woraus wohl zu entnehmen, dass von Seite der Accommodation sich keine
Schwierigkeiten ergaben, die dem Alter des Patienten nicht ent-
sprochen hätten); Augenspiegelbefund negativ. Sämmtliche die
Augen bewegende Muskeln sind paralytisch oder vielmehr paretisch.
Die Hornhäute können seitlich kaum um 1 oder 2 Millimeter bewegt
werden. Dieser Zustand hatte sich seit 4 Monaten allmälig herausgebildet.

Besonders interessant ist die Anamnese von Camuset's Fall:
Vor 35 Jahren, als Patient 20 Jahre alt war, Doppelsehen nach
allen Richtungen, verschwunden nach 1 bis 2 Monaten. Fünf
Jahre später dieselbe Erscheinung, die gegen 1 Jahr währte und
bei deren Ende leichte Ptosis an beiden Augen aufgetreten war.
Nach weiteren 8 Jahren dieselbe Attaque, jedoch nach Ablauf von
2 Monaten sich complicirend mit einer grossen Schwäche der Arme
und Beine; dazu sehr starke Dysphagie, die durch einen Monat
währt und am Morgen, gegen 10 Uhr, momentan weicht. Die
Ptosis der Oberlider wird schliesslich vollständig. Nach einigen
Monaten ist der Patient wieder vollständig hergestellt. Das Spiel
wiederholte sich noch einmal 8 Jahre darauf. Endlich nach einer
neuen Pause von 9 Jahren kommen die von Camuset beobachteten

---

[1]) Parésie musculaire des yeux, symptomatique d'une affection nerveuse
centrale mal définie; Observation lue à la Société de médecine de Paris, dans
sa séance du 13 Mai 1876, in: L'Union médicale No. 67, pag. 906, 1876.

Erscheinungen zur Entwickelung. In den früheren Jahren war Patient häufig betäubt. Einmal (1877) fiel er, ohne das Bewusstsein zu verlieren, plötzlich um, als er den Kopf zurückwandte. Während er unter Camuset's Behandlung steht, entwickelt sich wieder jene Muskelschwäche der früheren Attaquen. Der Patient, dessen Intellect niemals gelitten, ist übrigens über den Ausgang des Anfalls nicht sehr beunruhigt. Er fixirt selbst dessen Dauer auf noch weitere 7 bis 8 Monate. (Fall 10.)

1878. E. Raehlmann[1]). Ein 21 jähriger Student hat seit seinem 3. Lebensjahre eine Lähmung sämmtlicher Augenmuskeln. Bulbi in leicht divergirender und leicht gesenkter Stellung, nur beim Blick nach unten leichte Drehungen der Augen, woraus auf einen Rest erhaltener Trochlearisfunction geschlossen wird. Ursprünglich beiderseits vollständige Ptosis, später durch Operation soweit gebessert, dass durch eine schmale Lidspalte gesehen werden kann. Fortwährender Nystagmus rotatorius mit Rollungen in oscillirendem Tempo. Rechts M ^{1}/₁₁, links M ^{1}/₁₀, Sehschärfe ^{2}/₇, Gesichtsfeld, Licht und Farbensinn normal. Spiegel zeigt „eine mässig tiefe totale Excavation der Papille".

Die rechte Pupille ist weiter als die linke. Reaction auf Licht vollständig erhalten. Accommodation gut (Patient arbeitet mit der Concavbrille). Keine Doppelbilder, dieselben können aber durch Prismen hervorgerufen werden. Herr B. hat trotz seiner unbeweglichen Augen seine Gymnasialstudien gemacht, er arbeitet gegenwärtig ganze Tage in den Archiven, übersetzt alte Handschriften u. s. w. Alle Augenbewegungen werden durch Kopfbewegungen ersetzt. Beim Arbeiten wird der Kopf zur Seite gewendet, um das andere Auge vom Schact auszuschliessen. (Fall 11.)

1879. J. Hutchinson[2]). Aus der Zahl der später zu erwähnenden 17 Fälle Hutchinson's sind folgende hierher zu rechnen.

Bei einem weiblichen Individuum hatte das Leiden vor mehreren Jahren mit Kopfschmerzen begonnen, dann fielen die oberen Augenlider herunter. Die Untersuchung ergibt, dass keiner der äusseren Augenmuskeln in seiner Thätigkeit unversehrt ist, dass relativ am besten noch einzelne vom Oculomotorius versorgte Muskeln (Rect.

---

[1]) Ueber den Nystagmus und seine Aetiologie pag. 260, in v. Graefe's Archiv Bd. XXIV, 4, 1878.

[2]) The Lancet Vol. I, No. 7, pag. 230, 15. Februar 1879. Medico-chirurgical transactions Bd. LXII, 1879.

internus und inferior) am rechten Auge functioniren. Dagegen ist die Pupillenreaction **gut**, die Accommodation **vollkommen**. Einige Zeichen von Ataxie, Schwäche der unteren Extremitäten. Eine auf Syphilis bezügliche Frage wurde an das einzelstehende Mädchen nicht gerichtet. (Fall 12.)

Ein 19jähriger junger Mann zeigt beiderseits Ptosis, rechts in höherem Grade als links; sämmtliche Augenmuskeln paretisch, rechts stärker als links. **Reaction der Pupille gut, Accommodation normal**. Beiderseitige Parese der vom Trigeminus, sowie der vom Facialis versorgten Muskeln. In den Sinnesorganen keine Störung. Wenig Kopfschmerz. Allgemeinbefinden gut. Syphilis nicht zu erweisen, aber „Patient ist ein junger Mann, der die Wahrheit geleugnet, oder entweder eine Ansteckung ererbt, oder Syphilis in irgend einer irregulären, von ihm selbst nicht gekannten Weise erworben haben mag". (Fall 13.)

Endlich findet sich unter jenen Fällen von Ophthalmoplegie, in welchen Syphilis nachgewiesen ist und andere Störungen im Bereiche des Nervensystems vorhanden sind, noch einer, in dem die **gute Reaction der Pupille** und das **Erhaltensein** der **Accommodation** constatirt ward. (Fall 14.)

1879. Buzzard [1]). Als Hutchinson am 11. Februar 1879 in der Medical and chirurgical Society zu London seine Arbeit über Ophthalmoplegie las, fügte Buzzard bei, dass sich gegenwärtig in seiner Behandlung eine junge Frau von 25 Jahren befinde, die 8 Jahre zuvor Syphilis erworben. Sie zeigt eine symmetrische Affection aller orbitalen Muskeln des Auges auf beiden Seiten, mit Ausnahme des linken Rectus externus, dabei ataktische Erscheinungen hohen Grades. Sie hat den ataktischen Gang, Unempfindlichkeit der Fusssohlen, Verlust der Controle über die Sphincteren, Fehlen der Sehnenreflexe und ausserdem leidet sie an gastrischen Krisen, d. i. Anfällen von Gastralgie mit Ueblichkeit, Erbrechen und zuweilen Diarrhoe. Ausserdem ist da: Schwund der Scapularmuskeln, besonders der Rhomboidei, eines Trapezius und eines Pectoralis major. Alle diese Veränderungen sollen sich in einem Zeitraum von 2½ Jahren entwickelt haben. (Fall 15.)

1882 fügt Buzzard [2]) noch einen analogen Fall hinzu. Er bemerkt dabei, dass die Sehnerven sich normal verhielten (Fall 16).

---

[1]) The Lancet Vol. I, No. 7, pag. 230, 15. Februar 1879.
[2]) On Ophthalmoplegia externa, in: Brain, April 1882.

1882. L. Lichtheim[1]). Ein 21jähriges Mädchen von
blühendem Aussehen, stets gesund, bemerkte vor 3 Jahren zuerst
ein Herabsinken des linken, dann des rechten oberen Augenlides.
Dabei traten die Bulbi aus der Lidspalte merklich hervor. Kein
Doppelsehen. Die Untersuchung ergibt beiderseitige Ptosis, so dass
die Pupillen von den Oberlidern vollständig bedeckt werden. Man
sieht durch die Lider die Bulbi stärker als gewöhnlich prominiren;
links ist die Prominenz stärker als rechts. Linker Bulbus fast ganz
regungslos; nur ganz minime Bewegungen nach allen Richtungen
sind aus der Mittelstellung möglich. Rechts besteht nur Oculomotoriuslähmung und auch diese ist unvollständig. Das Auge ist
(in Folge der intacten Abducenswirkung) nach aussen abgelenkt,
Rectus internus und Rectus superior zeigen nur minime Bewegungs-
reste, während Rectus inferior und Obliquus inferior besser fungiren.

Mit dieser beiderseitigen Lähmung im Gebiete der Oculomotorii und linksseitiger fast vollkommener Abducens- und Trochlearislähmung steht das Verhalten der Pupille und der Accommodation in auffälligstem Gegensatze. Die Pupillen sind beiderseits
gleich, eher eng als weit, reagiren in promptester Weise
auf Lichtreiz und bei Accommodationsimpulsen. Die Accommodation selbst ist vollkommen normal. Normale Sehschärfe und mässige Myopie. (Fall 17.)

1882. W. Uhthoff[2]). Am 9. Juni 1879 kam ein 8jähriges
Mädchen zur Beobachtung, das niemals krank gewesen, namentlich
nie an cerebralen Erscheinungen gelitten, das weder mit Syphilis
noch mit einer anderen Krankheit hereditär belastet erscheint, dessen
geistige Entwickelung durchaus gut ist. Im 3. Lebensjahre des
Kindes fiel den Eltern zuerst das eigenthümliche Verhalten der
Augen auf. Beiderseits Emmetropie mit voller Sehschärfe, normalem Gesichtsfeld und normalem Augenspiegelbefund. Pupillarreaction sowohl auf Lichteinfall als bei Accommodation gut,
Nahepunkt für feinste Schrift in 4". Die Augenmuskeln zeigen
die hochgradigste Functionsstörung. Beide Augen sind nach allen

---

[1]) Ueber nucleäre Augenmuskellähmungen, im Correspondenzblatt für
Schweizer Aerzte, red. von Burckhardt-Merian und Baader, XII. Jahrgang, 1882, No. 1, pag. 2 und No. 2, pag. 36.

[2]) Congenitale Anomalien des Bulbus und seiner Adnexa bei 10,000 Augenkranken nebst casuistischen Mittheilungen, im Jahresbericht über die Wirksamkeit der Augenklinik von Prof. Dr. H. Schöler zu Berlin im Jahre 1881.
Berlin 1882, pag. 18.

Richtungen hin fast völlig unbeweglich, beiderseits besteht mittlere Ptosis. Kein Doppelsehen. Die Augenbewegungen werden durch Kopfdrehungen ersetzt. (Fall 18.)

1882. W. Uhthoff[1]). Der zweite Fall Uhthoff's betrifft ein 23jähriges Fräulein, das am 16. Mai 1880 sich vorstellte, immer gesund gewesen war. Die Anamnese ergibt keine Anhaltspunkte, auch keine hereditären Momente. Beiderseits erheblicher regulärer hypermetropischer Astigmatismus mit halber Sehschärfe, freiem Gesichtsfeld und normalem ophthalmoscopischem Befund. Beiderseits Ptosis mittleren Grades und fast völliger Ausfall der Function der vom Nervus oculomotorius versorgten Augenmuskeln ohne Parese des Sphincter pupillae und des Accommodations-muskels, der Nahepunkt liegt in 4". Beide Augen stehen in Abductionsstellung etwas nach unten und aussen gerichtet, so dass der äussere Cornealrand nur 3—4 Millimeter vom äusseren Lid-winkel entfernt bleibt und der grösste Durchmesser des gemein-samen Gesichtsfeldes in der Horizontalen circa 30° beträgt. Der Rectus externus, sowie der Obliquus superior fungiren beiderseits normal. Kein Doppelsehen.

Was diesen von Uhthoff publicirten Fall besonders interessant macht, ist die Angabe über die Beschaffenheit der gelähmten Muskeln. Ueber dringenden Wunsch der Patientin, dass die Stellung der Augen verbessert werde, wurden von Prof. H. Schöler beiderseits vollführt: Vorlagerung des Rectus internus mit Tenotomie des Rectus externus und zur Verminderung der Ptosis Ausschneidung eines ovalären Hautstückes aus den Oberlidern.

Bei den Operationen zeigte sich, dass der Rectus internus nur in einer ganz rudimentären Entwickelung als dünner derber Strang vorhanden war. Seine Insertion fand sich an der normalen Stelle, die Sehne hatte kaum ⅓ der Dicke der normalen, von der Anwesenheit quergestreifter Muskelfasern konnte man nichts entdecken, obschon der Strang ziemlich weit nach rückwärts frei präparirt wurde. In diesem Falle also ist der Be-fund ein derartiger, dass ich auf Grund desselben die früheren Bemerkungen (pag. 309) machen konnte.

Für den Physiologen und Ophthalmologen von Interesse sind auch die Erscheinungen, die nach den Operationen auftraten. Nach

---

[1]) l. c. pag. 19.

der durch die Operation herbeigeführten Stellungsänderung des rechten Auges (aus der Abductionsstellung gegen die Mittellinie hin) trotz der noch vorhandenen Divergenz des linken Auges gleichnamige Doppelbilder. Beim Sehen mit dem rechten Auge allein ist die Operirte verwirrt, Projection ganz falsch, alle Objecte werden zu weit nach rechts verlegt. Bei Kopfdrehungen machen die mit dem rechten Auge allein gesehenen Objecte Scheinbewegungen, entgegengesetzt den Kopfbewegungen. Nach der Operation am linken Auge dieselben Erscheinungen für dieses Auge. Jedoch nach verhältnissmässig kurzer Zeit verliert sich für jedes Auge die fehlerhafte Projection, während die gleichnamige Diplopie, die jetzt stärker ist als nach der Operation des rechten Auges allein, fortbesteht. Nachdem auch die doppelseitige Ptosis durch die Operationen vermindert worden war, reist das Mädchen in ihre Heimath zurück und berichtet nach kurzer Zeit, dass sie mit ihrem Zustande zufrieden sei und durch die Doppelbilder nicht mehr wesentlich gestört werde. (Fall 19.)

1882. II. Rosenstein[1]). Wenn Rosenstein von den drei von ihm geschilderten Fällen sagt, dass sie noch nicht veröffentlicht seien, so ist dies insoferne nicht ganz zutreffend, als es dieselben Fälle sind, über welche Prof. Förster bereits 4 Jahre zuvor, am 31. Mai 1878, in der schlesischen Gesellschaft der Aerzte gesprochen[2]). Der Inaugural-Dissertation Rosenstein's fügt dann R. Förster noch einige Bemerkungen bei[3]).

Als sich die 64jährige Frau Schneider (26. November 1877) zum ersten Male vorstellte, fiel die beiderseitige Ptosis (das Oberlid deckt links mehr als die Hälfte, rechts ⅔ der Cornea), sowie die divergente Stellung der Augen auf. Die Bewegungen der Bulbi sind nach allen Richtungen hin aufgehoben. Nur nach unten hin entsteht unter zuckenden Bewegungen ein ganz minimaler Ausschlag. Die Pupillen beiderseits von mässiger Enge und gleichweit, reagiren prompt auf Lichteinfall, sowie bei accommodativen Bestrebungen. Dass bei dem Alter der Patientin, sowie bei dem Umstande, dass die Augen stark myopisch waren, „von einer genauen Bestimmung der Accommodationsbreite nicht die Rede sein konnte,

---

[1]) Totale Augenmuskellähmungen cerebralen Ursprunges. (Aus der K. ophth. Klinik zu Breslau.) Inaugural-Dissertation vom 2. August 1882.

[2]) Vergl. Nagel's Jahresbericht für 1878, pag. 433.

[3]) Hirschberg's Centralbatt, Octoberheft, 1882, pag. 299.

versteht sich von selbst". Die Sehschärfe war rechts etwas, links bedeutend herabgesetzt — jedoch aus ocularen Ursachen, die mit der gegenwärtigen Erkrankung nicht im Zusammenhang stehen. Der Nervus facialis beiderseits nicht intact. Häufiges Eingeschlafensein und Formication in den Zehen.

Aus der Anamnese ergibt sich, dass Patientin 4 Jahre zuvor mehrere Male hintereinander am Eise auf den Hinterkopf gefallen war. 2½ Jahre später traten wiederholt Schwindelanfälle auf; seit dieser Zeit sanken allmälig die oberen Augenlider, zuerst das rechte, dann das linke, herab und die Beweglichkeitsbeschränkung der Bulbi machte unmerkliche, aber beständige Fortschritte. Zu den Schwindelanfällen gesellten sich Kopfschmerzen; dann hatte sie einmal durch einige Tage einen Anfall von Schwäche und Apathie, den sie nicht genauer zu beschreiben weiss, nach welchem eine Schwäche des linken Armes zurückblieb, so dass sie nicht mehr stricken konnte. Durch den Gebrauch von Jodkalium besserte sich ihr Leiden, besonders die Ptosis, doch muss sie, um Gegenstände deutlich zu sehen, die Lider noch immer mit den Fingern in die Höhe heben.

Auf Förster's Klinik wird sie mit Jodkalium behandelt. Vorübergehende Besserung der Ptosis, doch zeigen sich nach einigen Monaten andere unangenehme Erscheinungen: Abendliche Temperatursteigerung, Erbrechen, Husten, heftiger Kopfschmerz, krampfhafte Zuckungen und vor allem sehr bedeutende Schlingbeschwerden am Abend, während am Morgen das Essen ziemlich gut von statten geht. Die letztgenannten Symptome bessern sich wieder und Patientin wird nach 6monatlicher Behandlung (27. Mai 1878) aus der Klinik entlassen.

Im Februar 1882 stellt sie sich wieder vor. Die Facialisparese ist verschwunden, Augenmuskellähmungen fast unverändert, dagegen die Ptosis wesentlich gebessert, beide Pupillen reagiren nach wie vor durchaus gut auf Licht und Accommodation; nach Förster's Zusatz haben sich die Schlingbeschwerden fast ganz verloren. (Fall 20.)

Bei einem 22jährigen Knecht wurde das Leiden (Herabhängen der Lider) zuerst bemerkt, als er 15 Jahre alt war. Ein Jahr später war die Ptosis soweit gediehen, dass Patient sein (Tischler-) Handwerk aufgeben musste. Seit 6 Jahren bemerkt er auch eine Abnahme des Gedächtnisses und seit 1 Jahre belästigen ihn sehr heftige Kopfschmerzen. Keine Syphilis.

Erscheinungen einer leichten Parese der Faciales. Links deckt das herabhängende Oberlid die Pupille vollständig, rechts zur Hälfte. Beim ruhigen Blick stehen die Blicklinien parallel, die Augenbewegungen fehlen fast gänzlich; die nach oben und unten sind mit einem Ausschlag von 3 Millimetern noch die ergiebigsten. Die Pupillen sind auf beiden Seiten gleichweit, Reaction auf Licht und Accommodation beiderseits tadellos, ebenso ist die Accommodation unversehrt. Sehschärfe links ²/₃, rechts ²/₇, Gesichtsfeld frei, Augengrund wegen Pupillenenge nicht zu untersuchen. Nach Gebrauch von 21 Gramm Jodkalium werden Kopfschmerz und Ptosis gebessert. (Fall 21.)

Anfangs September 1877 bemerkt ein 41 jähriges weibliches Individuum plötzlich, dass die Gegenstände doppelt erscheinen; am 15. September fällt das rechte, am 2. October das linke Augenlid herunter; die Beweglichkeit beider Augen ist bereits sehr beschränkt. Am 18. April 1878 ist das Gaumensegel gelähmt, seit dem 30. April fällt ihr das Sprechen schwer, insbesondere kann sie die Zunge nur schwer bewegen. Am 6. Mai wird sie in die Klinik aufgenommen. Beiderseits hochgradige Ptosis, die früher noch erheblicher gewesen sein soll und die am Morgen besser ist als am Abend. Vollständige Lähmung aller Augenmuskeln, doch die Pupillarreaction sowie die Accommodation ungestört. Sehschärfe rechts ¹²/₂₀, links fast normal. Zeichen von Hypoglossuslähmung. Am 16. Mai klagt Patientin zuerst über Würgen, die Unfähigkeit zu schlingen nimmt rasch zu; besonders am Abend kann nicht das kleinste Stückchen Brod hinabgeschlungen werden. Facialislähmung ist unverkennbar. Am 8. Juni Parese sämmtlicher Extensoren beider Hände, Schwäche der Beine folgt nach. Patientin verlässt die Klinik. „Offenbar ist sie nicht lange Zeit nachher an progressiver Bulbärparalyse zu Grunde gegangen." (Fall 22.)

1882. F. Warner[1] liest in der med.-chirurgischen Gesellschaft zu London über Ophthalmoplegia externa in einem Falle von Morbus Basedowii. Patientin war eine Frau von 25 Jahren und litt an „Graves's disease" seit 4 Jahren. Sie zeigte leichte Erregbarkeit und litt häufig an Anfällen von Erbrechen, Dispnoë und Palpitationen. Beide Augen waren nahezu unbeweglich, ohne dass dies etwa durch die Protrusion der Bulbi bedingt gewesen wäre. Die Beweglichkeitsbeschränkung war an beiden Augen nicht gleich und grösser

---

[1] The Lancet Vol. II, No. 17, pag. 104, 28. October 1882.

in horizontaler als in verticaler Richtung; beiderseitige Ptosis war
ausgesprochen. Ebenso bestand beiderseits Paresis des Facialis und
des Trigeminus und ausgesprochener Tremor der Beine. Keine
Zeichen von Syphilis. Unter der Behandlung nimmt der Kropf ab,
das Allgemeinbefinden bessert sich bedeutend, aber die Ophthalmoplegie bleibt unverändert. (Fall 23.)

1884. J. Hock [1]). Um das zweite Dutzend der Fälle voll zu
machen, will ich gleich denjenigen erwähnen, den Hock auf Grund
eines von mir gehaltenen diesbezüglichen Vortrages in der Gesellschaft der Aerzte zu Wien vorstellte.

Ein 40jähriger Mann hatte in seinem 14. Lebensjahre eine
Necrose des Unterkiefers überstanden. Seitdem war er stets gesund.
Als derselbe (vor etwa 4 Wochen) eines Morgens erwachte, waren
die Oberlider über den Augapfel herabgesunken, und er bemerkte,
dass er Alles doppelt sah. Die Untersuchung ergab: Beiderseitige
Ptosis, Lähmung aller äusseren Augenmuskeln; nicht gelähmt
waren die inneren Augenmuskeln. In der letzten Zeit
besserte sich der Zustand insoferne, als die beiden Recti interni,
der linksseitige M. trochlearis und der Levator palpebrae superioris
wieder grössere Beweglichkeit zeigen. (Fall 24.)

Ich füge die folgenden drei Fälle, die ich in letzterer Zeit gesehen
und denen ich die genügende Aufmerksamkeit zugewendet, den
genannten bei.

Herr X., 46 Jahre alt, hat die Ptosis linkerseits sicher seit
28 Jahren. Mindestens ein Zeitraum von 20 Jahren verfloss, bis
auch am rechten Auge Erscheinungen von Ptosis auftraten. Herr X.
hat nie doppelt gesehen, irgend eine andere Gesundheitsstörung ist
nicht nachzuweisen.

Die Untersuchung des linken Auges ergibt: im Bereiche des
Oculomotorius vollständige Lähmung des Levator palpebrae superioris,
vollständige Lähmung der beiden Heber des Auges (des Rectus
superior und Obliquus inferior), fast vollständige Lähmung des
Internus, hochgradige Parese des Rectus inferior; ferner fast vollständige Paralyse des Rectus externus; die Lähmung des Trochlearis
kann nicht erwiesen werden. (Vergl. pag. 303.) Das Auge kann
also (bei Fixation der Augenbraue) absolut nicht geöffnet, kann
aus der Primärstellung absolut nicht nach oben bewegt werden,

---

[1]) Anzeiger der K. K. Gesellschaft der Aerzte in Wien, 29. Mai 1884, No. 30,
pag. 156.

gibt mitunter einen sehr geringfügigen Ausschlag nach innen, wie nach aussen, und geht in verticaler Richtung ein wenig nach abwärts.

Rechts, auf jener Seite, auf welcher die Erkrankung eine verhältnissmässig frische ist, besteht totale Oculomotoriuslähmung, soweit der 3. Nerv die äusseren Augenmuskeln versorgt; der Externus zeigt eine Spur von Beweglichkeit, der Trochlearis wirkt intact. Das Auge, dessen Oberlid nicht gehoben werden kann, ist vollkommen unbeweglich nach innen, wie nach oben, zeigt einen Rest von Beweglichkeit nach aussen, während es nach unten nur durch den Trochlearis, d. i. also etwas nach unten, dabei nach aussen, mit Rollung nach innen gestellt wird.

Der Patient öffnet die Lidspalten ein wenig durch mächtige Contraction der Frontalmuskeln, indem er die Stirne horizontal in Falten legt, und trägt den Kopf stark in den Nacken zurückgeworfen, wodurch es ihm gelingt, bei der Lidspalte herauszusehen. Ein auffallender Strabismus ist nicht bemerkbar.

Links besteht M $^1/_{10}$, mit — $^1/_{10}$ (Zoll) ist Sehschärfe nahezu $^6/_6$. Das rechte Auge, das häufig an phlyctänulären Entzündungen leidet, hat V$^6/_{18}$, durch kein Glas verbesserbar. Gesichtsfeld und Farbensinn normal.

Die Pupillen sind normal weit, reagiren nach jeder Beziehung prompt (wobei die linke Pupille die eigenthümliche Erscheinung zeigt, dass sie sich beim Blick nach abwärts jedesmal deutlich erweitert), die Accommodation ist intact. Der 46 Jährige liest mit dem emmetropischen (rechten) Auge feinste Schrift auf 15 Centimeter (weniger als 6 Zoll), mit dem rechten, das nie zu accommodiren sich geübt und nie ein Concavglas getragen, durch das corrigirende Glas sofort auf 25 Centimeter (9$^1/_2$ Zoll). (Fall 25.)

In Betreff der Anamnese bei dem 5 jährigen L. weiss dessen Pflegemutter nur anzugeben, dass der Knabe vor 2 Jahren über eine Treppe hinabfiel und dass er vor 3 Monaten eine Lungenentzündung durchgemacht hat. Seit dieser Zeit (seit 3 Monaten) bemerke man auch das Schielen. Es fällt die hochgradige Ptosis beiderseits auf. Die faltenlosen Oberlider werden durch die Frontales etwas gehoben (Stirne in horizontale Falten gelegt und Augenbrauen stark in die Höhe gezogen). Bei der Fixation der Augenbrauen vermag der Knabe das rechte Auge gar nicht, das linke nur wenig zu öffnen; die Frontaliswirkung jedoch bringt es zu Wege, dass ein Theil der Pupille jederseits frei wird. Rechts ist die Beweglichkeit nach innen, wie nach oben vollständig aufgehoben; beim Blick nach unten tritt die reine Trochleariswirkung sehr schön hervor, während die Beweglichkeit des in der Ruhestellung divergirenden Auges in lateraler Richtung (nach aussen) keine Störung zeigt. Es besteht also totale Oculomotoriuslähmung, Sphincter pupillae und Accommodation sind jedoch vollständig intact.

Dasselbe normale Verhalten in Betreff der Iris und der Accommodation offenbart auch das linke Auge. Beide Pupillen sind eher eng als weit, von gleichem Durchmesser, reagiren prompt nach jeder Richtung. Die Unversehrtheit der Accommodation wurde bei jedem Auge dadurch constatirt, dass demselben in sehr grosser Nähe eine dunkle Metallplatte, in der ein sehr feines Loch sich befand, im reflectirten Lichte vorgehalten ward. Nur bei vollkommener Accommodation ist es möglich, diesen feinen Lochpunkt zu sehen. Der Knabe sah ihn und zeigte richtig mit dem Finger nach demselben.

Was die äusseren Muskeln des linken Auges anlangt, so liess sich, abgesehen von der Ptosis, eine eigenthümliche Schwierigkeit in den Bewegungen des Auges nachweisen. In dem einen Momente geht das Auge ziemlich gut nach innen, im nächsten jedoch nur zögernd, ruckweise und wenig ausgiebig. Ganz ähnlich verhielt es sich mit den Bewegungen nach oben, wie nach unten, die stets im verticalen Meridiane erfolgten; auch der Abducens führte nur zögernd das Auge nach aussen.

Das Kind gibt an, dass es anfänglich doppelt gesehen, jetzt aber keine Doppelbilder mehr habe.

Von den übrigen Gehirnnerven bot nur der linke Facialis eine leichte Parese dar. Sie wurde ersichtlich, wenn der Knabe den Mund zum Lachen verzog. Sonst wurde beim Patienten nichts Krankhaftes bemerkt. Kein Kopfschmerz, weder spontan, noch beim Anschlagen oder Schütteln des Schädels, weder Motilitäts- noch Sensibilitätsstörung, keine Störung der Intelligenz.

Die Diagnose lautete: Ophthalmoplegia nuclearis, die sich seit 3 Monaten allmälig entwickelt. Die Prognose wurde, soweit sie das Leben und den allgemeinen Gesundheitszustand betrifft, nicht ungünstig; dagegen in Betreff des Augenmuskelleidens ungünstig gestellt. Ich gab wenig Hoffnung auf Besserung des Zustandes, machte es im Gegentheil wahrscheinlich, dass die Lähmungen an beiden Augen fortschreiten würden.

Desto mehr war ich überrascht, als ich 2 Monate später zum Zwecke der Demonstration einer nuclearen Lähmung den kleinen Kranken citirte und statt einer vollständig ausgebildeten Ophthalmoplegie — eine vollständige Restitutio in integrum an beiden Augen vorfand. (Fall 26.)

Der 29jährige S. klagt darüber, dass man ihn wegen seines Schielens verspotte. Auf den ersten Blick erkennt man, dass ein auffälliger wirklicher Strabismus nicht vorliegt. S. hält den Kopf um die Verticalaxe etwas nach rechts gedreht und ebenso beide Augen, das linke etwas weniger als das rechte, nach rechts gestellt. Fixirt man den Kopf in der gerade aufrechten Haltung, so ist die Abweichung beider Bulbi nach rechts auffallender. Prüft man die Beweglichkeit, so ergibt sich zunächst, dass beide Augen gar nicht nach links, nicht einmal bis zur Mittellinie bewegt werden können. Wenn man aber den Versuch oft wiederholt und den Patienten sehr energisch ermahnt, nach links zu sehen, so erfolgt bisweilen für einen Moment ein Ausschlag der Augen über die Mittellinie nach links. Nach rechts bewegen sich die Bulbi aus der Anfangstellung, jedoch keineswegs bis zur normalen Grenze, das linke Auge bleibt dabei immer gegen das rechte zurück. Ganz ähnlich wie mit den Bewegungen nach links verhält es sich mit jenen nach oben und nach unten. In dem einen Momente gehen die Augen nach oben oder nach unten, im nächsten aber gelingt die Bewegung nicht und Patient sucht dieselbe durch forcirtes Vor- oder Zurückbeugen des Kopfes zu ersetzen. S. hat die Augenbrauen stets in die Höhe gezogen. Fixirt man dieselben, so zeigt sich eine leichte Ptosis, rechts etwas mehr als links.

Das linke Auge hat V $^6/_6$ nahezu, Gläser werden verworfen. Das rechte Auge, tiefer liegend als das linke, hat V $^6/_{15}$ und manifeste Hypermetropie $^1/_{20}$, ohne dass durch Convexgläser (so wenig als durch Cylinder) die Sehschärfe ausdrückbar gehoben würde. Mit dem linken Auge allein wird besser gesehen, als mit beiden.

Patient liest die feinste Schrift, jedoch so, dass er das Buch nach rechts hält und auch den Kopf nach rechts dreht. Hält man die Schrift nach links, so vermag er No. 1 Jäger nicht mehr so gut zu lesen.

Die Pupillen sind mässig enge, gleichweit, reagiren prompt,

22*

die Accommodation ist für jedes Auge (rechts im Hinblick auf
die Hypermetropie) vollkommen normal. Dieser Zustand der Augen bestand bei S., seit seine Erinnerung
reicht. Sowie S. im Momente keine Gesundheitsstörung zeigt, so
hat er, seines Wissens, nie eine schwere Krankheit bestanden.
Erwähnen will ich noch, dass zwar in keiner Weise distincte
Doppelbilder zu erzeugen sind, dass aber die Kopfdrehung, zusammengehalten mit den angeführten Erscheinungen beim Fern- und Nahesehen, dafür spricht, dass beide Netzhautbilder verwerthet werden,
sich aber in gewissen Stellungen der Augen und des Kopfes nicht
vollkommen decken. (Fall 27.)

Ansichten der Autoren in Betreff der Ophthalmoplegia exterior.

Sowie die Fälle von Ophthalmoplegia exterior in chronologischer
Reihenfolge vorgeführt wurden, so werde jetzt gezeigt, welchen
Standpunkt die Autoren dem in Rede stehenden Leiden gegenüber
einnehmen. Die Nummer der Fälle bezieht sich immer auf die
27 Nummern dieser Arbeit.

Im Falle 1 (1856) supponirte v. Graefe ein intracranielles
Leiden, wahrscheinlich einen Tumor an der Basis cranii, und machte
noch darauf aufmerksam, dass Sehvermögen und Verstandesthätigkeiten vollkommen intact waren, „Umstände, denen wir bei so ausgedehnten, entweder von intracraniellen Leiden oder Orbitalkrank-
heiten abhängigen Lähmungen höchst selten begegnen". Indessen
zeigte ihm ein Fall, den er im Jahre 1866 publicirte[1]), dass man
bei solchen doppelseitigen Augenmuskellähmungen, welche sich ganz
allmälig ohne Reizsymptome entwickeln, hinsichtlich der Diagnose
eines basilaren Tumors „eine gewisse Vorsicht nicht bei Seite setzen
soll". Dieser Fall (Fall 28) betraf einen in den 40er Jahren stehenden Arbeiter. Er stellte sich zuerst (1861) mit Parese von Oculo-
motoriusästen der rechten Seite (und zwar des Levator palpebrae,
des Rectus inferior und internus) vor. Ein Jahr später (nach verschiedenen antisyphilitischen Curen) war auch der rechte Trochlearis
gelähmt, und leichte Ptosis, sowie leichte Internusparese linkerseits
festzustellen. 1863 war auch linksseitige Oculomotoriuslähmung ausgesprochen, die jedoch immer geringeren Grades blieb, als auf der

---

[1]) v. Graefe's Archiv Bd. XII, 2, pag. 269, 1866.

rechten Seite, auf der dieselbe jedoch auch nie zur vollkommenen
Paralyse sich steigerte. Bis dahin hatte Patient keine anderweitigen
Krankheitserscheinungen gezeigt. Nun fing der Kranke an, über
dumpfen Kopfschmerz und Schwere des Ganges zu klagen, welche
Symptome jedoch nach v. Graefe von einem Abusus spirituosorum
abhängen mochten.

In den letzten Monaten vor dem Tode, der nach fast
4jährigem Leiden erfolgte, traten „Schlingbeschwerden, Be-
klemmungen, zunehmende Macies und Kräfteverfall" hinzu. Das
Sehvermögen war immer gut gewesen, der Augenspiegelbefund war
negativ. Ueber das Verhalten der Pupillarbewegung
und der Accommodation fehlt jede Angabe. Es erklärt
sich dies aus den Worten v. Graefe's: „Dies war im Wesentlichen
der Krankheitsverlauf, welchen ich aus dem Gedächtniss
notiren muss, da die niedergeschriebene Krankengeschichte mir
leider abhanden gekommen ist".

Durch die Autopsie wurde der dunkle Fall nicht klarer.
v. Graefe und ebenso Romberg hatten angenommen, es handle
sich um eine umschriebene und langsam wachsende Neubildung an
der Basis cranii. Je sicherer man das Vorhandensein derselben
erwartete, desto grösser war die Enttäuschung, als Klebs bei der
Section weder dieses Neoplasma, noch sonst etwas Pathologisches
vorfand. Später glaubte Klebs in einer oberflächlichen Osteoporose
an den Seitenflächen des Keilbeinkörpers „das Residuum eines älteren,
rückgängig gewordenen, vielleicht gummösen Proliferationszustandes
der Dura mater in der Umgebung der Carotis cerebralis und der in
die Orbita eintretenden Nerven" zu finden, und v. Graefe denkt im
Hinblick darauf, dass bei Compression der Nerven ein atrophischer
Zustand derselben sich hätte entwicklen sollen, der jedoch nicht da
war — er denkt an eine Beeinflussung der Gefässnerven durch den
präsumirten Process, so dass dann „die Lähmungen aus Circulationsstörungen (ischämischer oder anderer Natur) in den basilaren, resp.
centralen Nervenstrecken hervorgegangen" wären. Schon Lichtheim (1882)[1] zählt diesen Fall den nucleären Augenmuskellähmungen
zu, und v. Bamberger (1883)[2] meint, dass jene Osteoporose „Nichts
zu erklären im Stande und gewiss nur ein zufälliger Befund war".

[1] l. c.
[2] Ein Fall von multipler halbseitiger Hirnnervenlähmung, in Wiener med.
Wochenschrift No. 5, 1883, pag. 123.

Wie sollte daraus auch der lethale Ausgang erklärt werden? Heute
können wir, wenn wir an die Schlingbeschwerden und Be-
klemmungen denken, unter denen der Patient zu Grunde ging,
nicht einen Augenblick zweifeln, dass es sich um einen Fall von
progressiver Bulbärparalyse, der mit Oculomotoriuslähmung begann,
gehandelt hat.

Als v. Graefe (1868) den Fall 3 (s. pag. 312) in der Berliner
medicinischen Gesellschaft vorstellte, kommt er merkwürdiger Weise
auf den letzterwähnten Fall nicht zurück, es stehen ihm jedoch, wie
es scheint, zahlreiche Fälle einer bestimmten Kategorie hierher ge-
hörender Krankheitsbilder zur Verfügung. Denn er sagt, dass er
„bei den ersten derartigen Patienten, gestützt auf die Diagnose
einer doppelseitigen Oculomotorius-, Trochlearis- und Abducenslähmung, ohne anderweitige Symptome, namentlich ohne psychische
Störungen und hemiplectische Anwandlungen, an ein progressives
Leiden, insonderheit Geschwulstbildung an der Basis cranii denken
zu müssen" glaubte. Diesen Verdacht aber gab v. Graefe später
wieder auf, weil es auch nach einer durch viele Jahre fortgesetzten
Beobachtung genau bei dem geschilderten Symptomcomplexe, ohne
dass irgend welche andere Störungen hinzugetreten wären, verblieb
und namentlich deshalb, weil v. Graefe in der letzteren Zeit
Fälle gesehen, in denen „jenes Krankheitsbild bereits während
des grösseren Theiles des Lebens der Patienten fast
unverändert geblieben war".

Sowie aber v. Graefe einerseits die Annahme eines basilaren
Tumors für derartige Fälle aufgegeben hat, so lässt er andererseits
die Entscheidung über die Natur der Krankheit, wiewohl er die
Wahrheit fast erkannte, in suspenso. „Es ist", so heisst es, „für
den Symptomencomplex, sofern er sich allmälig entwickelt, bis jetzt
eine anatomische Theorie nicht zu geben. Es möchte
sich vielleicht hier um eine allmälige Degeneration von Nerven
handeln, die sich zu einem gemeinschaftlichen physiologischen Zweck
verbinden, ohne dass ein gröberes anatomisches Product, welches
gemeinschaftlich auf diese Nerven wirkt, vorhanden ist. „Eine
ähnliche, mehr functionelle Auffassung gewisser Lähmungen ist ja
auch für andere Formen, z. B. von Wachsmuth, versucht worden",
— Hinweis auf die progressive Bulbärparalyse — „doch muss
jedenfalls die Frage bis zu bestimmteren anatomischen Entscheiden
offen gehalten werden".

Für die Praxis aber müsse man die in Rede stehenden Lähmungsformen von den aus deletären basilaren Ursachen hervorgehenden unterscheiden und dazu bieten sich folgende Anhaltspunkte: Es fehlen jedwede Kopfschmerzen und alle anderen Symptome, welche auf Störung der intracraniellen Circulation oder auf Steigerung des intracraniellen Druckes zu beziehen sind. Es entwickelt sich ganz allmälig, oft erst im Laufe vieler Jahre an beiden Augen eine Lähmung der drei Augenbewegungsnerven, so zwar, dass das Fortschreiten der Paralyse, wenn auch nicht völlig symmetrisch, so doch ziemlich gleichmässig stattfindet. Dabei geht die Affection in den antagonistischen Augenmuskeln gewissermaassen gleichen Schrittes vorwärts. Rectus internus und Rectus externus desselben Auges sind Antagonisten. Wird der Internus allein gelähmt, so wird das Auge durch den Tonus des ungelähmten Externus nach aussen abgelenkt. Bei unserer Ophthalmoplegie kommt es aber zu keinem auffallenden Strabismus divergens, weil bei Oculomotoriuslähmung mit Lähmung des Internus der „Rectus externus seine Function in neutralisirender Weise einstellt". Doch kann, wie eben angedeutet, sowohl die Affection der verschiedenen · Muskeln an einem Auge, als auch die Ausbildung des ganzen Leidens an beiden Augen einen gewissen Grad von Asymmetrie darbieten.

Bemerkenswerth, so hebt v. Graefe weiter hervor, ist, dass der Levator palpebrae superioris gewöhnlich nur mässig theilnimmt, so dass also die Ptosis hohe Grade nicht erreicht. Besonders aber muss hervorgehoben werden, dass Pupillarbewegung und Accommodation unberührt bleiben. Die Erscheinung, dass Sphincter pupillae und Tensor chorioideae (der Accommodationsmuskel) von der Lähmung ausgeschlossen sind — ein Vorkommniss, wie es nach v. Graefe sonst bei so ausgedehnten Oculomotoriuslähmungen höchst ausnahmsweise gefunden wird — scheint hier constant und für die Krankheit charakteristisch.

Zur Zeit als v. Graefe seinen Vortrag über Ophthalmoplegie gehalten, hatte bereits Benedikt sehr bemerkenswerthe Angaben über cerebrale Augenmuskellähmungen gemacht.

Benedikt (1868) führt seinen Fall (No. 2) bereits in der Casuistik der „progressiven Lähmung der Gehirnnerven" an. Dem Symptom der erhaltenen Pupillarreaction wird jedoch ein besonderes

Gewicht nicht beigelegt und es wird jene Hauptgruppe von progressiver Lähmung der Gehirnnerven, bei welcher im Beginne vorzugsweise die Augenmuskeln und dann nach und nach die anderen Gehirnnerven ergriffen werden, ebenso wie jene „ziemlich häufigen" Fälle, bei denen blos progressive Lähmung der Augenmuskeln auftritt, auf eine basilare Meningitis zurückgeführt, eine Meningitis, bei der „nicht das meningeale Exsudat, sondern jenes um die Gehirnnerven die Hauptrolle spielt". Benedikt stützt sich dabei auf einen in der That sehr wichtigen, später noch zu berücksichtigenden Obductionsbefund [1]. Hier tritt also noch nicht eine scharfe diagnostische Trennung zwischen basilarer und nuclearer Lähmung hervor, doch spricht Benedikt von einer erschwerten Beweglichkeit des Auges — „wie in Wachs" — die sich zur Bulbärparalyse hinzugesellen kann [2], meint auch, dass manche Fälle cerebraler Augenmuskellähmungen durch „secundäre vasomotorische Affectionen der Kerne" bedingt sein dürften; meist aber seien diese Paralysen „durch Erkrankung der functionellen Bahnen verursacht" [3]. Eine Angabe Benedikt's ist besonders interessant. Sie hat allerdings keineswegs Giltigkeit für alle cerebralen (im Sinne der intracraniellen) Lähmungen, ist aber charakteristisch für die nuclearen. „Häufig", sagt Benedikt, „ist blos eine gewisse Ungeschicklichkeit (in der Augenbewegung) vorhanden: es macht den Eindruck, als ob die Augen sich in einem Widerstand leistenden Medium bewegen würden, was ich besonders bei progressiver Lähmung der Gehirnnerven sah, oder die Kranken bewegen bald das Auge vollständig, in einem nächsten Momente aber unvollständig oder gar nicht". Auch gelinge es dem Patienten nur sehr schwer, den Bulbus ohne Kopfdrehung zu bewegen. Wir wollen gleich vorweg erwähnen, dass Benedikt (1876) unsere Lehre durch den Bericht über den pathologisch-anatomischen Befund von zwei Fällen progressiver Hirnnervenlähmung bereichert hat [4]. Wiewohl die Krankengeschichten mangeln, so ist doch anzuführen, dass Benedikt hierbei die entzündlichen Veränderungen im centralen Höhlengrau von dem Hyperglossuskern bis in die

[1] Electrotherapie, pag. 218 und 219.

[2] l. c. pag. 217.

[3] l. c. pag. 289.

[4] Nervenpathologie und Elektrotherapie Bd. II, 1, pag. 642.

Kerne des Abducens, Trochlearis und Oculomotorius verfolgt hat.

Nach dem Vortrage v. Graefe's (1868) ruhte die Frage in Betreff der von v. Graefe besprochenen sonderbaren Lähmungen wieder und auch mit dem klinischen Bilde beschäftigte man sich so gut wie gar nicht. Zwar widmet Eulenburg (1871)[1] der „Ophthalmoplegia progressiva" bereits ein eigenes Capitel, allein wir vermissen in demselben durchaus das charakteristische Bild. Bei den Lähmungen, von denen Eulenburg spricht, ist die Pupille mässig erweitert, die Accommodation für die Nähe meist beschränkt oder aufgehoben. Ueber Natur und Sitz der veranlassenden Läsion sei noch wenig bekannt, „doch lassen die Symptome in der Regel auf einen basilaren und jedenfalls intracraniellen (periostitischen?) Krankheitsprocess schliessen".

Auch Alfred Graefe (1875) hält die Aetiologie der in Rede stehenden Formen für vollkommen dunkel und erklärt sich trotz seiner drei Beobachtungen (Fall 5—7) ausser Stande, zur Darlegung der Natur der fraglichen Anomalie etwas beitragen zu können. Er macht darauf aufmerksam, dass Sectionsbefunde bisher nicht vorliegen.

Allein in demselben Jahre (1875) gibt Gayet das Resultat der Autopsie in seinem ausgezeichneten Falle (8) bekannt. Gayet konnte 24 Stunden nach dem Tode bei kalter Witterung das Gehirn untersuchen. Die krankhafte Veränderung nimmt ihren Anfang vorne von der vorderen Commissur, der hinteren Partie des Chiasma, endlich von der Gegend, wo die Oculomotorii aus dem Gehirn treten, um die Wandungen des stark ausgedehnten Aquaeductus Sylvii zu ergreifen und sich nach rückwärts auszudehnen bis zum Boden des 4. Ventrikels, bis zum Calamus scriptorius, dann von da zurück aufzusteigen gegen die Vierhügel, und endlich, die Zirbeldrüse ergreifend, wieder nach vorne gegen die vordere Commissur zurückzukehren. Dazu kommt noch, dass beide Thalami optici mit afficirt sind. Es handelt sich um eine entzündliche Alteration, characterisirt durch eine intensive Röthe, eine anscheinende Gewebssclerose, verbunden mit einem gewissen Grade von Erweichung, das Ganze offenbar hyperämirt („une altération inflammatoire caractérisée par une rougeur assez intense, une apparence de sclérose des tissus jointe à un certain degré de ramollissement, le tout évidemment

---

[1] Lehrbuch der Nervenkrankheiten pag. 489, 1871; 2. Auflage, Bd. II, pag. 67, 1878.

hypérémié"). Nach einer oberflächlichen microscopischen Untersuchung ist der Process eine veritable diffuse Encephalitis. Gayet
macht besonders auf das so vorspringende Symptom der Schlafsucht
bei diesem Sitze der Erkrankung aufmerksam. Er wundert sich,
dass Iris und Accommodation nicht in die Oculomotoriuslähmung einbezogen waren, aber die Ursache der Lähmung gibt er uns an.
„Es ist dies (das Freibleiben der genannten Aeste des Oculomotorius)",
sagt Gayet, „eine sonderbare Sache, wenn man die Intensität des
Processes sieht in der ganzen Partie der Pedunculi, wo sich die
Oculomotorii verlieren, und besonders jene in dem ganzen Um-
fange des Aquaeductus Sylvii, wo man den Nerven-
ursprung annimmt."

Hier lag also ein Sectionsbefund vor für eine Nuclearlähmung der Oculomotorii mit Freibleiben der Kerne
für Iris und Accommodation; und es muss uns höchlich Wunder
nehmen, dass sich Gayet dieser Autopsie nicht erinnerte, als er
das Jahr darauf (1876) seinen zweiten, hierhergehörenden Fall (9)
beschreibt. Es wäre ja dieser Befund eine mächtige objective
Stütze gewesen für die vollkommen richtige Auffassung des letzteren
Falles von Seite Gayet's. Gayet kommt nämlich zu dem Schlusse,
dass es sich da um eine Läsion der Nervenkerne für die 6 Augenmuskeln handle, welche Kerne auf einen ziemlich kleinen Raum
am Boden des Aquaeductus Sylvii bis zum Boden des 4. Ventrikels
zusammengedrängt sind. Und es sei nicht schwer zu begreifen, dass
eine Läsion, welche weder besonders ausgedehnt zu sein, noch besonders tief zu greifen braucht, dieselben alle miteinander trifft.
Auch versorge dieselbe Arterie, die Cerebellaris superior, diese ganze
Region. So sei auch ferner zu verstehen, dass wenn der Sitz des
Uebels in den Ursprungskernen der Augenmuskelnerven localisirt
sei, weder Störungen der Gehirnfunction, noch der Sinnesnerven,
noch der Medulla oblongata sich kenntlich machten.

Hat, sowie Gayet, auch Camuset (1876) auf die Frage,
welcher Ursache die sonderbare Aufeinanderfolge der Phänomene
in seinem Falle (10) zuzuschreiben wäre, die richtige Antwort er-
theilt? „J'inclinerais", sagt er, „à admettre un processus congestif
au niveau de la protubérance, à l'origine des nerfs moteurs oculaires."
Meint er damit einen Congestivzustand in den Ursprungskernen der
motorischen Nerven, dann hat er, sowie Gayet, den Nagel auf
den Kopf getroffen.

Der Erste, welcher in detaillirterer Weise den Symptomencomplex richtig deutet, ist Förster (1878). Für seine Fälle (20 bis 22) nimmt er einen Krankheitsherd an, der im Boden des Aquaeductus Sylvii (wo sich die Kerne der Nervi oculomotorii und trochleares finden) und des 4. Ventrikels (Abducens- und Facialiskern) zu suchen ist, aber nicht bis zum 3. Ventrikel reicht, wo das Centrum der Accommodation und Pupillarbewegung liegt. Förster weist auch bereits darauf hin, dass bei zweien der Kranken Symptome progressiver Bulbärparalyse sich entwickelt haben. Diese kurzen Ausführungen Förster's sind übrigens ihrer Zeit, sowie die Angaben Gayet's und Camuset's gänzlich übersehen worden.

Am 11. Februar 1879 liest J. Hutchinson, nachdem er schon 1 Jahr zuvor zwei Fälle von Ophthalmoplegia externa vorgestellt hatte, in der Sitzung der medicinischen und chirurgischen Gesellschaft zu London sein interessantes Mémoire über „Ophthalmoplegia externa, or Symmetrical paralysis of the ocular muscles". Er berichtet über 15 und in seiner in dem gleichen Jahre in den Medicochirurgical Transactions erschienenen ausführlichen Arbeit über 17 Fälle, die er der gleichen Kategorie zurechnet. Die meisten der am besten ausgesprochenen Fälle betrafen Erwachsene, welche viele Jahre zuvor an Syphilis gelitten; doch wurde die Krankheit auch in Verbindung mit hereditärer Syphilis erkannt und in einzelnen Fällen keine nachweisbare Ursache aufgefunden. Das charakteristische Krankheitsbild ist beiderseitige Lähmung der äusseren Augenmuskeln. Eine bemerkenswerthe Thatsache ist jedoch, dass die Lähmung selten zu vollständiger Paralyse vorschreitet und selten alle Muskeln in gleichem Grade befällt. Bisweilen bleibt einer oder es bleiben zwei derselben gänzlich frei. Die Lider hängen immer über die Augen herab, wodurch der Kranke das Aussehen eines Halbschlafenden gewinnt, aber selten ist vollständige Ptosis da, Ophthalmoplegia interna (Lähmung der Iris und des Ciliarmuskels) ist oft vorhanden, sie kann aber auch gänzlich fehlen. Die Leichtigkeit, mit welcher der Fortschritt der Krankheit durch Jodkalium in grosser Dosis beeinflusst wird, spricht für die Häufigkeit der Unvollständigkeit der Lähmungen und dafür, dass dieselben nicht immer eine progressive Tendenz zeigen. Dies die allgemeinen Bemerkungen Hutchinson's.

Die Zahl von 17 Fällen hält Hutchinson für eine statistische

Analyse zu klein, dagegen ein kurzes Resumé über dieselben für
nützlich. Die 17 Fälle betrafen nur 5 Weiber und 2 von diesen
waren Kinder. Eines der männlichen Individuen war ein Knabe
mit ererbter Ansteckung, die übrigen 11 waren alle erwachsen. In
9 der 17 Fälle erschien es sicher, dass Syphilis die Ursache war,
7 Mal erworben, 2 Mal ererbt. Von den übrigen 8 kann man sagen,
dass ein berechtigter Verdacht auf Syphilis in manchen dieser Fälle
festgehalten werden mag. Alles in Allem ist die Evidenz, dass die
in Rede stehende Krankheit mit Syphilis in Verbindung steht,
ausserordentlich gross; und jene Thatsachen, welche für die Ansicht
sprechen, dass dieselbe unabhängig von Syphilis vorkommen kann,
müssen einem gewissen Zweifel offen stehen bleiben.

Was die Complication der Augenmuskellähmungen mit Lähmungserscheinungen auf anderen Gebieten anlangt, so bemerkt
Hutchinson:

Ein Mal war der Geruch verloren gegangen, in einem Falle,
in welchem auch der Gaumen afficirt war.

Fünf Mal (4 Fälle davon zweifellos syphilitisch) waren die
Sehnerven afficirt und Blindheit mit Atrophie der Sehnerven war
die Folge.

Zwei Mal war der Trigeminus (motorische Portion) symmetrisch ergriffen.

Zwei Mal concurrirte eine leichte Affection des Facialis.
Das fast constante Freibleiben des Facialis verdient als ein bemerkens-
werthes Factum hervorgehoben zu werden.

Keiner der Patienten war taub, keiner hatte den Geschmack verloren, und nur in einem Falle war eine merkliche
Anästhesie der Gesichtshaut.

In sechs Fällen waren die unteren Extremitäten mehr oder
weniger schwach und Schmerzen unterworfen, so dass der Zustand
sich mehr oder weniger enge an Ataxie anschloss. Wiewohl
Hutchinson diese Fälle nicht genau genug untersuchte, so kann
doch kein Zweifel sein, dass Ophthalmoplegie bisweilen eine Theilerscheinung der Tabes dorsalis, besonders wenn diese Krankheit
syphilitischen Ursprungs ist, darstellt.

Einer der Patienten wurde geisteskrank und Einer war
heftigen psychischen Aufregungen ausgesetzt.

Von vier erfuhr man, dass sie gestorben sind, aber nur einmal wurde die Autopsie möglich.

Was nun den Zustand der Accommodation und der Pupille anlangt, so macht Hutchinson die folgenden näheren Angaben. In einigen Fällen war es unmöglich, den Zustand der Accommodation zu bestimmen, aber in einer gewissen Anzahl wurde erwiesen, dass die Accommodation vollkommen war; in wenigen Fällen fehlte sie und in wenigen schwankte dieselbe. Die Pupille war niemals verengert, fast immer träge und von mittlerer Erweiterung. In einem gut ausgesprochenen Fall reagirte sie prompt. Niemals war sie sehr erweitert.

Es ist schwer, sagt Hutchinson, zuversichtliche Angaben über die progressiven Tendenzen jener Krankheit zu machen, von welcher die Ophthalmoplegie ein Symptom ist. Die Krankheit wird sehr bestimmt durch Behandlung günstig beeinflusst und in nahezu allen Fällen wurde zu specifischen Mitteln gegriffen. Jedoch kann man nach dem, was in einigen Fällen geschah, vermuthen, dass es sich meistens um eine aggressive Krankheit handelt, die ohne Behandlung tödtlich enden würde. Jodkalium scheint weitaus das beste Mittel zu sein; es muss durch sehr lange Zeit und in immer steigenden Dosen verabreicht werden. Trotz der häufigen Rückfälle scheint doch in einzelnen der Fälle ein vollständiger Stillstand eingetreten zu sein; in keinem Falle erfolgte Heilung.

Auf die Ergebnisse der Autopsie des einen ausgezeichneten Falles wollen wir im Momente nicht genauer eingehen, da in demselben während des Lebens Ophthalmoplegia interior neben Ophthalmoplegia exterior bestanden hatte. Es sei nur hier zuvörderst constatirt, dass Gowers, welcher die microscopische Untersuchung vornahm, auf Grund derselben erklärte, dass die von ihm in den Ursprungskernen und den Wurzeln der ergriffenen Gehirnnerven gefundenen Veränderungen genau übereinstimmten mit den Veränderungen in den Vorderhörnern des Rückenmarkes und in den Wurzeln der Spinalnerven bei progressiver Muskelatrophie. Hutchinson fügt bei, dass diese Untersuchung das Vorkommen einer Art von kriechender Entzündung bei Syphilis beweise, welche die Kerne der motorischen Nerven ergreift, von einem zum anderen übergehend mit der Tendenz, sich auf mehr entfernte Theile auszubreiten. Diese Thatsachen seien ausserordentlich wichtig in ihrer Anwendung auf andere Formen der Paralyse — z. B. der

Glossolabial-Paralyse, welche gleichfalls syphilitischen Ursprungs sein mag.

Die Ergebnisse Hutchinson's sind also: Die beiderseitige Ophthalmoplegie ist fast immer, vielleicht immer, syphilitischen Ursprungs. Wiewohl Hutchinson Derjenige ist, welcher die Nomenclatur der Ophthalmoplegia externa und interna einführte, legt er für das Krankheitsbild der Ophthalmoplegie kein Gewicht auf das Vorhandensein oder Fehlen der Ophthalmoplegia interior; er stellt daher für jene Fälle, in welchen die Accommodation erhalten ist und die Pupille mehr oder weniger gut reagirt, keine andere Kategorie auf, als für jene, bei denen Iris und Accommodationsmuskel vollkommen gelähmt sind. Die Krankheit ist bedingt durch eine chronische Entzündung in den Nervenkernen und daher derselbe Process, welcher der progressiven Bulbärparalyse, sowie der progressiven Muskelatrophie zu Grunde liegt. Durch fortgesetzte grosse Gaben von Jodkalium wird das Leiden günstig beeinflusst, ohne Behandlung kommt es zu einem fatalen Ende.

Machen wir einen Augenblick Halt und fragen wir, welche Bedeutung den einzelnen Regionen der ·Ursprungszellen und der Wurzelfasern des Oculomotorius zukomme. Auf experimentellem Wege haben Hensen und Völckers (1878) die Frage zu lösen gesucht[1]. Mit Hülfe von Reizversuchen an Hunden haben die Genannten gefunden, dass der Kern des Oculomotorius einerseits den hinteren Theil des Bodens des 3. Ventrikels bis zu den Corporibus mammillaribus als vorderer Grenze einnimmt und andererseits sich nach rückwärts am Boden des Aquaeductus Sylvii bis zu einer Stelle erstreckt, welche schon von dem hinteren Vierhügelpaar gedeckt wird. Am Boden des 3. Ventrikels sind die Ursprungszellen für Accommodationsmuskel und Sphincter pupillae gelagert, und zwar liegen am weitesten nach vorn über den Corporibus mammillaribus die Ursprünge des Tensor chorioideae, jene für den Irissphincter schliessen sich an. An der Grenze zwischen 3. Ventrikel und Sylvischem Aquaeduct, unterhalb der hinteren Commissur, folgen die Ursprungszellen für den Rectus internus, hinter diesen, am Boden des Aquaeducts, jene für den Rectus superior und den Levator palpebrae superioris. Ganz von dem vorderen Vierhügel gedeckt

---

[1] Ueber den Ursprung der Accommodationsnerven, nebst Bemerkungen über die Function der Wurzeln des Nervus oculomotorius, in v. Graefe's Archiv, Bd. XXIV, 1, pag. 1, 1878.

liegt die Ursprungsstätte des Rectus inferior und unter dem hinteren Vierhügel jene des Obliquus inferior. Doch bemerken Hensen und Völckers ausdrücklich[1]), dass in Betreff der Ursprünge der drei letztgenannten Muskeln am wenigsten Täuschungen durch Verbreitung der Inductionsströme auszuschliessen waren, und dass daher die bezüglichen Angaben nur mit Reserve gemacht werden.

Auf Grund zweier pathologisch-anatomischer Befunde bei partieller Oculomotoriuslähmung mit Erhaltensein der Pupillarreaction stimmen Kahler und Pick (1881)[2]) mit Hensen und Völckers auch in Betreff des Menschen darin überein, dass die pupillären Fasern des Oculomotorius (die Accommodationsfasern werden von Kahler und Pick nicht in Betracht gezogen) beim Menschen in den vordersten Wurzelbündeln des genannten Nerven verlaufen, während die Innervation der äusseren Augenmuskeln von den hinteren Bündeln der Oculomotoriuswurzel geleistet wird, aber bei der Erwägung, welche Function den einzelnen der hinteren Wurzelbündel zukommt, glauben die genannten Autoren auf die Möglichkeit eines anderen Verhaltens, als des von Hensen und Völckers angegebenen, hinweisen zu sollen. Kahler und Pick fanden nämlich, dass in dem einen ihrer Fälle, welcher mit Lähmung des Levator palpebrae superioris, des Rectus superior und Obliquus inferior einherging, die lateralen (äusseren) Fascikel der hinteren Wurzelbündel zerstört waren, während der grösste Theil der medialen (inneren) Bündel sich unversehrt zeigte; und dass umgekehrt in dem anderen Falle, bei Lähmung des Rectus internus, die microscopische Untersuchung Zerstörung der hinteren medialen Bündel nachwies. Nach Kahler und Pick müsste man also annehmen, dass, während das vordere Wurzelgebiet des Oculomotorius den innerhalb des Auges gelegenen Muskeln zugehört, in dem für die ausserhalb des Bulbus gelegenen Augenmuskeln bestimmten hinteren Wurzelgebiete die Fasern für die Heber des Augenlids und für die beiden Heber des Bulbus (Rectus superior und Obliquus inferior) — Muskeln, die in der That functionell mit einander verbunden sind — lateralwärts, jene für den Rectus internus und wahrscheinlich auch für den Rectus inferior hingegen medialwärts gelegen sind. Wir wollen später sehen, was die

[1]) l. c. pag. 23.

[2]) Zur Localisation partieller Oculomotoriuslähmungen, in Prager Zeitschrift für Heilkunde, Bd. II, 4, pag. 301, 1881.

klinische Erfahrung zu den Ergebnissen des Experimentes und
des anatomischen Befundes sagt.

Ich will hier gleich auf einen Irrthum aufmerksam machen, der
zwar nur ein Uebersetzungs-Irrthum ist, welcher aber, da er bereits
in der französischen, wie in der deutschen Literatur zu Tage getreten
ist, bei Zeiten beseitigt werden soll. J. Hutchinson stellte die
Terminologie der Ophthalmoplegia interna und externa in einem
Vortrage auf, welchen er unter dem Titel „On a group of symptoms
(ophthalmoplegia interna) indicative of disease of the lenticular
ganglion" am 9. April 1878 in der medicinisch-chirurgischen Gesellschaft zu London hielt [1]). Hinweisend auf die Anatomie des „Lenticular ganglion" hält der Vortragende dafür, dass die Lähmung aller
Muskeln im Innern des Auges, des Dilatator und Sphincter pupillae,
sowie des Ciliarmuskels, ohne dass gleichzeitig irgend eine Lähmungserscheinung von Seite der äusseren Augenmuskeln vorhanden ist,
von einer Erkrankung des „Lenticular ganglion" abzuleiten sei.
Dies wurde von Einzelnen missverständlich aufgefasst. A. Robin
(1880) [2]) sagt, Hutchinson mache die Annahme, dass alle Nervenfasern, welche für die Muskelstructuren im Innern des Auges bestimmt seien, den Linsenkern (le noyau lenticulaire du corps strié)
passiren, und dass umgrenzte Zerstörung dieses Kernes von Ophthalmoplegia interna gefolgt sein müsse. Robin stellt diesen Angaben
Hutchinson's über den centralen Verlauf der für die inneren
Augenmuskeln bestimmten Nervenfasern die abweichenden, früher
erwähnten Resultate von Hensen und Völckers entgegen; und
Rosenstein in seiner schon früher [3]) angeführten Inaugural-
Dissertation sagt (pag. 40): „Seine Ophthalmoplegia interna lässt
Hutchinson entstehen als Folgezustand einer „vermuthlichen"
Erkrankung des Linsenkernes (lenticular ganglion)". „Nun, über
diese Hypothese Hutchinson's sind wir nach den Entdeckungen
Hensen-Völckers ja hinweg. Wir wissen jetzt, dass der Linsen-
kern nichts mit der Iris und Accommodation zu thun hat, dass vielmehr einzig und allein der Oculomotorius dabei zu berücksichtigen
ist. Sonach dürfte meiner Meinung nach auch eine Unterscheidung

---

[1]) The Lancet, Vol. I, 13. April 1878, pag. 535. Vergl. oben, pag. 306.
[2]) Les troubles oculaires dans les maladies de l'encéphale. Paris 1880,
pag. 100.
[3]) pag. 321.

zwischen einer Ophthalmoplegia interna und externa im Hutchinson'-
schen Sinne hinfällig sein."

Der letzteren Ansicht bin ich nicht, aber richtig ist, dass alle
diese Betrachtungen hinfällig sind, denn das „Lenticular ganglion"
ist nicht der Linsenkern, sondern das Ganglion lenticulare ist das in
der Orbita liegende Ciliarganglion. Hutchinson nimmt daher für
die Ophthalmoplegia interna eine orbitale Ursache an, und zwar
deshalb, weil er nicht etwa glaubt, dass die centralen Ursprünge
der intra- und extrabulbären Nervenfasern, wie es im Hinblick auf
die Lage des Linsenkernes und des Aquaeductus Sylvii der Fall
wäre, von einander weit getrennt liegen, sondern weil er ganz im
Gegentheil der Ansicht ist, dass die centralen Ursprünge aller
Aeste des Oculomotorius, ebenso wie die Fasern im Nervenstamme,
so nahe aneinander liegen, dass eine ausschliessliche Lähmung der
inneren Augenmuskulatur mit vollem Freibleiben der äusseren Augenmuskeln nicht anzunehmen sei, vielmehr „wenn eine Krankheit vor-
läge, welche den Kern oder irgend eine Partie des Stammes
des 3. Gehirnnerven einbezieht und diese die Ursache der Lähmung
des Sphincter pupillae wäre, nothwendig ein Defect in einzelnen
der äusseren Augenmuskeln da sein müsste". Diesen letzteren Satz,
welcher schon an und für sich die Sachlage klärt, hat Rosenstein missverstanden.

Blicken wir also auf die Auffassung der Autoren Förster und
Hutchinson zurück, so hat Förster zuerst (1878) in deutlicher
Weise die Ophthalmoplegia exterior auf die Erkrankung
der hinteren Partie des Oculomotoriusursprungs zurückgeführt, während Hutchinson (1879) die Ophthalmoplegie
überhaupt allerdings auch von einer nuclearen Ursache ab-
leitete, der Ursache für die Ophthalmoplegia interior jedoch
(1878), noch unbekannt mit den Befunden von Hensen und
Völckers, einen orbitalen Sitz anwies. Die so nahe liegende
Hypothese, auf Grund der Experimente von Hensen und Völckers
sowohl für die reine Ophthalmoplegia exterior, als auch für die
reine Ophthalmoplegia interior eine nucleare Ursache anzunehmen, hat, wie ich finde und wie bei Robin (1880) zu lesen [1]),
zuerst Parinaud aufgestellt. Eine Lähmung des 3. Nerven ohne
Mydriasis, meint Parinaud, könne durch eine unterhalb der Vier-

---

[1]) l. c. pag. 100.

hügel sitzende Läsion, und eine isolirte Paralyse der Iris und der Accommodation durch eine weiter nach vorn, im 3. Ventrikel gelegene Erkrankung erklärt werden.

Nachdem zur Erklärung der Ophthalmoplegie v. Graefe (1868) auf die Wachsmuth'sche Krankheit hingewiesen, nachdem Gayet (1876) und Camuset (1876) das Ursprungsgebiet der motorischen Nerven hierfür in Betracht gezogen, nachdem Gayet ein Jahr zuvor (1875) sogar bereits einen autoptischen Befund in einem acuten Falle beigebracht, nachdem Förster (1878) den Sitz der Erkrankung für die exteriore Ophthalmoplegie im Boden des Aquaeductus Sylvii genauer präcisirt, Hutchinson und Gowers (1879) die Läsion der Nervenkerne in einem chronischen Falle direct erwiesen und die Analogie der progressiven Ophthalmoplegie mit der progressiven Bulbärparalyse und der progressiven Muskelatrophie deutlich ausgesprochen hatten, nachdem Parinaud (1880) gezeigt, in wie einfacher Weise nicht blos die Ophthalmoplegia exterior, sondern auch die Ophthalmoplegia interior durch Zurückführung auf eine nucleare Ursache erklärt werden könne: nimmt Lichtheim (1882) die vorliegende Frage ab ovo wieder auf, und gibt seine Antwort in klarer und eingehender Weise.

Lichtheim macht darauf aufmerksam, dass zwar sein Fall in zwei Punkten, dem gleichzeitigen Befallenwerden aller Bulbusmuskeln auf beiden Augen und der Geringgradigkeit der Ptosis — Erscheinungen, welche v. Graefe als Eigenthümlichkeiten der von ihm beschriebenen Lähmungsform ansieht — von den v. Graefe'-schen Beobachtungen abweicht, dass aber die Uebereinstimmung in Bezug auf die übrigen Symptome, auf Entwickelung und Verlauf, namentlich hinsichtlich des Freibleibens der Nervenfasern für den Sphincter pupillae und den Accommodationsmuskel, ein vollkommener ist. Lichtheim, welcher erst nachträglich zu unvollkommener Kenntniss der Arbeiten Hutchinson's gelangte und dem der Sectionsbefund von Gowers unbekannt blieb, verlegt den Sitz des Leidens in diejenigen Hirntheile, in welchen die Ursprungskerne der Augenmuskelnerven liegen. Er zieht die Experimentaluntersuchungen von Hensen und Völckers herbei und weist darauf hin, dass die unvollständige Oculomotoriuslähmung am rechten Auge seiner Patientin mit den Ergebnissen der genannten Forscher sehr genau übereinstimmt. Denn es sind Rectus internus, Rectus superior und Levator palpebrae superioris — deren Nerven, wie wir

(pag. 338) gesehen haben, dem mittleren Theil der Oculomotoriusregion beim Hunde angehören — am schwersten betroffen, während
die vordersten Partien des Oculomotoriuskernes, aus denen die
Fasern für Sphincter pupillae und den Ciliarmuskel hervorgehen,
intact geblieben und die hintersten — Rectus inferior und Obliquus
inferior — nur leicht afficirt sind. Gleichzeitig jedoch legt Lichtheim (in einer Note) Verwahrung dagegen ein, als ob die Reiz-
versuche am Hunde ohne Weiteres auf die Verhältnisse beim
Menschen übertragen werden könnten. Er weist auf jene Beobachtungen von Kahler und Pick hin, welche im hinteren Theile
des Wurzelgebietes des Oculomotorius die medialen Bündel dem
Rectus internus und inferior, die lateralen dem Rectus superior,
Levator palpebrae superioris und dem Obliquus inferior zuweisen.

Was die Art der Erkrankung selbst betrifft, so darf man nach
Lichtheim nicht übersehen, dass in jenen Fällen, in welchen, wie
in dem seinigen, Oculomotorius, Trochlearis und Abducens derselben Seite getroffen sind, ein absolutes anatomisches Hinderniss
der Vorstellung von einem zusammenhängenden Krankheitsherde
sich entgegenstellt. Während nämlich Oculomotorius und Abducens
vom Ursprungskerne zu dem Auge derselben Seite ziehen, kreuzen
sich die Trochleares bei ihrem Austritt aus dem Hirn vollständig
im vorderen Marksegel. Einseitige totale Ophthalmoplegie setzt
daher voraus Erkrankung des gleichseitigen Oculomotorius- und
Abducenskernes mit Freibleiben des dazwischengelegenen und
mit Ergriffensein des Trochleariskernes der anderen Seite.
In Lichtheim's Falle handle es sich demnach um eine Läsion
beider Oculomotoriuskerne, des rechten Trochlearis- und des linken
Abducenskernes, und daher sei die Annahme eines continuir-
lichen, vom Oculomotoriuskerne bis zum Abducenskerne reichenden
Herdes hinfällig, weil der intacte Trochleariskern linkerseits dazwischen liege.

Die Erkrankung sei vielmehr als eine solche aufzufassen, welche
eine Reihe functionell mit einander verknüpfter Kerne gemeinsam
befällt. Oculomotorius- und Abducenskern seien eben functionell
mit dem Trochleariskern der gegenüberliegenden Seite verbunden.

Das Analogon haben wir in der progressiven Bulbärparalyse,
einer Krankheit, bei welcher gleichfalls eine Reihe zum Theile räumlich getrennter, aber functionell zu einander in Beziehung stehender
Nervenkerne im unteren Theil der Rautengrube erkranken, während

23*

der Sitz unseres Krankheitsprocesses in den oberen Nervenkernen zu suchen sei.

Während jedoch die Bulbärparalyse durch die Behinderung der Functionen der Ernährung und Athmung zum Tode führen kann, wird der definitive Ausgang unserer Krankheit nur eine vollkommene Aufhebung der Bewegungsfähigkeit der Bulbi sein. „Dieser Ausgang wird nun in der That auch — wenn wir Graefe's Fälle zu Grunde legen — in der Regel erreicht, nur Accommodation und Pupillenbewegung bleiben erhalten, ihre Centren werden trotz der anatomischen Nachbarschaft wegen der functionellen Sonderstellung niemals, wie es scheint, in den Kreis der Erkrankung hineingezogen."

Und so wie der chronischen fortschreitenden Bulbärparalyse die acute Form gegenübersteht, kommt auch ausser dem Krankheitsbilde der chronischen Degeneration der Augenmuskelkerne ein zweites, ein Bild mit plötzlicher oder doch sehr rascher Entwickelung der Symptome zur Beobachtung. Dabei überwiegt, wie dies auch bei der acuten Bulbärparalyse der Fall ist, nicht mehr so sehr die symmetrische (beiderseitige) Entwickelung und Ausbildung des Processes, auch tritt die Gruppirung der Lähmungen nach functioneller Zusammengehörigkeit in den Hintergrund, der acute Krankheitsprocess setzt vielmehr einen Herd, und die Lähmungen entsprechen den Zerstörungen, welche der Krankheitsherd in den befallenen Hirntheilen herbeiführt.

Lichtheim, sowie Rosenstein erklären sich damit einverstanden, dass man den in Rede stehenden Process, nach Wernicke's Vorgang, mit Poliencephalitis bezeichne. Wernicke hat (1882)[1]) die acute hämorrhagische Poliencephalitis superior und später (1883)[2]) auch die chronische Poliencephalitis beschrieben. Wernicke's Argumentation ist die folgende: Man bezeichnet nach Kussmaul die Erkrankung der grauen Vorderhörner des Rückenmarkes mit Poliomyelitis (πολιός, grau). Aehnlich wie im Rückenmark die graue Substanz der Vorderhörner, ist auch in der Medulla oblongata der graue Boden des 4. Ventrikels, sind besonders die motorischen Nervenkerne desselben Lieblingssitz selbstständiger Erkrankungsformen. Aber auch auf das Gebiet der Medulla oblongata beschränken sich derartige Processe nicht, sie können vielmehr noch weit höher-

[1]) Lehrbuch der Gehirnkrankheiten Bd. II, 1882, pag. 229.
[2]) Dasselbe Werk, Bd. III, 1883, pag. 460.

gelegene Partien, die graue Substanz des Aquaeductus Sylvii und das centrale Höhlengrau des 3. Ventrikels, befallen.

Sind die in Rede stehenden Erkrankungsformen der Kussmaul'schen Poliomyelitis wirklich analog, so kann man von einer Poliencephalitis sprechen. Diese wieder lässt sich eintheilen in eine P. superior und P. inferior. Die Region der ersteren, der Poliencephalitis superior, erstreckt sich von der Rückwand des Infundibulum, wo nach Hensen und Völckers die Ursprünge des Oculomotorius beginnen, bis zum Niveau des Abducenskerns am Boden des 4. Ventrikels, während die Erkrankung der Ursprungskerne vom 7. Hirnnerven abwärts die Poliencephalitis inferior constituirt. Die Grenze zwischen diesen beiden Gebieten ist in einem gewissen Grade verschiebbar, so dass die Herde bald (bei der P. superior) weiter nach abwärts, bald (bei P. inferior) weiter nach aufwärts sich erstrecken. Sowohl die P. superior, als die P. inferior kann von acuter, subacuter oder chronisch progressiver Art sein. Es ist klar, dass sich nach Wernicke die Poliencephalitis superior mit der Ophthalmoplegia nuclearis, die Poliencephalitis inferior mit der Bulbärparalyse deckt.

Wernicke führt auch drei Fälle von acuter, hämorrhagischer Poliencephalitis superior mit Sectionsbefund vor. Dieselben konnten in der Casuistik der Ophthalmoplegia exterior keinen Platz finden, weil das klinische Bild der Augenmuskellähmungen bei dem acuten Verlaufe der Krankheit und der Somnolenz der Kranken sehr schwierig zu fixiren war und vor Allem, weil in dem ersten Falle in Betreff der Iris und der Acommodation nur angegeben ist, dass die mittelweiten Pupillen träge reagiren, weil im zweiten Falle ein abnormes Verhalten der Pupillen nach entgegengesetzter Richtung (starke Verengerung bis auf Stecknadelkopfgrösse) sich fand und weil beim dritten Patienten zwar, als zunächst nur beiderseitige Abducenslähmung constatirt wurde, die Pupillen, wie nicht anders zu erwarten, gut reagirten, später aber, als Lähmungserscheinungen im Oculomotoriusgebiete hinzutraten, über das Verhalten der Pupillen nichts ausgesagt wird. Dieselben waren übrigens (wie auch im zweiten Falle) durch Atropin erweitert worden.

Wernicke selbst fasst das Krankheitsbild auf Grund der drei Beobachtungen dahin zusammen, dass es sich um eine selbstständige, entzündliche, acute Kernerkrankung im Gebiete der Augen-

muskelnerven handelt, die in dem Zeitraume von 10—14 Tagen
zum Tode führt. Die Herdsymptome bestehen in associirten
Augenmuskellähmungen, die rasch entstehen, fortschreiten und
schliesslich zu einer fast totalen Lähmung der Augenmuskulatur
führen; doch bleiben selbst dann noch gewisse Muskeln davon aus-
genommen, wie der Sphincter iridis oder Levator palpebrae superioris.
Der Gang der Kranken wird taumelnd und zeigt eine Combination
von Steifheit mit Ataxie, die am meisten an die Ataxie der Alco-
holiker erinnert. Die Allgemeinerscheinungen sind sehr auffallender
Natur und bestehen in Störungen des Bewusstseins, und zwar entweder von Anfang an in Somnolenz oder in einem Schlussstadium
der Somnolenz, das durch ein länger dauerndes der Agitation eingeleitet wird. Ausserdem war allen drei Fällen eine Theilnahme
der Sehnerven eigenthümlich, und zwar wird dieselbe als entzündliche Veränderung der Papillen bezeichnet, wobei zu bemerken,
dass im ersten Falle von doppelseitiger Neuritis mit nur mässiger
Schwellung und vielen streifenförmigen Blutungen, im zweiten Falle
blos von Röthung der Papillen ohne Schwellung mit einer streifenförmigen Blutung im rechten Auge, im dritten endlich bei einfacher
Hyperämie der linken Papille zwar von ausgeprägter Neuritis
mit einer streifenförmigen Blutung rechterseits die Rede, gleichzeitig
aber angegeben ist, dass die Papille vielleicht etwas geschwollen
war. Stets waren schwere Schädlichkeiten dem Ausbruch der Krankheit vorangegangen, das eine Mal eine Schwefelsäure-Vergiftung,
in den beiden anderen Fällen Alcoholmissbrauch ungewöhnlich
starken Grades. Als den einzigen analogen Fall, wenngleich mit
längerer Krankheitsdauer, bezeichnet Wernicke den (oben, pag. 313
herbeigezogenen) Fall Gayet's.

Bei Beschreibung der chronischen Poliencephalitis superior hält
sich Wernicke an das schon von v. Graefe (1868) entworfene
Bild. Dieses passe am besten auf eine primäre Degeneration
der in den Nervenkernen enthaltenen Ganglienzellen. Dagegen
deuten die Complicationen, wie sie in Hutchinson's Fällen (vergl.
pag. 336) zu Tage treten, auf ein weiter zu fassendes Krankheitsbild,
in welchem der Zusammenhang mit dem sclerotischen Processe,
sei es in fleckweiser, sei es in strangförmiger Verbreitung,
deutlich hervortritt. Handle es sich um Sclerose, so mache sich
auch häufig der dem sclerotischen Processe zukommende langsamere,
unregelmässige, von Remissionen unterbrochene Verlauf geltend, und

als ausgezeichnetes Beispiel dieser Art betrachtet Wernicke den Fall Camuset's (vergl. pag. 316).

Genauere Erörterung der Nuclearlähmung.

Wir haben die Casuistik der Ophthalmoplegia exterior und die Ansichten der Autoren über dieselbe kennen gelernt. Wir haben gesehen, dass eine Reihe von Forschern in ihr die Nuclearlähmung erblickt. Fragen wir zunächst: Muss jede Ophthalmoplegia exterior unbedingt eine intracranielle cerebrale nucleare Ursache haben? d. h., ist es nicht möglich, dass ein Krankheitsprocess, welcher rasch oder langsam zur Lähmung der exterioren Augenmuskulatur führt, während die interiore unangegriffen bleibt und anderweitige Krankheitssymptome fehlen, eine andere Ursache als eine nucleare habe?

Von den intracraniellen Ursachen wären zunächst die neben der nuclearen noch angeführten zwei cerebralen (die corticale und die fasciculare) und dann wäre die basale Ursache in Betracht zu ziehen (vergl. pag. 310). Theoretisch möglich wäre es, dass, wenn in der grauen Hirnrinde Centren für die Augenmuskeln vorhanden sind, durch die isolirte Läsion der Centren für die exteriore Augenmuskulatur eine corticale Ophthalmoplegia exterior, und nichts Anderes, zu Stande käme. Möglich ist auch, dass die Faserzüge der Nerven, welche für die exteriore Muskulatur bestimmt sind (und zwar entweder die Fascikel zwischen Cortex und Nucleus, oder jene zwischen Nucleus und basalem Nervenstamm), getroffen werden, während die den Nerven der Iris und des Accommodationsmuskels zugehörenden Fascikel keine Läsion erfahren. Wir werden das, was wir über Cortical- und Fascicularlähmung wissen, später vorbringen; aber das Eine können wir hier gleich sagen, dass uns gegenwärtig jedweder Anhaltspunkt für die Existenz, daher auch für die Diagnose einer corticalen Ophthalmoplegia exterior fehlt, und dass, wenn eine Lähmung aller exterioren Augenmuskeln aus fascicularer Ursache — abgesehen von isolirter Degeneration der Wurzelbündel, die wohl immer ihren Grund in Degeneration der Nervenzellen hat — einträte, die Ophthalmoplegia exterior fascicularis von gewaltigen anderen Herdsymptomen begleitet sein müsste. Demnach ist, wenn wir Grund haben, für eine uncomplicirte exteriore Ophthalmoplegie eine cerebrale Ursache anzunehmen, nur die Diagnose der nuclearen Ophthalmoplegie überhaupt möglich.

Vollkommen ausgeschlossen, bei intracranieller Ursache,
ist die basale. Sind einmal sämmtliche Fasern eines Nerven an
der Basis cranii zu einem Stamme versammelt, so können wir uns
gar keinen Process vorstellen, durch welchen in diesem dichtgewebten
Strange blos sämmtliche Fasern, welche der exterioren, oder blos
sämmtliche Fasern, welche der interioren Muskulatur vorstehen,
durch Druck oder durch einen anderen Process vernichtet würden,
während die mit ihnen in allernächster Nachbarschaft und im
innigsten Contacte gelegenen interioren, beziehungsweise exterioren
(so wollen wir sie der Kürze halber nennen) Nervenbündel ganz
und gar und auf die Dauer ungeschädigt blieben. Wenn also Hock
bei Vorstellung seines Falles (pag. 324) die Ansicht aufstellte, es
könne sich um eine basale Ursache handeln, und das Freibleiben
der interioren Muskulatur durch die Annahme, es wären die Fasern
für Iris- und Accommodationsmuskel in der Axe des N. oculomotorius
gelegen, erklären wollte, so kann eine solche Theorie nicht zugelassen
werden, weil wir uns nicht vorstellen können, wie sämmtliche,
das Fascikel für Iris und Accommodation dicht umgebende Fasern
sollten total comprimirt, jene selbst aber total von jedem
Drucke unbetroffen sein. Ich will nebenbei bemerken, dass,
wenngleich heutzutage unzweifelhaft erwiesen ist, dass Iris- und
Accommodationsfasern dem Oculomotorius angehören und in jenen
seltenen und sonderbaren Fällen, in denen isolirte Abducenslähmung
mit Lähmung der interioren Augenmuskulatur einhergeht, es sich
wahrscheinlich darum handelt, dass die aus dem Oculomotoriuskerne
entsprungenen Fasern sich in ihrem extracerebralen Verlaufe
dem Abducensstamme beigesellen, daher eine derartige Lähmung nie
eine nucleare Abducenslähmung sein könnte; ich sage, dass, wenn
man die Zugehörigkeit der Iris- und Accommodationsfasern zum
Oculomotorius leugnen wollte, bei totaler lediglich exteriorer
Oculomotoriuslähmung (vergl. Uhthoff pag. 320, meinen Fall 26,
pag. 326) eine basale Ursache angenommen werden könnte, indem
man erklärte, dass die pupillo-accommodatorischen Fasern nicht im
Oculomotorius, sondern im Abducens oder, wenn man will, im
Trochlearis verlaufen, dass jedoch ein solches Auskunftsmittel hinfällig ist in Anbetracht der zahlreichen Fälle von totaler, rein
exteriorer Ophthalmoplegie. In einem der drei Nervenstämme
müssten ja doch schliesslich die interioren Fasern verlaufen, und
deren vollständiges Freibleiben wäre bei basaler Ursache un-

erklärlich. Von dieser Thatsache ausgehend, wird man auch einerseits die Fälle von rein exteriorer, einfacher Oculomotoriuslähmung im Allgemeinen, andererseits auch die Theorie Hock's zu beurtheilen wissen. Mit dieser letzteren verhält es sich gerade so, wie mit jener Theorie, nach welcher die Sehnerven im Chiasma sich total durchkreuzen und die scharf abschneidenden homonymen Hemianopien durch eine Druckursache in einem seitlichen Chiasmawinkel erzeugt werden sollen [1]). Auch könnte man unschwer Fälle von Muskellähmung vorführen, die an dem einen Auge Lähmung der interioren Muskeln, am anderen Auge Lähmungen mit Freibleiben der interioren Muskeln zeigen. Wollte man solche Lähmungen als basale ansehen, so müsste man annehmen, dass die Fasern für Iris und Accommodation in dem einen Oculomotoriusstamme peripher, im anderen hingegen axial gelagert sind. Das ist derselbe Einwurf, den ich schon gegen die Glaucomtheorie, welche in der Unterbrechung der Nervenleitung am Rande der Excavation die Ursache der Sehstörung sucht, aus dem Grunde erhoben habe, weil bei einem und demselben Individuum mit beiderseitiger glaucomatöser Excavation das eine Auge hochgradige centrale Sehstörung bei vollkommen freiem Gesichtsfeld, das andere Auge hingegen normale centrale Sehschärfe bei hoch- und höchstgradig eingeengtem Sehfeld zeigen kann. Da müssten auch in dem einen Auge die centralen, in dem anderen die peripheren Fasern zu oberst im Sehnervenkopfe liegen. Allerdings ginge das doch noch eher an, als wenn man der Theorie huldigt, dass nicht durch Druck auf die Nervenfasern am Excavationsrand, sondern durch Druck auf die peripheren Netzhautgefässe die Sehstörung mit Einengung des Gesichtsfeldes bedingt wird. Denn für den Fall, als diese letztere auf dem einen Auge fehlt, in welchem die centrale Sehschärfe schon gelitten hat, müsste man annehmen, dass in diesem Auge die peripheren Gefässe central und die centralen peripher gelegen sind — eine Vorstellung, die mir schon etwas schwieriger fällt.

Jede von keinen wesentlichen anderen Herderscheinungen begleitete Ophthalmoplegia exterior bilateralis perfecta muss unbedingt, wenn man von der Möglichkeit einer orbitalen oder peripheren Ursache absieht, als intracranielle cerebrale nucleare Lähmung

---

[1]) Vergl. diese Vorträge Bd. I, pag. 389.

diagnosticirt werden, weil nur beim Sitze der Erkrankung in den Nervenkernen ein vollkommenes Freibleiben der Iris- und Accommodationsfasern und das Fehlen schwerer anderer Herdsymptome möglich ist. Das Freibleiben der Iris- und Accommodationsfasern ist also ein äusserst werthvolles Symptom, um die Nuclearlähmung zu diagnosticiren, aber dieses Symptom ist es, welches uns unabweislich zwei der wichtigsten Fragen aufdrängt. Die eine dieser Fragen lautet: „Woher kommt es, dass bei Erkrankung der Nervenkerne der exterioren Muskeln die in nächster Nachbarschaft gelegenen Kerne für die interioren Muskeln dauernd unlädirt bleiben?" und die zweite geht dahin: „Ist es denkbar, dass das Freibleiben der interioren Muskulatur ein charakteristisches Symptom der Nuclearlähmung ist, so dass, falls neben Lähmungen der exterioren Muskeln auch solche der interioren Muskulatur vorkommen, aus dieser Thatsache allein die Existenz einer nuclearen Lähmung ausgeschlossen werden kann?"

Was die Antwort auf diese zwei Fragen anlangt, so hat v. Graefe in der That für einen Symptomencomplex, der vollkommen dem Bilde der Nuclearlähmung entspricht, das Freibleiben von Iris und Accommodation als constant und charakteristisch angesehen, jedoch ohne in eine Erklärung für dieses Phänomen einzugehen [1]). Lichtheim dagegen gibt die Erklärung, indem er sagt, es handle sich um eine Erkrankung, bei der ein zusammenhängender Krankheitsherd nicht existirt, die vielmehr eine Reihe functionell miteinander verknüpfter, wenn auch räumlich getrennter Nervenkerne befällt. Und so findet er es, indem er die Thatsache der Trochleariskreuzung eben als Thatsache ansieht, nicht wunderbar, dass einseitige totale Ophthalmoplegie als Erkrankung des Oculomotorius- und Abducenskernes derselben, und jene des Trochleariskernes der entgegengesetzten Seite zu Stande kommt, weil eben diese Nervenkerne zusammengehören — und dass Iris- und Accommodationsmuskeln niemals, wie es Lichtheim scheint, in das Krankheitsbild einbezogen werden, weil ihren Centren, trotz der anatomischen Nachbarschaft, eine functionelle Sonderstellung eigen ist. Diese Auffassung Lichtheim's scheint mir jedoch stark angreifbar. Man kann vielleicht darüber streiten, ob z. B. Abducens und Trochlearis wirklich functionell miteinander verbunden sind,

---

[1]) Vergl. pag. 331.

aber sicher ist, dass diese zwei Muskeln viel weniger functionell zusammengehören, als die Recti interni und die Sphincteres pupillae. Denn so oft die beiden Recti interni innervirt werden, so oft muss auch die Innervation der Pupillenverengerer erfolgen. Wir können nicht convergiren, ohne dass die Pupillen sich verengern, und es gibt kein anderes Mittel, die Pupillen selbstthätig zu verengern, als die Contraction der Recti interni. Die Function dieser zwei Muskelgruppen ist so untrennbar miteinander verbunden, dass vielleicht kein Analogon im menschlichen Körper zu finden ist. Und doch sehen wir, dass diese im gesunden Körper untrennbar functionell verbundenen Muskeln sich bei der Nuclearlähmung vollkommen von einander lossagen. Die Recti interni fallen vollständig der Lähmung anheim, während die unmittelbar benachbarten und functionell inseparablen Centren für die Irisverengerer durch unbegrenzte Zeit intact bleiben können. Ich bin daher der Ansicht, dass die Ophthalmoplegia exterior nicht blos nicht als functionelle Lähmung aufgefasst werden kann, sondern dass sie im Gegentheil gegen die Existenz „functioneller" Lähmungen überhaupt spricht. Die „functionelle" Lähmung ist, wie mir scheint, ein pathologisches und pathologisch-anatomisches Mysterium. Ich glaube, dass sich alle functionellen Lähmungen durch genaues Studium der Ernährungsbezirke, d. i. der Gefässvertheilung, werden aufklären lassen. Wenigstens scheint es mir, dass auf dieser Grundlage das Vorkommen der Ophthalmoplegia exterior erklärt werden kann.

Man muss sich sofort daran erinnern, zu welchen Ergebnissen Heubner (nach ihm Duret) in Betreff der Arterienvertheilung im Grosshirne gelangt sind[1]). Heubner hat gezeigt, dass der Basalbezirk und der Rindenbezirk der Hirnarterien sich dadurch unterscheiden, dass während im Rindenbezirk die vielfachsten innigen Communicationen zwischen den Aesten der Hirnarterien existiren, so dass die Hirnrinde ein zusammenhängendes Gefässgebiet bildet, an der Hirnbasis sich ganz entgegengesetzte Verhältnisse finden. Hier, im Basalbezirke, gehen die Arterien in Gestalt sehr kleiner, $1\frac{1}{2}$ bis $\frac{1}{2}$ Mm. weiter Gefässchen von den Hauptstämmen ab, senken sich nach kurzem Verlaufe in die Hirn-

---

[1]) Heubner, Zur Topographie der Ernährungsgebiete der einzelnen Hirnarterien, in: Centralblatt für die med. Wissenschaften No. 52, pag. 818, 1872; ferner: Die luetische Erkrankung der Hirnarterien, Leipzig 1874.

substanz ein und verzweigen sich in den ihnen zukommenden
Gebieten. Diese Gefässe geben aber unter einander keine Anastomosen ein, sind also als echte Endarterien im Sinne Cohnheim's
zu betrachten. Jedes dieser Gefässchen versorgt daher ein ganz
umschränktes Gebiet der Hirnsubstanz ausschliesslich und allein.
Sind die Circulationsverhältnisse in diesem umgrenzten Hirntheil
intact, so kann die Leistung dieser Hirnpartie eine physiologische
bleiben, während etwa in nächster Nachbarschaft das Gebiet einer
zweiten solchen kleinen Endarterie pathologischen Processen unterworfen ist. Die vollkommene Isolirtheit der beiden benachbarten
Gefässgebiete wird solche Zustände möglich machen. Heubner
gibt ziemlich genau an, wie sich die Arterien in die Versorgung
der Stammganglien und des Mittelhirns theilen. Und da finden wir
in der That, dass jene Partien, welche nach Hensen und
Völckers (1878) sich als die Centren für die Pupillarbewegung
und die Accommodation herausstellten, nach Heubner (1872) durch
eine andere Arterie versorgt werden, als die übrigen Oculomotorius-
centren. Die Rückwand des Infundibulum, in welchem, und die
Corpora mammillaria, über denen die Iris- und Accommodationscentren liegen, werden nach Heubner vom Ramus communicans
posterior aus versorgt, aber dieses Gefässgebiet reicht nach rückwärts nicht bis in die Ursprungskerne der für die exteriore
Muskulatur bestimmten Nerven. Die Gefässgebiete, welche den
Boden des Sylvi'schen Aquaeductus und des 4. Ventrikels versorgen, können erkranken; Ophthalmoplegia exterior und Lähmung anderer Hirnnerven wird die Folge sein. Aber wir begreifen
wenigstens, wie so in einer Reihe von Fällen die Iris- und
Accommodationscentren verschont bleiben. Sie besitzen ein von
den übrigen Territorien isolirtes Gefässgebiet, das vom Ramus
communicans posterior beherrscht wird. Möge man nunmehr
nachforschen, auf Grund welcher anatomischen Verhältnisse dieses
Gefässgebiet nicht so leicht Erkrankungen ausgesetzt ist, wie das
benachbarte.

Also nicht als „functionelle" Lähmung ist die Ophthalmoplegia
exterior aufzufassen — denn selbst, wenn man die Existenz solcher
Lähmungen zugeben wollte, die exteriore Ophthalmoplegie könnte
dadurch nicht erklärt werden — sondern als Ausdruck der von
einander unabhängigen Ernährungsstörungen in den einzelnen Partien
des Basalbezirks der Hirnarterien, welche sämmtlich Endarterien

sind, und von denen eine ein Stück Hirn versorgt, in dem die pupillo-accommodatorischen Centren liegen.

Sowie demnach gezeigt ist, wie so das letztere Gebiet freibleiben kann bei Läsion benachbarter Gebiete, so ist es auf der anderen Seite unwahrscheinlich, dass alle krankhaften Processe am Boden des Aquaeductus Sylvii und des obersten Theiles des 4. Ventrikels stets auf diese Region sich beschränken sollten. Theoretisch ist folgendes möglich: Wir nehmen zunächst an, die Erkrankung beginne mit Läsion der Nervenkerne der exterioren Augenmuskeln. Die Ophthalmoplegia exterior kann als solche bestehen bleiben. Der krankhafte Process kann aber sowohl nach vorne als nach rückwärts sich ausbreiten.

Geht die Krankheit weiter nach vorne, so trifft dieselbe hier auf die Nervenkerne der Sphincterfasern. Bedenken wir, dass in den Wandungen des 3. Ventrikels die Sehnervenfasern verlaufen und dass am Boden des 3. Ventrikels die Zellen liegen, aus denen die Nervenfasern des Sphincter entspringen, so ist anzunehmen, dass an dieser Stelle (und nicht, wie man glaubte, in der Gegend des Vierhügels, gegen welche Localität auch Experimente Hensen's und Völckers' sprechen) die Reflexkette zwischen Opticus und Oculomotorius geschlossen wird; d. h. das Licht, das in's Auge fällt und die Netzhaut erregt, wird durch die Fasern des Sehnerven centripetal fortgeleitet bis in die Thalami optici. Da, im 3. Ventrikel überspringt der Reiz auf die Ursprungszellen der Sphincterfasern. Die Zellen werden erregt, der Reiz pflanzt sich centrifugal durch die Irisnerven zum Sphincter pupillae fort, es erfolgt Contraction dieses Muskels, Verengerung der Pupille. Nun können wir uns zunächst vorstellen, dass die Läsion, vom Aquaeductus Sylvii aus den Boden des 3. Ventrikels erreichend, die Verbindung aufhebt, welche hier nothwendiger Weise zwischen Opticus und Oculomotorius bestehen muss, ohne aber die Nervenkerne des Sphincter zu ergreifen und zu zerstören. Die Folge hiervon wird sein, dass die Lichtreaction der Pupille vollständig verloren geht, während die Innervation des Sphincter und damit die Pupillarverengung bei Accommodationsanstrengung vollkommen erhalten bleibt.

Der Fall 1 (v. Graefe, pag. 311) ist ein ausgezeichnetes Beispiel dieser Art. Alle äusseren Augenmuskeln gelähmt, Lichtreaction verloren gegangen, Accommodationsreaction

der Pupille vollkommen erhalten, keine Hirnerscheinungen. Der Fall
bietet der Diagnose keine Schwierigkeit mehr: Nuclearlähmung mit
Läsion der Verbindungsglieder zwischen Opticus und Oculomotorius.
Sind die Sphincterkerne selbst ergriffen, die am weitesten nach
vorne gelegenen Accommodationskerne noch frei, so wird vollständige Lähmung des Sphincter die Folge sein. Die mässig
weiten Pupillen sind starr und bleiben es unter allen Umständen[1], während die Accommodation unversehrt geblieben.
Auch hierfür gibt es einen Beleg in der Literatur: Ophthalmoplegia
exterior und Sphincterlähmung bei intacter Accommodation. Es
ist dies ein Fall Lichtheim's, der durch Prof. Pflüger zu
Lichtheim's Kenntniss gebracht wurde:

Ein 54jähriger Locomotivführer, der vor 12 Jahren eine syphilitische Infection mit secundären Symptomen durchgemacht hatte,
erwachte im April 1877 eines Morgens mit Doppelsehen, zu welchem
sich im Verlaufe desselben Tages eine Ptosis auf beiden Augen,
links stärker als rechts, hinzugesellte. Seitdem blieb der Zustand
der Augen, trotz aller möglichen antisyphilitischen Curen, unverändert. Seit dem Eintritt der Augenmuskellähmungen sind die
Kopfschmerzen, die durch eine Zeit zuvor bestanden hatten, vollkommen verschwunden. Anderweitige Hirnerscheinungen sind niemals
eingetreten. Der Befund an den Augen ergab: Links vollkommene
Ptosis, Bulbus nach aussen abgewichen, der Rectus externus spielt
anscheinend normal, nur bei extremen Stellungen treten leichte
Zuckungen im Muskel auf. Rechts Ptosis weniger hochgradig, die
Wirkung des Obliquus superior ist deutlich sichtbar. Die übrigen
Muskeln sind beiderseits gelähmt. Beide Pupillen sind, wenn
auch nicht maximal, erweitert, vollkommen starr sowohl bei
Lichteinfall als bei accommodativen Impulsen. Die Accommodationsbreite ist dagegen für beide Augen vollkommen
normal, dem Alter entsprechend. Da die linksseitige Trochlearislähmung einer Läsion des rechten Trochleariskernes entspricht, so
ist ein Krankheitsherd anzunehmen, welcher rechterseits nur den
vordersten Theil des Oculomotoriuskernes verschont und bis zum
Abducenskern zurückreicht, während auf der linken Seite blos
der Oculomotoriuskern bis auf die vorderste Partie ergriffen ist.
Die Natur des Krankheitsherdes ist zweifelhaft, die Erfolglosigkeit

[1] Vergl. pag. 299.

der antisyphilitischen Curen spricht gerade nicht für eine syphilitische Affection. (Fall 29.) Noch ein Schritt weiter und der Process erreicht das Accommodationscentrum. Nun ist der Oculomotorius in allen seinen Aesten total gelähmt. Totale doppelseitige Oculomotoriuslähmung kann jedoch durch die allerverschiedensten Ursachen bedingt sein. Wie ist es aber mitunter doch möglich, die Nuclearlähmung zu diagnosticiren? Das vollständige Fehlen aller Herderscheinungen, mit Ausnahme der Ophthalmoplegie, sowie aller allgemeinen Hirnerscheinungen kann auch bei anderen Ursachen vorkommen. Gewisse Complicationen jedoch werden die Diagnose der Nuclearlähmung ermöglichen.

Wenn bei einer subacuten oder acuten Krankheit Augenmuskellähmungen, gleichgiltig ob rein exteriorer, oder ex- und interiorer Natur, und gleichzeitig schwere Somnolenz und allgemeine Muskelschwäche bei ungestörtester Intelligenz sich entwickeln, so ist der Sitz der Erkrankung, im Hinblick auf den classischen Fall Gayet's und auf die Fälle Wernicke's, in das centrale Höhlengrau des 3. Ventrikels, des Aquaeductus Sylvii und des 4. Ventrikels zu verlegen. Wenn auch ohne die Symptome schwerer Somnolenz und allgemeiner Muskelschwäche den Augenmuskellähmungen rasch oder allmälig Lähmung anderer Hirnnerven ohne wesentliche allgemeine Hirnerscheinungen und ohne Störung der Intelligenz nachfolgt, so spricht dies gleichfalls mit lauter Stimme für das Befallensein der Nervenkerne. Denn sowie wir, von der Ophthalmoplegia exterior ausgehend, die Ernährungsstörung zunächst nach vorne wandern liessen und so die Störungen in den Iris- und Accommodationsbewegungen entstehen sahen, so kann der Process auch nach rückwärts greifen, Kerne der übrigen (7. bis 12.) Hirnnervenpaare einbeziehend, und endlich aus der Medulla oblongata in die Medulla spinalis übergehen. So kann sich die Ophthalmoplegie in progressive Lähmung der Hirnnerven umsetzen und schliesslich in progressive Muskelatrophie übergehen, wenn nur die Zellen in den motorischen Vorderhörnern des Rückenmarkes ergriffen werden. Die Poliencephalitis (Wernicke) combinirt sich mit Poliomyelitis (Kussmaul). Endlich ist es, wenigstens von Seite der Theorie, klar, dass der Process nicht gerade in den Nervenkernen der exterioren Augenmuskeln zu beginnen braucht, um von da aus einerseits nach vorne, andererseits nach rückwärts weiter zu schreiten, sondern dass er

seinen Beginn an irgend einer Stelle der grauen Masse,
welche central in Hirn und Rückenmark gelegen ist, seinen Ursprung nehmen und von diesem Punkte aus ascendiren
oder descendiren kann. Die höchste Entwickelung des in Rede
stehenden Krankheitsprocesses wäre die, dass derselbe vorne am Boden
des 3. Ventrikels, demnach mit Accommodationslähmung, beginnen und
dann allmälig nach rückwärts schreitend zu Augenmuskellähmungen,
Lähmung der übrigen Hirnnerven und endlich zur Erkrankung des
Rückenmarks, verbunden mit progressiver Muskelatrophie, führen
würde. Es liesse sich denken, dass ein Mensch an Paralyse, beziehungsweise Parese, aller oder fast aller Gehirnnerven, an Sensi-
bilitätsstörungen, an Lähmung aller willkürlichen Muskeln litte, und
dass dabei, wegen der Intactheit der grauen Hirnrinde, die geistigen
Thätigkeiten intact wären.

Bei der Construction dieses Krankheitsbildes war mir die Krankheitsgeschichte Heinrich Heine's eingefallen, und eine genauere
Nachforschung der Leiden, wie sie vor Allem der Dichter-Märtyrer
selbst beschreibt, lässt keinen Zweifel an der Richtigkeit dieser
Auffassung übrig. Ich folge den Daten, wie sie sich in Adolf
Strodtmann's H. Heine's Leben und Werke [1] zerstreut finden,
und da, ganz abgesehen von dem Interesse an der Persönlichkeit,
meines Wissens eine ganz vergleichbare Krankengeschichte in der
Literatur zum zweiten Male nicht publicirt ist, so will ich genauer
auf dieselbe eingehen.

1822, in Berlin, litt Heine bereits an nervösem Kopfschmerz,
der mit den Jahren beständig zunahm. Als Laube den bereits
todtkranken Dichter im Jahre 1847 in Montmorency besuchte, sagte
Heine: „Gerechtigkeit muss walten, und ihr seht jetzt, dass ihr
mir immer Unrecht gethan, wenn ihr meinen Kopfschmerz und
meine Verstimmung so oft meiner moralischen Unart zugeschrieben
habt". Doch hatte sich gerade in Frankreich, wohin Heine 1831
ausgewandert war, sein Gesundheitszustand in den ersten Jahren
wesentlich gebessert und die schon ständig gewordenen Klagen über
nervösen Kopfschmerz kamen in des Dichters Briefen seltener vor. Im
Herbst 1837 trat zum ersten Male Mydriasis mit Accommodationslähmung am rechten Auge auf; das Leiden schwand,
kehrte aber immer wieder. Im Januar 1845 traten die Augen-

---

[1] Zweite Auflage, Berlin 1874.

muskellähmungen auf, so dass demnach Ophthalmoplegia interior von O. exterior gefolgt war. Am linken Auge bestand seitdem vollständige Ptosis; am rechten Auge war die Ptosis geringer. Die Unmöglichkeit, zu lesen und andererseits die Möglichkeit, in grosser und undeutlicher Schrift zu schreiben, die da eintrat, erklärt sich ungezwungen aus der Annahme der Accommodationslähmung, sowie auch der Umstand, dass eine Klage über Doppelbilder nicht vorkommt, in der vollständigen Ptosis am linken Auge seinen Grund hat. Die Lähmung, die mit Mydriasis begonnen und mit Ophthalmoplegia exterior sich fortsetzt, ergreift den sensitiven Antheil des Trigeminus. „Ich küsse", klagt Heine anfangs 1846, „fühle aber nichts dabei, so stark gelähmt sind meine Lippen. Auch der Gaumen und ein Theil der Zunge sind afficirt, und Alles, was ich esse, schmeckt mir wie Erde." Nun tritt Empfindungslosigkeit in den Füssen und ein paretischer Zustand im rechten Fusse ein, während die Lähmung der Hirnnerven Fortschritte macht. „Meine Sprachwerkzeuge sind so gelähmt, dass ich nicht sprechen kann", schreibt Heine am 1. September 1846 an seinen Verleger Campe — „und essen kann ich nicht seit 4 Monaten, wegen der Schwierigkeit des Kauens und Schluckens und der Abwesenheit des Geschmackes. Auch bin ich entsetzlich abgemagert." Im Frühjahr 1847 war, wie es heisst, auch die Brust ergriffen. Der Dichter hatte, wie ersichtlich, mit grossen Athembeschwerden zu kämpfen, er klagt über „verflucht schlechte brustglucksende Nächte". Zu diesen ausgesprochenen Erscheinungen der Bulbärparalyse tritt endlich noch Lähmung der Kinnbacken (Schwierigkeit des Kauens war schon früher da), und somit können wir auf einen paralytischen Zustand aller Gehirnnerven mit Ausschluss der Riech- und Hörnerven[1]) schliessen. Vielleicht blieb auch der Opticus frei, mit Sicherheit ist dies nicht zu entnehmen, denn von einem Versuche, das Sehen in der Nähe durch Convexgläser zu verbessern, was ja bei einfacher Accommodationslähmung zu erreichen gewesen wäre, ist kein Wort zu finden. Trotzdem ist es möglich, dass eine wesentliche Sehstörung nicht bestand, indem aus einer Bemerkung Heine's noch im Jahre 1855 hervorgeht,

---

[1]) Nur Hermann Hüffer (Aus dem Leben H. Heine's, pag. 159) gibt an, dass auch das Gehör geschwächt war.

dass er „mit seinem einen halben Auge" mit Hilfe eines Opern-
guckers ferne Gegenstände sehr gut erkannte. Bei alledem ist
bemerkenswerth, dass alle geistigen Fähigkeiten bis zum
Tode ununterbrochen vollkommen erhalten blieben, sowie, dass
eigentlich seit der Zeit der wirklichen Leiden Klagen über Kopfschmerz nicht vorkommen.

Die furchtbaren Schmerzen wurden durch die „Rückgrats-
krämpfe" bedingt. Die Beine zehrten immer mehr ab, der Rücken
krümmte sich zusammen (progressive Muskelatrophie). Seit
dem Mai 1848 verlässt der Kranke das Bett nicht mehr.

Das einzige Medicament, welches Heine eine zeitlang nahm,
war Jodkali. Als Dr. Gruby zu Anfang des Jahres 1849 den
Kranken übernahm, „fand er ihn ohne alle Bewegung, wie einen
Knäuel zusammengekrümmt an der Erde liegend, mit dem Speichel-
fluss behaftet und unfähig, irgend eine Nahrung zu sich zu nehmen".
Die Symptome besserten sich übrigens eine zeitlang wieder. Der
Dichter konnte wieder in die sitzende Lage gebracht werden, die
Arme besser bewegen und auch die vollständige Geschmackslähmung
wich zum Theile. Im Winter 1854—1855 litt er besonders durch
furchtbare Erstickungskrisen. Die Möglichkeit, die rechte
Hand zum Schreiben zu gebrauchen, wurde immer geringer, und
am letzten Neujahrstage (1856), den er erlebte, klagt er, „dass auch
das Augenlid seines rechten Auges zufällt". In der Nacht vom
16. zum 17. Februar 1856 starb er an unstillbarem Erbrechen, das
durch die ungeheueren Dosen von Morphium, die er allmälig zu
nehmen gewohnt war, hervorgerufen worden sein soll. Der erste
Beginn der Erkrankung, die Mydriasis, datirte vom Jahre 1837;
nahezu zwanzig Jahre hatte das Leiden gedauert und
hätte noch länger währen können, wenn nicht ein mehr accidentelles
Symptom zum Tode geführt hätte. (Fall 30.)

Ein Beispiel von einem acuten Verlaufe einer Nuclearerkrankung, die mit Accommodationslähmung beginnt,
ist in dem Krankheitsbild gegeben, das Paul Etter[1]) von dem einen
der beiden von ihm publicirten Fälle entwirft. Im Verlaufe von
3 Tagen entwickelt sich bei einem 27jährigen, bis dahin vollkommen
gesunden Mädchen successiv eine theils partielle, theils totale Lähmung

---

[1]) Paul Etter, Arzt in Berg, Canton Thurgau: Zwei Fälle acuter
Bulbärmyelitis, in: Correspondenzblatt für Schweizer Aerzte, XII. Jahrgang, 1882,
No. 23, pag. 769 und No. 24, pag. 809.

folgender Nerven: Opticus, Oculomotorius, Trochlearis, Abducens, Facialis, Glossopharyngeus motorius (zweifelhaft), Vagus motorius, Accessorius. Die Affection des Opticus wird erschlossen aus der Patientin constanter Angabe, dass sie sehr schlecht sehe und beständig einen Nebel vor den Augen habe, und dass in der That bei vollständig freiem Gesichtsfeld die Sehschärfe auf $^2/_7$ gesunken und dabei diese Herabsetzung der Sehschärfe durch den Augenspiegelbefund nicht genügend aufgeklärt war. Die Oculomotoriuslähmung und damit auch das Leiden begann mit Parese der Accommodation, indem Patientin eines Tages die Zeitung nicht lesen konnte, während sie entfernte Gegenstände noch deutlich sah; Tags darauf Doppelsehen und an diesem oder dem nächsten Tage waren auch schon die Lider herabgesunken. Bei der Untersuchung am 13. Tage der Erkrankung zeigen sich beide Oculomotorii beinahe ganz gelähmt, Pupille und Accommodation ganz gelähmt, Ptosis beiderseits. Beide Abducentes beinahe ganz gelähmt, der linke stärker als der rechte, ebenso die Trochleares. Die Excursionen der Bulbi sind nach allen Richtungen nur sehr geringe. In Ruhestellung sind die Blicklinien parallel. Kein Doppelsehen, ausser bei den forcirtesten Bewegungen nach aussen. Von den Lähmungserscheinungen im Gebiete der übrigen genannten Nerven will ich nur das Detail anführen, dass schon am Tage nach dem Erscheinen des ersten Symptoms des Leidens (der Accommodationslähmung) hochgradige Schlingbeschwerden auftraten, die sich am 4. Tage der Erkrankung schon so. gesteigert hatten, dass nicht einmal Flüssiges mehr geschluckt werden konnte.

Diese subacute Attaque verläuft ohne Schwindel, ohne Kopfschmerz, ohne Erbrechen, ohne Störung des Sensoriums. Erst nachher traten zuweilen leichte Occipitalschmerzen auf. Nur etwa 14 Tage bleiben die Symptome unverändert; dann beginnt die Rückbildung. Die Lähmungen gehen successive zurück und verschwinden im Verlaufe von 1 $^1/_2$ Monaten bis auf einen kleinen Rest. Bei der Entlassung, 7 Wochen nach Beginn der Krankheit, ist die Sehschärfe (die schon auf $^1/_2$ gestiegen war) und die Accommodation noch nicht ganz normal. Aber auch die letztgenannten Defecte sind nach 6 Monaten nicht mehr vorhanden.

Etter, nachdem er einerseits die Annahme eines Krankheitsprocesses an der Basis cranii zurückgewiesen, und andererseits auch Blutung in den 4. Ventrikel, Embolie und Thrombose einer Arteria

24*

vertebralis, ebenso einen Tumor oder Abscess in der Medulla oblongata, sowie eine extra-medullare Ursache (Caries der Wirbel, Tumor) zurückgewiesen, nimmt einen entzündlichen oder „einen der Entzündung mehr oder weniger ähnlichen Vorgang" an, der zuerst in den Vierhügeln auftrat und sich dann sprungweise nach unten bis zum Accessoriuskern fortgepflanzt hat, um hierauf wieder allmälig zu erlöschen. (Fall 31.)

Einen dem Etter'schen ähnlichen Fall beschreibt als Nuclearlähmung P. J. Möbius [1]). Auch hier begann die Erkrankung, nachdem einige Monate zuvor vorübergehend Abducenslähmung dagewesen war, beiderseits mit Accommodationslähmung, der sich Sphincterlähmung anschloss. Dann folgt Lähmung der übrigen Aeste der Oculomotorii, Abducentenlähmung, rechtsseitige Facialisparese; leichte Sprach- und Schlingstörung schliesst sich an; Schwäche, dann vollständige Lähmung der Beine mit Schwinden des Kniephänomens beschliesst das Bild. Durch eine Inunctionscur — 5 Jahre zuvor hatte der Kranke ein Geschwür am Penis gehabt — wird das Leiden beseitigt. (Fall 32.) Dieser Fall gehört übrigens wegen der Lähmung der Beine nicht mit Sicherheit in die Kategorie der Nuclearlähmung, wir werden demselben bei Besprechung der Fascicularlähmung noch einmal begegnen. Auch möchte ich die Fälle von recidivirender Oculomotoriuslähmung, die mit Mydriasis und Accommodationslähmung einhergehen, wie Möbius [2]) einen solchen beschreibt, nicht der nuclearen, sondern der basalen Lähmung beigesellen — wovon an einem späteren Orte, an dem auch noch manche andere Beobachtungen über Ophthalmoplegie Platz finden werden.

Die klinische Beobachtung zeigt demnach, dass, was a priori schon anzunehmen war, das Freibleiben von Iris und Accommodation nicht charakteristisch für die Nuclearlähmung sein kann; dass vielmehr alle Formen des Ergriffenseins der Innervationscentren für Sphincter iridis und Tensor chorioideae bei Nuclearlähmung thatsächlich vorkommen — und wenn es noch eines weiteren Beweises bedürfte, dass nicht blos bei acuter Er-

---

[1]) P. J. Möbius: Ueber einen Fall nucleärer Augenmuskellähmung, in: Centralblatt für Nervenheilkunde Bd. V, pag. 465, 1882.

[2]) P. J. Möbius: Ueber periodisch wiederkehrende Oculomotoriuslähmung, in: Berliner klin. Wochenschrift No. 38, 1884.

krankung, wo ein Herd gesetzt wird, der Alles ergreift, was in seinem Bereiche liegt, sondern dass auch bei chronischer Erkrankung, der sogen. functionellen Lähmung, die Iris- und Accommodationscentren nicht verschont bleiben, so dient hierfür der Sectionsbefund von Gowers in einem (pag. 337 bereits berührten) Falle Hutchinson's. Es liegt eine gewisse Ironie darin, dass während das Freibleiben von Iris und Accommodation wenigstens für die chronisch verlaufenden Fälle der Nuclearlähmung als charakteristisch angenommen wird, in dem einzigen derartigen Falle, der zur Section kam, die vollständige Lähmung von Sphincter und Accommodationsmuskel während des Lebens constatirt worden war. Der Kranke, der Syphilis leugnete, während eines der Kinder Zeichen hereditärer Lues zeigte, bot ausser interiorer Ophthalmoplegie nahezu vollkommene Paralyse aller exterioren Augenmuskeln, Parese des sensitiven Antheils des Trigeminus, Atrophie der Sehnerven und ataktische Erscheinungen dar. Gowers fand bei der Untersuchung post mortem: das Sehnervenchiasma grau, aber von fester Consistenz; die Tractus optici einigermassen degenerirt; die Oculomotorii sehr wenig gesunde Nervenfasern, aber viele Bindegewebskerne enthaltend, ihre Wurzeln innerhalb der Crura cerebri als bindegewebige Streifen zu verfolgen, während gleichzeitig in den Ursprungskernen die grossen multipolaren Nervenzellen meistens verschwunden sind; von den Trochleares war keine Spur übrig geblieben, durch die sie sich von dem Bindegewebe der Pia mater abgehoben hätten, ihre Nervenkerne vollständig degenerirt; der sensitive Antheil des Trigeminus einigermassen degenerirt; die Abducentes durch feine graue Fäden dargestellt, die hauptsächlich aus Bindegewebe und Resten atrophischer Nervenfasern zusammengesetzt sind, der im Pons gelegene Nervenkern degenerirt. Alle übrigen Hirnnerven normal. Kleine Degenerationsherde im Pons und in der Medulla oblongata.

Dieser Sectionsbefund leitet uns noch zu zwei Bemerkungen. Erstens zeigt er uns, dass von den „functionellen" Lähmungen nicht viel zu halten ist, indem sich neben der Degeneration der drei motorischen Augenmuskelnerven Degeneration der Sehnerven und eine theilweise Degeneration der sensitiven Portion des Trigeminus findet, während die motorische Portion des letztgenannten Nerven intact blieb. Zweitens wird uns Gelegenheit

geboten, über die Betheiligung der Sehnerven bei den in Rede
stehenden Processen ein Wort zu sagen. Wir erfahren nicht, wie
weit centralwärts von den Tractus die Erkrankung der Optici
verfolgt werden konnte. Ich denke, die Atrophie der Optici ist
unter solchen Umständen die Folge der Erkrankung der hinteren
Partien der Thalami optici (des Pulvinar). Trifft die Läsion den
Boden des 3. Ventrikels, dann kommt es zur Lähmung des Sphincter
und des Accommodationsmuskels; trifft sie die Seitenwandungen des
Ventrikels, dann kommt es zu Sehstörungen und secundärer Degeneration der Optici. Während der Boden des 3. Ventrikels vom Ramus
communicans posterior versorgt wird, gehen nach Heubner von
den ersten zwei Centimetern der Arteria cerebri profunda diejenigen kleinen Gefässe ab, welche die Hirnschenkel, die Vierhügel
nebst Umgebung, den Plexus chorioideus des Hinterhorns und des
3. Ventrikels, sowie die hintere Hälfte der Thalami optici
versorgen.

Wir haben nunmehr auf Grund der Annahme von Erkrankungen
in der Kernregion des Oculomotorius die früher (pag. 301 sub
a, b, c) angeführten drei ersten Varianten im Verhalten von
Sphincter und Accommodationsmuskel bei Oculomotoriuslähmung
erklärt. Zwei Varianten (Maximalerweiterung und Maximalver-
engerung der Pupille) sind noch zu erklären. Oculomotoriuslähmung
mit Myosis wird von Benedikt[1]) angegeben. „Cerebrale Oculomotoriuslähmung“, sagt Benedikt, „ist manchmal mit Myosis
statt Mydriasis verknüpft.“ Das Phänomen ist auch von Wernicke
angeführt in einem seiner Fälle von acuter Poliencephalitis superior
(vergl. pag. 345). Fontan[2]) beschreibt einen Fall, in welchem
bei einem Manne, einem sehr starken Raucher und seit kurzer
Zeit auch übermässigen Trinker, eines Tages plötzlich beim Erwachen Lähmung der vier vom Oculomotorius versorgten exterioren
Muskeln linkerseits und am rechten Auge Lähmung des Internus
nachzuweisen war. Die Pupillen dagegen zeigten sich sehr stark
verengt und erweiterten sich nur wenig bei Beschattung. Die Erscheinungen besserten sich wesentlich bei Restriction des Tabak-
rauchens. „Ist die Verengerung der Pupille“, hervorgerufen durch
Reizung der Sphincternerven und „einige Male (Cl. Bernard,

---

[1]) Electrotherapie, pag. 289, 1868.
[2]) Vergl. Knapp's Archiv Bd. XIII, pag. 296.

Carré) ohne Erklärung bei Lähmung des 3. Hirnnerven angegeben, ist diese Verengerung", so fragt Fontan, „ein genügendes Zeichen für Nicotinvergiftung?" Darauf muss geantwortet werden, dass Lähmung des Oculomotorius mit Verengerung der Pupille nur durch Annahme einer nuclearen Läsion erklärt werden kann und die Frage ist die, wie so das Nicotin auf die Kerne der exterioren Nerven lähmend, auf jene der interioren jedoch reizend wirkt. Die uncomplicirte Oculomotoriuslähmung mit Myosis muss nuclear sein, weil nur an einem Orte, wo die Nerven für exteriore und interiore Muskulatur gesondert liegen, durch eine Krankheitsursache die einen gelähmt, die anderen gereizt werden können.

Bleibt noch zu erörtern übrig, ob auch die maximale Erweiterung der Pupille, wie sie nach v. Graefe einmal unter 40 Fällen bei Oculomotoriuslähmung vorkommt, auf eine nucleare Ursache hindeutet. v. Graefe nahm hierfür eine basale Ursache in Anspruch. An der Basis cranii (innerhalb des Sinus cavernosus) liegt der Oculomotorius nahe dem sympathischen Geflechte der Carotis, aus welchem die Radix sympathica des Ganglion ciliare entspringt, um mit den Augennerven durch die Fissura orbitalis superior in die Orbita zu treten. v. Graefe, der Ansicht sich anschliessend, dass sympathische Fasern gegen Druck widerstandsfähiger seien als motorische, meint, dass eine Druckursache den Oculomotorius ganz zu comprimiren im Stande ist, während der gleiche Druck auf die sympathischen Fasern, die den Dilatator pupillae versorgen, noch nicht lähmend wirken muss, sondern nur reizend zu wirken braucht. Demnach wäre die Maximalerweiterung der Pupille bei Oculomotoriuslähmung das Zeichen einer intracraniellen basalen Lähmung und würde gegen eine intracranielle cerebrale Ursache sprechen. Doch ist zu bemerken, dass u. A. Hensen und Völckers Dilatation der Pupille erhielten, wenn sie Gehirnpunkte reizten, die nicht weit von den Ursprüngen des Oculomotorius im 3. Ventrikel entfernt sind. Sie führen an, dass, wenn die Querschnittfläche des Sehhügels beim Hunde gereizt wird, man Dilatation der Pupille erhält und zwar beginnt die reizbare Partie hart an den vorderen Schenkeln des Fornix, welche aber selbst nicht reizbar sind, um dann in der Tiefe nach rückwärts zu gehen und auf die Seitentheile der Vierhügel überzugreifen.

Die Oculomotoriuslähmung mit Freibleiben von
Iris und Accommodation, jene mit Lähmung des Sphincter
bei Intactheit der Accommodation, jene mit alleinigem
Mangel der Lichtreaction der Pupille bei Erhaltensein der
accommodativen Bewegung, sowie der Accommodation,
jene endlich, welche mit Verengerung der Pupille einhergeht
— alle diese Erscheinungen, die bei Oculomotoriuslähmung thatsächlich beobachtet wurden, erfahren ihre Begründung und
Erklärung erst durch Rücksichtnahme auf eine nucleare
Ursache. Für die Oculomotoriuslähmung mit maximaler Erweiterung der Pupille ist die Annahme einer basalen Ursache
(v. Graefe) möglich, die nucleare aber nicht ausgeschlossen.

Detaillirung der Symptome der Nuclearlähmung.

Ehe wir auf Grund aller bisher geschöpften Erfahrungen einen
Generalüberblick über die Nuclearlähmung vornehmen, ist es an
uns, noch eine Reihe von Symptomen zu erörtern und in Frage
zu ziehen.

1) Kann es, während wir bisher immer nur von beiderseitiger
Ophthalmoplegie sprachen, eine Symptomengruppe geben,
welche nur in Lähmungen der Augenmuskeln Einer Seite sich
documentirt und dabei nuclearer Natur ist? Wenn von progressiver Lähmung der Hirnnerven Einer Seite gesprochen wird,
so glaubt man schlechtweg, dass dies durch eine progressive
Erkrankung der Nervenkerne Einer Seite möglich sei. So einfach
aber ist die Sache gerade für die progressive Erkrankung der
Kerne der Augenmuskelnerven keineswegs, wenn man auf Grund
derselben einseitige Ophthalmoplegie erklären wollte.

Was zunächst den Oculomotoriuskern anlangt, so liegen
aus neuerer Zeit Angaben v. Gudden's über den Ursprung dieses
Nerven beim Kaninchen vor. v. Gudden machte zunächst (1882)
bekannt, dass auf Grund von Experimentaluntersuchungen beim
Kaninchen die Oculomotorii sich partiell kreuzen. Jeder Oculomo-
toriusursprung hat zwei Kerne, einen ventralen und einen dorsalen.
Die Fasern, die aus dem ventralen Kern hervorgehen, bleiben auf
derselben Seite, während jene, die aus dem dorsalen Kern entspringen, zum Oculomotorius der entgegengesetzten Seite ziehen,
so dass jeder Oculomotorius sich zusammensetzt aus ventral entspringenden Fasern derselben und aus dorsal entspringenden der

entgegengesetzten Seite. Später (1883) gibt v. Gudden auf Grund
weiterer Untersuchungen — es wurden Muskeln des Auges exstirpirt
und dann die secundären atrophischen Veränderungen in die Nerven
und in die Nervenkerne verfolgt — an, dass der ventrale Kern
ebenfalls wieder aus zwei Kernen, einem vorderen und einem hinteren
bestehe und dass es nicht unwahrscheinlich sei, dass der Oculomotoriuskern aus noch mehr als drei Abtheilungen zusammengesetzt
ist. Nun, wir wollen uns mit den zwei Hauptkernen begnügen.
Die Existenz dieser beiden Kerne würde eine einseitige totale
Oculomotoriuslähmung auf Grund der Erkrankung Eines (des
ganzen rechten oder des ganzen linken) Oculomotoriusursprunges
unmöglich machen. Immer müsste partielle Oculomotoriuslähmung
beider Augen die Folge sein. Allerdings wird man sofort einwenden, dass die Art des Sehens und der Augenbewegungen bei
Mensch und Kaninchen so verschieden ist, dass, mag der Oculomotoriuskern beim Kaninchen aus noch so viel Specialkernen zusammengesetzt sein, von denen die einen gleichseitige, die anderen
gekreuzte Fasern abgeben, dies für den Menschen keine Giltigkeit
zu haben brauche, aber schon vor v. Gudden wurde für den
Menschen ein Verhalten des Oculomotorius- und des Abducenskernes
angegeben, das schliesslich denselben Effect hätte, wie der dorsale
und der ventrale Kern des Kaninchen-Oculomotorius. Die Untersuchungen von Mathias Duval (1879), dann von Duval und
Laborde (1880) und endlich jene von Graux (1880) haben folgendes
ergeben. Die Wurzelfasern des Oculomotorius entspringen nicht
sämmtlich vom correspondirenden Kerne, sondern die innersten derselben kommen von einem Nervenkerne der entgegengesetzten Seite,
jedoch nicht vom zweiten Oculomotorius, sondern vom Kerne des
entgegengesetzten 6. Hirnnerven, des Abducens. Aus diesem Kerne
hervorgegangen, gehen sie am Boden des 4. Ventrikels, der Raphe
parallel, nach oben und vorne; sie tragen bei zur Bildung der von
Huguenin als hintere Längsbündel der Haube beschriebenen weissen
Faserzüge; und in der Höhe, ein wenig nach rückwärts vom Oculomotoriuskerne, sieht man von diesen Strängen jederseits ein kleines
Faserbündel sich loslösen, das sich mit seinem Partner kreuzt, um
ohne durch den Oculomotoriuskern durchzugehen, die innersten
Faserbündel dieses letzteren Nerven zu constituiren. Es ist, wie
die genannten Forscher meinen, sehr wahrscheinlich, dass diese
Fasern, welche sich von der longitudinalen Bandelette (dem hinteren

Hauben-Längsbündel) loslösen und zum Oculomotorius begeben, nichts anderes sind, als jene Faserzüge, welche die Bandelette weiter unten aus dem Kern des Abducens erhalten hat. Auf diese Weise werden die associirten Bewegungen nach rechts und links von den Abducenskernen aus beherrscht, indem aus dem rechten Abducenskern die Fasern für die beiden Rechtswender (den Rectus externus des rechten, und den Rectus internus des linken Auges) entspringen und in analoger Weise der linke Abducenskern der associirten Bewegung der Augen nach links vorsteht.

Fügen wir diesen Anschauungen über die Kerne des Oculomotorius und Abducens noch die fast allgemein als feststehend angenommene Thatsache hinzu, dass sich die Trochleares im vorderen Marksegel vollständig kreuzen, so lässt sich leicht construiren, welche Erscheinungen auftreten müssten, wenn die Nervenkerne der Augenmuskeln der Einen, etwa der rechten Seite der Reihe nach zerstört würden.

Es wären gelähmt auf der rechten Seite: Rectus superior et inferior, Obliquus inferior und Abducens, während Rectus internus und Trochlearis dieser Seite intact, dagegen auf der linken Seite gelähmt wären. Totale einseitige Ophthalmoplegie könnte nie die Folge einseitiger Nuclearerkrankung sein. Nun könnte man noch mit Lichtheim sagen: dass auf Grund der gemeinsamen Function der Trochleariskern der entgegengesetzten Seite erkranke, aber die Schwierigkeit mit dem Abducenskern, der die Fasern für den contralateralen Rectus internus abgeben soll, wäre damit nicht behoben. Denn totale Oculomotoriuslähmung der einen müsste mit Abducenslähmung der anderen Seite combinirt sein. Oder sollte die functionelle Lähmung eine solche Gewalt haben, dass sie sich aus dem entgegengesetzten Abducenskern nur die Zellen des Rectus internus heraussucht und die Abducenszellen frei lässt? Das ginge wieder nicht gut an, da man gerade die sogenannten associirten Lähmungen (Lähmung der beiden Rechts- oder Linkswender) aus der Läsion eines Abducenskernes ableiten will. Ja, die Schwierigkeit, welche die associirten Lähmungen, die bei gewissen Hirnerkrankungen vorkommen, der Erklärung in den Weg stellten, schien durch den Befund Duval's behoben, indem man nicht mehr eine Störung in einem zu supponirenden besonderen Coordinationscentrum, von welchem aus die associirten Bewegungen, also auch die Rechts-

und Linkswendung der Augen, beherrscht würden, anzunehmen genöthigt war — sondern einfach eine Läsion des rechten Abducenskernes die Associationsbewegung nach rechts, jene des linken Abducenskernes die analoge Bewegung nach links hemmen würde.

Einseitige nucleare Ophthalmoplegie, ja einseitige totale Oculomotorius- oder Abducenslähmung aus nuclearer Ursache wäre bei solchen anatomischen Vorstellungen eine Unmöglichkeit. Gibt es aber einseitige Ophthalmoplegien oder einseitige Oculomotoriuslähmungen, die auf nucleare Basis mit Sicherheit zu stellen sind? Die Antwort lautet: Allerdings, es gibt solche Lähmungen. Wir brauchen nur auf unsere Fälle (25 und 26) [1]) hinzublicken. Der Fall 25, der schon von Prof. Nothnagel in der Gesellschaft der Aerzte zu Wien zu Anfang dieses Jahres (1884) als ein Beispiel für die Poliencephalitis superior (Wernicke) hingestellt wurde, zeigte durch mindestens zwei Decennien totale Oculomotorius- und Abducenslähmung linkerseits ohne eine Motilitätsstörung am rechten Auge — und so wie hier durch das Freibleiben der interioren Augenmuskulatur die Nuclearlähmung sichergestellt ist, so gilt aus demselben Grunde das Gleiche für den Fall 26, in welchem rechtsseitige totale Oculomotoriuslähmung da war, während links zwar Ptosis, aber keineswegs Abducenslähmung sich nachweisen liess. In jüngster Zeit (December 1884) habe ich einen 65jährigen Mann gesehen, der seiner Angabe nach vor 10 Tagen auf der Strasse ausgeglitten und auf den Hinterkopf gefallen war, sich aber sofort wieder erheben konnte und keine allgemeine Gesundheitsstörung erlitt. Ohne jeglichen Kopfschmerz bemerkte er Tags darauf Verschwommen- und bald darauf Doppelsehen. Am rechten Auge ist geringe Ptosis, sämmtliche vom Oculomotorius versorgten exterioren Augenmuskeln, vor Allem der Internus, sind stark paretisch. Die rechte Pupille aber ist dem Alter entsprechend enge, gleichweit wie die des linken Auges und ich möchte sagen, in ungewöhnlich prompter Weise direkt und consensuell gegen Licht, sowie bei Accommodationsintentionen reagirend. Der 65jährige liest mit Hilfe seiner Brille auch mit dem rechten Auge allein gewöhnliche Druckschrift. Die Diagnose lautet auf Nuclearlähmung des Oculomotorius in Folge traumatischer Blutung am Orte des Oculomotoriuskernes. Da die Nervenzellen für Sphincter und Accommodationsmuskel von

---

[1]) Siehe pag. 324—326.

einem anderen Gefässgebiet aus versorgt werden, so konnten dieselben intact bleiben. (Fall 33.) Zwei Fälle einseitiger partieller Oculomotoriuslähmung mit Erhaltensein der Pupillarreaction (ohne Hemiplegie) beobachtete Förster (nach Rosenstein, 1882) und ein derartiger Fall von totaler einseitiger Lähmung der exterioren Oculomotoriusmuskeln wurde von Ravà (1882) beschrieben.

Derartige Fälle zeigen klar, dass die Vorstellung, als würde jeder Abducenskern den Abducens derselben und den Rectus internus der entgegengesetzten Seite versorgen, eine irrige sei. Nicht, dass die Anordnung der ganzen Faserzüge im Boden des 4. Ventrikels nicht genau so wäre, wie sie Duval zuerst angegeben; aber wie will man die einzelnen Fasern von einer Abducenszelle aus verfolgen bis in die Bahn des entgegengesetzten Oculomotorius? Wer sich mit der Anatomie des Centralnervensystems beschäftigt hat, weiss, dass ein derartiges Unternehmen heutzutage noch nicht ausführbar ist.

Und deshalb bin ich auch keineswegs überzeugt, dass die Trochleares beim Menschen sich kreuzen. Das Bild, das sich im vorderen Marksegel darbietet, spricht zwar dafür, wenigstens nicht dagegen, aber die Verfolgung jeder einzelnen Faser ist auch da nicht möglich. Im Uebrigen haben die Anatomen in Betreff der Trochleariskreuzung beim Menschen alle Annahmen gemacht, die überhaupt möglich sind. Es gibt Vertreter der Nichtkreuzung (Schröder van der Kolk), Verfechter der totalen Kreuzung (Stilling, Kölliker, Stieda) und endlich fehlt auch die Ansicht nicht, dass es sich vielleicht blos um eine partielle Kreuzung handle (Henle). Ja, wäre ein Experiment Exner's (1874), welcher bei elektrischer Reizung der einen Hälfte des vorderen Marksegels oder des einen Trochleariskerns nur Muskelcontraction derselben Seite erzielte, unanfechtbar, dann wäre die Trochleariskreuzung nicht einmal für das Kaninchenhirn richtig.

Ich bin auf Grund der klinischen Beobachtung der Ansicht, dass die Nerven für die Augenmuskulatur jedes Auges sämmtlich ihre Kerne auf der gleichnamigen Seite haben und dass daher die einseitige totale Ophthalmoplegie einfach durch die reihenweise Erkrankung der gleichseitigen Nervenkerne bedingt wird.

2) Welches ist die wahrscheinliche Reihenfolge der Ursprünge des Oculomotorius? Nach Hensen und Völckers

würden die Nervenkerne für die einzelnen vom Oculomotorius versorgten Muskeln in folgender Ordnung hinter einander liegen:

1) Accommodationsmuskel,
2) Sphincter iridis,
3) Rectus internus (Innenwender),
4) Rectus superior (Heber),
5) Levator palp. sup. (Lidheber),
6) Rectus inferior (Senker),
7) Obliquus inferior (Heber),

dann folgt: Trochlearis (Senker).

Diese Reihenfolge könnte zwar richtig sein, denn wir können der Natur nicht unsere beschränkte Logik aufzwingen, aber wahrscheinlich ist sie nicht. Auch wollen Hensen und Völckers selbst für die Richtigkeit der Aufeinanderfolge der Kerne 5 bis 7 nicht einstehen[1]. Unwahrscheinlich ist die Sache, weil auf einen Heber (4) der Lidheber, dann aber wieder ein Senker, dann wieder ein Heber und dann wieder ein Senker folgen soll. A priori möchte man nämlich glauben, dass den zusammengehörigen ·Muskeln auch benachbarte Nervenkerne entsprechen.

Ganz anders sieht sich das Schema von Kahler und Pick an. Es ist das folgende:

1) Accommodationsmuskel,
2) Sphincter iridis,

	3) Rectus internus,	5) Levator palp. sup.,	
Medial.	4) Rectus inferior,	6) Rectus superior,	Lateral.
		7) Obliquus inferior,	

dann folgt: Trochlearis.

Nach diesem Schema, gewonnen durch Beobachtung am Lebenden und durch den nachfolgenden pathologisch-anatomischen Befund[2], liegen die Kerne der drei stets zusammenwirkenden Muskeln: der beiden Heber und des Lidhebers in nächster Nachbarschaft im lateralen Flügel der hinteren Partie des Nucleus oculomotorii, ebenso wie die Ursprünge des Rectus inferior (der mit dem Kerne des Rectus internus den medialen Flügel der hinteren Nuclearregion

---

[1]) Vergl. pag. 339.
[2]) Vergl. pag. 339.

einnimmt) an jene des zweiten Abwärtswenders, des Trochlearis, grenzen. Ein solches Verhalten ist a priori wahrscheinlicher. Fragen wir, inwieweit es zu der Art der Entwickelung der Nuclearlähmung stimmt.

Zunächst fällt auf, dass bei der unzweifelhaften Nuclearlähmung, der exterioren Ophthalmoplegie, der Heber des Oberlids häufig nur in mässigem Grade betheiligt, die Ptosis also nur eine mässige ist, wenngleich es nicht zutrifft, dass dies immer so sei, denn es kommt auch totale Ptosis dabei vor. Dieses eigenthümliche Verhalten des Levator lässt sich nach dem Schema von Kahler und Pick erklären, wenn man annimmt, dass das umschriebene Ernährungsgebiet, welches die Zellen des Tensor chorioideae und des Sphincter iridis umfasst, das nach rückwärts und lateral unmittelbar anstossende Zellennest des Levator in der Regel zum Theile, seltener gar nicht einbezieht. So lange das in Rede stehende Ernährungsgebiet intact bleibt, wird im ersteren Falle mit der Unversehrtheit von Accommodation und Pupillarbewegung auch ein Theil der Action des Levator erhalten bleiben.

Ferner: In jener Sitzung vom 19. Februar 1868, in welcher v. Graefe über den Symptomencomplex der Ophthalmoplegie sprach, stellte er auch einen Fall vor von doppelseitigem totalem angeborenem Irismangel (Irideremie), einhergehend mit unvollständiger Ptosis und „geringerer Elevation der Blicklinie". Dieselbe Coincidenz hatte v. Graefe auch in einem anderen Falle von Irideremia congenita beobachtet; „eine defectuöse Ausbildung des oberen Oculomotoriusastes sei vorhanden und es scheine überhaupt, dass der Oculomotorius ein häufiger Gegenstand für Entwickelungshemmungen oder für fötale Erkrankungen sei". Es ist wohl unzweifelhaft, dass es sich hierbei nicht um eine primäre mangelhafte Entwickelung des oberen Oculomotoriusastes, sondern um eine nucleare Entwickelungshemmung handelt; und ich will beifügen, dass ich auch bei der einfachen Ptosis congenita (ohne Irideremie) die Störung in der Hebung des Auges beobachtet habe. Die Ursache dieses letzteren Symptomencomplexes können wir nach dem Schema von Kahler und Pick auf eine Entwickelungshemmung im hinteren lateralen Oculomotoriuskerne, der die Ursprünge des Levator und der beiden Heber enthält, ungezwungen zurückführen und es wäre nur noch zu ergründen, warum sich die Entwickelungshemmung der Iris bisweilen zugesellt.

Weiterhin: Es gelingt vielleicht in einzelnen Fällen zu beobachten, in welcher Reihenfolge die einzelnen Muskeln bei der progressiven Ophthalmoplegie ergriffen werden. Man muss sagen, dass die diesbezüglichen Angaben recht spärlich sind. Einzelne Angaben finden sich in der früher zusammengestellten Casuistik. Im Fall 28 (v. Graefe, pag. 328) stellt sich der Kranke vor mit rechtsseitiger Parese von Levator palpebrae superioris, Rectus internus und Rectus inferior; Trochlearislähmung gesellt sich dann hinzu. Ein Blick auf die Anordnung der Kerne nach Kahler und Pick zeigt, dass in der That durch einen confluirenden Herd die Kerne 5, 3, 4 und späterhin der Trochlearis ergriffen werden können, während 1, 2, 6 und 7 noch frei sind, ebenso wie die in diesem Falle späterhin linkerseits auftretende Parese von Levator und Rectus internus leicht ihre Erklärung findet in der Erkrankung der benachbarten Kerne 3 und 5. Im Falle 17 (Lichtheim, pag. 319 und 342) sind Rectus internus, Rectus superior und Levator am schwersten betroffen. Lichtheim nimmt an, es handle sich um hauptsächliche Affection des mittleren Theils der Oculomotoriusregion, wie sie Hensen und Völckers beim Hunde fanden, ohne jedoch den Angaben von Kahler und Pick zu opponiren, nach denen in der That eine vorwiegende Affection der Kerne 3, 5 und 6 bei schwächerem Ergriffensein der Kerne 4 und 7 leicht verständlich ist.

Endlich: ich habe selbst einzelne Beobachtungen gemacht, die sehr gut mit Kahler's und Pick's Angaben harmoniren. Am belehrendsten scheint mir der folgende Fall. Ein circa 30jähriger Mann bekommt links Ptosis und Abducenslähmung, rechts hingegen Parese des Rectus inferior. Allmälig geht links die Ptosis zurück, die Abducenslähmung wird vollständig. Rechts hingegen tritt später zur Lähmung des Rectus inferior Parese des Rectus internus, sowie Lähmung des Sphincter und der Accommodation. Levator und die Augenheber sind vollkommen normal. Die Sehnenreflexe fehlen. Sonst kein Anzeichen eines Centralleidens. Diagnose: Nuclearlähmung. Links zwei ganz discontinuirliche Herde, rechts hingegen Beginn der Erkrankung im Kern 4 (nach Kahler und Pick), daher mit Parese des Rectus inferior, und indem das Leiden nach vorne (auf die Kerne 3, 2, 1) weitergreift, Ausbreitung der Lähmung auf Rectus internus, Sphincter iridis und Tensor chorioideae.

Der hintere laterale Oculomotoriuskern (enthaltend die Muskelkerne
5, 6, 7) ist vollkommen intact geblieben. (Fall 34.)

Nach all' dem Gesagten scheint es mir, dass die Annahmen
von Kahler und Pick in Betreff der Lage der Oculomotoriuskerne durch die klinische Beobachtung
mächtig gestützt werden.

3) Die Nuclearlähmungen sind nicht associirte. Es muss
dies hervorgehoben werden gegenüber der Annahme Wernicke's,
dass es sich um associirte Lähmungen handle (pag. 346) und dass
v. Graefe die Lähmungen als associirte aufgefasst habe. Wir
haben früher (pag. 331) erörtert, dass v. Graefe dies keineswegs that, sondern die Lähmungen im Gegentheil für antagonistische erklärte. Auch auf Grund der drei von Wernicke
selbst beobachteten Fälle (pag. 345) lag keine Ursache vor, die
Lähmungen für associirte zu halten. Denn in dem einzigen dieser
3 Fälle, in welchem die Aufeinanderfolge der Lähmungen einigermassen festgestellt werden konnte, entwickelte sich zunächst Lähmung beider Abducentes — also das gerade Gegentheil einer
associirten Lähmung.

Die Art und Weise, wie bei nuclearer Ursache die Muskeln erst
auf dem einen, dann auf dem anderen Auge befallen werden, folgt
in der That gar keinem bestimmten Gesetze; nur so viel kann man
sagen, dass associirte Lähmungen nicht hervortreten. Dagegen ist
die Art und Weise, wie die Parese auftritt, eine ganz eigenthümliche und, wie es scheint, für die Nuclearlähmung charakteristische.
Es sind dies Zeichen der Lähmung, wie sie schon Benedikt
(pag. 332) angegeben. Anfänglich beobachtet man, dass die Augen
oder bei schon ausgesprochener Unbeweglichkeit des einen Auges
das zweite noch im verhältnissmässig guten Stande befindliche Auge
nur mit Schwierigkeit und nur nach wiederholter und energischer Aufforderung der angewiesenen Blickrichtung folgen, dabei auch mitten
am Wege stehen bleiben, um erst bei erneuerter Willensanstrengung
denselben fortzusetzen. Oder man bemerkt, dass in dem einen
Momente die Bewegung ganz gut von statten geht, während im
nächsten Momente eine Bewegung nach der gleichen Richtung nicht
zu erreichen ist. Endlich ist auch das Wechseln der Symptome im
Laufe eines Tages sehr auffallend. Am Morgen ist die Ptosis geringer, sind die Augen besser beweglich, am Abend sind die Erscheinungen wesentlich verschlimmert.

Derartigen Wechsel beobachten wir nicht bei Lähmungen, welche durch Erschwerung oder Unterbrechung der Leitung in den Nervenfasern hervorgerufen werden. Der schlechte Leitungsdraht bleibt immer gleich schlecht. Sitzt jedoch die Ursache in den Nervenzellen, sind dieselben verändert, krank, aber noch nicht abgestorben, dann kann der Wille momentan sie zu stärkerer Leistung anregen, dann kann auch, wenn sie die Nacht hindurch von lange fortgesetzter Action sich erholen konnten, am Morgen ihre Leistung eine bessere sein, während am Abend sich die Erschöpfung der des Tages über beständig angespornten Centren wieder geltend machen wird. Welcher Art die Erkrankung der Nervenzellen ist, dürfte hierfür gleichgiltig sein.

4) Wenn einerseits progressive Lähmung aller Augenmuskeln beider Augen auf nucleare Ursache zurückführbar ist, so ist auf der anderen Seite klar, dass gerade für eine isolirte, selbst partielle Lähmung irgend eines Augenmuskels, bei dem Gesondertsein der einzelnen Nervenkerne, das ätiologische Moment erster Kategorie im Nucleus sitzen kann. Die oft geringfügigen, leicht verschwindenden Lähmungen, welche der Tabes dorsalis (Duchenne) oder der disseminirten Hirnsclerose (Charcot) oder der progressiven Paralyse (A. Graefe) vorangehen, sind, wie man heute wohl mit Bestimmtheit sagen kann, durchwegs nuclearer Natur, wenngleich der der Nuclearerkrankung zu Grunde liegende Krankheitsprocess verschiedene Charactere besitzt. Die isolirte Sphincter- und Accommodationslähmung ist gegenwärtig auch nicht mehr räthselhaft. Hutchinson, dem die isolirten Ursprünge des Oculomotorius noch nicht bekannt waren, glaubte für die Ophthalmoplegia interior eine orbitale Ursache, eine Erkrankung des Ganglion ciliare annehmen zu müssen, und war daher auch der Ansicht, dass hierbei alle interioren Muskelstructuren, d. i. neben dem Accommodationsmuskel nicht blos der Sphincter, sondern auch der Dilatator pupillae gelähmt seien (pag. 308). Diese Auffassung ist insofern merkwürdig, als ja bei isolirter Sphincterlähmung häufig durch Mydriatica eine Maximalerweiterung der Pupille erzielt werden kann, was auf Contraction des nicht gelähmten Dilatators zurückgeführt werden muss. Heute können wir sagen, dass bei der Ophthalmoplegia interior Hutchinson's meist nur Sphincter und Accommodationsmuskel (ohne Dilatator) gelähmt sind und dass diese isolirte Lähmung nur durch eine nucleare Ursache zu erklären ist (Parinaud,

pag. 341). Es kann eine solche Ophthalmoplegia interior längere
Zeit bestehen, ehe sich Erscheinungen anderer Muskellähmungen
hinzugesellen, deren Hinzutreten jedoch sofort energisch gegen die
von Hutchinson supponirte orbitale Ursache spricht. So ging die
Mydriasis bei Heine (pag. 356) lange Zeit den übrigen Lähmungen
voraus. So leidet z. B. ein 40jähriger Mann (October 1884), der vor
5 Jahren an Syphilis erkrankte, seit 1 Jahre am linken Auge an
Lähmung des Sphincter und der Accommodation. Das ganze Jahr
über keine krankhafte Erscheinung im Bereiche des Nervensystems,
keine andere Lähmung. Jetzt, nach 1 Jahre, klagt Patient über
Doppelbilder. Die genauere Untersuchung ergibt Parese des linken
Rectus superior, sowie des linken Abducens. Absolut keine Hirn-
erscheinung. Diagnose: Progressive Nuclearlähmung auf syphilitischer
Basis (Fall 35).

Isolirte Lähmungen exteriorer Augenmuskeln sind mitunter aus den begleitenden Symptomen als nucleare zu
diagnosticiren. Gayet, dem wir die schönen Beobachtungen, deren
wir früher (pag. 313 und 315) gedachten, verdanken, hat auch nach
dieser Richtung bereits 1876 eine interessante Diagnose gestellt.
Ein 28jähriger Mann zeigt Lähmung des rechten Rectus externus,
die sich einige Tage zuvor plötzlich entwickelt hatte. Nach 1 Monat
stellt sich der Kranke wieder vor mit anämischem und leidendem
Aussehen, sowie im Zustande starker Abmagerung. Es wird festgestellt, dass derselbe seit einiger Zeit an Polyurie leidet. Nunmehr
stellt Gayet die Diagnose, dass es sich um eine Läsion des
Abducenskernes am Boden des 4. Ventrikels handele, da nach
Claude Bernard, wie bekannt, die Piqûre einer Stelle des ver-
längerten Markes (unterhalb des Ursprungs der Hörnerven) einfache
Polyurie zu erzeugen vermag, daher die Ursache beider Leiden am
Boden des 4. Ventrikels zu suchen sei. Gayet weist auch darauf
hin, dass Cl. Bernard einige Male beobachtete, wie dem Diabetes-
stich Ablenkungen der Augen folgten, so speciell bei einem Hunde
nach der Piqûre eine Ablenkung des rechten Auges nach innen
eintrat, wie eine solche im Falle Gayet's da war (Fall 36). Die
Muskellähmungen, die bei Diabetes mellitus (nach einer letzten
Angabe Galezowski's (1883) in 7 % der Fälle) vorkommen, sind
wahrscheinlich wenigstens zum Theile durch Blutung in die Nuclearregion erzeugt.

In der That versäume man nicht, namentlich bei Augenmuskel-

lähmungen, die einem Sturz auf den Kopf folgen, die Urinunter-
suchung vorzunehmen.

Bei solch' evidenter traumatischer Ursache kann auch auf
den Nucleus hindeuten die Doppelseitigkeit einer Parese, besonders
der Abducensparese: z. B. Ein Mann (November 1884) stürzt vom
Kutschbock und fällt auf's Hinterhaupt. Er erhebt sich sofort,
ohne irgend einen Schaden genommen zu haben. Aber sehr bald
merkt er beim Kutschiren, dass Menschen und Pferde, in der Entfernung auftauchend, doppelt sind. Die Untersuchung ergibt: Parese
beider Abducentes. Wahrscheinlichkeitsdiagnose: Umschriebene
traumatische Blutung in der Mittellinie, am Boden des 4. Ventrikels
in der Höhe der Abducenskerne, die auf einen Theil der Ursprungszellen sowohl des rechten, als des linken Abducens übergreift. In
anderer Weise dürfte diese doppelseitige traumatische Abducensparese kaum erklärt werden können. Patient wird angewiesen,
seinen Urin untersuchen zu lassen und sich wieder vorzustellen,
lässt sich aber nicht mehr blicken (Fall 37).

Wie also z. B. die Combination einer Muskellähmung mit Polyurie, oder traumatische partielle doppelseitige Lähmung auf
den Nucleus deutet, so kann auch das Symptom der Somnolenz
eine Rolle spielen. Eine Frauensperson von ca. 30 Jahren (October
1884), die stets nervös gewesen war, hatte vor 14 Tagen einen
ungemein ängstigenden Traum. Sie erwachte im furchtbarsten
Schrecken. Seitdem ist ihre Nervosität noch mehr gesteigert und
es entwickelten sich bald drei auffallende Krankheitserscheinungen:
Doppelsehen, Schwindel und Somnolenz. Das Doppelsehen ist, wie
die genauere Prüfung ergibt, durch Lähmung des rechten Trochlearis
begründet, von welcher auch das Schwindelgefühl abgeleitet werden
kann. Allein höchst auffallend ist die Somnolenz. Sowie Patientin
sich ruhig verhält, ruhig dasitzt, schläft sie ein. Wer möchte sich
da nicht sofort an die Krankengeschichte Eugen Perrot's
(pag. 313), sowie an die Angaben Wernicke's (pag. 346) erinnern?
Ich stelle die Diagnose: eine durch plötzlichen Schreck hervorgerufene, der näheren Natur nach nicht zu bestimmende Erkrankung
des Bodens des 3. und 4. Ventrikels, und als deren Folge eine
nucleare Trochlearislähmung und Somnolenz. Die Krankheit scheint
noch chronischer zu verlaufen, als bei Eugen Perrot. Der Ausgang
ist nicht bekannt (Fall 38).

Diese Beispiele mögen genügen, um zu zeigen, wie auch bei

25*

isolirten Muskellähmungen durch Beachtung der Complicationen
die Wahrscheinlichkeitsdiagnose einer Nuclearerkrankung gestellt
werden kann.

5) Der Kopfschmerz fehlt bei nuclearer Lähmung bald
gänzlich, bald ist er in heftigem Grade entwickelt. Schon Wernicke (1883) erklärt, dass der Kopfschmerz in dem von Gowers
secirten Falle Hutchinson's, in welchem die Section eine gewisse
Degeneration des sensitiven Antheils des Trigeminus ergab (pag. 361),
„als Herdsymptom von Seite des Quintus zu deuten" sei [1]. Möbius
(1884) kommt zu einem analogen Schlusse. Sowohl die heftigen
Augenschmerzen, als die heftigen Kopfschmerzen, welche die cerebralen Augenmuskellähmungen begleiten können, rühren von der
Reizung der sogen. absteigenden Quintuswurzel her, in welcher
sowohl die Empfindungsfasern des Auges als auch die Nerven der
Dura Mater zu suchen sind [2]. Demnach fehlen die Kopfschmerzen
dann, wenn der Ursprung der sensitiven Trigeminusportion nicht in
Mitleidenschaft gezogen ist.

Eine höchst merkwürdige Thatsache, die nicht selten zur Beobachtung kommt, ist die, dass die oft heftigen Kopfschmerzen der
Lähmung vorausgehen, aber nachlassen oder gänzlich schwinden,
sowie die Augenmuskellähmung hervortritt. Möbius will dafür
das Folgende als Erklärung geben: „Man muss sich denken, dass
der als Lähmung sich darstellenden Erkrankung eine Schwellung
der kranken Theile vorausgeht, welche auf die Umgebung drückt
und bei der Weiterentwickelung des Processes nachlässt".

6) Ich möchte mich dagegen aussprechen, dass die Symptomengruppe der Nuclearlähmung nach dem Vorgange Wernicke's
mit einer Poliencephalitis superior indentificirt, d. h. gar nicht
die Diagnose der Nuclearlähmung (Ophthalmoplegia nuclearis),
sondern stets sofort jene der Poliencephalitis superior gestellt wird. Mit der Diagnose: Nuclearlähmung ist das ätiologische
Moment der ersten Kategorie festgestellt. Die Ursache der
Nuclearlähmung (das ätiologische Moment zweiter Kategorie)
kann, muss aber keineswegs ein Process sein, für welchen
allenfalls die Bezeichnung Poliencephalitis zutreffend wäre. Der
angeborenen Ptosis, einhergehend mit herabgesetzter Leistung

---

[1] Wernicke, l. c. Bd. III, pag. 466.
[2] Möbius, l. c. Berliner klin. Wochenschr. No. 38.

des Rectus superior, wie des Obliquus inferior (mitunter vergesellschaftet mit Fehlen der Iris, pag. 370) liegt sicherlich ein
Bildungsfehler im Oculomotoriuskerne zu Grunde; und wir
können nicht behaupten, dass eine Poliencephalitis im Fötus bestanden habe. Die zweifellos nuclearen Lähmungen, die rasch nach
einem Trauma auftreten (pag. 367 und 375), sind auf eine Blutung,
aber nicht auf einen Entzündungsprocess zurückzuführen. Nach
Huguenin könnte eine acute hydrocephalische Erweiterung des Aquaeductus Sylvii eine Läsion des Oculomotoriuskernes bedingen. Auch Tumoren wurden im Kerngebiete der
Augenmuskelnerven beobachtet, und es scheint bemerkenswerth,
dass 2 Mal ein Tuberkelknoten in einem Abducenskerne während
des Lebens diagnosticirt und post mortem thatsächlich gefunden
wurde. Der eine dieser Fälle rührt von Féréol (1880)[1], der
zweite von de Vincentiis (1883)[2] her. Ebenso kann bei Caries
oder Tumorenbildung in den Wirbelknochen eine Compression der
Medulla oblongata und dadurch Compression der Kernregion einzelner Augenmuskelnerven gesetzt werden. Nun sagt Wernicke
allerdings: Für die Nomenclatur der Poliomyelitis und der Poliencephalitis sei der klinische Gesichtspunkt viel mehr massgebend,
als die Rücksicht auf den anatomischen Befund. Allein das erscheint
doch a priori nicht möglich, bei einer Aufhebung der Function der
Nervenkerne, welche man als Folge einer Bildungsanomalie, als
Folge einer Blutung, oder eines acuten hydrocephalischen Ergusses,
oder aber als durch einen Tumor bedingt, oder als Ausdruck der
Compression durch eine extramedullare Ursache anzusehen berechtigt ist — von einer Poliencephalitis zu sprechen. Jedoch selbst.
im Hinblick auf jene Erkrankungen, bei welchen es sich um
genuine degenerative oder um entzündliche Processe der Kernregion handelt, ist es ein Hemmschuh für die genauere Diagnose,
für die Erkenntniss der verschiedenen Krankheitsformen, für die
Specialisirung und die Differentialdiagnose derselben, wenn man,
noch dazu im Bewusstsein, die verschiedenartigsten Dinge in
die gleiche Reihe zu stellen, eine generalisirende Bezeichnung,
wie es die der Poliencephalitis ist, dominiren lässt. Jener Process,
welcher sich fast ausschliesslich durch eine Unzahl von punktförmigen Hämorrhagien charakterisirt (Poliencephalitis acuta,

---

[1] S. Robin, Des troubles oculaires dans les maladies de l'encéphale, pag. 196.
[2] Annali di Ottalmologia, pag. 274.

hämorrhagica Wernicke), ist essentiell verschieden von den
Formen der Poliencephalitis chronica, welche selbst wieder sehr
differente Krankheitsbilder in sich schliesst. Analog dem Befunde
Gayet's (pag. 333) beschreibt Wernicke die acute Poliencephalitis superior also: „In den Wandungen des 3. Ventrikels rosige
Färbung der Gehirnmasse mit zahlreichen kleinen, punktförmigen
Hämorrhagien. Die Blutungen scheiden die Gefässe meist ein, die
kleinen Gefässe und Capillaren sehr erweitert und prall gefüllt;
nur hin und wieder schien in den Capillaren eine Schwellung und
ungewöhnliche Grösse der Endothelzellen vorzuliegen. In der Nähe
der Blutungen überall Körnchenzellen. Die Kernregion ist allein
betroffen, auf die dem grauen Boden benachbarten Gebilde und
Fasermassen erstreckt sich nirgends die genannte Veränderung.“
Aber dieser Befund gilt sicher nicht für andere Formen acuter
Nuclearlähmung, die nicht tödtlich enden, sondern rasch in Heilung
übergehen, wie in den Fällen von Gayet (Fall 9), Hock (Fall 24),
Etter (Fall 31), Möbius (Fall 32).

Von den chronischen Processen, meint Wernicke, wie wir
schon früher (pag. 346) angeführt, könne man drei Formen unter-
scheiden: primäre Degeneration der Nervenzellen, strangförmige
Sclerose, multiple Sclerose. Das von v. Graefe aufgestellte Bild
(pag. 331) passe am besten auf eine primäre Degeneration der
Zellen; allein diese Behauptung Wernicke's ist noch durch keinen
Sectionsbefund erwiesen. Das Krankheitsbild hingegen, wie es
Hutchinson (pag. 335) entwirft, deute auf einen sclerotischen Pro-
cess, sei es in fleckweiser, sei es in strangförmiger Verbreitung.
Der langsamere und von Remissionen unterbrochene Verlauf im
Falle Camuset's zeige in ausgezeichneter Weise auf die sclerotische
Form hin. Im Falle von Gowers (pag. 361) seien unverkennbare
Zeichen ependymärer Sclerose. In der That muss unter den
verschiedensten Erkrankungen, welche die Ursache der Nuclear-
lähmung werden können, die chronische Ependymitis genannt
werden.

Kahler (1882[1]) hat auf Grund einer klinischen und anatomischen Beobachtung darauf hingewiesen, dass die Hirnsymptome bei
Tabes dorsalis, zunächst die Lähmungen der Schlund- und Kehlkopf-

[1] Beiträge zur pathologischen Anatomie der mit cerebralen Symptomen
verlaufenden Tabes dorsalis in Prager Zeitschr. f. Heilk. Bd. II, pag. 732, 1882.

muskeln, durch eine chronische Ependymitis mit nachfolgender supependymärer Sclerose, welche sich in die Tiefe des grauen Bodens ausbreitet, bedingt werden; er beruft sich auf analoge Befunde von Jean, wie von Ott. Im Falle Kahler's ist besonders hervorzuheben, dass mit unzweifelhaften Erscheinungen von Tabes unter heftigem Kopfschmerz eine particlle Oculomotoriuslähmung (Lev. palpebrae und Rectus internus sind gelähmt) sich entwickelte, die jedoch nach etwa 3 Monaten wieder rückgängig wurde und bis zu dem etwa 8 Monate später erfolgten Tode nicht mehr hervortrat. Die Section ergab im Aquaeductus Sylvii starke Ependymwucherung, die stellenweise zum Verschluss des Canals geführt hat. In der Umgebung des Aquaeducts finden sich in der grauen Substanz zahlreiche weite Gefässe mit stark verdickten Wandungen. Die Oculomotoriuskerne und Wurzeln sehen vollkommen normal aus. Dieser Befund Kahler's scheint mir sehr wichtig. Es wird dadurch das Vorkommen, sowie das Verhalten der Augenmuskellähmungen bei Tabes erklärt. Die chronische Ependymitis ist die Ursache der Lähmungen.

So lange, wie in dem Falle Kahler's, secundär sich blos Circulationsstörungen im grauen Boden entwickeln, kann eine Störung in der Function der Nervenkerne eintreten, die wieder ausgleichbar ist. Partielle Muskellähmungen treten auf, die kommen und schwinden, wie dies bei der Tabes thatsächlich der Fall ist. Auch der Fall Camuset's (pag. 316) scheint mir in diese Kategorie zu gehören. Sobald aber der entzündliche Process in die Tiefe gegriffen hat und durch die Sclerose des Gewebes die Nervenkerne zerstört wurden, treten die dauernden und unheilbaren Augenmuskellähmungen auf. Bei dieser Gelegenheit will ich nicht unerwähnt lassen, dass Schmeichler (1883) die Lähmungen bei Tabes mit einem gemeinsamen Gefässgebiet in Verbindung bringt: „Adamkiewicz hat gezeigt, dass die Bahn der tabischen Sclerose durch den Verlauf der arteriellen Gefässe bestimmt ist. Die Arteria vertebralis versorgt die Hinterstränge mit Aesten, sie versorgt aber auch die Stammganglien der Augenmuskeln mit Blut, es ist dies die Arteria cerebri superior und Arteria cerebelli inferior posterior" [1]).

Da bei der progressiven Paralyse der Irren die Wucherung des Ventrikelependyms am regelmässigsten und in der stärksten Entwickelung vorkommt, so ist es sehr naheliegend, die Augen-

---

[1]) Schmeichler, Knapp's Archiv Bd. XII. pag. 472. 1883.

muskellähmungen bei dieser Erkrankung auf den gleichen Process, auf eine chronische Ependymitis mit secundärer Zerstörung der Nervenkerne zurückzuführen. Doch mögen bei Tabes, wie bei progressiver Paralyse auch andere anatomische Funde vorkommen. Westphal (1883[1]), der unter 32 von ihm zusammengestellten Fällen (darunter 6 eigener Beobachtung) bei progressiver Lähmung aller Augenmuskeln, zu der sich auch Erscheinungen der Bulbärparalyse gesellen können, 6 Fälle von Psychosen (darunter 3 mit spinalen Erscheinungen) und 12 Fälle mit spinalen Symptomen behaftet fand und der daher die progressive Ophthalmoplegie einerseits mit einer spinalen Erkrankung, andererseits mit Psychosen, die den Charakter fortschreitender Demenz zeigen, in Verbindung bringt (auch Meynert schliesst den Beobachtungen Westphal's einen Fall von progressiver Ophthalmoplegie, combinirt mit Psychose, an; 1875 hatte bereits A. Graefe auf das Symptom der Augenmuskellähmungen bei progressiver Paralyse der Irren hingewiesen) — Westphal berichtet über zwei anatomische Befunde am Orte der Kernregion, die aber wesentlich differiren. Das eine Mal zeigten die Kerne der Augenmuskelnerven zwar noch zahlreiche Ganglienzellen, aber die Mehrzahl derselben war kleiner und ohne die gewöhnlich sichtbaren Fortsätze. In dem zweiten Falle hingegen bestand eine über zahlreiche Theile des Gehirns, des Pons und der Medulla oblongata verbreitete fleckweise, graue, glasige Degeneration. Veränderungen der letzteren Art dürfen wir wohl als Grund der Muskellähmungen annehmen, die im Verlaufe der disseminirten Hirnsclerose auftreten.

Aus alledem geht hervor, dass es sehr verschiedene Processe sind, welche zu nuclearer Lähmung führen, und dass wir namentlich vier derselben: die Ependymitis mit secundärer Affection des grauen Bodens, die strangförmige Sclerose, die multiple Sclerose und jene Erkrankung, bei der sich nur Atrophie der Ganglienzellen zeigt, unterscheiden müssen. Denn wenn man auch nach Benedikt die letztere Form, die Atrophie der Nervenzellen, nicht als genuine Erkrankung, sondern als Folge eines activ hyperämisch-entzündlichen Processes ansehen will[2]), so handelt es sich doch in jedem Falle um eine, von den früher genannten verschiedene Erkrankung.

---

[1]) Vergl. Jahresbericht über die Leistungen und Fortschritte im Gebiete der Ophthalmologie. Tübingen 1884, pag. 343 und 605.

[2]) Benedikt, Nervenpathologie u. Elektrotherapie, pag. 645, 1876.

In jedem einzelnen Falle von Nuclearlähmung die eigentliche Krankheitsform zu erforschen, darauf muss in Zukunft unser Augenmerk gerichtet sein, da Prognose und Therapie von dem Erkennen dieses ursächlichen Momentes der zweiten Kategorie abhängen. Und so wie man gegenwärtig anfängt auch die Rückenmarkserkrankungen, bei denen progressive Muskellähmungen sich zeigen, zu differenziren und daher den generellen Namen Poliomyelitis zu meiden, ebenso ist weder Nuclearlähmung mit Poliencephalitis superior identisch, noch wird durch letzteren Ausdruck eine bestimmte Krankheit bezeichnet; und deshalb möchte ich meinen, dass man diese letztere Bezeichnung früher fallen lasse, ehe sie sich in die wissenschaftliche Nomenclatur eingelebt hat, dass man zunächst die Diagnose: Ophthalmoplegia (s. Myoparalysis) nuclearis stelle und erst in zweiter Linie den die Störung der Kernfunction bedingenden Process zu enthüllen suche.

Ueberblick über die Nuclearlähmung.

Die progressive Lähmung der Augenmuskulatur hat in den meisten Fällen eine nucleare Ursache. Diese letztere ist direct zu diagnosticiren, wenn Sphincter und Accommodation von der Lähmung nicht ergriffen sind. Die Ophthalmoplegia exterior muss in jedem Falle nuclearer Natur sein. Auch bei vollständiger exteriorer Ophthalmoplegie ist die Ptosis häufig eine unvollständige. Doch ist das letztgenannte Verhalten keineswegs für die Nuclearlähmung charakteristisch, denn es kann die Lähmung der Levatoren auch vollständig sein (Schröder, Camuset, Raehlmann, Lichtheim, Mauthner). Bei vollkommen entwickelter Ophthalmoplegie stehen die Bulbi gerade nach vorn, von der Norm kaum abweichend, oder aber sie divergiren; merklich prominirend sind sie nur ausnahmsweise (Lichtheim). Ehe die Nuclearlähmung eine vollständige geworden, ist sie dadurch ausgezeichnet, dass die Beweglichkeitsstörung durch energische Willensimpulse momentan behoben werden kann, dass die Bewegung wie in einem behindernden Medium vor sich geht, dass die Symptome Abends stärker hervortreten können als am Morgen (Benedikt, Gayet, Förster). Das von Benedikt bereits 1868 angegebene Symptom der Erschwerung und Verlangsamung der Augenbewegungen bei cerebraler Ursache wird 1883 von Westphal bei einer dem Bilde der cerebrospinalen grauen Degeneration ähnlichen Erkrankung des centralen

Nervensystems beobachtet. Bei der Nuclearlähmung fehlen die Doppelbilder, sobald die Erkrankung einige Zeit bestanden hat.

Sowie die Ophthalmoplegia exterior mit oder ohne weitere Complicationen direct als nuclear angesehen werden kann, ebenso ist Nuclearlähmung zu diagnosticiren, wenn bei erhaltener Accommodation und accommodativer Reaction der Pupille die Lichtreaction der letzteren verloren gegangen (Fall v. Graefe's), wenn bei erhaltener Accommodation der Sphincter gelähmt (Fall Pflüger-Lichtheim's), wenn bei Oculomotoriuslähmung die Pupille maximal verengt ist (beobachtet von Cl. Bernard, Carré, Benedikt, Wernicke, Fontan). Besteht Ophthalmoplegie mit totaler Oculomotoriuslähmung, so ist, wie bei Lähmungen einzelner Augenmuskeln, nur aus gleichzeitigen Complicationen bestimmter Art die Nuclearlähmung mit Wahrscheinlichkeit zu erschliessen. Sowie die Ophthalmoplegia exterior die nucleare Ursache anzeigt, so gilt das Gleiche für die isolirte Ophthalmoplegia interior (Lähmung von Sphincter und Accommodation).

Die nucleare Ophthalmoplegie

1. besteht seit der Geburt (Uhthoff) oder hat sich einige Tage nach der Geburt zu entwickeln begonnen (Schröder) oder sich in den ersten Lebensjahren (Raehlmann, Uhthoff — beide Male im 3. Lebensjahre) herausgebildet — ohne alle anderweitigen Störungen. In diese Kategorie gehört auch die Ptosis congenita, die häufig mit Functionsbehinderung der Heber einhergeht.

2. Die Krankheit kommt bei erwachsenen Individuen allmälig zur Entwickelung und bleibt, sowie in den sub 1 angeführten Fällen stationär (v. Graefe, A. Graefe, Lichtheim). Kopfschmerz und alle anderen Hirnerscheinungen fehlen.

3. Die Krankheit entwickelt sich in analoger Weise, aber unter Kopfschmerz, Störung des Gedächtnisses, complicirt sich mit Atrophie des Opticus, Lähmung des Trigeminus, des Facialis, geht einher mit Erscheinungen der Bulbärparalyse, der Ataxie, der progressiven Muskelatrophie, mit Psychosen (Förster, Hutchinson, Buzzard, Warner, Westphal, H. Heine's Krankengeschichte).

4. Die Krankheit entwickelt sich acut oder subacut, und

a) führt durch die Complicationen zum Tode (Gayet, Förster, Wernicke);

b) geht uncomplicirt oder mit schweren Symptomen complicirt

in Besserung oder Heilung über (Gayet, Hock, Etter, Möbius);

c) die rasch gesetzten Muskellähmungen bleiben stationär (Pflüger-Lichtheim);

d) es treten wiederholte Attaquen auf (Camuset — in diese Kategorie gehört vielleicht der Fall 26, pag. 327, des 5jährigen Knaben).

In den von Wernicke (pag. 346) beschriebenen, äusserst acut und tödtlich verlaufenden Fällen von Erkrankung der Kernregion der Hirnnerven wurden streifige Blutungen, Hyperämie und als entzündlich angesehene Veränderungen im Sehnerven mit dem Augenspiegel beobachtet. Sonst wurde ein besonderer Spiegelbefund im Vereine mit Ophthalmoplegie, abgesehen von der etwa sich hinzugesellenden Sehnervenatrophie, nicht erwiesen. Bemerkt muss werden, dass bei Ophthalmoplegia exterior wegen der Unbeweglichkeit der Bulbi und der Enge der Pupillen eine genauere Spiegeluntersuchung ohne artificielle Pupillenerweiterung nicht vorgenommen werden kann.

Bei der Stellung der Prognose muss man sich Alles gegenwärtig halten, was die Casuistik lehrt. In acuten (Wernicke) oder subacuten Fällen (Gayet), einhergehend mit schwerer Somnolenz und allgemeiner Muskelschwäche ist der lethale Ausgang vorauszusehen. Ob aber in Fällen, in denen die die Muskellähmung begleitende Somnolenz (Fall 38, pag. 375) nicht die höchsten Grade erreicht, die Prognose ebenso ungünstig ist, wissen wir vorläufig noch nicht. Bei rasch entstandenen uncomplicirten Fällen von Ophthalmoplegie denke man daran, dass Heilung oder wesentliche Besserung eintreten (Gayet, Hock) oder ein stationärer Zustand ohne das Nachfolgen schwerer Complicationen verbleiben kann (Pflüger). Selbst wenn sich zu den Muskellähmungen ohne Somnolenz Zeichen acuter Bulbärparalyse hinzugesellen, ist die Möglichkeit der Heilung nicht ausgeschlossen (Etter, Möbius). Die Prognose der durch traumatische Blutung hervorgerufenen Nuclearlähmungen (Fall 33, pag 367 und Fall 37, pag. 375) ist unbekannt. Da, wo die nuclearen Muskellähmungen allmälig zur Entwickelung kommen, hat man in prognostischer Beziehung festzuhalten, dass sich blos unheilbare Ophthalmoplegie, jedoch ohne weitere Gesundheitsstörung herauszubilden braucht, darf aber nie vergessen, dass früher oder später Zeichen von Bulbärparalyse,

Ataxie, progressiver Muskelatrophie, von Psychosen sich hinzugesellen können. Kann man bei der chronisch progressiven
Ophthalmoplegie die Möglichkeit der Heilung in Betracht
ziehen? Fälle, die von Syphilis nicht abhängen, gestatten eine
solche Perspective nur im Hinblick auf den (pag. 326) beschriebenen
Fall, in dem jedoch die Dauer der Krankheit eine kurze war
und von dem wir überdies nicht wissen, ob sich nicht aus demselben
das recidivirende Bild des Camuset'schen Falles entpuppen wird.
Die Fälle chronischer Ophthalmoplegie, die von Syphilis abhängen,
erfahren nach Hutchinson Besserung durch fortgesetzte grosse
Gaben von Jodkalium. Mit dieser letzten Bemerkung ist auch
die Besprechung der medikamentösen Therapie unseres Leidens
erschöpft.

Unter den Lähmungsursachen erster Kategorie haben wir
(pag. 311) zuerst die intercraniellen angeführt. Die intercraniellen
Momente zerfallen in die cerebralen und die basalen. Bisher haben
wir nur eine der cerebralen Ursachen, die nucleare, abgehandelt.

Die intracranielle cerebrale corticale und fasciculare Lähmung.

Wir haben nunmehr gesehen, welche Bedeutung der intracraniellen cerebralen nuclearen Lähmung zukommt. Ueber die beiden anderen Formen der Cerebrallähmung, die corticale und die fasciculare Lähmung, können wir uns kürzer fassen. Giebt es corticale Centren für die Augenbewegungen, dann wird Erkrankung oder Zerströrung dieser Centren Motilitätsstörungen am Auge zur Folge haben. Ich fasse das Wesen der corticalen Centren in der Art auf, dass ich annehme, dass in der Hirnrinde die Ursprungszellen der betreffenden Nerven liegen. Ein corticales Centrum für den Oculomotorius hätte daher keine andere Bedeutung, als dass die eigentlichen Ursprungszellen dieses Nerven eine bestimmte Partie der grauen Hirnrinde einnehmen, sodass der langgestreckte Nucleus oculomotorii am Boden des dritten Ventrikels und des Aquaeducts nur die Bedeutung eines Intercalarganglions hätte, dessen Intactheit nicht ausreichen würde, die Function des Oculomotorius zu sichern, falls das corticale Centrum zerstört oder die Leitung zwischen Cortex und dem sogenannten Nucleus unterbrochen wäre. Dürftig und widersprechend sind die Angaben über das corticale Centrum der Augenbewegung. In der Sitzung der Berliner psychologischen Gesellschaft vom 7. Juli 1873 kündigt Hitzig an, dass das früher vergeblich gesuchte Centrum für die Augenmuskeln innerhalb des Centrums für die um das Auge herum gelagerten, vom Facialis versorgten Muskeln zu finden sei. So könne man dieses Centrum als einen centralen Mechanismus für die das Auge bewegenden, sowie für die das Auge schützenden Muskeln — man denke an den vom Facialis versorgten Orbicularis palpebrarum — betrachten und den bekannten Zusammenhang zwischen Bulbus- und Lidbewegung in einfacher Weise erklären.

In seinen Untersuchungen über das Gehirn (1874) spricht sich Hitzig deutlicher über die corticalen Centren der Augenbewegung aus — auf Grund von Versuchen am Hunde, die, wie bekannt, in der Reizung bestimmter Partien der Hirnrinde durch schwache Ströme bestanden. Reizte er das mit dem Augenmuskelncentrum vereinigte „Orbital"gebiet des Facialis, so erfolgte Lidschluss am entgegengesetzten Auge und dabei ging dieses Auge, je nach dem Orte der Reizung, hauptsächlich nach oben oder nach aussen. Jede dieser beiden Augenbewegungen schien nur die Resultirende der Contraction sämmtlicher Augenmuskeln zu sein; um die reine Wirkung auf jeden einzelnen Augenmuskel zu erhalten, wurde vom Experimentator jeder der vier geraden Augenmuskeln besonders geprüft, indem die anderen durchschnitten wurden. So gelang es durch Reizung der Hirnrinde an einer besonderen Stelle der vorderen Centralwindung jeden der vier geraden Augenmuskeln am entgegengesetzten Auge zur Contraction zu bringen. Dagegen erhielt Ferrier (1876) Bewegungen der Augen bei Reizung einer ganz anderen Stelle der Hirnrinde. Bei Reizung des Gyrus angularis gehen beide Augen nach der entgegengesetzten Seite und werden gleichzeitig, je nachdem man die vordere oder die hintere Hälfte des Angulargyrus reizt, im ersteren Falle nach oben, im letzteren nach unten bewegt. Die Pupillen contrahiren sich dabei in der Regel und die Augenlider trachten sich „wie bei dem Einfallen eines starken Lichtes" zu schliessen. So fand Ferrier die Sache beim Affen und in analoger Weise bei Reizung der entsprechenden Hirnrindenpartie beim Hunde, bei der Katze, dem Kaninchen [1].

Ferrier betrachtete den Gyrus angularis als das Sehcentrum; ihm schienen daher alle diese Phänomene reflectorischer Natur zu sein. Durch die Reizung des Sehcentrums würden subjective Lichterscheinungen hervorgerufen und durch diese jene Bewegungen ausgelöst [2]. Anders Munk. Nach Munk [3] hat der Gyrus angularis mit dem Sehen nichts zu thun. Die Sehsphäre liegt hinter dem Gyrus angularis im Occipitallappen [4]. Der Gyrus angularis stellt hingegen beim Affen die „Augenregion, die selbstständige Fühlsphäre

---

[1] Ferrier, Functionen des Gehirns. Uebersetzt von Obersteiner. 1879, pag. 158, 165, 171, 173.

[2] l. c. pag. 180.

[3] Sitzungsbericht der Berliner physiologischen Gesellschaft vom 29. November 1878.

[4] Siehe diese Vorlesungen Bd. 1. pag. 466.

des Auges" dar. Nach der Exstirpation dieser Region treten am entgegengesetzten Auge Erscheinungen auf, die so erklärt werden, dass „die Grosshirnrinde den Sphincter palpebrarum nicht mehr in Thätigkeit zu setzen vermag". Die Seitenwendung der Augen nach der entgegengesetzten Richtung (also die Seitenwandung nach rechts, falls der linke Gyrus angularis exstirpirt ist) „vollzieht sich nur unvollkommen und nimmt beträchtlich früher ein Ende als normal" und als die Seitenwendung nach der der Verletzung gleichnamigen Seite. „Auch andere Augenbewegungen erscheinen geschädigt", doch wurde die Sache nicht genauer untersucht. Endlich wurde manchmal eine leichte Ptosis des betroffenen Auges beobachtet, welche jedoch in der Regel nach 1—2 Wochen wieder verschwunden war. Eine Veränderung der Pupille wurde nie gesehen. Nach Carville und Duret ist gleichfalls der Gyrus angularis (le pli courbe) das Centrum für gewisse Augenbewegungen.

Hensen und Völckers [1] erwähnen beiläufig, dass sie einmal bei ihren Experimenten am Hunde vom Schläfenlappen der rechten Hemisphäre aus die isolirte Bewegung des Obliquus inferior des gleichseitigen Auges erhielten, ohne angeben zu können, ob die Muskelcontraction auch am entgegengesetzten Auge erfolgte. Die Bewegung trat mit grösster Präcision auf, sobald die eine Electrode auf eine bestimmte, „nur millimetergrosse" Fläche gesetzt wurde. Sie bemerken auch, dass von einer bestimmten Gegend des Schläfenlappens immer Augenbewegungen ausgelöst werden können. Den Angaben von Hensen und Völckers wäre noch jene von Arloing anzuschliessen, welcher auf der dritten Leuret'schen Windung des Schläfenlappens zwei benachbarte Centren gefunden zu haben glaubt, von denen das eine den Bewegungen der Augenlider der gleichen, das andere den Bewegungen der Lider der entgegengesetzten Seite vorzustehen scheint.

Aus dem Angeführten geht hervor, dass, während Hitzig das Centrum der Augenbewegung in die noch zum Stirnlappen gehörende vordere Centralwindung verlegt, Munk wie auch Carville und Duret dasselbe in dem dem Parietallappen zuzurechnenden Gyrus angularis suchen, und Hensen und Völckers, so auch Arloing der Rinde des Schläfenlappens einen Einfluss auf die

[1] Ueber den Ursprung der Accommodationsnerven: in von Graefe's Archiv Bd. XXIV, 1, pag. 23, 1878.

26*

Augenbewegungen vindiciren, sowie, dass aus den widersprechenden
Angaben nicht einmal zu ersehen ist, ob von der Hirnrinde aus die
Augenbewegungen derselben oder der entgegengesetzten
Seite oder beider Seiten regulirt werden. Man kann daher bis jetzt
nur sagen, dass bei Reizung der verschiedensten Stellen der Hirnrinde thatsächlich das Eintreten gewisser Augenbewegungen zur
Beobachtung kam und dass bei Zerstörung gewisser Partien der
Rinde vielleicht Ausfallserscheinungen im Gebiete der Augenbewegung sich bemerkbar machten. Man kann es aber ebenso aussprechen, dass wir weit davon entfernt sind, auf Grund der Experimentaluntersuchungen ein corticales Centrum für die Augenmuskeln
zu statuiren und daher ausser Stande uns fühlen, aus Rücksichtnahme auf die Ergebnisse des Thierversuches eine corticale Lähmung
zu diagnosticiren.

Jedoch auch die klinische und die pathologisch-anatomische Beobachtung am Menschen gestatten nicht, die Diagnose der corticalen
Augenmuskellähmung einzuführen. Es wurde eine corticale Lähmungsursache bisher überhaupt nur für den Levator palpebrae superioris
in Anspruch genommen; es wurde nur von einer corticalen Ptosis
gesprochen, und zwar zuerst von Grasset. Grasset (1876) sah
in einem Falle dem lethalen Ende bei Meningitis eine linksseitige
Ptosis ohne irgend welche andere Lähmungserscheinungen vorangehen. Die Section ergab eine diffuse Meningitis an der Convexität
der Hemisphären, während die Stämme der Oculomotorii frei waren.
In nächster Nähe des rechten Gyrus angularis eine dunkelroth
verfärbte Stelle, an welcher die Zeichen der Injection und Exsudation
am stärksten hervortraten und in deren Tiefe die Gehirnsubstanz
am meisten verändert war. Landouzy hat dann (1877) elf Krank-
heitsfälle von isolirter Ptosis (darunter zwei eigener Beobachtung)
zusammengestellt, um zu zeigen, dass dieselbe durch Läsion einer
contralateralen Partie der Rinde des Parietallappens und zwar des
Gyrus angularis erzeugt werden könne. Auch Bramwell (1877),
Haddon (1878) und Jaccoud (1878) — die letzteren Beiden
sprechen von beiderseitiger Ptosis — wollen die Ptosis von corticalen Veränderungen ableiten. Coingt hält (1878) Landouzy
entgegen, dass es sich in diesen schweren Fällen vielleicht gar
nicht um isolirte Ptosis handle, indem gleichzeitige andere Störungen
der Augenbewegung übersehen wurden, dass aber die Ptosis auch
nicht immer gekreuzt sei, indem Coingt unter 20 beigezogenen

Beobachtungen 5 Mal die Ptosis als gleichseitig verzeichnet fand.
Coingt meint, dass es sich da um minimale Läsion des Oculomotoriusstammes handeln könnte. Coingt tritt damit der Auffassung von der corticalen Natur der Ptosis entgegen, wie dies
auch Charcot und Pitres, Nothnagel thun, welche die Veränderungen an der Hirnrinde in den zur Section gelangten Fällen
als zu wenig umschrieben ansehen, um die gleichzeitig vorhandene
Ptosis mit der Läsion des Gyrus angularis in Zusammenhang
bringen zu können. Es ist ferner der Umstand nicht zu übersehen,
dass wiederholt Erkrankung des Angulargyrus ohne Augenaffection
zur Beobachtung kam. Wenn de Boyer (1879) annimmt, dass die
cerebralen Ursprünge des Oculomotorius verschiedene Stellen des
Gyrus angularis und des Lobulus parietalis inferior einnehmen
können, so hat er für diese Angabe keinen neuen Beweis gebracht.
Doch auch die Anschauung Coingt's von der basilaren Natur
der isolirten Ptosis ist nicht haltbar (vergl. pag. 348). Wir können
heute mit ziemlicher Sicherheit sagen, dass jene Ptosis, welche
Gehirn- und Rückenmarkserkrankungen ein- oder begleitet, sowie
jene Ptosis, welche mit Abducenslähmung der gleichen Seite gesehen
wurde, eine nucleare Ursache hat. Es gibt auch Ptosis mit
contralateraler Hemiplegie. Ein solcher Symptomencomplex
setzt jedoch der Diagnose keine besondere Schwierigkeit entgegen;
er fordert nicht die Annahme einer corticalen Ursache; er führt uns
vielmehr hinüber zur Betrachtung der letzten der drei cerebralen
ätiologischen Momente erster Kategorie, zur fascicularen
Lähmung.

Ist eine cerebrale Lähmung nicht nuclear und nicht cortical,
so könnte sie noch fascicular sein, d. h. es könnten die Faserbündel,
die Nervenfascikel getroffen werden, welche einerseits das corticale
Centrum, wenn man ein solches supponiren will, mit dem Nucleus
verbinden, andererseits aus den Nervenzellen des Nucleus hervorgehen, um (als Wurzelbündel) eine Strecke weit innerhalb der
cerebralen Substanz zu verlaufen, endlich frei an der Basis cranii
hervortretend. Ueber die fasciculare Lähmung der ersten Art wissen
wir so gut wie nichts. Es ist leicht begreiflich, dass wir nicht
wissen, wo jene Bündel zwischen Cortex und Nucleus verlaufen,
da wir nicht über die Lage, ja nicht einmal über die Existenz des
corticalen Centrums unterrichtet sind. Auch wäre man, im Hinblick
auf die widersprechenden Angaben des Experiments in Betreff der

Zugehörigkeit des Cortex-Centrums nicht einmal zu entscheiden in der Lage, ob die Läsion jener Bündel eine gleichseitige oder eine contralaterale Augenmuskellähmung zur Folge hätte. Fragt man auf der anderen Seite, ob denn nicht bei Läsion jener Gehirntheile, welche von den besagten Fascikeln durchlaufen werden könnten oder müssten, thatsächlich Augenmuskellähmungen beobachtet wurden, so kann eine solche Thatsache nicht geleugnet werden. So fand sich in einer Beobachtung Prévost's bei linksseitiger Hemiplegie und leichter linksseitiger Ptosis ein Tumor im rechten Centrum semiovale und in zwei anderen, gleichfalls Hemiplegie und Ptosis betreffenden Beobachtungen desselben Autors waren Erweichungsherde im contralateralen Corpus striatum da, das eine Mal allerdings verbunden mit Capillarapoplexien auf mehreren parietalen und frontalen Windungen. Aber für diese und die sehr wenigen analogen Fälle ist keineswegs erwiesen, dass die Muskellähmung von den genannten Läsionen abhängig war.

Wir sind gegenwärtig nicht in der Lage, über die Fascicularlähmung, hervorgerufen durch Läsion von Fasern zwischen Cortex und Nucleus, etwas bestimmtes auszusagen, geschweige denn eine diesbezügliche Wahrscheinlichkeitsdiagnose zu stellen. Besser steht es mit der Erörterung jener cerebralen Lähmungserscheinungen, die durch Leitungshemmung in den Wurzelfasern entstehen könnten, in den Nervenbündeln, die aus den Nervenkernen hervorgehend die Hirnsubstanz durchlaufen, ehe sie, zum Nervenstamme sich sammelnd, an der Basis cranii zu Tage treten. Für den Oculomotorius muss man, wie wir wissen, den Experimenten von Hensen und Völckers einerseits, den Beobachtungen über Nuclearlähmung beim Menschen andererseits Rechnung tragend, einen in sagittaler Richtung langgestreckten Kern annehmen, der vorne vom Boden des dritten Ventrikels (der Rückwand des Trichters) bis weit nach rückwärts in den Boden des Aquaeductus Sylvii reicht. Die Wurzelfasern des Oculomotorius, aus den Ursprungszellen nach abwärts gegen die Hirnbasis strebend, treffen auf diesem Wege den Grosshirnschenkel, den Pedunculus cerebri, zunächst dessen oberste Lage, das Tegmentum oder die Haube. Die Haube enthält einen Nervenzellenkern, den Nucleus tegmenti, den rothen Haubenkern. Die mächtigen Bündel des Oculomotorius lassen sich leicht durch die Faserung des Tegmentum verfolgen und gehen zum Theile auch durch den Nucleus tegmenti hindurch. Dann treffen sie auf die zweite (intermediäre)

Schichte des Grosshirnschenkels, die Substantia nigra, zwischen deren Zellen herabsteigend, sie zur untersten Lage des Grosshirnscheukels, dem Hirnschenkelfuss (Pes s. Basis pedunculi), gelangen, durch dessen medialen Rand sie an die Basis cranii vor dem Pons Varoli zu Tage treten.

Wiewohl die Zellenmasse, welche den Kern des Trochlearis zusammensetzt, so unmittelbar an den Oculomotoriuskern sich anschliesst, dass Meynert von einem gemeinsamen Oculomotorio-Trochleariskerne spricht, so ist doch der intracerebrale Verlauf der Wurzelfasern des Trochlearis von dem Verlaufe der Oculomotoriusbündel gänzlich verschieden. Die Fasern des Trochlearis steigen nach rückwärts in die Höhe, gelangen zum Seitenrande des vorderen Marksegels, des Velum medullare anterius, in das sie sich einsenken und in dessen Substanz sich die Bündel beider Trochleares verflechten, so dass das Bild einer Kreuzung zu Stande kommt. Der Trochlearis geht dann um das Crus cerebelli ad corp. quadrig. herum nach abwärts und taucht an der Basis cranii seitlich von der Brücke zwischen Pons und Pedunculus cerebri auf.

Am hinteren Brückenrande, in der Furche zwischen Pons und Medulla oblongata, erscheint der Abducens. Um von dem am Boden des vierten Ventrikels gelegenen Nucleus zur Hirnbasis zu gelangen, durchsetzen die Abducensfasern, abwärts ziehend, das Tegmentum und Fasern der Brücke.

Da also die Wurzelfasern der motorischen Augennerven verschiedene Gehirntheile passiren, so wird, wenn wir von einer genuinen Erkrankung dieser Fasern zunächst absehen, eine Läsion der in Rede stehenden Nervenbündel ohne Läsion benachbarter Hirnsubstanz kaum möglich sein; und falls durch diese letztere eine bestimmte Functionsbehinderung (ein bestimmtes Herdsymptom) gesetzt wird, wird man vielleicht aus den die Augenmuskellähmung begleitenden anderen Symptomen das ätiologische Moment der ersten Kategorie (die Fascicularlähmung) zu diagnosticiren vermögen.

Die Wurzelbündel des Oculomotorius gehen durch den Hirnschenkel. Läsion des Hirnschenkels bedingt Erscheinungen contralateraler Hemiplegie. Mithin könnte man glauben, dass, wenn Oculomotoriuslähmung mit contralateraler Hemiplegie einhergeht, dies unbedingt für eine cerebrale Fascicularlähmung spräche. Dem ist aber nicht so. Wir werden sehen, dass totale Oculomotoriuslähmung mit contralateraler Hemiplegie bei basaler Ursache,

sowie dass diese Combination von Lähmungserscheinungen vorkommt, ohne dass Oculomotoriuslähmung und Hemiplegie durch
eine Ursache bedingt würden. Es muss vielmehr eine besondere
Art von Oculomotoriuslähmung sich mit Hemiplegie combiniren,
um die Diagnose der Fascicularlähmung plausibel zu machen. Wenn
eine partielle Oculomotoriuslähmung, welche alle oder einen
Theil der vom dritten Nervenpaare versorgten exterioren Augenmuskeln trifft, während die vom Oculomotorius versorgten interioren Augenmuskeln (Irissphincter und Accommodationsmuskel)
verschont bleiben, sich mit Hemiplegie der entgegengesetzten
Körperhälfte combinirt, so spricht dies für eine cerebrale fasciculare
Ursache. Wir nehmen an, dass die Ursprünge der Sphincter- und
Accommodationsnerven am Boden des dritten Ventrikels liegen und
bis in die Rückwand des Infundibulum nach vorne reichen. Wenn
die entsprechenden Fasern zum Stamme des Oculomotorius, der vor
der Brücke zwischen den Hirnschenkeln austritt, gelangen sollen,
müssen sie nach rückwärts verlaufen, können aber den Hirnschenkel
nicht passiren. Die Ursprungszellen der Nerven für die exterioren
Muskeln dagegen liegen am Boden des Aquaeducts und erstrecken
sich nach rückwärts bis unter die hinteren Vierhügel [1]). Der Verlauf der entsprechenden Wurzelfasern muss schräge nach vorne
und abwärts gerichtet sein, wobei dieselben die Faserung des Hirnschenkels durchsetzen müssen. Wenn es also heisst, dass die Wurzelfasern des Oculomotorius den Hirnschenkel durchsetzen, so gilt dies
nur für jene Nervenbündel, die zur exterioren Augenmuskulatur
ziehen; für die Nerven, die dem Accommodationsmuskel und dem
Sphincter iridis vorstehen, kann dies keine Geltung haben. Eine
Fascicularlähmung des Oculomotorius, die mit Hemiplegie einhergeht,
wird daher durch das Erhaltensein der Action von Sphincter und
Accommodationsmuskel sich charakterisiren können. Für die Richtigkeit dieser Auffassung spricht das Wenige, was wir in klinischer
und pathologisch-anatomischer Richtung über die Fascicularlähmung
des Oculomotorius wissen. Es gehören hierher in erster Linie die
zwei Fälle von Kahler und Pick (1881), die schon früher zum
Zwecke der Erörterung über die Reihenfolge der Nervenursprünge
herbeigezogen wurden. In beiden Fällen ergab die Section einen
umgrenzten intrapedunculären Erweichungsherd und das klinische

[1]) Vgl. pag. 388.

Bild zeigte neben contralateraler Hemiplegie eine Oculomotoriuslähmung, die sich auf exteriore Muskeln beschränkte, während
die Function der Iris (und sicher auch des Accommodationsmuskels,
über welch' letzteren Punkt alle Angaben fehlen) keine Störung
zeigte. Eine analoge Beobachtung hatte früher schon Oyon (1870)
gemacht [1]. Da stellte sich ein Bild dar von Hemiplegie und Facialislähmung der linken Seite, während rechterseits der Oculomotorius gelähmt war, jedoch ohne Betheiligung der Iris. Die linke
Pupille war sogar etwas enger als die rechte (wobei wir annehmen
wollen, dass nicht etwa vorbestehende hintere Synechien übersehen
wurden). Die Section ergab einen haselnussgrossen, rothen Erweichungsherd im rechten Pedunculus.

Durch eine Fascicularlähmung erklären sich auch die Fälle von
Ptosis mit gekreuzter Hemiplegie (pag. 389). Ein kleiner intra-
peduncularer Herd an jener Stelle, wo die Levatorfasern passiren,
wird dies zu Wege bringen.

Bei einem intrapeduncularen Herde, innerhalb dessen die
Oculomotoriusfasern zerstört werden, wird totale Lähmung des
genannten Nerven nur dann eintreten können, wenn der Herd sich
bis zur Austrittsstelle des Nerven erstreckt, an welchem Punkte
allerdings sämmtliche Fasern des Nerven, sowohl die von rückwärts
nach vorne, als die von vorne nach rückwärts laufenden, in nächster
Nachbarschaft liegen müssen und daher leicht sämmtlich getroffen
werden können. So war es in einem Falle Mayor's (1877): rechtsseitige Hemiplegie, Facialis- und Hypoglossuslähmung, linkerseits
Oculomotoriuslähmung mit Erweiterung und Unbeweglichkeit der
Pupille. „Der sehr kleine Erweichungsherd sitzt in dem unteren
Abschnitt des linken Pedunculus und muss die Fasern des Oculomotorius gerade an dem Punkte treffen, wo sie den
Pedunculus verlassen" [2]. Es wird demnach nur ausnahmsweise,
bei einer ganz besonderen Localisation des Herdes, totale Oculomotoriuslähmung die Pedunculuserkrankung begleiten. Wenn trotzdem auf Grund der vorliegenden Beobachtungen bisher angenommen
wurde, dass die Oculomotoriuslähmung bei Läsion des Pedunculus
eine totale sei, so rührt dies daher, dass die Fascicularlähmung
innerhalb des Pedunculus mit anderen ätiologischen Momenten ver-

[1] Citirt nach Nothnagel, Topische Diagnostik der Gehirnkrankheiten, pag. 199, 1879.
[2] Nothnagel, l. c. pag. 191.

mischt wurde. Es muss nämlich einerseits bedacht werden, dass Erweichungsherde, sowie Blutungen sich gewöhnlich nicht auf den Pedunculus beschränken, vielmehr häufig auf den Thalamus opticus (auch auf das Corpus striatum) übergreifen, so dass also der Herd in den dritten Ventrikel hinein reicht und da das Centrum für Irissphincter und Accommodationsmuskel zerstören kann. Andererseits — und dies ist noch wichtiger — handelt es sich in den betreffenden zur Autopsie gekommenen Fällen gar nicht um eine Läsion der Oculomotoriusfasern während ihres cerebralen Verlaufes, sondern um eine Erkrankung der an der Basis cerebri frei zu Tage liegenden Portion des Pedunculus und um die Rückwirkung dieser Erkrankung auf den in nächster Nachbarschaft des Pedunculus an der Basis gelegenen Oculomotoriusstamm, so dass gar nicht eine cerebrale, sondern vielmehr eine basale Lähmung in Frage kommt.

Wir sagen daher: Tritt Oculomotoriuslähmung mit Freibleiben der Aeste für Iris und Accommodationsmuskel gleichzeitig mit contralateraler Hemiplegie auf — wobei contralaterale Facialislähmung oder Facialis- und Hypoglossuslähmung da sein oder fehlen kann — so ist die Diagnose zu stellen auf intracranielle cerebrale fasciculare Lähmung. Ist dagegen bei dem genannten Symptomencomplexe die Oculomotoriuslähmung total, so kann die Diagnose: Fascicularlähmung mit Sicherheit nicht gestellt werden; denn weungleich es möglich ist, dass ein umgrenzter Herd im Pedunculus gerade an der Austrittsstelle des Oculomotorius (Fall Mayor's), oder dass ein ausgedehnter, vom Pedunculus bis in den dritten Ventrikel reichender Erkrankungsherd vorliegt, so ist es doch auf der anderen Seite nicht blos möglich, sondern viel wahrscheinlicher, dass es sich gar nicht um eine cerebrale, dass es sich vielmehr um eine basale Ursache handelt.

Was das Ergriffenwerden des Trochlearis während seines intracerebralen Verlaufes anlangt, so hat v. Pfungen[1] darauf hingewiesen, dass „der Trochlearis, aus seinem Kern in der Gegend des Vierhügels entspringend, von seinem Austritt ab in dem dünnen Blättchen der Gehirnklappe verlaufend, auf diesem ganzen Wege, von dem Eintritt in die Gehirnklappe bis zu seinem Siehherabschlingen um das Mesencephalon, bei Ansammlung von Exsudaten im Gehirnschlitze (dem Querschlitz des grossen Gehirns zwischen

[1] Vgl. Wiener med. Blätter 1883, No. 7–11.

Corp. quadrig. und Splenium corp. callosi) gerade so als peripherer Nerv getroffen werden muss, wie der Oculomotorius und der Abducens nach ihrem Austritte aus Hirnschenkel und Brücke".

v. Pfungen weist darauf hin, dass, wie dies namentlich Meynert hervorgehoben, unter den Prädilectionsstellen des Exsudats bei tuberculöser Meningitis nach der Basis zwischen Chiasma und der Ponsgegend und nach der Fossa Sylvii in dritter Linie der Querschlitz des grossen Gehirns, durch den die Pia mater in den dritten Ventrikel eindringt, zu nennen ist. Und so könnte es geschehen, dass für die während des Lebens bei Meningitis beobachtete Trochlearislähmung nach dem Tode eine erklärende basale Ursache, d. h. ein hinlänglich mächtiges Exsudat an der Basis cerebri nicht zu finden und eine Begründung der Trochlearislähmung überhaupt nicht zu geben wäre, falls man das massige Exsudat, welches im Gehirnschlitze die im vorderen Marksegel sich innig verwebenden Fasern der beiden Trochlearnerven comprimirt, übersehen würde. Allerdings kann gegen die Krankengeschichten v. Pfungen's der Einwand erhoben werden, dass in keinem einzigen seiner Fälle die Möglichkeit bestand, die Trochlearislähmung, die bald einseitig, bald doppelseitig angenommen wurde, zu diagnosticiren; dass es eben wegen der dichten Verflechtung der Fasern im vorderen Marksegel überhaupt sehr unwahrscheinlich erscheint, als ob durch ein Exsudat im Gehirnschlitze nur Ein Trochlearis getroffen werden könnte, sowie dass ungetrübtes Bewusstsein und eine entwickelte Intelligenz bei den an Meningitis Erkrankten vorhanden sein müsste, damit die Stellung der Diagnose einer doppelseitigen Trochlearislähmung im Bereiche der Möglichkeit läge: trotzdem aber ist es eine Bereicherung unserer Kenntnisse über die ätiologischen Momente der ersten Kategorie, wenn wir erfahren, dass der Trochlearis bei Meningitis nicht blos durch ein Exsudat an der Basis cranii, sondern auch durch ein intracerebrales Exsudat in Mitleidenschaft gezogen werden kann.

Was endlich die Läsion des Abducens während seines intracerebralen Verlaufes anlangt, so kann dieselbe dann angenommen werden, wenn die Abducenslähmung mit contralateraler Extremitätenlähmung einhergeht. Die reinen Fälle sind sehr selten. Tritt aber einmal ein solches Ereigniss ein, dann ist man berechtigt, einen Herd in der Brücke, eben dort wo der Abducens durchläuft, zu supponiren.

Hiermit haben wir die drei Formen der intracraniellen cerebralen Lähmung (die nucleare, corticale und fasciculare) abgehandelt. Wir haben ersehen, welch' hohe Bedeutung der bisher so wenig berücksichtigten Nuclearlähmung zukommt, und wie sehr die beiden anderen Formen gegen die nucleare an Wichtigkeit zurückstehen. Gemäss dem früher (pag. 310) gegebenen Schema kommt nunmehr an die Reihe:

b) Die intracranielle basale Lähmung.

Bei der cerebralen Lähmung ist das ätiologische Moment erster Kategorie complicirt, denn die Functionsstörung kann im Cortex, im Nucleus und in den Fascikeln sitzen. Anders bei der basalen Paralyse. Da ist die Lähmungsursache erster Kategorie stets dieselbe: Behinderung der Function der an der Basis cranii laufenden Nervenstämme. Die beiden Oculomotorii treten nahe aneinander vor der Brücke im Raume zwischen den beiden divergirenden Hirnschenkeln, selbst divergirend, hervor. Nach vorne und aussen, und zwar zwischen der Arteria cerebelli superior und der Arteria cerebri posterior laufend geht der Oculomotorius am Seitenrande des Processus clinoideus posterior des Keilbeins vorbei, durchbohrt dann die Dura mater und läuft unter derselben zur Fissura orbitalis superior, durch welche er in die Orbita eintritt. Durch dieselbe Fissura gehen auch Trochlearis und Abducens zur Augenhöhle. Auch diese beiden Nerven senken sich unter die Dura mater ein. Oculomotorius und Trochlearis streichen über den Sinus cavernosus, während der Abducens den Sinus cavernosus selbst durchsetzt.

Es entsteht, falls wir Gründe haben, einen intracraniellen Sitz der Erkrankung anzunehmen, die Frage: Von welchen Momenten unterstützt vermögen wir eine cerebrale Ursache von einer basalen zu unterscheiden oder sind wir überhaupt nicht im Stande, eine solche Differencirung vorzunehmen. Nicht immer vermögen wir dies, nicht einmal in der Mehrzahl der Fälle. Es gibt bei Muskellähmungen aus intracranieller Ursache eigentlich nur ein einziges Symptom, welches mit voller Sicherheit die Diagnose des ätiologischen Moments ermöglicht, d. i. das Freibleiben der Binnenmuskeln des Auges bei Paralyse des den Bulbus bewegenden Apparates. Dies kann nie durch eine basale Ursache hervorgerufen werden, der Sitz der

Krankheit ist dann im Gehirne selbst, es ist eine nucleare, unter Umständen eine fasciculare Lähmung (pag. 348 u. 392).

Alle anderen Unterscheidungsmerkmale, mögen sich dieselben auf die Intensität der Lähmung, auf die Dauer ihres Zustandekommens, auf die Complicationen beziehen, können trügen. Die totale Lähmung eines oder mehrerer Augenmuskeln kann eine basale, sie kann aber auch eine cerebrale, nucleare Ursache haben. Die geringfügigen Lähmungserscheinungen, die im Bereiche einzelner Nervenäste auftreten, besonders jene, welche bald auftauchen, bald wieder schwinden, sind zwar zumeist cerebraler und dabei nuclearer Natur — und ihre hohe Bedeutung liegt darin, dass man stets daran denken muss, es handle sich um Vorläufer der Tabes dorsalis oder der disseminirten Hirnsclerose oder der progressiven Paralyse — aber eine basale Ursache dieser Lähmungsformen kann nicht apodictisch ausgeschlossen werden. Cerebrale nucleare, sowie basale Lähmungen können sich sehr langsam entwickeln, können aber auch beide sehr rasch zu Stande kommen. Der vollständige Mangel des Kopfschmerzes, sowie der Mangel aller übrigen Hirnerscheinungen kommt bei beiden Formen ebenso vor, als auch beide Formen von den heftigsten Kopfschmerzen begleitet und mit Lähmung der verschiedensten Hirnnerven, sowie der Extremitäten vergesellschaftet sein können.

Bei Besprechung der ätiologischen Momente zweiter Kategorie werden wir auf diese Verhältnisse noch des Nähern zurückkommen. Eine besondere Art von Augenmuskellähmung sei aber hier sofort der Discussion unterworfen, nämlich die

recidivirende Oculomotoriuslähmung.

Soweit bisher bekannt geworden, ist der erste Fall dieser Art jener Gubler's, auf welchen D. Weiss aufmerksam machte.

Dieser Fall Gubler's verlief wie folgt [1]). Dreimal, in Zwischenräumen von mehreren Jahren, war der männliche Patient an Lähmung des rechten Oculomotorius erkrankt gewesen, die jedesmal im Verlaufe von einigen Wochen von selbst wieder verschwand. Der vierte von Gubler beobachtete Lähmungsanfall betraf sämmtliche Aeste des Oculomotorius. Die übrigen Hirnnerven waren gesund,

---

[1]) Schmidt's Jahrbücher Bd. CVII, pag. 299, 1860 (Gaz. des hôp. No. 17, 1860).

ebenso die Beweglichkeit in den Extremitäten normal. Nachdem die Paralyse einige Tage gedauert hatte, trat Delirium ein mit Röthung der rechten Gesichtshälfte, Verengerung der Pupille und leichter Hebung des Lides, sowie Zunahme der Temperatur im linken Arme. Das Coma wird intensiver, die Zunge kann nicht vorgestreckt werden, das Sehvermögen scheint abhanden gekommen zu sein. Am 5. Tage nach der Aufnahme in's Spital erfolgte der Tod. An der Gehirnbasis, besonders zwischen dem Circulus arteriorus Willisii ein reichliches plastisches Exsudat mit Verdickung der Pia mater. · Der Nervus oculomotorius durchaus vom Exsudate umgeben, das nach mehreren Seiten Adhäsionsstränge ausschickte. Links erstreckte sich das Exsudat bis zum Chiasma, rechts etwas weiter nach vorne. „An der Seite der Medulla oblongata in der Ursprungsrinne der Nerven bestand völliges Extravasat" und fanden sich ausgedehnte Verwachsungen, im Pons ein kleines Blutcoagulum, in den Seitenventrikeln viel Serum, deren Wände ziemlich erweicht. Gubler führt die Krankheit auf einen traumatischen Ursprung zurück. Patient hatte früher Verletzungen erlitten, deren Spuren deutlich und mehrfach im Gesichte zu sehen waren. Hyperämie an der Basis des Gehirns war die Folge und erneuerte Schädlichkeiten führten zu schwereren Erkrankungen. Die Verengerung der Pupille wie die Steigerung der Temperatur hat nach Gubler vielleicht in einer Lähmung des Sympathicus ihren Grund.

Im laufenden Jahrzehnt wurde der erste Fall von recidivirender Oculomotoriuslähmung in diesen Vorlesungen [1]) berührt, merkwürdiger Weise aber von allen Jenen, welche später über denselben Gegenstand schrieben, übersehen. An jenem Orte heisst es: „Für v. Wecker's Fall (von temporärer heteronymer lateraler Hemianopie) stehe ich nicht an, eine recidivirende Pachymeningitis in der Medianlinie des Chiasma anzunehmen. Ich habe einmal (1864) etwas Aehnliches auf v. Graefe's Klinik gesehen. Hier handelte es sich um eine recidivirende totale Oculomotoriuslähmung. v. Graefe diagnosticirte eine recidivirende Pachymeningitis am Orte des basalen Verlaufes des Oculomotorius. Der Anstoss zur Entzündung war durch einen Sturz gegeben, den das 20jährige Individuum in seiner Kindheit erfahren". Meine genaueren Notizen über diesen Fall

---

[1]) Gehirn und Auge, pag. 443, 1881.

lauten: „Der Krankheitsverlauf", sagte v. Graefe, „ist in unserem Falle ein ganz merkwürdiger. Das Mädchen erlitt durch Sturz in seinem 3. Lebensjahre eine Verletzung an der Stirne, von der noch jetzt die Narbe zu sehen ist. Erst nach einigen Monaten stellten sich Gehirnsymptome ein: Kopfschmerz, Erbrechen und Lähmung des rechten Oculomotorius, doch keine Bewusstlosigkeit. Dieser Zustand dauerte ein halbes Jahr und verschwand hierauf. Immer aber kehrte die Symptomengruppe in Zwischenräumen von einigen Monaten wieder. In der letzten Zeit sind die Pausen zwischen den einzelnen Anfällen länger geworden. Wir müssen annehmen, dass durch den Sturz, der vielleicht eine Fractur an der Basis cranii zur Folge hatte, ein Entzündungsproduct (etwa eine Knochenwucherung, Osteophytenbildung) an der Schädelbasis gesetzt wurde, welches als solches ständig ist, das aber durch periodische Entzündung und Volumszunahme einen Druck auf den Oculomotorius ausübt und dadurch die Symptome hervorruft".

1882 publicirte Saundby (Birmingham) „einen Fall von Migräne mit Paralyse des dritten Nerven" [1]). Ein 19jähriges, gesundes Mädchen, regelmässig und normal menstruirt, leidet seit ihrem 12. Lebensjahre in Zwischenräumen von 6—9 Monaten an Attaquen mit stets gleichbleibender Symptomengruppe. Der Anfall beginnt mit Uebligkeit und Schmerz über dem linken Auge, worauf das linke obere Augenlid herabsinkt. Die Kranke ist während der Anfälle gewöhnlich sehr schläfrig, zuweilen schwindlig.

Die Untersuchung ergibt eine totale linksseitige Oculomotoriuslähmung, nur die Lähmung des Sphincter iridis wird als unvollständig bezeichnet. Nachdem die Attaque 1 Woche gedauert, sind die Lähmungserscheinungen so ziemlich zurückgegangen, nur die Beweglichkeit nach oben mangelt, ebenso wie ein gewisser Grad von Ptosis zurückbleibt. Zwei Jahre später erscheint Patientin mit demselben Symptomencomplex. Sie hatte seit dieser Zeit keinen Anfall von Herabsinken des Augenlids gehabt, nur „biliöse Attaquen"; der gegenwärtige Zustand währt seit 1 Monat. Er begann mit Schmerz in der linken Schläfe, Uebligkeit und Verstopfung. Es besteht totale Lähmung des linken Oculomotorius. Zehn Wochen

---

[1]) A case of megrim, with paralysis of the third nerv, in: Lancet, Vol. II, No. IX (2. Sept.) 1882, pag. 345.

darauf hatte sich bis auf die Lähmung der Augenheber und bis auf eine leichte Ptosis die Beweglichkeit wieder hergestellt, doch war die Reparation der Motilität auch in den zuletzt gemeinten Muskeln eigentlich keine vollständige. Saundby hält den Fall für Migräne, also „für eine rein functionelle Störung des Nervensystems", mit dem Unterschiede jedoch, dass gewisse Phänomene Ständigkeit zeigen, und „es ist", so meint Saundby, „die permanente und vollständige Lähmung des Rectus superior, sowie der beharrende, wenngleich sehr geringe Grad von Ptosis nicht so leicht zu erklären".

1883 tritt v. Hasner mit folgender Krankheitsgeschichte an die Oeffentlichkeit [1]). Ein 17jähriges, seit 2 Jahren menstruirtes Mädchen leidet seit 4 Jahren an einer Lähmung des linken oberen Augenlids, welche jeden Monat (seit 2 Jahren mit Beginn der Menstruation) unter Kopfschmerz und Erbrechen sich einstellt und nach 3 Tagen (seit dem Eintritte der Menses zugleich mit der menstruellen Blutung) jedes Mal wieder vollständig verschwindet. Es wird constatirt, dass auf der Höhe des Anfalles eine totale Oculomotoriuslähmung linkerseits besteht. Mit dem Aufhören der Menstruation ist auch die Ptosis wieder geschwunden; allein der Rectus internus ist erst am 5. Tage wieder normal und noch am 8. Tage ist die Mydriasis ziemlich stationär. v. Hasner meint, dass es sich um eine in Begleitung der Menstruation durch vasomotorische Reizung im Bereiche der Sylvi'schen Grube und des linken Pedunculus periodisch auftretende hyperämische Drucklähmung des Ursprungskernes, des Wurzelgebietes des linken Oculomotorius handelt. Die lange Dauer der Lähmungserscheinungen im vordersten Gebiete des Ursprungskernes, gekennzeichnet durch die noch am 8. Tage fortbestehende Mydriasis, lässt in prognostischer Beziehung die Möglichkeit zu, dass bei lange sich fortsetzender Wiederholung der Anfälle „allmälig selbst eine dauernde Lähmung aller Zweige des Oculomotorius, vielleicht durch entzündlichen Process, selbst durch einen allmälig wachsenden Tumor sich entwickeln könnte".

Ein 6jähriges Mädchen war das Beobachtungsobject von Möbius (1884 [2]). Bis zum 11. Lebensmonate war das Kind vollständig gesund. Im 11. Monate stellte sich das rechte Auge schief, doch

---

[1]) v. Hasner: Periodisch wiederkehrende Oculomotoriuslähmung, in: Prager medicinische Wochenschrift No. 10, 7. März 1883, pag. 89.

[2]) Möbius: Ueber periodisch wiederkehrende Oculomotoriuslähmung, in: Berliner klin. Wochenschr. No. 38, 1884.

wurde nach 3 Tagen von der Schiefstellung nichts mehr bemerkt. Im 3. Jahre traten heftige Schmerzen im rechten Auge auf, die durch 9 bis 10 Tage währten, worauf sich das Auge schief stellte, das Oberlid herabhing und erst im Verlaufe von 2 Monaten die Lähmung allmälig zurückging. Seitdem wiederholte sich der Anfall in jedem Jahre, also noch 3 Mal. Vier Wochen vor dem Tage der Untersuchung hatte das Kind Erbrechen und heftige Schmerzen im rechten Auge bekommen. Das Brechen dauerte 8 Tage, der Schmerz 14 Tage. Mit dem Aufhören des Schmerzes fiel der Eintritt der vollständigen Lähmung zusammen — eine Erscheinung, die von der Mutter der Kleinen bei jedem Anfalle beobachtet worden war. Die Lähmung betrifft alle Aeste des Oculomotorius, die Ptosis ist mittleren Grades. Nach etwa 10 Wochen seit Beginn der Lähmung war die exteriore Muskulatur anscheinend wieder in normaler Thätigkeit, während die Mydriasis bestehen blieb. Es stellte sich heraus, dass die Pupille des rechten Auges schon früher, auch in den anfallsfreien Zeiten erweitert war. Auf Grund der Annahme, dass bei dem Kinde jeder spätere Anfall auch der schwerere war, und dass sich Aehnliches in Saundby's und in v. Hasner's Falle nachweisen lasse, hält Möbius die Anschauung für berechtigt, dass die periodisch wiederkehrende Oculomotoriuslähmung eine „sehr allmälig und schubweise" sich entwickelnde Lähmung sei. Er nimmt eine palpable Läsion und zwar in der Nachbarschaft des Oculomotoriuskernes an, die permanent ist (wobei man in Anbetracht, dass die drei Fälle jugendliche Individuen betreffen, an Tuberkel oder Gliom denken kann) — und welche dadurch, dass anfallsweise eine örtliche Hyperämie oder Anämie hervorgerufen wird, zur periodischen Lähmung führt. Die begleitenden Kopf- und Augenschmerzen leitet Möbius von der Reizung der absteigenden Quintuswurzel ab[1].

In der Sitzung der Berliner Gesellschaft „für Psychiatrie und Nervenkrankheiten" vom 10. November 1884[2] hält Thomsen einen Vortrag: „Ueber einen Fall mit typisch wiederkehrender Oculomotoriuslähmung". Der 34jährige Kranke wird seit seinem 5. Lebensjahre 1 oder 2 Mal jährlich von einer vollständigen Oculomotoriuslähmung befallen, oder vielmehr, es steigert sich eine stets in allen Zweigen des dritten Nerven vorhandene Parese periodisch

---

[1] Vergl. pag. 376.
[2] Westphal's Archiv Bd. XVI, pag. 281.

zur Paralyse. Dem Anfall gehen Kopfschmerzen, Uebligkeit und
Erbrechen voraus und in wenigen Tagen tritt vollkommene Ptosis
und divergirendes Schielen auf. Im Verlaufe von 3—4 Wochen
weicht die totale Lähmung wieder. Der sonstige Augenbefund ist
normal. Der Lähmung parallel geht eine — übrigens von Hirschberg
in der Discussion angefochtene — concentrische Gesichtsfeldeinengung
einher; und wie Lähmung und Gesichtsfeld verhält sich annähernd
auch die centrale Sehschärfe. Mit unregelmässig auftretenden
epileptischen Anfällen, an welchen der Patient seit seinem 13. Jahre
in Folge eines Trauma capitis leidet, bringt Thomsen die Attaquen
nicht in Zusammenhang und doch erklärt er, dass die Oculomotoriuslähmung unter Umständen (einmal nach einem psychischen Shock)
eintrat, unter denen auch ein epileptischer Anfall zu Stande kommen
kann; auch sei die concentrische Einengung des Gesichtsfeldes zu
bedenken.

An den Vortrag Thomsen's schliesst Remak eine analoge
Beobachtung an. Ein 22jähriger sonst gesunder Brauergeselle
(Potator) erkrankte seit seinem 12. Lebensjahre durchschnittlich
2 Mal jährlich unter den begleitenden Erscheinungen von heftigem
linksseitigen Stirnkopfschmerz, Lichtscheu des linken Auges und
Erbrechen an linksseitiger Oculomotoriuslähmung, welche im Durchschnitt im Zeitraume von 14 Tagen wieder zurückging. Seit
3—4 Jahren treten die Anfälle häufiger, etwa 4 Mal im Jahre,
auf, gehen aber rascher (Ptosis und Doppelsehen in 3—4 Tagen)
zurück, doch ist seit einigen Jahren auch in den freien Zeiten eine
geringe Deviation des Auges nach aussen zurückgeblieben. Remak
sieht in den Anfällen eine eigenthümliche Form der Hemicranie,
„gleichwie mit anderen Formen derselben Paresen der glatten Lidmuskeln einhergingen".

Wenn Remak dann noch von einem Falle rasch vorüber-
gegangener Oculomotoriuslähmung spricht und Hirschberg die
Bemerkung anschliesst, er habe mehrfach schnell vorübergehende
Oculomotoriuslähmungen gesehen, und dass man Derartiges bei
Frauen im Zusammenhange mit Menstruationsanomalien öfter zu
beobachten Gelegenheit habe, so ist damit nicht gesagt, dass es
sich hierbei um eine periodisch wiederkehrende Lähmung
handelte.

Das Jahr 1885 bringt eine Reihe einschlägiger Beobachtungen.
In der Sitzung des 3. Jahrescongresses der „Société française d'ophtal-

mologie" zu Paris vom 29. Januar 1885 [1]) berichtet Parinaud über eine 26jährige Frau, welche seit ihrem 6. oder 7. Lebensjahre an neuralgischen Anfällen mit vorübergehender Muskellähmung leidet. Diese Anfälle kehren jedes Jahr im Frühling wieder und sind folgendermassen charakterisirt: beim Erwachen Schmerz über der linken Augenbraue, der durch einige Stunden zunimmt und gegen Mittag verschwindet. Dies wiederholt sich Tag für Tag durch 1 bis 2 Monate; bisweilen gesellt sich Uebligkeit und Erbrechen hinzu. Sobald die Schmerzen nachlassen, tritt Ptosis und Diplopie ein, welche gleichfalls 1 bis 2 Monate dauern. Zwischen den einzelnen Krankheitsperioden liegen 7 bis 9 Monate, während welcher Zeit die Patientin sich vollkommen wohl fühlt. Seit 11 Jahren haben die Anfälle an Intensität verloren. Gegenwärtig tritt keine Ptosis, sondern blos Diplopie ein. Die Untersuchung der Augen während eines Anfalls ergibt eine Lähmung des linken Oculomotorius mässigen Grades, welche aber sowohl die exteriore als auch die interiore Muskulatur betrifft. Gesichtsfeld und Augengrund normal. Charcot hat Fälle dieser Art gesehen, in denen die motorischen Störungen nicht „appréciables" waren. Es kann daher abgeschwächte Formen geben, welche sich einzig und allein durch neuralgische Anfälle mit der charakteristischen Periodicität kundgeben.

Die Patientin von D. Weiss [2]) war eine 30jährige Magd. Sie wird mit ziemlich weit vorgeschrittener Lungentuberculose in's Krankenhaus aufgenommen. 6 Tage darauf totale Oculomotoriuslähmung linkerseits, ein Zustand, der nach Angabe der Kranken seit ihrer Kindheit alljährlich vorübergehend aufgetreten sein soll. Nach 12tägigem Bestande findet man die Lähmung zurückgegangen. Drei Wochen später abermals totale Lähmung, die nach 14 Tagen bis auf eine leichte Ptosis wieder gewichen. Fünf Wochen nach Beginn des letzten Anfalls wieder totale Oculomotoriuslähmung, welche bis zu dem 3 Wochen darauf erfolgenden Tode der Lungenkranken constant bleibt. Der Augenspiegelbefund war stets ebenso normal, wie die Function der übrigen Hirnnerven. Die Autopsie lehrt nebst tuberculöser Lungenphthise: „Der linke Oculomotorius platt, graulich, in seiner Wurzel beim Austritte aus dem

---

[1]) Annales d'oculistique, Janv.-Fév. 1885, pag. 121: Névralgie et paralysie oculaire à rechutes.

[2]) Ein Fall von periodisch auftretender totaler linksseitiger Oculomotoriuslähmung, in: Wiener med. Wochenschrift No. 17, 25. April 1885.

27*

Grosshirnschenkel zahlreiche mohnkorngrosse Granulationen, die eine leichte warzige Anschwellung der
Nervenwurzel bedingen. Der rechte Oculomotorius, sowie alle
anderen Hirnnerven unverändert. Die vom linken Oculomotorius versorgten Muskeln fettig degenerirt. Die frische
mikroscopische Untersuchung der Granulationen ergibt einen reich-
lichen Gehalt an Tuberkelbacillen. Beim Durchschneiden durch
den gehärteten Grosshirnschenkel zeigt sich, dass die Granulationen
nicht in die Tiefe greifen. Weiss deutet den Fall dahin, „dass
analog dem chronischen Lungenprocesse sich eine chronische Entzündung an der Wurzel des N. oculomotorius etablirte und dass dem
von Zeit zu Zeit erfolgenden Aufschiessen neuer Tuberkelgranu-
lationen mit reichlicher Vaskularisirung der Umgebung ein Lähmungsanfall entsprach". Das Zurückgehen der Lähmung sollte
„durch Uebernahme der Leitung von Seite der noch leitungsfähigen
Oculomotoriusfasern" bedingt werden, bis schliesslich, als die Geschwulstmasse den ganzen Nervenquerschnitt durchsetzt hatte, die
totale Lähmung persistirte.

In der Sitzung der Londoner „Ophthalmological Society" vom
14. Mai 1885[1]) las Snell über einen Fall „von recurrirender
Lähmung des dritten Nerven in Verbindung mit Migräneanfällen".
Es handelte sich um ein Mädchen von 8 Jahren. Vor 1½ Jahren
war eine vollständige Oculomotoriuslähmung linkerseits beobachtet
worden. Damals wurde festgestellt, dass das Kind seit seinem
18. Lebensmonate an Anfällen von Kopfschmerz und Uebligkeit litt,
und dass zu dieser Zeit das Auge geschlossen war, um nach dem
Abfalle der Kopfsymptome sich wieder, jedoch nur allmälig, zu
öffnen. Vor 10 Monaten hatte sich die Sache ganz in der gleichen
Weise wieder abgespielt und vor 4 Monaten stellte sich die Kleine
mit einer beginnenden Attaque vor. Das erste Zeichen war ein
Herabsinken des linken Augenlides; Tags darauf „charakteristische"
Erscheinungen der Migräne: Schmerz, vorzugsweise begrenzt auf die
linke Seite und über der linken Augenbraue. Die Ptosis war nun
vollständig, die exterioren Muskeln des Oculomotorius gelähmt;
Pupille etwas erweitert, gegen Licht und Accommodation reactions-
los. Allmälig tritt eine Rückbildung der Symptome ein, aber, wie
aus den Angaben zu entnehmen, ist diese Rückbildung noch nach

---

[1]) Lancet Vol. I, No. XXI (23. Mai) 1885, pag. 938.

3 Monaten eine sehr unvollkommene, denn zwar ist die Lidspalte ziemlich gut geöffnet, wenngleich nicht so weit wie auf der gesunden Seite, aber es besteht noch Divergenz, die Beweglichkeit nach oben wie nach unten äusserst gering; die Pupille, ungefähr so gross wie auf der rechten Seite, auf Licht- und Accommodationsimpulse sehr schwach reagirend. Sehschärfe nur $^{10}/_{200}$, Jaeger No. 16 (Spiegelbefund fehlt). Die Patientin ist von beiden Eltern neurotisch belastet.

Zu dem Vortrage Snell's bemerkten Clark, Ormerod und Beevor, dass sie ähnliche Fälle gesehen.

Clark's Patientin war ein 12jähriges Mädchen. Der Anfall wurde von Erbrechen und Verstopfung eingeleitet und ging mit Schmerz über der linken Augenbraue einher. Das Sehen war trübe. Pupille ein wenig erweitert; Strabismus divergens und leichte Ptosis, welche letztere Symptome nach einigen Tagen schwanden, während die Pupillenerweiterung länger währte. Die Anfälle wiederholten sich alle 6 Wochen. Die Zähne waren sehr schlecht.

Ormerod's Fall betraf eine ältliche Frauensperson. Für die Annahme von Migräne war kein Grund vorhanden. Die Anfälle waren nicht so vorübergehend, sie währten vielmehr 2—3 Monate. Der erste Anfall wurde anscheinend hervorgerufen durch den Shock, als Patientin vom Tode ihrer Schwester hörte, der zweite durch den Schrecken beim Anblick eines Knaben mit Gesichtslähmung. Das Argyll Robertson-Phänomen [1]) war da, aber die Knie-Reflexe fehlten nicht.

Beevor hat „einen ähnlichen Fall gesehen, in welchem die Anfälle angeblich dann eintraten, wenn das Individuum sich kalten Winden aussetzte".

Was endlich den Fall von Manz [2]) anlangt, so betraf derselbe einen jungen Kaufmann, der sein Augenleiden von seinem 14. oder 15. Lebensjahre her datirt und als dessen Ursache eine Blutentziehung beschuldigt, die man ihm wegen heftiger Kopfschmerzen, an denen er jedoch und zwar immer auf der rechten Seite schon seit frühester Kindheit zeitweise leidet, an der Schläfe vorgenommen hatte. Seit dem ersten Auftreten der Lähmung wiederholt sich dieselbe sehr häufig, durchschnittlich alle 4—6 Wochen; immer geht halbseitiger Kopfschmerz voraus, der nach Eintritt der Lähmung

---

[1]) Siehe diese Vorlesungen Bd. I, pag. 596.
[2]) Ein Fall von periodischer Oculomotoriuslähmung, in: Berliner klin. Wochenschrift No. 40, 1885.

nachlässt und bald ganz verschwindet. Die Dauer der Lähmung
ist verschieden; nach einigen Tagen, selbst nach einem Tage
kann sie weichen, aber auch mehrere Wochen dauern und gerade
in den letzten Jahren kam diese lange Dauer des Anfalls öfters
vor. Der Kranke meint, dass die Behandlung mit dem constanten
Strom die Dauer der Paralyse abkürze. Während eines solchen
Anfalls constatirt Manz das Vorhandensein einer rechtsseitigen
totalen Oculomotoriuslähmung, gewinnt aber auch die Ueberzeugung, dass in der anfallsfreien Zeit ein Rest der Lähmung
(erweiterte Pupille und leichter Strabismus divergens mit Doppelsehen bei starkem Blicke nach links) vorhanden ist. Manz neigt
zur Ansicht hin, dass es sich in derartigen Fällen um eine basale
Lähmung handle, wenngleich man ein bestimmtes Urtheil noch nicht
fällen könne. Er schliesst sich Möbius an, dass nicht eine einfache „functionelle" Störung, sondern eine langsam fortschreitende
pathologisch-anatomische Veränderung vorliege. Vielleicht handle
es sich um eine angeborene Läsion (eine allmälig mehr und mehr
sich entwickelnde Gefässabnormität) oder eine Anomalie der dem
Oculomotoriusstamm benachbarten und ihn so comprimirenden
grösseren Arterien (der Art. profunda cerebri oder Art. cerebelli
superior), oder es könnte eine Meningitis oder ein Trauma, wie
ja ein Fall auf den Kopf im Kindesalter nicht selten vorkommt,
der Ausgangspunkt für das Leiden sein.

Die hier angeführten 14 Fälle zeigen, soweit die betreffenden
Daten vorliegen, die folgenden gemeinsamen Punkte: 1) das Leiden
bleibt stets auf Einen Oculomotorius beschränkt; 2) es ist stets
derselbe Oculomotorius, der ergriffen wird, so dass ein Alterniren
der Lähmungserscheinungen nicht stattfindet; 3) es ist der Oculomotorius stets in allen seinen Zweigen ergriffen, d. h., es besteht
neben exteriorer Lähmung immer auch Lähmung der interioren
Muskulatur.

Unter elf Fällen — in den Fällen von Thomsen, Ormerod
und Beevor konnte ich die Seite der Erkrankung nicht ersehen —
ist der rechte Oculomotorius nur 4 Mal (Gubler, v. Graefe,
Möbius, Manz), der linke Nerv hingegen 7 Mal (Saundby,
v. Hasner, Remak, Parinaud, Weiss, Suell, Clark) afficirt.

Von 13 Patienten — das Geschlecht im Falle Beevor's unbekannt — sind nur vier (Gubler, Thomsen, Remak, Manz)
männlichen, neun dagegen weiblichen Geschlechts (v. Graefe,
Saundby, v. Hasner, Möbius, Parinaud, Weiss, Snell,
Clark, Ormerod).

Zur Beobachtung kam die Erkrankung in der ersten
Decade der Lebensjahre 2 Mal (das Mädchen Möbius' war 6,
jenes Snell's 8 Jahre alt); im Alter von 11—20 Jahren 4 Mal
(v. Graefe, Saundby, v. Hasner, Clark); in jenem von
21—30 Jahren 4 Mal (Remak, Parinaud, Weiss, Manz);
zwischen 30 und 40 Jahren stand Thomsen's Patient; die Kranken
Gubler's und Ormerod's waren ebenfalls „ältere" Individuen;
bei Beevor ist das Alter unbekannt.

Das erste Auftreten der Anfälle wird bemerkt: im
11. Lebensmonate (Möbius), im 18. Monate (Snell), im 3. Lebensjahre (v. Graefe), im 5. Jahre (Thomsen), im 6. oder 7. Jahre
(Parinaud); die Anfälle datiren „seit der Kindheit" (Weiss);
sie stellen sich ein im 12. Lebensjahre (Saundby, Remak), im
13. (v. Hasner), im Alter von 14 oder 15 Jahren (Manz). Unbekannt ist die Zeit des ersten Auftretens der Lähmung bei Gubler,
Clark, Ormerod, Beevor.

Die Anfälle wiederholen sich jeden Monat (v. Hasner),
oder nach 4—6 Wochen (Manz), oder alle 6 Wochen (Clark);
es treten auch Zwischenräume von mehreren (3—9) Monaten auf
(Remak, v. Graefe, Snell, Saundby, Thomsen); oder es
kehrt der Anfall nur jedes Jahr 1 Mal wieder (Möbius, Weiss
bis auf die letzten rasch aufeinanderfolgenden Anfälle), wobei sich
eine genaue Periodicität bemerkbar machen kann (bei Parinaud
jeden Frühling). Gubler's Patient hatte Erkrankungspausen von
mehreren Jahren; nicht ersichtlich ist die Dauer dieser Pausen in
den Fällen von Ormerod und Beevor.

Auch die Dauer jedes einzelnen Anfalls ist sehr verschieden und kann bei demselben Individuum variiren. So hatte
Manz' Patient Anfälle, die nur 1 Tag dauerten, aber auch solche,
die einige Tage und solche, die mehrere Wochen währten. Stets
nach einigen Tagen verschwindet die Lähmung bei v. Hasner
und Clark, doch bleibt Pupillenerweiterung länger zurück; im
Falle Saundby's hat der erste Anfall, der zur Beobachtung kommt,
eine Dauer von 1 Woche, der zweite aber eine solche von 14 Wochen;

14 Tage dauert's bei Remak, 3 Wochen bis 2 Monate bei
Gubler, Thomsen, Parinaud, 2 bis 3 Monate bei Möbius,
Ormerod. In Snell's Falle ist die Rückbildung nach 3 Monaten
noch sehr unvollkommen. Ein halbes Jahr währt die Lähmung
bei v. Graefe's Patientin, unbekannt ist deren Dauer in Beevor's
Falle, während die drei letzten Attaquen, die in rascher Aufeinanderfolge dem lethalen Ausgange in dem Falle von Weiss vorangingen,
12, 14 Tage und 3 Wochen (die letzte Lähmung blieb bis zum
Tode) währten.

In zehn der 14 Fälle ist direct angegeben, dass es sich nicht
allein um Lähmung des Oculomotorius, sondern um migräneartige
Erscheinungen handelt: Schmerz in der entsprechenden Kopf-
hälfte oder über dem betreffenden Auge oder auch im Auge selbst
(Möbius) — bei Parinaud ging der täglich sich einstellende
Schmerz über dem Auge durch 1 bis 2 Monate der Lähmung
voran —, ferner Uebligkeit und Erbrechen, auch Schläfrigkeit und
Schwindelgefühl (Saundby); andere Symptome sind: Verstopfung
(Clark), Lichtscheu (Remak), concentrische Einengung des
Gesichtsfeldes mit Abnahme der centralen Sehschärfe (Thomsen).
In der Regel gehen die Schmerzen im Kopfe oder über dem Auge,
die Symptome der Uebligkeit und des Erbrechens der Lähmung
voran und lassen nach oder verschwinden, sobald sich die Paralyse
ausgebildet hat. Nur ausnahmsweise tritt die Lähmung (Ptosis)
zuerst hervor, und migräneartige Erscheinungen folgen (Snell).

Was den Verlauf der Krankheit anlangt, so endete dieselbe
zweimal (Gubler, Weiss) mit dem Tode. In den übrigen Fällen
verhält sich die Sache verschieden. In einer Zahl derselben scheint
es, als ob die Häufigkeit und die Dauer der Anfälle so ziemlich
constant blieben, in anderen Fällen jedoch tritt es klar hervor, dass
die späteren Anfälle auch die schwereren sind. Nur ausnahmsweise
(Parinaud) wird angegeben, dass die Anfälle an Intensität verloren.
Es kommt auch vor, dass mit der längeren Dauer des Leidens die
Zahl der Anfälle sich häuft, während die Dauer jedes einzelnen
Anfalles kürzer wird (Remak), oder dass das Intervall zwischen den
einzelnen Anfällen an Dauer zunimmt (v. Graefe). Besonders zu
bemerken ist noch, dass nicht selten (Möbius, Saundby, Thomsen,
Remak, Manz) direct festgestellt wurde, dass auch in den anfalls-
freien Zeiten deutliche Reste der Oculomotoriuslähmung nachzuweisen waren.

Was den Sitz und das Wesen der Erkrankung betrifft, so gehen die Ansichten der Autoren auseinander. Die Einen (Saundby, Remak, Parinaud) glauben, es handle sich blos um eine Theilerscheinung der Migräne, also um eine „functionelle" Störung, während Andere sich für einen intracraniellen pathologischen Process mehr oder weniger entschieden aussprechen. v. Graefe nimmt eine basale Ursache an, und zwar eine durch Trauma hervorgerufene Pachymeningitis und ebenso neigt Manz zur Annahme einer basalen Ursache (Gefässabnormitäten, Meningitis) hin. In dem Nervenkerne dagegen sucht den Sitz des Leidens v. Hasner, der die allmälige Ausbildung eines entzündlichen Processes oder eines Tumors in der Nuclearregion nicht für unmöglich hält, und Möbius, der gleichfalls in der Gegend des Oculomotoriuskernes den Ort des krankhaften Processes (einer Geschwulstbildung) sieht. Die zwei Fälle, die zur Section kamen, sprechen nicht gegen eine basale Ursache, das eine Mal war ein basales Exsudat (Gubler), das andere Mal Tuberkelbildung am Oculomotoriusstamme (Weiss) da.

Wenn demnach bei der recidivirenden Oculomotoriuslähmung das ätiologische Moment erster Kategorie an der Basis cranii oder im Nucleus gesucht, das ätiologische Moment der zweiten Kategorie als Knochenwucherung, Exsudat, Tumor, Gefässanomalie, functionelle Störung bezeichnet wird, so wäre in Betreff des Momentes der dritten Kategorie zu erwähnen, dass als ein solches Trauma (Gubler, v. Graefe, Manz) supponirt wurde, dass von neurotischer Belastung von Seite beider Eltern (Snell), sowie von sehr schlechten Zähnen (Clark) — Hinweis auf hereditäre Lues — die Rede ist, dass Ormerod's Patientin das Eintreten der Anfälle einem Shock (auch Thomsen erwähnt etwas Aehnliches), Beevor's Kranker dem Einfluss kalter Winde zuschreibt und dass der Patient von Manz sein Leiden von einer wegen des Kopfschmerzes vorgenommenen Blutentziehung herleitet.

Welches Urtheil müssen wir nach all' dem Gesagten über die Bedeutung und das Wesen der recidivirenden Oculomotoriuslähmung fällen? Rufen wir uns zunächst den Fall Camuset's (pag. 316) in's Gedächtniss zurück. Auch da handelt es sich um eine recidivirende Oculomotoriuslähmung mit 35jähriger Dauer des Leidens. Aber der Unterschied der Symptomengruppe in jenem Falle und in den jetzt vorgeführten Krankheitsbildern ist ein sehr auffallender. Bei Camuset bleibt die interiore Augenmuskulatur unversehrt,

während diese in unseren Fällen stets ergriffen ist; dort trifft
das Leiden beide Oculomotorii, hier nur Einen und stets denselben Nerven; dort participiren auch die beiden anderen
Augenmuskelnerven an der Lähmung, hier bleiben diese letzteren
stets unbetheiligt; dort treten Lähmungserscheinungen anderer
Hirnnerven (Zeichen der Bulbärparalyse) hervor, hier mangeln
sie; dort erscheint auch jenes Symptom der hochgradigen Muskelschwäche, das beim Kranken Perrot[1]), dessen Section eine Erkrankung längs des dritten und vierten Ventrikels nachwies, in
höchstem Grade entwickelt war.

Es ist sehr leicht möglich, ich möchte sogar sagen: wahrscheinlich, dass die bei dem damals 5jährigen Knaben L. (pag. 325) beobachtete Oculomotoriuslähmung recidiviren werde. Aber auch wenn
dieses geschähe, liesse sich das Krankheitsbild leicht unterscheiden von
dem Bilde der obigen 14 Fälle. Denn auch da ist das auffallendste
Symptom die vollständige Intactheit der interioren Muskulatur
bei vollständiger Lähmung der exterioren auf der einen Seite; es
sind ferner Zeichen der Parese des Oculomotorius, sowie des Facialis
der anderen Seite da; Kopfschmerz fehlt. Bemerkenswerth ist, dass
auch da ein Trauma vorausgegangen. In diesen zwei Fällen, in
jenem Camuset's, sowie in dem meinigen, ist die Diagnose der
Nuclearlähmung, abgesehen davon, dass auch die übrigen Symptome
stimmen, durch das Freibleiben des Irissphincters und des Accommodationsmuskels vollkommen gesichert; und wenn auch in späteren
Anfällen bei meinem Knaben Zeichen der Parese der interioren Muskulatur hervortreten sollten, so bliebe die Diagnose doch unzweifelhaft. Dagegen spricht Alles bei der reinen recidivirenden Oculomotoriuslähmung, wie sie oben casuistisch vorgeführt wurde, für eine
basale Ursache.

Schon die beiden Sectionsbefunde (Gubler, Weiss) sind in
diesem Sinne zu deuten. Man könnte zwar Einwände gegen dieselben
erheben. Wenn man gleich das Bluteoagulum im Pons im Falle
Gubler's (pag. 398) nicht beschuldigen kann, so wäre doch die
Frage gestattet, weshalb bei der Ausdehnung des Exsudates an der
Basis cranii der linke Oculomotorius, sowie andere Nerven intact
blieben. Ebenso ist die Sache im Falle von Weiss (pag. 403)
nicht ganz glatt. Der linke Oculomotorius platt und graulich,

---

[1]) Vergl. pag. 313.

seine Austrittsstelle aus dem Hirnschenkel durch Tuberkelbildung
geschwellt, und die von ihm versorgten Muskeln fettig
degenerirt; und doch fungirte dieser Oculomotorius 3 Wochen
zuvor noch vollkommen normal, höchstens dass eine leichte Ptosis
da war. Weiss' Ansicht, dass in den letzten Wochen des Lebens
die totale Lähmung deshalb persistirte, weil die Geschwulstmasse
schliesslich den ganzen Nervenquerschnitt durchsetzte, während das
Zurückgehen der Lähmung in den früheren Anfällen „durch Uebernahme der Leitung von Seite der noch leitungsfähigen Oculomotoriusfasern" zu erklären sei, hat, was den letzten Punkt und damit die
Erklärung der Recidiven anlangt, keinen Halt; denn wenn z. B.
die Fasern, die sich im Rectus superior verzweigen, vernichtet
sind, so werden die intacten Fasern, die ihr Verbreitungsgebiet im
Rectus inferior haben, nicht in der Lage sein, die Contraction
des Rectus superior zu bewirken. Trotzdem ist durch Ausschliessung
in beiden Fällen an der basalen Ursache festzuhalten. Man muss
eben in Gubler's Fall annehmen, dass die durch Traumen gesetzte
Läsion der Schädelbasis am Orte des rechten Oculomotorius bestand
und vorwaltete, bis schliesslich ein ausgedehnteres Exsudat hinzutrat,
das zum Tode führte. Weiss dagegen hat ganz richtig bemerkt,
dass die Lähmungsanfälle den Epochen starker Hyperämie, die in
der Umgebung der neuanschiessenden Tuberkel auftrat, entsprachen;
die Tuberkelbildung selbst kann jedoch, da an ein Vikariiren intacter
Fasern für zerstörte nicht zu denken ist, die Leitungsfähigkeit der
Fasern bis kurz vor dem Tode nicht behindert haben. Von hohem
Interesse ist die Angabe über die fettige Degeneration der vom
erkrankten Oculomotorius versorgten Muskeln. Wie konnten derartige Muskeln, ganz abgesehen von dem ätiologischen Momente
erster Kategorie, das wir innerhalb der Schädelhöhle zu suchen
haben, 3 Wochen zuvor noch normale Arbeit leisten? Es muss in
der That angenommen werden, dass die fettige Degeneration der
Muskeln in den letzten Lebenswochen sehr rapide Fortschritte
machte. Ein gewisser Grad fettiger Entartung mag aber immerhin
schon längere Zeit bestanden haben, ohne eine wesentliche Functionsstörung zu bedingen. v. Graefe hat schon indirect darauf hingewiesen [1]), dass wegen der geringen Widerstände, welche die Augenmuskeln zu überwinden haben, um den Bulbus aus seiner Ruhelage

---

[1]) Berliner klin. Wochenschrift pag. 127, 1868.

herauszudrehen, ein gewisser Grad fettiger Degeneration dieser Muskeln weniger störend wirken möchte, als dies bei anderen Muskelgruppen der Fall ist.

Sowie demnach die beiden Sectionsbefunde für die basale Ursache sprechen, so geschieht dies in noch energischerer Art von Seite des ganzen Symptomencomplexes, der in überraschend übereinstimmender Weise in allen bekannt gewordenen Fällen recidivirender Oculomotoriuslähmung wiederkehrt. Wenn von einer Differentialdiagnose zwischen basaler und cerebraler Lähmung die Rede ist, so kann unter letzterer nur die Nuclearlähmung gemeint sein. Denn abgesehen von den Ergebnissen der beiden Autopsien (Gubler, Weiss) ist uns über ein corticales Centrum des Oculomotorius nichts Bestimmtes bekannt, und bei einer Fascicularlähmung, noch dazu einer solchen, welche alle Faserbündel des Oculomotorius ergreift, müssten andere Herderscheinungen, vor allem contralaterale Hemiplegie, sichtbar werden. Gegen eine Nuclearlähmung aber sprechen alle Symptome. Während bei der Nuclearlähmung wenigstens häufig die interiore Muskulatur des Auges intact bleibt, kommt dies in keinem der vorgeführten Fälle vor. Während bei der Nuclearlähmung Muskeln beider Augen häufig zu gleicher Zeit, gewöhnlich in nicht zu langen Zwischenräumen und schliesslich fast immer ergriffen werden, bleibt in allen unseren Fällen die Lähmung auf ein Auge beschränkt; und beschränkt sich stets auf einen Nerven, was bei der Nuclearlähmung nur sehr ausnahmsweise beobachtet wird. Während bei der Nuclearlähmung nicht selten im Verlaufe der Erkrankung auch andere Hirnnerven ausser den Augenmuskelnerven afficirt werden, ist dies bei der in Rede stehenden Erkrankung nicht der Fall. Was endlich den Kopfschmerz, den constanten Begleiter der Attaquen, anlangt, so fehlt dieser bei der Nuclearlähmung häufig. Das Vorhandensein der Kopfschmerzen, sowie die wenig verständliche Thatsache, dass mit der Ausbildung der Lähmung die Kopfschmerzen in der Regel schwinden, kann weder zu Gunsten der nuclearen, noch zu Ungunsten der basilaren Lähmung gedeutet werden.

Das ätiologische Moment erster Kategorie ist daher für die recidivirende Oculomotoriuslähmung an die Basis cranii zu verlegen, die nächste Ursache dieser Lähmungsform ist eine basale.

Was weiterhin die Ursache der basalen Lähmung anlangt, so

liegt kein Grund vor, an eine blos functionelle Störung (an eine Theilerscheinung der Migräne) zu glauben. Gegen eine solche Auffassung spricht schon in erster Linie der Umstand, dass das Leiden immer aus der Kindheit, selbst schon aus dem 1. Lebensjahre stammt und dass jenes Individuum, bei dem das Leiden am spätesten, im 14. oder 15. Lebensjahre auftrat, schon seit frühester Kindheit und zwar stets auf der Seite der späteren Lähmung an heftigen Kopfschmerzen litt (Manz). Weiterhin verträgt sich mit der Annahme einer Migräne die Thatsache nicht, dass in 5 von 14 Fällen Reste der Lähmung auch in der anfallsfreien Zeit direct constatirt wurden und dass wir gar nicht wissen, in wie vielen der übrigen 9 Fälle sich dies gleichfalls ereignete. Von einer Heilung, ja selbst von einer wirklichen, unzweifelhaften Besserung des Leidens ist nichts bekannt, wiewohl eine solche selbst bei der Annahme eines pathologischen Processes an der Basis (Meningitis) nicht ausgeschlossen wäre. Dagegen war wiederholt eine Aggravation der Erscheinungen nachweisbar. Aus alledem können wir erschliessen, dass es sich um einen pathologischen Process an der Basis cranii handelt. Von welcher Art? Die Autopsie zeigte einmal Meningitis, einmal Geschwulstbildung. In der Mehrzahl dürfte ein meningitischer Process vorliegen.

Es wird die Ansicht dadurch gestützt, dass das ätiologische Moment dritter Kategorie, die Ursache der Meningitis, ein Trauma sein dürfte. Dies haben Gubler, sowie v. Graefe direct hingestellt, und man muss, wie schon Manz angedeutet, sich daran erinnern, wie oft im frühen Kindesalter ein Sturz, zumal aus dem Bette, vorkommt und entweder nicht weiter beachtet oder von der verantwortlichen Aufsichtsperson absichtlich verheimlicht wird. Die Folgen können erst später auffallend werden. In v. Graefe's Fall, den ich oben (pag. 399) mitgetheilt, ist es erwiesen, dass die Hirnsymptome erst einige Monate nach der Verletzung hervortraten, doch kann auf Grund anderer Erfahrungen ein viel grösserer Zeitraum zwischen Trauma und Hirnerscheinungen verstreichen, ohne dass der Causalnexus geleugnet werden könnte. Alle Fälle der recidivirenden Oculomotoriuslähmung (als solche oder zunächst unter dem Bilde einseitigen heftigen Kopfschmerzes) datiren aber aus dem kindlichen Alter. Ein Trauma (Sturz auf den Kopf) führt zu einer Verletzung an der Schädelbasis, welche die Ursache eines allmälig

sich entwickelnden und langsam fortschreitenden
pachy- oder leptomeningitischen Processes wird.
Eine Prädilectionsstelle für diesen Process ist der Ort des Oculo-
motoriusstamms. Eine zeitweilige Steigerung des Entzündungsprocesses
oder eine stärkere Hyperämie in der Umgebung der entzündeten Stelle
(die etwa periodisch zur Zeit und schon vor der Zeit der Menstruation,
wie in v. Hasner's Falle auftreten kann — das Leiden wurde
beim weiblichen Geschlechte viel häufiger beobachtet —) gibt den
Grund ab für die Compression des Nervenstamms. Geht der neue
Entzündungs- oder Hyperämie-Anfall zurück, so stellt sich die
Function des Nerven im Grossen und Ganzen wieder her, doch kann
es geschehen, dass ein Theil der zeitweilig comprimirten Fasern nicht
mehr leitungsfähig oder durch Zunahme des pathologischen Productes
dauernd comprimirt wird und daher Lähmungsreste in der anfallsfreien Zeit zurückbleiben. Indem der Process, etwa durch ein neues
Trauma, zu besonderer Höhe angefacht wird, kann derselbe, wie
Gubler's Fall zeigt, zum Tode führen und im Hinblick auf diesen
Fall, sowie mit Rücksicht darauf, dass uns der Endausgang in den
übrigen Fällen — vom Weiss'schen abgesehen — nicht bekannt
ist, ist die Prognose bei der recidivirenden Oculomotoriuslähmung
mit Vorsicht zu stellen. Auf der anderen Seite wäre es nicht ausgeschlossen, dass der basale Process und damit auch das abhängige
Nervenleiden mit der Zeit zur Heilung käme. Doch ist ein solches
Exempel bisher nicht festgestellt.

Wir dürften in der That der Wahrheit am nächsten kommen,
wenn wir diese Anschauung, wie ich sie von v. Graefe vor mehr
als 20 Jahren mündlich vortragen hörte (pag. 399), zu der unsrigen
machen. Es ist begreiflich, dass auch ein basaler Tumor in der
Nähe des Oculomotoriusstammes durch zeitweilige Hyperämie
oder Entzündung der Nachbarschaft die wiederkehrenden Anfälle verschulden könnte und wenn wir auch bei dem vorkommenden Krankheitsbilde der recidivirenden Oculomotoriuslähmung in erster Linie
an die basale Meningitis denken werden, so dürfen wir nicht vergessen, dass durch den Sectionsbefund von Weiss direct erwiesen
ist, dass sogar Geschwulstbildung im Nervenstamme selbst
die in Rede stehende Krankheitsform bedingen kann. Das ätiologische
Moment erster Kategorie ist auch bei Weiss basal; jenes der
zweiten: ein Tumor; das der dritten: Tuberculose.

Die Discussion der recidivirenden Oculomotoriuslähmung hat dem-

nach ergeben, dass, so schwierig auch allgemeine Grundsätze für
das Wesen einer basalen Lähmung aufzustellen wären, die recidivirende Oculomotoriuslähmung der basalen Form beizu-
zählen ist.

In analoger Weise wollen wir jetzt eine zweite besondere Form
der Augenmuskellähmungen:

die doppelseitigen, heilbaren, totalen
Augenmuskellähmungen

intracraniellen Ursprunges der Besprechung unterziehen. v. Graefe[1])
macht 1866 aufmerksam auf „gewisse, nach evidenten Erkältungs-
ursachen vorkommende Formen doppelseitiger Augenmuskellähmungen, welche wahrscheinlich auf umschriebener Basilarperiostitis
beruhen; sie entwickeln sich rehr rasch, meist in einem oder wenigen
Tagen, zuweilen ohne spontane Kopfschmerzen, aber meist mit
Empfindlichkeit bei Anschlagen des Schädels in Richtung der Basis,
umfassen beide Oculomotorii, in der Regel Trochlearis und Abducens,
bedingen weder Fieber (vielleicht rasch vorübergehend), noch aus-
geprägte Hirnsymptome, treten an gesunden Individuen auf, gehen
innerhalb 1 bis 2 Monaten vollständig oder bis auf geringe Spuren
zurück. v. Graefe hatte damals fünf derartige Fälle beobachtet.
Von diesen fünf Fällen führt v. Graefe zwei, den eines 13jährigen
Mädchens und den eines 20jährigen Soldaten ausführlicher vor. Bei
dem Mädchen wird ein rascher Lauf nach der Schule an einem
heissen Sommertage, gefolgt von unbehaglichem Frösteln während der
Abkühlung, bei dem Soldaten starke Durchnässung nach forcirtem
Marsche, gefolgt von Frostgefühl, als Gelegenheitsursache angesehen.
Das Mädchen konnte am nächsten Tage beim Erwachen das rechte
Auge nicht öffnen, dabei dumpfer Kopfschmerz und grosse Schläfrigkeit. Einige Tage später fällt auch das linke Auge zu. Bei der
8 Tage nach der Erkältung erfolgten Untersuchung ist rechts vollkommene Oculomotorius- und Trochlearislähmung, unvollkommene
Abducenslähmung da, sodass die ganze Beweglichkeit des Auges auf
eine kleine Lateralbewegung sich beschränkt; links vollkommene
Oculomotoriuslähmung bis auf den Levator palpebrae superioris,
welcher ziemlich frei fungirt, und Trochlearislähmung; Allgemeinbefinden ungestört, doch „ruft das Anschlagen des Schädels längs

---

[1]) v. Graefe's Archiv Bd. XII, 2, pag. 265, 1866.

der Basis, besonders von einer Schläfe zur andern, einen lebhaften,
halb reissenden, halb stechenden Schmerz hervor". Nach zweimaliger
Application von Blutegeln hinter die Ohren erhebliche Besserung,
nach 6 Wochen Heilung bis auf einen geringen Lähmungsrest im
rechten Rectus superior. Auch bei dem Soldaten war schon am
nächsten Morgen nach der Refrigeration beiderseitige Ptosis da,
welche 4 Tage später beiderseits als eine vollkommene sich ergab.
Beiderseits fast vollkommene Oculomotoriuslähmung, das linke Auge
nahezu immobil, also auch mit Trochlearis- und Abducenslähmung
behaftet. Schmerz beim Anschlagen des Schädels entsprechend der
Basis. Die Symptome halten sich eine Woche hindurch auf ihrer
Höhe, dann progressive Rückbildung (zuerst der Ptosis) fast gleichzeitig auf beiden Augen, und nach $2\frac{1}{2}$ Monaten völlige Wiederherstellung.

In einem der Fälle v. Graefe's kamen die Lähmungserscheinungen langsamer, innerhalb 2 Wochen, zur Entwickelung,
in einem anderen waren ziemlich heftige spontane Kopfschmerzen
da, in allen jedoch war der Verlauf ein günstiger.

Als v. Graefe später (1868)[1]) die chronische Form der
Nuclearlähmung besprach, kam er auf diese von ihm früher
beobachteten acuten Fälle von Ophthalmoplegie zurück. Gegenüber
jener Gruppe von Paralysen, die wir heute als nucleare unterscheiden,
hielt er die Annahme, dass jene rasch entstehenden transitorischen
Lähmungen basaler Natur sein dürften, als wahrscheinlich aufrecht.

Da uns jedoch nunmehr bekannt ist, dass auch Lähmungen
unzweifelhaft nuclearer Natur rasch zu Stande kommen können[2]),
so ist nicht ausgemacht, dass die von v. Graefe gezeichneten
Krankheitsbilder stets der basalen Lähmung zugehören. Jene
Fälle der in Rede stehenden Kategorie, bei denen die Funktion der
interioren Muskulatur erhalten ist, sind sicher nuclearer Natur. Da
aber die interioren Muskeln auch bei der Nuclearlähmung ergriffen
sein können, so bleibt bei totaler Lähmung die Diagnose zweifelhaft,
wenn nicht in Berücksichtigung begleitender Symptome, wie z. B.
im Falle Etter's[3]), der Ausschlag zu Gunsten der Nuclearlähmung erfolgt.

[1]) Vergl. pag. 312 u. 330.
[2]) Vergl. pag. 315 (Gayet), pag. 324 (Hoek).
[3]) Vergl. pag. 358.

In jedem Falle ist es von höchster praktischer
Wichtigkeit zu wissen, dass doppelseitige Ophthalmoplegien in acuter oder subacuter Weise aus anscheinend intracranieller Ursache sich entwickeln
und in relativ kurzer Zeit wieder zur Heilung kommen
können.

Die doppelseitige Lähmung Eines motorischen
Augennerven

sei der nächste Gegenstand unserer Aufmerksamkeit.

Die doppelseitige Abducenslähmung ohne weitere Complication kommt mitunter zur Beobachtung und es wird dabei schwer,
sich eine Vorstellung über den Sitz des Leidens zu bilden. Allerdings,
würde man derartige Fälle durch längere Zeit zur Beobachtung
haben, so dürfte später auf Grund des Verlaufes des Leidens,
besonders des Hinzutretens anderer Lähmungserscheinungen, die
Diagnose sich leichter gestalten. Die Annahme einer multiplen
Neuritis, wie sie Lilienfeld [1] (1885) in einem Falle doppelseitiger
Abducenslähmung, verbunden mit Coordinationsstörungen und Neuritis optica bei einem neuropathisch belasteten Potator machte,
scheint nicht unmöglich zu sein.

Gewiss ist, dass progressive Nuclearlähmung mit Lähmung der
Abducenten beginnen und dass dies, wie in einem Falle Wernicke's [2]),
auch bei der acuten Form der Poliencephalitis superior der Fall
sein kann. Da ferner die beiden Abducentes in geringem Abstande
von einander am hinteren Brückenrande auftauchen, so wäre dort
eine umschriebene basale Ursache denkbar, welche nur die sechsten
Nerven trifft, ohne weitere Erscheinungen zunächst hervorzurufen.
Geschwülste, welche in der mittleren Schädelgrube sich ausbreiten,
könnten beiderseits in den Sinus cavernosus hineinwuchern, denselben
erfüllen und so jederseits den Abducens, der durch den genannten Sinus
hindurchläuft, comprimiren; ist doch z. B. in einem später (pag. 427)
anzuführenden Falle v. Graefe's angegeben, dass die grauen, in der
Mitte käsig gelben Massen, welche nach rückwärts sich neben dem
Opticus ausbreiten, um dort den Oculomotorius und Trochlearis zu
bedrängen, den Sinus cavernosus ganz ausfüllen, so dass in der That

---

[1] Hirschberg's Centralblatt pag. 284, 1885.
[2] Vergl. pag. 345.

die rechtsseitige Lähmung des Oculomotorius und Trochlearis auf
Compression der Nerven während ihres basalen Verlaufes bis zum
Eintritt in die harte Hirnhaut, die Lähmung des rechten Abducens
hingegen auf eine Compression des Nerven innerhalb des Sinus
cavernosus zurückgeführt werden kann. Eine ganz besondere Art
doppelseitiger Abducensaffection hat Leber (1868) beschrieben [1]).
Der 24jährige Kranke leidet an heftigen Kopfschmerzen, ist somnolent,
hat zeitweilig Zittern in den Extremitäten. Es stellt sich immer
deutlicher heraus: Parese des rechten Facialis, Lähmung zuerst
des rechten Abducens, welche sich später etwas bessert, dann
des linken Abducens, welche total bleibt; Neuritis optica. Ein
Gliosarcom hat das Tuber cinereum, das Infundibulum und die nächste
Umgebung zerstört, die beiden Seitenventrikel sind stark und auch
der 3. Ventrikel ist erweitert. An der Stelle, wo der Abducens im
Sinus cavernosus über die Carotis interna hinwegläuft, findet sich
in ganz symmetrischer Weise eine nicht unerhebliche Verdünnung
der Nerven mit Atrophie ihrer Fasern. Es lässt sich denken, sagt
Leber, dass der Nerv an der betreffenden Stelle bei Behinderung
des Abflusses des Venenbluts einem erheblichen Druck ausgesetzt
war. Namentlich werden die Pulsationen der Carotis bei vorhandener
Raumbeengung fortwährend auf den Nerven losarbeiten und mit der
Zeit eine Atrophie desselben durch mechanischen Druck zu Stande
bringen müssen.

Die doppelseitige Abducenslähmung kann daher, abgesehen von
multipler Neuritis, die folgenden intracraniellen Ursachen haben:
Erkrankung der Nervenkerne am Boden des 4. Ventrikels;
Affection der benachbarten Nervenstämme an der Basis cranii,
da wo dieselben am hinteren Brückenrande zu Tage treten;
symmetrische Compression im Sinus cavernosus durch Geschwulstmassen oder Druckatrophie in Folge der Erhöhung des intracraniellen
Druckes an demselben Orte. Als Curiosum sei noch angeführt,
dass der Abducens durch die Arteria cerebelli inferior anterior
und deren Zweige eingeschnürt werden kann (Türck).

Was die doppelseitige Trochlearislähmung anlangt, so
sei auf das früher (pag. 394 und 395) hierüber Gesagte hingewiesen.
Eine isolirte doppelseitige Trochlearislähmung, wenn eine solche zur

---

[1]) Beiträge zur Kenntniss der Neuritis des Sehnerven, in: v. Graefe's
Archiv Bd. XIV, 2, pag. 333, 1868.

Beobachtung käme, würde auf das vordere Marksegel, wo die beiden Nerven sich innig verflechten, als Sitz der Erkrankung hindeuten. Da die Nerven hierbei nach ihrem Austritt aus dem Kerne, aber vor ihrem Eintritt an die Basis innerhalb des Gehirns getroffen werden, wäre eine solche Lähmung als fasciculare zu bezeichnen. Eine derartige Läsion beider Trochleares im vorderen Marksegel kann durch Meningitis bedingt werden. Es wäre aber auch eine Compression durch Geschwulstbildung möglich. Nieden hat (1879) einen Fall beschrieben, in welchem ein wallnussgrosser Tumor der Zirbeldrüse sich nur durch eine vorübergehende Lähmung eines Trochlearis im Leben verrieth. Ein so grosser Tumor der Zirbel wird, wenn er sich nach rückwärts ausdehnt, leicht die Trochleariskreuzung, also beide Trochleares, lädiren können.

So geringfügig nicht blos die objectiven, sondern auch die subjectiven Erscheinungen einer doppelseitigen Trochlearislähmung sein müssten, so mächtig sind begreiflicher Weise die Symptome der doppelseitigen Oculomotoriuslähmung.

Die isolirte doppelseitige Oculomotoriuslähmung kann ihren Grund haben:

1) in Erkrankung der Nervenkerne. Die Fälle Gayet's (pag. 313) und Uhthoff's (pag. 320) sind ausgezeichnete Beispiele hierfür. Die Diagnose der Nuclearlähmung kann da wegen der erhaltenen Function der interioren Augenmuskulatur mit Bestimmtheit gestellt werden. Wenn wir an den Fall Camusot's (pag. 316) und an den Fall des 5jährigen Knaben (pag. 325 und 384) denken, so wäre es nicht unmöglich, dass einmal auch eine periodische Nuclearlähmung beider Oculomotorii zur Beobachtung käme, besonders da auch Pflüger (1885) von periodischer Nuclearlähmung spricht;

2) in einer Compression der beiden nahe aneinander liegenden Nervenstämme nach ihrem Austritte am vorderen Brückenrande. In einem Falle syphilitischer Hirnerkrankung, über den Hughlings Jackson (1874) berichtet[1]), war Lähmung beider Oculomotorii das früheste Symptom. Nach der Aussage des Patienten traten diese Lähmungen plötzlich ein. Der Kranke hatte noch andere Nervensymptome von nicht speciell augenärztlichem Interesse. Bei der Autopsie wurden ausgedehnte gummöse Erkrankungen der Hirnarterien gefunden. „Beide Arteriae cerebri posteriores und beide

[1]) Ophthalmic Hospital Reports Bd. VIII, 1, pag. 88, 1874.

28*

Arteriae cerebellares superiores und die beiden Oculomotorii waren alle aneinander geheftet durch eine Masse, welche derjenigen, die die Arterien verdickte, ähnlich war." Wegen der unmittelbaren Nachbarschaft der Hirnschenkel wird eine Affection des einen oder anderen oder beider Hirnschenkel gewöhnlich nicht ausbleiben, so dass unter solchen Umständen neben doppelseitiger Oculomotoriuslähmung sich in der Regel auch Extremitätenlähmung entwickeln wird.

3) in Compression beider Nerven an der Basis cranii durch schrumpfendes Bindegewebe als Folge einer chronischen partiellen Basalmeningitis. Dieses Vorkommen ist erwiesen durch einen später anzuführenden Fall Benedikt's, in welchem die chronische Meningitis durch lange Zeit doppelseitige Oculomotoriuslähmung verschuldete, und erst zum Schlusse die Erscheinungen der Bulbärparalyse hervortraten;

4) in Druckatrophie, herbeigeführt von Seite der erweiterten Arteria profunda cerebri und ihrer Aeste. Türck hat zuerst 1855 einen solchen Fall beschrieben[1]) und Nothnagel hat neuerlich 1884 eines analogen Befundes Erwähnung gethan[2]). In diesem letzteren Falle handelte es sich um eine langsam und allmälig vorschreitende Lähmung aller Oculomotoriusäste beiderseits. Dieselbe entwickelte sich ungleichmässig und war nicht in allen Muskelästen vollständig.

Die isolirte doppelseitige Oculomotoriuslähmung kann daher nuclearer Natur sein; sie kann durch umschriebene basale Geschwulstbildung, durch Meningitis, sowie durch Arteriendruck an der Basis cranii bedingt werden.

Wie es sich übrigens mit der Feststellung der ätiologischen Momente in einem speciellen Falle von doppelseitiger Oculomotoriuslähmung verhält, mag durch eine Krankengeschichte beleuchtet werden. Graf X., circa 35 Jahre alt, 14 Jahre zuvor syphilitisch inficirt, stellt sich am 26. September 1885 vor. Es fällt sofort auf, dass das Oberlid des rechten Auges herabhängt und dass das linke Auge weit nach aussen abweicht. Unter solchen Umständen wird sich der Geübte nicht täuschen lassen und sofort daran denken, dass eine rechtsseitige Oculomotoriuslähmung vorliegt, dass aber dieses rechte Auge das besser sehende, in Folge dessen das fixirende und dass die laterale Ablenkung des linken Auges nur eine Secundärablenkung sei. Die Sache ist nämlich die: Bei den Seitenbewegungen der Augen werden die beiden

---

[1]) Zeitschrift der Gesellschaft der Aerzte in Wien, 9. u. 10. Heft, 1855.
[2]) Anzeiger der k. k. Gesellschaft der Aerzte in Wien No. 18, pag. 93, 1884.

Linkswender, sowie die beiden Rechtswender stets gleichmässig innervirt.
Die beiden Linkswender sind der Rectus internus des rechten und der
Rectus externus des linken Auges. Stehen die Blicklinien parallel nach
vorne und bewegen sich nunmehr die Augen nach links, so bleibt der
Parallelismus der Blicklinien erhalten, indem beide Augen, in Folge
der gleichmässigen Innervation der beiden Linkswender, um den
gleichen Bogen nach links gedreht werden. Wenn aber rechts
Oculomotoriuslähmung besteht, so ist der rechte Rectus internus
paretisch; der Externus desselben Auges bekommt das Uebergewicht,
das Auge befindet sich in Folge dessen bei der Ruhelage in einer,
wenn auch nicht sehr auffallenden Divergenzstellung. Wenn nun
dieses Auge ein Object fixiren will, muss es aus der Divergenzstellung
nach innen in die Mittellinie gehen. Gesetzt, der Rectus internus
wäre nicht vollständig gelähmt; durch Aufwendung einer gewaltigen
Innervation würde es gelingen, den gelähmten Muskel so stark zu
contrahiren, dass er das Auge um jene 1½ Millimeter nach innen
führt, um welche es etwa divergirt. Nun steht das rechte Auge in
der richtigen Stellung, wie aber steht das linke? Die beiden Linkswender werden mit derselben Stärke innervirt. Um den gelähmten
Rectus internus dazu zu bringen, dass er das Auge um 1½ Millimeter
nach links (innen) drehe, müsse er z. B. 4 Mal so stark innervirt
werden, als unter normalen Verhältnissen. Diese gegen das Normale
vervierfachte Innervation wirft sich aber auch auf den zweiten
Linkswender, den Rectus externus des linken Auges, und da dieser
Muskel nicht gelähmt ist, so ist die Folge, dass er das Auge viel
weiter, sagen wir 4 Mal soweit, also um 6 Millimeter nach links
(aussen) führt, als der gelähmte Rectus internus der rechten Seite;
denn um das linke Auge nur um 1½ Millimeter nach links zu
drehen, hätte der nicht gelähmte linke Externus blos einer 4 Mal
geringeren Innervation bedurft. Es kann aber auch eine vollständige
Lähmung des Internus da sein; falls das Auge das wesentlich
schüchtigere ist, wird immer die Tendenz bestehen, das Auge in
die Mittellinie zu bringen, und wiewohl auch der stärkste Willens-
impuls am gelähmten Auge gar keinen Erfolg erzielt, wird ein um
so grösserer Effect am zweiten nicht gelähmten hervorgerufen. In
der That divergiren nun beide Augen, das gesunde viel stärker wie
das kranke. Man muss auf diese Verhältnisse bei der Diagnose aller
Muskellähmungen wohl achten, um nicht die grössten diagnostischen
Irrthümer zu begehen.

Kehren wir zu unserem Falle zurück. Es besteht rechts-

seitige Oculomotoriuslähmung in allen Aesten. Der Levator ist nicht
vollständig gelähmt, dagegen sind es alle exterioren Muskeln, die vom
Oculomotorius versorgt werden, während Trochlearis und Abducens
normal fungiren. Die Pupille ist mässig erweitert und vollkommen
starr (Sphincterlähmung), die Accommodation ist nicht aufgehoben,
aber reducirt. Verdeckt man das rechte Auge mit der Hand, so dass
das linke in die Fixation gehen muss, so zeigt sich hinter der vor-
geschobenen Hand das rechte Auge nach aussen abgelenkt, aber viel
weniger, als es früher das linke war. Am linken Auge besteht
vielleicht eine geringe Schwäche des Internus; Pupille und Accommodation verhalten sich jedoch genau wie am rechten Auge, es
besteht also auch links Sphincterlähmung und Accommodationsparese.
Doppelbilder fehlen. Beide Augen sind emmetropisch, rechts ist Sehschärfe 6/6, links 6/18, ohne dass Patient anzugeben wüsste, ob er
schon früher am linken Auge schlechter als am rechten sah. Der
Spiegel gibt keine Aufklärung, indem der Befund an beiden Augen
derselbe ist. Die Netzhaut reflectirt beiderseits sehr viel Licht, so dass
sie wie graulich getrübt erscheint. Auf dem graulichen Grunde heben
sich die Netzhautgefässe ungemein scharf ab. Ich erwähne diesen
Befund, weil man auf Grund desselben vielleicht Lust haben könnte,
eine Retinitis syphilitica zu diagnosticiren. Es handelt sich aber sicher
nur um einen nicht pathologischen starken Netzhautreflex bei dem
sehr dunkelpigmentirten, aus dem tiefen Süden stammenden Kranken.

Ausser den Erscheinungen am Auge keine Gesundheitsstörung.
Kein Kopfschmerz, weder spontan noch beim Anschlagen des Schädels
mit der Fingerkuppe, noch bei starkem Schütteln des Kopfes. Ueber-
haupt nichts Anomales im Bereiche des Nervensystems (Nothnagel);
im Urin weder Eiweiss, noch Zucker.

Als der Patient am 4. November 1885, also nach 6 Wochen,
Wien verliess, war die Oculomotoriuslähmung rechts unverändert,
links war aber zur interioren Lähmung auch die Lähmung des
Levators, wie der anderen vom Oculomotorius versorgten Muskeln,
hinzugetreten. Es bestand nunmehr beiderseitige totale
Oculomotoriuslähmung; nur die Levatoren und die Accommodationsmuskeln fungirten einigermassen. Irgend eine andere
Störung war auch jetzt nicht hervorgetreten. Die Oculomotoriuslähmung am linken Auge hatte sich ausgebildet, während eine
energische Inunctionscur, verbunden mit innerlicher Darreichung von
Jodnatrium und localer galvanischer, auch faradischer Behandlung
gegen das Uebel in's Feld rückte.

Wie lautet die Diagnose? Da Patient Syphilis, wenn auch vor 14 Jahren erworben, so stehe ich nicht an, als ätiologisches Moment dritter Kategorie Syphilis anzusehen. Und der Sitz der Erkrankung? Er ist sicher intracraniell, da weder von einer orbitalen, noch von einer peripheren Lähmung die Rede sein kann. Wir hatten es, als uns der Kranke verliess, mit der reinsten Form doppelseitiger Oculomotoriuslähmung zu thun. Unter den vier Ursachen, die wir oben statuirten, können wir, wenn wir an Syphilis festhalten, von dem Curiosum der Compression der Oculomotorii durch die Arteria cerebri profunda oder deren Aeste absehen. Dagegen wäre es möglich — man denke an den Fall Jackson's — dass eine Periostitis oder eine gummöse Wucherung an der Basis, in dem Winkel vor der Brücke gelegen, wo die beiden Oculomotorii zwischen den Hirnschenkeln hervortreten, die Nerven comprimirt, oder dass das Gumma die Nerven durchwuchert, oder dass diese selbst an syphilitischer Perineuritis erkrankt sind. Aber wahrscheinlich ist das Alles auf Grund der Erfahrungen durchaus nicht. Besonders auffallend wäre, wenn die Nerven an dieser Stelle bedrängt würden, das gänzliche Freibleiben der Hirnschenkel.

Durch das Verhalten der interioren Muskulatur am linken Auge werden wir zu jener Diagnose gedrängt, die von vornherein die wahrscheinlichste war. Durch längere Zeit bestand links interiore Lähmung, während die exterioren Muskeln intact waren, höchstens im Internus eine geringe Insufficienz sich zeigte. Wäre die interiore Muskulatur intact, dann wüssten wir mit Sicherheit, dass die Erkrankung eine nucleare sei; aber auch so ist die Annahme zumeist gerechtfertigt, dass das Leiden am Boden des 3. Ventrikels in den vordersten Kernen des Oculomotorius begann, so dass eine Zeit lang nur Accommodation und Sphincter iridis paretisch waren, bis dann die hinteren Kerne, zunächst jener des Rectus internus, ergriffen wurden. Für diese Annahme spricht auch das Fehlen der Doppelbilder. Seit Hutchinson wissen wir, dass eine solche Erkrankung bei Syphilis vorkommt [1]). Mit dieser Annahme stimmt auch das vollständige Fehlen aller anderen Krankheitserscheinungen.

Die Diagnose lautet daher: Nuclearlähmung (1. Kategorie), bedingt durch chronische Entzündung des centralen Höhlengraus (2. Kategorie) als Folge von Syphilis (3. Kategorie) (Fall 39).

---

[1]) Vergl. pag. 338, 361.

Indem wir den Versuch, bei speciellen Lähmungsformen
Anhaltspunkte für die Differentialdiagnose zwischen nuclearer und
basaler Lähmung zu geben, fortsetzen, wollen wir nunmehr besprechen:

Die halbseitige progressive Hirnnervenlähmung.

Diejenigen, welche eine solche beschrieben haben, haben gänzlich übersehen, dass nach den geltenden anatomischen Vorstellungen
eine einseitige Lähmung der Hirnnerven durch eine Erkrankung,
welche die Nervenkerne der einen Seite der Reihe nach befiele,
nicht erklärt werden könnte. Denn, da man annimmt, dass die
Trochleares sich im vorderen Marksegel vollständig kreuzen, und dass
im Abducenskern gleichzeitig der Kern für den Rectus medialis der
entgegengesetzten Seite gelegen ist, so könnte, wie dies früher
(pag. 366) gezeigt wurde, die reihenweise Erkrankung der Nervenkerne nicht zur totalen Ophthalmoplegie der entsprechenden Seite
führen, indem vielmehr auf dieser Seite der innere Gerade und der
obere Schiefe normal fungiren würden, anderntheils aber das Auge
der entgegengesetzten Seite von Lähmung nicht frei bleiben könnte,
da ja an diesem der Rectus medialis und der Obliquus superior ihre
Thätigkeit eingestellt hätten. Diejenigen also, welche bei einseitiger
Hirnnervenlähmung die Frage discutirten, ob diese Lähmung eine
einseitige nucleare oder einseitige basale sei, hätten unbedingt die Auffassung der einseitigen Nuclearlähmung verwerfen müssen und
hätten höchstens annehmen können, dass es sich um eine Nuclearlähmung
handle, bei welcher Nervenkerne beider Seiten leidend sind. Wenn
man nun schon, den Ausführungen Lichtheim's [1]) folgend, bei einer
Lähmung, welche ausschliesslich die Augenmuskelnerven ergreift, annehmen wollte, dass auf Grund der Vorstellung von der
Existenz der functionellen Lähmung die einseitige Ophthalmoplegie dadurch entsteht, dass auf der Seite der Lähmung die
Kerne des Trochlearis, sowie des Nerven für den Rectus medialis
unversehrt blieben und dass diese und nur diese beiden Kerne
auf der anderen Seite erkranken, so wäre doch eine solche Voraussetzung ganz unmöglich, wenn es sich gar nicht um die ausschliessliche Erkrankung als zusammengehörig angesehener
motorischer Kerne handelt, sondern wenn gleichzeitig die differentesten

[1]) Vergl. pag. 343.

Nerven (neben anderen motorischen noch sensitive und Sinnesnerven) in den Process einbezogen sind. Aus diesem Grunde hätte die Vorstellung, als ob die einseitige Erkrankung der Hirnnerven durch eine einseitige Erkrankung der Kernregion hervorgerufen werden könnte, a limine abgewiesen werden müssen. Nach den Schlüssen jedoch, zu denen ich selbst gelangt bin [1]), bietet die Auffassung, dass einseitige Hirnnervenlähmung durch einseitige Kernerkrankung erzeugt werden könne, keine Schwierigkeit. Aber gerade die Casuistik lehrt, dass ein solches Leiden auch durch eine basale Ursache thatsächlich bedingt wird.

Bei der Entscheidung der Frage, ob eine einseitige multiple Hirnnervenlähmung nuclearer oder basaler Natur sei, spielt das Verhalten des Olfactorius und des Opticus eine wichtige Rolle. Freilich, wenn die beiden genannten Nerven unbetheiligt sind, vermögen wir aus dieser negativen Thatsache keinen Schluss zu ziehen. Wenn aber eine Affection eines dieser beiden oder beider Nerven eintritt, wie sind wir dies zu verwerthen im Stande? In einer Reihe geordnet steigen die Kerne der Hirnnerven im Boden des 4. Ventrikels durch den Aquaeductus Sylvii nach aufwärts in den Boden des 3. Ventrikels, wo, etwa an der Rückwand des Infundibulum, die vordersten Ursprünge des dritten Nerven zu suchen sind. Wenn diese Nervenkerne auf einer Seite erkranken, dann könnte das Leiden auch auf die entsprechende Seitenwandung des 3. Ventrikels, den Thalamus opticus, übergreifen und dadurch würden Strahlungen des Sehnerven getroffen werden. Die Folge davon wäre jedoch nicht Sehstörung Eines Auges, sondern homonyme Hemianopie. Man darf die Sache jedoch nicht umkehren. Wenngleich also bei einseitiger Nuclearlähmung eine Sehstörung, die aus dieser Quelle fliesst, sich als homonyme Hemianopie darstellen müsste, so würde doch die Thatsache, dass eine solche Hemianopie factisch da ist, nicht gestatten, eine gleichzeitig vorhandene einseitige Hirnnervenlähmung für nuclear zu erklären. Denn ganz dieselbe Erscheinung der homonymen Hemianopie wird eintreten, wenn bei einer basalen Ursache der entsprechende Tractus opticus comprimirt wird. Das Auftreten homonymer Hemianopie vermag daher die Frage, ob die Lähmung nuclear oder basal sei, nicht zu entscheiden. Dagegen wäre unter solchen Umständen die Existenz einer basalen Lähmung

---

[1]) Vergl. pag. 368.

mit Sicherheit zu diagnosticiren, falls das Auge der erkrankten
Seite amblyopisch oder amaurotisch wird bei negativem Augen-
spiegelbefunde oder bei dem Bilde einfacher Sehnervenatrophie,
während das zweite Auge bei normaler Function auch einen
normalen Spiegelbefund zeigt. Dies kann nur so geschehen, dass
der eine Opticus, nachdem er aus dem Chiasma hervorgetreten, an
der Basis cranii comprimirt wird. Bei basaler Ursache kann sich
noch eine andere Erscheinung zeigen. Nehmen wir an, die basale
Ursache nehme die linke Seite des Schädelgrundes ein. Wenn
ausser dem linken Nervus opticus auch der linke Tractus opticus
in seiner Function behindert wird, wird neben der ganzen Retina
des linken Auges auch noch die linke Hälfte der Netzhaut des
rechten Auges ihre Thätigkeit einstellen. Amaurose des linken
Auges und rechtsseitige temporale (laterale) Hemianopie des
rechten Auges wird die Folge sein. Wäre auch noch Hemi-
anästhesie da, im zuletzt gesetzten Falle rechtsseitig, so spräche
dies dafür, dass die drückende Ursache eine Geschwulst des linken
Thalamus opticus ist[1]).

Homonyme Hemianopie bei einseitiger Hirnnerven-
lähmung kann sowohl bei nuclearer als bei basaler
Erkrankung vorkommen. Amaurose des gleichseitigen
Auges allein oder in Verbindung mit temporaler
Hemianopie des zweiten Auges dagegen beweist das
Vorhandensein einer basalen Ursache.

Der Opticus kann aber auch noch in anderer Weise bei der
Erörterung der Frage nach dem Sitze des Leidens mitsprechen. Es
ist nicht bekannt, dass bei primärer reiner Nuclearerkrankung der
Augenspiegel das Bild intraoculärer Neuritis nachweisen würde.
Allerdings kann aus dem Fehlen der optischen Neuritis kein Schluss
auf Nuclearlähmung gezogen werden, da die Neuritis auch bei Hirn-
geschwülsten und wären diese noch so mächtig, nicht blos fehlen
kann, sondern thatsächlich viel häufiger fehlt, als man gewöhnlich
anzunehmen geneigt ist, und als auch jegliche andere Erkrankung
des Gehirns und seiner Häute gar oft ohne einen pathologischen
Spiegelbefund sich entwickelt und vorschreitet. Auf der anderen
Seite jedoch zeugt die Anwesenheit der intraocularen Neuritis
gegen eine nucleare Erkrankung.

[1]) Vergl. Bd. 1, pag. 486.

Was die semiotische Bedeutung der einseitigen Geruchslähmung anlangt, so spricht eine solche lebhaft für eine basale Ursache, eine Ursache also, welche nebst anderen Nerven auch den Riechnerven an der Basis comprimirt. Der Bau des Nervus olfactorius, den Meynert bekanntlich als Riechlappen bezeichnet, hat so wenig gemein mit dem Bau der Kernregion der 10 hinteren Nervenpaare, dass eine analoge Erkrankung dieses Riechlappens bei Degeneration der Kernregion anderer Hirnnerven nicht wahrscheinlich ist. Doch darf nicht vergessen werden, dass Erkrankung der Nervenzellen im Bulbus olfactorius für die Function des Riechnerven dieselbe Folge haben dürfte, wie etwa die Erkrankung des Abducenskerns für jene des 6. Nerven, und dass in Folge der Störung der Circulationsverhältnisse in den basalen Gehirntheilen trotz des ganz differenten Baues sowohl die Nervenkerne, als der Bulbus olfactorius leidend werden könnten.

Die Betheiligung des Nervus olfactorius bei multipler Hirnnervenlähmung spricht daher im Allgemeinen für eine basale Ursache. Wenn aber — wegen Freibleibens der interioren Augenmuskulatur — die nucleare Natur des Leidens erwiesen ist, dann bedeutet das Symptom der hinzutretenden Anosmie eine Erkrankung des Bulbus olfactorius, gleichsam eine Nuclearerkrankung des Riechnerven, da es keinen Sinn hätte, einerseits eine genuine Erkrankung der Nervenkerne, andererseits aber (für den Riechnerven) eine hinzugekommene basale, d. i. eine den Nerven von aussen her bedrückende Ursache anzunehmen.

Gleichwohl besteht ein Zusammenhang zwischen basaler und nuclearer Lähmung, auf welchen hinzuweisen mir nicht unwichtig scheint. Es ist möglich, dass ein in einer Grosshirnhemisphäre sitzender Tumor die Ursache wird einer einseitigen basalen Compression der vorderen Hirnnerven, während eine durch den Tumor hervorgerufene hydrocephalische Erweiterung des 4. Ventrikels den Grund abgibt für einen Druck auf die am Boden des 4. Ventrikels gelegenen Nervenkerne. So kann es geschehen, dass unter solchen Umständen zu einseitigen Lähmungserscheinungen im Bereiche der vorderen Hirnnerven die Erscheinungen der Bulbärparalyse hinzutreten, für welch' letztere die Autopsie, die Ausdehnung des 4. Ventrikels geringachtend, einen genügenden Grund zu finden nicht vermag.

Es wird nicht ohne Interesse sein, an der Hand der eben gemachten Erörterungen die Casuistik der Fälle von einseitiger multipler Hirnnervenlähmung zu beleuchten.

1860. · A. v. Graefe[1]. Bei einem 40jährigen Manne entwickelt sich zuerst Lähmung des rechten Trigeminus, und zwar sowohl der sensitiven als der motorischen Portion; totale Lähmung des Oculomotorius, Trochlearis und Abducens rechterseits folgt nach. Kopfschmerz. Syphilitische Infection vor 12 Jahren. Jodkali. Nach ½ Jahr: Rechts Ptosis etwas besser, sonst Oculomotorius und Trochlearis gelähmt, Abducens wieder normal fungirend, schliesslich Facialisparese. Links seit 6 Wochen totale Oculomotoriuslähmung und Lähmung des Trochlearis. Bald nach dieser Constatirung erfolgt der Tod. Es muss gleich erwähnt werden, dass die Section eine basale, auch den Sinus cavernosus füllende (gummöse) Geschwulstmasse ergab, welche auch den linken Opticus durchsetzte. Die hochgradige Amblyopie dieses Auges, welche nach v. Graefe's Ansicht gewiss da war, wurde übersehen.

Diagnose: Nach unseren heutigen Kenntnissen über die Nuclearlähmung und deren Abhängigkeit von Syphilis (Hutchinson) wäre bei dem Umstande der Lähmung der interioren Augenmuskulatur die Diagnose am Lebenden zweifelhaft, denn rechtsseitige totale Lähmung des Oculomotorius, Trochlearis, beider Portionen des Trigeminus, des Abducens und des Facialis, zu welcher schliesslich noch linksseitige totale Lähmung des Oculomotorius und Trochlearis sich gesellte, könnte ebenso gut eine nucleare wie eine basale Ursache haben. Wäre aber die einseitige hochgradige Sehstörung ohne Spiegelbefund, daher die Affection des Einen Nervus opticus, welche sich zum Leiden hinzugesellte, nicht entgangen, dann hätte die Diagnose der basalen Lähmung während des Lebens mit Sicherheit gestellt werden können. Man ersieht daraus, wie wichtig es ist, bei multipler Hirnnervenlähmung auf das Verhalten des Sehorgans zu achten.

1873. Henry Power[2]. Ein Arbeiter, früher syphilitisch inficirt, wird von dem Knopf eines Maschinenhebels an der Stirne gerade über der linken Augenbraue getroffen. Eine Woche nach der Verletzung bemerkt der Patient die erste krankhafte Erscheinung, eine

[1] v. Graefe's Archiv Bd. VII, 2, pag. 24, 1860.
[2] St. Bartholom.-Hosp. Reports, London, Vol. IX, pag. 181.

leichte „Taubheit" in der linken Wange. Aus den Ergebnissen der Untersuchung ist Folgendes zu entnehmen. Der Geruch in der linken Nasenhälfte fehlt (Lähmung des Olfactorius). Das linke Auge zeigt blosse Lichtempfindung (bare perception of light), eine Störung, die durch die vorhandene neblige Trübung der Cornea und ein kleines Geschwür am unteren Hornhautrande nicht zu erklären ist (Lähmung des Opticus). Das linke Auge zeigt Bewegungsstörung nach allen Richtungen, welche sich zu vollständiger Unbeweglichkeit steigert, die Pupille ist stark erweitert (Lähmung des Oculomotorius, Trochlearis und Abducens). Der linke Trigeminus ist in allen seinen sensitiven Aesten gelähmt, zu welcher Lähmung sich später auch die Lähmung der motorischen Portion hinzugesellt. Der linke Facialis ist sowohl in seinem oberen, als in seinem unteren Aste gelähmt, ebenso die Chorda tympani, da der Geschmack auf der linken Zungenhälfte in deren vorderen Partien fehlt. Das linke Ohr ist taub (Lähmung des Acusticus). Ob auch der Glossopharyngeus (der Geschmacksnerv der hinteren Zungenpartie) leidet, ist nicht mit Sicherheit zu entnehmen. Es besteht eine gewisse Schwere der Sprache, die vorgestreckte Zunge weicht nach links ab (Lähmung des linken Hypoglossus). Keine Störung der geistigen Functionen, Gedächtniss ungetrübt, keine Lähmung der Extremitäten, von Kopfschmerz wird nicht gesprochen, keine Neuritis optica.

In diesem Stadium zeigte demnach der Kranke Lähmung des 1., 2., 3., 4., 5., 6., 7., 8. und 12. Hirnnerven der linken Seite. Auch im weiteren Verlaufe des Leidens ist das Hervortreten von Lähmungserscheinungen auf der rechten Seite nicht besonders ersichtlich. Es wird erwähnt, dass sich später auch Taubheit auf der rechten Seite zeigte und dass am rechten Auge sich ein analoger Process wie am linken entwickelte, nämlich: Trübung der Hornhaut, Abnahme der Spannung und Wechsel in der Spannung des Bulbus. Während man die linksseitige Erkrankung von der Lähmung des Trigeminus ableiten könnte, wird von Lähmungserscheinungen im Gebiete des rechten Trigeminus nicht gesprochen; es wird im Gegentheile ausdrücklich erwähnt, dass die Sensibilität der rechten Gesichtshälfte normal blieb.

Zum Schlusse entwickeln sich beim Kranken unter Kopfschmerz die klarsten Erscheinungen der Bulbärparalyse und unter diesen geht Patient zu Grunde.

Im Centrum der linken Hälfte des Grosshirns ein harter graubrauner Tumor von 1¼ Zoll im Durchmesser und von fein granulärer Structur; in der rechten Hemisphäre findet sich eine Ansammlung von harter bräunlicher Masse, welche ähnlich wie links gelagert ist. Die Hirnhäute an der Basis anscheinend vollkommen gesund. An keinem der Hirnnerven eine Erkrankung sichtbar. Retina und Aderhaut gesund. Von dem Zustande der Hirnkammern (ihrer Erweiterung) geschieht keine Erwähnung.

Diagnose: Ist die Angabe über den Verlust des Geruchssinns linkerseits (loss of sense of smell in left nostril), sowie über die linksseitige hochgradige Sehstörung (disease affecting the second nerve on the left side) zutreffend, dann muss die Diagnose lauten auf: Basale Lähmung. Bei dem Vorhandensein einer Geschwulst in der linken Hemisphäre müsste man annehmen, dass durch enorme Erweiterung des Seitenventrikels die Compression der Nerven linkerseits stattfand, beziehungsweise ihre Function durch Druck-Ischämie aufgehoben wurde. Die Erscheinungen der Bulbärparalyse sind gleichfalls als Druckphänomen aufzufassen, wahrscheinlich erzeugt durch Druck und die folgende Circulationsstörung in den Nervenkernen des erweiterten 4. Ventrikels. Die einseitige Betheiligung des Riech- und des Sehnerven, welche vom Anfang an bestand, schliesst eine primäre Nuclearerkrankung aus. Wie so es geschieht, dass Tumoren so häufig vorkommen, dagegen eine derartige einseitige Hirnnervenlähmung eine so grosse Seltenheit ist, und durch welche individuelle Eigenheiten die Lähmungen zu Tage traten, kann nicht beantwortet werden.

1876. M. Benedikt[1]). Bei einem 35jährigen Manne beginnt die Krankheit mit Schnupfen und heftigen Kopfschmerzen. Nach ungefähr 6 Wochen findet Benedikt: rechtsseitige Lähmung des Facialis, besonders in den unteren Aesten (VII), des Hypoglossus (XII) und leichte Anästhesie im Gebiete des Trigeminus (V, portio major). In den folgenden Monaten wird die Lähmung der sensiblen Portion des Trigeminus vollständig, und es gesellt sich Lähmung und Atrophie der Kaumuskeln rechts hinzu (V, portio minor), dann complete Lähmung des rechten Hörnerven (VIII). Hierauf entwickelt sich vollständige Lähmung der Augenmuskeln derselben Seite mit geringer Ptosis und verengerter Pupille (III, IV, VI). Eine Ophthalmia neuroparalytica führt zur Zerstörung der rechten

¹) Nervenpathologie und Electrotherapie, pag. 652, 1876.

Hornhaut. Nachdem die Krankheit etwa 1 Jahr gedauert, tritt völlige Anosmie (I) auf der rechten Seite ein. Opticus scheint intact. Schlingbeschwerden und Aphonie fehlen. Soweit der gedruckte Bericht, nach welchem also eine rechtsseitige Lähmung des 1., 3., 4., 5., 6., 7., 8. und 12. Hirnnerven bestand.

Der Umstand, dass bei totaler Ophthalmoplegie die Pupille nicht erweitert (sogar verengert) war, erleichtert uns die Diagnose. Der Sitz der Erkrankung ist in den Nervenkernen zu suchen; die Erkrankung ist eine nucleare. Die schliessliche Betheiligung des Olfactorius vermag die Diagnose nicht umzustossen, sowie sich auch keine Sehstörung vorfindet, die dagegen spräche.

1880. J. Dreschfeld[1]). Patient zeigt zunächst Diabetes insipidus, Kopfschmerz und Erbrechen. Dann entwickelt sich totale Unbeweglichkeit des rechten Auges; zuerst Hyperästhesie, dann Anästhesie im Bereiche des Ramus ophthalmicus Trigemini, gefolgt von neuroparalytischer Ophthalmie; totale Erblindung des rechten Auges und vollständige laterale (temporale) Hemianopie am linken Auge bei normaler centraler Sehschärfe und normalem Spiegelbefunde. Es besteht demnach rechterseits Lähmung des 2., 3., 4., 5. und 6. Nerven. Das Verhalten des Opticus macht die Diagnose unzweifelhaft. Es muss eine basale Lähmung vorliegen, da sowohl der Tractus opticus, als der Nervus opticus rechterseits afficirt ist. Die Diagnose wurde auch in dieser Weise gestellt und durch die Section bestätigt. Es fand sich an der rechten Hirnbasis ein carcinomatöser Tumor, welcher der Dura mater aufsass und die betreffenden Gehirnnerven so fest umstrickte, dass die Isolirung derselben unmöglich war. Die mikroscopische Untersuchung zeigt jedoch den rechten Nervus opticus vollkommen normal, bloss stark comprimirt.

1883. H. v. Bamberger[2]). Bei einer 53jährigen Frau begann das Leiden 3 Jahre zuvor mit reissenden Schmerzen an der rechten Seite des Schädels, im rechten Kiefer, der rechten Seite der Zunge und den rechtsseitigen Zahnreihen. Dann traten rechterseits die Erscheinungen der Facialislähmung, Innenschielen und ein Geschwürsprocess an der Hornhaut hervor. Status praesens: das rechte Auge vollkommen unbeweglich (Lähmung des 3., 4. und 6. Nerven); die

---

[1]) Hirschberg's Centralblatt pag. 34, 1880.
[2]) Wiener med. Wochenschrift, 3. Februar 1883, No. 5: Ein Fall von multipler halbseitiger Hirnnervenlähmung.

Empfindlichkeit des rechten Auges und aller übrigen vom Trigeminus versorgten Haut- und Schleimhautpartien herabgesetzt; die Kaumuskeln rechts atrophisch (Lähmung des 5. Nerven sowohl in seiner sensitiven, als in seiner motorischen Portion); vollständige Lähmung des rechten Facialis (des 7. Nerven); bei der Hörprüfung die Knochenleitung rechts vermindert (Affection des 8. Nerven); Geschmacksempfindung nicht blos in der vorderen Zungenpartie (wegen Lähmung der Chorda tympani), sondern auch im hinteren Zungenabschnitt rechts herabgesetzt (Affection des 9. Nerven, des Glossopharyngeus); endlich Atrophie des Cucullaris und des Sternocleidomastoideus rechts, sowie rechtsseitige Anästhesie des Kehlkopfes und Stimmbandlähmung (Parese des hinteren, sowie des vorderen, seine Fasern durch Vermittelung des Vagus in die Nervi laryngei sendenden Astes des 11. Nerven, des Accessorius Willisii). Der rechte Olfactorius, Opticus (das Sehvermögen ist der an der Hornhaut nach Ablauf der Trigeminus-Augenentzündung vorhandenen Narbenbildung entsprechend), Vagus und Hypoglossus lassen eine Erkrankung nicht erkennen. Es sind demnach acht Hirnnerven rechterseits erkrankt. Vollständig gelähmt sind: der 3., 4., 6. und 7. Nerv; in ziemlich hohem Grade afficirt: der 5. Nerv in beiden Portionen und der 11. Nerv in beiden Aesten; weniger angegriffen: der 9. und der 8. Nerv, der letztere wahrscheinlich am allerwenigsten.

Diagnose: Da der Opticus nicht afficirt ist und von Seite der interioren Augenmuskulatur kein Anhaltspunkt vorliegt, so kann mit Bestimmtheit nicht entschieden werden, ob das ätiologische Moment erster Kategorie nuclear oder basal sei. v. Bamberger selbst nimmt eine nucleare Lähmung an: 1) weil, wenn der Process an der Basis sässe, es fast undenkbar erscheinen müsste, dass der Facialis durch denselben ganz gelähmt würde, während der neben dem Facialis gelagerte Acusticus eine kaum merkbare Störung zeigte und 2) weil in den vom Trigeminus und Accessorius versorgten Muskeln sich hochgradige Atrophie, aber nur geringe Motilitätsstörung zeigte, was auf eine durch Erkrankung der Nervenkerne bedingte trophische Störung hindeutet.

1884. II. Nothnagel[1]. Ein scrophulöses junges Mädchen bekam 1 Jahr vor ihrer Vorstellung Schmerzen in der linken

---

[1] Wiener med. Blätter No. 9, 1884: Ein Fall von halbseitiger multipler Hirnnervenlähmung.

Gesichts- und Kopfhälfte, die bis nach dem Nacken hin ausstrahlten; dann trat Ohrenfluss auf und die Kranke verlor das Gehör auf der linken Seite. Innerhalb einer kurzen Zeit entwickelten sich dann linkerseits die noch jetzt bestehenden Erscheinungen. Vollständige Lähmung der sensitiven Portion des Trigeminus und vielleicht ein leichter Grad von Parese der Portio minor (5. Nerv); vollständige Lähmung des Abducens (6. Nerv); Lähmung des Facialis in allen seinen Aesten (7. Nerv); totale Lähmung des Acusticus (8. Nerv); die linke Hälfte des Gaumensegels paretisch und atrophisch, sowie eine bedeutende Verminderung der Geschmacksempfindung in der hinteren Zungenhälfte, Erscheinungen, welche auf eine Affection des Glossopharyngeus zurückzuführen sind (9. Nerv); das linke Stimmband paralytisch und vollkommen atrophisch und dabei ist die linke Kehlkopfhälfte anästhetisch, daher Lähmung der Nervi laryngei sup. et inf. Wolle man auch die motorischen Aeste dieser Nerven dem Accessorius zuschreiben, so zeige doch die Sensibilitätsstörung des Kehlkopfes auf eine Affection des Vagus (10. Nerv); die vom Accessorius Willisii versorgten Muskeln Sternocleidomastoideus und Cucullaris sind atrophisch, dabei aber in ihrer Function wenig behindert (11. Nerv); die linke Zungenhälfte paretisch und hochgradig atrophisch (12. Nerv). Ferner Druckempfindlichkeit der Halswirbel, Fieber mit atypischem Verlaufe, Lungeninfiltration.

Es besteht demnach eine einseitige und zwar linksseitige Affection der acht hinteren Hirnnerven, während die vier vorderen Nerven (Trochlearis, Oculomotorius, Opticus und Olfactorius) nicht gelähmt sind. Doch zeigt der Spiegel beiderseitige Neuroretinitis. Mit Rücksicht auf diesen Befund hält Nothnagel das Vorhandensein einer basalen Ursache für wahrscheinlicher, als das einer nuclearen und nimmt eine chronische basale Meningitis an.

Die von Kundrat vorgenommene Section bestätigt die basale Ursache, zeigt aber einen ganz besonderen Befund. Die Lähmung der Hirnnerven ist nämlich durch eine Zerstörung derselben innerhalb ausgedehnter Abscesse an der Schädelbasis zu Stande gekommen, welche ihren Ausgang von einer Otitis media nahmen, zu einer Necrose der Felsenbeinpyramidenspitze, des linken Gelenktheils und der linken Hälfte des Basaltheils des Hinter-

hauptbeins mit Exfoliation der letzteren durch den Nasenrachenraum
führten [1].

Bemerkenswerth erscheint, dass bei der Störung der Function
der Nerven, welche, ehe es zu vollkommener Continuitätstrennung
kam, eine Dehnung und Zerrung innerhalb der Abscesshöhle erfuhren, also bei einer Störung der Function der basalen Nervenstämme, Atrophie einzelner Muskeln ohne auffallende Functionsstörung
zur Entwickelung kam. Das Verhalten der vom Accessorius Willisii
versorgten Muskeln war in dem Falle Nothnagel's dasselbe, wie
in jenem v. Bamberger's, und doch ergab sich im ersteren Falle
eine basale Ursache, so dass aus dem Umstande der Existenz von
Atrophie bei erhaltener Function der Muskeln der Sitz im Nucleus
nicht erschlossen werden kann.

1885. L. Königstein [2]. Bei dem Kranken mit syphilitischer
Vergangenheit zeigt sich schliesslich eine rechtsseitige Lähmung
der sechs vorderen Gehirnnerven: Geruchslähmung, Atrophie des
Opticus, Lähmung der sensitiven Portion des Trigeminus, totale
Ophthalmoplegie. Der Sitz des Leidens wird in die mittlere Schädelgrube verlegt; welcher Art aber der syphilitische Process an dieser
Stelle sei, wird nicht entschieden. Die Diagnose ist unzweifelhaft
richtig, falls die Anosmie und die Erblindung wirklich nur rechtsseitig waren. Es lässt sich dies aber aus den unbestimmten Angaben nicht ersehen.

1886. L. Grossmann [3]. Bei einem 44jährigen weiblichen
Individuum kommt es allmälig zur Entwickelung von Lähmungs-
erscheinungen in sieben Hirnnerven der linken Seite, und zwar des
Olfactorius (linksseitige Anosmie), des Trigeminus in beiden Por-
tionen, des Abducens, des Facialis in beiden Aesten, des Acusticus
(Verminderung der Knochenleitung), des Glossopharyngeus und
Hypoglossus (Dysphagie und Anarthrie), so dass demnach der 1., 5.,
6., 7., 8., 9. und 12. Nerv afficirt war. Ausserdem bestand eine
Herabsetzung der motorischen Kraft und eine bedeutende Verminderung der Sensibilität an den beiden Extremitäten der afficirten,
also der linken Seite. Grossmann nimmt an, dass es sich um
Syphilis handle, dass eine gummöse Periostitis an der Basis cranii

---

[1] Anzeiger der k. k. Gesellschaft der Aerzte in Wien No. 27, 8. Mai 1884,
pag. 144.
[2] Wiener Klinik, 10. Heft, pag. 316, 1885.
[3] Knapp's Archiv, Bd. XVI, Heft 3 und 4, 15. Juli 1886, pag. 338.

zur Entwickelung gekommen sei und dass die Hirnnervenlähmungen
die Folge eines Druckes auf die untere Fläche des Pons wären.
Und in der That tritt unter der Anwendung von Jodpräparaten
eine Heilung sämmtlicher krankhaften Erscheinungen ein, nur die
linksseitige Anosmie ist zurückgeblieben. Eines Tages wird die
Patientin von ungemein heftigem Nasenbluten befallen, wobei das
Blut stossweise und in starkem Strome aus der Nase hervorstürzt;
Bewusstlosigkeit stellt sich ein und nach ungefähr 30 Stunden der
Tod. Während der Heilungsperiode, 7 Wochen vor dem lethalen
Ausgange hatte Patientin ein grosses necrotisches Knochenstück,
das ihr in die Mundhöhle gerieth, mit den Fingern aus dem Munde
herausgezogen. Es war dies nach dem Ausspruche des Anatomen
der Wurzeltheil des linksseitigen Processus pterygoideus. Grossmann nimmt an, dass die Arrosion einer grossen Hirnarterie die
tödtliche Blutung herbeiführte. Leider unterblieb die Autopsie.
Es kann unter solchen Umständen keinem Zweifel unterliegen, dass
eine syphilitische Ostitis in den Schädelgruben der linken Seite mit
Uebergreifen auf die Hirnhäute die Lähmung der Hirnnerven an
der Schädelbasis bewirkte, während die gleichseitige Lähmung
und Herabsetzung der Empfindlichkeit der Extremitäten auf einen
anderen gummösen Herd zurückzuführen ist. Dagegen ist nicht zu
verstehen, wie Grossmann unter solchen Umständen an eine
Ponsaffection denken konnte. Was die tödtliche Nasenblutung
anlangt, so muss man sich an den Fall von Nélaton-Sappey
erinnern, in dem durch ein Traum ein 1 Cm. langer Splitter vom
Keilbeinkörper abgesprengt wurde, den Sinus cavernosus durchbohrte,
die Carotis zerriss und eine Communication des Sinus cavernosus
mit den Keilbeinhöhlen bewirkte. Auch hier erfolgte der Tod durch
fortgesetzte Blutungen aus der Nase, allerdings war wegen Zerreissung
der Carotis interna pulsirender Exophthalmus da [1]).
Die angeführten Fälle von einseitiger multipler Hirnnervenlähmung, deren Zusammenstellung schon wegen der Seltenheit solcher
Beobachtungen nicht ohne Interesse ist, lehren, wie durch das Verhalten des Opticus und der interioren Augenmuskulatur
Anhaltspunkte für die Differentialdiagnose zwischen
nuclearer und basaler Lähmung gewonnen werden

---

[1]) Citirt nach E. Berger und J. Tyrman: Die Krankheiten der Keilbein-
höhle und des Siebbeinlabyrinthes, pag. 78, 1886.

29*

können. In v. Graefe's Falle wäre die Diagnose zu machen
gewesen, wenn man die Erblindung des Einen Auges bei mangelndem
Spiegelbefunde nicht übersehen hätte. Ebenso musste die einseitige
Amblyopie, sowie die einseitige Geruchslähmung bei Power, die
einseitige Amaurose neben lateraler (temporaler) Hemianopie des
anderen Auges in Dreschfeld's Falle, gleichwie das Vorhandensein beiderseitiger Neuritis bei Nothnagel's Patientin die Diagnose
der basalen Lähmung sichern, wie andererseits die mangelnde
Lähmung der interioren Augenmuskulatur im Falle Benedikt's
mit Bestimmtheit auf die Nuclei der Nerven hinweist. Nur im
Falle v. Bamberger's bleibt die Diagnose in suspenso, eben weil
die erwähnten Anhaltspunkte fehlen. Bemerkenswerth ist übrigens
noch, dass von den acht hier angeführten Fällen einseitiger Hirnnervenlähmung sechs (v. Graefe, Power, Dreschfeld, Nothnagel, Königstein, Grossmann) schon während des Lebens auf
eine basale Ursache hinzeigten und dies in den vier ersten Fällen
auch durch die Autopsie bestätigt wurde. Im Falle Grossmann's
fehlt zwar der Sectionsbefund, aber es kann, wenn man die
Abstossung eines necrotischen Knochens, der mit der Schädelbasis
zusammenhängt, sowie die tödtliche Nasenblutung bedenkt, an der
Existenz einer Basalerkrankung nicht der mindeste Zweifel bestehen.

  Dieser Fall Grossmann's ist auch deshalb interessant, weil er
uns zeigt, dass bei einer evidenten basalen Ursache der Facialis
gelähmt sein kann, der Acusticus aber sehr wenig afficirt zu sein
braucht, denn Facialis und Acusticus verhielten sich in Grossmann's
Falle genau so wie in jenem v. Bamberger's. Es liegt aber
auch die Autopsie eines Falles vor, in welchem die sieben vorderen
Hirnnerven und wahrscheinlich auch der neunte Nerv, mit Ausschliessung des Acusticus, durch eine traumatische basale
Meningitis gelähmt wurden.

  Bei einem 47jährigen Manne, der eine schwere Basisfractur
erlitten hatte, constatirte Morton (1874) eine Lähmung des 1. bis 7.
und wahrscheinlich des 9. Hirnnerven. Am 91. Tage nach der Verletzung erfolgte der Tod. Ausser einem Abscesse in der linken
grossen Hirnhemisphäre fand man bei der Section sämmtliche durch
das Foramen opticum, ovale, rotundum und die Fissura orbitalis
superior ziehende Nerven erweicht und von Eitermassen umgeben[1].

---

[1] Citirt nach Berger und Tyrman, l. c. pag. 77 (Philadelphia Med.
Times, No. 153, 1874).

Als eine besondere Complication muss es angesehen werden, wenn bei einer reihenweisen einseitigen Erkrankung der Hirnnerven das ätiologische Moment erster Kategorie für die Lähmung der einzelnen Nerven ein verschiedenes ist.

Bei einem 22 monatlichen Kinde, so berichtet v. Graefe 1866 [1]), einem Kinde, das 10 Tage zuvor noch völlig munter und gesund gewesen war, vollständige Lähmung des 3., 4. und 6. Nerven linkerseits. Dabei ein geringer Exophthalmus des vollkommen unbeweglichen Auges, der Versuch, das Auge in die Orbita zurückzudrängen, misslingt und ist schmerzhaft. Hierzu gesellt sich Lähmung des linken Trigeminus und schliesslich linksseitige Facialislähmung. Ueber den Zustand des Opticus konnte nichts erwiesen werden. Noch bevor die Facialislähmung (mit Schwellung in der Parotisgegend und Oedem der linken Gesichtshälfte) eintrat, wurde wegen der Indicatio vitalis eine Geschwulstbildung am weichen Gaumen eingeschnitten, die mit der Pincette herausbefördert, als ein voluminöser röthlich-grauer Klumpen von carcinomatösem Bau sich erwies. In diesem Falle hätte die Lähmung der Augenmuskelnerven eine orbitale, die des Trigeminus eine basale und jene des Facialis eine periphere, durch die Geschwulst der Parotis bedingte sein können. Als ätiologisches Moment 2. Kategorie wäre ein Tumor anzusehen gewesen, der, von der Hirnbasis in die Orbita wuchernd, hier die Nerven comprimirte, während die Lähmung des Trigeminus durch denselben Tumor an der Basis cranii und jene des Facialis durch die Wucherung des Tumors in die Parotis hervorgerufen worden wäre. Diese Möglichkeiten sind freilich nachträglich nicht schwer aufzustellen, da — das Sectionsprotocoll vorliegt. Die Lähmung der motorischen Augennerven war allerdings keine orbitale, wenngleich sie, wie v. Graefe hervorhebt, eine solche hätte sein können, sondern eine basale. Der Oculomotorius ist an der Stelle, wo er die Dura durchbohrt, zu einem dünnen Faden zusammengedrückt, ähnlich verhält sich der Trochlearis, während der Abducens von der Geschwulstmasse theilweise durchwachsen ist. Der Trigeminus ist gleichfalls von der Geschwulst durchwachsen und das Ganglion Gasseri in den umwuchernden Geschwulstmassen völlig unkenntlich. Die ungemein ausgedehnte Geschwulst, als deren Ausgangspunkt das Keilbein angenommen werden kann, erreicht

---

[1]) v. Graefe's Archiv Bd. XII, 2, pag. 244, 1866.

eine periphere Ausbreitung längs der Parotisgegend. Die Lähmung
des Facialis ist wirklich keine basale, sondern ist in dieser
peripheren Tumorbildung begründet.

Die doppelseitige progressive Hirnnervenlähmung

bietet an sich für die Entscheidung der Frage nach dem Sitze der
Erkrankung mehr Schwierigkeiten dar. Zwar würde die optische
Neuritis, wenn sie zur Beobachtung käme, gegen Nuclearlähmung
sprechen und andererseits wird das Freibleiben der interioren Augenmuskulatur die Diagnose der Nuclearlähmung sicher stellen, aber
das Verhalten des Opticus, das uns bei einseitiger Hirnnervenlähmung
so wichtige diagnostische Momente liefert, ist ohne Werth, wenn
beiderseitige Erblindung ohne Spiegelbefund oder mit dem Bilde
einfacher Sehnervenatrophie hervortritt. Denn dass dies bei Nuclearlähmung vorkommt, ist durch die Autopsie direct erwiesen[1]), doch
wäre es andererseits denkbar, dass eine chronische Meningitis, an
der Basis cranii dahinschleichend, zur Bildung schrumpfender
Bindegewebsstränge führt, durch welche allmälig viele oder sämmtliche
Hirnnerven an der Basis comprimirt würden. Es lässt sich nicht
leugnen, dass ein solcher Sectionsbefund vorliegt. In einem Falle,
über den Benedikt[2]) berichtet, trat zuerst auf der einen, dann auf
der anderen Seite Oculomotoriuslähmung mit Mydriasis auf. Später
zeigten sich „deutliche Veränderungen im Sehnerven, rechts Blässe,
links Hyperämie". Zum Schluss tritt beiderseitige Facialislähmung,
Schlinglähmung, Aphonie, Zungenlähmung, hochgradige Dyspnoë mit
Erscheinungen von Pneumonie ein. Die Kranke, die während ihrer
Krankheit an heftigen Kopfschmerzen litt und deren Intelligenz bis
zum Tode sich intact erhielt, lebt in dem qualvollen Zustande der
Bulbärparalyse noch 9 Wochen. Die ganze, Dauer ihres Leidens
erstreckt sich über 2¾ Jahre. Die Section ergibt: Meningitis basilaris
partialis chronica. Die Hirnhäute an der Basis untereinander verwachsen und vom Türkensattel bis zum Foramen occipitale magnum
schwer von der Schädelbasis abzuziehen und sämmtliche Nerven
an der Basis des Gehirns von schrumpfendem Bindegewebe umgeben.

---

[1]) Vergl. pag. 361.
[2]) Electrotherapie, pag. 238—240, 1868.

Die doppelseitige progressive Hirnnervenlähmung ist in den allermeisten Fällen nuclearer Natur. Die Diagnose der Nuclearlähmung ist gesichert, wenn die interiore Augenmuskulatur bei Lähmung der exterioren Augenmuskeln normal fungirt. Aber auch da, wo Lähmung des Sphincter und des Accommodationsmuskels besteht, ist die Diagnose der Nuclearlähmung die ungleich wahrscheinlichere und erhebt sich zur Gewissheit, wenn progressive Muskelatrophie sich hinzugesellt, wie ich dies an dem Krankheitsbilde Heinrich Heine's früher entwickelte[1]), und wie es sich nach der Hand bei jenem Kranken (Fall 34, pag. 371) ergab, bei dem ich trotz Lähmung der interioren Augenmuskulatur nicht blos die Diagnose der Nuclearlähmung stellte, sondern auch zeigte, wie die scheinbar so unregelmässigen Lähmungen auf Grund des Schema's von Kahler und Pick zu deuten seien. Dieser Kranke wurde nämlich von Rosenthal in der Sitzung der Wiener Gesellschaft der Aerzte vom 4. December 1885 vorgestellt[2]). Er bot nunmehr Anästhesie im Bereiche des rechten Trigeminus, sowie Zeichen der progressiven Muskelatrophie (Schwäche und Abmagerung des rechten Vorderarmes, Atrophie in den Interossei, im Daumenballen und in den Lumbricales) dar. Auf diese Weise kann die Diagnose der Nuclearlähmung eine nachträgliche Bestätigung erfahren. Trotzdem mag, falls totale Oculomotoriuslähmung vorhanden ist und andere Anhaltspunkte für die Nuclearlähmung fehlen, im Hinblick auf den Fall Benedikt's bei progressiver doppelseitiger Hirnnervenlähmung an die entfernte Möglichkeit einer basalen Ursache gedacht werden.

Oculomotoriuslähmung mit contralateraler Hemiplegie

deutet, wenn dieselbe die interiore Augenmuskulatur nicht betrifft, auf eine centrale fasciculare Lähmung und kann, selbst wenn nicht blos die exterioren, sondern auch die interioren Aeste des Oculomotorius betroffen sind, die Bedeutung der Fascicularlähmung haben[3]). In jenem Falle von Möbius[4]), in welchem an die successive Lähmung der interioren und exterioren Aeste beider Oculomotorii sich voll-

---

[1]) Vergl. pag. 356.
[2]) Anzeiger der k. k. Gesellschaft der Aerzte in Wien No. 45, 17. Dec. 1885.
[3]) Vergl pag. 392 und 393.
[4]) Vergl. pag. 360.

ständige Lähmung der Beine anschliesst, kann eine reine Nuclearlähmung nicht angenommen werden. Es handelt sich wahrscheinlich
um einen Process, der zwar in der Nuclearregion begonnen hat, aber
dann in die Tiefe greifend die Ursprungsfascikel des 3. Nerven und
die Faserung der Pedunculi erfasste. Sollte der Umstand, dass das
Kniephänomen fehlte, diese Diagnose umstossen? Ich glaube nicht.

Ein Krankheitsbild, das mit exteriorer oder interiorer Lähmung
des Oculomotorius beginnt, und in dessen Rahmen sich erst
später Lähmungserscheinungen der Extremitäten fügen, spricht
für einen ursprünglichen Sitz des Processes im Nucleus und für
Fortpflanzung der Krankheit auf den Pedunculus, wogegen
bei einem primären intrapeduncularen (pontinen) Herde die Zeichen
der Fascicularlähmung des Oculomotorius gleichzeitig mit den
hemiplegischen Erscheinungen hervortreten werden. Ist jedoch
zuerst Hemiplegie da und tritt erst später contralaterale Oculomotoriuslähmung hinzu, so zeugt ein solches Verhalten für eine
basale Ursache, indem zuerst der an der Basis cranii isolirte
Pedunculus ergriffen wurde und hierauf die Krankheitsursache auf
den benachbarten Oculomotoriusstamm übergriff. Hemiplegie also
mit nachfolgender Oculomotoriuslähmung der entgegengesetzten
Seite ist basalen Ursprungs, doch verhält sich begreiflicher Weise
nicht jede basale Oculomotoriuslähmung mit Hemiplegie in solcher
Art. Denn es kann ebenso gut zuerst der Oculomotorius an der
Basis ergriffen werden und dann der Pedunculus (wie bei Nuclear-
mit nachfolgender Fascicularlähmung), oder es treten die Lähmungserscheinungen in beiden Nervengebilden gleichzeitig hervor (wie bei
der Fascicularlähmung). Trotzdem wird man, auch wenn die Reihenfolge der Erscheinungen nicht direct die basale Ursache anzeigt,
bei jeder totalen Oculomotoriuslähmung, die mit contralateraler
Hemiplegie einhergeht, an ein basales Moment erster Kategorie
denken, und man wird in dieser Diagnose bestärkt werden, wenn
die Lähmung des zweiten Oculomotorius sich hinzugesellt, oder
wenn die Erscheinungen der Trochlearis- und Abducens-, besonders
aber jene der Trigeminuslähmung hinzutreten.

Es scheint ein theoretisches Spintisiren, wenn man noch der
Möglichkeit Raum gibt, dass ja zwei ganz verschiedene Ursachen
die Oculomotoriuslähmung und die Hemiplegie bedingen könnten, und
dass daher das gleichzeitige Vorkommen beider Erscheinungen gar
nicht auf einen gemeinsamen Sitz des Leidens hinzudeuten braucht.

Hierdurch würde der Diagnose jeder Boden entzogen, indem die Oculomotoriuslähmung durch alle Momente, welche eine solche Lähmung und die Hemiplegie durch alle Momente, welche eben Hemiplegie zu erzeugen im Stande sind, verschuldet werden könnten. Hughlings Jackson weist in der That einer solchen Auffassung eine praktische Bedeutung zu. 1865[1]) beschreibt dieser Autor folgenden Fall. Als Jackson den 42jährigen Kranken, der 4 oder 5 Jahre zuvor Syphilis gehabt, selbst sah, bestand linksseitige Hemiplegie mit blos leichter Affection der Gesichtsmuskeln und rechtsseitige Oculomotoriuslähmung, die rechte Pupille jedoch war nicht erweitert und beide Pupillen waren gleichgross. Der Spiegel zeigte Neuritis optica, die von totaler Erblindung gefolgt war. Im weiteren Verlaufe tritt beiderseitige Geruchslähmung auf (Patient behauptet, Asa foetida nicht zu riechen); es kommt zu convulsivischen Attaquen in den gelähmten Gliedern; zeitweilige Delirien, Tod. Die linke Hirnhemisphäre vollkommen gesund; der grössere Theil der rechten erweicht. Die beiden Oculomotorii sehen ganz gleich aus, doch ist der rechte Hirnschenkel erweicht, allein fast ebenso auch der linke. Die auffallendste Veränderung jedoch zeigt die Hirnoberfläche. Einen Theil der Frontal- und Parietalwindungen einnehmend, ungefähr so tief, als die graue Substanz reicht, ist „eine gelbliche zähe Masse abgelagert, welche die Dura mater fest an die Hirnwindungen anheftet". Auf diesen Fall beruft sich Hughlings Jackson, als er später (1873[2]) darauf aufmerksam macht, dass Oculomotoriuslähmung und Hemiplegie der entgegengesetzten Seite zwei verschiedene Ursachen haben können; allein dieser Fall ist nicht beweisend. Nach dem, was in diesen Vorlesungen über Nuclear- und Fascicularlähmung (pag. 396) gelehrt wurde, ist die Diagnose im obigen Falle ganz eindeutig. Oculomotoriuslähmung, welche nur die exteriore Muskulatur ergreift, die Iris aber frei lässt, verbunden mit contralateraler Hemiplegie, bedeutet unbedingt eine Erkrankung des pontinen Abschnitts des Pedunculus. Es kann keinem Zweifel unterliegen, dass auch bei Jackson's Kranken beide Lähmungen durch die in den Pons sich fortsetzende Erweichung des rechten Hirnschenkels hervorgerufen wurden, dass der Herbeiziehung des krankhaften Processes an der Hirnrinde nicht blos zur Erklärung der Hemiplegie, sondern auch jener der Krämpfe

---

[1]) Ophthalmic Hospital Reports Bd. IV, 4, pag. 442, 1865.
[2]) Ophthalmic Hospital Reports Bd. VIII, 1, pag. 92, 1874. Lancet, 6. Sept. 1873.

in den gelähmten Gliedern entbehrlich war. So wenig der vorerwähnte Sectionsbefund beweist, so wenig zwingend ist die Angabe Jackson's, dass er in einem anderen Falle von intracranieller Syphilis deshalb zwei verschiedene Läsionen (syphilitische Erkrankung, Neurom, des Oculomotorius einerseits, gleichseitige Hirnerkrankung andererseits — zwei Läsionen, die auch die Autopsie bestätigte) annehmen musste, weil die Augenlähmung zu einer anderen Zeit als die Hemiplegie eintrat; denn wenngleich es richtig ist, dass bei fascikularer Erkrankung beide Lähmungen gleichzeitig eintreten, so darf doch nicht vergessen werden, dass bei Einer basalen Ursache Nerv und Hirnschenkel nacheinander ergriffen werden können.

Dieser zweite Fall Jackson's zeigt aber thatsächlich, dass die Lähmung des Oculomotorius und die opposite Hemiplegie zwei ganz verschiedene Ursachen haben können und dass, wie Jackson weiter ausführt, Lähmung des Oculomotorius mit gleichseitiger Hemiplegie auf zwei verschiedene Ursachen zurückzuführen wären. Trotzdem wird man jedoch bei der Aufeinanderfolge von Oculomotoriuslähmung und oppositer Hemiplegie in erster Linie durchaus nicht an zwei Läsionen von ganz differentem Sitze, sondern an eine gemeinschaftliche basale Ursache denken und die Diagnose nach dieser Richtung mit grösster Wahrscheinlichkeit stellen.

Wenn also etwa zuerst linksseitige Hemiplegie, dann rechtsseitige Oculomotoriuslähmung eintritt, so wird man an eine Krankheitsursache denken, die zuerst den rechten Pedunculus an der Basis cranii erfasst hat und sich hierauf in medialer Richtung fortpflanzt, so den rechten Oculomotorius treffend; und man wird in dieser Diagnose nur bestärkt werden, falls später auch Lähmungserscheinungen im Gebiete des linken Oculomotorius sich hinzugesellen. Um ein Beispiel anzuführen: Ein 6 monatliches Kind zeigt zunächst linksseitige Hemiplegie mit periodischen Convulsionen in den gelähmten Gliedern, dann rechtsseitige Oculomotoriuslähmung, die total wird, später rechtsseitige Trigeminuslähmung; schliesslich Parese des linken Oculomotorius und Trigeminus (v. Graefe, 1855 [1]). Die Section ergibt an der Basis cranii eine wallnussgrosse tuberculöse Geschwulst, welche am Pedunculus dexter aufsitzt und zwischen beiden Pedunculis (die bekanntlich die beiden Oculomotoriusstämme zwischen sich fassen) eingelagert ist.

[1] v. Graefe's Archiv Bd. II, 1, pag. 282, 1855.

Wir haben die Erörterung der basalen Lähmung mit der Erklärung eingeleitet, welchen Schwierigkeiten im Allgemeinen die Differentialdiagnose zwischen cerebraler und basaler Lähmung unterliegt. Wir haben dann bei Betrachtung einzelner Formen der Paralysen (der recidivirenden Oculomotoriuslähmung, der vorübergehenden beiderseitigen Ophthalmoplegien, der Doppellähmung eines Nervenpaares, der halbseitigen und der doppelseitigen multiplen Hirnnervenlähmung, der Oculomotoriuslähmung mit Hemiplegie) zu zeigen versucht, wie durch Berücksichtigung aller begleitenden Symptome mitunter während des Lebens die Wahrscheinlichkeitsdiagnose gestellt werden kann. Da aber, wo es gelingt, die Diagnose der basalen Lähmung zu stellen, das ätiologische Moment erster Kategorie als basal zu bezeichnen, d. h. zu erklären, dass die Lähmung ihre Ursache in der Behinderung der Function des Nervenstammes an der Basis cranii habe, sind wir im Allgemeinen weit davon entfernt, die Localisation des ätiologischen Momentes der zweiten Kategorie damit angegeben zu haben. Denn wenn auch die nächste Ursache der Lähmung eine Functionsstörung des basalen Nervenstammes ist, so braucht deshalb die Ursache dieser Functionsbehinderung durchaus nicht an der Basis cranii zu liegen. Es kann ein Tumor an der Hirnrinde, überhaupt an jeder Stelle des Gross- oder Kleinhirnes sitzen und durch die secundäre, oft colossale Erweiterung der Hirnkammern eine solche Steigerung des intracraniellen Druckes bedingen, dass die Nerven an der Basis sichtlich plattgedrückt werden. Ja, die Localisation dieses ätiologischen Momentes der zweiten Kategorie ist eine so unsichere, dass aus dem Vorhandensein einer Lähmung nicht einmal erschlossen werden kann, ob der Tumor auf derselben Seite wie die Lähmung sich befindet, oder ob derselbe in der entgegengesetzten Hirnhälfte sitzt. So z. B. ergab die Section in einem Falle Nothnagel's, in welchem während des Lebens vollständige, rechtsseitige Abducenslähmung beobachtet worden war, eine Geschwulst in der linken Grosshirn-Hemisphäre und den rechten Nervus abducens in der mittleren Schädelgrube deutlich abgeplattet, „durch die darüber liegende basale Fläche der rechten Hemisphäre, welche in Folge des stark gesteigerten intracraniellen Druckes hervorgewölbt und zugleich abgeplattet erscheint[1].“ Allein mit dem Gesagten sind noch lange

---

[1] Wiener med. Blätter No. 2, pag. 35, 1882.

nicht die Eigenthümlichkeiten erschöpft, die sich bei Geschwulstbildung und Nervenlähmung innerhalb der Schädelhöhle darbieten. Selbst nämlich, wenn die Geschwulstbildung oder das
Entzündungsproduct an der Basis cranii liegt und wenn die Nerven
augenscheinlich direct verdrängt und gedehnt oder zusammengedrückt, oder von der Geschwulst zum Theile durchsetzt oder in
ihr gänzlich aufgegangen erscheinen; oder wenn bei nicht basalem
Sitze des ätiologischen Momentes zweiter Kategorie die Nerven an
der Basis abgeplattet sich zeigen: so folgt durchaus nicht, dass die
thatsächlich beobachteten Veränderungen an den Nerven die wahre
Ursache der Functionsstörung sind. Denn, um zunächst bei der
Abplattung der Nerven zu bleiben, kommt es nicht selten vor, dass
sich bei der Autopsie Nervenstämme abgeplattet erweisen, die im
Leben normal fungirten; was mir aber interessanter scheint, das ist,
dass, wenn doppelseitige Nervenlähmung während des Lebens vorhanden war, die directe Anschauung nach dem Tode die Nerven der
einen Seite zusammengedrückt und abgeplattet erweist, während
die Nerven der anderen Seite, die während des Lebens ebensowenig
fungirten, sich ganz normal verhalten. So war es, beispielshalber,
in einem Falle Bull's[1]), der während des Lebens vollständige
Lähmung beider Oculomotorii und beider Abducentes aufwies, bei
der Autopsie aber sich so verhielt, dass durch eine Geschwulst in
der rechten Grosshirnhemisphäre Oculomotorius und Abducens
rechterseits zusammengedrückt und abgeflacht waren, während
dieselben Nerven der linken Seite, die ihre Function gleichfalls eingestellt hatten, keine Veränderung zeigten. Wenn nun aber die
normal aussehenden Nerven ebenso gelähmt werden, wie die platt-
gedrückten, so muss es fraglich erscheinen, ob das Plattgedrückt-
werden die Ursache der Lähmung ist. Noch mehr! Nicht blos
plattgedrückte, sowie verdrängte und gedehnte Nerven zeigen bei
der mikroscopischen Untersuchung normale Structur, sondern es kann
sich dies auch bei Nerven ereignen, die von Aftermassen oder
Entzündungsproducten ganz umwuchert erscheinen. Trotz der grob-
anatomischen Veränderungen also doch keine Aufklärung für die
Lähmungserscheinungen intra vitam! Und umgekehrt, es kann ein
Nervenstamm in einer Geschwulstbildung so vollständig untergegangen
sein, dass er als solcher nicht mehr aufzufinden ist, und doch kann

---

[1]) Transactions of the Amer. ophthalm. society 1883, pag. 612.

ein solcher Nerv seine normale Function geleistet haben. Berühmt ist nach dieser Richtung der Fall v. Graefe's, wo bei vollständig normaler Function des rechten Auges der rechte Opticus innerhalb der Schädelhöhle mitsammt dem Chiasma von einem Tumor so vollständig „verschlungen" ward, dass Virchow nicht einmal den Ort des Chiasma mit Sicherheit zu bestimmen vermochte[1]). Ja, es kann, wie in einem Falle Thomson's[2]), beiderseits Lähmung der Aufwärtswender bestehen und auf der einen Seite eine hochgradige allgemeine, auf der andern Seite nur eine particlle leichte Degeneration des Oculomotoriusstammes — es fand sich eine gummöse Neubildung zwischen den Hirnschenkeln gerade an der Austrittsstelle der Oculomotorii — da sein, so dass man sich fragen muss: wie kann die vollständige Degeneration blos, die leichte particlle überhaupt Lähmung der nach oben wirkenden Muskeln zur Folge haben? In einem später (pag. 470) zu erwähnenden Falle Mendel's werden wir nachweisen, dass die hochgradige Neuritis, die sich im Oculomotoriusstamme fand, nicht Ursache der Lähmungen intra vitam gewesen sein kann. Und dem gegenüber stehen die nicht seltenen Fälle, wo bei Hemisphärentumoren zahlreiche Hirnnerven gelähmt sind, ohne dass diese eine Anomalie ihrer Form, Farbe oder Lagerung erfahren hätten.

Unter solchen Umständen und besonders im Hinblick auf die letztgenannte Thatsache könnte man sich fragen, ob denn die Nervenlähmungen bei Hirntumoren überhaupt basaler Natur seien. Man könnte annehmen, dass der Tumor die Erweiterung der Ventrikel (und etwa auch eine Erweichung ihres Bodens, von der in einigen Sectionsbefunden die Rede ist) herbeiführt, dass dadurch die Nervenkerne am Boden des Ventrikels gedrückt oder zerstört würden, so dass die durch den Hirntumor hervorgerufene Lähmung gar keine basale, sondern eine nucleare sei und es daher nicht Wunder zu nehmen brauche, wenn die Nervenstämme an der Basis ihr normales Aussehen bewahrt haben.

Wenngleich ich nun selbst früher (pag. 427) die Ansicht ausgesprochen habe, dass die Bedeutung der Nuclearlähmung bei Tumoren bisher unterschätzt ward, und wenngleich ich in dem Falle Power's (pag. 428) für die Erscheinungen der Bulbärparalyse, unter

---

[1]) v. Graefe's Archiv Bd. XII, 2, pag. 111, 1866.
[2]) Sitzung der Berliner Ges. für Psychiatrie vom 7. Juni 1886 (Hirschberg's Centralblatt, Juli 1886, pag. 203).

denen der Kranke zu Grunde ging, eine Drucklähmung der Kerne
der hintersten Nerven am Boden des 4. Ventrikels annahm, so zeigt
doch gerade der Fall Power's, in dem bei einseitiger multipler
Nervenlähmung die Stämme an der Basis normal erschienen, die
Unmöglichkeit der Auffassung, dass unter solchen Umständen eine
Nuclearlähmung vorliege. Zwar kann ein Hirntumor zur Erweiterung des 3. und 4. Ventrikels, sowie des Aquaeductus Sylvii
führen, und wir wollen die Möglichkeit zugeben, dass die dort
lagernden Nervenkerne durch Druck gelähmt werden. Aber ganz
unmöglich wäre es dann, dass in diesen erweiterten unpaarigen
Höhlen die Nervenkerne, die auf der einen Seite der Medianlinie
liegen, total comprimirt und vollkommen funktionsunfähig gemacht
würden, während die zur anderen Seite der Raphe lagernden ganz
intact blieben. Im Falle Power's, wie in den analogen Fällen,
in denen schon die einseitige Erkrankung des Opticus die basale
Ursache anzeigt, ist das ätiologische Moment erster Kategorie sicher
ein basales.

Wir sagen nunmehr über die basale Lähmung im Allgemeinen
das Folgende aus. Wenn ein Nervenstamm an der Basis beinahe
bis zur Continuitätstrennung verdünnt erscheint (z. B. Fall
v. Graefe's pag. 437 und jener Türck's pag. 447) oder gar, wenn
dessen Continuität vollständig aufgehoben ist (Fall Nothnagel-
Kundrat pag. 433) oder wenn die Nervenfasern durch Druck, Geschwulstbildung, Entzündung, Atrophie wirklich zerstört sind: dann
liegt die Ursache der Functionsstörung klar zu Tage. Dagegen sind
die Ursachen der basalen Störung noch nicht aufgeklärt, wenn die
Nervenstämme normal aussehen oder wenn die Nervenfasern trotz
Abplattung des Stammes oder trotz Einlagerung derselben in After-
oder Entzündungsproducte keine Veränderungen zeigen. Durch Ausschliessung muss man dazu kommen, an eine durch den Druck bewirkte Ischämie der basalen Nervenstämme zu denken, eine Ischämie,
die die Function aufhebt, ohne aber andere auffallende Veränderungen
herbeizuführen. Es ist dies ein Gegenstand für spätere Forschungen.
Die basale Drucklähmung jedoch muss unbedingt aufrechterhalten werden und es ist sogar ein Irrthum zu glauben, dass
Hemisphärengeschwülste nicht selbst auf jene Nerven, die in der
hinteren Schädelgrube austreten, ihre Fernwirkung ausüben könnten.

Fassen wir nunmehr die ätiologischen Momente zweiter Kategorie zusammen, welche Ursache basaler Lähmung werden könnten:

1) Gehirnblutungen, sofern dieselben die Rinde oder die Hirnmasse treffen, könnten zwar corticale oder fasciculare Lähmung der Augenmuskeln herbeiführen, aber eine Ferndruckwirkung auf die basalen Nervenstämme in Folge einer zu supponirenden Erhöhung des intracraniellen Druckes kann für Blutungen nicht zugegeben werden. Soll eine Augenmuskellähmung bei Hirnblutung als eine basale anzusehen sein, so müsste die Blutung an der Basis cranii, am Orte des Nervenstammes sich zeigen. Dass aber blosse allgemeine Gehirnhyperämie oder Gehirnanämie, wenn auch nur vorübergehend Lähmungen von Augenmuskeln bedinge, scheint mir im höchsten Grade zweifelhaft.

2) Pachymeningitis, umschrieben, an der Basis cranii, wurde als wahrscheinliche Ursache der recidivirenden Oculomotoriuslähmung, sowie von v. Graefe für die Fälle der doppelseitigen acuten, heilbaren Ophthalmoplegien (pag. 415) hingestellt. In einem Falle Türck's (1855) waren die Wandungen des Canalis opticus rechts bedeutend verdickt, der rechte Opticus innerhalb der Schädelhöhle graulich, der rechte Oculomotorius und der Ramus ophth. Trigemini mit der Dura mater zur Seite des Keilbeinkörpers verwachsen, beide an dieser Stelle bedeutend verdünnt, der Abducens unmittelbar nach seinem Eintritt in die Dura mater fast verschwunden, an seiner Stelle nur einige fibröse Fäden. Diesem Befund entsprechend war im Leben rechtsseitige Erblindung, Lähmung des rechten Oculomotorius und Abducens, sowie Anästhesie in der rechten Stirnhälfte und neuroparalytische Entzündung der rechten Hornhaut beobachtet worden. Das 16jährige Mädchen bekam dann Periostitis an verschiedenen Stellen und starb an Tuberculose. Der intracranielle Process ist nach Türck gleichfalls als Periostitis mit Fortpflanzung der Entzündung auf die benachbarten Nervenstämme aufzufassen.

3) Meningitis an der Convexität der Hemisphären wird eher zur Reizung der corticalen Centren, als zur Muskellähmung führen. Auch ist es keineswegs erwiesen, dass die verschiedenen Stellungsanomalien der Augen, die man bei dieser Krankheit beobachtet, auf Lähmung beruhen; es ist sogar viel wahrscheinlicher, dass es sich um Contracturen von Augenmuskeln handelt. Dagegen spielen die Augenmuskellähmungen bei der basalen Meningitis eine wichtige Rolle, doch nicht sowohl diejenigen, welche bei dem ent-

wickelten Symptomencomplex der tuberculösen Basalmeningitis der Kinder hervortreten und neben Contracturen von Augenmuskeln die verschiedensten Verdrehungen der Augen bedingen, als vielmehr jene Lähmungen, welche der Meningitis vorangehen.

„Tritt bei scheinbar sonst ganz gesunden Kindern Lähmung eines Augenmuskels und damit Doppelsehen auf, so ist das eine höchst ominöse Erscheinung. Sogenannte rheumatische Augenmuskellähmungen sind bei Kindern eine höchst seltene Erscheinung. Dagegen kann das Doppelsehen als einziges Symptom wochenlang den Erscheinungen der tuberculösen Meningitis vorangehen. Auch das reinste Bild der Trochlearislähmung habe ich unter solchen Verhältnissen gesehen. Die traurige Prognose, zu welcher das Auftreten solcher Lähmungen zwingt, erfüllt sich leider fast mit mathematischer Bestimmtheit" [1].

Auch in jenen seltenen Fällen, in denen bei Kindern die Muskellähmungen, die von leichten Hirnerscheinungen begleitet waren, wenigstens anscheinend, dauernd heilen (Hirschberg [2]), ist eine umschriebene Basalmeningitis, wahrscheinlich traumatischen Ursprungs, anzunehmen, und die gleiche Ursache statuirten wir für die recidivirende Oculomotoriuslähmung, die schon im frühesten Kindesalter zuerst auftreten kann und die uns gleichzeitig darauf hinweist, mit welcher Vorsicht wir die Heilung einer Muskellähmung bei Kindern als eine dauernde ansprechen dürfen.

„Es kommen", so hörte ich v. Graefe 1864 sich äussern, „bei Kindern Fälle vor, wo vielseitige Augenmuskellähmungen vorhanden sind, die vollständig zurückgehen und bei denen man an ein entzündliches Leiden denken muss, welches an der Basis cranii Platz griff, aber vollständig zurückging. Es kommen aber auch Fälle vor, in denen Augenmuskellähmung durch längere Zeit das einzige Symptom der eitrigen Exsudation an der Basis cranii darstellt. Erst nach einigen Wochen gesellt sich plötzlich Eiterung in den rückwärtigen Partien der Schädelbasis hinzu und es erfolgt der Tod. Man kann dann ausser den frischen eitrigen Exsudaten in den rückwärtigen Partien des Schädelgrundes Schwielen nachweisen, welche vorne die Nervenaustritte umgeben und Ausgang der daselbst stattgehabten Entzündung sind."

---

[1] Diese Vorlesungen Bd. 1, pag. 593.
[2] Klinische Beobachtungen 1874, pag. 81.

Ausser der Basalmeningitis der Kinder kommt auch bei Erwachsenen eine basale eitrige Meningitis traumatischen Ursprungs (pag. 436), sowie eine chronische basale Meningitis vor, bei welcher, wie wir früher (pag. 438) gesehen haben, die Hirnhäute an der Basis miteinander verwachsen, schwer von der Schädelbasis abzuziehen sind und bei welcher selbst sämmtliche Nerven an der Basis von schrumpfendem Bindegewebe umgeben werden können.

4) Abscesse an der Basis cranii, ausgehend von einer Otitis media, innerhalb welcher Abscesse die Hirnnerven zerstört werden (der Fall von Nothnagel-Kundrat, pag. 433).

5) Erweiterung der Hauptstämme basaler Gefässe und ihrer Aeste, als Ursache der Einschnürung und Lähmung der motorischen Augennerven, wobei der Oculomotorius durch die Arteria profunda cerebri (pag. 419), der Abducens durch die Arteria cerebelli inferior anterior (pag. 418) getroffen wird.

6) Aneurysma, der Carotis interna aufsitzend, taubeneigross, die linke mittlere Schädelgrube einnehmend, auf dem Ganglion Gasseri aufruhend, die über dasselbe streichenden motorischen Augennerven dehnend, wobei diese Nerven schliesslich in der Wand des festen aneurysmatischen Sackes verschwanden. Während des Lebens hatte sich bei der 40jährigen Frau zuerst Lähmung des Abducens, dann des Oculomotorius in allen seinen Aesten, schliesslich auch des Trochlearis entwickelt. Die andauernde totale Ophthalmoplegie des linken Auges wurde noch 10 Jahre nach Beginn des Leidens festgestellt. Da die Erkrankung von einem klopfenden Schmerz in der linken Temporalgegend begleitet und mit dem Stethoscop ein Geräusch hörbar war, so hatte Hutchinson die Diagnose des Aneurysma's gemacht. Später trat die klopfende Empfindung nur zeitweise auf. Die Kranke ging an einem Abdominalaneurysma zu Grunde [1].

7) Arteriitis obliterans, besonders aber die syphilitische Erkrankung der Basalarterien (Heubner) könnte durch Störung in der Ernährung der basalen Nervenstämme direct zu Augenmuskellähmungen führen. Es ist auch richtig, dass bei syphilitischen Augenmuskellähmungen die Section häufig die Heubner'sche Gefässerkrankung zeigt, aber in diesen Fällen waren gewöhnlich gleichzeitig auch syphilitische Producte da, welche die Nerven ein-

----

[1] Lancet, 17. April 1875.

Mauthner, Vorträge a. d. Augenheilkunde. II. Bd. 30

hüllten oder in dieselben hineinwucherten (z. B. v. Graefe pag. 427, Jackson pag. 419), oder es bestand dabei gummöse Erkrankung der Nervenstämme. Heubner selbst meint, dass die nach ihm benannte Gefässkrankheit gerade für die Bewegungsstörungen des Auges nur von sehr untergeordneter Bedeutung sein dürfte.

8) Neubildungen jeglicher Art (mit Einschluss des Gumma), durch Ferndruck wirkend, oder bei basalem Sitze die Nerven dehnend, comprimirend, fast bis zur Continuitätstrennung verdünnend, oder dieselben umwuchernd und durchwachsend.

9) Selbstständige Erkrankung der basalen Stämme der motorischen Augennerven, und zwar:

a) Neuritis, angenommen für manche Fälle multipler Nervenlähmung (pag. 417) und bei entzündlichen Erkrankungen des Gehirns direct nachgewiesen (Erb); Mendel fand dieselbe im Oculomotorius und Abducens bei postdiphtheritischer Lähmung (pag. 470).

b) Gummöse Erkrankung, welche nach Heubner im Oculomotorius sogar ihren Lieblingssitz aufschlagen soll, und welche, wie aus dem Sectionsbefunde ersichtlich, auch in jenem Falle von congenitaler Lues anzunehmen ist, den v. Graefe bereits 1854[1] veröffentlichte. Bei einem Kinde im 2. Lebensjahre war rechts Iritis, links Oculomotoriuslähmung in allen Zweigen. In diesem Nerven wechseln intra cranium 3—4 dicke, opacweisse Stellen mit halsförmigen Verdünnungen. Die Verdickungen gehen von der Nervenscheide aus, die Nervenelemente sind undeutlich und körnig. Ein im linken Corpus striatum, sowie in der rechten Hemisphäre befindlicher Erweichungsherd, der sich in diesem Falle gleichfalls fand, hat offenbar mit der Oculomotoriuslähmung nichts zu thun. Der Befund am Nervenstamm genügt. Ist doch die gummöse Erkrankung der Nerven nichts anderes, als interstitielle und Peri-Neuritis, durch welchen Process die Nervenfasern in Mitleidenschaft gezogen werden können.

c) Tuberculöse Entartung, wie in einem Falle Türck's (1855), in welchem als Ursache für die vollkommene Lähmung des rechten Oculomotorius die Section die Umwandlung dieses Nerven in einen unförmlichen dicken tuberculösen Strang ergab, und in dem Falle von Weiss (pag. 403), wo der linke Oculomotorius bei seinem Austritt aus dem Grosshirnschenkel durch Tuberkel-Granulationen geschwellt, sonst platt und graulich erscheint.

[1] v. Graefe's Archiv Bd. 1, 1, pag. 433.

d) Lymphomatöse Anschwellung war wohl jene knotige Anschwellung des rechten Abducens und Opticus, welche in einem Falle Königstein's bei allgemeiner Lymphomatose (sehr zahlreichen Lymphomen der Dura mater und in den Eingeweiden) gefunden wurde und bei welchem im Leben links totale Augenmuskel-, rechts aber nur Abducenslähmung bestanden hatte [1]).

e) Graue Degeneration, wohl kaum primär, sondern als Folge der Atrophie der Nervenkerne anzusehen.

---

[1]) Wiener med. Presse, No. 27, 1885.

II.

Die orbitale Lähmung.

Den Eintritt der motorischen Augennerven in die Orbita beschreibt Merkel in folgender Weise[1]): Am vorderen Ende des Sinus cavernosus treten die Nerven eng zusammengedrängt in das periostale Gewebe ein, welches die Fissura orbitalis superior ausfüllt. Nur am macerirten Schädel ist die Fissura orbitalis superior eine klaffende Oeffnung, in dem mit Weichtheilen überzogenen Kopfe ist sie jedoch durch eine sehr feste Bindegewebsmembran geschlossen, die aus der Verbindung der Periorbita mit der Dura mater des Gehirns, welche Membranen sich in der Fissur begegnen, hervorgeht. Nur eine grössere Oeffnung enthält diese Membran. Das Loch ist zum Durchtritt des N. oculomotorius bestimmt und kann den Namen des Foramen nervi oculomotorii führen. Blos an der medial-oberen Seite hat dieses Loch in der unteren Wurzel der Ala orbitalis des Keilbeines eine knöcherne Begrenzung. Der übrige Theil des Randes gehört der straffen und scharf gespannten Periorbita an, welche hier durch knorpelartige Festigkeit und geringe Elasticität sehr geeignet ist, den Knochen zu vertreten, und die, da dieses Gewebe gleichzeitig die Dicke von mehreren Millimetern besitzt, förmliche Canäle für die durchtretenden Nerven bildet. Das Foramen n. oculomotorii liegt am meisten medianwärts. Durch dasselbe geht ausser dem Oculomotorius an dessen unterer lateraler Seite noch der Abducens, während der Trochlearis durch ein eigenes Canälchen hindurchtritt, welches lateralwärts vom Foramen oculomotorii an dessen oberer Seite liegt. Neben und unter dem Trochlearis, am meisten nach aussen (lateralwärts) ist die Eintrittsstelle des Ramus ophthalmicus trigemini, während die Vena ophthalmica superior unter dem Oculomotorius und neben dem Abducens die Orbita verlässt.

In der Orbita angelangt, geht der Trochlearis über den Oculomotorius hinweg zur medialen Seite der Orbita und gelangt so zu seinem Muskel, dem Obliquus superior; der Abducens tritt an die

---

[1]) Handbuch von Graefe-Sämisch, Bd. I, pag. 51 und 117, 1874.

mediale Fläche des Rectus externus, sich pinselförmig in den Muskel
einsenkend, während der Oculomotorius, wie bekannt, sich in einen
oberen und unteren Ast theilt, von denen der erstere den Rectus
superior und den Levator palp. sup. versorgt, während der untere Ast
seine drei Zweige für den Rectus medialis, den Rectus inferior und
den Obliquus inferior — der letzte Nerv sendet die Radix motoria
zum Ganglion ciliare — abgibt.

Von einer orbitalen Lähmung der Augenmuskeln sprechen
wir dann, wenn die motorischen Augennerven bei ihrem Durchtritt
durch die Fissura orbitalis superior oder in der Orbita selbst, oder
wenn die Augenmuskeln durch Schädlichkeiten getroffen werden, die
von aussen her auf sie einwirken. Aber auch dann ist die
Lähmung eine orbitale, wenn keine krankmachende Ursache ausserhalb der Nerven und Muskeln in der Orbita dauernd vorhanden ist,
sondern wenn die Nerven oder Muskeln selbst eine grobe Läsion
erfahren haben. Wenn die motorischen Nerven oder die Muskeln
durch eine Kugel, die durch die Orbita hindurchgegangen, zerrissen,
oder wenn bei einer Operation in der Orbita Muskeln oder Nerven
(es kommt in letzterer Hinsicht besonders der zum Obliquus inferior
gehende Ast in Betracht) durchschnitten werden, oder wenn mächtige
Krebsknoten in einzelnen Muskeln selbst zur Entwickelung kommen
und dadurch die Function dieser Muskeln aufgehoben wird, so ist
die Lähmungsursache gewiss auch eine orbitale, und die Differenz
in diesen beiden Arten der orbitalen Ursachen tritt gerade in dem
letztgenannten Falle am deutlichsten hervor, indem ein Theil der
Muskeln functionsunfähig wird durch eine Ursache, die in ihnen
selbst ihren Sitz hat, während dieselbe Ursache auf die von Krebs-
bildung freien Muskeln dadurch ihre Wirkung äussert, dass durch
die Krebsknoten der Raum der Orbita auf's höchste beengt und so
die Function der krebsfreien Muskeln durch ein ausser ihnen
in der Orbita gelegenes Moment in mechanischer Weise behindert
werden kann.

Diese Forderung einer groben Läsion von Nerv und Muskel
zur Aufstellung einer orbitalen Ursache ist deshalb geboten, weil
wir ausser der intracraniellen und der orbitalen Lähmung noch eine
dritte Lähmungsform, die periphere Lähmung, unterscheiden.
Naturgemäss aber könnte die Ursache erster Kategorie für eine
Augenmuskellähmung, wenn sie nicht innerhalb der Schädelhöhle sitzt, nur in der Orbita gelegen sein. Die sogen. peri-

phere Lähmung ist daher begreiflicher Weise auch eine orbitale, aber eine solche, bei welcher Nerven oder Muskeln eine grobe Läsion (coarse disease, wie Hughlings Jackson vom Gehirn sagt) nicht erfahren haben. Die Diagnose der peripheren Lähmung ist eine Verlegenheitsdiagnose, die wir aber für den Augenblick noch nicht missen können. Wenn wir nämlich die zu Grunde liegende Erkrankung (etwa Entzündung der Nerven- oder Muskelscheiden) direct zu diagnosticiren im Stande wären, dann würde in der That der ätiologische Begriff: „Periphere Lähmung" verschwinden und an seine Stelle würde die Diagnose treten: „Orbitale Lähmung (1. Kategorie) in Folge von Neuritis der motorischen Nerven (2. Kategorie), hervorgerufen durch Rheumatismus (3. Kategorie)".

Was nun die Diagnose der orbitalen Lähmung (in dem fixirten Sinne, also mit Ausschluss der sogen. peripheren Lähmung) anlangt, so ist sie das eine Mal die leichteste von der Welt, indem sie für Jedermann klar zu Tage liegt, ein anderes Mal ist sie unter genauer Berücksichtigung aller Momente noch mit Sicherheit zu stellen, während es endlich Fälle gibt, in welchen die Erkenntniss des Sachverhalts unüberwindlichen Schwierigkeiten begegnet.

Wenn der Bulbus in der Richtung der Augenaxe oder in seitlicher Richtung stark verdrängt ist, also hochgradiger Exophthalmus und dabei eine mehr oder weniger ausgebildete Beweglichkeitsbeschränkung des Bulbus besteht und wenn der tastende Finger in der Orbita Geschwulstbildung (im weitesten Sinne) findet, dann ist die Diagnose der orbitalen Lähmung sehr einfach oder richtiger gesagt: die orbitale Lähmung ist ein sehr nebensächliches Symptom der klar zu Tage liegenden Geschwulst, welche in dem Falle, als dieselbe mit Anschwellung des Oberlids, Chemose der Conjunctiva, bohrendem Schmerz in der Tiefe der Augenhöhle, heftigem Kopfschmerz und Fieber einhergeht, sich auch leicht als entzündliche Geschwulst der Orbita documentiren wird. Eine entzündliche Affection der Capsula Tenoni (eine Tenonitis) wird man als Ursache der dabei mitunter sehr beschränkten Beweglichkeit des Bulbus dann anzunehmen berechtigt sein, wenn bei vorhandenem oder auch mangelndem Exophthalmus, bei deutlichem spontanen und Druckschmerz der Augen, bei leichter ödematöser Schwellung der Lider und bei nur geringer Röthung der Conjunctiva palpebrarum die Conjunctiva bulbi chemotische Wülste bildet, die an ihrer Oberfläche glatt und glänzend, in toto wie

transparent erscheinen und nur wenig secerniren. Wenn nach Einwirkung mechanischer Gewalt auf die Gegend der Orbita der Bulbus
vorgetrieben wird, so wird man als Ursache einer etwaigen Motilitätsstörung, besonders wenn gleichzeitig Lider und Bindehaut blutunter-
laufen sind, eine Blutung in das orbitale Zellgewebe ansehen,
wenn nicht das Trauma solcher Art war, dass man die gänzliche
Einstellung der Function von Seite einzelner Muskeln auf eine
directe Läsion ihrer selbst oder ihrer Nerven zurückzuführen
hätte; bei einem Emphysem der Orbita (also nicht beim Exophthalmus pneumo-hämorrhagicus) dürfte eine Störung in der
Beweglichkeit des Bulbus nicht eintreten, so wenig als der Exophthalmus bei Morbus Basedowii zu Muskellähmungen führt. Wenn
solche dennoch bei der Basedow'schen Krankheit ausnahmsweise
eintreten, so ist ihre Ursache intra cranium zu suchen, und sicherlich
cerebralen Ursprungs sind die associirten Bewegungsstörungen in
seitlicher und Höhenrichtung, die bei dem in Rede stehenden Leiden
mitunter beobachtet werden, indem es sich hierbei gar nicht um
wirkliche Lähmungen, sondern um Coordinationsstörungen handelt [1]).
Dagegen kommen beim pulsirenden Exophthalmus Muskellähmungen vor; das Grundleiden, der pulsirende Exophthalmus, ist
nicht zu übersehen, und die Bewegungsstörung erregt nur insoferne
Interesse, als es sich um die Deutung handelt, welche dem pulsirenden
Exophthalmus im speciellen Falle zukommt und so um die Momente,
welche im speciellen Falle die Muskellähmungen bedingen konnten.
Tumoren im engeren Sinne, die entweder innerhalb des Muskel-
trichters liegen (zu welch' letzteren auch die Sehnervengeschwülste
gehören) und dann den Bulbus mehr nach vorne als seitlich dislociren,
oder die von den Wandungen der Orbita ausgehen oder, ursprünglich
aus dem Cavum cranii oder den Nebenhöhlen der Orbita stammend,
die Orbitalwandungen vor sich herdrängen oder durchwuchern, den
Bulbus nicht blos nach vorne, sondern auch stark zur Seite drängend
— Tumoren der Orbita führen zu Störungen der Bewegung,
indem sie den Raum der Orbita auf's äusserste beengen oder die
Nerven bedrängen oder die Muskeln in sich aufnehmen. Es kann
nicht die Rede davon sein, an dieser Stelle eine Abhandlung über
Erkrankungen der Orbita zu schreiben und auf die Tumoren der
Orbita näher einzugehen. Ich will nur erwähnen, dass von den

[1]) Vergl. Bd. I, pag. 597.

eigentlichen Neubildungen zu sondern sind: die mächtige Geschwulstbildung, die durch einen chronischen Entzündungsprocess
des orbitalen Zellgewebes entstehen kann oder die nach einem
acuten Entzündungsprocesse zurückbleibt und als eine Hypertrophie des retrobulbären Zellgewebes anzusehen ist, eine
Erkrankung, welche eigentlich erst durch die Anamnese festzustellen
ist, wenn es sich nämlich herausstellt, dass die Geschwulst durch
Jahre, durch Jahrzehnte unverändert geblieben und etwa, dass die
Erkrankung mit plötzlicher Protrusion des Bulbus unter heftigen
Schmerzen begonnen hat, sowie dass der Exophthalmus (im Stadium
der acuten Entzündung) ursprünglich noch mächtiger war, als später[1]);
und zweitens die Entwickelung von gummösen Knoten in der
Orbita, wie Schott einen solchen Fall beschrieb, in welchem bei
einem 5jährigen Kinde neben syphilitischer Periostitis an den
Schädelknochen sich gummöse Knoten in beiden Augenhöhlen
fanden, wobei in der rechten Orbita bei dem Bilde des Exophthalmus der Musculus rectus superior, sowie ein Theil des Obliquus
inferior in der Geschwulstmasse untergegangen war und in der
linken Augenhöhle der derbe speckige Knoten den Rectus superior
einschloss[2]).

Im Uebrigen ist bei dem Vorhandensein einer evidenten orbitalen
Erkrankung und gleichzeitiger Muskellähmungen nicht etwa schon
erwiesen, dass die letzteren von ersterer abhängen. Die Erscheinungen, welche überhaupt bei der Entscheidung der Frage, ob
eine Lähmung eine orbitale sei, zu berücksichtigen sind, beziehen
sich auf den Exophthalmus, auf die Summe der ergriffenen Muskeln,
und darauf, ob die Affection ein- oder doppelseitig sei. Nicht jeder
Exophthalmus deutet auf eine orbitale Ursache. Bei totaler
Oculomotoriuslähmung und noch ersichtlicher (weil die Divergenzstellung mangelt) bei totaler Ophthalmoplegie ist der Bulbus ein
wenig protrudirt. Die absolute Protrusion ist allerdings gering, sie
übersteigt nicht 3 Millimeter und ist daher bei doppelseitiger
Affection gar nicht festzustellen, bei einseitiger jedoch immerhin
auffallend, wenngleich bei blosser Oculomotoriuslähmung die Beurtheilung des geringen Exophthalmus durch die Vergleichung beider
Augen dadurch erschwert wird, dass das Lähmungs-Auge divergirt.

---

[1] Vergl. Mauthner, Ueber Exophthalmus: in Wien.med.Presse No.1 7, 1878.
[2] Knapp's Archiv Bd. VII, pag. 94, 1878.

Dieser Exophthalmus paralyticus wird dadurch bedingt, dass die Elasticität des retrobulbären Zellgewebes, welches unter normalen Verhältnissen dem Tonus der den Bulbus gleichsam nach rückwärts ziehenden vier Recti entgegenwirkt, nunmehr das Uebergewicht erhält und dadurch der Bulbus ein wenig vorgetrieben wird. Ein solcher Bulbus aber lässt sich leicht und schmerzlos in die Orbita zurückdrücken. Man sagt daher, dass wenn letzteres der Fall sei, der Exophthalmus nicht auf orbitaler Ursache beruhe. Doch ist eine solche Beweisführung nicht ganz zutreffend, weil einerseits sensible Individuen auch bei extraorbitaler Lähmungsursache Schmerzempfindung angeben, wenn man durch die geschlossenen Lider den Bulbus gegen das retrobulbäre Zellgewebe drückt, andererseits nicht blos bei Geschwulstbildung in der Tiefe der Augenhöhle, sondern auch, wie ich glaube, bei der viel zu wenig gewürdigten entzündlichen Affection der Periorbita im Bereiche der Fissura orbitalis superior dieser Schmerz ein so geringfügiger zu sein braucht, dass wir aus diesem Symptom allein die orbitale Ursache nicht ersehen könnten. Es ist ferner möglich, dass Lähmung, Exophthalmus und Druckschmerz da sind und die Lähmungsursache doch nicht eine orbitale ist. So war's z. B. im Falle v. Graefe's (pag. 435), in dem das mässig protrudirte, aber vollkommen unbewegliche Auge in die Orbita nicht zurückgedrängt werden konnte und der Versuch schmerzhaft war. Da war die Ursache des Exophthalmus und des Druckschmerzes eine orbitale, indem „in der Orbita an der äusseren Seite ziemlich weit nach hinten eine flachrundliche fluctuirende Hervortreibung von bläulich-rothem Aussehen" von der Periorbita überzogen sich vorfand, wobei „die knöcherne Wand entsprechend derselben mit weicher, von vieler Flüssigkeit umspülter Geschwulstmasse" durchsetzt war — während die Ursache der Muskellähmungen als eine intracranielle basale sich erwies.

In diesem Falle v. Graefe's bestand totale Ophthalmoplegie. Das ist der zweite Punkt, der in Betracht kommt. Man sagt nämlich: wenn ein krankhafter Process in der Tiefe der Orbita Muskellähmungen bedingt, so wird derselbe bei der engen Nachbarschaft der motorischen Nervenstämme sich nicht gerade die Aeste heraussuchen können, die Einem Nerven entsprechen. Man wird zwar nicht leugnen, dass eine isolirte Trochlearis- oder Abducenslähmung oder die Affection einzelner Aeste des Oculomotorius

hierbei möglich sei, aber es muss zugegeben werden, dass es sehr
schwierig ist sich vorzustellen, dass eine orbitale Ursache eine
totale Oculomotoriuslähmung bedinge bei voller Intactheit des
Trochlearis und des Abducens, wogegen totale Ophthalmoplegie
durchaus nicht gegen die orbitale Ursache spricht. Wenn daher bei
Exophthalmus und orbitalem Krankheitsprocess zunächst isolirte
Oculomotoriuslähmung da ist, so ist anzunehmen, dass die Ursache
dieser Lähmung nicht in der Orbita sitze, wenngleich späterhin die
orbitale Erkrankung Ursache der Progression der Lähmungen
werden könnte. Z. B. Horner (1864) constatirt in einem Falle
zunächst Lähmung des rechten Oculomotorius, während Trochlearis
und Abducens normal fungiren; dann zeigt sich auch Abducenslähmung, während Exophthalmus mit Vordrängung des Bulbus in
der Orbitalaxe um 3''' sich ausgebildet hat, wobei der Bulbus
ohne starken Druck und unter nur geringem Schmerze zurückgedrängt werden kann und der unter das Oberlid eingeführte kleine
Finger nirgends „abnorme Härten, Höcker oder dergl." fühlt.
Später steigert sich der Exophthalmus rasch und immer rascher.
Der Bulbus wird vollkommen unbeweglich, die Lider können das
Auge nicht mehr vollständig bedecken. Auf Grund der Autopsie
ergibt sich: Ein Carcinom der Dura mater bedingt den Kopfschmerz,
die Oculomotorius-, dann die Abducenslähmung. Es erfolgen mächtige
Krebsablagerungen im Levator palpebrae superioris und in den geraden
Augenmuskeln, wodurch schliesslich die enorme Steigerung der Pro-
trusion und die Bewegungslosigkeit des Bulbus bedingt wird [1]. Hier
ist also die aufeinanderfolgende Lähmung des Oculomotorius, Abducens
und Trochlearis so zu deuten, dass Oculomotorius und Abducens intra
cranium gelähmt wurden und nur die Trochlearislähmung, die zum
Schluss auftritt, eine orbitale Ursache hat. Resumiren wir:
Totale Ophthalmoplegie kann durch eine orbitale Ursache bedingt sein, wenngleich es möglich ist, dass selbst bei evidentem
Orbitalleiden der Grund der Lähmungen intracraniell ist. Treten
die Lähmungen nacheinander auf, besonders, falls Oculomotoriuslähmung isolirt vorangeht, so ist die Ursache innerhalb der Schädelhöhle zu suchen, wenngleich eine Erkrankung in
der Orbita vorliegt.

Das dritte Moment, das bei der Frage der orbitalen Lähmung

---

[1] Zehender, Klinische Monatsbl. pag. 186, 1864.

in Betracht kommt, ruht darin, dass anscheinend eine doppelseitige Lähmung gegen eine orbitale Ursache spricht, weil man eine symmetrische Entwickelung des Krankheitsprocesses in beiden Orbitis annehmen müsste. Eine solche ist aber in der That nicht ausgeschlossen. Denn abgesehen davon, dass die angeborene Enkephalokele in beide Orbitae hineinragen und Deviationen der Bulbi bedingen kann und dass auch der pulsirende Exophthalmus doppelseitig vorkommt, gibt es sonst noch Beispiele für doppelseitige Orbitalerkrankung. v. Graefe sprach (1864) von einem Falle, in welchem symmetrisch im Grunde jeder Orbita ein Scirrhus gefunden wurde; in Schott's Fall (pag. 456) fanden sich Gummaknoten in beiden Orbitis, wobei noch zu bemerken wäre, dass das Gumma in der rechten Orbita bereits einige Muskeln verzehrt hatte, so dass der Glaube, als wären es nur bösartige Neubildungen, die rasch auf die Augenmuskeln übergreifen, hierdurch widerlegt wird; ich selbst beschrieb einen von mächtiger, als Hypertrophie des Bindegewebes (pag. 456) anzusehender Geschwulstbildung in beiden Orbitis, die schon seit mehr als zwei Jahrzehnten bestand. Auch aus den Nachbarhöhlen der Orbita können entzündliche Erkrankungen und Neubildungen in beide Augenhöhlen übergreifen, und es fehlt sogar nicht an einem Beispiel, dass Krebs der Schädelbasis in die Nasenhöhle und von da aus in beide Orbitae hineinwucherte (Lotzbeck [1]).

Allein von praktisch viel grösserer Bedeutung ist ein anderes Krankheitsbild, das doppelseitig zur Entwickelung kommen kann. Das Prototyp dieser Krankheit hat v. Graefe bereits 1854 in einem Falle gegeben, den er unter dem Titel: „Bluterguss in die Orbita" beschrieb [2]. Ein 19jähriger Bursche klagt über Doppelsehen, das vor 4 Tagen kurz nach einer anstrengenden Feuerarbeit eingetreten war. Das linke Auge scheint etwas prominenter; beim Andrücken des Bulbus gegen das Polster der Orbita fühlt man eine bedeutende Resistenz; dabei äussert der Patient einen ziemlich empfindlichen Schmerz, der beim Parallelversuche auf der rechten Seite vollkommen fehlt. Spontaner Schmerz ist linkerseits nicht da, es besteht nur die Empfindung eines dumpfen Druckes in der Tiefe der Augenhöhle. Die Beweglichkeit des Auges ist in sehr hohem Grade beschränkt. Vollkommen gelähmt sind Rectus superior, Rectus inferior,

---

[1] Siehe Berger und Tyrman, l. c. pag. 71.
[2] v. Graefe's Archiv Bd. I, 1, pag. 424.

Obliquus superior; nicht ganz gelähmt Rectus internus und Rectus externus, während der Obliquus inferior normal fungirt und die Pupille in normaler Weise reagirt. Dabei ist das Sehvermögen ohne Befund sehr bedeutend herabgesetzt, daher der Opticus afficirt. Bei Ruhe, Blutentziehungen und Abführmitteln ist nach 14 Tagen vollkommene Heilung nach jeder Richtung eingetreten. v. Graefe nimmt einen Bluterguss hinter den Bulbus, der die motorischen Augennerven sowie den Nervus opticus in der Orbita comprimirte, als jene Diagnose an, die „wahrscheinlicher ist, als jede andere".

Das entworfene Krankheitsbild bedeutet nicht eine spontane Blutung in die Orbita, da eine solche bei einem gesunden jungen Individuum ebensowenig anzunehmen ist, als sie die begleitenden Erscheinungen zu erklären vermöchte. Es unterliegt die Diagnose heutzutage keinem Zweifel. Es handelt sich um Entzündung des retrobulbären Zellgewebes ohne Ausgang in Eiterung. Die fehlerhafte Anschauung aber, die auch heute noch zu bestehen scheint, ist jene, die dahin geht, die Unbeweglichkeit des Bulbus werde bedingt durch Uebergreifen des entzündlichen Processes auf das Neurilem der motorischen Nerven, sowie die Amblyopie und Erblindung in derartigen Fällen durch ein Einbeziehen des Opticus (seiner Scheiden) in den Entzündungsprocess zu erklären ist für den Fall, als der Augenspiegel einen negativen Befund oder den einer Neuritis optica ergibt. Es wäre sehr leicht möglich, dass die motorischen Nerven in derselben Weise wie der Sinnesnerv leiden, aber thatsächlich ist es nicht der Fall, indem bei retrobulbärer Zellgewebsentzündung, so lange das Sehvermögen nicht gelitten hat, Pupillarreaction und Accommodation intact bleiben, selbst wenn der Bulbus ganz unbeweglich ist. Aus denselben Gründen, mit denen wir früher (pag. 348) bewiesen haben, dass eine reine exteriore Ophthalmoplegie unmöglich basalen Ursprungs sein könne, ist es undenkbar, dass eine derartige Lähmungserscheinung bei unzweifelhaft orbitalem Sitze des Leidens durch Uebergreifen des Processes auf die Nervenscheiden zu Stande komme. Denn man müsste da annehmen, dass die für das Augeninnere bestimmten Fasern auf ihrem ganzen Verlaufe im Stamme des Oculomotorius, in dem für den Obliquus inferior bestimmten Ast, in der Radix brevis, im Ganglion ciliare, endlich in den Ciliarnerven selbst intact blieben, während ringsum alle Nervenfasern gelähmt würden. Auch wäre es merkwürdig, dass der Ramus ophthalmicus trigemini, der doch auch in der Orbita verläuft, unbeirrt seine Function verrichten könnte, wie dies bei der retrobulbären Entzündung in der Regel der Fall ist. Ich habe schon 1878 ausgesprochen, dass bei acuter Entzündung des orbitalen Zellgewebes „der Augapfel auch bei geringer Protrusion wegen Betheiligung der Muskelscheiden am Entzündungsprocesse in seiner Beweglichkeit sehr beschränkt, häufig vollständig unbeweglich ist". In der That ist nur auf diese Weise zu erklären, dass die interiore Augenmuskulatur unberührt bleibt. Wenn der Process sich in den Muskeln selbst abspielt, so sollte man annehmen, dass - der Musculus obliquus inferior, der nicht in der Tiefe der Orbita entspringt und nicht hinter den Bulbus gelangt, seine Funktion behalten könnte, während alle übrigen Muskeln in der Tiefe der Orbita in den Entzündungsprocess einbezogen würden. So war es auch wirklich in dem oben citirten Falle v. Graefe's, wo neben der interioren Muskulatur nur noch der Obliquus inferior normal fungirte. Ich zweifle auch gar nicht, dass das Freibleiben des Musculus obliquus inferior ein constantes Symptom bei retrobulbärer Entzündung ist, so lange dieselbe die Capsula Tenoni nicht ergriffen hat. Anders ist die Frage, ob die Leistung des Obliquus inferior unter solchen Umständen auch immer nachzuweisen sein wird. Man darf nicht vergessen, dass die entzündeten Muskeln Widerstandskräfte setzen, gegen welche die normale Innervation eines nicht entzündeten Obliquus inferior nicht immer aufkommen dürfte.

Diese Entzündung des retrobulbären Zellgewebes, einhergehend mit rasch entstehendem, oft unbedeutendem Exophthalmus, der (nicht blos in den Bahnen des Oculomotorius) gestörten oder auch ganz aufgehobenen Beweglichkeit des Bulbus bei Erhaltensein der Pupillarreaction, zu welchen Symptomen Amblyopie oder Erblindung hinzutreten kann, sich characterisirend nicht sowohl durch die spontane dumpfe Empfindung in der Tiefe der Orbita, sondern vor Allem durch die hochgradige Schmerzhaftigkeit bei dem Versuche, den Bulbus in die Orbita zurückzudrücken — diese Erkrankung ist es, welche auch beiderseitig vorkommt. Auch in diesem Falle muss man bei Intactheit der interioren Muskulatur auf einen beiderseitigen orbitalen Herd mit beiderseitiger Affection der Muskeln schliessen. Jede andere

Erklärungsweise bleibt ausgeschlossen. Namentlich die auf diese Art zu Stande kommende doppelseitige exteriore Ophthalmoplegie ist es, welche mit acuter Nuclearlähmung verwechselt werden könnte. Doch wird die Diagnose dadurch sicher gestellt, dass nur in ersterem Falle das Zurückdrücken des Bulbus schmerzhaft und zwar in der Regel ungemein schmerzhaft ist. Kommt es zur Eiterung in der Tiefe der Orbita, dann werden die Erscheinungen handgreiflich; der Exophthalmus steigert sich, heftige spontane Schmerzen treten auf, das Oberlid schwillt mächtig an und die Bindehaut wird chemotisch. Ein solcher Ausgang kann, muss aber nicht eintreten. Es kann auch vorkommen, dass es auf der einen Seite zur Eiterung, auf der anderen Seite zum Rückgange der Entzündung kommt. So war es auch in einem Falle Hock's, der jedoch das Phänomen des Erhaltenseins der Function der interioren Muskulatur nicht richtig zu deuten vermochte[1]).

Wenn bei dem Symptomencomplexe der Entzündung des retrobulbären Zellgewebes der unter dem oberen Augenhöhlenrande gegen das Dach der Orbita geführte Fingerdruck deutlichen Schmerz erregt, so ist anzunehmen, dass gleichzeitig an einer Stelle der Orbita sich Periostitis findet. Wenn das periorbitale Gewebe, das die Fissura orbitalis obturirt, in Entzündung geräth, so kann diese ganz umschriebene Periostitis sehr mächtige Consequenzen nach sich ziehen, indem die durch die Fissura orbitalis superior durchziehenden Gebilde strangulirt werden. Totale Augenmuskellähmung mit Einschluss der interioren Muskulatur, Unempfindlichkeit des Bulbus und Erblindung durch Affection des in der Nachbarschaft durch den Canalis opticus eintretenden Sehnerven kann die rasche Folge sein, doch ist vollständige Heilung nicht ausgeschlossen. Tritt der genannte Symptomencomplex fast plötzlich auf und ist dabei der Druck gegen die obere Orbitalwand schmerzhaft, so kann die Diagnose mit ziemlicher Sicherheit gestellt werden. Allein auch bei Erscheinungen viel mildern Grades ist die entzündliche Affection der Periorbita in der Tiefe der Augenhöhle sicherlich viel häufiger Ursache der Lähmung, als man gewöhnlich anzunehmen geneigt ist. Z. B.: Bei einer jungen Frau, die sich Ende Mai d. J. (1886) vorstellt, hat sich, nachdem reissende Schmerzen in der linken Kopf-

---

[1]) Doppelseitige Lähmung fast aller Augenmuskeln etc.: in Archiv für Kinderheilkunde Bd. II.

hälfte vorangegangen waren, Parese des Levator palp. sup. (also eines Oculomotoriuszweiges), sowie Parese des Abducens linkerseits ohne Exophthalmus entwickelt. Patientin hatte durch einige Zeit Schmerz in der Tiefe der Augenhöhle gefühlt und die Bewegung des linken Bulbus ist auch jetzt noch, wenn auch nicht mit Schmerz, so doch mit einem unangenehmen Gefühl verbunden. Drückt man den Bulbus in die Orbita zurück, so tritt keine Schmerzempfindung auf, die jedoch früher selbst bei leichtem Druck auf das Auge da gewesen sein soll; dagegen wird noch constant ein leichter Schmerz erzeugt, wenn man mit dem Finger auf das linke Orbitaldach drückt, während der analoge Druck rechterseits schmerzlos ist. Da für eine intracranielle Affection ein Grund nicht vorliegt, wird eine orbitale Ursache, und zwar eine leichte Periorbitis rings um das Foramen' nervi oculomotorii (ohne Betheiligung des retrobulbären Zellgewebes) angenommen, von welcher, da sowohl Oculomotorius als Abducens durch dieses Loch hindurchtreten, einzelne Fasern beider Nerven in Mitleidenschaft gezogen wurden und so neben Ptosis Abducensparese zum Vorschein kam. Unter Anwendung von Jodpräparaten tritt nach einigen Wochen Heilung ein.

Aus all' dem Gesagten geht hervor, dass weder das Fehlen eines auffallenden Exophthalmus, noch das Ergriffensein einzelner von demselben oder von verschiedenen Nerven versorgten Muskeln, noch auch die Duplicität der Erscheinungen, sondern blos die iso-lirte totale Oculomotoriuslähmung bei voller Intactheit des Trochlearis und des Abducens a priori gegen eine orbitale Ursache spricht. Wie man die in der Tiefe der Orbita verborgenen entzündlichen Affectionen zu entdecken vermag, wurde eben gezeigt. Ein Tumor in der Tiefe der Orbita ist so zu suchen, dass der kleine Finger ringsum unter dem Orbitalrande das Lid zurückdrängend in die Tiefe drückt, oder nach Einträuflung einer Cocaïnlösung direct durch die anästhetische Uebergangsfalte der Bindehaut drückend prüft, ob irgendwo eine abnorme Resistenz sich fühlbar mache.

Die orbitale Ursache kann in den Nerven oder in den Muskeln ihren Sitz haben. Wir verlegen dieselbe als entzündliche Affection in die Muskeln, wenn die interiore Muskulatur fort-fährt, normal zu fungiren, und eine Nervenaffection ist bei retro-bulbärer Entzündung nur dann anzunehmen, wenn, so lange das Sehvermögen erhalten geblieben, Pupillenstarre und Accom-

modationslähmung da ist. Von der fettigen Degeneration
haben wir nicht zugegeben, dass sie eine primäre Ursache der
Muskellähmung sein könne [1]; dieselbe ist vielmehr eine Folge der
Erkrankung des nervösen Apparates, aber nicht blos der nuclearen
Nervenzellen, sondern auch der leitenden Nervenfasern [2]. Dagegen
wäre es nicht unmöglich, dass manche syphilitische Augenmuskellähmung durch gummöse Erkrankung der Muskeln bewirkt würde.

Die Muskeln werden direct leidend bei traumatischen Continuitätstrennungen, bei Ablagerung von Krebsknoten
(wie in Horner's Falle pag. 458) in und beim Uebergreifen orbitaler Neubildung auf dieselben.

Endlich ist noch die Frage zu erledigen, ob bei angeborener
Augenmuskellähmung nicht ein gänzliches Fehlen des oder der
betreffenden Muskeln zu Grunde liegt. Das Fehlen von Augenmuskeln im vollkommen entwickelten Auge wurde von Seiler
anatomisch nachgewiesen, in dessen Falle rechts beide Obliqui, links
nebst den Obliquis der Rectus superior fehlten [3]. Es wäre daher
nicht ganz unmöglich, dass einzelnen Fällen angeborener Ophthalmoplegia exterior, wie Lucanus [4] neuerlich über einen solchen
berichtet, nicht Nuclearlähmung, sondern Fehlen der Muskeln zu
Grunde läge. Besonders actuell ist diese Frage bei der angeborenen
Abducenslähmung, die sowohl ein- als doppelseitig vorkommt.
Diese angeborene Abducenslähmung, die immer eine totale ist, hat
die Eigenthümlichkeit, dass die Secundärablenkung nach innen immer
höchst gering ist, häufig aber — wunderbarer Weise — gänzlich
fehlt. So war es auch bei einem 22jährigen Individuum, das ich
jüngst (Juli 1886) zu beobachten Gelegenheit hatte. Der junge
Mann weiss, dass sein linkes Auge von der Geburt an nicht lateralwärts bewegt wird, und dass bei stark seitlicher Blickrichtung nach
links Doppelbilder auftreten. Beim Blick gerade nach vorn sind
beide Augen richtig eingestellt, dagegen fehlt am linken Auge jede
Beweglichkeit nach aussen. Durch ein vor das rechte Auge gehaltenes
farbiges Glas lässt sich nachweisen, dass geradeaus und nach rechts
einfach gesehen wird, Doppelbilder aber rasch auftreten, sowie das
Object aus der Mittellinie nach links bewegt wird. Der junge Mann

---

[1] Vergl. pag. 309.
[2] Vergl. Weiss' Fall pag. 404.
[3] Citirt nach v. Stellwag, Die Ophthalmologie, Bd. II, pag. 1316, 1858.
[4] Zehender's klinische Monatsblätter, Juliheft 1886, pag. 271.

hat Glotzaugen. Lässt man das rechte Auge stark nach innen wenden, so sieht man sehr schön, wie der Musculus abducens, die Conjunctiva erhebend, unter derselben verläuft. Bei einem am linken Auge angestellten analogen Versuche ist keine Spur eines Abducens sichtbar. Ich bin überhaupt der Ansicht, dass der angeborenen Abducenslähmung häufig das Fehlen des Muskels zu Grunde liegen mag. Wenn, wie in einem Falle Harlan's (1881) die angeborene vollständige beiderseitige Abducenslähmung von vollständiger Paralyse beider Faciales begleitet ist, muss man allerdings mit Harlan eine centrale Läsion annehmen. Interessant ist auch eine Beobachtung desselben Autors (1885) [1] an einem weiblichen Individuum, das stets in seitlicher Richtung sowohl nach rechts wie nach links doppelt gesehen und deutliche Insufficienz beider Abducentes zeigt, während die Mutter der genannten Person die characteristische Erscheinung der angeborenen tótalen Abducenslähmung (ohne jegliche Secundärablenkung) an Einem Auge darbietet.

---

[1] Transact. of the American Ophth. Society 1885, pag. 48.

III.

Die periphere Lähmung.

Wie oben auseinandergesetzt wurde, ist orbitale und periphere Lähmung nicht gegensätzlich. Aber noch mehr. Dem Begriff: „periphere Lähmung" kann logischer Weise nur jener der „centralen Lähmung" gegenübergestellt werden. Dann aber kann die centrale Lähmung nur jene sein, bei der die Lähmungsursache in den Nervencentren sitzt, aus denen die die Erregung leitenden Nervenfasern entspringen; und peripher jede Lähmung, welche durch die Unterbrechung der Leitung in den Nervenfasern erzeugt wird. In diesem Sinne ist nicht blos die orbitale, sondern auch die basale Lähmung eine periphere. Jene aber, welche die basale Lähmung für eine periphere erklären, dürfen hierbei nicht stehen bleiben; denn ich sehe nicht ein, warum nach einer solchen Definition nicht auch die fasciculare Lähmung, bei der doch auch nur Leitungsfasern getroffen werden, eine periphere sei, und zwar nicht blos jene Fascicularlähmung, bei der die Fasern in ihrem Verlauf zwischen Nucleus und Basis cranii getroffen werden, sondern auch diejenige, welche durch Zerstörung jener Fasern, die das nucleare mit dem supponirten corticalen Centrum verbinden und ganz und gar innerhalb der Gehirnmasse verlaufen, erzeugt würde. Man sieht leicht ein, wie wenig fruchtbar es wäre, die Augenmuskellähmungen in centrale (corticale und nucleare) und in periphere (fasciculare, basale und orbitale) zu theilen. Abgesehen davon, dass eine dieser peripheren Lähmungen (die fasciculare zwischen Cortex und Nucleus) mehr centralwärts gelegen wäre, als das Eine der Centren (der Nucleus), entfiele für die Betrachtung der Augenmuskellähmung auch jede praktische Bedeutung einer solchen Eintheilung, da man die Augenmuskeln nicht direct electrisch zu reizen vermag und daher das verschiedene Verhalten der electrischen Reaction für die Augenmuskellähmungen nicht jene differentiellen Anhaltspunkte liefert, die man bei der Lähmung anderer Muskeln hierdurch gewinnen zu können glaubt.

Wir haben schon früher angeführt, dass die Diagnose der peripheren Lähmung häufig dann gemacht wird, wenn man ausser Stande ist, eine intracranielle oder eine orbitale Ursache aufzufinden. Es ist auch interessant, dass wir mit dieser Diagnose weder das ätiologische Moment der ersten Kategorie (den Ort der erkrankten

Partie), noch das ätiologische Moment der zweiten Kategorie (den eigentlichen Krankheitsprocess) bezeichnen, sondern nur das ätiologische Moment der dritten Kategorie, welches: „atmosphärische Schädlichkeit, Erkältung, Zugluft oder Rheumatismus" heisst, angeben; d. h. wir sagen von einer Augenmuskellähmung, dass sie durch Erkältung oder Zugluft entstanden sei, aber nicht, welche Krankheit hierdurch hervorgerufen wurde und wo diese letztere eigentlich ihren Sitz habe. Man weiss also nicht, ob es sich um eine Hyperämie des Neurilems oder um wirkliche Perineuritis oder Neuritis oder um eine Reflexlähmung oder um sonst etwas anderes handelt und ob die Nervenäste innerhalb des Muskels oder in der Orbita oder intra cranium erkrankt sind.

In Betreff dieser rheumatischen Lähmung nun stehe ich noch genau auf demselben Standpunkte, den ich in dieser Frage schon vor Jahren eingenommen [1]). Ich leugne nicht die Existenz rheumatischer Lähmungen. „Ich gebe zu, dass, wenn Jemand auf der Eisenbahn fährt, im Waggon ein Gegenzug herrscht und der Betreffende am folgenden Tage verschwommen und bald nachher doppelt sieht, die vorgefundene Abducensparese eine rheumatische ist." Solche Fälle kommen häufig zur Heilung und man sieht den Kranken nicht wieder. Auf der anderen Seite aber habe ich selbst Fälle genug gesehen, wo bei sogen. rheumatischen Lähmungen sich nach Jahren die Zeichen von Tabes oder einer anderen Rückenmarkskrankheit einstellten, ebenso auch Fälle, wo disseminirte Hirnsclerose, progressive Muskelatrophie und progressive Paralyse nachfolgte, um nicht aus eigener Erfahrung die nunmehr allgemein bekannte Bedeutung der Augenmuskellähmungen als Anfangserscheinungen centraler Leiden erkannt zu haben. Für mich ist daher eine Augenmuskellähmung a priori niemals eine „periphere" und wenn ich auch eine solche Lähmung heilen sehe, aber vom Patienten nichts mehr höre, liegt für mich nicht der mindeste Beweis vor, dass eine rheumatische Lähmung zur Heilung gekommen, da der Kranke seitdem einem Centralleiden verfallen oder erlegen sein kann. Die Diagnose der rheumatischen Lähmung kann man daher erst nach Jahren, vielleicht erst nach einem Jahrzehnt machen, wenn nämlich die Heilung so lange angehalten hat, keine Recidive eingetreten ist und kein Centralleiden zur Entwickelung kam.

[1]) Siehe Bd. I, pag. 594.

Die ätiologischen Momente dritter Kategorie.

Nachdem wir die Momente erster und zweiter Kategorie, die in der Aetiologie der Augenmuskellähmungen eine Rolle spielen, kennen gelernt haben, erübrigt noch, die ätiologischen Momente der dritten Kategorie kurz zu berühren.

1) Syphilis steht oben an. Nach v. Graefe (1858) ist die Hälfte aller Augenmuskellähmungen syphilitischen Ursprungs, sowie derselbe Autor wiederholt darauf hinweist, dass die Augenmuskellähmungen syphilitischen Ursprungs sich ungewöhnlich häufig mit Anästhesien der Gesichtshaut (Trigeminusparese) verbinden, so zwar, dass diese Combination allein schon mit grosser Wahrscheinlichkeit für die syphilitische Ursache spricht. Da die Augenmuskellähmungen bei Syphilis zumeist durch Hirnlues erzeugt werden, so ergibt sich von selbst, dass sie den Spätformen der Syphilis angehören, sowie andererseits v. Graefe's Fall (pag. 450) beweist, dass auch die congenitale Lues Augenmuskellähmung bedingen kann. Von der isolirten einseitigen Sphincter- und Accommodationslähmung, welche den Verdacht der Syphilis erweckt, bis zur totalen beiderseitigen Ophthalmoplegie gibt es keine Lähmungsform, die nicht durch Syphilis hervorgerufen werden könnte. Die Momente erster Kategorie können cerebral (nuclear), basal und orbital sein; jene der zweiten Kategorie sind: chronische Entzündung des centralen Höhlengraus mit secundärer Atrophie der Nervenzellen; Ostitis, Periostitis, meningeales Gumma, Perineuritis und Neuritis der Nervenstämme an der Schädelbasis, wie denn auch das nicht basale Hirngumma in seiner Eigenschaft als Tumor durch Ferndruck Lähmung der Augenmuskeln zu bewirken vermag; Periostitis und Gummabildung in der Orbita (vielleicht auch gummöse Erkrankung der Augenmuskeln). Alle diese Momente erzeugen bei Syphilis nicht blos einseitige, sondern auch doppelseitige Lähmungen. Die Deutung dieser letzteren, die man im Allgemeinen von einem basalen Leiden abhängig machte, ist unrichtig. Die multiplen doppelseitigen Augenmuskellähmungen bei Syphilis sind sicherlich zu meist nuclearer Natur.

2) Tuberculose erzeugt Augenmuskellähmungen auf dem Wege der basalen Meningitis oder durch Ablagerung von Tuberkel-

knoten in dem pontinen oder basalen Theil des Pedunculus. Bei der Ponsaffection treten Oculomotoriuslähmung und gekreuzte Extremitätenlähmung gleichzeitig auf, bei der Existenz eines basalen Pedunculusknotens folgt die ein- oder doppelseitige Oculomotoriuslähmung den hemiplegischen Erscheinungen nach (v. Graefe's Fall pag. 442). Wenn man bei Kindern Oculomotoriuslähmung mit gekreuzter Hemiplegie beobachtet, kann man die Wahrscheinlichkeitsdiagnose der Hirntuberculose stellen (v. Graefe, Hirschberg).

3) Diphtheritis zeigt unter ihren Folgeerscheinungen auch Augenmuskellähmungen. Die gewöhnliche Form ist die der isolirten Accommodationslähmung ohne Betheiligung der Irismuskulatur. Die Lähmung ist immer doppelseitig, variirt in ihrem Grade von schwacher Parese bis zu vollständiger Paralyse und ihre ersten Erscheinungen kommen 8 Tage bis 6 Wochen nach dem Auftreten der Diphtheritis zum Vorschein (B. Remak[1]). Es ist bekannt, dass die analoge Lähmung auch nach ganz unbedeutenden Halsentzündungen hervortritt; ich sah selbst Fälle, wo die Umgebung des Kindes die geringfügige Halsaffection gar nicht beachtete und erst nachträglich sich an eine solche zu erinnern vermochte; wirksam ist sicher auch in diesen Fällen das diphtheritische Gift. Doch kommen nach Diphtheritis auch exteriore Augenmuskellähmungen vor. Uhthoff (1884) beobachtete neben beiderseitiger Accommodationslähmung, Ptosis und Lähmung des Gaumensegels Paralyse sämmtlicher exteriorer Augenmuskeln rechts, Lähmung des Abducens links[2]; Mendel (1885) einen Patienten Hirschberg's mit beiderseitiger Oculomotorius- und Abducenslähmung aber ohne Accommodationsparese, also eine wahre Ophthalmoplegia exterior[3]; Rosenmeyer (1886) in 10 Fällen von Accommodationsparese 2 mal Parese des Abducens[4]; Remak (1886) unter 100 Fällen postdiphtheritischer Augenmuskellähmungen nebst der eben angeführten Ophthalmoplegia exterior 10 mal (also in 10 °/o) theils ein-, theils beiderseitige Affection des Abducens, der Ansicht Raum gebend, dass bei genauerer Prüfung die Abducensparese häufiger zur Beobachtung kommen dürfte.

[1] Hirschberg's Centralblatt, Juni 1886, pag. 161.
[2] Berliner klin. Wochenschrift No. 23, 1884.
[3] Hirschberg's Centralblatt, März 1885, pag. 89.
[4] Wiener med. Wochenschrift No. 14, 1886, pag. 492.

Die isolirte Accommodationslähmung, sowie die Ophthalmoplegia exterior zeigen deutlich auf den Sitz des Leidens hin. Mendel fand in letzterem Falle: „hochgradige Hyperämie des Hirnstammes, capillare Hämorrhagien in der Gegend des Oculomotoriuskerns, wie im Pons und in der Medulla oblongata; die Ganglienzellen in den Nervenkernen nichts wesentlich Abnormes zeigend, dagegen in den Nerven innerhalb der Hirnsubstanz und nach dem Austritt aus derselben, ganz besonders im Oculomotorius, dann aber auch im Abducens und Vagus die deutlichen Zeichen der interstitiellen und parenchymatösen Neuritis." In den Streit der Gelehrten um das Wesen und den Sitz der Erkrankung bei postdiphtheritischen Lähmungen überhaupt mischen wir uns nicht; dagegen ist mit Bestimmtheit zu erklären, dass die den Ophthalmologen interessirende postdiphtheritische isolirte Accommodationsparese unzweifelhaft eine nucleare Ursache hat und aus dieser Thatsache mögen auch die Neurologen für die anderen Lähmungserscheinungen ihre Schlüsse ziehen. Auch in dem Falle Mendel's ist es nicht möglich, dass die diffuse Neuritis im Oculomotoriusstamme die Ursache der Lähmung war, da es nicht möglich ist, dass hierbei die für Iris und Accommodationsmuskel bestimmten Fasern und nur diese ganz intact blieben. Es ist vielmehr anzunehmen, dass die Neuritis die Nervenleitung nicht beeinträchtigte und dass die Ursache der Lähmung vielmehr im Nucleus sass, wo durch capillare Blutung, wenn nicht die Nervenzellen selbst, so doch die aus ihnen entspringenden Nervenfasern in der Nucleargegend eine Läsion erfuhren.

4) Diabetes mellitus führt nach Galezowski (1883) in 7% der Fälle zu Augenmuskellähmungen. Besonders soll der Abducens leiden (Hirschberg)[1]. Man kann annehmen, dass Blutungen in die Kernregion, vielleicht auch an der Basis cranii, die nähere Ursache der Lähmungen sind.

5) Rheumatismus articulorum acutus wurde einmal durch eine vorübergehende, einseitige totale Oculomotoriuslähmung eingeleitet (Michel, 1872[2]). Es „scheint in hohem Grade wahrscheinlich, dass der rheumatische Process in erster Linie zu einer Hyperämie der Meningen geführt und hauptsächlich an der Basis cranii localisirt,

---

[1] Hirschberg's Centralblatt, Juli 1886, pag. 199.
[2] Zehender's klin. Monatsblätter pag. 167, 1872.

daselbst zu einer circumscripten serösen Exsudation Veranlassung
gegeben, in Folge deren die Lähmung des Nervus oculomotorius
auftrat". Durch ähnliche Processe mögen die Augenmuskellähmungen
entstehen, welche bisweilen bei fieberhaften Krankheiten überhaupt
auftreten. Der Rheumatismus, der nicht eine Allgemeinerkrankung
darstellt, dessen Wirkung vielmehr im Organismus localisirt bleibt,
die „Erkältung" wird von v. Graefe als Ursache jener totalen beiderseitigen Ophthalmoplegien angesehen, die in Heilung übergehen
(pag. 415). Das Mittelglied (ätiologische Moment 2. Kategorie)
dürfte nach v. Graefe eine umschriebene basale Pachymeningitis
sein. Ausserdem aber ist der Sitz der rheumatischen Affection auch
in die Periorbita, welche die Fissura orbitalis superior ausfüllt, zu
verlegen, sodass die Lähmungen durch die Periorbitis bedingt
werden (vergl. pag. 462) und endlich wird die Ursache des rheumatischen Leidens in den Nerven selbst (während ihres Verlaufs
in der Orbita und in ihrer Verästelung innerhalb des Muskels)
gesucht.

6) Toxica: Chronische Nicotinvergiftung, beschuldigt als
Ursache eines Falles exteriorer Ophthalmoplegie mit Verengerung
der Pupille von Fontan (pag. 362). Jan (de Brest) nimmt für
eine in 4 Wochen heilende Oculomotoriuslähmung Tabakmissbrauch
deshalb an, weil er keine andere Ursache findet[1] und Strümpell
wirft für einen Fall von progressiver doppelseitiger Ophthalmoplegie
mit Freibleiben der Iris bei Lähmung der Accommodation die Frage
auf, ob nicht die langjährige Beschäftigung des Kranken als Cigarren-
arbeiter zu toxischen Einwirkungen geführt haben kann[2]. Wenn
das Nicotin mit Augenmuskellähmungen etwas zu thun hat, so
muss es, wie die Fälle Fontan's und Strümpell's lehren, auf
den Nucleus wirken.

Ueber einen Fall von doppelter Neuritis optica mit rechtsseitiger Ophthalmoplegie und linksseitiger Abducenslähmung, mit
dem Ausgang in Erblindung und mit Heilung der Augenmuskellähmungen, bedingt durch chronische Bleivergiftung, berichtet
Wadsworth[3].

---

[1]) Hirschberg's Centralblatt pag. 184, 1885.
[2]) Neurologisches Centralblatt No. 2, 1886.
[3]) Transact. of the American Ophth. Society pag. 50, 1885.

7) Trauma kann zu Muskellähmungen führen: durch Blutungen
in die Nuclearregion (pag. 375), durch Pachymeningitis mit oder
ohne Basisfractur, durch eitrige basale Leptomeningitis nach Basisfractur, durch comminutive Fractur an der Spitze der Orbita,
durch directe Continuitätstrennungen der Nerven oder der Muskeln
in der Orbita. Das Trauma kann in letztem Falle ein operativer
Eingriff sein.

Diagnostik der Augenmuskellähmungen.

Ein Torso bliebe diese Arbeit, welche die Lehre von den Augenmuskellähmungen zum Vorwurfe hat, falls ich, nachdem ich meinen wesentlichsten Zweck, die bisher so stiefmütterlich behandelten ätiologischen Momente in ein besseres Licht zu stellen, erreicht zu haben glaube — die Feder niederlegen und in Betreff der übrigen Capitel der Lehre, besonders in Betreff der Diagnostik, auf bekannte Vorarbeiten hinweisen wollte.

Andererseits muss ich mich hüten, bei der Bearbeitung des letzterwähnten Abschnitts in einen Fehler zu verfallen, durch welchen die Einheitlichkeit der ganzen Darstellung gestört und die Absicht, die ob ihrer Schwierigkeit so sehr gefürchtete Doctrin dem ganzen medicinischen Publikum zugänglich zu machen, vereitelt würde. Denn wenn bisher nicht blos Ophthalmologen und Neurologen, sondern alle medicinischen Leser mir ohne Unwillen folgen konnten, so würde dieser letztere sofort sich regen, wenn ich jetzt bei der Erörterung der Lehre von den Augenbewegungen und zur Begründung der Symptome der Augenmuskellähmungen mit dem schweren Geschütz der Mathematik überhaupt auffahren, oder es mir gar in den Sinn kommen lassen wollte, den Versuch zu machen, Newton's Riesenschwert zu erheben. Vor solchen Waffen würden die Leser, die bisher mitgeschritten, ohne Kampf schleunigst die Flucht ergreifen.

Nicht etwa, dass Alles auf diesem Gebiete vollkommen bereinigt und die Mathematik nicht neuerdings zur Klarstellung mancher Punkte herbeizuziehen wäre — aber an dieser Stelle wäre es sehr ungeeignet, solches zu unternehmen. Im Gegentheil, wenn der Zweck erreicht werden soll, zu lehren, wie aus den Erscheinungen der Doppelbilder die Diagnose der Augenmuskellähmungen zu stellen sei, wie der Untersucher nicht blos die reine Parese eines einzelnen Muskels, deren Symptome sich schliesslich mechanisch erlernen liessen, festzustellen, sondern wie er sich bei der Diagnose zu benehmen habe, falls es sich um Parese mehrerer, vielleicht beiden

Augen zugehöriger Muskeln handelt: dann ist ein vollständiges Verständniss, ein klares Voraugenhalten aller in Betracht kommenden Verhältnisse unumgänglich nöthig — und um dies bei einem Lesekreise, der nicht aus Fachmännern besteht, zu erreichen, kann die Darstellung auf diesem Gebiete nie populär und fasslich genug sein.

Es wurde eben ausgesprochen, dass es sich bei der Diagnose der Augenmuskellähmungen vor Allem um die Deutung der Doppelbilder handle, und es ist daher

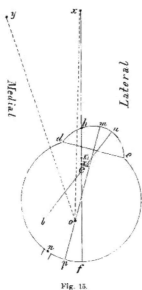

Fig. 15.

die Lehre vom Doppelsehen,

welche zunächst eine ausführliche Erörterung fordert, wobei jedoch wieder strenge vermieden werden muss, in die Lehre vom Binocularsehen, in die Darlegung und Deutung aller einschlägigen Phänomene einzugehen, so dass vielmehr nur jene einfachsten Annahmen Einlass finden, welche genügen, die Erscheinungen der Doppelbilder zu erklären.

Wenn das (in Fig. 15) beistehende Auge den Punkt x fixirt, so richtet sich dasselbe so, dass das Bild dieses Punktes x auf der Fovea centralis retinae (f), der Stelle des deutlichsten Sehens, entworfen wird. Die Linie x f, welche, durch die beiden Knotenpunkte K_1 und K_2 gehend, den fixirten Punkt mit der Fovea centralis verbindet, ist die Gesichtslinie. Diese Gesichtslinie hat, wie hier nebenbei bemerkt werden soll, weder mit der Augenaxe, noch mit der Hornhautaxe etwas zu thun. Wir ersehen aus der Zeichnung, in welcher die gegenseitigen Lageverhältnisse zum Zwecke grösserer Anschaulichkeit in quantitativer Richtung arg übertrieben sind, dass die Gesichtslinie sowohl von der Hornhautmittenlinie (Augenaxe), als auch von der Hornhautaxe medialwärts (nach innen) abweicht. Errichte ich mir nämlich in der Mitte der Hornhautbasis d e ein Loth, so trifft dasselbe nach vorn verlängert die Hornhaut in m und nach rückwärts gezogen die hintere Scleralsphäre in p. Diese

Linie mp, die Hornhautmittenlinie, muss man auch als Augenaxe ansehen, wenn man die letztere Bezeichnungsweise aufrecht erhält. Diese Linie ist aber weder eo ipso, noch auch thatsächlich identisch mit der Axe: a b jenes Ellipsoids, von welchem die Hornhaut ein Stück darstellt. Wir sehen, wie in dem vorliegenden Auge die Stelle h, in welcher die Hornhaut von der Gesichtslinie x f geschnitten wird, medialwärts (nach innen) von der Hornhautmitte m gelegen ist, während der eine Endpunkt der grossen Axe, der eine Pol a des Hornhautellipsoids lateralwärts (nach aussen) von der Hornhautmitte abweicht. Die grosse Ellipsenaxe a b schneidet die Gesichtslinie im Punkte c. Der so zu Stande kommende Winkel, der Winkel zwischen Gesichtslinie und der grossen Axe des entsprechenden Hornhautdurchschnitts, ist der Winkel α.

Für die Bewegungen des Auges kommt eine andere Linie in Betracht. Man kann annehmen, dass alle Bewegungen des Auges sich als Drehungen um einen unveränderlichen Drehpunkt o darstellen. Diesen Drehpunkt kann man in die Augenaxe mp verlegen, doch findet sich derselbe nicht in der Mitte dieser Linie, sondern in deren hinteren Hälfte. Nach Donders liegt der Drehpunkt des Auges im Mittel bei Emmetropie 1,77, bei Hypermetropie 2,17, bei Myopie 1,75 Millimeter hinter der Mitte der Augenaxe. Ich selbst kam hinsichtlich der Lage des Drehpunkts insoferne zu einem anderen Resultate, als ich denselben im Durchschnitt bei Myopie am weitesten, Donders hingegen am wenigsten weit hinter der Mitte der Augenaxe liegend fand. Nach meinen Untersuchungen liegt der Drehpunkt des Auges sowohl im hypermetropischen als im myopischen Auge im Mittel weiter hinter der Mitte der Augenaxe als bei Emmetropie, bei Myopie wieder weiter als bei Hypermetropie, sowie bei hochgradiger Myopie weiter als bei geringerer [1]). Ich fand die Lage des Drehpunkts hinter dem vorderen Augenpol im Mittel

bei Emmetropie . . . . . . 13,73 Millimeter,
» Hypermetropie 13,01   »
» Myopie 15,44   »

wobei sich der Mittelwerth für Myopie mit Fernpunktsabständen von 30 bis 6,5 Zoll auf 14,30, und für höhere Myopie $\left(M\frac{1}{6} \text{ bis } M\frac{1}{2,5} \right)$ auf 16,42 Millimeter stellt.

---

[1]) Vergl. Mauthner, Optische Fehler 1876, pag. 634—649.

32*

Hinter der Mitte der totalen (vom vorderen bis zum hinteren
Augenpol) reichenden Augenaxe (Hornhautmittenlinie) liegt auf
Grund meiner zahlreichen Messungen im Mittel

der Drehpunkt bei Emmetropie . . 1,24 Millimeter,
»   »   » Hypermetropie . 1,47   »
»   »   » Myopie . . . 1,82   »

wobei sich noch das Resultat herausstellt, dass dieser Mittelwerth für

$M \frac{1}{30}$ bis $M \frac{1}{6,5}$ 1,46 Millimeter, für höhere Myopie $\left(M \frac{1}{6} \text{ bis } M_{2,5} \right)$
2,14 Millimeter beträgt.

Verbindet man nun den fixirten Punkt x mit dem Drehpunkte o
des Auges durch eine gerade Linie, so stellt x o die Blicklinie
des Auges dar. Diese imaginäre Linie ist für die Bewegung des
Auges von Wichtigkeit. Denn wenn das Auge, um jetzt statt des
Punktes x den Punkt y zu fixiren, sich medialwärts bewegen muss,
so muss das Maass dieser Bewegung auf den fixen Drehpunkt o
bezogen werden. Der Winkel xoy, welchen die Blicklinien der
beiden Stellungen miteinander einschliessen, ist der Winkel, um
welchen das Auge sich medialwärts gedreht hat. Ich will beifügen,
dass der Punkt, in dem die Blicklinie die Hornhaut schneidet, noch
mehr medialwärts gelegen ist, als der Hornhautpunkt h der Gesichtslinie, und dass der Winkel xom, d. i. der Winkel zwischen Blicklinie und Augenaxe (Hornhautmittenlinie) den sogenannten Winkel γ
constituirt, so zwar, dass die beiden Winkel α (xca, der Winkel
zwischen Gesichtslinie und Hornhautaxe) und γ (xom, der Winkel
zwischen Blicklinie und Augenaxe) theoretisch ganz verschieden
sind, indem sie ganz verschiedene Schenkel haben. Glücklicherweise
haben wir uns hier mit diesen beiden Winkeln nicht näher zu
befassen [1]; wir mussten ihrer nur deshalb gedenken, weil der
Begriff der Blicklinie und der Gesichtslinie und die Lage dieser
Linien zu erörtern war. Gleich sei aber beigefügt, dass, wenngleich
wir von Bewegungsstörungen zu handeln haben, doch bei allen
Betrachtungen über die Doppelbilder ausschliesslich die Lage der
Gesichtslinien zu berücksichtigen ist; denn die Stellung dieser
Linien ist es, welche die gegenseitige Lage der Doppelbilder bestimmt.

Wenn die Gesichtslinien beider Augen auf einen und denselben
Punkt gerichtet sind, so wird von dem Punkte x (Fig. 15) nicht
blos auf der Fovea centralis f des vorliegenden, sondern auch auf

---

[1] Wer sich für den Gegenstand näher interessirt, findet Ausführliches in:
Mauthner, Optische Fehler 1876, pag. 564--656.

jener des zweiten Auges ein deutliches Bild entworfen. Liegt aber das Bild von x in beiden Augen im optischen Centrum der Retina, dann wird der Punkt x mit beiden Augen einfach gesehen. Ebenso werden nach der Identitätslehre, die wir zur Erklärung aller Erscheinungen der Doppelbilder noch immer aufrecht erhalten können, von beiden Augen alle jene Punkte einfach gesehen, deren Bild auf identische Stellen der Netzhäute entworfen wird. „Vollkommen übereinstimmend ist aber“, sagt Johannes Müller, „was von der Mitte der Retina in gleicher Richtung“ (d. i. in beiden Augen nach oben oder nach unten, nach rechts oder nach links) „gleich weit entfernt ist“. Alle späteren Untersuchungen über die correspondirenden oder identischen oder Deckpunkte der beiden Netzhäute haben an dem Müller'schen Satze

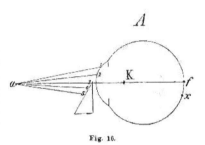

Fig. 16.

wenig geändert und auch v. Helmholtz gibt zu, dass die von J. Müller für die Lage der identischen Punkte gegebene Regel der Hauptsache nach richtig sei.

Wann wird demnach mit beiden Augen doppelt gesehen? Da wollen wir zunächst zeigen, wie man Doppelsehen an Einem Auge hervorrufen kann. Im Auge A (Fig. 16) würden sämmtliche Strahlen, die von dem fixirten Punkte a auf die Hornhaut fallen, im Netzhautcentrum f wieder zu einem Punktbilde vereinigt; der Punkt a wird deutlich gesehen. Nun schiebe ich von unten her ein Prisma mit der Kante nach oben vor das Auge, aber nicht so, dass es die ganze Pupille, sondern so, dass es nur den unteren Theil derselben deckt. Ein Theil der Strahlen (wie die Strahlen a 1, a 2) kann ungehindert so wie früher durch die Pupille hindurchtreten und diese werden nach wie vor in f zu einem Punktbilde vereinigt. So entsteht wieder ein Bild von a in f; aber es kommt daneben noch ein zweites Bild zu Stande. Jene Strahlen nämlich, welche, ehe sie zur Pupille gelangen, durch das Prisma hindurchgehen müssen (wie a 5, a 4 und bei der angenommenen Stellung des Prismas auch der in der Richtung der Gesichtslinie einfallende Strahl a 3), werden durch das Prisma abgelenkt. Jedes Prisma lenkt das Licht nach der Basis ab. Steht die brechende Kante des Prismas nach oben und genau horizontal, so erfolgt die Ablenkung zur Basis genau in verticaler Richtung, in unserem Falle nach abwärts. Das abgelenkte Strahlenbündel geht hierauf durch die Medien des Auges und wird von diesen in einem Punkte x der Netzhaut gesammelt,

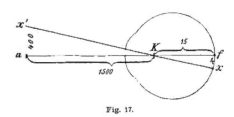

Fig. 17.

welcher im verticalen Meridian in einem gewissen Abstande unterhalb f gelegen ist. Das Auge A sieht jetzt doppelt. Für das Auge entsteht nämlich ganz derselbe Effect, als ob es (Fig. 17) zwei leuchtende Punkte x'

und a ansehen würde. In diesem letzteren Falle würden genau an denselben Stellen die zwei Bildpunkte f und x entworfen, wie in dem Falle, dass der Eine Leuchtpunkt a durch das Prisma in

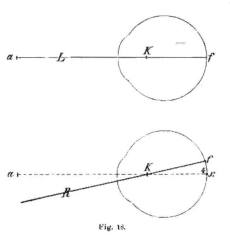

Fig. 18.

der früher angegebenen Weise betrachtet wird. Das mit dem Prisma versehene Auge verlegt deshalb auch den zweiten Lichtpunkt in die Richtung von Kx', d. h. man findet die Richtung, in welcher das Doppelbild erscheint, wenn man von x aus durch den Knotenpunkt K (wir denken uns die beiden Knotenpunkte in einen vereinigt) eine gerade Linie x x' zieht und was den genaueren

Ort anlangt, an den das Doppelbild verlegt wird, so wollen wir annehmen, dass dasselbe ungefähr in dem gleichen Abstande vom Auge (in x') erscheint, wie der Leuchtpunkt a selbst.

Denken wir nunmehr, es werde (Fig. 18) mit beiden Augen nach dem Punkte a gesehen, aber während die Gesichtslinie des einen, sagen wir des linken Auges, fL, auf den Punkt a gerichtet

ist, so dass dessen Bild im Netzhautcentrum f erscheint, sei das
rechte Auge aus irgend einem Grunde nicht im Stande, seine Gesichtslinie gleichzeitig mit jener des linken Auges in a zur Kreuzung zu
bringen, vielmehr weiche diese Linie, fR, nach unten ab, gehe vertical
unterhalb des leuchtenden Punktes a vorbei. In diesem rechten Auge
kann das Bild von a nicht in f entworfen werden. Wir finden dessen
Ort, wenn wir von a durch den Knotenpunkt K bis zur Netzhaut
ziehen. Das Bild von a liegt auf der Netzhaut des rechten Auges in x
und wir wollen annehmen, dass x in diesem Auge geradeso
4 Millimeter unter der Fovea liege, als bei dem Versuche, den
Fig. 16 zeigt, wo in dem einen Auge A von dem Leuchtpunkt a
durch ein Prisma ein 4 Millimeter unterhalb der Fovea gelegenes
Doppelbild erzeugt wird.

Es ist nun für die Erscheinung der Doppelbilder ganz dasselbe,
ob in einem Auge von dem Leuchtpunkte a zwei Bilder in f und
in x entworfen werden, oder ob, falls beide Augen am Sehacte
theilnehmen, in dem einen das Bild auf der Fovea f, in dem anderen
aber in einem Punkte x entworfen wird, welcher von der Fovea
dieses Auges in derselben Richtung und um dieselbe Raumgrösse
abweicht, als x von f in dem einen mit dem Prisma bewehrten
Auge abstand.

Das hat genau in diesem Sinne schon Johannes Müller
ausgesprochen [1]) und daraus ergibt sich auch, wie die aus der Ablenkung der einen Gesichtslinie resultirenden Doppelbilder zu construiren sind. Man nimmt an, dass der Mensch nur Ein Auge habe
und dass in diesem Einen Auge zwei Bilder des Objectes entworfen
werden, von denen das eine (welches dem fixirenden Auge entspricht)
auf der Fovea liegt, während das andere, dem abgelenkten Auge
entsprechende von der Fovea dieses supponirten Einzelauges in derselben Richtung und in demselben Abstande liegend gedacht wird,
in dem es thatsächlich von der Fovea des abgelenkten Auges absteht.

Wenn also (Fig. 18) das Bild von a im linken fixirenden Auge
auf f, im rechten nach abwärts abgelenkten Auge in x entworfen
wird, so finde ich die Lage der Doppelbilder, wenn ich in dem
Einzelauge (Fig. 17) das Bild des linken Auges in f, jenes des
rechten in x (in gleicher Richtung und gleichweit als x von f im
rechten Auge absteht) eintrage und indem ich sowohl von f als von x

---

[1]) Physiologie 1840, Bd. II, pag. 378.

durch das optische Centrum des Auges, den vereinigten Knotenpunkt K, ziehe. Es ergibt sich aus dieser Construction, dass für den Fall, als das rechte Auge nach unten abgelenkt ist, das Doppelbild x', welches dem rechten Auge zugehört, über dem vom linken Auge fixirten Leuchtpunkte a sich befindet. Und auch die Grösse des Abstandes der Doppelbilder a und x' lässt sich leicht berechnen. Denn es besteht (Fig. 17) die Proportion:

$$a x' : f x = a K : K f$$

d. h. es verhält sich a x', der Abstand der Doppelbilder, zu f x, dem Abstande des excentrischen Netzhautbildes von der Fovea, wie a K, der Abstand des Leuchtpunktes vom Augenknotenpunkte, zu K f, dem Abstande des letzteren Punktes von der Fovea. Bezeichnet man a x' mit D, f x mit d, a K mit r und setzt man K f gleich 15 Millimeter, so ergibt sich:

$$D : d = r : 15$$

$$\text{daher} \quad D = \frac{r}{15} \cdot d.$$

Stünde in unserem Falle (Fig. 15) der Leuchtpunkt a 1 $\frac{1}{2}$ Meter (= 1500 Millimeter) von K ab und ist f x = 4 Millimeter, so findet man

$$D = \frac{1500}{15} \cdot 4 = 400 \text{ Millimeter.}$$

Es erscheinen Doppelbilder; das Bild des nach abwärts abgelenkten Auges steht über dem Bilde des fixirenden; sein scheinbarer Abstand beträgt, für den Fall, als x' und a in derselben Verticallinie erscheinen, 40 Centimeter.

Nach diesen allgemeinen durch ein Beispiel erläuterten Erörterungen könnten wir an den Versuch gehen, aus den verschiedenen fehlerhaften Stellungen eines Auges auf die jeweiligen Doppelbilder Schlüsse zu ziehen. Wir wollen aber den umgekehrten Weg einschlagen. Wir wollen erörtern, welche Abweichungen an den Doppelbildern theoretisch möglich seien; dann die Erklärung der Erscheinungen geben; endlich sehen, welche von diesen Doppelbildern factisch vorkommen. Es sei das fixirte Object ein verticaler Stab. Es ist nun Folgendes möglich:

1) Es erscheinen zwei Stäbe, die nebeneinander stehen, keinen Höhenunterschied zeigen, beide vertical also parallel sind und in gleicher Entfernung (also nicht so, dass der eine Stab

näher, der andere weiter abliegend erschiene) vom Doppelschenden abstehen. Das sind Doppelbilder mit rein seitlicher
Abweichung. Wird nichts als diese seitliche Abweichung aufgehoben, so fallen die Bilder vollständig zusammen, es wird einfach
gesehen. Dabei ist es möglich, dass wenn z. B. das rechte Auge
geschlossen wird, das zur Rechten, oder aber, dass hierbei das zur
Linken stehende Bild verschwindet, dass also entweder das Doppelbild der gleichen oder das der entgegengesetzten Seite dem rechten

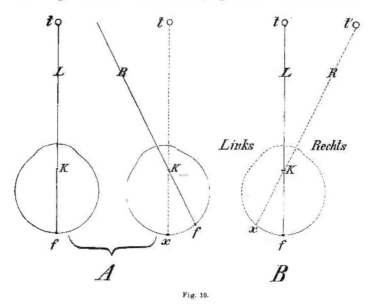

Fig. 19.

Auge angehört. Steht das Bild des rechten Auges rechts, das des
linken links, dann sind die seitlichen Doppelbilder gleichnamig.
Steht dagegen das Bild des rechten Auges zur linken, das des
linken Auges zur rechten Hand des Doppelsehers, so sind die seitlichen Doppelbilder gekreuzt.

Doppelbilder mit reinem Seitenabstand, sowohl gleichnamige,
als gekreuzte, werden sich dann einstellen, wenn die eine Gesichtslinie, ohne die Ebene, in welcher die Gesichtslinien normaler Weise
liegen, zu verlassen, in dieser Ebene nasen- oder schläfenwärts
(medial oder lateral) an dem Fixirpunkte vorbeischiesst.

Es sei t in Fig. 19, A der Durchschnitt des fixirten verticalen

Stabes; der Stab stehe weit ab; die Stellung der beiden Gesichtslinien sei ursprünglich t L f und t x, d. h. sie seien parallel. Allerdings müssen sich dieselben thatsächlich im Fixationsobjecte t
schneiden, allein man nimmt den Winkel, den die beiden Gesichtslinien mit einander bilden, nicht blos für die Betrachtung unendlich
entfernter, sondern auch solcher Objecte, die blos eine Anzahl von
Metern abstehen, gleich Null, sieht also die Gesichtslinien als parallel
an. Das sind daher in Fig. 19, A nicht zwei Stäbe, t und t, von
denen der eine vom rechten, der andere vom linken Auge angesehen
wird, sondern es ist derselbe Stab t, welcher sowohl im linken
Auge auf der Fovea centralis in f, als auch im rechten Auge auf
der Fovea centralis, die wir im Momente uns in x liegend denken,
abgebildet und daher einfach gesehen wird. Thatsächlich aber stellt
die Zeichnung (Fig. 19, A) nicht Augen mit parallelen, im Objecte t
sich schneidenden Gesichtslinien dar; denn zwar ist die Gesichtslinie
des linken Auges wirklich durch t L f gegeben, so dass von t in f
ein Bild entworfen, der Stab t also vom linken Auge fixirt wird;
aber die Gesichtslinie des rechten Auges R f weicht in jener Ebene,
in der bei richtiger Stellung die beiden Gesichtslinien liegen, hier
in der Ebene des Papiers medial (nasal) wärts vom fixirten Objecte
ab, so dass im rechten Auge nicht auf dem gelben Fleck, sondern
auf der medialen Netzhauthälfte, im horizontalen Netzhautmeridian
um den Bogen f x von f entfernt, von der Stabmitte t in x ein
Bild entworfen wird. Wenn also in der Ebene, welche die beiden
Gesichtslinien bei binocularer Fixation enthält, die eine Gesichtslinie
medialwärts vom Fixirpunkte abweicht, oder, anders ausgedrückt,
wenn in der Ebene, in welcher die nach dem Blickpunkt gerichteten
beiden Blicklinien liegen, d. i. in der Blickebene die Eine Blicklinie
medialwärts am Blickpunkt vorbeischiesst, wenn also Gesichts-
und Blicklinien pathologisch convergiren, entsteht im abgelenkten
Auge das Netzhautbild eines Leuchtpunktes nicht auf der Fovea,
sondern es wird auf dem medialen Bogen des horizontalen Netzhaut-
meridians entworfen. Wenn nun überhaupt, die Sehfähigkeit des
abgelenkten Auges vorausgesetzt, das Gehirn in der Lage ist, Doppelbilder wahrzunehmen — wir haben gesehen[1]), dass bei der Nuclearlähmung Doppelbilder häufig fehlen — dann lässt sich die Lage
derselben leicht construiren. Wir nehmen an, der Doppelseher habe

[1]) pag. 382.

nur Ein Auge (Fig. 19, B); in diesem „Gesammtauge" werden von t zwei Bilder entworfen; das eine dieser Bilder, das thatsächlich dem linken Auge zugehört, liegt dann in f (der Fovea), das zweite (das Bild des rechten Auges) in x, d. h. in derselben Richtung und ebensoweit von f nach links abweichend, als es factisch im rechten Auge (Fig. 19, A) von der Fovea medialwärts (d. i. für das rechte Auge nach links) abweicht. Wir ziehen nunmehr (Fig. 19, B) sowohl von f als von x durch den Knotenpunkt K. Das auf der Gesichtslinie f t liegende Bild t gehört dem linken Auge, das auf der Linie x t' gelegene Bild t' dem rechten Auge an. Es ist demnach das zur rechten Hand des Doppelsehenden stehende Bild t' dem rechten, das zu dessen linken Hand stehende Bild t dem linken Auge zugehörend.

Daraus folgt, dass bei pathologischer Convergenz der Gesichts- oder Blicklinien Doppelbilder mit seitlicher Distanz entstehen und dass diese seitlich abstehenden Bilder gleichnamig sind. Ist nichts Anderes geschehen, als dass die eine Blicklinie innerhalb der Blickebene abirrt, falls sie also nicht gleichzeitig über die Blick- ebene sich erhebt oder unter dieselbe herabsinkt, und haben auch die verticalen Meridiane der beiden Augen ihren Parallelismus nicht verloren, dann zeigen die Doppelbilder eben nur Seitenabstände, aber weder Höhendistanzen noch Neigungen, welch' beide letzteren, wie wir sehen werden, dann hervortreten, wenn Höhenunterschied der Blicklinien und Neigung der Meridiane sich entwickelt.

Sowie bei pathologischer Convergenz der Gesichtslinien gleichnamige Doppelbilder hervorgerufen werden, so sind anderer- seits die Doppelbilder gekreuzt, falls die Gesichtslinien relativ zum Fixationspunkte divergiren. Es wird dies aus Fig. 20 leicht ersichtlich. In Fig. 20, A sehen wir, wie die Gesichtslinie f R des rechten Auges lateralwärts (schläfenwärts) am fixirten Objecte t vorbeigeht und wie in Folge dessen das Netzhautbild lateralwärts (d. i. für das rechte Auge nach rechts von der Fovea) in x ent- worfen wird; aus Fig. 20, B wird uns dann die Lage der Doppelbilder klar. Das Bild t, zur Rechten des Patienten stehend, gehört dem linken Auge an, während t', das sich zur linken Hand befindet, dem rechten Auge entspricht. Verdeckt der Patient das rechte Auge, so verschwindet das linke, verdeckt er hingegen das linke Auge, so verschwindet das rechte Bild. Die seitlich abstehenden Doppelbilder sind demnach gekreuzt.

Besteht keine andere Störung, als dass die Blicklinien in der
Blickebene pathologisch (relativ zum Fixationspunkte) convergiren oder divergiren, so ist das Auftreten von Doppelbildern mit einfacher Seitenabweichung (ohne Höhendistanz
und ohne Neigung) die Folge und zwar sind die Doppelbilder
gleichnamig bei pathologischer Convergenz, dagegen bei
pathologischer Divergenz gekreuzt. Ist das Fixationsobject ein
verticaler Stab, so erscheinen in dem gesetzten Falle zwei verticale

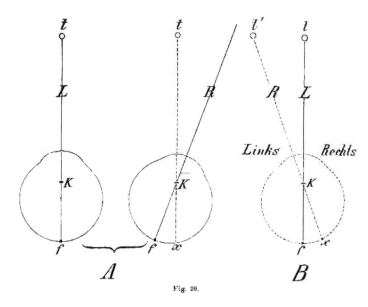

Fig. 20.

(also parallele), in gleicher Höhe neben einander stehende Stäbe,
wobei der rechte Stab bei Verschluss des rechten Auges verschwindet,
wenn pathologische Convergenz besteht, dagegen bei Verschluss des
linken Auges unsichtbar wird, wenn pathologische Divergenz da ist.

Fragen wir nunmehr, bei welchen Muskelparesen Doppelbilder
mit seitlichem Abstande hervortreten werden, so ergibt sich
folgende Antwort: Die Lähmung aller derjenigen Muskeln, welche
ausschliesslich oder mit einer Componente ihrer Kraftwirkung
abducirend (lateralwärts, schläfenwärts) das Auge bewegen, ebenso
wie aller derjenigen Muskeln, welche ausschliesslich oder mit einer
Kraftcomponente adducirend (medial-, nasenwärts drehend) wirken,

wird Doppelbilder mit Seitenabstand zur Folge haben. Gehen wir
vom Normalzustande, vom Gleichgewicht der Spannungen aus, so
hat jeder adducirende Muskel einen abducirenden Antagonisten.
Adducirend wirken: der Rectus medialis (internus) mit seiner ganzen
Kraft, die Recti superior und inferior mit einer Kraftcomponente
(vergl. pag. 295 u. 296); abducirend wirken: der Rectus lateralis
(externus, Abducens) mit seiner ganzen Kraft, die Obliqui inferior
et superior mit einer Kraftcomponente (vergl. pag. 295 u. 296).
Der Antagonist des adducirenden Rectus medialis ist der abducirende
Rectus lateralis; der Antagonist (in Betreff der Seitenstellung der
Cornea) ist für den Rectus superior der Obliquus inferior und für
den Rectus inferior der Obliquus superior (vergl. pag. 295 u. 296).
Jede Lähmung eines abducirenden Muskels, der so seinen „Tonus"
verloren, wird sofort ein Ueberwiegen des nicht gelähmten adducirenden Antagonisten zur Folge haben, auch wenn nicht eine
active Contraction dieses letzteren eintritt; und umgekehrt. Es
wird daher die Lähmung des Abducens, sowie jeder der beiden
Obliqui pathologische Convergenz, die Lähmung der Recti
sowohl des internus, als jene des superior und des inferior
pathologische Divergenz zur Folge haben. Nun hat aber der
Bulbus nicht mehr als die genannten sechs bewegenden Muskeln;
folglich wird es bei der Parese eines jeden Augenmuskels Doppelbilder mit seitlichem Abstande geben. Die seitlich abstehenden
Doppelbilder werden bei der Lähmung des Rectus lateralis,
des Obliquus inferior, des Obliquus superior gleichnamig, bei der Lähmung des Rectus medialis, des Rectus
superior, des Rectus inferior gekreuzt sein. Freilich
werden nach dem früher Erörterten reine Seitenabstände sich nur
bei Lähmung jener Muskeln zeigen, welche ausschliesslich
Adduction oder Abduction der Blicklinie in der Blickebene bewirken,
aber weder auf die Höhenstellung der Blicklinie noch auf die
Stellung des verticalen Meridians einen Einfluss nehmen. Es gilt
dies (wie schon früher (pag. 293) erwähnt und noch später zu
besprechen) blos für die Recti medialis und lateralis, während
die Recti superior und inferior, sowie die beiden Obliqui
neben der Seitenstellung die Höhenstellung und die Rollung des
Auges um seine Axe (Meridianneigung) beeinflussen. Aber soviel
haben wir vorläufig gelernt: Gleichnamige Doppelbilder gibt es
bei Lähmung des Rectus lateralis und der beiden Obliqui;

486   Die Lehre vom Doppelsehen.

gekreuzte bei Lähmung des Rectus medialis und der beiden
Recti superior und inferior; einfache Seitenabstände der
Bilder (ohne Höhen- oder andere Abweichung) jedoch blos bei
Lähmung der Recti lateralis und medialis.

2) Die Doppelbilder könnten einfache Höhendifferenz
zeigen, so dass die Bilder eines verticalen Stabes lothrecht gerade
übereinander stehen, in dieselbe Verticalebene fallend. Wenn
(Fig. 21, A) der Blick nach abwärts gesenkt wird (in seitlicher
Projection würden sich die beiden Bulbi decken; in der Zeichnung

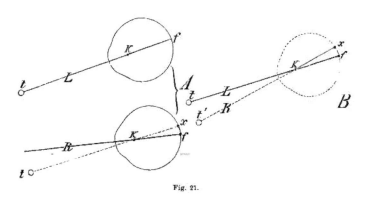

Fig. 21.

ist der Erörterung wegen das linke Auge über das rechte gesetzt)
und wenn in Folge einer Parese der nach abwärts wirkenden
Elemente die Gesichtslinie des rechten Auges bei der Senkung des
Blickes mit jener des linken nicht gleichen Schritt zu halten vermag,
sondern zurückbleibt, so dass während das linke Auge den
Stab t fixirt, die Gesichtslinie fKR des rechten Auges über dem
Fixationsobject vorbeigeht, so wird für den Fall, als keine andere
Störung in der Stellung des linken Auges, also blos
eine Höhendifferenz der Blicklinien besteht, das Bild von t
des paretischen Auges im verticalen Meridiane über f in x entworfen
werden. Im Gesammtauge (Fig. 21, B) entspricht dann f dem Bilde
des linken, x dem Bilde des rechten Auges (wir sehen davon ab, dass
der Stab t nicht punktförmige Bilder in f und x entwerfen kann);
und so ergibt es sich, dass unter der gegebenen Voraussetzung,
falls nämlich das paretische rechte Auge einfach nach oben zurückbleibt, Doppelbilder mit reiner Höhendistanz zu Stande kommen

500

und dass das Bild des pathologisch zu hoch stehenden Auges das tiefer stehende ist.

Kann die Parese eines einzelnen Muskels derartige Doppelbilder mit reiner Höhendistanz zur Folge haben, sowie die Parese des medialen und lateralen Rectus factisch Doppelbilder mit reiner Seitendistanz bedingt? Die Antwort lautet: Nein. Wir wissen bereits warum: beim Blicke nach abwärts wirkt der Rectus inferior mit dem Obliquus superior (pag. 296). Aber wir haben eben früher gehört, dass Lähmung jedes dieser Muskeln mit Doppelbildern von seitlicher Distanz einhergeht und wenn es sich jetzt herausstellt, dass auch Doppelbilder mit Höhendistanz dabei auftreten, so wird klar, dass diese höhendistanten Doppelbilder gleichzeitig einen Seitenabstand zeigen und zwar, dass dieselben bei Lähmung des Rectus inferior gekreuzt, bei jener des Obliquus superior gleichnamig sind.

Wenn in Folge einer Muskellähmung beim Blicke nach abwärts Doppelbilder mit Höhendistanz auftreten, so besteht Parese eines abwärts wirkenden Elementes. Die Lähmung ist an demjenigen Auge, dem das tiefer stehende Bild angehört. Sind die Bilder dabei gekreuzt, so ist der Rectus inferior, sind sie gleichnamig, so ist der Obliquus superior gelähmt.

Wird also z. B. beim Blick nach abwärts doppelt gesehen, verschwindet beim Verdecken des linken Auges das höhere Bild, so dass demnach das tiefere Bild dem rechten Auge angehört, so besteht an diesem rechten Auge die Lähmung. Steht das tiefere Bild gleichzeitig rechts, so zeigt dies eine Lähmung des rechten Obliquus superior an, dagegen eine Lähmung des rechten Rectus inferior, wenn das tiefere Bild links steht.

In analoger Weise ist die Analyse der Erscheinungen zu vollziehen, wenn beim Blicke nach oben Doppelsehen eintritt. In Fig. 22, A lehrt uns die Theorie, dass, wenn beim Aufwärtsblicken die Gesichtslinie des rechten Auges zurückbleibt, das Bild von t nach unten von der Fovea in x entworfen und daher (Fig. 22, B) nach t′, nach oben von dem dem fixirenden Auge angehörenden Bilde t projicirt wird.

Da jede der beiden nach oben wirkenden Kräfte, Rectus superior und Obliquus inferior, mit einer Componente auf die Seitenstellung des Bulbus wirkt, so kann die Lähmung weder des einen noch des andern der beiden Muskeln Doppelbilder mit

reiner Höhendistanz hervorrufen. Das Bild des gelähmten
Auges wird höher stehen, und es wird gleichzeitig gleichnamig

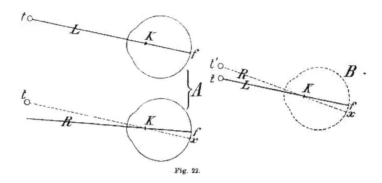

Fig. 22.

sein, wenn der Obliquus inferior, jedoch gekreuzt, wenn der
Rectus superior gelähmt ist.

Tritt Doppelsehen beim Blicke nach oben auf, so ist das
Lähmungs-Auge dasjenige, dem das höhere Bild angehört. An

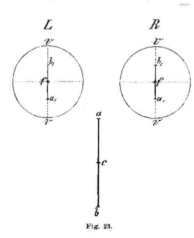

Fig. 23.

diesem Auge ist entweder
Rectus superior oder Obliquus
inferior gelähmt; der erstere
dann, wenn das höhere Bild
auf der Seite des gesunden,
der letztere, wenn es auf Seite
des kranken Auges steht.

3) Der verticale Stab wird
nicht in zwei seitlich, noch
in zwei über einander stehenden, sondern in zwei sich
kreuzenden Doppelbildern
gesehen. Also statt des Einen
verticalen Stabes a b (Fig. 23)
erscheinen zwei im Fixationspunkte sich kreuzende Stäbe

a b und a′b′ (Fig. 24, B), die sich zur Gesichtslinie wie zwei
benachbarte Speichen eines Rades zur Radaxe stellen.

Solche Doppelbilder müssten dann auftreten, wenn nichts Anderes
geschähe, als dass die correspondirenden Meridiane der Augen, also

gehen wir etwa von den beiden verticalen Meridianen aus —, ihren Parallelismus verlören.

In Fig. 23 sehen wir die beiden Netzhäute von rückwärts. Rechtes und linkes Auge (R und L) sind nach vorne gerichtet, wie die Augen des Lesers. Von der vor diesen Augen gelegenen verticalen Linie a b wird sowohl im verticalen Meridian von R, als auch in jenem von L ein umgekehrtes verkleinertes Bild $b_1 a_1$ entworfen. Es wird der verticale Stab einfach gesehen; denn im Gesammtauge würden sich ja die beiden Bilder $b_1 a_1$ (R) und $b_1 a_1$ (L) vollständig decken, es wäre eben nur Ein Netzhautbild da. Denken wir uns jetzt aber, dass die Gesichtslinien zwar nach wie vor auf den Mittelpunkt c des Stabes a b ge-

richtet sind, und dass das linke Auge überhaupt keine Aenderung seiner Stellung erfahren hat, dass jedoch das rechte Auge um die Gesichtslinie als Axe, also um die von der Fovea f durch die Knotenpunkte von hinten nach vorne laufende Linie (f x, Fig. 15) nach rechts gedreht wurde.

Dann wird (Fig. 24) der verticale Meridian des linken Auges (L : v v) noch immer, aber der ursprünglich verticale Meridian des

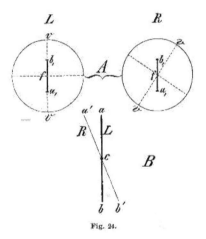

Fig. 24.

rechten Auges (R : v v) wird nicht mehr vertical stehen, sondern es wird dieser letztere mit seinem oberen Ende um eine bestimmte Anzahl von Graden nach rechts gedreht sein.

Es ist dies die dritte Abweichung in der Augenstellung, die wir kennen. Die beiden ersten Abweichungen betrafen die Blicklinien (Gesichtslinien) und zwar nach der Seiten- und nach der Höhenstellung derselben; die gegenwärtige Abweichung zeigt uns, dass die Stellung des ganzen Auges nicht durch die Lage der Blicklinie allein gegeben ist; denn für jede Stellung der Blicklinie gibt es unzählig verschiedene Stellungen des ganzen Auges, da eben, ohne dass die Blicklinie ihre Lage ändert, der Bulbus um die Blicklinie als Axe rotiren kann, so dass jeder der durch die Fovea gehenden Meridiane und damit der Bulbus seine Lage ändert. Will man also die Stellung des Auges genau definiren, so muss man, von einer bestimmten Anfangslage ausgehend, anzugeben wissen, um wie viel und nach welcher Richtung die Gesichtslinie zur Seite gewendet, um wieviel dieselbe gehoben oder gesenkt und endlich ob und um wie viel und nach welcher Seite irgend ein ausgewählter, z. B. der ursprünglich verticale Meridian gedreht, um die Gesichtslinie (Blicklinie, Augenaxe) gerollt wurde. Nach v. Helmholtz wird die Seitenstellung der Blicklinie bestimmt durch den Seitenwendungswinkel, positiv zu rechnen, wenn die Blicklinien sich nach rechts bewegen, dagegen negativ bei Linkswendung der Augen. Die Höhenstellung der Blicklinien ist gegeben durch den Erhebungswinkel, der positiv gerechnet wird bei Hebung, negativ bei Senkung des Blickes. Wenn also die Blickebene um 20° aus der supponirten Anfangsstellung nach abwärts bewegt, um 20° gesenkt wird, so ist diese Bewegung durch einen negativen Erhebungswinkel von 20° ausgedrückt. Um endlich die Stellung des ursprünglich verticalen Meridians mathematisch zu fixiren, ist der Raddrehungswinkel eingeführt. In Fig. 24 ist der verticale Meridian des rechten Auges um den Winkel b, fv mit seinem oberen Ende nach rechts gedreht. Für diesen Fall, wenn nämlich der verticale Meridian mit dem oberen Ende nach rechts gedreht ist, also sich wie der Zeiger einer von dem betreffenden Auge angesehenen Uhr bewegt hat, ist der Raddrehungswinkel positiv, negativ dagegen, falls sich der Meridian mit dem oberen Ende nach links gedreht hat. Wenngleich diese Bezeichnungsweisen nur für normale Augenbewegungen eingeführt wurden, so lassen sie sich sehr gut für pathologische Abweichungen verwerthen. Diese letzteren können in der That nur nach drei Richtungen vorkommen. Entweder es ist der Seitenwendungswinkel einer Blicklinie pathologisch, und zwar nach positiver oder nach negativer Richtung, oder es ist der Erhebungswinkel einer Blicklinie pathologisch, und zwar wieder nach positiver oder nach negativer Richtung, oder endlich es besteht ein pathologischer positiver oder negativer Raddrehungswinkel eines Auges. Den ersten Fall haben wir sub 1 (pag. 481), den zweiten sub 2 (pag. 486) besprochen und durch Figuren illustrirt, der dritte Fall ist der im Momente vorliegende.

In Fig. 24 sind Seitenwendungs- und Erhebungswinkel für beide

Blicklinien normal, sagen wir beide Null, es besteht also keine Abweichung einer Blicklinie, aber während der Raddrehungswinkel des linken Auges gleichfalls Null ist, besteht am rechten Auge ein pathologischer positiver Raddrehungswinkel. Welches ist die Folge davon? Die Mitte c des verticalen Stabes wird in beiden Augen auf der Fovea in f abgebildet, aber die obere Hälfte des verticalen Netzhautbildes fällt nunmehr im rechten Auge in den oberen linken (medialen), die untere Hälfte desselben in den unteren rechten (lateralen) Quadranten. Wir könnten das Gesammtauge construiren und in dasselbe zwei Netzhautbilder eintragen, das eine in den verticalen Meridian, das andere in der Fovea das erste kreuzend, aber mit seinem oberen Ende um so viele Grade nach links und mit seinem unteren Ende um die gleiche Anzahl Grade nach rechts abweichend, als factisch im rechten Auge das Netzhautbild gegen den ursprünglich verticalen Meridian gedreht ist — und dann von der Mitte und den Endpunkten der Bilder durch den Knotenpunkt ziehen. Aber auch ohne diese Construction ist es klar, dass das im rechten Auge nach oben und links gelegene Netzhautbild b, nach b', d. i. nach unten und rechts vom Bilde a b des linken Auges (Fig. 24, B), a, aber nach a', nach oben und links projicirt wird, während die Mitte des Stabes c einfach gesehen wird.

Wenn wir fragen, ob ein Doppelsehen in der Weise, wie es in Fig. 24, B dargestellt wird, möglich sei, so muss die Antwort verneinend lauten. Es gibt keinen Muskel, welcher ausschliesslich auf die Raddrehung wirken würde, keinen, dessen ausfallende Leistung nichts anderes als eine pathologische Raddrehung, also nicht gleichzeitig eine pathologische Seitenwendung oder Erhebung zur Folge hätte. Dagegen wissen wir, dass die beiden Obliqui, sowie die beiden Recti superior und inferior neben ihrem Einfluss auf Erhebung und Seitenwendung auch einen solchen auf die Raddrehung haben, und wir können leicht ersehen, welche Neigungen Doppelbildern zukommen, die seitliche Distanzen zeigen, falls gleichzeitig pathologische Meridianstellung eines Auges vorhanden ist. Nehmen wir, wie bisher, an, dass die Meridiane der beiden Augen nach oben divergiren, so erkennen wir die Sachlage, wenn gleichzeitig pathologische Convergenz der Blicklinien besteht, also gleichnamige Doppelbilder da sind, indem wir (Fig. 24, B) das dem rechten Auge zugehörige Bild a'b' nach rechts herüber schieben, wodurch Fig. 25, I zu Stande kommt. Dagegen kommt Fig. 25, II zum Vorschein, falls die Bilder gekreuzt sind, indem dann das dem rechten

33*

Auge entsprechende Bild a'b' parallel mit sich selbst nach links hinüberrückt. Was folgt aus dem? Wenn die verticalen Meridiane beider Augen mit ihren oberen Enden divergiren, so lehrt die Theorie, dass die Doppelbilder mit ihren oberen Enden convergiren, falls sie gleichnamig, und dass sie divergiren, falls sie gekreuzt sind. In ganz analoger Weise lässt sich darstellen, dass wenn die verticalen Meridiane nach oben convergiren, es auch die Doppelbilder thun, falls sie gekreuzte sind; dass aber hierbei die oberen Enden der Bilder von einander weichen (divergiren), falls gleichnamiges Doppelsehen da ist.

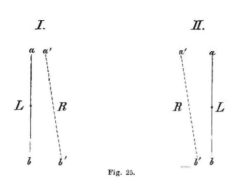

Fig. 25.

Beim Blicke nach unten wirken Rectus inferior und Obliquus superior. Wirken die Muskeln ungeschwächt zusammen, so bleibt der in der Anfangsstellung verticale Meridian des Auges beim Blicke nach unten vertical. Der Rectus inferior neigt nämlich den verticalen Meridian mit seinem oberen Ende um eben so viel nach aussen, als ihn der Obliquus superior nach innen neigen würde; die Folge davon ist, dass der verticale Meridian vertical bleibt (pag. 296). Wenn aber auf einem, z. B. dem rechten Auge der Obliquus·superior gelähmt ist, so wird beim Blicke nach abwärts der verticale Meridian des linken Auges nach wie vor vertical bleiben, während jener des rechten Auges so gestellt werden wird, wie ihn der seines Meridian-Drehungs-Antagonisten entledigte Rectus inferior stellt, d. i. mit dem oberen Ende temporalwärts, also so, wie es Fig.24,A zeigt. Wir haben gesehen, dass bei Lähmung des Obliquus superior gleichnamige Doppelbilder auftreten (pag. 485); dass diese gleichnamigen Doppelbilder Höhendistanzen zeigen, und zwar dass das Bild des gelähmten Auges tiefer steht (pag. 487), und nun erfahren wir, dass diese höhendistanten gleichnamigen Doppelbilder nach der Theorie nicht mehr parallel sind, sondern mit ihren oberen Enden convergiren, wie dies aus der Thatsache der Divergenz der Meridiane und der Gleichnamigkeit der Doppelbilder folgt (s. oben).

Andererseits wird bei Lähmung des Rectus inferior die Meridianstellung beim Blick nach abwärts durch den Obliquus superior bestimmt; dieser neigt den Meridian mit dem oberen Ende nasalwärts; die Meridiane convergiren und da die Doppelbilder gekreuzte sind (pag. 485), so convergiren auch die Doppelbilder (pag. 492). Wir haben daher bei Lähmung des Rectus inferior höhendistante — das Bild des kranken Auges steht tiefer — gekreuzte, nach der Theorie mit ihren oberen Enden convergirende Doppelbilder.

Beim Blicke nach oben wirken Rectus superior und Obliquus inferior. Bei Lähmung des Rectus superior ist das Bild des kranken Auges gekreuzt (pag. 485); es steht höher (pag. 488) und nun lehrt uns noch die Theorie, dass die Bilder nach oben divergiren, denn da nunmehr beim Blicke nach aufwärts der verticale Meridian durch den Obliquus inferior gestellt wird, der ihn nach aussen neigt, so ist die Folge, dass die gekreuzten Doppelbilder divergiren; und dass dieselben auch bei Lähmung des Obliquus inferior divergiren, rührt daher, weil die Meridiane durch die Leistung des Rectus superior convergiren, die Doppelbilder aber gleichnamige sind (pag. 492). Bei einer isolirten Lähmung des Obliquus inferior dexter würde das Bild des rechten Auges rechts und höher stehen und mit seinem oberen Ende nach der Theorie vom linken Bilde sich abneigen.

So haben wir, indem wir von den verschiedenen Erscheinungsarten der Doppelbilder ausgingen, ganz unmerklich die wesentlichsten Symptome des Doppelsehens für die Lähmung jedes der sechs Augenmuskeln kennen gelernt. Kein Leser sollte weiter gehen, ehe er nicht das bisher Gesagte vollkommen erfasst hat. Wir aber wollen zunächst noch eine

4) Stellungsart der Doppelbilder in Betracht ziehen, die aus den bisher gemachten Constructionen überhaupt nicht zu erschliessen ist. Es könnte nämlich geschehen, dass die Doppelbilder nicht im gleichen Abstande vom Doppelsehenden abstehen, d. h. dass das eine Bild dem Beobachter näher steht, als das andere.

Prüfen wir experimentell, wie sich die Doppelbilder nach dieser Richtung verhalten, falls wir durch Vorsetzen von Prismen einerseits Doppelbilder mit seitlichen, andererseits solche mit Höhenabständen erzeugen.

Die beiden Augen wären mit quasi parallelen Gesichtslinien nach einem fernen Objecte gerichtet. Nun setze ich vor das linke

Auge (Fig. 26) zunächst ein Prisma m mit der Basis nach innen, so dass demnach die Basis medialwärts, die Prismenkante lateralwärts gerichtet ist. Jedes Prisma lenkt das Licht nach der Basis ab und so wird nunmehr im linken Auge das Bild des Objectes a nicht mehr auf der Fovea in f, sondern auf einer medialwärts gelegenen Stelle m entworfen. Würde die Stellung der Augen unverändert bleiben, so würden nunmehr, da in dem rechten Auge das Bild auf das Netzhaut-Centrum, im linken Auge jedoch auf eine Stelle des medialen Bogens der Netzhaut fällt, gleichnamige Doppelbilder entstehen

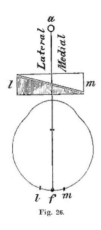

Fig. 26.

(pag. 482 u. Fig. 19). Andererseits käme es zu gekreuzten Doppelbildern, wenn das Prisma l mit der Kante nach innen, mit der Basis nach aussen vorgesetzt würde. Denn jetzt wird im linken Auge das Netzhautbild auf eine laterale Netzhautstelle geworfen und somit in gekreuzter Richtung projicirt (pag. 483 u. Fig. 20).

Thatsächlich genügt es allerdings nicht, ein beliebiges Prisma mit der Basis nach innen oder nach aussen vorzusetzen, um die Doppelbilder zu erzeugen. Besonders wird man sich leicht überzeugen, dass, wenn man z. B. nach einer entfernten Kerzenflamme blickt, man Prismen von 20 und mehr Graden mit der Basis nach aussen vorsetzen kann, ohne dass deshalb zwei Flammen als gekreuzte Bilder sichtbar würden. Im Dienste des Einfachsehens nämlich werden Augenbewegungen eingeleitet, durch welche die Wirkung des Prismas paralysirt, durch welche das Prisma überwunden wird. Es ist klar, dass, wenn durch das Prisma l das Bild auf l entworfen wird, durch eine mediale Drehbewegung des Auges bewirkt werden kann, dass das Bild doch wieder auf f fällt. Denn wenn der vordere Pol des Auges sich medialwärts bewegt, geht der hintere Pol und damit f in lateraler Richtung; und hat sich das Auge um einen Bogen = fl nach innen bewegt, dann ist f nach aussen dorthin gegangen, wo früher l stand, d. h. an jener Stelle, auf die das Bild durch das Prisma abgelenkt wird, steht jetzt die Fovea f. Dem Prisma zum Trotze würde das Bild doch wieder in jedem Auge auf der Fovea entworfen und einfach würde gesehen. Dies geschieht thatsächlich. Durch Einwärtswendung

(Adduction) wird das Prisma mit der Basis nach aussen, das adducirende Prisma bis zu einer bestimmten Stärke überwunden. Allerdings darf man sich nicht vorstellen, als ob nur auf dem einen Auge, vor dem das Prisma steht, der Rectus medialis abnorm innervirt würde und die Innervationsverhältnisse des zweiten Auges sich nicht änderten. Es wird vielmehr das gleiche Innervationsquantum auf beide Augen geworfen, aber während dasselbe in dem mit dem Prisma bewaffneten Auge den Rectus medialis allein trifft, vertheilt es sich im zweiten Auge gleichmässig auf Rectus medialis und Rectus lateralis, so dass dieses Auge seine Stellung beibehält, aber sowie sich auf jenem Auge, auf dem der innere Gerade allein innervirt wird, die Mitcontraction des Accommodationsmuskels merkbar macht, so dass nicht mehr deutlich in die Ferne gesehen wird, so findet die gleiche Innervation des Accommodationsmuskels auch auf dem zweiten ruhig stehen gebliebenen Auge statt, als Beweis dafür, dass auf diesem Auge eine gleiche Innervationsgrösse, welcher sich der Ciliarmuskel nicht entziehen konnte, in Wirksamkeit trat.

Es erfolgt dabei eine Stellung der Augen, wie sie dann stattfindet, falls ein Object nicht in der Medianlinie der Blickebene, sondern auf einer Blicklinie, während dieselbe jene Lage beibehält, die sie beim Blick in die unendliche Entfernung hatte, den Augen genähert wird. Nehmen wir also an, es wäre die Blicklinie des linken Auges ursprünglich mit jener des rechten Auges parallel nach vorn gerichtet, es würde also ein entfernter Gegenstand angesehen und nähern wir nunmehr das Object t bis t′ (Fig. 27) den Augen in der Weise, dass es auf der unverändert gebliebenen Blicklinie des rechten Auges nahe gegen den Beschauer geschoben wird, so ist nicht erkenntlich, dass das rechte Auge irgend eine Bewegung vornimmt, während das linke sich stark medialwärts gedreht hat, so dass die Blicklinien im Convergenzpunkte t′ sich schneiden. Mag auch der Convergenzwinkel mit Annäherung des Objectes immer mehr und mehr wachsen, so kommt diese Vergrösserung des Winkels doch immer nur durch die immer stärkere Einwärtswendung des linken Auges zu Stande, während das rechte unbeweglich stehen bleibt.

Es wäre aber irrthümlich zu glauben, dass auf dem rechten Auge nichts vorgegangen ist. Die Innervation, welche auf dem linken Auge den Rectus medialis allein getroffen, hat sich auf dem rechten Auge zwischen Rectus medialis und Rectus lateralis gleichmässig vertheilt, so dass die Blicklinie dieses Auges ihre Lage beibehalten hat; aber die Thatsache, dass die Muskeln der Seitenbewegung am rechten Auge ebenso stark innervirt wurden, wie der Rectus medialis linkerseits, gibt sich dadurch kund, dass das rechte Auge mit der im Raume unbeweglich gebliebenen Blicklinie den

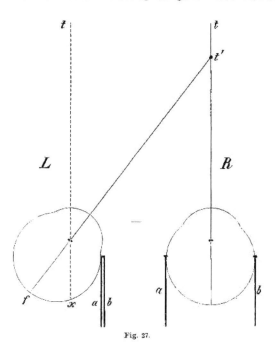

Fig. 27.

nahe gelegenen Fixationspunkt t′ deutlich sieht, also sein Accommodationsmuskel sich ebenso stark contrahirt hat, als jener des linken Auges, das scheinbar allein die Convergenzbewegung besorgte (Hering). Demnach, falls ich vor das linke Auge ein starkes Prisma mit der Basis nach aussen setze, erfolgt im Dienste des Einfachsehens eine Stellung der Augen, wie sie Fig. 27 zeigt, falls durch das Prisma das Bild um den Bogen xf nach aussen von der Fovea (in ihrer Lage bei parallelen Blicklinien) entworfen würde.

Es kann nicht schaden, auseinandergesetzt zu haben, wie sich die Augen beim Vorsetzen adducirender Prismen verhalten. Durch Convergenz, mit welcher sich Accommodation verbindet, wird das

Einfachsehen durch adducirende Prismen bewirkt. Schliesslich gibt es übrigens für diese compensirende Convergenz eine Grenze. Prismen mit der Basis nach aussen von gewisser Stärke werden nicht mehr überwunden, es entstehen gekreuzte Doppelbilder. Dieselben zeigen nur seitliche Abweichung; ein auffallend verschiedener Abstand der beiden Bilder vom Beobachter wird dabei nicht merkbar.

Ebensowenig tritt eine verschiedene Tiefenlage bei den gleichnamigen Doppelbildern hervor, die wir erhalten, wenn wir ein Prisma mit der Basis nach innen versetzen. Das Bild wird hierbei auf die mediale Netzhautpartie geworfen (Fig. 26). Sind die Gesichtslinien ursprünglich parallel, so wird Einfachsehen durch ein solches Prisma nur dann möglich sein, wenn der Parallelismus der Gesichtslinien in absolute Divergenz übergeht. Denn damit, falls das Prisma m vor das linke Auge gesetzt ist, einfach gesehen werde, muss das Auge sich so bewegen, dass f dorthin kommt, wo m sich findet. Dies ist aber nur dadurch möglich, dass das Auge um den Bogen fm sich lateralwärts (nach aussen) bewegt; nur dann wird f um den Bogen fn medialwärts (nach innen) gehen, d. h. nur dann wird das Bild auch des linken Auges auf die Fovea fallen, wie im rechten Auge — und so die Bedingung des Einfachsehens erfüllt sein. Es stellt sich heraus, dass Augen mit normalem Muskelsystem beim Fernblicke nur relativ sehr schwache abducirende Prismen zu überwinden vermögen, solche von 4—5°. Die Blicklinien vermögen daher selbst im Dienste des Einfachsehens nur sehr wenig zu divergiren. Die Innervationsverhältnisse gestatten nicht mehr. Ob übrigens diese de norma schwache Divergenz unter abducirenden Prismen nur ein Ausdruck für das normale Uebergewicht der Externi ist, so dass schon der Parallelismus der Blicklinien durch eine active Contraction der Interni zu Stande kommt oder ob es sich um einen durch den Trieb zum Einfachsehen erzwungenen abnormen Innervationsvorgang in Einem Abducens handelt — kann nicht entschieden werden. Gewiss ist, dass wenn man durch abducirende Prismen gleichnamige Doppelbilder erzeugt, eine Tiefendifferenz in der Lage der Bilder (ein verschiedener Abstand der Bilder vom Beobachter) ebensowenig wie bei den durch adducirende Prismen erzeugten gekreuzten Doppelbildern zur Wahrnehmung kommt. In analoger Weise haben wir früher gesehen, dass die bei Lähmung des Internus sowohl als des Abducens auftretenden Doppelbilder mit Seitenabstand keine Tiefenunterschiede zeigen.

Setzen wir nunmehr ein Prisma mit der Basis nach oben oder nach unten vor Ein Auge. Steht (Fig. 28) die Basis s des Prismas gerade nach oben, so wird auf diesem Auge das Bild statt auf der Fovea auf einer höher gelegenen Stelle s entworfen, dagegen auf einer tieferen i, wenn die Prismenbasis i nach abwärts gestellt ist. Es werden Doppelbilder auftreten, und zwar wird im ersteren Falle das Bild des mit dem Prisma bewaffneten Auges tiefer, im zweiten

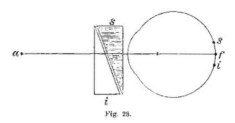

Fig. 28.

Falle höher stehen. Damit diese Doppelbilder vereinigt würden, müsste, falls das Prisma s vorgesetzt ist, das Auge um den Bogen fs nach abwärts gehen, denn dann würde f bis auf den Ort von s nach aufwärts gegangen sein; und andererseits müsste das Auge zur Ueberwindung von i eine Drehung nach oben machen. Prismen also mit der Basis nach oben oder nach unten werden durch Höhenschwankungen des Auges überwunden werden können, und zwar wird die Wirkung eines Prisma mit der Basis nach oben durch Abwärtsdrehung (Deduction), jene eines solchen mit der Basis nach unten durch Aufwärtsdrehung (Subduction) neutralisirt.

Es werden demnach Prismen mit vertical stehender Basis (oder Kante) durch Seitenschwankungen, Prismen mit horizontaler Basis (oder Kante) durch Höhenschwankungen überwunden, die ersteren entweder durch Adduction oder Abduction, die letzteren entweder durch Deduction oder durch Subduction. Die Stellung der Basiskante gibt die Richtung an, in welcher das Auge sich bewegen muss, um das Auftreten der Doppelbilder zu verhüten. Je nachdem also die Kante nach innen, aussen, unten oder oben steht, muss das Auge zur Entwaffnung des Prismas nach innen, aussen, unten oder oben gehen.

Die normalen Innervationsverhältnisse können im Dienste des Einfachsehens nur sehr wenig gelockert werden. Denn wenn bei

parallelen (und auch bei convergenten) Blicklinien starke adducirende
Prismen überwunden werden, so geschieht dies nicht durch eine
abnorme Innervation, sondern dadurch, dass eine durch normale
Innervation zu erreichende, mehr oder weniger ausgiebige Convergenz
der Blicklinien eingeleitet wird. Dagegen vermögen wir bei parallelen
Blicklinien nur sehr schwache Prismen durch Abduction zu überwinden, weil hierzu absolute Divergenz der Blicklinien nothwendig
ist und ebenso sind es im Allgemeinen nur sehr schwache Prismen,
die durch De- und Subduction neutralisirt werden können, weil die
Höhenschwankung erfordert, dass sich das mit dem Prisma versehene
Auge von seinem Genossen lossagt und für sich allein um einen
bestimmten Bogen nach ab- oder aufwärts dreht. v. Graefe bemerkt
(1862), dass er selbst nur ein Prisma von 1° mit der Kante nach
oben oder unten überwinden könne und fügt bei, dass Prismen von
2° fast für Alle, die er hierauf untersuchte, zu stark waren; 1867
sagt er, dass „wir selbst ein schwaches auf- oder abwärtsbrechendes
Prisma (selten über 4°) nicht mehr überwinden".

Nun können allerdings mitunter viel stärkere Prismen durch
Höhenschwankung überwunden werden, und namentlich vermögen
dies brillentragende Myopen. „Am wichtigsten", so habe ich einmal
in Betreff der richtigen Stellung der Brillengläser bemerkt [1], „ist die
Ausgleichung der Höhendifferenz der Glascentra. Wollen die Augen
durch eine Brille, deren Centra ungleich hoch stehen, einfach
sehen, dann muss eine Subductions- (Aufwärts-) oder Deductions-
(Abwärts-) Bewegung eines Auges vorgenommen werden, um die
durch die prismatische Wirkung des Glases hervorgerufene ungleiche
Höhe des Doppelbildes auszugleichen. Daher dürfte es auch kommen,
dass Myopen, welche Brillen oder doch Nasenzwicker tragen (wie
thatsächlich Helmholtz, Hering, Hirschberg, Hock, ich)
eine viel entwickeltere Fähigkeit besitzen, Prismen mit der Kante
nach oben oder nach unten zu überwinden, als Emmetropen". Ich
habe es bei den diesbezüglichen Versuchen dahin gebracht, Prismen
von 10° durch Höhenschwankung zu überwinden. Bei normalem
Muskelsystem dürfte dies so ziemlich die äusserte Leistungsgrenze
sein. Um sicher zu gehen, setze ich in allen Fällen, in denen ich
höhendistante Doppelbilder hervorrufen will, ein Prisma von 12 oder
mehr Graden mit horizontaler Kante vor.

---

[1] Mauthner, Optische Fehler 1876, pag. 846.

Wenn ich nun nach einem tiefer stehenden Objecte, z. B. einer Kerze blicke und ein Prisma von 14° mit der Basis nach oben vor ein Auge stelle, so steht das diesem Auge angehörige tiefere Bild mir in auffallender Weise näher. Stelle ich die Kerze auf den Fussboden, so bemerke ich zu meiner Ueberraschung, dass das dem Prisma-Auge gehörende Bild überhaupt gar nicht tiefer — es ist also auch der Fussboden nicht verdoppelt — sondern blos auffallend näher steht. Die beiden Kerzen stehen gerade hintereinander. Stelle ich die Kerze auf einen Kasten und blicke nach

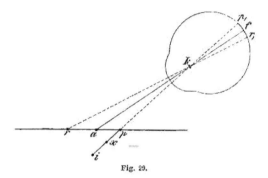

Fig. 29.

derselben, indem ich vor ein Auge ein Prisma mit der Basis nach unten halte, so dass das diesem Auge entsprechende Bild höher steht, so ist eine Tiefendifferenz wenig ausgesprochen.

Wenn das, was ich früher (pag. 479) sagte, richtig ist, dass das zweiäugige Doppelsehen ganz gleichwerthig dem einäugigen sei, so muss sich dies durch die Erscheinungen bei jenem Experiment bewahrheiten, das früher (pag. 477, Fig. 16) angeführt wurde. Schliesse ich ein Auge und schiebe vor das andere ein Prisma mit der Basis nach oben von unten her vor die Pupille, jedoch so, dass der obere Theil der Pupille frei bleibt, so entstehen monoculare Doppelbilder, wobei das durch das Prisma entworfene Bild über die Macula fällt und daher nach unten projicirt wird. Dieses tiefere Bild erscheint mir genau in der gleichen Weise näher oder steht, wenn ich die Kerze auf den Boden stelle, genau in der gleichen Weise vor dem Bilde des anderen Auges, als da ich mit demselben Prisma, indem ich es vor das zweite Auge setzte, binoculare Doppelbilder hervorrief.

Die Erscheinung, dass das tiefere Doppelbild näher erscheint, hat Förster daraus erklärt, dass, wenn beim Blicke nach abwärts ein Punkt fixirt wird, von einem nähergelegenen Punkte das Bild auf einer höhergelegenen Netzhautpartie entworfen wird, wie dies auch in Betreff eines tiefer liegenden Punktes geschieht. Wenn also das Auge (Fig. 29) auf den Punkt a nach abwärts blickt, so wird von dem nähergelegenen Punkte p ein Bild auf der über der Fovea gelegenen Stelle p_1 entworfen (während von dem weiter abgelegenen Punkte r das Bild unter die Fovea auf r_1 fällt). Allein sowie der gerade vor dem fixirten Punkte a liegende Punkt p sein Bild auf p_1 wirft, so geschieht dies genau in der gleichen Weise von Seite des gerade unter dem Punkte a gelegenen Punkte i. Hat das Auge keine bestimmteren Anhaltspunkte für die Localisation des dem excentrischen Bildpunkte p_1 zugehörenden Leuchtpunktes, so verlegt es denselben weder gerade vor, noch gerade unter dem Leuchtpunkt a, sondern vor und unter denselben, etwa nach x. Das Doppelbild x steht tiefer und näher. Dass wirklich das Urtheil bestimmend wirkt auf die scheinbare Lage des Doppelbildes, erhellt aus dem frappanten Experimente, wenn man das Object auf den Fussboden stellt. Da wir wissen, dass sich unter dem Fussboden keine Objecte befinden, und da beim Blick auf den Fussboden r a p stets, sobald a fixirt wird, von dem näher gelegenen Leuchtpunkte p die Netzhautstelle p_1 erregt wird, so verlegen wir auch, wenn durch binoculares oder monoculares Doppelsehen das Leuchtobject nicht blos die Fovea, sondern auch die Stelle p_1 erregt, das der letzteren zugehörige Doppelbild beim Blick auf den Fussboden gerade vor, und gar nicht mehr unter das Object.

Beim Blicke nach oben (Fig. 30) wird bei Fixation des Punktes a der in derselben Horizontalebene nach vorne gelegene Punkt p auf dem Punkt p_1 der Netzhaut ebenso abgebildet, wie der über a stehende Punkt s. Setze ich vor ein Auge ein subducirendes Prisma (Basis nach unten), so wird das Bild auf eine untere Partie der Netzhaut entworfen und nach oben projicirt. Analog dem Ergebnisse des Versuches, der durch Fig. 29 illustrirt wird, sollte auch da das höhere Bild näher, etwa in x, stehen. Dies ist aber nicht der Fall. Bei dem ohnehin untergeordneten Blicke nach oben sind wir keineswegs gewohnt, excentrische Bilder von Objecten, die gerade vor und hinter dem Fixirpunkt gelegen sind, zu empfangen, während solches bei allen unseren Ortsbewegungen in Betreff der am Boden

befindlichen Objectpunkte der Fall ist und unsere ganze Orientirung,
die Sicherheit beim Gehen und die Erkenntniss, dass der Fussboden
eben sei, von der richtigen Localisation der excentrisch über der
Fovea entworfenen Bilder abhängt.

Diesen Versuchen mit Prismen entsprechend zeigt sich, dass,
wenn durch Lähmung eines der nach abwärts wirkenden Elemente

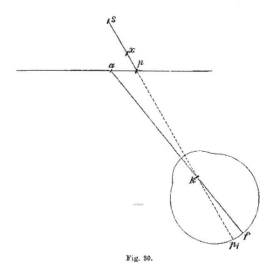

Fig. 30.

das dem kranken Auge zugehörige Doppelbild tiefer steht, dieses
Bild auch näher dem Beobachter zu liegen scheint. Besonders ist
dieses Phänomen bei der Trochlearislähmung bekannt, findet sich
aber ebenso bei der Lähmung des Rectus inferior. Andererseits ist,
wenn Doppelsehen beim Blick nach oben eintritt, kaum in einem der
Fälle (wenigstens mir ist es noch nicht gelungen) festzustellen, dass
das höhere Bild in auffallender Weise dem Doppelsehenden näher
oder ferner erschiene.

Durch die vorangehenden Erörterungen haben wir einige Grund-
principien für das Verhalten der Doppelbilder kennen gelernt. Die
Theorie lehrt, dass bei Paralyse des Rectus externus und internus,
wenn der Blick geradeaus gerichtet ist, Doppelbilder mit seitlicher
Distanz auftreten, die im ersteren Falle gleichnamig, in letzterem
gekreuzt sind; dass beim Blick nach oben, falls eines der nach oben

wirkenden Elemente paretisch ist, höhendistante Bilder sich zeigen,
gleichnamig bei Lähmung des Obliquus inferior, gekreuzt bei jener
des Rectus superior, in beiden Fällen mit ihren oberen Enden
divergirend, wobei das höhere Bild dem kranken Auge angehört;
dass endlich beim Blick nach unten, sowohl bei Parese des Obliquus
superior als des Rectus inferior, Doppelbilder auftreten, deren
tieferes dem Lähmungsauge entspricht, die gleichnamig bei der
Lähmung des ersteren, gekreuzt bei jener des letzteren Muskels
sind und in beiden Fällen mit ihren oberen Enden convergiren.
Endlich haben wir noch erfahren, dass das tiefere Doppelbild auch
näher zu stehen scheint.

Das ist Alles richtig, aber mit diesen Kenntnissen würden wir
doch nicht ausreichen, um die Differentialdiagnose einer Muskelparese
zu stellen. Denn, um ein Beispiel anzuführen, kann die Erscheinung,
dass beim Blick nach abwärts höhendistante gekreuzte Doppelbilder
da sind, eine sehr verschiedene Bedeutung haben. Selbstverständlich
kann dies die Parese des Rectus inferior an jenem Auge anzeigen,
dem das tiefere Bild gehört. Aber es ist auch möglich, dass an
diesem Auge nicht der Rectus inferior, sondern der Obliquus superior
gelähmt ist; ja die Möglichkeit ist nicht ausgeschlossen, dass weder
der Rectus inferior, noch der Obliquus superior ungenügend wirkt,
dass also eine Parese eines der nach abwärts wirkenden Muskeln
überhaupt nicht besteht. Um uns da in allen Fällen zurecht zu
finden, müssen wir noch viele Umstände, vor Allem die Wirkungsweise der Muskeln in den verschiedenen Augenstellungen, etwas
näher in Betracht ziehen.

Die Augen werden durch je drei Muskelpaare bewegt: Rectus
medialis et lateralis; Rectus superior et inferior; Obliquus superior
et inferior.

Betrachten wir zunächst das erste Muskelpaar: den Internus
und Abducens. Bei aufrechter Haltung des Kopfes seien die Augen
gerade nach vorne gerichtet. Die Blickebene (die Ebene, welche die
beiden Blicklinien enthält) liegt horizontal. Gegen den Kopf hin
fortgesetzt durchschneidet die Blickebene die Augen in Horizontal-
durchschnitten. Internus sowohl wie Abducens, in der Tiefe der
Orbita von der Umgebung des Foramen opticum entspringend, laufen
nach vorne, der Internus an der medialen, der Externus an der
lateralen Seite des Bulbus sich inserirend. Der Lage des Foramen
opticum gemäss kann der Internus geradelinig auf kürzestem Wege

zu seinem Ansatzpunkte sich begeben, während der Abducens einen gewissen Bogen beschreiben, die laterale Bulbushälfte zum Theile umkreisen wird, um zu seiner Insertionsstelle zu gelangen. Theilen wir den Bauch jedes der beiden Muskeln durch einen Schnitt in eine obere und untere Hälfte, so liegen die beiden Schnittflächen (Mittellinien) der beiden Muskeln in Einer Ebene und diese Ebene ist keine andere als die früher erwähnte Horizontalebene, welche den Bulbus in eine obere und untere Hälfte theilt. Die Ebenen, in welcher die Mittellinien der zwei antagonistischen Muskeln liegen, ist die den beiden Muskeln gemeinsame Muskelebene. Wir nehmen also an, dass Internus und Abducens eine gemeinsame Muskelebene haben und dass diese mit dem Querschnitt des Auges zusammenfällt. Der Drehpunkt des Auges ist unbeweglich; das Auge in toto kann seinen Ort nicht verlassen. Es kann deshalb weder Internus noch Abducens eine Locomotion des Bulbus in toto, sondern jeder der Muskeln kann nur eine Drehung des Auges herbeiführen. Die Drehungsaxe steht auf der Muskelebene senkrecht; haben Internus und Abducens dieselbe Muskelebene, so haben sie auch eine gemeinsame Drehungsaxe. Da die Muskelebene horizontal liegt, so steht die Drehungsaxe vertical. Internus sowohl wie Abducens drehen daher das Auge um eine verticale Axe, der erstere gerade nach innen (medialwärts), der letztere gerade nach aussen (lateralwärts).

Sowie für den Rectus medialis et lateralis kann man auch für die beiden anderen Muskelpaare eine gemeinschaftliche Muskelebene annehmen. Stellt Fig. 31 das linke Auge des Lesers dar, liegt daher nach rechts die mediale (Nasen-)Seite, nach links die laterale (Schläfen-)Seite, so ist durch aa' die verticale Sagittalebene des Bulbus, d. i. die von vorne nach rückwärts gehende, das Auge in eine rechte und linke Hälfte theilende Verticalebene ausgedrückt. Die Lage der Muskelebene für Rectus superior et inferior wird durch rr' angezeigt. Würde die Muskelebene für die beiden genannten Recti in die verticale Sagittalebene fallen, so wie die Muskelebene für die beiden Recti medialis et lateralis mit der Horizontalebene identisch ist, würde also aa' in der Zeichnung von rr' gedeckt, dann ist leicht einzusehen, welches die Drehungsaxe des in Rede stehenden Muskelpaares wäre. Die Drehungsaxe geht durch den gemeinsamen Drehpunkt und steht auf der Muskelebene senkrecht. Es wäre dies die Queraxe des Bulbus qq'. Aus der Ruhestellung des Auges heraus würde der Rectus superior, der an der oberen Fläche des Bulbus in der Richtung a'a nach vorne verliefe, das Auge gerade nach oben, der in gleicher Richtung an der Unterfläche des Bulbus verlaufende Rectus inferior dasselbe gerade nach unten bewegen. In dieser Stellung des Auges käme den beiden Rectis kein Einfluss auf die Seitenstellung der Blicklinie, kein Einfluss auf die Rollung des Auges um die Blicklinie,

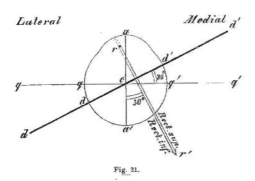

Fig. 31.

sich ausdrückend in der Neigung des verticalen Meridians (der verticalen Sagittalebene), zu. Thatsächlich jedoch fällt die Muskelebene für Rectus superior et inferior nicht mit der verticalen Sagittalebene zusammen, sondern weicht von derselben in einer Weise ab, wie dies durch Fig. 31 angezeigt wird. Sie geht vertical von hinten und innen (r'), die verticale Sagittalebene aa' in einer Verticallinie durchschneidend, nach vorne und aussen (r). Ihr hinteres Ende hat demnach den hinteren Augenpol a' an ihrer lateralen, ihr vorderes Ende den vorderen Augenpol a an ihrer medialen Seite. Sie geht nicht durch den Drehpunkt c, sondern lässt denselben lateralwärts liegen. Die Drehungsaxe ist durch die Linie dd' gegeben, denn dd' geht durch den Drehpunkt c und steht, in der Horizontalebene gelegen, auf der verticalen Muskelebene rr' senkrecht. Das mediale Ende d' der Drehungsaxe liegt vor dem medialen Ende q', der laterale Endpunkt d der Drehungsaxe hinter dem lateralen Endpunkt q der Queraxe des Bulbus.

Die Drehungsaxe der Recti superior et inferior bildet mit der Queraxe des Bulbus einen Winkel von ungefähr 30°. Will man

sich nun auf die leichteste Weise veranschaulichen, wie sich der
Bulbus bewegt, wenn die beiden Muskeln, der obere und untere
Rectus, denselben um ihre Drehungsaxe dd' drehen, dann verfahre
man in folgender Weise. Man nehme einen grösseren Apfel oder
eine kleinere Apfelsine, stosse bei a in der Richtung aa' eine Stricknadel ein, bezeichne die Richtung des verticalen Meridians aa' durch
einen Strich oder durch ein Band, nehme hierauf ein Band und
schlinge es so um den Apfel, dass es sowohl an dessen oberer wie
an dessen unterer Fläche in der Richtung rr' verläuft, stosse bei r
an der oberen Fläche und bei dem analogen Punkte r an der unteren
Fläche des Apfels eine Stecknadel durch, so das Band bei r und r
befestigend und damit die Insertionsstellen der beiden Muskeln
bezeichnend. Bei r' sind die beiden freien Enden des Bandes, das
eine oberhalb, das andere unterhalb des Apfels. Man fasst den
Apfel mit Daumen und Zeigefinger der linken Hand, so zwar, dass
der Daumen an einer Stelle, welche der Lage von d entspricht,
und der Zeigefinger bei d' angelegt wird, nimmt mit Daumen und
Zeigefinger der rechten Hand, sagen wir, zunächst das Ende r' des
oberen, den Rectus superior darstellenden Bandes, spannt das
Band in der Richtung rr' und zieht, während Daumen und Zeigefinger der linken Hand den Apfel bei d und d' fixiren, das Band
in der Richtung von rr' nach rückwärts.

Man sieht jetzt, dass die Spitze der Stricknadel, welche uns
die Blicklinie veranschaulicht, 1) nach oben geht, 2) nach innen
(medialwärts) geht, 3) dass der verticale Meridian mit seinem oberen
Ende nach innen (medialwärts) geneigt wird. Wenn wir in ganz
analoger Weise das Band an der unteren Fläche des Bulbus, die Axe
dd' stets fixirend, anziehen, so erkennen wir, dass der Rectus inferior
das Auge 1) nach unten stellt, 2) nach innen stellt, 3) dass der
verticale Meridian mit seinem oberen Ende nach aussen (lateralwärts)
geneigt wird. Jetzt wird uns klar, was wir schon so oft gehört
haben, warum die beiden Recti, superior und inferior, abgesehen
von ihrem Einflusse auf die Höhenstellung des Auges, das Auge
nach innen stellen und warum der Rectus superior den verticalen
Meridian nach innen, der Rectus inferior dagegen nach
aussen neigt.

Die Wirkungsweise der beiden Muskeln ändert
sich, sobald das Auge durch die Wirkung des Rectus
lateralis oder medialis aus seiner Anfangsstellung

gebracht wird. Denken wir uns (Fig. 31) die Linie dd' unbeweglich und lassen wir das Auge durch Contraction des Abducens nach aussen (lateralwärts) sich bewegen. Sofort nähert sich q' dem Punkte d' (und q dem Punkte d) und wenn wir annehmen, dass der Winkel zwischen der Drehungsaxe der Recti sup. et inf., dd', und der Queraxe des Bulbus, qq', ebenso wie der Winkel zwischen Muskelebene der beiden Recti, rr', und der verticalen Sagittalebene des Auges, aa', 30° beträgt, so werden, sobald der Bulbus durch

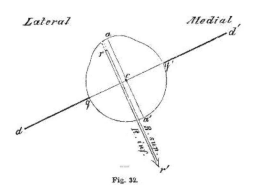

Fig. 32.

den Abducens um 30° nach aussen gedreht worden ist, sich Verhältnisse ergeben, wie sie Fig. 32 darstellt. Die Muskelebene rr' fällt in den verticalen Meridian aa', bezw. sie ist demselben parallel und die senkrecht auf die Muskelebene stehende Drehungsaxe dd' ist mit qq', der Queraxe des Bulbus, identisch. Wenn wir unseren Apfel, dem wir die Stellung des Auges wie in Fig. 32 gegeben, mit Daumen und Zeigefinger der linken Hand an den den Punkten q und q' entsprechenden Stellen fixiren und nun das obere, dann das untere Band in der Richtung rr' anziehen, so ist klar, dass unser künstlicher Bulbus gerade nach oben (unten) geht, dass die Blicklinie dabei nicht zur Seite weicht und dass der verticale Meridian nicht geneigt (nicht um aa' als Axe gerollt) wird. ·

Sobald das Auge die Primärstellung verlässt und durch den Abducens nach aussen (lateralwärts) gestellt wird, steigert sich die Wirkung des Rectus superior und inferior, sobald diese Muskeln in Action treten, auf die Höhenstellung des Bulbus, wogegen deren Einfluss auf die Meridianneigung kleiner wird. In der

34*

Lateralstellung des Auges (bis zu einem Seitenwendungswinkel von
ca. 30⁰) wächst die Höhencomponente der Kraft der Recti superior
und inferior, während die Rollungscomponente abnimmt.

Ein umgekehrtes Verhältniss findet dann statt, wenn der Bulbus
durch den Rectus medialis nach innen (medialwärts) geführt
wird. Sofort entfernt sich (Fig. 31) q′ von d′, der Winkel zwischen
Drehungsaxe und Queraxe nimmt zu und er würde, falls das Auge
um 60⁰ sich nach innen bewegen könnte, in diesem Falle auf 90⁰
wachsen, da er ja ursprünglich 30⁰ betrug. Dieser Fall wird durch

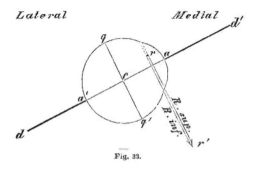

Fig. 33.

Fig. 33 versinnlicht. Die Drehungsaxe dd′ bildet einen Winkel von
90⁰ mit der Queraxe qq′ und fällt demnach mit der Augenaxe aa′
zusammen, weil die Muskelebene rr′, welche ursprünglich einen
Winkel von 30⁰ mit der verticalen Sagittalebene (und der in dieser
liegenden Augenaxe) aa′ einschloss, nunmehr einen rechten Winkel
mit derselben bildet.

Indem wir den Bulbus bei a und a′ fixiren, erkennen wir, dass
der Rectus superior, indem er sich contrahirt, nichts anderes zu leisten
vermag, als dass er den Bulbus um seine Axe medialwärts
rollt, den verticalen Meridian mit dem oberen Ende medialwärts
neigend, während der Rectus inferior ausschliesslich eine Rollung
des Auges nach lateraler Richtung zu Stande bringt. In einer
solchen Stellung würde jeder Einfluss der beiden Recti auf die
Höhenstellung des Auges erloschen sein.

Nun ist es allerdings möglich, die Bulbi so weit (um 30⁰) nach
aussen zu stellen, dass der Einfluss der oberen und unteren Geraden
auf die Rollung des Bulbus verschwindet und so deren reine Höhenwirkung hervortritt, indem die laterale Excursionsfähigkeit des

Bulbi im Mittel immerhin 40° beträgt — dagegen ist es nicht möglich, dass bei der Innenbewegung des Bulbus die beiden Höhen-Recti ihren Einfluss auf die Höhenstellung ganz verlieren, da die mittlere Excursionsfähigkeit des Bulbus nach innen nur mit 45° angenommen werden kann.

Allein das haben wir nunmehr gelernt und verstehen es vollkommen: In der Aussenstellung des Bulbus nimmt der

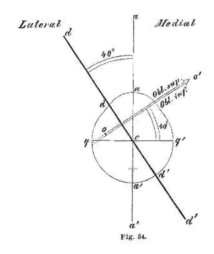

Fig. 34.

Einfluss der beiden Höhen-Recti auf die Höhenstellung des Auges zu, dagegen jener auf die Meridianneigung ab; in der Innenstellung des Bulbus nimmt der Einfluss des Rectus superior und inferior auf die Höhenstellung ab, jener auf die Meridianneigung zu.

Wir kommen zum dritten, letzten Muskelpaare, das durch die beiden Obliqui dargestellt wird. Auch hier können wir für beide Muskeln eine gemeinsame Muskelebene annehmen. Dieselbe ist in Fig. 34 durch oo′ dargestellt. Der Durchschnitt der Muskelebene selbst wäre allerdings nur eine Linie; oo′ stellt uns gleichzeitig an der oberen Fläche des Bulbus den Obliquus superior dar, während der ganz übereinstimmend an der unteren Bulbusfläche liegende Muskel der Obliquus inferior ist.

Zwar fällt die Muskelebene für Rectus medialis und lateralis

in die Horizontalebene, aber sowie die Muskelebene für Rectus
superior und inferior von der verticalen Sagittalebene abweicht,
so fällt auch die Muskelebene der beiden Obliqui nicht in die
verticale Querebene, d. i. die Aequatorialebene des Bulbus, welche
denselben in eine vordere und hintere Hälfte theilt. Die Muskelebene der Obliqui, o'o, von vorne und innen nach hinten und
aussen streichend und den Drehpunkt c des Auges nach innen
(medial) liegen lassend, bildet mit der Aequatorialebene (Queraxe) qq' einen Winkel von ungefähr 40°, so, dass die Drehungsaxe

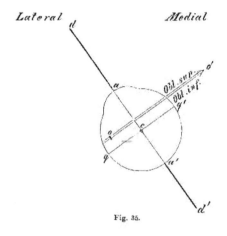

Fig. 35.

der Obliqui, dd', mit ihrem vorderen Ende lateralwärts, mit ihrem
hinteren Ende medialwärts um circa 40° von der Augenaxe aa'
abweicht. Die Wirkung der Obliqui ist leicht zu ersehen, wenn
wir an unserem Apfel-Bulbus die beiden Schiefen ebenso durch
Bänder darstellen, wie die beiden Höhen-Recti. Den Apfel bei d
und d' fixirend und bei o' in der Richtung oo' anziehend, sehen
wir, dass der Obliquus superior das Auge 1) nach unten stellt,
2) nach aussen stellt — die Stricknadel geht im Bogen nach unten
und aussen — und dass 3) der verticale Meridian mit seinem
oberen Ende nach innen geneigt wird. Ebenso zeigt sich, dass der
Obliquus inferior das Auge 1) nach oben stellt, 2) nach aussen
stellt — die Stricknadel geht im Bogen nach oben und aussen —
und dass 3) der verticale Meridian nach aussen geneigt wird.

Wie sich die Wirkung der beiden Obliqui ändert, wenn der
Bulbus in die Lateral- und in die Medialstellung übergeführt wird,
zeigen die Figg. 35 u. 36. Wenn (Fig. 34) der Bulbus sich lateralwärts bewegt, nähert sich a dem Punkte d, und hat sich eine Lateralbewegung von 40° vollzogen, so fällt (Fig. 35) die Drehungsaxe der
Obliqui mit der Augenaxe zusammen, indem die Muskelebene nunmehr der Queraxe qq' parallel ist. Jetzt vermögen die Obliqui das
Auge nur um seine Axe zu rollen, der Superior medialwärts (den
verticalen Meridian mit seinem oberen Ende also stark nach innen

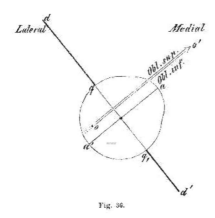

Fig. 36.

neigend), der Inferior lateralwärts (den Meridian nach aussen neigend).
Der Einfluss des Obliqui auf die Höhenstellung ist Null geworden.

Diese erreichbare Lateralstellung des Bulbus ist deshalb
bemerkenswerth, weil in ihr die drei Muskelpaare, wenn auch nicht
genau, so doch nahezu den Bulbus um seine drei Hauptaxen drehen:
die beiden Seiten-Recti um die verticale, die beiden Höhen-Recti um
die transversale und die beiden Obliqui um die sagittale (Augen-) Axe.

Wenn andererseits (Fig. 36) der Bulbus aus der Anfangsstellung
um 50° durch den Rectus medialis medialwärts geführt wird — eine
Stellung, die im Durchschnitte nicht ganz zu erreichen ist — so
fällt (vergl. Fig. 34) die Augenaxe in die Muskelebene der Obliqui
(denn da der Winkel zwischen dd' und oo' 90°, der Winkel zwischen
dd' und aa' 40° beträgt, so ist der Winkel zwischen aa' und oo'
50° und wird Null, wenn sich eben aa' um 50° gegen oo' bewegt

hat). Ist die Muskelebene der Augenaxe parallel, dann ist die Queraxe qq' zur Drehungsaxe, der Obliquus superior ausschliesslich
Senker, der Obliquus inferior ausschliesslich Heber des Auges
geworden. Den Bulbus um seine Axe zu rollen, liegt nicht mehr
in der Macht der Obliqui.

Es stellt sich demnach das Folgende heraus:

In der Lateralstellung (Aussenstellung, Abductionsstellung) des Bulbus haben

die beiden Höhen-Recti den grössten Einfluss auf die Höhenstellung,

den geringsten Einfluss auf die Meridianneigung,

die beiden Obliqui den geringsten Einfluss auf die Höhenstellung,

den grössten Einfluss auf die Meridianneigung.

In der Medialstellung (Innenstellung, Adductionsstellung)
des Bulbus haben

die beiden Höhen-Recti den geringsten ⎫ Einfluss auf die Höhen-
die beiden Obliqui den grössten ⎭ stellung.

Dagegen haben

die beiden Höhen-Recti den grössten ⎫ Einfluss auf die
die beiden Obliqui den geringsten ⎭ Meridianneigung.

Aus diesem Verhalten ergeben sich für die Physiologie und
Pathologie der Augenbewegungen mehrfache Thatsachen. Die
physiologischen sind:

1) Das Zusammenwirken der beiden nach oben, sowie der
beiden nach unten wirkenden Muskeln ermöglicht es, dass, wenn
die Blickebene aus der Primärstellung bis zum Maximum vertical
erhoben oder gesenkt und nunmehr eine Seitenstellung der Bulbi
(sei es nach rechts, sei es nach links) eingeleitet wird, die Blicklinien
längs einer geraden Linie fortbewegt werden können, der
Erhebungswinkel (mit positivem oder negativem Zeichen) derselbe bleibt. Dies wäre nicht möglich, falls das Auge nur mit Hilfe
Eines Muskelpaares die (positive und negative) Erhebung vornehmen
könnte. Wäre dieses Muskelpaar Rectus superior und Rectus inferior,
deren Muskelebene mit der sagittalen Verticalebene zusammenfiele,

so wäre die gemeinsame Drehungsaxe die Queraxe des Bulbus und der in der Richtung von a' nach a (pag. 505) von rückwärts nach vorne laufende Rectus superior (inferior) würde das Auge ohne Raddrehung gerade so heben (senken), wie dies thatsächlich durch Zuhilfenahme zweier Heber (Senker) geschieht. Aber sowie bei höchster Erhebung der Bulbus sich seitlich bewegte, würde jeder Höhen-Rectus (analog dem thatsächlichen Verhalten) einen Einfluss auf Seitenstellung und Meridianneigung gewinnen und die Höhencomponente würde um so kleiner werden, je mehr der Bulbus in die Ab- oder Adductionsstellung tritt. Die gehobenen Blicklinien könnten bei Seitenbewegungen der Bulbi sich nicht in gleicher Höhe erhalten, sondern würden nach rechts und links hinuntersinken; die gesenkten Blicklinien könnten sich bei der Seitenwendung des Blicks nicht in gleicher Tiefe erhalten, sondern würden nach rechts und links in die Höhe steigen. Die Blicklinien würden bei gehobener Blickebene eine nach oben, bei gesenkter eine nach unten convexe, Curve bei der Bewegung von rechts nach links (oder von links nach rechts) beschreiben. Doppelbilder würden nicht auftreten, da nicht blos die Höhenstellung, sondern auch die Seitenstellung, sowie die Meridianneigung jedes Auges der analogen Lageveränderung des zweiten Auges vollkommen correspondirend wäre. Dass wir aber thatsächlich bei gehobener wie bei gesenkter Blickebene die Blicklinien in einer geraden horizontalen (allgemeiner ausgedrückt: auf die verticale Meridianebene lothrechten) Linie führen können, ist die Folge des Zusammenwirkens der beiden Heber, wie der beiden Senker, indem in demselben Maasse, als bei der Seitenwendung des Blicks der eine Heber (Senker) seinen Einfluss auf die Erhebung einbüsst, sein Partner an Hubkraft gewinnt.

2) Wenn wir aus der Primärstellung den Blick heben oder senken, so bleiben die verticalen Meridiane der Augen vertical. Dies geschicht dadurch, dass die entgegengesetzt gerichteten Componenten, mit welchen die beiden Heber oder Senker auf die Meridianneigung (Rollung des Bulbus um die Augenaxe, Raddrehung) wirken, gleich gross sind, sich also aufheben. Anders aber gestaltet sich die Sache,

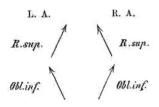

527

wenn die Augen zuerst eine Seitenwendung, also entweder eine positive (nach rechts) oder eine negative (nach links) vollführt haben, und nun Erhebung (positive oder negative) eingeleitet wird. Betrachten wir zunächst die beiden Stellungen, in denen Seitenwendung und Erhebung das gleiche Vorzeichen haben. Positiv ist Seitenwendung wie Erhebung beim Blick nach rechts und oben; negativ sind die beiden Winkel beim Blick nach links unten.

Den Blick nach rechts und oben zerlegen wir so, dass wir erst die Seitenwendung, dann die Erhebung vor sich gehen lassen. Wenn die Augen aus der Primärstellung z. B. um 30° horizontal nach rechts sich bewegen, so geschieht dies dadurch, dass das rechte Auge durch den Rectus lateralis um 30° lateralwärts (nach aussen), das linke Auge durch den Rectus medialis um 30° medialwärts (nach innen) um eine verticale Axe gedreht wird. Die verticalen Meridiane bleiben vertical. Nun folgt in der Rechtsstellung die Erhebung. Das rechte Auge ist in der Aussenstellung; hier hat der Rectus superior den grössten, der Obliquus inferior den geringsten Einfluss auf die Höhenstellung. Das linke Auge ist in der Innenstellung; hier hat die Hubcomponente des Rectus superior ab-, dafür aber diejenige des Obliquus inferior zugenommen. Die Summe je zweier Componenten ist gleich gross und ebenso gross, wie die Summe der Hubcomponenten der beiden Heber bei der directen Erhebung aus der Primärstellung (also wenn der Seitenwendungswinkel = Null). Die Folge davon ist, dass bei positiver Seitenwendung die Erhebung ebenso leicht und auf beiden Augen ebenso gleichmässig erfolgt, wie aus der Primärstellung heraus. Wie aber verhält sich's mit der Meridianneigung? Wenn sich die Augen aus der Primärstellung heben, so neigt der Rectus superior jederseits den Meridian nach innen, also am rechten Auge nach links, am linken Auge nach rechts; der Obliquus inferior aber ebenso intensiv nach aussen, also am rechten Auge nach rechts, am linken Auge nach links. Die verticalen Meridiane bleiben vertical.

Wenn aber die Bulbi in positiver Seitenwendung stehen, so ist das Gleichgewicht der beiden Heber in Betreff der Meridianneigung gestört. Am rechten Auge hat, weil der Bulbus in der Aussenstellung sich befindet, die Einwirkung des Rectus superior auf die Meridianneigung ab-, jene des Obliquus inferior zugenommen, wogegen am linken Auge, das in der Innenstellung sich findet, das umgekehrte Verhältniss eingetreten ist: Rectus superior neigt den Meridian stärker, Obliquus inferior dagegen weniger als in der Primärstellung.

Das Resultat des Zusammenwirkens der beiden Heber bei

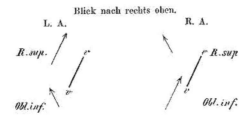

positiver Seitenwendung wird das sein, dass am rechten Auge die Componente des Obliquus inferior jene des Rectus superior, am linken Auge die Componente des Rectus superior jene des Obliquus inferior überwiegt. Am rechten Auge wird der verticale Meridian im Sinne des Obliquus inferior mit dem oberen Ende nach aussen, d. i. nach rechts, am linken Auge im Sinne des Rectus superior mit dem oberen Ende nach innen, d. i. wieder nach rechts geneigt. Es findet also an beiden Augen eine positive Raddrehung statt, und da, sobald eine Seitenwendung eingeleitet wird, bei intacter Innervation die Zu- und Abnahme der Hub- und Drehungscomponenten der Heber an beiden Augen eine gleichmässige (dabei entgegengesetzte) ist, so ist der Raddrehungswinkel für beide Augen gleich, die ursprünglich verticalen Meridiane bleiben parallel.

Es werden demnach beim Blick nach rechts und oben die verticalen Meridiane mit ihrem oberen Ende nach rechts geneigt; bei positiver Seitenwendung und positiver Erhebung stellt sich ein positiver Raddrehungswinkel ein.

Der zweite Fall, dass Seitenwendungs- und Erhebungswinkel dasselbe Vorzeichen haben, ist der, dass beide negativ sind. Gehen die Blicklinien aus der Primärstellung nach links, so ist der Seitenwendungswinkel negativ; senken sie sich dann, so ist auch der Erhebungswinkel negativ. Beim Blick nach links und unten sind die verticalen Meridiane mit ihren oberen Enden gerade so nach rechts geneigt, ist also der Raddrehungswinkel gerade so positiv, wie beim Blick nach rechts und oben. Es ergibt sich dies aus dem

Einfluss, welchen die beiden Senker (Rectus inferior und Obliquus superior) auf die Meridianneigung nehmen, je nachdem das Auge in der Aussenstellung oder in der Innenstellung sich befindet. Beim Blick nach links und unten ist das linke Auge in der Aussen-, das rechte in der Innenstellung. Aus den uns bekannten Thatsachen, welche durch die beistehenden Striche illustrirt werden, zeigt es sich, dass beim Blick nach links und unten der Meridian (vv) des in der Innenstellung befindlichen rechten Auges im Sinne des Rectus inferior nach aussen, d. i. nach rechts, der Meridian (vv) des in der Aussenstellung befindlichen linken Auges durch den Obliquus superior nach innen, d. i. wieder nach rechts

Blick nach links unten.

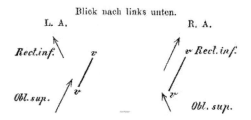

L. A.   R. A.

geneigt wird. Beim Blick nach links und unten sind die Meridiane mit ihren oberen Enden um gleiche Winkel nach rechts geneigt; ist also sowohl Seitenwendungs- als Erhebungswinkel negativ, so ist der Raddrehungswinkel positiv, wie in dem Falle, dass sowohl Seitenwendung als Erhebung positiv sind.

Haben Seitenwendungs- und Erhebungswinkel das gleiche Vorzeichen, so ist der Raddrehungswinkel positiv, d. h. beim Blick nach rechts und oben, wie beim Blick nach links und unten werden die verticalen Meridiane mit ihren oberen Enden nach rechts geneigt.

Wie verhält sich die Sache in den zwei anderen Diagonalstellungen? beim Blick nach links und oben, sowie bei jenem nach rechts und unten? In diesen beiden Fällen haben Seitenwendungs- und Erhebungswinkel ein entgegengesetztes Vorzeichen; denn beim Blick nach links und oben ist die Seitenwendung negativ, die Erhebung jedoch positiv, während es sich beim Blick nach rechts und unten um einen positiven Seitenwendungs-, aber um einen negativen Erhebungswinkel handelt.

Wenn beim Blick nach rechts und oben das in der Aussenstellung befindliche Auge den Meridian nach aussen, das in der Innenstellung befindliche denselben nach innen geneigt zeigt, so muss natürlich beim Blick nach links und oben dasselbe gelten. Nur ist das in der Aussenstellung befindliche Auge jetzt das linke, während das rechte in der Innenstellung steht. Es ist also jetzt der Meridian des linken Auges nach aussen, jener des rechten Auges nach innen, d. h. es sind beide Meridiane nach links geneigt. In ganz analoger Deduction kommen wir zur Erkenntniss, dass die gleiche Neigung der Meridiane beim Blick nach rechts und unten erfolgt.

Haben Seitenwendungs- und Erhebungswinkel das entgegengesetzte Vorzeichen, so ist der Raddrehungswinkel negativ, d. h. beim Blick nach links und oben,

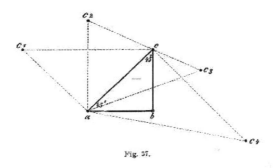

Fig. 37.

sowie bei jenem nach rechts und unten sind die verticalen Meridiane beider Augen mit ihren oberen Enden um gleiche Winkel nach links geneigt. Aus der Primärstellung bewegen sich die Augen gerade nach rechts, sowie gerade nach links einerseits, gerade nach oben und gerade nach unten andererseits, ohne dass die verticalen Meridiane im Raume ihre verticale Stellung einbüssen würden.

Dagegen sind die verticalen Meridiane beim Blick nach rechts und oben, sowie bei jenem nach links und unten mit den oberen Enden nach rechts, bei den Blickrichtungen: links-oben und rechts-unten nach links gegen die im Raume Verticale geneigt.

Zu dieser Erkenntniss sind wir dadurch gelangt, dass wir

zuerst eine Seitenwendung etwa um 30^0 von a bis b (Fig. 37) und dann eine Erhebung etwa wieder um 30^0 von b bis c vornehmen liessen. Wie aber, wenn die Blicklinie auf anderem Wege die gleiche Lage im Raume erreicht? wenn sie direct längs der Hypotenuse ac von a nach c sich bewegt, oder wenn dieselbe auf unzähligen Umwegen, in geradlinigen (Seiten eines Polygons bildenden) Bahnen oder in solchen, die die verschiedensten Curven darstellen, schliesslich nach dem Blickpunkte c gelangt? Wenn, wie in Fig. 37, die Blicklinie zunächst nach c_1 oder c_2 oder c_3 oder c_4 geht, um sich dann erst in ihre Endstellung c einzurichten, so sind das noch sehr einfache Umwege. Aber mögen diese Umwege einfach, mögen sie noch so complicirt sein, es gibt ein von Donders ausgesprochenes Gesetz, welches besagt, dass für jede Stellung der Blicklinie im Raume die Orientirung des ganzen Auges stets die gleiche sei. Wenn wir von der Lage eines bestimmten, z. B. des in der Primärstellung verticalen Meridians ausgehen, so wäre es möglich, dass dieser ursprünglich verticale Meridian jedesmal eine andere Stellung einnähme, sobald die Blicklinie auf einem neuen Wege zu dem Blickpunkte c gelangte; denn der Stellungen des ganzen Auges bei einer bestimmten Stellung der Blicklinie gibt es, wie wir wissen, unzählige, da bei jeder Stellung der Blicklinie der Bulbus um die Blicklinie als Axe gerollt, so dem verticalen Meridiane und damit jedem Meridiane des Auges, somit dem ganzen Auge die differenteste Orientirung gegeben werden könnte, ohne dass die Blicklinie ihren Ort im Raume ändern würde.

Das Donders'sche Gesetz jedoch sagt: Die totale Orientirung des Auges ist für jede einzelne Lage der Blicklinie stets dieselbe, oder jeder einzelnen Stellung der Blicklinie im Raume, mag die Blicklinie auf welchem Wege immer in diese Stellung gelangt sein, entspricht stets eine bestimmte Lage des verticalen Meridians oder, um die Helmholtz'schen Ausdrücke zu gebrauchen, der Raddrehungswinkel ist nur vom Seitenwendungs- und Erhebungswinkel abhängig, ändert sich nur, wenn einer oder beide der letztgenannten Winkel sich ändern, ist eine Function des Seitenwendungs- und Erhebungswinkels.

Wenn also der Raddrehungswinkel für jede Lage der Blicklinie derselbe ist, so erübrigt nur noch die Beantwortung der Frage, durch welches Gesetz Lage und Grösse des jeweiligen

Raddrehungswinkels bestimmt werden. Das Gesetz, nach welchem dies geschieht, ist das Listing'sche Gesetz. Dasselbe lautet: „Mag die Blicklinie, auf welchem Wege immer aus der Primärstellung in eine andere Stellung (Secundärstellung) gelangt sein, stets ist das Auge so orientirt, stets hat der verticale Meridian eine solche Lage im Raume, als hätte sich das Auge aus der Primärstellung in die genannte Secundärstellung um eine unbewegliche Axe gedreht, die durch den Drehpunkt des Auges geht und auf der ersten und zweiten Richtung der Blicklinie lothrecht steht". So einfach dieses Gesetz ist und so einfach es klingt, so hat es doch gewiss noch Niemand verstanden, der es zum ersten Male hört. Darum will ich versuchen, dasselbe verständlich zu machen. Der Leser nehme aufrechten Kopfes gerade vor sich hinschauend dieses Buch in die Hand, halte es vertical so, dass seine horizontal nach vorne gerichtete Blicklinie

a ●————————————● b

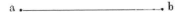

(wir ziehen im Momente nur Eine Blicklinie in Betracht) den Punkt a trifft. Die Augen finden sich in der Primärstellung, welche genauer zu definiren uns nun endlich bald gegönnt sein wird. Jetzt wird der Blick von dem Punkte a nach dem in derselben Horizontalen gelegenen Punkte b gerichtet, wobei es gleichgiltig ist, ob die Blicklinie längs der Horizontalen ab von a nach b gleitet oder ob sie sich, den Punkt a verlassend, allen möglichen Abschweifungen im Raume hingibt, ehe sie schliesslich nach b gelangt. Wie ist das Auge dabei orientirt, wie steht der verticale Meridian? Zieht der Leser von dem Drehpunkte o seines eigenen Auges eine Linie nach a und eine zweite nach b, so ist oa die erste Stellung der Blicklinie (in der Primärlage des Auges) und ob die zweite Stellung der Blicklinie (in der Secundärlage des Bulbus). Die beiden Linien liegen in der Horizontalebene. Wird im Drehpunkte o eine Linie errichtet, welche auf der durch die erste und zweite Stellung der Blicklinie gelegten (Horizontal-) Ebene oder, was dasselbe ist, auf der (in der Horizontalebene gelegenen) ersten und zweiten Stellung der Blicklinie senkrecht steht, so ist dies in unserem Falle die Verticale. Wenn um diese Verticalaxe der Bulbus so weit nach rechts gedreht wird, bis o a die Lage von o b erhält, dann ist die Stellung des ganzen Auges gegeben: der verticale Meridian ist vertical geblieben.

Ja, so schallt es mir entgegen, das haben wir schon oft genug gehört, dass bei einer Seitenwendung, aus der Primärstellung heraus, der verticale Meridian vertical bleibt. Ich wollte auch nichts Neues sagen, sondern nur das Listing'sche Gesetz an diesem einfachen Falle demonstriren. Bei seiner Seitenwendung dreht sich das Auge um eine (verticale) Axe, welche auf der ersten und zweiten Stellung der Blicklinie (die in der Horizontalebene liegen) senkrecht steht. Ebenso werden wir jetzt begreifen, warum, wenn aus der Primärstellung die Augen gerade nach oben oder unten gehen, die Drehung um die Queraxe erfolgt. Denn ist das Listing'sche Gesetz richtig, so erfolgt die Drehung um eine durch den Drehpunkt gehende Axe, welche auf der Ebene, in welcher die erste und zweite Stellung der Blicklinie liegt, d. i. auf der verticalen Sagittalebene senkrecht steht. Diese Axe ist aber eben die Queraxe.

Das Listing'sche Gesetz gilt jedoch nicht blos für die reine Seitenwendung und für die reine Erhebung, sondern auch für jede andere Blickrichtung, die wir uns dann stets aus Seitenwendung und Erhebung zusammengesetzt denken können. Wenn also der Leser mit aufrechtem Kopfe und geradeaus gerichtetem Blicke die senkrecht vor ihm stehende Fig. 38 so betrachtet, dass seine Blicklinie zuerst durch a geht und wenn er dann dieselbe nach c richtet, wie muss die Orientirung seines Auges nach dem Listing'schen Gesetze sein? Die neue Lage der Blicklinie ist durch den Seitenwendungs- und durch den Erhebungswinkel bestimmt. Der positive Seitenwendungswinkel sei 30°, die Blicklinie gehe dabei von a nach b und der positive Erhebungswinkel sei auch 30°, die Blicklinie gehe dabei von b nach c, eben zu dem neuen Blickpunkte. Da △ a b c ein rechtwinkliges gleichschenkliges Dreieck, so bildet a c einen Winkel von 45° mit der Horizontalen a b. Zieht der Leser von seinem Drehpunkt o sowohl zu a als zu c je eine Linie, so liegen die beiden Linien o a und o c (die Richtung der Blicklinie in der Primärstellung a und jene in der Secundärstellung beim Blicke nach c) in jener Ebene, welche in der Linie a c die Ebene des Papiers durchschneidet, daher einen Winkel von 45° mit der Horizontalebene a b macht. Jetzt errichte sich der Leser eine Linie, welche durch den Drehpunkt o geht und auf der Ebene a c senkrecht steht. Auf's

Papier projicirt ist dies die Linie xy, welche also in unserem Falle einen Winkel von 45° (mit ihrem oberen Ende nach links) mit der Verticalaxe vv macht. Dreht man das Auge aus der Primärstellung um die auf die erste und zweite Richtung der Blicklinie senkrechte Axe xy so lange, bis die Blicklinie von a nach c gekommen ist, dann ist jene Lage des Bulbus, jene Stellung des verticalen Meridians gegeben, welche jedesmal eintritt, sobald die

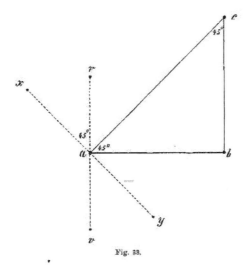

Fig. 33.

Blicklinie auf welchem Wege immer zum Blickpunkte c gelangt ist, dessen Lage durch den Seitenwendungs- und den Erhebungswinkel eindeutig bestimmt wird. Da die Punkte x und y, die Axenpole, im Raume unverändert verharren, so kann auch jener Meridian, in welchem diese Punkte liegen, d. i. der um 45° vom verticalen mit seinem oberen Ende nach links abweichende Meridian keine Neigung gegen seine ursprüngliche Stellung erfahren; denn sonst müssten x und y nach rechts oder links sich gedreht haben, es hat also keine Rollung des Meridians xy, mithin keine Rollung des Auges um die sagittale (Augen-) Axe (Blicklinie) stattgefunden, so wenig als eine solche Rollung statthat, wenn das Auge sich um die verticale Axe von rechts nach links oder um die Queraxe nach oben und unten bewegt. Und da die Blickrichtung aus der Primärstellung a nach c keine

irgendwie bevorzugte ist, so ist einleuchtend, dass, welcher Seiten-
wendungs- und Erhebungswinkel immer, mit positivem oder negativem
Zeichen, der neuen Lage der Blicklinie zukommt, der Bulbus aus der
Primärstellung in jede beliebige Secundärstellung, dem Listing'schen
Gesetze gemäss, ohne Rollung um seine Axe übergeht.

Dagegen findet stets eine Rollung des Auges oder eine Raddrehung statt, wenn das Auge aus einer Secundärstellung in eine
zweite Secundärstellung übergeht, wobei begreiflicher Weise vorausgesetzt ist, dass die beiden secundären Blickpunkte nicht mit dem
primären Blickpunkte in einer geraden Linie liegen; denn wenn ich
aus der Primärstellung den Blick um 10° gerade nach rechts wende
(nach b), und von dieser Stellung aus denselben noch um weitere
10° nach rechts wende (nach c), so ist die Blicklinie aus der Secundärstellung b in die Secundärstellung c ohne Raddrehung übergegangen,
weil ja der Punkt b auf dem Wege liegt, den die Blicklinie durch-
misst, wenn sie aus der Primärstellung a ohne Rollung des Auges
nach c wandert.

Jetzt endlich haben wir eine genaue Vorstellung von der
„Primärstellung" gewonnen. Es ist jene Stellung der Augen,
aus welcher heraus die Blicklinien nach jeder Richtung, ohne dass
die Augen um ihre Axe gerollt würden, bewegt werden können.
Die Augen nehmen diese Stellung ungefähr dann ein, wenn sie bei
aufrechter Kopfhaltung gerade nach vorne gerichtet sind, ein in
der Medianlinie der Blickebene gelegener entfernter Punkt mit
quasi parallelen Blicklinien betrachtet wird. Die genaue Lage der
Primärstellung ist bei verschiedenen Individuen und nach v. Helmholtz auch bei demselben Individuum zu verschiedenen Zeiten
etwas verschieden. Der Nachweis, dass die Augen sich aus dem
Blickpunkte heraus nach allen Richtungen ohne Raddrehung bewegen,
also von der Primärstellung ausgegangen sind, wird durch Versuche
mit Nachbildern erbracht. Denken wir uns an einer senkrechten
Wand eine Sternfigur, analog der in Fig. 39 dargestellten verzeichnet. In der Mitte der Figur ist ein rother Streifen angebracht,
dessen Mittellinie man in die Richtung desjenigen Meridians bringen
kann, längs dessen man den Blick bewegen will. Die Augen
blicken nach m (der Mitte der Sternfigur) und befänden sich in der
Primärstellung. Der verticale rothe Streifen v v entwirft in jedem
Auge ein Bild im verticalen Meridian. Blicken die Augen, nachdem
sie den rothen Streifen etwa durch eine halbe Minute scharf fixirt,

nunmehr längs der Verticalen nach oben oder nach unten, so fällt das grüne Nachbild, das jetzt zum Vorschein kommt, mit seiner Mittellinie stets auf den verticalen Strich. Hätte der verticale Meridian eine Neigung erfahren, so müsste das Nachbild, welches uns die Lage des verticalen Meridians darstellt, mit der Verticallinie

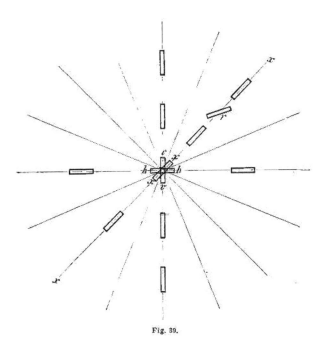

Fig. 39.

der Figur einen Winkel bilden. Ebenso bleibt das Nachbild genau auf dem horizontalen Striche, wenn das rothe Band h h in die Horizontallinie gelegt wird und der Blick längs dieser Horizontallinie nach rechts und links geworfen wird.

Aber die Blickrichtung gerade nach oben und unten (Erhebung ohne Seitenwendung) und jene gerade nach rechts und links (Seitenwendung ohne Erhebung) sind keineswegs bevorzugte Blickrichtungen. Wenn ich das rothe Band in die Richtung irgend eines anderen beliebigen Meridians lege, z. B. in die Richtung des Meridians x x, und nun den Blick längs dieses Meridians nach

35*

rechts oben oder nach links unten ergehen lasse, so bleibt das
Nachbild ebenso auf der Linie xx liegen, wie in den früheren Versuchen bei reiner Erhebung oder reiner Seitenwendung des Blicks.
Es hat demnach der Meridian xx, in welchem das Nachbild entworfen wird, es hat daher das Auge keine Rollung um seine Axe
erfahren. Wäre dies der Fall, so müsste das Nachbild mit dem
Meridiane xx einen Winkel, etwa wie bei r bilden, was aber thatsächlich nicht beobachtet wird.

Dies ist das Princip des in dieser Form von v. Helmholtz
angegebenen Nachbildversuches. Es ist auch das Princip begreiflich,
nach welchem der Untersucher seine Primärstellung ausfindig macht.
Wenn er den Versuch so anordnet, dass er glaubt, es befänden sich
beim Blicke nach der Mitte der Sternfigur seine Augen in der
Primärstellung, jedoch findet, dass bei den Bewegungen, aus m
heraus, die Nachbilder mit den Meridianen, längs deren sich der
Blick bewegt, Winkel bilden, so weiss er, dass die Primärstellung
noch nicht erreicht ist, und er muss die Lage seiner Augen,
beziehentlich jene der Sternfigur so lange ändern, bis der Versuch
der fehlenden Raddrehung gelingt. Dann ist's die Primärstellung,
von der die Augen ausgingen.

Was soll also der Raddrehungswinkel in den Diagonalstellungen,
wenn es eine Stellung der Augen gibt, aus der heraus die genannten
Stellungen ohne Raddrehung erreicht werden können? Der Raddrehungswinkel kommt daher, weil wir, um die Lage der Blicklinie
zu definiren und um mit den vorhandenen Muskelkräften zu rechnen,
jede Bewegung in Seitenwendung und Erhebung (wobei auch einer
der beiden Factoren Null sein kann) zerlegen. Gehen also die
Augen aus der Primärstellung a z. B. nach rechts und oben (nach c),
so setzen wir diese Bewegung zusammen aus einer Bewegung nach
rechts (nach b), welche, da dieselbe aus der Primär- in die Secundärstellung erfolgt, ohne Raddrehung einhergeht (Drehung um die
verticale Axe durch die Seitenrecti) und aus einer Hebung nach
oben (von b nach c), wobei, weil die Blicklinie aus einer Secundärstellung in eine zweite übergeht, eine Raddrehung (Neigung des
verticalen Meridians an jedem Auge mit dem oberen Ende nach
rechts durch die Wirkung der beiden Heber) zu Stande kommt.
Diese Raddrehung muss deshalb erfolgen, damit, wenn die Blicklinie in c auf dem Umwege über b angelangt ist, das Auge in toto
dieselbe Stellung einnimmt, die ihm zukommt, wenn es sich nach

dem Listing'schen Gesetze direct von a nach c um eine feste
auf ac senkrechte Axe bewegt. Die früher (pag. 515 u. 516)
erörterten Meridianneigungen also, welche die Heber und Senker
herbeiführen, wenn die Bulbi sich in einer Seitenstellung befinden,
geben den Augen jene Raddrehung, welche nothwendig ist, dass die
Bulbi die dem Listing'schen Gesetze entsprechende Totalstellung
erhalten.

Das sind die Grundbegriffe der Lehre von den normalen Augenbewegungen. Es wäre zwecklos und blos verwirrend, wenn alle
beschriebenen Abweichungen von Listing's Gesetze hier Erwähnung
fänden. Bemerken will ich noch, dass die Ausdrücke: Rollung
und Raddrehung, welchen bei den Autoren eine verschiedene
Bedeutung zukommt, gleichsinnig sind. Es wurde mit jedem der
Worte die Drehung oder Rollung des Auges um seine Axe bezeichnet.

Die Thatsachen, welche für die Pathologie sich daraus
ergeben, dass die Heber und Senker, je nachdem das Auge sich in
der Ad- oder in der Abductionsstellung befindet, einen verschiedenen
Einfluss auf Höhenstellung und Meridianneigung bekunden, führen
zu Erscheinungen von nicht zu unterschätzender Bedeutung. Ja, die

1) Consequenz, die für die Diagnose der Lähmung eines Hebers
oder Senkers fliesst, ist von solcher Wichtigkeit, dass mit ihrer
Hilfe allein die Diagnose gesichert werden kann.

Das Zurückbleiben des Bulbus in der Höhenwirkungs-Richtung
des gelähmten Hebers oder Senkers wird in jener Stellung des
Auges am wenigsten fühlbar sein, in welcher dieser Muskel den
geringsten Einfluss auf die Höhenstellung ausübt; — denn es ist
klar, dass je weniger der gesunde Muskel zur Hebung oder Senkung
beitragen kann, um so weniger seine geschwächte oder aufgehobene
Wirkung fühlbar werden wird. Die beiden Höhenrecti haben den
geringsten Einfluss auf die Höhenstellung in der Adductionsstellung des Bulbus. Bewegen sich also die Augen zuerst so, dass
das gelähmte Auge in die Innenstellung kommt, so wird, wenn
der Blick sich nunmehr erhebt (senkt), die ausfallende Wirkung des
Höhenrectus weniger empfindlich, als beim Blicke gerade nach oben;
wir wissen, dass aus der Innenstellung des Auges heraus die
Obliqui den relativ grössten Einfluss auf die Hebung (im positiven
oder negativen Sinne) haben. Ist also z. B. der rechte Rectus

superior paretisch, so wird beim Blicke gerade nach oben das dem
rechten Auge gehörende Bild um ein Gewisses höher stehen, sowie
im Falle einer Parese des rechten Rectus inferior das entsprechende
Bild um ein gewisses Maass tiefer stehend erscheint. Bewegen sich
nunmehr in beiden Fällen die Augen nach links und oben (links
und unten), so wird beide Male die Höhendifferenz der Doppelbilder
abnehmen, weil die Hebung (Senkung) aus einer Stellung (der
Adductionsstellung des rechten Auges) heraus erfolgt, in welcher
die beiden Höhenrecti den geringsten Einfluss auf die Höhenstellung haben.

Dagegen wird die Höhendifferenz bei Parese jedes der beiden
Höhenrecti zunehmen, wenn die Augen nach rechts und oben
gehen; denn so wie das rechte Auge sich nach aussen (bis zu 30°)
bewegt, steigt der Einfluss der Höhenrecti auf die Höhenstellung
und desto empfindlicher wird daher die Verringerung oder das
Ausfallen der Wirkung, da ja der zweite Höhenmuskel (der entsprechende Obliquus) in der Aussenstellung des Auges den
geringsten Einfluss auf die Höhenstellung bekundet. Wenn also
beim Blicke nach oben das Bild des rechten Auges höher steht,
so zeigt uns dies eine Schwächung der Hubkräfte des rechten
Auges an; nimmt beim Blicke nach rechts und oben die Höhendistanz der Doppelbilder zu, dagegen beim Blicke nach links und
oben ab, so besteht eine Parese des Musculus rectus superior
dexter, wie sich auch sonst die Doppelbilder in Betreff
der Lateraldistanz und der Neigung verhalten mögen.
Ganz dasselbe gilt, mutatis mutandis, für die Parese des rechten
geraden unteren Augenmuskels. Allgemein: Nimmt bei der Lähmung
eines in Höhenrichtung wirkenden Muskels die Höhendistanz der
Doppelbilder in jener Diagonalstellung zu, in welcher das gelähmte
Auge sich in der Aussen- (Lateral-, Abductions-)Stellung
befindet, dagegen ab in jener Diagonalstellung, in welcher das
gelähmte Auge in der Innen- (Medial-, Adductions-)Stellung
steht: so ist der Rectus superior (inferior) von der Lähmung
betroffen, gleichgiltig ob die Doppelbilder gleichnamig oder gekreuzt
sind und unabhängig von der Angabe des Patienten, dass er an
den Bildern keine Schiefheit sehe.

Eine gleiche Bedeutung wie für die Diagnose der Parese eines
Höhen-Rectus hat das Verhalten der Höhendifferenz der Doppelbilder in den Diagonalstellungen für die Diagnose einer Obliquus-

Lähmung. Da die Obliqui in der Medialstellung des Auges den grössten Einfluss auf die Höhenstellung haben, so wird bei Lähmung eines Obliquus die Höhendifferenz der Doppelbilder die grösste sein, wenn das gelähmte Auge aus der Innenstellung sich erhebt, beziehungsweise senkt, während der Höhenabstand der Doppelbilder der geringste sein wird, wenn das Auge sich in der Aussenstellung befindet.

Es ist klar, dass Höhenrecti und Obliqui bei ihrer Lähmung in den Diagonalstellungen sich gerade entgegengesetzt verhalten müssen und sowie, wenn in jener Diagonalstellung, bei welcher das gelähmte Auge in der Aussenstellung steht, die Höhendifferenz der Doppelbilder die grösste, dagegen in der Innenstellung dieses Auges die geringste ist, ein Höhen-Rectus gelähmt sein muss, ebenso zeigt das entgegengesetzte Verhalten die Lähmung eines Obliquus mit Bestimmtheit an. Auf dem verschiedenen Verhalten der Höhendifferenz der Doppelbilder in den Diagonalstellungen beruht das einzige sichere differentialdiagnostische Moment zwischen der Lähmung des Rectus superior und des Obliquus inferior einerseits, des Rectus inferior und des Obliquus superior andererseits.

Ja, wird man einwenden, wir haben doch gehört, dass bei Lähmung der Höhenrecti die Doppelbilder gleichzeitig gekreuzt und dass sie bei Lähmung der Obliqui gleichnamig sind; und ferner ist es uns doch mit grosser Umständlichkeit erörtert und zu erklären versucht worden, dass die Doppelbilder bei Lähmung des Rectus superior, wie des Obliquus inferior mit den oberen Enden divergiren, dagegen bei Lähmung des Rectus inferior und Obliquus superior convergiren. Es müsste sich also auch hieraus ein sicherer Anhaltspunkt für die Differentialdiagnose ergeben. Denn wenn schon durch irgend ein Moment die Lateraldistanz in die entgegengesetzte könnte verwandelt werden, wenn bei Lähmung eines Höhen-Rectus die Bilder gleichnamig, bei jener eines Obliquus dagegen gekreuzt würden, so müsste die Art der Schiefheit die wahre Sachlage anzeigen, da die gleichnamigen Doppelbilder bei Höhen-Rectus-Parese entgegengesetzt geneigt wären, wie die gleichnamigen Bilder der regelrechten Obliquuslähmung und umgekehrt, die gekreuzten Bilder der Obliquusparese die entgegengesetzte Neigung hätten, wie die gekreuzten Bilder der regelrechten Parese eines Höhen-Rectus. Also in specie: Patient blickt gerade nach oben, das

Bild des rechten Auges steht höher und rechts, ist also gleichnamig; die Bilder divergiren mit den oberen Enden: regelrechte Parese des rechten Obliquus inferior. In einem anderen Falle dasselbe Verhalten, nur convergiren die Doppelbilder: Parese des rechten Rectus superior, wobei durch irgend eine zu untersuchende Complication die gekreuzten Bilder in gleichnamige verwandelt wurden.

Beim Blicke gerade nach unten stehe das Bild des rechten Auges tiefer, sei gekreuzt und dessen oberes Ende neige dem Bilde des linken Auges zu: Regelrechte Parese des Rectus inferior dexter. In einem anderen Falle dieselben Erscheinungen, nur mit dem Unterschiede, dass die Bilder divergiren: Parese des rechten Obliquus superior, deren gleichnamige Doppelbilder durch eine Complication in gekreuzte gewandelt wurden.

Wir sehen, welche Bedeutung der Neigung der Doppelbilder für die Diagnose zukommt — auf dem Papier. Am grünen Tische liesse sich aussprechen, dass wenn beim Blicke gerade nach oben höhendistante gekreuzte Doppelbilder divergiren, eine Parese des Rectus superior; wenn sie convergiren, eine solche des Obliquus inferior vorliege — dass dagegen, wenn gleichnamige höhendistante Doppelbilder divergiren, dies der Lähmung des Obliquus inferior, wenn sie convergiren, jener des Rectus superior entspreche. In analoger Weise liesse sich die Schiefheit der Doppelbilder für die Differentialdiagnose zwischen Lähmung des Rectus inferior und des Obliquus superior verwerthen — die Bilder mögen in jedem der beiden Fälle gleichnamig oder gekreuzt sein.

Es ginge wohl — aber es geht nicht! Im Gegensatze zu der entscheidenden Bedeutung der je nach der Stellung des Auges wechselnden Höhendifferenz der Bilder kommt den theoretischen Erwägungen über die Schiefheit der Bilder eine sehr geringe oder eigentlich gar keine zu. Die Schiefheit der Bilder, wie dieselben beim Blicke gerade nach oben (unten) bei der Lähmung eines Hebers (Senkers) der Theorie gemäss auftreten soll, habe ich in praxi niemals mit Sicherheit feststellen können. Es scheint mir dies immerhin bemerkenswerth. Denn der fleissige Schüler, so da die Symptome der Lähmung, wie sie überall zu lesen sind, gut eingepaukt, wird tiefe Betrübniss empfinden, wenn die Gelähmten von dieser Schiefheit spontan nichts bemerken. Hat also Jemand z. B. eine rechtsseitige Trochlearislähmung, so wird er beim Blicke

gerade nach unten angeben, dass das dem rechten Auge angehörige
Bild rechts und tiefer, auch dass es näher steht, aber nicht, dass es
schief ist. Erst wenn wir eindringlich fragen, ob nicht das tiefere
Bild mit seinem oberen Ende dem höheren zuneige, wird Patient
uns manchmal den Gefallen thun, dies zu bejahen. Aber ich habe
nicht selten absichtlich dem Doppelschenden das der Theorie wider-
sprechende Verhalten der Doppelbilder vorgesagt; und auch dies
wurde, wenn überhaupt eine Schiefheit zugegeben ward, schliesslich
zugestanden. Man kann also bei Trochlearislähmung, bei welcher
spontan keine Schiefheit der Bilder gesehen wird, auf eindringliches
Fragen auch die Zustimmung dazu bekommen, dass die Bilder
divergiren. Dass dieser von der Theorie geforderte Verlust des
Parallelismus der Bilder vom Doppelschenden nicht aufgefasst wird,
ist andererseits nicht merkwürdig. Merkliche Schiefheit tritt erst
dann ein, wenn der ungelähmte Mithelfer des gelähmten Muskels
in starke Action tritt, d. i., wenn die Höhendifferenz der Bilder eine
bedeutende ist. Dann ist es aber eben sehr schwer zu beurtheilen,
ob das excentrische, in der Höhe (Abstand von oben nach unten)
und oft auch in der Tiefe (Abstand von vorne nach rückwärts) stark
abweichende Bild dem Bilde des gesunden Auges parallel ist
oder nicht.

Wir können daher bei reiner (positiver, negativer) Erhebung
des Blickes (ohne Seitenwendung) die Schiefheit der Doppelbilder
zur Differentialdiagnose in praxi absolut nicht verwenden, und
umsoweniger kann dies in jener Diagonalstellung der Fall sein, in
welcher die Doppelbilder die grösste Höhendifferenz zeigen; denn
in dieser Stellung hat ja der gelähmte Muskel zwar den grössten
Einfluss auf die Höhenstellung, aber den geringsten oder gar
keinen auf die Meridianneigung, so dass seine ausfallende
Wirkung schon nach der Theorie den Parallelismus der Doppelbilder kaum oder gar nicht stört.

Dagegen muss nach der Theorie die Schiefheit der Doppelbilder dort die grösste sein, wo ihr Höhenabstand der geringste ist.
Alle Umstände wirken da zusammen, um diese Schiefheit auch
leicht erkenntlich zu machen. Denn da die Doppelbilder nunmehr
wegen geringer oder selbst mangelnder Höhendifferenz und daher
auch mangelnder Tiefendifferenz nahe aneinander stehen, so wird
der mangelnde Parallelismus um so leichter aufgefasst werden
können, als die Schiefheit der Bilder in dieser Stellung factisch

am grössten ist. Die Obliqui (superior wie inferior) haben den
grössten Einfluss auf die Meridianneigung, wenn das Auge in der
Aussenstellung sich findet. Ihnen kommt für das in der Aussenstellung befindliche Auge (vergl. die Zeichnungen pag. 515 u. 516)
die Aufgabe zu, die in den Diagonalstellungen nöthige physiologische
Neigung des Meridians herbeizuführen, während ihre Höhenwirkung
hierbei sehr gering ist. Ist der betreffende Obliquus gelähmt, so kann
die Neigung des Meridians an diesem Auge nicht erfolgen; dadurch
entsteht Divergenz der Meridiane und Convergenz der Doppelbilder
bei Lähmung des Obliquus superior und das Entgegengesetzte bei
jener des Obliquus inferior. Umgekehrt wird bei Lähmung eines
Höhen-Rectus in jenen Diagonalstellungen, in welcher das gelähmte
Auge adducirt ist, die grösste Schiefheit der Bilder bei geringster
Höhendifferenz hervortreten.

Von den isolirten Lähmungen eines in Höhenrichtung
wirkenden Muskels ist die Trochlearislähmung die häufigste. Hier
hat man also relativ am häufigsten Gelegenheit, Studien über die
Schiefheit der Bilder zu machen. Der rechte Trochlearis sei
gelähmt. Beim Blicke gerade nach unten steht das Bild des
rechten Auges rechts und tiefer, auch näher, Schiefheit wird nicht
wahrgenommen. Beim Blicke nach links und unten nimmt die
Höhendistanz der Bilder deutlich zu, von einer Schiefheit keine
Rede. Beim Blicke nach rechts und unten nimmt die Höhendistanz
auffallend ab, ist oft kaum mehr merkbar, nach der Theorie müssten
die nahe an- oder untereinander stehenden Doppelbilder mit ihren
oberen Enden stark zusammenneigen, aber selbst in dieser Position
wird meiner Erfahrung nach nur ganz ausnahmsweise die Schiefheit
bemerkt. Selbst wenn dem Patienten gesagt wird, dass er die
Bilder schief sehen müsse, und dass er angeben möge, ob die
Bilder mit ihren oberen Enden voneinander oder zueinander neigen,
geschieht es, dass die Schiefheit geleugnet oder gar Divergenz der
Doppelbilder angegeben wird.

Aus alledem geht hervor, dass der von der Theorie
proclamirten Schiefheit der Doppelbilder bei Lähmung
eines Erhebungsmuskels für die Diagnose in praxi
gar keine Bedeutung zukommt, dass dagegen das
differirende Verhalten des Höhenunterschiedes in
den Diagonalstellungen für die Diagnose ausschlag-
gebend ist.

Das Wichtigste in dieser Sache müssen wir noch besprechen, nämlich wie es geschehen kann, dass bei reiner Lähmung eines Obliquus die Bilder gekreuzt, bei jener eines Höhen-Rectus aber gleichnamig sind; — denn doch nur wegen dieser Möglichkeit ist die Untersuchung in den Diagonalstellungen unerlässlich. Nehmen wir folgendes Beispiel. Im oberen Theile des Gesichtsfeldes herrscht Einfachsehen, sowohl beim Blicke gerade nach oben, als auch beim Blicke nach rechts und oben, wie bei jenem nach links und oben. Daraus folgt, dass die nach oben wirkenden Kräfte, aber auch, dass die seitlich wirkenden Kräfte normal fungiren. Denn wäre ein Abducens oder ein Rectus internus paretisch, so müsste nach jener Seite, nach welcher der Muskel wirkt, auch im oberen Theile des Gesichtsfeldes doppelt gesehen werden. Beim Blicke nach unten hingegen werde doppelt gesehen. Das dem rechten Auge zugehörende Bild steht links und tiefer. Dies entspräche einer rechtsseitigen Parese des. Rectus inferior. Aber die weitere Untersuchung ergibt, dass beim Blicke nach rechts unten die Höhendistanz der Bilder sehr auffallend abnimmt, dagegen beim Blicke nach links und unten sich deutlich vergrössert. Das kann nach dem, was wir nunmehr wissen, unmöglich eine Parese des Rectus inferior, sondern muss trotz der Kreuzung der Bilder eine Lähmung des Obliquus superior rechterseits sein. Kein anderer Muskel ist gelähmt. Wie ist es aber möglich, dass bei Trochlearislähmung die Bilder gekreuzt sind? Es kommt dies dann vor, wenn gleichzeitig ein Zustand besteht, der als Insufficienz der Musculi recti interni bezeichnet wird. Die Insufficienz der inneren Augenmuskeln ist eine häufige Erscheinung, wenngleich der krankhafte Zustand, zu dem dieselbe führen kann, die muskuläre Asthenopie, selten ist. Die Insufficienz der inneren Augenmuskeln äussert sich darin, dass wenn Ein Auge blind wäre, die Augen divergiren würden, weil im Ruhezustand der Muskelkräfte die äusseren Geraden stärker sind als die insufficienten inneren Geraden. Wenn aber beide Augen am Sehacte theilnehmen, so würde bei dieser dem dynamischen Gleichgewichte der Muskeln entsprechenden Divergenz gekreuztes Doppelsehen da sein. Eine so gewaltige Störung im Sehen wird, wenn es immer möglich ist, paralysirt. Und es ist möglich; denn indem sich die zwar im Vergleiche zu den Rectis externis zu schwachen, aber keineswegs paretischen Recti interni contrahiren, wird die Divergenz der Blicklinien beseitigt und auf diese Art Einfachsehen gewonnen. Wenn jedoch aus einer anderen Ursache Doppelsehen eintritt, welches die Recti interni durch ihre Kraftanstrengung nicht zu beseitigen vermögen, wenn also der abnorme Kraftaufwand der Interni keinen Zweck hat, dann wird derselbe unterbleiben, die Augen werden, den factischen Kraftverhältnissen der Muskeln entsprechend, in die Divergenzstellung gehen.

Wird daher ein mit Insufficienz der Recti interni behaftetes Individuum von Trochlearislähmung befallen, dann sind die Verhältnisse im oberen Theile des Gesichtsfeldes gegen früher nicht geändert, und wenn früher ungeachtet der Insufficienz nach oben einfach gesehen wurde, so wird dies auch jetzt geschehen. Beim Blicke nach unten sind dagegen unüberwindliche Doppelbilder mit Höhendistanz gesetzt. Die abnorme Contraction der Interni vermag da nicht das Einfachsehen herzustellen. Die ausschliesslich im Dienst der Monopie eingeleitete Contraction der Interni wird unterbleiben, die Augen folgen den wahren Kraftverhältnissen der Muskeln, sie werden divergent. Die durch die Trochlearislähmung bewirkte geringe pathologische Convergenz wird durch die in Folge des Nachlassens der Interniwirkung auftretende Divergenz nicht blos neutralisirt, sondern überwogen, die höhendistanten Doppelbilder werden gekreuzt.

Wenn, bei erhaltenem Einfachsehen im oberen Theile des Gesichtsfeldes, beim Blicke nach abwärts höhendistante Doppelbilder auftreten, welche gekreuzt sind, deren Höhendistanz aber zunimmt, wenn das Lähmungsauge in die Innenstellung geht und abnimmt, wenn es in die Aussenstellung geht, so liegt Trochlearislähmung mit Insufficienz der Interni vor. Von dieser Insufficienz der Interni kann man sich dadurch überzeugen, dass man vor das gelähmte Auge ein Prisma mit der Basis nach oben setzt. Nun ist auch im oberen Theile des Gesichtsfeldes das Einfachsehen aufgehoben, nun steht auch da das Bild des Lähmungsauges tiefer — und indem jetzt auch beim Blicke nach oben die dynamischen Verhältnisse der Muskeln für die Stellung der Augen massgebend werden, so zeigt sich die eingetretene Divergenz und damit die Existenz der Insufficienz der Interni dadurch an, dass auch hier die Doppelbilder gekreuzt sind.

In analoger Weise könnte man, wenn eine isolirte Lähmung des Obliquus inferior sich mit Insufficienz der Interni combiniren würde, die Differentialdiagnose zwischen diesem Zustande und der Parese des Rectus superior vollziehen.

So wie nun aber bei Lähmung der Obliqui und gleichzeitiger Insufficienz der Interni gekreuzte Doppelbilder hervortreten müssen, so fordert die Theorie, dass bei Lähmung eines Höhen-Rectus und gleichzeitiger Insufficienz der Externi (welche übrigens viel seltener als jene der Interni ist) die höhendistanten Bilder gleichnamig werden.

Ein Beispiel. Herr G., ca. 40 Jahre alt, stellt sich am 8. Februar 1882 vor. Seit mehreren Jahren besteht am linken Auge Mydriasis; seit kurzer Zeit hat sich auch am rechten Auge Mydriasis eingestellt. Die starren Pupillen sind so weit wie nach Atropinwirkung. Am rechten Auge besteht geringe Myopie; mit — $\frac{1}{50}$ (Zoll) V $\frac{6}{6}$. Am linken Auge Emmetropie und gleichfalls normale Sehschärfe; beiderseits Accommodationsbeschränkung, am myopischen Auge stärker als am emmetropischen. Sonstige Zeichen eines centralen Leidens fehlen. Schon nach 20 Tagen kommt Patient mit einer neuen Klage; er sehe doppelt und zwar habe er zuerst im Theater, von der Gallerie herabblickend, bemerkt, dass alle Schauspieler einen zweiten Kopf auf der Brust trügen. Die Untersuchung ergibt, dass beim Blicke nach oben einfach gesehen wird, dass dagegen im unteren Theile des Blickfeldes (die Verhältnisse beim Blicke im Horizonte lassen wir hier bei Seite) Doppelbilder da sind. Beim Blicke gerade nach unten steht das Bild des rechten Auges tiefer als das des linken und ist gleichnamig. Das entspräche einer Trochlearislähmung, wie auch der Umstand, dass ein objectiv sichtbares Zurückbleiben des rechten Auges beim Blicke nach unten nicht nachgewiesen werden kann, sich mit dieser Auffassung sehr wohl verträgt. Die Prüfung in den Diagonalstellungen ergibt jedoch die Unrichtigkeit einer solchen Anschauung. Denn mag man den Versuch noch so oft wiederholen, immer ergibt sich das constante Resultat, dass die Höhendistanz der stets gleichnamig bleibenden Bilder beim Blicke nach rechts und unten auffallend zu-, bei jenem nach links und unten dagegen auffallend abnimmt. Schiefheit der Bilder wird trotz eindringlicher Ermahnung in keiner Stellung wahrgenommen. Es kann dies nur eine Parese des rechten Rectus inferior sein, verbunden mit Insufficienz der Externi. In der That erhält man auch im oberen Theile des Gesichtsfeldes gleichnamige Doppelbilder, wenn man höhendistante hervorruft. 13 Monate später (3. April 1883) stellt sich Patient wieder vor. Mydriasis und Doppelsehen haben sich erhalten. Im oberen Theile des Blickfeldes ist noch immer vollkommenes Einfachsehen. Im unteren Theile bestehen die höhendistanten Bilder fort, aber sie sind nunmehr gekreuzt, so dass das reine Bild der Parese des Rectus inferior dexter sich darstellt. Schiefheit der Bilder wird nach wie vor nicht wahrgenommen. Es ist anzunehmen, dass die Insufficienz der Externi geschwunden. Was, nebenher bemerkt, das ätiologische Moment erster Kategorie anlangt, so kann, da das Leiden mit isolirter Sphincter- und Accommodationslähmung begonnen, an der nuclearen Ursache kein Zweifel sein.

2) Neben der für die Diagnostik einschneidend wichtigen Thatsache, diè sich aus der verschiedenen Einwirkung der Erhebungsmuskeln auf die Höhenstellung des Auges in den Diagonalstellungen der Blicklinien ergibt, ist noch eine zweite Erscheinung beiläufig zu nennen, welche nach der Theorie bei Lähmung eines Seitenwenders auftritt, wenn die Blicklinien in die Diagonalstellungen gehen, eine Erscheinung, welche sich daraus erklärt, dass unter physiologischen Verhältnissen die durch die Erhebungsmuskeln erzeugte Neigung des Meridians um so grösser ausfällt, je grösser der Seitenwendungswinkel ist.

L. A.   R. A.

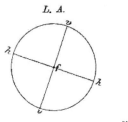 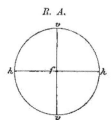

Fig. 40.

Wenn die Augen nach rechts und dann nach oben gehen, werden die beiden verticalen Meridiane mit ihren oberen Enden nach rechts geneigt (pag. 515). In Fig. 40 zeige uns das linke Auge die normale Neigung seines Meridians bei einer bestimmten Grösse des positiven Seitenwendungs- und Erhebungswinkels an. Wären am rechten Auge die Muskelverhältnisse ebenso normal wie am linken, so wäre der verticale Meridian dieses Auges um den gleichen Winkel nach rechts geneigt, wie der linke, die beiden Meridiane wären parallel. Nun aber sei der Abducens am rechten Auge gelähmt. Wenn jetzt die Augen nach rechts und oben zu gehen anstreben, so kann allerdings das linke Auge dem Willensimpulse folgen, den verticalen Meridian dabei nach rechts neigend; das rechte Auge jedoch ist ausser Stande nach rechts zu gehen, da diese Rechts-(Aussen-)Wendung wegen der Lähmung des Abducens aufgehoben ist und nur die Möglichkeit der Erhebung mit Hilfe der intacten Heber übrig bleibt. Während also das linke Auge nach rechts und oben geht, geht das rechte Auge gerade nach oben. Beim Blicke gerade nach oben aber wirken Rectus superior und Obliquus inferior in solcher Weise zusammen, dass der verticale Meridian vertical bleibt. Die Folge davon ist, dass die Meridiane, wie dies Fig. 40 zeigt, beim Blicke nach oben convergiren. Beim Blicke nach rechts und unten wird Divergenz der Meridiane auftreten, da der Meridian des linken Auges normal nach links geneigt wird, während jener des rechten Auges, da dasselbe wegen Lähmung des Abducens nicht nach rechts und unten, sondern nur gerade nach unten gehen kann, wiederum vertical bleibt. Uebrigens ist es leicht verständlich, dass der Parallelismus der Meridiane nicht etwa blos dann gestört wird, wenn vollständige Lähmung des Abducens da ist; denn da die Neigung der Meridiane bei Erhebung mit der Grösse des Seitenwendungswinkels wächst, so wird bei jeder Parese des Abducens, sobald das gelähmte Auge in der Seitenrichtung zurückbleibt, der Meridian dieses Auges bei Erhebung weniger geneigt werden, als jener des gesunden Auges, so dass hieraus für die betreffenden Blickrichtungen theoretisch stets eine Aufhebung des Parallelismus der Meridiane resultirt.

Wenn wir den Einfluss, den diese Schiefheit der Meridiane bei Lähmung eines Muskels, der die Meridianneigung direct nicht beeinflusst, auf die Stellung der Doppelbilder haben muss, veranschaulichen wollen, ist es besser, die Convergenz der Meridiane, die bei Lähmung des rechten Abducens, wenn der Blick nach rechts und oben gerichtet wird, eintritt, so darzustellen, wie es Fig. 41 zeigt. Denn es ist schon aus Fig. 40 ersichtlich, dass wenn wir den Blick auf eine vertical mit verticalen Tapetenlinien versehene Wand zunächst in der Primärstellung richten, wobei eine verticale Tapetenlinie bei entsprechender Blickrichtung ihr Bild in den verticalen Meridian des Auges werfen wird, und wenn wir dann die Blicklinien nach rechts und oben schweifen lassen, die verticale

Tapetenlinie nunmehr im richtig stehenden linken Auge nicht mehr in dem ursprünglich verticalen Meridian abgebildet werden kann. Wenn wir dieselbe trotzdem als vertical schätzen, so müssen wir dies auf andere Weise erkennen; und in jedem Falle muss, falls eine Linie, deren Bild nicht im verticalen Meridian liegt, vertical erscheint, eine solche, welche thatsächlich im verticalen Meridiane ihr Bild findet, wenigstens der Theorie gemäss schief erscheinen.

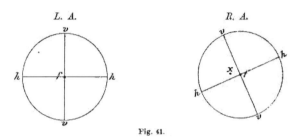

L. A.   R. A.

Fig. 41.

Wenn also beim Blicke nach rechts und oben das Bild der verticalen Tapetenlinie jetzt wirklich im rechten Auge in dem ursprünglich und auch jetzt noch verticalen Meridian abgebildet wird (was übrigens, genau genommen, auch nicht der Fall ist, ohne dass dieser Umstand die Richtigkeit der Beweisführung stören würde), so muss dasselbe eben schief erscheinen. Die Meridiane convergiren. Kennzeichnen wir (Fig. 41) die Lage des verticalen Meridians im richtig stehenden Auge, so muss der analoge Meridian des rechten Auges mit seinem oberen Ende sich jenem des linken Auges zuneigen. Es besteht aber dabei Abducenslähmung. Der Bildpunkt, der im linken Auge auf der Fovea sich findet, hat im rechten Auge seinen Partner x in horizontaler Richtung von der Fovea nach innen verschoben. Wir haben gleichnamige Doppelbilder und da die Meridiane convergiren, so divergiren die Bilder mit ihren oberen Enden. Aber auch noch eine dritte Abweichung tritt hervor. Der Punkt x ist in Folge der Schiefheit der Meridiane in den oberen inneren Quadranten gerückt und wird daher nicht blos nach aussen, sondern auch nach unten projicirt.

Haben wir Lähmung des Abducens, so lehrt die Theorie, dass, wenngleich dieser Muskel keinen directen Einfluss auf die Höhenstellung und Meridianneigung hat, in Folge seiner indirecten Einwirkung beim Blicke in jener Diagonalstellung nach oben, in der das gelähmte Auge in der Aussenstellung sich befindet, Doppelbilder auftreten, welche nicht blos Seiten- sondern auch Höhenabstände und Neigungen zeigen. Das Bild des gelähmten Auges steht auf der gleichen Seite, es steht tiefer und ist mit dem oberen Ende vom wahren Bilde abgeneigt; sowie andererseits leicht zu ersehen ist, dass, da beim Blicke in der analogen Diagonalstellung nach unten die Meridiane divergiren (s. oben), das gleichnamige Bild des gelähmten Auges höher steht und die Bilder convergiren.

Es ist einleuchtend, dass bei der Lähmung des Internus ganz ähnliche Verhältnisse obwalten müssen. Wenn der rechte Internus gelähmt ist, so wird beim Blicke nach links und oben, sowie bei jenem nach links und unten der verticale Meridian des gelähmten rechten Auges vertical bleiben, weil dieses Auge eben nur gerade nach oben (unten) gehen kann, während jener des gesunden Auges das eine Mal nach links, das andere Mal nach rechts geneigt sein wird. Beim Blicke nach links und oben divergiren die Meridiane und auch die Doppelbilder, da sie gekreuzte sind. Das lateralwärts von der Fovea entworfene Doppelbild fällt jetzt in den oberen äusseren Quadranten, das gekreuzte divergirende Doppelbild steht daher tiefer, während es leicht begreiflich ist, dass beim Blicke nach links und unten das gekreuzte Bild convergirt und höher steht.

Ehe wir zu einer systematischen Zusammenstellung aller bei der Lähmung jedes der sechs Augenmuskeln hervortretenden Erscheinungen schreiten, müssen wir noch eine Reihe von Symptomen besprechen, welche der Augenmuskellähmung überhaupt eigen sind.

Wenn die Blicklinie des Einen Auges auf den Blickpunkt gerichtet ist, während die Blicklinie des anderen Auges nicht durch den Blickpunkt geht, sondern in irgend einer Richtung an demselben vorbeischiesst, so wird ein solcher Zustand der Augen ganz allgemein als Schielen (Strabismus) bezeichnet. Ist die Lähmung eines Muskels die Ursache des Abirrens einer Blicklinie, so besteht ein paralytischer Strabismus, während spastisches Schielen dann anzunehmen wäre, wenn durch spastische Contraction eines Muskels verhindert würde, dass sich beide Blicklinien im Blick-

punkte kreuzen. Weiter ist folgende dritte Art des Schielens
denkbar.

Stellen wir uns vor, dass die Innervation der Muskeln an
beiden Augen vollkommen normal sei — nichts von einer Paralyse,
nichts von einem Muskelspasmus — und dass, wenn alle Innervationskräfte ruhen, die Lage des rechten Auges (Fig. 42) so sei,
dass dessen Blicklinie gerade nach vorne gerichtet ist, so wird,

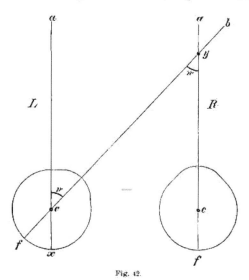

Fig. 42.

indem wir nur die Seitenwender in Betracht ziehen, die Ruhelage
des linken Auges eine andere sein, falls von Natur aus Rectus
medialis und lateralis am linken Auge eine andere Länge haben
als am rechten. Ist der Rectus medialis z. B. um 5 Millimeter
kürzer, der Rectus lateralis dagegen um 5 Millimeter länger, als
dies bei den entsprechenden Muskeln des rechten Auges der Fall
ist, so ist klar, dass wenn die Innervation der Muskeln des linken
Auges auch ganz normal ist, beim Ruhen der Innervationskräfte,
die Blicklinie des linken Auges nicht wie jene des rechten nach
vorne gerichtet sein kann, sondern medialwärts ablenkend mit der
letzteren convergiren muss. Hätten Rectus medialis und lateralis
am linken Auge dieselben Längen wie am rechten, so hätte die
Blicklinie im linken Auge dieselbe Richtung wie jene des rechten,

sie hätte die Lage x a parallel mit f a des rechten Auges. So aber steht das linke Auge um eine bestimmte Zahl von Winkelgraden medialwärts, und der Winkel, welchen die factische Richtung der Blicklinie mit jener im Drehpunkte bildet, welche dieselbe hätte, falls keine Anomalie der Muskellängen bestände, also der Winkel a c b = w, welchen f b mit x a bei c einschliesst, ist der Ausdruck für die Ablenkung des linkes Auges, ist der Schielwinkel. Dieser Schielwinkel ist übrigens ebenso gegeben durch den Winkel f y f, welchen die beiden Blicklinien bei y mit einander bilden, da die Winkel bei c und y als Wechselwinkel gleich sind.

Die eben genannte dritte Art des Schielens führt aus Gründen, die wir gleich erörtern werden, den Namen des begleitenden Schielens, des Strabismus concomitans (lateinisch richtig wäre: comitans), des concomitirenden Schielens. Die Fig. 42 lässt uns ebenso leicht erkennen, wie der Strabismus spasticus und paralyticus zu Stande kommt.

Denken wir, das linke Auge hätte normale Muskellängen, und es träte eine spastische Contraction im Rectus medialis ein, so wird, während die Blicklinie des rechten Auges in ihrer Lage beharrt, das linke Auge eine Stellung einnehmen analog der, welche Fig. 42 anzeigt. Bei der Entwicklung des gewöhnlichen concomitirenden Schielens der Hypermetropen sehen wir es als Regel, dass dem ständigen Schielen ein derartiges periodisches, scheinbar spastisches Schielen vorangeht, aber es wäre ganz unrichtig zu glauben, dass es sich hierbei um einen wirklichen pathologischen Spasmus eines isolirten Muskels, des Rectus medialis eines Auges, handelt. Wenn wir hierbei periodisch z. B. das linke Auge nach innen gehen sehen, so bedeutet dies keineswegs eine isolirte abnorme Innervation des linken Innenwenders, vielmehr handelt es sich um eine Verstärkung der Innervation der Seitenwender, welche beide Augen gleichmässig trifft, nur dass in dem einen (rechten) Auge die Innervationskraft sich in gleicher Stärke auf den Rectus medialis und lateralis vertheilt, so dass die Blicklinie des Auges die Lage nicht ändert und die Wirkung der Innervation nur in der Contraction des Accommodationsmuskels zu Tage tritt, während im zweiten (linken) Auge die gleiche Innervationskraft in toto auf den Rectus medialis sich wirft und so eine sichtbare mediale Ablenkung dieses Auges zu Stande kommt (vergl. pag. 496). Nichtsdestoweniger ist Schielen da, denn die Blicklinie des ablenkenden Auges geht nicht durch

36*

den Blickpunkt des in scheinbarer Ruhelage verharrenden zweiten
Auges. Diese Art des Schielens repräsentirt eigentlich eine vierte
Art des Strabismus. Denn weder handelt_es sich um eine Lähmung,
noch um einen wirklichen Spasmus, noch um alterirte Muskellängen
— sondern um eine starke Convergenz beider Augen, wobei die
Blicklinie des einen Auges längs der Blicklinie des zweiten gleichsam
gegen dieses letztere zu herabläuft, während an dem scheinbar
ruhenden, ebenso stark innervirten Auge jene Veränderung eintritt,
um derenwillen das Schielen eingeleitet wird: die Erhöhung der
Accommodation.

Sowie demnach das periodische Schielen der Hypermetropen
keinen Internus-Spasmus darstellt, so beruht auch die Diagnose
anderweitiger isolirter Augenmuskelspasmen — wenn wir von den
Spasmen bei Hysterie und im Verlaufe der Meningitis absehen —
zumeist auf Irrthum. Es wird dies noch Gegenstand späterer Erörterung sein. Dem wahren Strabismus spasticus fehlt daher fast
jede practische Bedeutung; eine um so grössere kommt dem paralytischen Schielen zu. Denken wir uns in Fig. 42 den Rectus
lateralis des linken Auges gelähmt, so wird vermöge des Tonus des
normal innervirten Antagonisten, auch wenn nicht eine wirkliche
Secundär-Contractur des Rectus medialis sich herausbildet, eine
Ablenkung des linken Auges in medialer Richtung erfolgen. Von
der Grösse des Schielwinkels wird es abhängen, um wie viel nach
innen von der Fovea das Bild im linken Auge entworfen wird, um
wie viel die gleichnamigen Doppelbilder von einander abstehen.

Da demnach blos dem paralytischen und dem concomitirenden Schielen wirkliche Bedeutung zukommt, so hat es nur
Interesse, die differenten Erscheinungen bei diesen zwei Formen
aufzufassen, wobei ich gleich hervorheben will, dass ich mich nur
mit den classisch reinen Formen des concomitirenden Strabismus
befasse, ohne die Abweichungen von der Norm zu berücksichtigen.
Ich schreibe ja hier nicht einen Tractat über das concomitirende
Schielen, sondern ich behandle die Lehre von den Lähmungen
der Augenmuskeln.

Zunächst nimmt die sogen. Secundärablenkung unsere
Aufmerksamkeit in Anspruch. Die Richtung der Secundärablenkung
ist beim paralytischen Schielen dieselbe wie beim concomitirenden,
sie ist stets (auf die associirten Muskelkräfte bezogen) der Richtung
der Primärablenkung entgegengesetzt. Die Grösse der

Secundärablenkung ist beim concomitirenden Schielen gleich der Grösse der Primärablenkung, während beim paralytischen Schielen die Secundärablenkung die primäre an Grösse, oft um das Vielfache übertrifft.

Was die Richtung der Secundärablenkung anlangt, so ist die Angabe in Betreff derselben so zu verstehen. Denken wir, das rechte Auge schiele nach oben; es heisst das, dass während das linke Auge fixirt, die Blicklinie desselben z. B. einen Erhebungs- und Seitenwendungswinkel = Null hat, die Blicklinie des rechten über dem Blickpunkte vorbeigeht, einen pathologischen positiven Erhebungswinkel zeigt. Die Richtung der Primärablenkung ist demnach nach oben. Nun verdecke ich das linke Auge. Jetzt wird das rechte Auge, falls es sehtüchtig und wenn es ihm überhaupt möglich ist, in die Fixation gehen. Dazu muss sich seine Blicklinie nach abwärts bewegen. Werden die Abwärtswender beider Augen innervirt, so werden beide Augen nach abwärts gehen so lange, bis endlich das pathologisch hoch stehende Auge in jene Stellung gelangt ist, in welcher, was den Erhebungswinkel anlangt, das ursprünglich fixirende früher sich befand. Wenn nun aber das rechte schielende Auge in die Fixationsstellung gelangt ist, wie steht jetzt das verdeckte linke Auge unter der deckenden Hand? Es hat sich — und dies ist nach der Form des Schielens verschieden — entweder um denselben oder um einen grösseren Winkel nach abwärts bewegt. Seine Blicklinie, deren Erhebungswinkel früher Null war, zeigt jetzt einen negativen Erhebungswinkel, d. h. mit einfachen Worten gesprochen: Während die Primärablenkung des Schielauges nach oben stattfand, entsteht eine Secundärablenkung des ursprünglich fixirenden Auges nach unten, wenn das Schiel- auge in die Fixation geht. Die Richtung der Secundärablenkung ist daher jener der primären entgegengesetzt. Was in der Höhen- richtung gilt, muss auch für die Seitenrichtung seine Giltigkeit haben. Wie der positive und der negative Erhebungswinkel einander entgegengesetzt sind, so ist es auch mit dem positiven Seitenwendungs- winkel (Bewegung nach rechts) und dem negativen (Bewegung nach links). Ist also die Richtung der Primärablenkung am linken Auge (Fig. 42) eine positive, so muss die Richtung der Secundär- ablenkung des rechten Auges, sobald das linke in die Fixation geht, negativ sein. So ist es auch. Das linke Auge steht (Fig. 42) um den Winkel w zu weit medialwärts, d. i. nach rechts. Es besteht ein pathologischer positiver Seitenwendungswinkel von der Grösse des Winkels w. Decke ich nun das rechte Auge, so wird das linke in die Fixation gehen wollen. Dazu muss sich die Blicklinie fb um den Winkel w nach links bewegen, damit fb die Lage xa einnehme. Dies wird zu erreichen sein, indem beide Linkswender sich contrahiren. Mit dem linken Auge geht auch das rechte — um ebensoviel oder um mehr — nach links. Ist fb in xa eingetroffen, so ist nunmehr fa um einen bestimmten Winkel nach links abgewichen. Der Primärablenkung nach rechts entspricht daher eine Secundärablenkung nach links; ist der Seitenwendungswinkel der primär abgelenkten Blicklinie positiv, so ist jener des secundär abgelenkten Auges negativ. Ist aber das rechte Auge nach links abgewichen, dann steht es unter der deckenden Hand gerade so nach innen, als das Schielauge ursprünglich nach innen stand, weil eben auf die seitlichen Blickrichtungen bezogen, Innen des einen und Aussen des anderen Auges correspondiren, Innen und Innen dagegen ebenso wie Aussen und Aussen entgegengesetzte Richtung bedeuten. Schielt also ein Auge nach oben, so erfolgt die Secundärablenkung nach unten und umgekehrt; schielt ein Auge nach Innen, so steht das zweite Auge in der Secundärablenkung auch nach innen; nach aussen dagegen erfolgt die Secundärablenkung bei Aussenschielen.

Durch die Richtung der Secundärablenkung unterscheidet sich das paralytische Schielen vom concomitirenden nicht, wohl aber durch die Grösse dieser Ablenkung. Wenn das linke Auge deshalb nach innen abweicht, weil der Rectus medialis kürzer, der Rectus lateralis aber länger ist, als im rechten Auge, so zeigt fa die Richtung der Blicklinie des rechten, fb die Richtung der Blicklinie des linken Auges bei Muskelruhe an. Die Innervation ist keineswegs gestört. Bei normaler Innervation drehen die beiden Rechtswender, sowie die beiden Linkswender die Augen um gleiche Winkel nach rechts (links), so dass, wenn die Blicklinien ursprünglich parallel nach vorne gerichtet sind, dieselben bei der Blickrichtung nach rechts, wie nach links ihren Parallelismus beibehalten. Wenn nun auch (Fig. 42) die Blicklinie des linken Auges ursprünglich um den Winkel w nach innen abweicht, so werden bei normaler Innervation die beiden Linkswender doch immer die Augen aus der Ruhestellung heraus um gleiche Winkel nach links drehen und es wird daher, wenn die Blicklinie fb des linken Auges sich um den Winkel w nach links gedreht hat, d. h. in die Fixationsstellung gegangen ist, das secundär abgelenkte rechte Auge um denselben Winkel w nach links (innen) gegangen sein. Während also das rechte Auge fixirte, war das linke Auge um den Winkel w nach innen abgelenkt und wenn nunmehr das linke Auge in die Fixation gebracht wird, so steht das rechte um denselben Winkel nach innen abgelenkt, d. h. die Secundärablenkung ist beim sogen. concomitirenden Schielen der Primärablenkung an Grösse gleich.

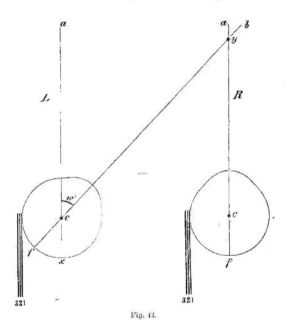

Fig. 43.

Wie aber verhält sich die Sache beim paralytischen Schielen? Die Schielstellung wäre durch Lähmung des linken Abducens bedingt. Ich theile mir (Fig. 43) die Kraft, mit welcher jeder der beiden Linkswender innervirt werden kann, in drei gleiche Theile, dargestellt durch je drei Striche und bezeichne die Striche jederseits mit 1, 2, 3. Wären beide Linkswender gesund, so bedürfte es z. B. der Kraftgrösse 1, um die Blicklinie des linken Auges aus der Stellung fb in die Fixation (nach xa) zu bringen. Mit derselben Kraftgrösse 1 würde das rechte Auge nach innen gegangen und hier der gleiche Effect, der Grösse nach, wie links erzielt worden sein, die Secundärablenkung wäre der primären gleich. Nun ist aber der linke Abducens gelähmt. Wäre er vollständig gelähmt, so würde die Aufwendung der ganzen Innervationskraft nichts nützen, die Blicklinie könnte aus der Stellung f b überhaupt nicht nach aussen geführt werden. Aber der Muskel sei nicht ganz gelähmt, er sei nur paretisch. Die im Zustande der Gesundheit nöthige Innervationskraft 1 kann jetzt nicht mehr ausreichen, um das Auge in die Fixation zu bringen, d. h. es um den Winkel w nach aussen zu drehen. Aber es wird dies vielleicht gelingen, wenn viel stärkere Kräfte, also etwa die Kräfte $1 + 2 + 3$ in Action treten. Geschieht dies, so wird die Blicklinie des gelähmten Auges gerade nach vorne gerichtet. Was ist aber hierbei mit dem rechten Auge unter der deckenden Hand vorgegangen? Die beiden Linkswender werden mit gleicher Kraft innervirt. Mithin werfen sich die Kräfte $1 + 2 + 3$, wie auf den linken Rectus lateralis, so auch auf den Rectus medialis rechterseits. Um das Auge um den Winkel w nach links zu führen, bedarf der gesunde Rectus medialis nur der Innervationskraft 1. Da ihn aber jetzt eine dreimal so grosse trifft, so wird er das Auge nicht um den Winkel w, sondern, sagen wir, um den Winkel 3 w nach innen führen. Während das paretische linke Auge um den Ablenkungswinkel w nach aussen geführt wurde, wozu die Summe der Kräfte $1 + 2 + 3$ nothwendig war, während also dieses Auge nunmehr in der Fixation steht, ist die Secundärablenkung des ursprünglich fixirenden rechten Auges 3 Mal so gross, als die Primärablenkung des paretischen war. Beim paralytischen Schielen ist demnach die Secundärablenkung stets grösser als die primäre.

Wie sich die Grösse der Secundärablenkung beim paralytischen und concomitirenden Schielen verschieden verhält, so zeigt auch der Schielwinkel bei den genannten Formen des Schielens ein verschiedenes Verhalten. Ist beim Strabismus comitans (Fig. 43) der Seitenwendungswinkel des linken Auges $= + w$, während jener des fixirenden Auges Null ist und wird jetzt für dieses letztere eine Rechtsdrehung um einen Winkel β eingeleitet, so wird der Seitenwendungswinkel des linken Auges nunmehr $w + \beta$ betragen, denn hat sich aus der Ruhelage das rechte Auge um den Winkel β nach rechts gedreht, so ist wegen der Gleichmässigkeit der Innervation auch das linke Auge mit dem pathologischen Seitenwendungswinkel w um den Winkel β nach rechts gedreht worden, so dass seine Blicklinie jetzt um den Winkel w + β von der Primärstellung abweicht. Die Differenz der Winkel, den die Blicklinien mit der Primärstellung bilden, ist dieselbe geblieben, sie beträgt nach wie vor den Winkel w, die Grösse des Schielwinkels ist dieselbe geblieben. Es gilt das Gleiche für die Linkswendung, für die negative Seitenwendung. Hat sich das linke Auge um den Winkel w nach links gedreht, dann ist dessen Seitenwendungswinkel Null, die Blicklinie steht in der Primärstellung, aber das rechte Auge ist nunmehr um den Winkel w nach links gestellt, da ja die Secundärablenkung an Grösse der primären gleicht. Wieder also ist die Differenz der Seitenwendungswinkel beider Augen, d. i. der Schielwinkel, derselbe geblieben. Es folgt dies unmittelbar aus der Thatsache, dass Secundär- und Primärablenkung gleich gross sind.

Wenn also beim concomitirenden Schielen die Augen sich in der Muskelebene des Schielmuskels und seines Antagonisten (bei Strabismus convergens und divergens in der Horizontalebene nach rechts und links) bewegen, so behält der Schielwinkel die gleiche Grösse. Das Schielauge hält bei jeder Bewegung gleichen Schritt mit dem fixirenden, es begleitet das letztere stets im gleichen Tempo — daher der Name des concomitirenden oder begleitenden Schielens. Anders liegt die Sache beim Strabismus paralyticus. Ist z. B. der linke Rectus lateralis gelähmt, so wird schon bei Primärstellung des rechten Auges eine Innenablenkung des linken da sein können. Gehen die Augen jetzt nach links, so wird für die Linkswendung des linken Auges der gelähmte Abducens direct in Anspruch genommen. Während der Linkswender des rechten Auges, d. i. der normale Internus seiner Aufgabe gerecht wird und den negativen Seitenwendungswinkel dieses Auges um so mehr vergrössert, je mehr er innervirt wird, so hat die gleiche Innervation des Linkswenders des linken Auges gar keinen oder bei Parese nur einen geringen, in jedem Falle immer einen geringeren Effect als rechterseits. Je weiter die Blicklinie des rechten Auges sich nach links bewegt, um so mehr bleibt jene des linken Auges zurück, um so grösser wird der Schielwinkel. Der Schielwinkel nimmt dagegen ab und wird schliesslich Null, wenn die Augen in dem gegebenen Falle nach rechts sich bewegen, denn nach rechts wirken zwei Muskeln, welche gesund sind, der rechte Abducens und der linke Internus. Dieser letztere

ist freilich überstark, weil sein Antagonist gelähmt ist, daher die
pathologische Convergenz schon beim Blick nach vorne. Aber je
mehr die Augen nach rechts gehen, desto mehr macht sich der
elastische Widerstand der beiden Linkswender geltend, so dass
schliesslich ein Plus für die Leistung des linken Internus, falls
derselbe nicht schon in wirkliche Secundärcontractur verfallen, nicht
mehr existirt. Der Schielwinkel nimmt ab beim Blick nach rechts
und wird schliesslich Null, d. h. es besteht kein Schielen mehr, die
Blicklinien schneiden sich im Blickpunkte, womit das Doppelsehen
verschwindet.

Während beim concomitirenden Schielen der Schielwinkel die
gleiche Grösse behält, mögen die Augen sich nach jener Richtung,
nach welcher der Schielmuskel wirkt oder nach der entgegengesetzten bewegen, ändert bei den analogen Bewegungen der Schielwinkel seine Grösse, falls paralytischer Strabismus vorliegt, und zwar
nimmt dieser Winkel stetig an Grösse zu, falls die Augen in der
Actionsrichtung des gelähmten Muskels bewegt werden, dagegen ab
und wird schliesslich Null, wenn die Bewegung in entgegengesetzter
Richtung (in der Actionsrichtung des dem gelähmten Muskel antagonistischen Muskels) stattfindet.

Ueber die Ausdehnung der Bewegung in der dem Schielmuskel und dessen Antagonisten gemeinsamen Muskelebene — für
Strabismus im Bereiche der Recti medialis et lateralis ist dies die
Horizontalebene — wäre das Folgende anzuführen: Die Blicklinie
eines Auges mit normalem Muskelsystem kann aus der Primärstellung um eine bestimmte Anzahl von Graden einerseits lateralwärts, andererseits medialwärts bewegt werden. Bezeichne ich die
Lateralexcursion mit $8\,1$, die mediale mit $9\,m$ (vergl. pag. 509), so
beträgt die Totalexcursion in der Horizontalebene $S = 8\,1 + 9\,m$.
Besteht eine Aenderung der Muskellängen, also concomitirender
Strabismus, an einem Auge, so wird dieses Auge, für sich geprüft,
im Horizont die gleiche Excursionsgrösse S zeigen, nur mit dem
Unterschiede, dass das ganze Excursionsgebiet mehr oder minder
nach Seite des Schielmuskels verschoben ist, d. h., wenn ich von
der Primärstellung der Blicklinie ausgehe, so wird das Auge bei
Strabismus convergens weiter nach innen bewegt werden können
als das nicht schielende Auge, dagegen weniger weit nach aussen
als dieses letztere. Die unveränderte Excursionsgrösse S setzt sich
nicht mehr zusammen aus $8\uparrow 9\,m$, sondern S wird z. B. gleich

71 + 10m. Für Strabismus divergens concomitans gilt das Entgegengesetzte. Nicht so ist es beim paralytischen Schielen. Hier ist das Excursionsgebiet nicht etwa blos verschoben ohne an Grösse einzubüssen, hier ist es eingeengt. Bei Lähmung des Rectus lateralis besteht kein Plus von Beweglichkeit nach innen (der Schielwinkel wird ja bei dieser Bewegung Null), aber je nach dem Höhegrade der Lähmung eine Verringerung der Beweglichkeit nach aussen. Beim paralytischen Schielen ist zum Unterschiede vom concomitirenden die Ausdehnung der Bewegung in der dem Schielmuskel und seinen Antagonisten entsprechenden Muskelebene verringert, beim concomitirenden Schielen das unverkürzte Feld nur nach der Richtung des Schielmuskels verschoben.

Secundärablenkung, Schielwinkel, Excursionsfähigkeit verhalten sich also verschieden beim begleitenden und beim Lähmungsschielen. Beim paralytischen Schielen gibt es noch eine Anzahl von Erscheinungen, welche aus der Paralyse als solcher hervorgehen. Es sind dies: Die fehlerhafte Projection im Blickfelde, der Gesichtsschwindel, die fehlerhafte Kopfhaltung.

Der linke Abducens sei paretisch. Man verdecke dem Kranken das rechte Auge und fordere denselben auf, rasch gegen den Finger zu stossen, der nach links hin dem Patienten vorgehalten wird. Wenn ohne Kopfdrehung ein links gelegenes Object gesehen werden soll, bedarf es der Zusammenziehung des linken Abducens. Ist die Innervationskraft 1 nothwendig, um ein links gelegenes Object zu sehen, so wissen wir aus Erfahrung, wie weit nach links hinüber das Object liegt; ein Object, zu dessen deutlichem Erblicken eine Seitenwendung nöthig ist, die durch Kraft 1 + 2 erzielt wird, liege 2a seitlich von der Medianebene des Kopfes, wenn der Abstand in ersterem Falle a betrug. So ist's unter gesunden Verhältnissen. Wenn aber der Abducens paretisch ist, so muss nunmehr eine stärkere Innervation stattfinden, um die Seitenwendung a zu vollführen. Gesetzt, es wäre hierzu jene Kraft erforderlich, durch welche normaliter das Auge um 2a seitlich gedreht wird. Da wir uns des paretischen Zustandes des Muskels nicht bewusst werden, so wird auch nunmehr bei Parese des Abducens das Object nach 2a verlegt, wo wir es bei der aufgewandten Innervation von unseren gesunden Zeiten her zu finden gewohnt sind, während es doch thatsächlich bei a sich findet. Der seitlich vorgehaltene Finger wird daher an einen Ort des Gesichtsfeldes projicirt, wo er nicht ist; und zwar wird der Patient, wenn er angewiesen wird, rasch nach dem links vorgehaltenen Finger, Bleistift oder dergl. mit seinem Finger zu stossen, nach links vom Objecte vorbeifahren. Allgemein: Wird zur Erreichung des Blickpunktes die Action des paretischen Muskels in Anspruch genommen, so wird der Blickpunkt weiter nach jener Richtung hin verlegt, nach welcher der Muskel wirkt, also zu weit nach aussen, schläfewärts für das betreffende Auge bei Lähmung des Abducens, zu weit nach innen, nasenwärts bei jener des Internus; zu weit nach oben bei Parese eines Hebers, zu weit nach unten bei Parese eines Senkers.

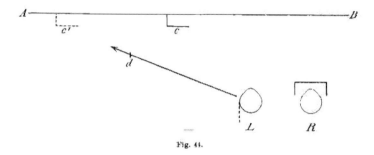

Fig. 44.

Diese irrige Projection des Blickfeldes wird auch zur Ursache des Gesichtsschwindels, die bei Augenmuskellähmungen vorkommt. Ein Mensch mit Parese des linken Abducens, der (Fig. 44) sein Angesicht der Wand AB zuwendet, werde bei Verdeckung seines rechten Auges angewiesen, rasch auf die links gelegene Thürklinke c loszugehen. Da er dieselbe nach c' verlegt, so geht er eiligst in der Richtung des Pfeils. Aber bei d angelangt, sieht er plötzlich die Thürklinke zu seiner Rechten, denn sobald diese thatsächlich rechts vom linken Auge gelegen ist, wird sie mit Hilfe des gesunden Rectus internus dieses linken Auges auch richtig localisirt. In diesem Augenblick also tritt eine Scheinbewegung der Thürklinke von c' nach c ein; das ganze Zimmer dreht sich im Kreise von links nach rechts. Der Patient wird von einem heftigen Schwindelgefühl erfasst, er schwankt, sucht sich zu stützen oder stürzt gar, falls man dies nicht bei Zeiten verhindert, nach links von der Thürklinke nieder. So und nicht anders ist der Gesichtsschwindel bei Augenmuskellähmung zu erklären.

Ein wahrer Gesichtsschwindel entsteht also bei einer Augenmuskellähmung nur dann, wenn bei Vorwärtsbewegung des Individuums durch das Auftauchen des Objectes an der richtigen Stelle eine Scheinbewegung des letzteren zu Stande kommt. Die irrige Projection kann aber auch als solche die grösste Schwierigkeit in der Orientirung, ja die Unmöglichkeit der Fortbewegung in gewisser Richtung bedingen. Will z. B. Jemand mit einer Trochlearislähmung bei Verschluss des ungelähmten Auges eine Treppe hinuntergehen, so wird er dabei, da das zweite Auge geschlossen ist, nicht durch Doppelbilder beirrt — welch' letztere allerdings ein derartiges Ueber-, Durch- und Nebeneinander der Stufen bedingen, dass die Aufgabe bei geöffneten beiden Augen nicht lösbar ist — aber trotzdem wird der Versuch anfänglich ein schwieriger sein. Denn die Stufen werden alle an einem tieferen Orte geschen, als sie sind und der Patient weiss nicht, wo er hintritt. Fällt er über die Treppe hinunter, so ist das nicht die Folge des Gesichtsschwindels, wie wir denselben eben erörtert, sondern der irrigen Localisation der abwärts gelegenen Objecte. Man könnte einwenden: Ja, wenn der Trochlearis gelähmt ist, so wirkt nach abwärts ein einziger zwar, aber dabei ganz gesunder Muskel, der Rectus inferior. Warum sollte das Muskelgefühl alterirt sein? Ganz einfach, weil beim Blicke nach abwärts auch immer der Trochlearis innervirt wird und bei Lähmung dieses Muskels einem bestimmten Innervationsquantum eine geringere Leistung, blos die Contraction des Rectus inferior ohne jene des Trochlearis entspricht.

Diese Erörterungen über Gesichtsschwindel und irrige Localisation erscheinen vielleicht müssig und ohne jede practische Bedeutung, da die Erscheinungen doch nur dann auftreten, wenn das gelähmte Auge allein verwendet wird. Die Störungen dürften also bei der Muskellähmung wohl nur daher rühren, weil doppelt gesehen wird. Das ist im Allgemeinen allerdings richtig. Aber häufiger als man gewöhnlich meint sind die Fälle, in denen das gelähmte Auge, weil es von früher her das schtüchtigere war und stets zum Sehen verwendet wurde, auch jetzt noch zur Fixation verwendet wird, oder wo dieses Auge, wenn es auch früher keinen Vorzug vor seinem Partner hatte, jetzt zum Sehen verwendet werden muss, weil das zweite Auge durch einen frischen Process, dessen Quelle etwa dieselbe ist, wie jene der Muskellähmung, in hohem Grade schlechtsichtig geworden ist. Z. B. eine junge Person klagt über Kopf-

schmerz und Doppelsehen; es lässt sich rechtsseitige Trochlearislähmung nachweisen. Nach einiger Zeit verschwinden die Doppelbilder, aber die Klage über die schwierige Orientirung nach abwärts
dauert fort. Man glaubt die Lähmung geheilt und fasst die Erscheinung als Hirnsymptom auf. Zwar ist ein Hirnleiden (und zwar
auf syphilitischer Basis) zu diagnosticiren, indem jetzt beide Augen
Sehnervenentzündung zeigen. Aber während hierbei das Sehvermögen
des nicht gelähmten Auges so sehr gelitten, dass sein Netzhautbild
nicht mehr wahrgenommen wird, ist das des gelähmten Auges noch
relativ gut. Dieses Auge allein, das seine Trochlearislähmung, wie
gerade die Erscheinungen beim Abwärtsgehen beweisen, nach wie
vor hat, muss jetzt ausschliesslich zur Orientirung verwendet werden.

Aus dem subjectiven Symptom des Doppelsehens endlich entwickelt sich bei Augenmuskellähmungen allmälig noch ein objectives
und für die vorliegende Lähmung charakteristisches Phänomen, das
der fehlerhaften Kopfhaltung. Auch beim gewöhnlichen
concomitirenden Innen-Schielen, bei dem Doppelbilder gänzlich
fehlen, kommt sehr häufig eine fehlerhafte Kopfhaltung, Drehung
des Kopfes um die verticale Axe nach der Seite des nicht
schielenden Auges und Neigung des Kopfes zur Schulter der Seite
des Schielauges, vor, für die eine ausreichende Erklärung zu
geben ich eben so wenig in der Lage bin, als ich die der
beschriebenen entgegengesetzte Kopfhaltung, die gleichfalls zur Beobachtung kommt, zu erklären vermag. Bei der Nuclearlähmung,
bei der die Doppelbilder fehlen, bildet sich eine fehlerhafte Kopfhaltung nicht aus. Dagegen lernen jene Individuen, die durch
Doppelbilder in Folge einer Muskellähmung gequält werden, durch
eine entsprechende Drehung des Kopfes dieselben möglichst zu
vermeiden. Ein Mensch mit linksseitiger Abducenslähmung hat
Doppelbilder beim Sehen gerade nach vorne, wo dieselben am
meisten stören und beim Blicke nach links. Dreht er den Kopf
um die verticale Axe nach links, so muss er, um geradeaus zu
sehen, die Augen mit Hilfe der normalen Rechtswender nach
rechts drehen. Alle seine Augenbewegungen im Horizont sind
nur Rechtswendungen; im rechten Theile des Blickfeldes aber
können die Doppelbilder gänzlich fehlen. Nach links hin, wo die
Doppelbilder immer weiter auseinander gehen, braucht er nicht zu
blicken, weil sein Kopf nach links gedreht ist. Ebenso wie bei
Parese des einen Linkswenders (des linken Abducens) wird

der Kopf nach links gedreht werden, wenn der zweite Linkswender, d. i. der Rectus internus des rechten Auges paretisch
ist. Der Kopf wird im Allgemeinen nach jener Richtung hin gedreht,
nach welcher die Muskelwirkung geht, aber nicht immer. Denn nicht
immer sind nach dieser Richtung die Doppelbilder am störendsten.
Bei der Lähmung eines Seitenwenders sind die Doppelbilder in der
besagten Richtung am störendsten und so wird bei Parese eines
Linkswenders (des linken Rectus lateralis oder des rechten Rectus
medialis) der Kopf um die verticale Axe nach links, bei jener
eines Rechtswenders (des linken Rectus medialis oder des rechten
Rectus lateralis) nach rechts gedreht werden. Aber bei der Parese
eines Erhebungsmuskels ist das anders. Der Trochlearis stellt das
Auge nach unten und aussen, aber bei dessen Lähmung ist der
Kopf nach unten und innen gedreht, weil in der Innenstellung des
Auges die Doppelbilder die grösste Höhendistanz zeigen (pag. 512)
und daher beim Blick nach innen und unten am störendsten sind.
Ebenso und aus dem analogen Grunde findet die Kopfdrehung bei
der Parese des Rectus inferior nach unten und aussen statt, wenngleich der Rectus inferior das Auge nach unten und innen stellt.

Fassen wir die den Muskellähmungen gemeinsamen objectiven
und subjectiven Symptome noch einmal zusammen, so ergibt sich:

Objective Symptome:

1) Die Excursionsfähigkeit des Auges in der dem gelähmten
Muskel und seinem Antagonisten gemeinsamen Muskelebene ist
verringert. Beim concomitirenden Schielen ist dies nicht der
Fall; das ganze Excursionsgebiet ist blos nach der Actionsrichtung
des Schielmuskels verschoben.

2) Der Schielwinkel ändert bei der Bewegung des Auges
in der eben genannten Muskelebene beständig seine Grösse, indem
derselbe wächst, falls das Auge sich in der Actionsrichtung des
gelähmten Muskels bewegt, dagegen abnimmt und schliesslich Null
wird, wenn die Bewegung in der Richtung des Antagonisten stattfindet.

Beim concomitirenden Schielen behält der Schielwinkel stets
die gleiche Grösse.

3) Die Secundärablenkung, deren Richtung jener der
primären entgegengesetzt ist, ist beim paralytischen Schielen grösser,
als die Primärablenkung zum Unterschiede vom concomitirenden

Schielen, bei welchem die in der Richtung gleichfalls entgegengesetzte Secundärablenkung der primären an Grösse gleich kommt.

4) Bestehen Doppelbilder, so bildet sich eine fehlerhafte Kopfhaltung aus. Der Kopf wird nach jener Richtung gedreht, in welcher bei Aufrechthaltung des Kopfes die Doppelbilder am störendsten sich geltend machen. Diese Kopfhaltung hat mit jener Schiefstellung des Kopfes, die beim concomitirenden, Doppelsehen freien Strabismus vorkommt, nichts gemein.

Die subjectiven Symptome sind:

1) Das Doppelsehen.
2) Die irrige Projection im Blickfelde und die dadurch bedingte Beirrung in der Orientirung des gelähmten Auges.
3) Der Gesichtsschwindel bei Benützung des gelähmten Auges für sich.

———— ————

Ueber die Kerne der Augenmuskelnerven (pag. 338 u. 369), über eine Eigenthümlichkeit der Gefässverzweigung im Ursprungsgebiete des Oculomotorius (pag. 352), über den intracerebralen Verlauf des 3., 4. und 6. Nervenpaares (pag. 390), über die Anordnung der genannten Nerven an der Basis cranii (pag. 396), sowie über deren Eintritt in die Orbita und ihre Verästelung in der letzteren (pag. 452) haben wir am geeigneten Orte gesprochen.

Ebenso haben wir nicht ermangelt, die Symptome darzulegen, welche der totalen Lähmung jedes der drei genannten Nerven eigen sind (pag. 297 u. ff.). Allerdings sind diese Erscheinungen bei der Lähmung jedes der drei Nervenpaare in sehr verschiedenem Grade in die Augen springend. Eine totale Oculomotoriuslähmung ist ein so gewaltiges Phänomen, dass es selbst der Ungeübteste nicht übersehen kann. Auch die totale Abducenslähmung haben wir nach diagnostischer Richtung mit einer gewissen Missachtung abgethan (pag. 301), wogegen es sich nicht leugnen lässt, dass die Diagnose der Trochlearislähmung (pag. 302) uns einen gewissen Respect eingeflösst hat, indem wir erklären mussten, dass dieselbe mit groben Mitteln nicht zu stellen sei. Ja, würde es sich bei Augenmuskellähmung stets um totale Lähmung des ganzen Nervenstammes handeln, dann wäre die Diagnose leicht und die ganze bisherige

Darstellung überflüssig. Denn entweder wäre die so leicht diagnosticirbare Lähmung des 3. oder 6. Nervenpaares da oder, würden die diesen Lähmungen entsprechenden auffallenden Symptome fehlen, dann könnte es eben nur eine Trochlearislähmung sein. So aber stehen die Sachen anders. Jeder der vier vom Oculomotorius versorgten exterioren Augenmuskeln kann für sich ergriffen sein und nicht etwa stets eine totale Lähmung, sondern was viel häufiger vorkommt, eine mehr oder weniger leichte Parese zeigen. Dann werden die offenkundigen Symptome ebenso unscheinbar, wie sie es bei der vollständigen Trochlearislähmung immer sind; und die Schwierigkeit der groben Diagnose wird nicht minder gross, wenn der Abducens nur eine schwache Parese darbietet. Trotzdem wird gerade unter solchen Umständen der Patient durch die störenden Doppelbilder zum Arzte getrieben und die Aufgabe dieses Letzteren ist es, die genaue Diagnose zu stellen. Um dies zu vermögen, müssen alle Symptome, welche bei der Lähmung eines jeden einzelnen Muskels auftreten, genau bekannt sein.

Die Lähmung der geraden Augenmuskeln.

Anatomie der vier Recti.

Nach Merkel[1] gruppiren sich die Ursprünge der vier geraden Augenmuskeln an der Spitze der Orbita um den Canalis opticus (Co), sowie um das Foramen oculomotorii (F) — vergl. pag. 452 — in der Weise, wie es Fig. 45 zeigt. Man ersieht dabei gleichzeitig, dass der Rectus lateralis mit zwei Portionen entspringt[2]. Die vier Recti laufen auf kürzestem Wege von ihrem Ursprunge zur Insertion. Fig. 46 gibt Aufschlüsse über Stärke, Gewicht und Länge der

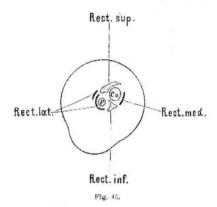

Fig. 46.

[1] Graefe-Sämisch Bd. 1, pag. 52, 1874.
[2] Auffallend ist, dass Merkel, l. c. pag. 53, es als ganz besonders erwähnenswerth bezeichnet, dass der zweite Kopf des M. rect. lateralis „bis jetzt

Muskeln (nach Volkmann, 1869), über die Breite der Sehnen, sowie über den Abstand ihrer Insertion vom Rande der Cornea (nach Fuchs, 1884). Die römischen Ziffern I, II, III, IV bezeichnen

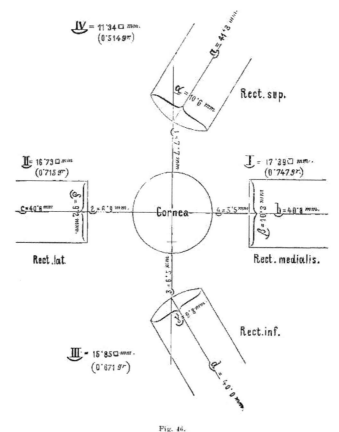

Fig. 46.

die Reihenfolge der Muskeln hinsichtlich ihrer Mächtigkeit, Stärke, d. i. der Grösse des Querschnittes, der Zahl der Muskelbündel. Man ersieht, dass der Medialis der stärkste, der Superior

gänzlich unbekannt geblieben". In der 4. Auflage von Hyrtl's Lehrbuche, aus dem ich im Jahre 1856 Anatomie lernte, steht pag. 437: „Der äusserste (Rectus) ist der stärkste und entspringt mit zwei Portionen".

der schwächste der Recti ist, der Lateralis an zweiter, der Inferior an dritter Stelle steht. a, b, c, d stellen die Reihe der Muskellängen dar. Der schwächste Muskel ist der längste, also der Superior: dann kommt der Medialis; diesem schliesst sich der Lateralis an; der Inferior ist der kürzeste, doch beträgt die Differenz zwischen dem längsten und kürzesten Muskel weniger als 2 Millimeter. Die Abstufung der Sehnenbreite wird durch α, β, γ, δ dargestellt. Der schwächste und längste Muskel, der Superior, hat die breiteste Sehne, die schmalste der zweitstarke Rectus, der Lateralis; zwischen den beiden stehen Medialis und Inferior. Endlich ist durch 1, 2, 3, 4 der Abstand der Sehnenmitte vom Hornhautrande in sinkender Folge gekennzeichnet. Der schwächste, längste Rectus mit der breitesten Sehne, der Superior, inserirt sich am weitesten entfernt vom Hornhautrande, während die Sehneninsertion des mächtigsten der Recti, des Medialis, der Hornhaut am nächsten rückt. Nach der Superior-Sehne ist es jene des Lateralis, welche sich am weitesten entfernt vom Hornhautrande hält; etwas näher rückt die Inferior-Sehne.

Die Characterisirung der vier Recti ist demnach die folgende: Rectus medialis: I. b. β, 4.

Der Medialis ist der stärkste der geraden Augenmuskeln: sein Muskelquerschnitt ist — 17.4 Quadrat-Millimeter; sein Gewicht ³/₄ Gramm. Er ist der zweitlängste; seine Länge beträgt 40,8 Millimeter. Er besitzt die zweitbreiteste Sehne, eine Sehne von 10,3 Millimeter Breite. Die Insertion seiner Sehne steht der Hornhaut am nächsten: sie rückt bis auf 5½ Millimeter zum Hornhautrande.

Rectus lateralis: II. c, δ, 2.

Der Lateralis ist der zweitstärkste der Recti (Querschnitt = 16,7 Quadrat-Millimeter, Gewicht etwas mehr als ⁷/₁₀ Gramm): der drittlängste (40.6 Millimeter lang): hat die schmalste Sehne (9,2 Millimeter), deren Ansatz nach der Insertion des Superior der Hornhaut am fernsten steht (6.9 Millimeter).

Rectus inferior: III, d, γ, 3.

Der Inferior, der drittstärkste Rectus (mit einem Querschnitt von 15.85 Quadrat-Millimeter und einem Gewichte von ⅔ Gramm), ist der kürzeste Gerade (40 Millimeter); Sehnenbreite (9,8 Millimeter) und Sehnenabstand (6.5 Millimeter) nehmen die dritte Stelle ein.

37*

Rectus superior: IV, a, α, 1.

Der Superior, der schwächste der Recti (Querschnitt = 11⅓ Quadrat-Millimeter, Gewicht etwas über ½ Gramm), hat die grösste Länge (41,8 Millimeter), die breiteste Sehne (10,6 Millimeter) und seine Insertion steht am weitesten (7,7 Millimeter) vom Hornhautrande ab.

Die angegebenen Zahlen sind die von den Forschern gefundenen Mittelwerthe. Die individuellen Werthe variiren, aber das gegenseitige Verhältniss in der Reihenfolge der Grössen wird dadurch nicht alterirt.

Aus Fig. 46 ist ferner ersichtlich, dass die Insertionen der Seiten-Recti als geradelinig angesehen werden können, während die Sehnen der Höhen-Recti sich mit convexen Bogen inseriren (Fuchs). Es ist ferner der Verlauf des Rectus medialis und der des Rectus lateralis so verzeichnet, dass die Mittellinien der Muskeln in den horizontalen Meridian des Auges fallen, während die Mittellinien der Recti superior et inferior zwar im verticalen Meridian endigen, aber mit diesem Meridian einen Winkel von 30⁰ bilden. Wenn die Mittellinien des Rectus medialis und lateralis in den horizontalen Meridian fallen, so folgt daraus, dass die Muskelebene für jeden der beiden Muskeln die horizontale ist, dass sie daher eine gemeinsame Muskelebene, die Horizontalebene, und eine gemeinsame Drehungsaxe, die Verticalaxe des Auges, haben. Volkmann ist bei seinen anatomischen Messungen zu einem anderen Resultate gekommen. Er hat aus dem anatomischen Befunde des Muskelverlaufes am todten Auge erschlossen, dass die Drehungsaxe des Medialis mit jener des Lateralis nicht zusammenfällt, dass weder die eine, noch die andere durch die Verticalaxe repräsentirt wird, sondern dass sie beide von derselben etwas und zwar im entgegengesetzten Sinne abweichen, so dass auch die Muskelebenen mit der Horizontalebene einen kleinen Winkel bilden. Nun könnte allerdings die Mittellinie der Muskeln mit dem horizontalen Meridian parallel sein, aber oberhalb oder unterhalb desselben verlaufen, so dass die Muskeln durch den Horizontalmeridian nicht halbirt würden. Nach dieser Richtung macht Fuchs insofern eine Angabe, als er sagt, dass ungefähr in der Hälfte der von ihm untersuchten Fälle der horizontale Meridian die Insertionslinie der Muskeln in ihrer Mitte traf. Wo aber eine Verschiebung des Mittelpunktes der Sehneninsertionslinie statthatte, zeigte sich, dass diese Verschiebung für die Sehne des Rectus medialis nach unten, für jene des Rectus lateralis nach oben erfolgte, so dass nach Fuchs in diesen Fällen die Zusammenziehung des Medialis gleichzeitig eine leichte Senkung, die des Lateralis eine Hebung des Bulbus bewirken müsste. Die pathologischen Fälle zeigen jedoch, dass in der Regel die Muskelebene der Seitenwender mit der Horizontalebene zusammenfällt und dass die Drehungsaxe für beide Muskeln die verticale ist. Allerdings brauchte, wenn durch den Lateralis wirklich das Auge gleichzeitig gehoben und durch den Medialis gesenkt würde, bei den Seitenrichtungen des Blicks das abducirte Auge nicht in die Höhe, das adducirte nicht in die Tiefe zu gehen, es brauchten also nicht bei jeder Seitenwendung höhendistante Doppelbilder zu entstehen: denn im Dienste des Einfachsehens könnten die Erhebungsmuskeln des Auges eingreifen und so durch Höhenschwankung — pag. 499 — das Einfachsehen erzielen. Allein wenn durch Lähmung des Abducens oder Internus das Einfachsehen aufgehoben ist, wenn also ohnehin Doppelbilder da sind, wenn durch Höhenschwankungen das Einfachsehen absolut nicht erzielt werden kann, dann folgen, da die abnorme Innervation der Heber ganz zwecklos wäre, nach allen unseren Erfahrungen die ·Muskeln den natürlichen Innervationsgesetzen und nunmehr müssten die Doppelbilder ausser den Seitendistanzen auch Höhendistanzen zeigen, umsomehr, als der anatomischen Wirkung des Antagonisten des gelähmten Muskels durch den Tonus dieses letzteren nicht mehr entgegen gewirkt wird.

In der That kommt es, wie dies noch (pag. 568) besprochen werden wird, vor, dass bei einfacher Lähmung eines Abducens oder Internus die Doppelbilder ausser den Seitenabständen auch eine Höhendistanz zeigen. Der Mensch, der stets einfach gesehen hat, hat höhendistante Doppelbilder bei isolirter Abducenslähmung. Es beweist dies die Richtigkeit der eben gemachten Deductionen. Allein der Procentsatz, in welchem dieses Ereigniss bei der Lähmung eines Seitenwenders auftritt, ist ein äusserst geringes. Unter hundert Lähmungen eines Seitenwenders dürfte es nicht mehr als 3 Mal nachzuweisen sein. Sonst zeigen die Doppelbilder keine Höhendistanz. Daraus lässt sich mit grösserer Sicherheit, als dies durch anatomische Untersuchung post mortem möglich ist, schliessen, dass die Drehungsaxe für Rectus medialis und lateralis in der Regel die Verticale ist oder doch — und das ergeben eigentlich auch Volk-

mann's Resultate — von der Verticalen so wenig abweicht, dass
diese Abweichung gänzlich vernachlässigt werden kann.

Ebenso wird die früher (pag. 506) geschilderte Wirkungsweise
der Recti superior und inferior nicht geändert, wenn der Winkel
zwischen der Muskel-Mittellinie und dem verticalen Meridian nicht
(wie in Fig. 46) 30°, sondern wenn er etwas weniger (nach Volkmann 27°, nach v. Graefe 23°) beträgt und wenn die Mitte der
Sehneninsertionen nicht, wie in Fig. 46, durch den Verticalmeridian
halbirt wird, sondern die grössere Hälfte der Sehneninsertion an die
laterale Seite des verticalen Meridians zu liegen kommt, was nach
Fuchs für die Sehne des Rectus superior „in der grossen Mehrzahl
der Fälle“ stattfindet, während für den Rectus inferior die Untersuchung ergab, dass dessen Sehne in etwa ⅓ der Fälle durch den
verticalen Meridian halbirt wird und in den übrigen Fällen ebenfalls
meist nach der lateralen, nur selten nach der medialen Seite abwich.

Bei der folgenden Schilderung der Lähmungssymptome wird
angenommen, dass die Lähmung stets das rechte Auge betreffe.
Die Doppelbilder sind so gezeichnet, wie sie der Leser sehen
würde, falls er die betreffende Muskellähmung hätte.

Lähmung des rechten Musculus rectus lateralis
(Rectus externus, Abducens).

Patient kommt mit der Klage über Doppelsehen oder gibt an,
dass er verschwommen und undeutlich sehe. Die Klage kann auch
dahin gehen, dass entferntere Objecte doppelt erscheinen, während
andererseits die Unmöglichkeit besteht, zu lesen. Der intelligentere
Kranke weiss anzugeben, dass beim Blicke nach links einfach gesehen
wird, sowie, falls geradeaus noch einfach gesehen wird und nur im
rechten Theile des Gesichtsfeldes Doppelbilder erscheinen, direct die
Klage verlautbart, dass beim Blicke nach rechts Doppelbilder
sichtbar werden. Oder aber es wird angegeben, dass nur in einer
bestimmten Entfernung Doppelbilder auftreten, während das Lesen,
überhaupt die Nahe-Arbeit anstandslos von statten geht.

Verdeckt man eines der Augen, welches immer, so wird einfach
gesehen, und mit jedem der Augen anstandslos gelesen. Die

Unmöglichkeit des Lesens mit beiden Augen hat darin den Grund, dass das Doppelbild des einen Buchstaben auf einen vom fixirenden Auge gesehenen anderen Buchstaben fällt; sowie die Erscheinung, dass für eine bestimmte Distanz nicht doppelt, sondern nur verschwommen gesehen wird, dagegen ein klares Sehen eintritt, sobald ein Auge sich schliesst, so zu erklären ist, dass die Doppelbilder eine zu geringe Distanz hatten, um ganz auseinander zu treten und so sich zum Theile deckten. Da der Abstand gleichnamiger Doppelbilder um so grösser ist, je weiter das Object absteht (vergl. pag. 480), so wird das verschwommene Bild eines Objectes bei wirklicher Abducenslähmung in die Doppelbilder-Erscheinung übergehen, wenn man den Abstand des Objectes vergrössert.

Der Umstand, dass mit jedem Auge einfach, beziehungsweise deutlich, mit beiden Augen doppelt oder verschwommen gesehen wird, beweist, dass eine muskuläre Störung vorliegt. Doch welche?

Fordert man den Patienten auf, einen geradeaus (in der Medianlinie der Blickebene) in einem Abstand von ½ Meter vorgehaltenen Finger oder Bleistift zu fixiren, so kann es geschehen, dass der Kopf hierzu um die verticale Axe nach rechts gedreht wird. Oder es geschieht auch nicht. Fixirt man den Kopf in der Primärstellung, so wird bei Paralyse oder hochgradiger Parese des rechten Abducens ersichtlich, dass das rechte Auge medialwärts abweicht. Die Diagnose der Lähmung ist nun rasch gemacht. Bewegt man den Finger nach rechts (vom Patienten), so folgt das linke Auge, während das rechte unbeweglich bleibt oder bis in die Mittellinie oder nur ein wenig über dieselbe hinaus nach rechts geht. Beim Blicke nach links dagegen geht das rechte Auge vollkommen in den medialen Augenwinkel, wenn das linke den lateralen erreicht. Beim Blicke nach oben oder nach unten ist ein auffallendes Zurückbleiben des rechten Auges nicht wahrnehmbar.

Aus diesem groben Versuche wird ersichtlich, dass der rechte Abducens gelähmt ist. Damit ist nicht gesagt, dass nicht ausserdem noch eine Muskelparese, sei es am rechten, sei es am linken, sei es an beiden Augen, vorliegt, deren Erkenntniss eben feinere Methoden erfordert. Von der Abducenslähmung aber werden noch die folgenden Erscheinungen abhängen. Verdeckt man das linke Auge und zwingt das rechte zur Fixation des geradeaus vorgehaltenen Fingers, so geht dasselbe in die Fixation,

wenngleich bei totaler Lähmung selbst ohne wirkliche Secundärcontractur des Antagonisten (des Rectus medialis) auch dies
unmöglich ist. Beobachtet man das linke Auge unter der
deckenden Hand, so bemerkt man, dass dasselbe stark nach innen
abgewichen ist. Diese Ablenkung ist um so grösser, je höhergradig
die Lähmung des rechten Auges und je weniger das gelähmte
Auge, zur Fixation angeregt, seine Stellung zu ändern
vermag. Am grössten wird die Secundärablenkung (pag. 540),
wenn das gelähmte Auge nicht einmal mehr in die Mittellinie zu
gehen im Stande ist, so dass die Erscheinung eintritt, dass während
das rechte Auge seine Stellung gar nicht ändert, das linke unter
der deckenden Hand in weitem Bogen nach innen geht. Es ist
dies nach dem früher (pag. 543) Erörterten leicht verständlich,
denn je grösser die Parese des rechten Abducens ist, um desto
grössere Innervationsquanten müssen auf die Rechtswender geworfen
werden, damit noch irgend eine Contraction des rechten Abducens
erfolge; und da wo dieser vollständig gelähmt ist, werden die
Rechtswender durch den möglich stärksten Impuls innervirt — ohne
jede Wirkung beim rechten Abducens, mit dem grössten Effecte
beim linken Internus.

Bewegt man bei verdecktem linken Auge das Fixationsobject nach rechts herüber, so wird das rechte Auge, wenn die
Lähmung nicht total ist, noch etwas über die Mittellinie nach rechts
gehen. Hierbei wird man, wenn man die energische Forderung
stellt, es möge mit aller Anstrengung nach rechts gesehen werden,
häufig feststellen können, dass das gelähmte Auge in der Grenzstellung zuckende Bewegungen macht, und zwar erfolgen dieselben
gewöhnlich im Horizonte hin und her oder aber man sieht, dass
das Auge, indem es nach aussen zuckt, gleichzeitig das eine Mal sich
etwas höher, dann wieder etwas tiefer stellt. Je schwächer die
Abducenslähmung ist, je weiter also das Auge durch den Abducens
nach aussen gestellt werden kann, um so weniger fallen die Höhen-
abweichungen auf, dagegen tritt nunmehr auffallender eine abwechselnd positive und negative Rollung des Auges bei der Aussen-
zuckung auf. Man sieht also wie das Auge in der Grenzstellung
eine zuckende Bewegung nach aussen macht und dabei eine im
verticalen Meridian auf der Sclerotica verlaufende Ciliararterie sich
mit dem oberen Ende bald lateral- bald medialwärts neigt.

Jene Zuckungen, die im Horizonte erfolgen, werden einfach

durch momentane äusserste Kraftanstrengung des gelähmten Abducens hervorgerufen, diejenigen aber, welche mit Höhenabweichung
oder Rollung einhergehen, sind das Werk der Obliqui. Könnten
die beiden Obliqui gleichzeitig und gleich stark innervirt werden,
so wäre die Folge davon, dass das Auge in einem bestimmten Bogen
im Horizont nach aussen ginge: denn da beide Obliqui das Auge
nach aussen stellen, der Obliquus superior den Bulbus senkt, der
Inferior ihn hebt, dabei der erstere Muskel den verticalen Meridian
medialwärts, der zweite denselben lateralwärts neigt, so würde bei
gleichzeitiger Innervation beider Obliqui die Höhen- und Rollwirkung
des einen Muskels durch die entgegengesetzte Leistung des anderen
vernichtet und nur die abducirende Wirkung beider Muskeln würde
sich summiren. Es muss jedoch entschieden geleugnet werden, dass
eine solche gemeinsame Action der Obliqui vorkommt. Von den
unzähligen Bewegungen, welche die Augen auf Grund der Anatomie
ihrer Muskeln vornehmen könnten, kann wegen der Beschränktheit
der möglichen Innervationen nur eine sehr geringe Zahl thatsächlich
ausgeführt werden. Man darf daher aus der Thatsache, dass ein
Auge nicht über die Mittellinie nach aussen geht, nicht den Schluss
ziehen, dass die Obliqui, die allerdings auch das Auge nach aussen
stellen, nebst dem Abducens gelähmt seien. Dagegen kann man bei
Abducenslähmung, wenn die äusserste Grenzstellung forcirt wird,
mitunter die Obliqui abwechselnd sich contrahiren sehen. Da
die Obliqui um so mehr auf die Höhenstellung wirken, je weiter das
Auge medialwärts, und um so mehr auf die Rollung, je weiter das
Auge lateralwärts steht, so ist begreiflich, dass bei hochgradiger
Abducenslähmung, bei welcher das Auge nur wenig über die Mittellinie nach aussen gestellt werden kann, neben der abducirenden
Wirkung mehr die Höhenwirkung der Obliqui zu sehen ist,
während bei geringerer Abducenslähmung, welche noch eine stärkere
Aussenstellung des Auges gestattet, die Rollwirkung der Obliqui
mehr in den Vordergrund tritt.

Bei einer hochgradigen Abducenslähmung sind die Erscheinungen
der irrigen Projection im Blickfelde und des Gesichtsschwindels (pag. 547) (Patient stösst rechts an dem bei Verschluss des linken Auges nach rechts vorgehaltenen Objecte vorbei
und wird vom Schwindel erfasst, wenn er, von diesem Auge
allein geführt, rasch nach einem rechts gelegenen Punkte hingehen
soll) leicht zu constatiren. Auch die Ausbildung der fehlerhaften

Kopfhaltung (Drehung des Kopfes um die verticale Axe nach rechts) lässt häufig nicht lange auf sich warten. wenngleich sich dieselbe mitunter gar nicht entwickelt.

Bei einer so hochgradigen Abducenslähmung ist die Prüfung der Doppelbilder nicht nothwendig, um die Existenz dieser Lähmung festzustellen. Man muss die Prüfung aber dennoch vornehmen, einerseits um sich zu vergewissern, dass nicht die Parese eines anderen Muskels mit unterläuft, andererseits um festzustellen, wie sich die Doppelbilder im speciellen Falle verhalten, da es gewisse Abweichungen vom gewöhnlichen Typus gibt.

Dagegen wird bei geringfügiger Parese die Prüfung der Doppelbilder schon zur Stellung der Diagnose der Abducenslähmung unbedingt nothwendig. Denn es können hierbei geradeaus und in der entsprechenden Hälfte des Blickfeldes sehr störende Doppelbilder sein, ohne dass es gelingt, aus objectiven oder subjectiven Symptomen — mit Ausschluss der Doppelbilder-Prüfung — die sichere Diagnose zu stellen. Beim Blicke geradeaus lässt sich die Ablenkung des gelähmten Auges wegen ihrer Geringfügigkeit nicht constatiren. Aber auch beim Blicke nach rechts kann nicht nachgewiesen werden, dass das rechte Auge pathologisch vom äusseren Augenwinkel zurückbleibt, ja es lässt sich nicht feststellen. dass das eine (linke Auge) besser in den äusseren Augenwinkel gestellt werde als das andere (rechte). Von der Herbeiziehung der Erscheinungen der irrigen Projection, des Gesichtsschwindels, der fehlerhaften Kopfhaltung kann keine Rede sein — nur ein Symptom zeigt wenigstens an, auf welcher Seite die Lähmung sei. Verdeckt man das rechte Auge und lässt das linke fixiren. so sieht man keine Aenderung in der Stellung des verdeckten rechten Auges. Verdeckt man dagegen das linke Auge und lässt das rechte fixiren. so sieht man nunmehr deutlich, dass das linke Auge unter der deckenden Hand nach innen abweicht. Die objectiv nicht sichtbare Primärablenkung des gelähmten rechten Auges tritt nunmehr vervielfacht am linken Auge hervor. Daraus folgt, dass die Lähmung am rechten Auge und dass daselbst einer der nach aussen wirkenden Muskeln paretisch sei. Ob dies aber der Abducens oder ein Obliquus ist, lässt sich nicht entscheiden. Zwar muss das Auge bei Lähmung eines Obliquus in der Secundärstellung nicht blos nach innen, sondern gleichzeitig auch nach oben oder nach unten abgewichen sein, doch ist diese Abweichung so gering und anderer-

seits findet mitunter auch bei der Abducenslähmung eine Höhenabweichung statt, dass eine bestimmte Diagnose durch den Anblick
des Auges in der Secundärablenkung nicht geleistet werden kann.
Sichern Aufschluss dagegen gibt das Verhalten der Doppelbilder.
In Fig. 47 sind, wie schon allgemein erwähnt wurde, die
Doppelbilder so gezeichnet, wie sie der Leser sehen würde, falls er
eine rechtsseitige Abducenslähmung hätte. Um sofort zu
erkennen, welches der beiden Bilder dem rechten und welches dem

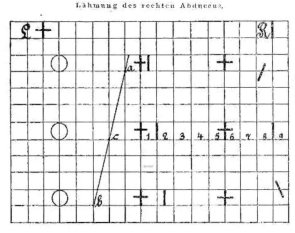

Fig. 47.

linken Auge zugehört, lässt man vor ein Auge ein dunkelrothes
Glas halten. Weiss man, auf welcher Seite die Lähmung ist, so
wird das rothe Glas vor das gesunde Auge gesetzt, weil die Doppelbilder um so deutlicher hervortreten, je gleicher ihre Deutlichkeit
ist, deshalb das auf der Fovea centralis entworfene Bild durch das
farbige Glas abgeschwächt wird, um es dem im Lähmungsauge auf
einer von der Fovea abweichenden (excentrischen) Netzhautstelle
entworfenen und deshalb weniger deutlichen Bilde vergleichbarer
zu machen. Es kann geschehen, dass, wenn dieses letztere Bild auf
eine sehr excentrische Netzhautstelle fällt, es überhaupt nicht oder
für die Prüfung nicht genug deutlich wahrgenommen wird, aber in
gewünschter Deutlichkeit hervortritt, sobald das gesunde Auge durch
das rothe Glas hindurchsieht. Wenn die Ablenkung des gelähmten
Auges so gering ist, dass man die Lähmungsseite nicht zu erkennen

vermag, dann ist die Excentricität des Doppelbildes unbedeutend und es ist für den Beginn der Untersuchung gleichgiltig, vor welches der beiden Augen man das Glas hält. Sowie man aber durch den Beginn der Prüfung die Lähmungsseite erkannt hat, so stelle man das farbige Glas vor das gesunde Auge, falls es nicht ohnehin bereits zufällig vor demselben steht.

Als Probeobject benützt man die Flamme eines in einem Abstand von 2 Metern vorgehaltenen Wachsstocks. Der günstigste Abstand, in dem man die Flamme im verdunkelten Raume vorzuhalten hat, ist übrigens verschieden. Ist die Excentricität des Doppelbildes bedeutend, dann erscheinen bei grösserem Abstand des Probeobjectes die Doppelbilder so weit von einander abstehend, dass es dem Geprüften äusserst schwer, ja selbst bei entwickelter Intelligenz unmöglich wird, über Höhendifferenzen und Neigungen des Bildes, wenn solche nicht sehr ausgesprochen sind, Aufschluss zu geben. In diesem Falle ist es oft nöthig, bis auf 1 Meter und noch näher mit der Flamme heranzugehen. Umgekehrt, besteht eine sehr geringfügige Lähmung, so kann es, damit die Doppelbilder vollständig auseinander treten, nothwendig werden, auf 4—6 Meter vom Kranken sich zu entfernen. Um den Abstand der Doppelbilder zu messen, kann man die Flamme vor einer Tafel bewegen, die (wie Fig. 47) ein quadratisches Netzwerk mit eingeschriebenen Ziffern trägt (Camuset). Aus dem linearen Abstande der Bilder und dem jeweiligen Abstande der Tafel vom Untersuchten lässt sich die Grösse des Schielwinkels leicht berechnen. Hirschberg hat das Winkel-Blickfeld auf eine ebene Wand projicirt, so dass durch den linearen Abstand der Doppelbilder die Grösse des Schielwinkels gegeben ist. Man kann hierzu eine Perimeter-Halbkugel direct verwenden — falls nur deren Radius hinlänglich gross ist. Der Nachtheil dieser Methoden liegt darin, dass stets der gleiche Abstand eingehalten werden muss.

In Fig. 47 und den folgenden Figuren bedeutet das Kreuz stets das (rothe) Bild des gesunden linken, der Strich das (weisse) Bild des gelähmten rechten Auges, der kleine Kreis Einfachsehen.

Bei der Lähmung des rechten Abducens verhalten sich die Doppelbilder wie folgt (Fig. 47): Beim Blicke geradeaus gleichnamige Doppelbilder (Strich rechts, Kreuz links); Bilder parallel ohne Höhendifferenz (pag. 483).

Beim Blicke in der Horizontalebene nach der Seite des Lähmungsauges, d. i. nach rechts, nimmt, indem das rechte Auge immer mehr gegen das linke zurückbleibt, der Schielwinkel wächst (pag. 545), die Lateraldistanz der Doppelbilder zu: die Distanz beträgt in der Figur in der letztgenannten Stellung 3 Quadrate, beim Blicke gerade nach vorne nur 1 Quadrat. Keine Neigung, keine Höhendifferenz.

Beim Blicke in der Horizontalebene nach der Seite des gesunden Auges, d. i. nach links, nimmt die Lateraldistanz der Doppelbilder a b, bis schliesslich bei einer bestimmten Grösse des negativen Seitenwendungswinkels Einfachsehen (gekennzeichnet durch den kleinen Kreis) eintritt. Bei einer bestimmten Grösse dieses Winkels ist in der ganzen Höhe des linken Blickfeldes, d. i. also sowohl beim Blicke gerade nach links, als beim Blicke nach links und oben und nach links und unten Einfachsehen. Bei diesen Blickrichtungen, die für das rechte Auge durch Beihilfe des Rectus internus zu Stande kommen, wird die Abducenslähmung nicht empfunden.

Beim Blicke in der Verticalebene gerade nach oben und gerade nach unten wieder gleichnamige Doppelbilder ohne Schiefheit und Höhendistanz; dagegen treten beim Blicke in der Diagonalstellung nach rechts oben, sowie nach rechts unten in der Theorie Schiefheiten und Höhendistanzen der Doppelbilder hervor (pag. 536): beim Blicke nach rechts und oben steht das Bild des gelähmten Auges tiefer und ist mit seinem oberen Ende vom Bilde des linken Auges abgeneigt; beim Blicke nach rechts und unten hingegen steht das Bild des rechten Auges höher und convergirt mit dem linken Bilde.

In praxi ist mir niemals ein Fall von Abducenslähmung vorgekommen, in welchem der Patient die letztgenannten Schiefheiten und Höhenabstände des Lähmungsbildes unzweifelhaft gesehen hätte. Leicht begreiflich! Denn da diese Erscheinungen nur bei starker Seitenwendung des Blickes vorkommen können, die Lateraldistanz des Bildes daher eine sehr bedeutende sein muss, was gleichzeitig eine bedeutende Excentricität und Undeutlichkeit des Lähmungsbildes anzeigt, so wird es selbst dem Intelligentesten unmöglich, anzugeben, ob dieses undeutliche, weit abstehende Bild ein wenig höher oder tiefer steht als das andere, und ob es diesem sich ein wenig zuneigt oder von ihm sich abwendet.

Dagegen ist stets eine andere Erscheinung zu constatiren, welche auch aus Fig. 47 ersichtlich wird. Man ersieht, dass beim Blicke gerade nach oben die Lateraldistanz der Doppelbilder ab-

nimmt (= ½ Quadrat), beim Blicke gerade nach unten hingegen
zunimmt (= 1½ Quadrat). Direct hat beim Sehen nach oben
und nach unten der Abducens nichts zu thun. Wenn also in Folge
der Parese des Abducens beim Blicke geradeaus die Lateraldistanz
der Doppelbilder = 1 Quadrat ist, so ist nicht erfindlich, weshalb,
wenn durch die Heber das Auge gehoben oder durch die Senker
gesenkt wird, diese Lateraldistanz der Doppelbilder sich ändern
sollte. Und doch ist es so. Nur in den allerseltensten Fällen wird
angegeben, dass der seitliche Abstand der Doppelbilder beim Blicke
nach oben gerade so gross sei wie beim Blicke nach unten —
eine Angabe, welcher übrigens erst dann Glauben geschenkt werden
darf, falls bei vielfacher Wiederholung des Versuches stets dasselbe
Resultat erzielt wird. In einer geringen Zahl von Fällen erscheint
die Lateraldistanz der Bilder oben grösser als unten. In der
weitaus überwiegenden Anzahl von Abducenslähmungen jedoch verhält sich die Sache so, wie es die Fig. 47 anzeigt. Wenn es
gestattet wäre, ein ungefähres Procentverhältniss anzugeben, so
möchte ich sagen, dass die Aequidistanz in kaum 1%, das Aus-
einanderrücken der Bilder beim Blicke nach oben in kaum 10%,
das Annähern derselben bei der genannten Blickrichtung aber sicher
in 90% der Abducenslähmungen zur Erscheinung kommt.

Die Thatsache, dass bei Abducenslähmung in der Regel die
Bilder sich annähern, wenn der Blick gehoben wird, dagegen bei
Senkung des Blickes sich weiter von einander entfernen, ist so zu
erklären, dass, wenn in der Primärstellung bei Ruhelage aller Muskeln
die Blicklinien parallel sind, also Abducens und Internus sich voll
das Gleichgewicht halten, dieser Parallelismus sich in Divergenz
verwandelt, wenn die Blickebene gehoben, dagegen in Convergenz,
wenn dieselbe gesenkt wird. Denken wir: ein Auge nehme nicht
am Sehact theil, wäre etwa blind, so wird bei normalem Muskelsystem, falls in der Primärstellung Parallelismus der Blicklinien da
ist, bei Hebung des Blickes, indem hierbei, wie die Thatsache zeigt,
die Abducenten ein Uebergewicht über die Interni bekommen, thatsächlich Divergenz, dagegen bei Senkung des Blickes, in welcher
Stellung wir die Interni über die Externi siegen sehen, Convergenz
hervortreten. Dass dies unter gewöhnlichen Verhältnissen, ich meine,
wenn binocularer Sehact besteht, nicht eintritt, ist leicht begreiflich,
es würde sonst der Blick nach oben stets mit gekreuzten, der Blick
nach unten stets mit gleichnamigen Doppelbildern einhergehen. Im

Dienste des Einfachsehens wird daher beim Blicke nach oben eine
geringe active Contraction der Interni, beim Blicke nach unten
eine geringe active Contraction der Externi jenen Parallelismus
der Blicklinien herbeiführen, welcher beim Blicke gerade nach vorne
ohne jede active Muskelcontraction zu Stande kommt. Wenn aber
ein Abducens gelähmt und dadurch das Einfachsehen ausgeschlossen
ist, so werden im Dienste des Einfachsehens keine Muskelcontrac-
tionen vorgenommen; die Muskeln werden einfach ihren dynamischen,
ihren Kraftverhältnissen folgen und so wird beim Blicke nach oben
die pathologische Convergenz der Blicklinien durch die physiologische
Divergenz verringert, beim Blicke nach unten, indem sich hierbei
pathologische und physiologische Convergenz summiren, dagegen
gesteigert werden. Daher kommt es, dass beim Blicke gerade nach
oben die seitliche Distanz der Doppelbilder abnimmt und dass wir
beim Blicke gerade nach oben Einfachsehen haben können, während
beim Blicke geradeaus Doppelbilder da sind. Es wird dies Letztere
dann eintreten, wenn die pathologische Convergenz beim Blicke
geradeaus so gering ist, dass dieselbe beim Blicke nach oben durch
die physiologische Divergenz ganz aufgehoben wird. Ebenso ist es
begreiflich, dass die Seitendistanz der Abducens-Doppelbilder beim
Blicke nach unten stets zunehmen muss. Da die Verringerung der
Convergenz für das ganze obere Blickfeld, die Vergrösserung derselben für das ganze untere Blickfeld gilt, so erscheinen in Fig. 47
die Doppelbilder auch beim Blicke nach rechts und oben näher,
beim Blicke nach rechts und unten weiter stehend, als beim Blicke
gerade nach rechts.

Wenn beim Blicke geradeaus die Doppelbilder (Fig. 47) um die
Breite Eines Quadrats von einander abstehen, so wird beim Blicke
nach links eine Annäherung derselben stattfinden und es sei c der
Punkt, wo schliesslich die Bilder verschmelzen, d. h. Einfachsehen
eintritt. Da aber beim Blicke gerade nach oben der Abstand der
Doppelbilder nur $\frac{1}{2}$ Quadrat beträgt, so werden dieselben bei weit
geringerem Werthe des negativen Seitenwendungswinkels, also
etwa schon bei a verschwinden, während im Gegentheil im unteren
Theile des Gesichtsfeldes das Einfachsehen erst weiter nach links
als im Horizont, sagen wir bei b, eintritt. Aus dem Gesagten geht
hervor, dass die Ebene, welche bei Abducenslähmung das Feld des
Doppelsehens von jenem des Einfachsehens scheidet, nicht vertical
(sagittal) gelegen ist, sondern in der Regel schief von oben und der

Seite des Lähmungsauges nach unten zur Seite des gesunden Auges, also bei rechtsseitiger Abducenslähmung von rechts oben nach links unten verläuft. Damit ist die Fig. 47 erklärt und sind die Erscheinungen der Doppelbilder bei Abducenslähmung aufgehellt.

Von diesem regelrechten Verhalten der Doppelbilder bei Abducenslähmung gibt es nun zweierlei Abweichungen. Erstens kann die Untersuchung ergeben, dass die Lateraldistanz der Bilder beim Blicke nach oben nicht zunimmt, sondern abnimmt, umgekehrt beim Blicke nach unten ab- statt zunimmt. Schon im Jahre 1855 hat v. Graefe bemerkt[1]), dass einerseits das oben geschilderte Verhalten der Doppelbilder bei Abducens-Paralyse „jedem Praktiker bekannt", andererseits das entgegengesetzte Verhalten eine grosse Seltenheit sei — denn v. Graefe fand „von dieser durchschlagenden Regel unter einer sehr grossen Anzahl von Abducenslähmungen nur eine einzige Ausnahme, wo sich die Verhältnisse gerade in umgekehrter Weise darboten". Für derartige Fälle, deren Vorkommen ich oben auf höchstens 10 % schätzte, muss angenommen werden, dass individuell bei Hebung des Blickes die Interni, bei Blicksenkung die Externi einen Zuwachs an Kraft erhalten. Weitaus der seltenste Fall ist der, dass das Gleichgewicht zwischen den inneren und äusseren Geraden bei der Erhebung (der positiven wie negativen) des Blickes gar nicht gestört wird. Ein solches Verhalten muss angenommen werden, wenn der seitliche Abstand der Doppelbilder bei Abducenslähmung in der ganzen Höhe des Blickfeldes (für den gleichen Abstand des Objectes) sich nicht ändert, was, wie schon bemerkt, in kaum 1 % der Fälle statthat.

Die zweite Abweichung von dem regulären Verhalten der Doppelbilder besteht darin, dass die Bilder nicht blos seitliche, sondern auch Höhen-Abstände zeigen. Es wurde schon früher einmal (pag. 503) angedeutet, dass höhendistante Bilder da sein können, ohne dass einer der Erhebungsmuskeln paretisch wäre und speciell wurde oben (pag. 557) des Falles gedacht, dass etwa in 3 von 100 Lähmungen eines Seitenwenders eine solche Erscheinung eintritt. Gesetzt, man hätte den Fall, dass beim Blicke geradeaus von den gleichnamigen Doppelbildern das Bild des rechten Auges höher stände, als das des linken. Das könnte die Lähmung eines Hebers am rechten Auge oder die Lähmung eines Senkers am

---

[1]) Dessen Archiv Bd. 1, 2, pag. 312.

linken Auge bedeuten. Die gewaltige Zunahme der seitlichen Distanz der Doppelbilder beim Blicke nach rechts zeigt unzweifelhaft die Existenz einer rechtsseitigen Abducens-Lähmung. Aber ist auch ein Erhebungsmuskel afficirt? Wir lassen gerade nach oben blicken. Die Höhendifferenz der Bilder ändert sich nicht. Wir lassen gerade nach unten blicken, immer tiefer und tiefer. Die Höhendifferenz der Bilder ändert sich wieder nicht. Wäre ein Heber gleichzeitig gelähmt, so müsste die Höhendistanz der Bilder wachsen, je mehr die Blickebene gehoben wird, dagegen verschwinden, wenn der Blick nach abwärts sich senkt; und bei Parese eines Senkers müsste das Entgegengesetzte eintreten. Aus der Thatsache, dass vor dem Auftreten der Abducenslähmung nicht schon lange Doppelsehen in Höhenrichtung bestand (es wäre nämlich denkbar, dass concomitirendes Schielen in der Bahn eines Paares der Erhebungsmuskeln sich nach der Lähmung eines Erhebungsmuskels allmälig ausgebildet hätte, dessen Folge gleichbleibende Höhendistanz der Bilder in der ganzen Höhe des Blickfeldes wäre — und dass die für diesen Fall charakteristischen Seitendistanzen durch die neuerlich aufgetretene Abducenslähmung unkenntlich gemacht würde) — aus der Thatsache also, dass bei frisch aufgetretenem Doppelsehen die seitlich abstehenden Doppelbilder Höhendistanzen zeigen, welche sich in der ganzen Höhe des Blickfeldes nicht ändern, ist mit Bestimmtheit zu erschliessen, dass nur ein Seitenwender, nicht aber gleichzeitig ein Erhebungsmuskel gelähmt sei.

Wie verhalten sich übrigens die Höhendistanzen bei Seitenwendung des Blickes? Ist rechtsseitige Abducenslähmung da und steht das rechte Bild gleichzeitig etwas höher, so wird beim Blicke nach rechts die Seitendistanz der Bilder zunehmen, die Höhendistanz nicht verschwinden. Was geschieht aber beim Blicke nach links? Wenn das Bild des gelähmten rechten Auges höher steht, so beweist dies, dass die Blicklinie dieses Auges sich pathologisch gesenkt hat. Es wird dies eintreten, wenn der Abducens, da er noch normal fungirte, das Auge nach aussen und etwas nach oben stellte. In diesem Falle wird sein Antagonist, der rechte Internus, das Auge nach innen und etwas nach unten stellen. Diese Wirkung des Internus wird nunmehr möglicherweise beim Blicke nach links zum Vorschein kommen, wo sein Antagonist paretisch ist und dessen Tonus gelitten hat. Beim Blicke nach links werden die Seitendistanzen der Bilder verschwinden, aber es kann geschehen, dass Doppelbilder übrig bleiben, welche blos Höhendistanzen zeigen, wobei das Bild des rechten Auges wieder höher, gerade über dem linken steht. Beim Blicke nach rechts steht das rechte Auge zu tief, weil der nach oben wirkende Abducens gelähmt ist; beim Blicke nach links steht das rechte Auge zu tief, weil der nach unten wirkende, ungelähmte Internus nunmehr diese Componente seiner Leistung zum Ausdruck bringen kann; daher steht das Bild des rechten Auges in der ganzen Ausdehnung des horizontalen Blickfeldes höher.

Zeigen die Doppelbilder nur Höhendistanzen, so könnten, da ja der ganze Apparat der Heber und Senker intact ist, durch Höhenschwankung (pag. 499 und 557), die im Dienste des Einfachsehens einträte, die Doppelbilder verschmelzen, Einfachsehen erzielt werden. Die Fähigkeit der Augen jedoch, solche Schwankungen auszuführen, sind, wie wir wissen, im Allgemeinen sehr gering. Trotzdem müssen wir einen solchen Vorgang für jene Fälle annehmen, in denen bei Lähmung eines Seitenwenders höhendistante Bilder da sind, die verschwinden, wenn die Augen nach der Richtung des dem gelähmten entgegenwirkenden Muskels sich bewegen, wenn also z. B. bei rechtsseitiger Abducenslähmung geradeaus und beim Blicke nach rechts höhendistante Bilder da sind, während beim Blicke nach links Einfachsehen eintritt.

Schliesslich wäre noch die Wirkung der Einflüsse zu besprechen, welche eine vorbestehende Muskelanomalie oder der anomale Bau der Augen auf die Symptome einer geringgradigen Abducenslähmung nehmen. Die Insufficienz der Musculi recti interni ist kein seltenes Leiden. Es liegt hierbei kein eigentlicher Lähmungszustand vor. Die inneren geraden Augenmuskeln können aber dabei zu schwach werden, um die für die Naharbeit nothwendige Convergenz durch längere Zeit auszuführen. Dadurch kommt es zu Ermüdungserscheinungen, den Erscheinungen der sogen. muskulären Asthenopie. Man kann dieses Leiden dadurch beheben, dass man den Widerstand verringert, den die Interni bei ihrer Contraction von Seiten der hierbei in den Dehnungszustand versetzten, zu starken Abducenten erfahren. Man schwächt diesen Widerstand, indem man an einem oder an beiden äusseren Geraden die Tenotomie vollführt. Wenn nun ein Mensch mit einer solchen Insufficienz der Interni, die zur Asthenopie geführt hat, eine schwache Parese eines Rectus externus erfährt, so hat dies denselben Effect, als ob man an dem genannten Muskel eine Tenotomie vollführt hätte. Es werden nunmehr die Erscheinungen der muskulären Asthenopie schwinden, wobei in der Ferne beim Blicke geradeaus noch Einfachsehen da sein kann — das Abductionsvermögen ist bei der typischen Form der Insufficienz der Interni bedeutend vergrössert, durch die Parese wird es zwar verringert, aber wenn die Lähmung nur geringen Grades ist, der Parallelismus der Blicklinien noch immer erreicht; — oder aber es tauchen, während die Beschwerden in der Nähe geschwunden sind, für die Ferne gleichnamige Doppelbilder auf.

In Betreff des Einflusses der Ametropie auf die Erscheinungen bei geringgradiger Abducens-Parese meint der Sache nach Hering Folgendes[1]: Wir haben früher (pag. 497) gehört, dass das Abductionsvermögen der Augen bei normalen Muskelverhältnissen ein sehr geringes ist. Normale Augen überwinden für die Ferne nur Prismen von 4 bis 5°. Denken wir uns eine minimale Parese eines Externus, so würde dadurch dieses Abductionsvermögen gerade auf Null reducirt, d. h. die Folge der Schwächung des Externus wäre die, dass bei der stärksten Innervation der Abducenten die Blicklinien eben noch parallel gestellt werden können, also beim Fernblicke eben noch einfach gesehen wird, während sofort gleichnamige Doppelbilder auftreten, sobald das schwächste Prisma mit der Basis nach innen vor ein Auge gesetzt wird. Ein Emmetrope sieht in die Ferne deutlich ohne jede Accommodation. Nicht so der Hypermetrope. Dieser muss schon beim Sehen in die Ferne accommodiren. Bei der Accommodation müssen die inneren geraden Augenmuskeln innervirt werden. Die Interni werden in einem bestimmten Grade innervirt; bei einer Parese des Externus jedoch muss die Innervation der Interni nachlassen, damit durch äusserste Innervation der Externi der Parallelismus der Blicklinien und damit das Einfachsehen erhalten wird. Der Hypermetrope befindet sich in demselben Zustande, wie wenn er die stärksten abducirenden Prismen vor den Augen hätte, die den Muskelverhältnissen nach überwunden werden könnten. Dem Emmetropen macht das nichts, wenn die Externi auf's Aeusserste innervirt werden, er fährt fort, deutlich in die Ferne zu sehen und dabei einfach.

[1] Die Lehre vom binocularen Sehen, 1868, pag. 144.

38*

Der Hypermetrope kann auch noch einfach sehen, aber da mit dem
Nachlassen der Innervation der Interni auch die Accommodation
nachgelassen hat, er daher auch für das ferne Object nicht mehr
accommodiren kann, so sieht er zwar einfach, aber undeutlich;
und jedes Bestreben deutlich zu sehen, d. h. jeder Versuch den
Accommodationsmuskel zu contrahiren, was ohne Innervation der
Interni nicht geschehen kann, wird gleichnamige Doppelbilder zum Vorschein bringen. Das gilt schon für den Blick
geradeaus, und umso mehr (bei rechtsseitiger Abducenslähmung) für
den Blick nach rechts. Denn beim Blicke nach rechts müssen sich
die Rechtswender und damit muss sich der paretische rechte
Abducens activ contrahiren. Sowie nun aber gleichzeitig die
Interni zum Zwecke der nöthigen Accommodation sich zusammenziehen, so wird das Missverhältniss zwischen dem sich contrahirenden
normalen rechten Rectus internus und dem sich contrahirenden
paretischen rechten Rectus externus um so greller hervortreten.
je grössere Anforderungen mit dem Wachsen des positiven Seitenwendungswinkels an den rechten Abducens gestellt werden. Es
werden daher — gleiches Abductionsvermögen vorausgesetzt —
bei einem bestimmten (minimalen) Grade der Abducensparese im
entsprechenden Blickfelde beim Hypermetropen Doppelbilder
auftreten, während der Emmetrope (und natürlich auch der
Myope) noch einfach sehen. Theoretisch ist das richtig. In praxi
jedoch entfällt die Bedeutung, weil das Abductionsvermögen de norma
so gering ist. Schon bei den geringfügigsten Paresen tritt auch
beim Emmetropen Doppelsehen im entsprechenden Blickfelde auf,
das sich sogar durch das Ueberwiegen (den Tonus?) des antagonistischen Internus ziemlich weit nach der gesunden Seite hin
erstrecken kann.

Dagegen wird bei allen Brechzuständen des Auges in der
Nähe noch einfach gesehen, wenn nur schwache Abducens-Parese
vorhanden und das Object in der Medianlinie der Blickebene gelegen
ist (also beim symmetrischen Sehen, Hering). Sehr starke
Accommodation, die in Folge von Hypermetropie oder Accommodations-
Parese nöthig würde, wird auch da zum Doppelsehen führen, bei
einem Lähmungsgrade, bei welchem der Emmetrope und umso mehr
der Myope noch einfach sehen. Dagegen lässt sich in allen Fällen
von Abducenslähmung nachweisen, dass, wenn auch beim symmetrischen Nahesehen keine Beschwerden da sind, dieselben beim

asymmetrischen Sehen, d. i. dann auftreten, sobald das Object nach der Seite des gelähmten Abducens gehalten wird. Wenn also Jemand mit rechtsseitiger Abducensparese bei der gewohnten Haltung des Buches noch ganz anstandslos liest, so wird er nur schwer oder nicht mehr zu lesen im Stande sein, wenn das Buch aus der Mittellinie heraus nach rechts geschoben und der Kranke verhindert wird, den Kopf nach rechts zu drehen. Denn beim Blicke nach rechts muss die Insufficienz des paretischen Muskels hervortreten, es erscheinen störende Doppelbilder. Diese Doppelbilder werden bei umso geringerem Seitenwendungswinkel hervortreten, je grösser die zum Deutlichsehen nöthige Accommodation ist. Wenn also beim symmetrischen Nahesehen einfach gesehen wird, so wird bei der Verschiebung des Objectes nach rechts — den gleichen Grad der Parese und das gleiche Abductionsvermögen vorausgesetzt — zuerst beim Hypermetropen, später, d. i. bei einem grösseren Werthe des positiven Seitenwendungswinkels, beim Emmetropen und zuletzt beim Myopen das deutliche Sehen gestört sein; der Hypermetrope wird am wenigsten weit, der Myope am weitesten von der medianen Sagittalebene nach rechts hinüber das Buch halten können, ohne durch Doppelbilder gestört zu werden. Da wir jedoch nicht in seitlicher Blickrichtung arbeiten, so haben auch diese letztgenannten Differenzen keine praktische Bedeutung.

Hat übrigens die Abducenslähmung einen bestimmten Höhegrad erreicht, dann ist das Doppelsehen beim Nahe- und Fernblick unter allen Verhältnissen unausbleiblich — natürlich mit Ausnahme jener, unter denen überhaupt keine Diplopie eintritt.

Lähmung des rechten Musculus rectus medialis
(Rectus internus).

Klage über Doppelsehen in Nähe und Ferne, namentlich im linken Theile des Gesichtsfeldes. Beim Blicke geradeaus steht das rechte Auge etwas nach aussen, wenn die Lähmung hochgradig ist. Bei der Bewegung des vorgehaltenen Fingers nach rechts folgen beide Augen, bei der Bewegung nach links bleibt das rechte Auge zurück oder geht überhaupt nicht über die Mittellinie nach innen, ja erreicht bei totaler Lähmung dieselbe nicht einmal. Verdeckt man das linke Auge, so geht das rechte in die

Fixation; bei totaler Lähmung wird auch diese nicht erreicht. Das linke Auge steht hierbei hinter der deckenden Hand nach aussen, und diese Secundärablenkung ist um so grösser, je hochgradiger die Lähmung. Lässt man bei gedecktem linken Auge das rechte nach links blicken, so wird es vom Höhengrade der Lähmung abhängen, inwieweit das Auge dieser Aufforderung zu folgen vermag. Stellt man diese Forderung energisch, so sieht man nicht selten zuckende Bewegungen eintreten, entweder im Horizont, was die momentane äusserste Anstrengung des gelähmten Internus bedeutet, oder aber es zuckt der Bulbus abwechselnd nach auf- und abwärts, was die alternirenden Contractionen der beiden mit einer Componente ebenfalls nach innen wirkenden Muskeln, des Rectus superior und des Rectus inferior, bedeutet. Diese Zuckungen nach der Höhenrichtung werden um so deutlicher hervortreten, je hochgradiger die Internuslähmung ist, je weniger weit das Auge gegen den inneren Augenwinkel geführt werden kann, weil der Einfluss der Höhenrecti auf die Höhenstellung um so mehr abnimmt, je mehr das Auge nach innen steht. Die Höhenrecti spielen bei der Internuslähmung dieselbe Rolle, wie die Obliqui bei der Abducenslähmung (pag. 561). Bei höhergradiger Lähmung lassen sich die Erscheinungen der irrigen Projection und des Gesichtsschwindels nachweisen. Lässt man nach einem in der linken Hälfte des Blickfeldes vorgehaltenen Bleistift rasch stossen, so stösst der Finger nach links (innen) vom Versuchsobjecte vorbei, und vom Schwindel wird der Patient erfasst, wenn man ihn bei Verschluss seines linken Auges rasch gegen ein links gelegenes Object hinzugehen heisst. Bildet sich eine fehlerhafte Kopfhaltung aus, so erfolgt dieselbe in der Weise, dass der Kranke den Kopf um die verticale Axe nach links (der Region der Doppelbilder) dreht.

Bei Lähmung sehr geringen Grades, wiewohl dieselbe mit den störendsten Doppelbildern einhergeht, sind alle die genannten Symptome nicht aufzufassen. Höchstens kann man, wenn es gelingt nachzuweisen, dass bei Verdeckung des rechten Auges das linke nach aussen abweicht, erschliessen, dass eine Parese eines der nach innen wirkenden Muskeln am rechten Auge da sei. Das Symptom, dass bei starker Annäherung eines Objectes in der Mittellinie das rechte Auge schliesslich nach aussen flieht, beweist die Lähmung des rechten Internus nicht, da dieselbe Erscheinung bei der Insufficienz der Interni auftritt.

Aufschluss gibt das Verhalten der Doppelbilder. Ist nichts da, als Parese des rechten Internus, so stehen die Doppelbilder, wie in Fig. 48. Beim Blicke geradeaus gekreuzte parallele Doppelbilder ohne Höhendistanz (pag. 485). Beim Blicke im Horizont nach rechts nimmt die Seitendistanz der Doppelbilder ab, bis Einfachsehen eintritt; beim Blicke nach links nimmt die Lateraldistanz der stets parallelen und gleichhohen Bilder zu. Beim Blicke gerade

Lähmung des rechten Internus.

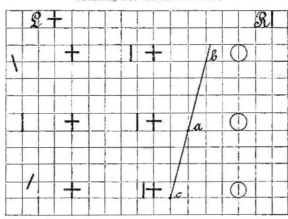

Fig. 48.

nach oben wächst der seitliche Bild-Abstand in der Regel, nimmt ab beim Blicke nach unten. In den Diagonalstellungen nach links oben und links unten treten nach der Theorie Doppelbilder auf, welche Höhendistanzen und Schiefheit zeigen, und zwar steht in ersterem Falle das gekreuzte Bild des rechten Auges tiefer und divergirt mit seinem oberen Ende, während dieses Bild beim Blick nach links und unten höher steht und mit dem des gesunden Auges convergirt (pag. 537).

Das Gebiet des Einfachsehens beginnt bei verschiedener Erhebung nicht bei gleichem Seitenwendungswinkel. Denn wenn im Horizont das Einfachsehen bei a eintritt, so wird man bei erhobener Blickebene, wo bei einem Seitenwendungswinkel = Null der seitliche Abstand der Doppelbilder grösser ist, weiter nach rechts, etwa bis nach b, mit dem Fixirobject gehen müssen, um die Zone des Einfachsehens zu erreichen, während umgekehrt im unteren Theile des Blickfeldes das Einfachsehen näher der Mittellinie beginnen wird. Die das Gebiet des Einfach- und Doppelsehens trennende Ebene geht daher von aussen und oben von Seiten des gelähmten Auges nach innen und unten. Umgekehrt wie bei der Abducenslähmung kann es daher bei geringem Lähmungsgrade des Internus geschehen, dass in der Medianlinie geradeaus und nach unten noch einfach gesehen wird, während beim Blicke gerade nach oben bereits gekreuzte Doppelbilder sichtbar werden.

In jenen seltenen Fällen, in welchen bei Abducenslähmung die seitlichen Distanzen der Doppelbilder in der ganzen Höhe des Blickfeldes sich gleich bleiben, würde dasselbe geschehen, falls ein solches Individuum von Internuslähmung befallen würde und in jenen Fällen, in denen bei Abducenslähmung der seitliche Abstand der Doppelbilder zunimmt, wenn der Blick sich hebt, abnimmt, wenn der Blick sich senkt, wird, falls statt des Abducens der Internus der Parese verfiele, die seitliche Distanz der Bilder beim Blicke nach oben abnehmen, dagegen beim Abwärtssehen zunehmen.

Ebenso werden Höhendistanzen der Doppelbilder unter den gleichen Verhältnissen sichtbar werden und fallen der gleichen Betrachtung anheim, unter denen bei Abducenslähmung sich Höhendistanzen zeigen.

Was den Einfluss des optischen Baus der Augen auf die Erscheinungen des Doppelsehens anlangt, so meint Hering, dass bei geringer Internuslähmung der Hypermetrope sich in der besten, der Myope in der schlechtesten Situation befindet. Denn durch die starke Accommodation und die damit verbundene starke Innervation der Interni wird der Hypermetrope beim Nahesehen noch keine Doppelbilder erblicken, wo der Myope, der, um deutlich zu sehen, nicht accommodiren darf, schon vom Doppelsehen geplagt wird.

Lähmung des rechten Musculus rectus superior.

Patient kommt mit der Klage, dass er beim Blicke nach aufwärts doppelt sieht. Besonders störend sind die Doppelbilder beim Treppensteigen. Die Augen scheinen richtig zu stehen. Beim Blicke nach rechts und links sieht man ebensowenig etwas Anomales in den Augenbewegungen, als dies bei Senkung der Blickebene mit oder ohne gleichzeitige Seitenwendung der Fall ist. Beim Blicke nach oben sieht man, wenn die Lähmung einigermassen entwickelt ist, das rechte Auge zurückbleiben, ohne dass es klar würde, ob es gleichzeitig adducirt oder abducirt wird. Bei geringfügiger Lähmung kann dieser Versuch erfolglos sein. Es lässt sich nicht mit Bestimmtheit nachweisen, dass ein Auge gegen das andere beim Blicke in die Höhe zurückbleibt, in welchem Falle die Lähmungsseite nicht erkannt wird. Bei totaler isolirter Lähmung des Rectus superior, die, falls sie überhaupt vorkommt, jedenfalls ausserordentlich selten ist — ich habe nie einen solchen Fall gesehen —, wird sich nachweisen lassen, dass das rechte Auge bei Hebung des Blickes ein wenig nach oben, dabei nach aussen geht, und dass der verticale Meridian des Auges (eine vordere Ciliararterie, die im verticalen Meridian verläuft) mit dem oberen Ende nach aussen (lateral-, schläfenwärts) geneigt wird. Es tritt nämlich dann die isolirte Wirkung des Obliquus inferior hervor, der das Auge ein wenig hebt, dabei nach aussen stellt und den verticalen Meridian nach aussen neigt (pag. 295). Factisch findet bei jeder Parese des Rectus superior dadurch, dass der Obliquus inferior in Betreff der Seitenstellung des Auges und in Betreff der Meridianneigung das Uebergewicht erhält, dasselbe statt, aber Divergenz und Meridianneigung sind, wenn der obere Gerade nicht total gelähmt ist, so geringfügig, dass diese Symptome objectiv nicht aufgefasst werden können.

Verdeckt man das linke Auge, so sieht man, wenn' dem rechten Auge ein Fixationsobject nach oben zugewiesen wird, das linke Auge unter dem deckenden Schirme höher stehen — höher, als das rechte früher tiefer stand — Secundärablenkung nach oben. Bei entwickelter Parese wird sich zeigen, dass, wenn Patient mit dem Lähmungsauge rasch nach einem im oberen Theile des Blickfeldes horizontal vorgehaltenen Bleistift stösst, der Finger über dem Bleistift vorbeifährt. Die Kopfhaltung zeigt nichts Auffallendes. Nur wenn der Leidende angewiesen wird nach oben zu sehen, wird er den Kopf ungewöhnlich stark in den Nacken zurückwerfen.

Die isolirte Parese des Rectus superior, wie sie am häufigsten thatsächlich debutirt, ist eine so schwache, dass deren Diagnose nur mit Hilfe der Doppelbilder gemacht werden kann, die beim

Aufwärtssehen und Aufwärtsgehen eben deshalb so störend sind,
weil sie nahe über einander stehen.

Das Verhalten der Doppelbilder zeigt Fig. 49. Im ganzen
unteren Theile des Blickfeldes Einfachsehen. Beim Blicke gerade
nach oben gekreuzte Doppelbilder (pag. 485). Das dem rechten
Auge zugehörende linke Bild (der Strich) steht dabei höher
(pag. 487), und umso höher, je mehr der Blick sich hebt, weil
das rechte Auge umso mehr zurückbleibt, je mehr die Action
des paretischen Muskels in Anspruch genommen wird. Dabei
divergiren die Doppelbilder (pag. 493), das höhere neigt mit
dem oberen Ende von dem tieferen ab — ohne dass aber diese
Schiefheit wirklich wahrgenommen würde. Beim Blicke nach rechts
und oben nimmt die Höhendistanz der Bilder deutlich zu, beim
Blicke nach links oben entschieden ab, wogegen die Schiefheit der
Bilder in ersterer Stellung verschwindet, in letzterer so stark wird,
dass sie auch vom Patienten aufgefasst werden kann (pag. 529).
Das für die Lähmung des rechten Rectus superior charakteristische
Moment, dass beim Blicke nach rechts oben die Höhendistanz
der Bilder zunimmt, beim Blicke nach links oben hingegen
abnimmt, sichert unter allen Umständen die Diagnose, auch wenn
die Bilder (bei Insufficienz oder Parese des Externus) gleichnamig
sein sollten (pag. 533) und die Angaben über die Schiefheit derselben nicht zu verwerthen sind.

Was sind denn in Fig. 49 für Doppelbilder in der Horizontalebene gezeichnet? Beim Blicke geradeaus hat ja der Rectus superior
nichts zu thun. Das ist richtig. Aber die Primärstellung der
Augen ist der Ausdruck für das durch ihren Tonus hergestellte
antagonistische Gleichgewicht der Muskeln. Sowie einer dieser
Muskeln gelähmt ist, wird der verringerte Tonus derselben zur
Folge haben, dass jene Muskeln, welche dem paretischen nach
irgend einer Richtung entgegenwirken, ein wenn auch noch so
geringes Uebergewicht erhalten. Ist also ein Heber (der Rectus
superior) paretisch, so ist das Gleichgewicht mit den Senkern
gestört, der Bulbus wird durch diese letzteren etwas nach abwärts
gewendet, das Bild dieses Auges steht höher. Wird eine adducirende
Kraft (wie eine solche dem Rectus superior gleichfalls zukommt)
paretisch, so bekommen die Abducenten das Uebergewicht, das
Auge divergirt, das höherstehende Doppelbild ist gekreuzt: und
wenn endlich die dem Rectus superior innewohnende Kraft, den

verticalen Meridian nach innen zu neigen, durch die Lähmung an
Einfluss verliert, so werden die Aussenroller in Folge ihres
ungeschwächten Tonus den Meridian mit dem oberen Ende nach
aussen drehen. So kann es kommen, dass, wenn der Rectus
superior gelähmt ist, schon beim Blicke geradeaus höhendistante
gekreuzte Doppelbilder sichtbar werden, wobei das Bild des
gelähmten Auges höher steht und theoretisch eine (wie ich wohl
kaum zu bemerken brauche, subjectiv nicht wahrnehmbare) Schief-

Lähmung des rechten Rectus superior.

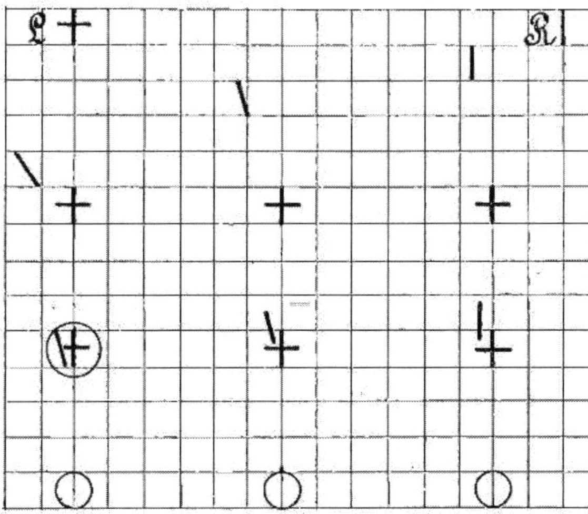

Fig. 49.

heit aufweist. Beim Blicke im Horizonte nach aussen, für unseren
Fall nach rechts, wird die Höhendistanz der Doppelbilder zunehmen,
weil in der Aussenstellung des Auges der Rectus superior ausschliesslich als Heber wirkt, daher die Verringerung seines Tonus
sich in der Höhenrichtung ausschliesslich merkbar macht, während
in des Auges Innenstellung — beim Blicke nach links — der Einfluss
auf die Höhenstellung zurücktritt. Höhendistante Bilder sind es,
die sich am kräftigsten zur Geltung bringen. Und so sehen wir,
dass bei der Lähmung des Rectus superior beim Blicke geradeaus
Doppelbilder da sein können, deren Höhendistanz beim Blicke gegen
die Schläfe zunimmt, während die Bilder nasenwärts verschwinden.

Es ist dies in der Fig. 49 so gekennzeichnet, dass der kleine Kreis die Doppelbilder einschneidet; es heisst das so viel, dass nach der genannten Richtung entweder die eingezeichneten Doppelbilder auftreten oder aber dass Einfachsehen da ist. Ja, es kommt bei Parese des Rectus superior nicht selten vor, dass im Horizonte nicht blos beim Blicke nach innen, sondern auch geradeaus noch Einfachsehen da ist, und nur beim Blicke nach aussen höhendistante Doppelbilder auftreten. Wenn, falls im untern Theile des Blickfeldes einfach gesehen wird, beim Blicke geradeaus oder nach links auch einfach gesehen wird, beim Blicke nach rechts aber Doppelbilder mit Höhendistanz auftreten und dabei das Bild des rechten Auges höher steht, so ist dieses einzige Factum ausreichend, um die Diagnose der Parese des rechten Rectus superior zu stellen.

Recapituliren wir das Verhalten der Doppelbilder bei Lähmung des rechten Rectus superior:

Im ganzen unteren Theile des Gesichtsfeldes Einfachsehen. Im Horizonte: nach links, vielleicht auch gradeaus Einfachsehen, dagegen nach rechts höhendistante Bilder, deren höheres das Bild des rechten Auges ist. Beim Blicke nach oben: gerade nach oben wachsende Höhendistanz der gekreuzten (und theoretisch divergirenden) Bilder; nach rechts und oben Zunahme der Höhendistanz; nach links und oben Abnahme der Höhendistanz, Zunahme der Schiefheit, welche in dieser Stellung auch subjectiv wahrgenommen werden kann. Eine Tiefendistanz der Bilder wird nicht angegeben (vergl. pag. 501).

Lähmung des rechten Musculus rectus inferior.

Da bei Lähmung eines deducirenden Muskels die am meisten störenden Doppelbilder -- nach unten — auftreten, so wird bei Lähmung des Rectus inferior, sowie bei jener des Obliquus superior der davon Betroffene rasch, wenn auch nicht gerade immer beim Arzte, Hilfe suchen, während die Lähmung eines Hebers zu solcher That nicht in gleich energischer Weise antreibt.

Es wurde früher angeführt, dass eine isolirte totale Lähmung des Rectus superior eine ganz ausserordentliche Seltenheit ist. Leicht begreiflich. Die beiden Heber, sowohl Rectus superior, wie Obliquus inferior, werden von demselben Nerven, dem Oculomotorius, versorgt. Nur bei nuclearer Erkrankung kann man sich überhaupt ein solches Vorkommniss vorstellen. Dagegen ist die totale Lähmung des Rectus inferior mit Intactheit des Obliquus superior eine sehr gewöhnliche

Erscheinung. Denn bei jeder totalen Oculomotoriuslähmung tritt dieses Phänomen zu Tage, indem der Musculus obliquus superior seinen eigenen Nerven hat. Wenn aber auch die Beobachtung der reinen Obliquus-inferior-Wirkung uns nicht vergönnt ist, weil dies eine totale Lähmung des Rectus superior voraussetzt, und andererseits die Beobachtung der reinen Obliquus-superior-Wirkung uns verhältnissmässig häufig ermöglicht wird, da bei jeder totalen Oculomotoriuslähmung der Rectus inferior total gelähmt ist, so folgt daraus keineswegs, dass eine isolirte totale Lähmung des Rectus inferior — d. h. eine vollständige Lähmung dieses Muskels bei Unversehrtheit aller übrigen vom Oculomotorius versorgten Muskelgebilde etwa häufig zur Ansicht komme. Im Gegentheile, auch das ist eine ganz besondere Seltenheit. Dagegen kann, sowie in jedem anderen der Oculomotoriuszweige, so auch in jenem, welcher den Rectus inferior versorgt, isolirt eine Parese sich darbieten. Schon die geringfügigste Parese erzeugt die störendsten Doppelbilder, indem dieselben beim Blicke zum Fussboden hervortreten.

Eine solche geringe Parese des Rectus inferior ist objectiv nicht nachzuweisen. Nicht blos, dass die Augen beim Blicke geradeaus, bei den Bewegungen im Horizonte und in der oberen Hälfte des Blickfeldes richtig zu stehen scheinen, lässt sich auch beim Blicke nach abwärts nicht mit Sicherheit erkennen, ob ein Auge und welches etwas nach oben zurückbleibt. Ja, wenn man schon aus den Angaben des Patienten, dass die Doppelbilder nur beim Abwärtssehen auftreten, mit Recht erschliesst, dass ein Abwärtswender paretisch sei, kann es geschehen, dass man das ungelähmte Auge für das beim Abwärtssehen zurückbleibende hält. Der Rectus inferior hat in der Aussenstellung des Auges den grössten Einfluss auf die Höhenstellung. Ist er paretisch, so wird seine geschwächte Wirkung dort am meisten auffallend sein, wo unter normalen Verhältnissen seine Mitwirkung am meisten benöthigt wird. Ist der rechte Rectus inferior paretisch, so wird beim Blicke nach links (innen) und unten das gelähmte Auge am wenigsten zurückbleiben, weil hierbei der ungelähmte Obliquus superior den grössten Einfluss auf die Höhenstellung nimmt, der paretische Rectus inferior dagegen verhältnissmässig den geringsten. Beim Blicke nach rechts und unten aber wird die insufficiente Wirkung des Inferior am deutlichsten sich bemerkbar machen, das rechte Auge wird in dieser Stellung am meisten nach oben zurückbleiben. Aber selbst in dieser Stellung

wird es bei geringfügiger Parese schwer, das Höherstehen des rechten
Auges nachzuweisen, weil der genaue Vergleich in Betreff der
Höhenstellung der Augen durch die verschiedene Configuration des
inneren Augenwinkels, in dem das linke Auge steht, und des
äusseren Augenwinkels, in welchem das rechte Auge sich befindet, erschwert ist.

Die Doppelbilder geben den erwünschten Aufschluss (Fig. 50).
Im oberen Theile des Blickfeldes Einfachsehen. Im unteren Theile

Lähmung des rechten Rectus inferior.

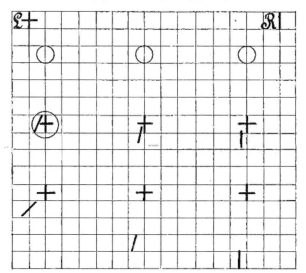

Fig. 50.

des Gesichtsfeldes höhendistante, gekreuzte und (theoretisch) schiefe
Doppelbilder. Das Bild des rechten Auges mit der Rectus-inferior-
Lähmung steht tiefer (pag. 486), es steht links (pag. 485) und
neigt mit dem oberen Ende gegen das Bild des linken Auges
(pag. 493), das folgerichtig rechts und höher steht. Je mehr der
Blick sich senkt, desto grösser wird die Höhendifferenz (auch die
Seitendistanz und Schiefheit). Beim Blicke nach rechts unten nimmt
die Höhendistanz merklich zu, beim Blicke nach links unten
merklich ab. In dieser letzteren Stellung kann die Schiefheit des

Bildes vom Kranken angegeben werden. Das tiefere Bild, d. i. das Bild des kranken Auges, steht auch näher.

Beim Blicke geradeaus und in der Horizontalebene nach rechts und links ist das Verhalten analog, wie bei der Parese des Rectus superior. Nach links kann noch Einfachsehen sein, während beim Blicke geradeaus bereits gekreuzte Doppelbilder mit geringer Höhendistanz auftreten. Aber auch nach dieser Richtung kann noch einfach gesehen werden, dagegen treten beim Blicke nach rechts Doppelbilder mit geringer Höhendistanz auf, welche entweder einfach übereinanderstehen oder gekreuzt sind und von denen das des linken Auges höher steht. Die Thatsache, dass, bei Einfachsehen in der oberen Blickhälfte, im unteren Theile des Blickfeldes Doppelbilder auftreten, von denen das tiefere dem rechten Auge angehört, und deren Höhendistanz beim Blicke nach rechts und unten wächst, beim Blicke nach links und unten abnimmt, sichert die Diagnose der rechtsseitigen Rectus-inferior-Lähmung, gleichgiltig, ob die Bilder nur Höhendistanzen (ohne Seitendistanzen) zeigen, oder ob sie gekreuzt oder aber gleichnamig sind (pag. 533).

Bei totaler Lähmung des Rectus inferior tritt die isolirte Wirkung des Obliquus superior klar zu Tage. Man erkennt dabei, wie gering der Einfluss des Obliquus superior auf die Senkung des Auges ist und wie der Löwenantheil in dieser Beziehung dem Rectus inferior zukommt. Lässt man den Kranken nach abwärts sehen, so geht dessen gesundes Auge gerade nach abwärts, sich zu normaler Tiefe senkend. Das kranke Auge dagegen senkt sich nur ein wenig, geht dabei etwas nach aussen und rollt nach innen. Die letztere Bewegung erkennt man, wenn man z. B. eine Ciliararterie betrachtet, die vom inneren Augenwinkel her ziemlich im Horizonte gegen die Hornhaut verläuft: das mediale Ende der Arterie senkt sich. Wenn man diese Bewegung des Auges sieht, so ist die Diagnose der Lähmung des Rectus inferior auch ohne Prüfung der Doppelbilder gegeben — während für den Nachweis unvollkommener Lähmungen des Rectus inferior diese Prüfung unumgänglich nothwendig ist.

Da die Doppelbilder beim Abwärtsgehen ungemein störend sind, so lernt der Kranke (falls er nicht auf das Auskunftsmittel verfällt, das kranke Auge zu schliessen) gar bald, das Doppelsehen durch eine entsprechende Kopfhaltung möglichst zu umgehen. Wird der Kopf nach abwärts gesenkt, so brauchen die Augen nicht nach abwärts bewegt zu werden. Aber der Kranke dreht den Kopf nicht

blos um die Queraxe, also nicht gerade nach abwärts. Am störendsten
sind die Doppelbilder beim Blicke nach aussen und unten. Dorthin
dreht also der Patient den Kopf: um die Queraxe nach unten und
um die Verticalaxe nach aussen — damit er eben nicht die Augen
nach aussen und unten bewegen müsse. Von dieser Stellung des
Kopfes aus kann er dann die Augen bewegen, ohne dass Doppelbilder eintreten, — falls er sich wirklich derselben in der Richtung
nach unten und aussen durch die Kopfdrehung entledigt hat. Der
Rectus inferior stellt das Auge nach unten und innen; trotzdem wird
bei Lähmung des Muskels der Kopf nach unten und aussen gedreht,
weil die Doppelbilder nach dieser Richtung die grösste Höhendistanz
zeigen und dadurch am störendsten sind. Für den Rectus superior
gilt ganz dasselbe, aber bei der geringen Bedeutung des Blicks nach
oben bildet sich eine charakteristische Kopfhaltung nicht aus.

Die irrige Projection im Blickfelde gibt sich beim Abwärtssehen
kund, falls das gelähmte Auge allein hierzu verwendet wird oder
falls wegen Amblyopie des ungelähmten Auges das gelähmte überhaupt das zum Sehen verwendete ist (pag. 549). Beim Abwärtssehen
werden alle Objecte weiter nach abwärts verlegt, als sie wirklich
sind, daher die Gefahr, in die ein solcher Mensch, ohne durch Doppelbilder beirrt zu sein, geräth, falls er das gelähmte Auge verwenden
muss, wenn er eine Treppe hinunter geht.

Die Lähmung der schiefen Augenmuskeln.

Anatomie der beiden Obliqui.

Der Musculus obliquus superior entspringt wie die vier
Recti an der Spitze der Augenhöhlenpyramide medianwärts und
etwas nach vorne vom Rectus medialis aus dem Periost des Keilbeinkörpers (Merkel). Er läuft an der inneren Augenhöhlenwand, nahe
ihrem oberen Rande, über dem Rectus medialis nach vorne und ist
bereits in eine drehrunde Sehne übergegangen, ehe er zu der in der
Fossa trochlearis der Orbitalwand befestigten Rolle (Trochlea) gelangt
ist. Durch diese Trochlea geht die Sehne hindurch, um sofort ihre
Richtung zu ändern. Nach aussen und nach rückwärts, dabei etwas
nach abwärts streichend, bildet sie am Sehnenknie einen nach hinten
offenen Winkel von etwas mehr als 50°. Die Sehne, aus der cylin-
drischen Gestalt mehr in die Flächenform übergehend, gelangt so an

die obere Fläche des Bulbus. Hier trifft sie den Musculus rectus superior und geht unter demselben hinweg. Der Aequator bulbi theilt den Augapfel in eine vordere und hintere Hälfte. Die Sehne des Obliquus superior, ihren Lauf nach rück- und auswärts weiter fortsetzend, überschreitet den Aequator und gelangt so in fächerförmiger Ausbreitung auf die hintere Hälfte der oberen Bulbusfläche. Diese letztere wird durch die Sagittalebene (den verticalen Meridian) des Bulbus in einen äusseren und inneren Quadranten getheilt. Die Sehne des Obliquus superior inserirt sich nun entweder ganz im oberen, hinteren und äusseren Quadranten, schief mit einem mehr lateralwärts gelegenen vorderen und einem mehr medialwärts gelegenen hinteren Ende, oder aber es überschreitet dieses hintere Ende die sagittale Trennungslinie des Quadranten, so dass ein (kleinerer) Theil der Sehneninsertion im hinteren, oberen und inneren Quadranten der Bulbusoberfläche gelegen ist. Das letztere Verhalten kommt überwiegend in emmetropischen Augen vor, ist in hypermetropischen am meisten ausgeprägt, während der erste Typus überwiegend bei myopischen Augen angetroffen wird (Fuchs).

Der Musculus obliquus inferior, der einzige der exterioren Augenmuskeln, welcher nicht von der Tiefe der Augenhöhle seinen Ausgangspunkt nimmt, entspringt im vorderen inneren unteren Winkel der knöchernen Orbita. Der Muskel geht von seinem Ursprung aus nach hinten und aussen, gelangt so an die untere Fläche des Bulbus, carambolirt hier mit dem Rectus inferior, unter welchem er vorbeiläuft, so dass der Rectus inferior an der Kreuzungsstelle zwischen Bulbus und Obliquus inferior gelegen ist. Immer weiter schreitend und an den Bulbus sich haltend, gelangt der Obliquus inferior von der unteren an die äussere Fläche des Bulbus und an dieser auf- und rückwärts steigend, trifft er wieder auf einen Rectus, den Rectus lateralis. Aber während der Rectus inferior zwischen Obliquus inferior und Bulbus lag, liegt jetzt der Obliquus inferior zwischen Bulbus und Rectus lateralis. Nun hat der Obliquus inferior die horizontale Querebene des Bulbus erklommen. Er überschreitet dieselbe ein wenig und inserirt sich so mit seiner Sehne im oberen hinteren und äusseren Quadranten der Bulbusoberfläche, auf welchem mehr nach vorne und mehr medianwärts die Sehneninsertion des Obliquus superior ihm entgegenschaut. Im Uebrigen unterliegt die Sehneninsertion des Musculus obliquus inferior von allen Insertionen der Augenmuskeln den grössten Variationen (Fuchs). Aber trotz

dieser grossen individuellen Verschiedenheit im Verlaufe der beiden
Obliqui und der Art ihrer Insertion und trotzdem es anatomisch
nicht möglich ist, eine beiden Muskeln gemeinsame Muskelebene
herauszubekommen und daher auch nicht eine beiden Muskeln
gemeinschaftliche Drehungsaxe theoretisch existirt, so zeugen doch
die Thatsachen, wie sie durch die Pathologie erhärtet werden, dafür,
dass man bei allen Betrachtungen für beide Obliqui eine gemeinsame Drehungsaxe annehmen kann, und zwar in der Weise, wie
dies früher ausführlich erörtert wurde (pag. 509).

Sämmtliche exteriore Muskeln des Auges, die geraden wie die
schiefen, müssen, damit ihre Sehnen zur Sclera gelangen, die
Tenon'sche Kapsel durchbohren, welche den Bulbus, mit Ausnahme der Cornea, umhüllt. Die Muskelscheiden, vom Ursprunge
der Muskeln gegen den Bulbus hin an Stärke zunehmend, sind an
der Durchtrittsstelle mit der Tenon'schen Kapsel fest verwachsen,
oder richtiger gesagt, die Tenon'sche Kapsel sendet zu den Muskelscheiden, namentlich zu der dem Bulbus zugekehrten Fläche derselben
ansehnliche Verstärkungen, und diese sind es, welche die innige Verbindung der Muskeln mit der Capsula Tenoni vermitteln. Daher
kommt es, dass, wenn die Insertion einer Sehne von der Sclera
abgelöst wird, der mit dem Bulbus in gar keinem directen Zusammenhange mehr stehende Muskel indirect durch Bewegung der Tenon'schen
Kapsel, aus welcher er bei seiner Contraction nicht herausschlüpfen
kann, noch einen sehr bedeutenden Einfluss auf die Bewegung des
Augapfels ausübt — und diese durch Muskelzug bewirkte Bewegung
der Tenon'schen Kapsel kann man direct beobachten, wenn die
Höhlung derselben nach regelrecht vollführter Enucleatio bulbi frei
zu Tage liegt.

Lähmung des rechten Musculus obliquus superior

(Musculus trochlearis).

Der Musculus trochlearis stellt für die Abwärtsbewegung nur
eine geringe Leistung bei. Wir können, wie wir kurz vorher erörtert
haben, die Grösse dieser Leistung bei totaler Lähmung des Rectus
inferior direct in Augenschein nehmen. Umgekehrt, ist der Obliquus
superior gelähmt, so wird die reine Wirkung des Rectus inferior
zum Vorschein kommen. Da dieser Muskel den Hauptantheil an
der Senkung des Auges nimmt, so wäre die absolute Grösse der

Excursion des Bulbus nach abwärts genügend; aber indem ein zweites Auge, welches zwei gesunde Abwärtswender hat, mitwirkt, so muss das gelähmte Auge gegen das andere beim Abwärtssehen zurückbleiben. Jenes Auge, an dem der Obliquus superior gelähmt ist, an welchem also der Rectus inferior allein wirkt, wird beim Blicke nach abwärts höher stehen, als das gesunde Auge; es wird, während das gesunde Auge gerade nach abwärts geht, nach innen abweichen, indem der Rectus inferior das Auge nach unten und innen stellt und endlich, während der verticale Meridian des gesunden Auges bei der Blicksenkung vertical bleibt, wird derselbe am gelähmten Auge durch den Rectus inferior nach aussen geneigt, die Meridiane divergiren nach oben. Ist also Lähmung des Obliquus superior da, so wird, bei negativem Erhebungswinkel der Blickebene, das gelähmte Auge nach oben und innen zurückbleiben und temporalwärts gerollt werden. Das ist alles richtig, nur kann man diese Symptome sehr schwer auffassen. Das Symptom, das am auffallendsten wäre, das Zurückbleiben des Auges nach oben, ist zu geringfügig. Es kann sich bei einer geringfügigen Parese des Rectus inferior natürlich auch ereignen, dass man das Zurückbleiben des Auges nicht sicht (pag. 581). Aber bei der Lähmung des Obliquus superior ist dies stets der Fall, auch wenn dieselbe eine totale ist. Die sichere Diagnose der Trochlearislähmung kann nur mit Hülfe der Doppelbilder gestellt werden.

Doch gibt es vielleicht ein anderes Auskunftsmittel, um objectiv die Zeichen der Trochlearislähmung zu erkennen, wenn auch beim Blicke gerade nach abwärts das Zurückbleiben des gelähmten Auges nach innen und oben nicht mit Sicherheit wahrgenommen werden kann? Da der Obliquus superior in der Innenstellung des Auges den grössten Einfluss auf die Höhenstellung hat, so wird beim Blicke nach innen und unten seine ausfallende Wirkung am meisten kenntlich werden. Das rechte gelähmte Auge steht beim Blicke nach links und unten höher, als beim Blicke gerade nach unten. Aber auch in dieser Stellung ist selbst bei totaler Trochlearislähmung das Höherstehen des Auges so wenig auffallend, dass es nicht mit Sicherheit erkannt werden kann. Bringt man das rechte gelähmte Auge in die Fixation, so wird nunmehr das linke Auge die Abweichung des rechten vervielfacht zeigen, da ja die Secundärablenkung beim paralytischen Schielen immer grösser als die primäre ist. Unter der deckenden Hand wird das linke Auge stärker nach

39*

unten und innen stehen, als früher das gelähmte rechte Auge nach oben und innen stand. Aber selbst bei Anstellung derartiger alternirender Fixationsversuche kann man in Betreff der Diagnose der Trochlearislähmung, ja selbst in Betreff der Lähmungsseite in Zweifel bleiben. Erst durch die Prüfung der Doppelbilder wird derselbe behoben.

Da der Trochlearis das Auge nach unten und innen stellt und den Meridian nach innen neigt, so ist, wie wir dies pag. 485, 487, 492 sattsam erörtert haben, die Folge seiner Lähmung ein Doppelsehen mit höhendistanten, gleichnamigen, nach oben convergirenden Doppelbildern. Das Bild des rechten Auges steht tiefer, es steht rechts und neigt (in der Theorie) mit dem oberen Ende dem Bilde des linken Auges zu. Auch steht das Bild des rechten Auges näher. Eine Kerze, auf den Fussboden gestellt, erscheint in Doppelbildern, welche gerade vor einander stehen, aber keine Höhendifferenz zeigen (pag. 500). Nicht genug, dass das Doppelbild eine seitliche, eine Höhen-, eine meridionale und eine Tiefen-Abweichung zeigt, hat es nach v. Graefe (1854) noch eine fünfte Eigenthümlichkeit. Nehme ich als Probeobject eine schöne, lange, gerade Kerze, so steht das zweite Bild dieser Kerze nicht blos seitlich, tiefer, schief und näher, sondern es hat aufgehört, eine schöne, lange, gerade Kerze zu sein, indem die Pseudo-Kerze nach vorne concav gebogen ist, so zwar, dass nicht blos das ganze Bild dem Doppelseher näher steht, als das Bild des gesunden Auges, sondern dass dessen unteres Ende näher erscheint, als das obere, so dass das Doppelbild, nach vorne concav gebogen, mit seinem unteren Ende gegen den Beobachter hingezogen erscheint. Man könnte diese Erscheinung so erklären: Wenn das gelähmte Auge einen Punkt deshalb näher sieht, weil er tiefer steht, so wird jeder Punkt um so näher erscheinen, je tiefer er steht. Da nun das untere Ende eines verticalen Stabes tiefer steht, als dessen oberes Ende, so wird das erstere näher sein, als das letztere und der ganze Stab nach vorne concav gebogen. Nun, so einfach ist die Sache nicht; denn wenn das richtig wäre, müsste die gleiche Erscheinung auftreten, falls durch ein Prisma das dem betreffenden Auge zugehörende Bild tiefer gestellt wird (pag. 500). In diesem Falle steht allerdings das tiefere Bild stets auffallend näher, aber von jener sonderbaren Krümmung ist dabei nichts wahrzunehmen. Nie habe ich bei Trochlearislähmung eine spontane unzweifelhafte Angabe über diese letztangeführte, ganz scharf präcisirte Krümmung des Doppelbildes erhalten und übrigens kommt auch v. Graefe (1867) in seiner „Symptomenlehre der Augenmuskellähmungen", deren berühmter Begründer er ist, auf diese Erscheinung nicht mehr zurück. Auf der anderen Seite lässt sich nicht leugnen, dass gerade bei Trochlearislähmung ganz sonderbare Bemerkungen über das Aussehen des Doppelbildes dem Kranken entschlüpfen. Es wird manchmal behauptet, dass das Doppelbild „ganz anders" aussehe, so als ob es gar nicht das Doppelbild des Objects wäre. Ich habe in diesen Fällen aber nicht herausbringen können, um was es sich eigentlich handelt. Spricht man da dem Kranken zu, die Anomalie werde darin bestehen, dass das Bild nach vorne gebogen und mit seinem unteren Ende herangezogen sei, so gibt wohl mitunter der Befragte, der langen Fragen müde, nach — aber man merkt, dass die Zustimmung nicht vom Herzen kommt. Diese sonderbare Erscheinung verdient weiter verfolgt zu werden. Auf physikalischem Wege ist sie nicht zu erklären. Denn wir können durch ein Prisma bei ungestörten Muskelverhältnissen in einem Auge auf der gleichen Stelle der Netzhaut ein von der Fovea abweichendes Bild entwerfen, wie dies bei der Lähmung des Trochlearis stattfindet, ohne aber, dass wir im Stande wären, an dem so erzeugten Doppelbilde etwas Absonderliches wahrzunehmen.

Wir erkennen also die rechtsseitige Trochlearislähmung daran, dass beim Blicke nach abwärts Doppelbilder auftreten, wobei das Bild des rechten Auges rechts und tiefer steht (und nach oben convergirt). Bei gleichzeitiger Insufficienz der Recti interni können aber, wenngleich nach oben einfach gesehen wird, gekreuzte Doppelbilder da sein, gerade wie dies bei der Parese des Rectus inferior vorkommt, und die Unterscheidung wäre direct nicht möglich, da wir die Schiefheit der Bilder nicht verwerthen können. Wir wissen aber (pag. 527), dass wir dennoch in der Differentialdiagnose nicht unsicher sind. Ist der rechte Trochlearis gelähmt, dann nimmt die Höhendistanz der Bilder beim Blicke nach links und unten zu, beim Blicke nach rechts und unten deutlich ab und hier kann die Schiefheit erkennbar werden.

Was den Blick im Horizont anlangt, so gelten dieselben Erwägungen, wie sie früher bei der Lähmung des Rectus superior gepflogen wurden. In der Primärstellung gleichnamige Doppelbilder, wobei das Lähmungsbild etwas tiefer steht, beim Blicke gerade nach rechts gleichnamige Doppelbilder oder Einfachsehen (das auch beim Blicke gerade nach vorne da sein kann), während beim Blicke im Horizont nach links höhendistante Doppelbilder auftreten. Wenn bei Einfachsehen im oberen Theile des Blickfeldes beim Blicke nach links höhendistante Doppelbilder auftreten, während dieselben beim Blicke nach rechts und geradeaus fehlen, so bedeutet das, falls das tiefere Bild dem rechten Auge zugehört, eine rechtsseitige Trochlearislähmung, während es eine linksseitige Rectus

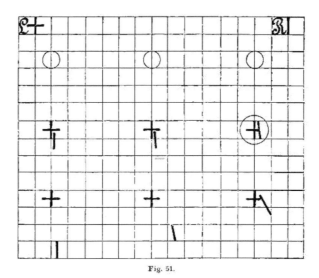

Fig. 51.

inferior-Lähmung wäre, falls das Bild des linken Auges tiefer stände.

Die regelrechten Doppelbilder also, welche der Trochlearislähmung entsprechen und die durch Fig. 51 veranschaulicht werden, sind: beim Blicke nach oben Einfachsehen. Im Horizont: geradeaus gleichnamige Doppelbilder, das Bild des Lähmungsauges steht tiefer und neigt mit dem oberen Ende theoretisch dem Bilde des gesunden Auges zu; nach aussen (lateralwärts für das Lähmungsauge) gleichnamige (convergente) Doppelbilder oder Einfachsehen: nach innen höhendistante Doppelbilder, das Bild des Lähmungsauges steht unter dem anderen.

Im unteren Theile des Blickfeldes: gerade nach unten gleichnamige convergente Bilder, wobei das Bild des Lähmungsauges tiefer steht, nur Objecte am Fussboden erscheinen nicht mehr unter-, sondern blos hintereinander; nach aussen und unten Abnahme der Höhendistanz, Zunahme der Schiefheit; nach innen und unten Zunahme der Höhendistanz, kaum eine Schiefheit. Das Bild des gelähmten Auges steht auch näher und wird mitunter als in bizarrer Weise verzerrt angegeben.

Die Folgen der Trochlearislähmung sind für den Kranken, wenn er nicht erkennt, dass durch Schliessen des kranken Auges die lästigen Erscheinungen beseitigt werden, ungemein quälend; denn es entsteht bei jedem Abwärtssehen ein solches Durcheinander der Bilder, dass nicht blos das Abwärtsgehen über eine Treppe, sondern auch die Bewegung auf der Strasse schier zur Unmöglichkeit wird.

Die fehlerhafte Kopfhaltung, die sich ausbildet, besteht darin, dass der Kopf um die Queraxe nach abwärts und um die verticale Axe nach der Seite des gesunden Auges, also bei einer Lähmung des rechten Trochlearis nach unten und links gedreht wird. Denn wenngleich der Trochlearis das Auge nach unten und aussen stellt, so sind doch bei Lähmung des Muskels die Doppelbilder beim Blicke nach unten und innen am störendsten, weil ihre Höhendistanz dortselbst die grösste. Bei der Lähmung des Rectus inferior wird der Kopf nach unten und nach der Seite des gelähmten Auges (pag. 584), also bei Parese des linken Rectus inferior nach links und unten gedreht. Wenn Jemand auf Grund einer Muskellähmung den Kopf nach links und unten gedreht trägt, so hat er entweder eine Lähmung des rechten Trochlearis oder des linken Rectus inferior.

Wird bei Trochlearislähmung das nicht gelähmte Auge geschlossen, oder ist dasselbe so amblyopisch, dass keine Doppelbilder sichtbar werden, so wird der Kranke ohne Doppelbilder wegen der irrigen Projection Schwierigkeiten beim Abwärtsgehen haben.

Lähmung des rechten Musculus obliquus inferior.

Heil dem Ophthalmologen, dem es auf seiner Laufbahn beschieden war, auch nur 1 Mal eine isolirte Lähmung des genannten Muskels zu beobachten. Ich selbst kannte einen Fall. Es war aber eine traumatische Lähmung. Bei der Entfernung eines Neugebildes vom Boden der Orbita hatte der Operateur ein Stück des Obliquus inferior mitentfernt.

Die Diagnose der Lähmung des Obliquus inferior ruht, wie jene des Obliquus superior, ausschliesslich auf dem Verhalten der Doppelbilder, deren Anordnung Fig. 52 zeigt. Im unteren Theile des Gesichtsfeldes Einfachsehen. Gerade nach oben: gleichnamige Doppelbilder, das Bild des gelähmten Auges steht höher und divergirt mit dem oberen Ende. Nach rechts und oben: Abnahme der Höhendistanz, Zunahme der Schiefheit. Nach links

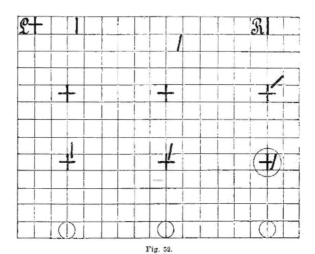

Fig. 52.

und oben: deutliche Zunahme der Höhendistanz ohne Schiefheit. Bei gleichzeitiger Insufficienz der Interni kann im unteren Theile des Blickfeldes einfach, im oberen in gekreuzten Doppelbildern gesehen werden, wie dies der Parese des Rectus superior zukommt. aber das verschiedene Verhalten der Höhendistanz in den Diagonalstellungen nach rechts und oben und links und oben sichert die Differentialdiagnose.

Die folgenden zwei Tabellen geben die Differentialdiagnose der isolirten Augenmuskellähmung auf Grund der Doppelbilder:

I.

Doppelbilder

im linken Theile des Blickfeldes:	im rechten Theile des Blickfeldes:
gleichnamig: Abducens sinister,	gleichnamig: Abducens dexter,
gekreuzt: Rect. int. dexter.	gekreuzt: Rect. int. sinister.

II.

	Grösste Höhendistanz links oben.	Grösste Höhendistanz rechts oben.
Doppelbilder — im oberen Theile des Blickfeldes:	1) Bild des linken Auges höher: Rect. sup. sinister. 2) Bild des rechten Auges höher: Obl. inf. dexter.	1) Bild des rechten Auges höher: Rect. sup. dexter. 2) Bild des linken Auges höher: Obl. inf. sinister.
	Grösste Höhendistanz links unten.	**Grösste Höhendistanz rechts unten.**
im unteren Theile des Blickfeldes:	1) Bild des linken Auges tiefer: Rect. inf. sinister. 2) Bild des rechten Auges tiefer: Obl. sup. dexter.	1) Bild des rechten Auges tiefer: Rect. inf. dexter. 2) Bild des linken Auges tiefer: Obl. sup. sinister.

Die Erläuterung zu diesen kleinen Tabellen ist für Den, der dem Gange der Erörterungen bisher gefolgt, eigentlich überflüssig. Aber damit auch Derjenige, der von der ganzen Sache nichts versteht, nur mit Hilfe der letzten Angaben die Diagnose einer isolirten Augenmuskellähmung zu stellen vermag, sei Folgendes bemerkt. Ein Mensch sieht doppelt. Mit jedem Auge für sich aber sieht er einfach. Ein grobes, die Bewegung eines Auges mechanisch behinderndes Moment fehlt. Ein grosses Pterygium, ein ausgedehntes Symblepharon, ein gewaltiger Exophthalmus ist nicht da — nebenbei bemerkt, kommt auch bei den genannten krankhaften Zuständen Doppelsehen gar nicht häufig vor. Dann liegt die Ursache im Bewegungsapparate. Für den Fall nun, dass es sich um eine einfache Lähmung eines einzelnen Muskels handelt, erfährt man, welcher von den zwölf Muskeln der beiden Augen gelähmt sei, mit Hilfe der vorstehenden Tabellen. Man untersuche zunächst, wo Einfachsehen herrscht, zunächst ob dasselbe bei seitlicher Blickrichtung in der ganzen Höhe des Gesichtsfeldes da ist. Der Doppelsehende sehe doppelt gerade nach rechts und auch nach rechts oben und rechts unten, einfach aber nach links hinüber, vielleicht erst wenn das Fixationsobject stark nach links geführt wurde, aber dann in der ganzen Höhe des betreffenden linken Blickfeldes. In dem Falle, dass nach rechts oder links in der ganzen Höhe des Blickfeldes einfach gesehen wird, ist einer der vier Seitenwender gelähmt, welcher? sagt Tabelle I.

Bei dem gleichen Versuche ergebe sich, dass beim Blicke nach rechts und rechts unten Doppelsehen sei, aber Einfachsehen nach rechts oben, ebenso, dass im linken Theile des Blickfeldes nicht in der ganzen Höhe Einfachsehen sei, sondern nur nach links oben. Klar, dass Doppelsehen nur im unteren Theile des Blickfeldes herrscht. Ebenso kann bei diesem Versuche die Thatsache nicht entgehen, falls Doppelsehen nur im oberen Theile des Blickfeldes da ist. Beim Doppelsehen nach oben ist einer der 4 Heber, beim Doppelsehen nach unten einer der 4 Senker gelähmt. Welcher ist's? Man suche den Ort der grössten Höhendifferenz der Bilder. Beim Doppelsehen nach oben gehe man mit der Licht-flamme nach rechts oben und links oben; und selbst der wenigst Intelligente weiss anzugeben, ob die Bilder in der einen oder in der anderen Diagonalstellung einen grösseren Höhenabstand von einander haben. Um die Diagnose mit Hilfe der Tabelle II zu stellen, braucht man aber nichts anderes zu wissen, als den Ort der grössten Höhendifferenz der Bilder.

Ist oben Einfach-, unten Doppelsehen, so geht man mit der als Prüfungsobject dienenden Lichtflamme nach rechts unten und dann nach links unten, erforscht so rasch den Ort der grössten Höhen-distanz und mit Hilfe der Tabelle den paretischen Muskel.

Nicht blos lässt sich auf keine schnellere Art die Diagnose stellen, sondern es ist diese Art des Vorgehens, wie wir wissen, die einzig sichere. Es wird hier am Platze sein, darauf hinzuweisen, dass nicht blos gleichzeitige Insufficienz eines homokleten (gleich-benannten) Seitenwenderpaares den Werth der Lateraldistanz der Doppelbilder — ob gleichnamig oder gekreuzt — bei Lähmung eines Erhebungsmuskels illusorisch macht, sondern, dass auch die normale, physiologische Convergenz und Divergenz bei Senkung und Hebung des Blickes die Lateraldistanz der genannten Doppelbilder wesentlich beeinflusst. Schneller hat für die Grösse der Divergenz beim Blicke nach oben und jene der Convergenz beim Blicke nach unten Zahlenwerthe angegeben [1]. Aus Schneller's Messungen ergibt sich, dass „bei der Auf-

---

[1] v. Graefe's Archiv Bd. XXI, 3. pag. 150, 1875.

wärtsbewegung zwischen 20^0 und 40^0 die Augen Neigung haben, zwischen 2^0 und $3^1\!/\!_2{}^0$ zu divergiren und beim Abwärtsbewegen zwischen 16^0 und 30^0, zwischen $2^1\!/\!_2{}^0$ und $3^1\!/\!_2{}^0$ zu convergiren, beide Male steigend bei den extremeren Bewegungen", wobei bei parallelen Sehaxen die Winkel etwas schneller nach oben als nach unten wachsen. Daraus folgt, dass, wenn der Rectus superior gelähmt ist, die Lateraldistanz der durch diese Lähmung bedingten gekreuzten Doppelbilder immer auffallend ist, weil eben beim Blicke nach oben, wo die Doppelbilder auftreten, zur pathologischen Divergenz die physiologische Divergenz hinzutritt, während nach der Theorie die gleichnamigen Doppelbilder der Obliquus inferior-Lähmung eine auffallend geringe Lateraldistanz zeigen müssen, weil der pathologischen Convergenz durch die physiologische Divergenz entgegengearbeitet wird. Umgekehrt, wird die pathologische Convergenz bei Lähmung des Obliquus superior durch die beim Blicke nach unten eintretende physiologische Convergenz gesteigert, die pathologische Divergenz bei Lähmung des Rectus inferior dagegen gemindert. Daher kommt es, dass die Lateraldistanz der Doppelbilder bei Lähmung des Trochlearis in der Regel so auffallend ist, während sie bei jener des Rectus inferior nur geringfügig erscheint oder gar nicht angegeben wird, die Bilder nur Höhendistanzen, aber keine Lateraldistanzen zeigen. Daher kommt es, dass in zwei Fällen, in denen das eine Mal Parese des Rectus superior und das andere Mal eine solche des Rectus inferior von ungefähr gleichem Grade besteht, die Lateraldistanz der Doppelbilder im ersteren Falle sehr auffallend, im letzteren sehr gering ist oder auch ganz fehlt. Das Gleiche gilt theoretisch auch für die beiden Obliqui. Nur wegen der ungeheuren Seltenheit der isolirten Lähmung des Obliquus inferior fehlt der praktische Vergleich.

Es erhellt, dass schon unter physiologischen Verhältnissen die Art der Lateraldistanz der Bilder für die Differentialdiagnose der Lähmung der Erhebungsmuskeln von zweifelhaftem Werthe ist. Bedenkt man dies, sowie den Einfluss einer gleichzeitigen Insufficienz der Interni oder der Externi, und rechnet man mit der Thatsache, dass die Schiefheit der Bilder bei der Lage des Versuchsobjectes in der verticalen Meridianebene nicht verwerthet werden kann, dann kommt man zu der Erkenntniss, dass ein Gesetz, das für die Lage der Doppelbilder aufgestellt wurde und das wir gleich anführen

wollen, zwar sehr einfach und elegant, aber für die Differentialdiagnose nicht verwerthbar ist. Die Lage der Doppelbilder bei der
Lähmung eines Augenmuskels ist nämlich gegeben durch die physiologische Wirkungsweise des betreffenden Muskels. Wenn also der
Externus das Auge nach aussen, der Internus dasselbe nach
innen stellt, so steht das Doppelbild bei Lähmung des Externus nach
aussen, bei Lähmung des Internus nach innen von dem Bilde des
gesunden Auges, d. h. es gibt im ersteren Falle gleichnamige, im
letzteren gekreuzte Doppelbilder. Höhendistanz und Schiefheit fehlt,
weil die beiden Seitenwender auf Erhebung und Raddrehung nicht
wirken. Der Obliquus superior z. B. stellt das Auge nach
unten — daher steht das Doppelbild bei Trochlearislähmung nach
unten vom Bilde des gesunden Auges —; er stellt ferner das Auge
nach aussen — daher das Doppelbild nach aussen sich findet,
was so viel bedeutet, dass die Bilder gleichnamig sind —; und
endlich neigt der Trochlearis den Meridian nach innen: das tiefer
stehende gleichnamige Doppelbild neigt in der That nach innen,
die Bilder sind convergent. Der Rectus superior stellt das
Auge nach oben, nach innen und neigt den Meridian nach innen
— und wirklich steht, wie wir wissen, bei Lähmung dieses Muskels
das Doppelbild nach oben, nach innen (es ist gekreuzt) und neigt
nach innen, woraus in Anbetracht der Kreuzung der Bilder deren
Divergenz folgt. Das Gesetz ist richtig, aber der Differentialdiagnose genügt es nicht. Wenn, während nach oben einfach gesehen
wird, die Doppelbilder im unteren Theile des Blickfeldes sich so
verhalten, dass das Bild des rechten Auges tiefer steht, so zeigt
das die Lähmung eines negativen Erhebungsmuskels des rechten
Auges an. Das zu wissen, ist sehr einfach. Aber, ob Trochlearis
oder Rectus inferior gelähmt ist, das ist die Frage. Nach dem
Gesetze wäre die Beantwortung dieser Frage ebenso einfach. Ich
lasse nach abwärts blicken: der Patient gäbe an, dass das Bild des
rechten Auges nach unten, nach rechts (aussen) steht und nach
links (innen) geneigt ist. Folglich ist derjenige Muskel gelähmt,
welcher physiologisch das Auge nach unten aussen 'stellt und
den Meridian nach innen neigt: das ist der Trochlearis. Wir
wissen jedoch, dass beim Blicke gerade nach abwärts die Angaben
über die Schiefheit der Bilder ganz unsicher und unbrauchbar sind
und dass bei Lähmung des Trochlearis, wie häufig bei jener des
Rectus inferior, die Bilder gar keine Lateraldistanz zeigen oder bei

Trochlearislähmung gekreuzt und bei Rectus inferior-Lähmung gleichnamig sein können. Uebrigens erfordert der entscheidende Versuch, ob die Bilder beim Blicke nach rechts und unten oder beim Blicke nach links und unten grössere Höhendistanz zeigen, weniger Zeit, als erforderlich ist, um nur dem Patienten beizubringen, was er unter Schiefheit der Bilder zu verstehen habe.

Wenn die Angaben über Lateraldistanz und Schiefheit trügen können, so steht das Verhalten der Höhendistanz fest und untrüglich. Doch ist es wirklich so? Oder zeigt auch dieses letzte Bollwerk der Differentialdiagnose der Augenmuskellähmungen eine schwache Stelle? Da wollen wir zunächst auf Folgendes aufmerksam machen. Nach Schuurman beträgt die Excursionsfähigkeit der Blicklinie bei Emmetropie in der Horizontalebene im Mittel 42⁰ nach aussen, 45⁰ nach innen.

Es sei hier erwähnt, dass die Werthe, welche Schuurman für die Excursion der Augenbewegungen fand, kleiner sind, als die von seinen Vorgängern — denn schon Thomas Young, Purkinje und Valentin haben die Excursion ihrer Augenbewegungen gemessen — sowie die von seinen Nachfolgern gefundenen Zahlen. Es hat dies darin seinen Grund, dass Schuurman unter der Leitung von Donders eine allerdings eines grösseren Apparates bedürfende, dafür aber wissenschaftliche Methode (beschrieben in J. B. Schuurman, Vergelijkend onderzoek der beweging van het oog, Utrecht 1863, pag. 34—38) zur Anwendung brachte, während alle Uebrigen sich einer zwar sehr einfachen, aber wenig genauen Messungsart bedienten.

Die beiden Obliqui greifen so an, dass, wenn der Bulbus durch den Rectus lateralis bis zu 40⁰, wir können also sagen, bis zu seiner Grenzstellung nach aussen geführt wird, nunmehr die Obliqui nur auf die Meridianneigung, nicht mehr auf die Höhenstellung wirken (pag. 510) und dass andererseits, wenn der Bulbus durch den Rectus medialis um 50⁰ nach innen geführt wird (eine Stellung, die im Durchschnitt nicht ganz zu erreichen ist), die reine Höhenwirkung der schiefen Augenmuskeln hervortritt (pag. 511). Für die Obliqui also ist das, was über ihre Wirkung in der lateralen und medialen Grenzstellung des Auges gesagt wurde, ganz in der Ordnung. Aber wie steht es in dieser Beziehung mit den beiden Höhen-Rectis, dem Rectus superior et inferior? Das Auge müsste (pag. 508) durch den Rectus medialis um 60⁰ medialwärts geführt werden, damit die Höhenwirkung der beiden Höhen-Recti ganz entfiele. Eine solche Innenstellung ist nicht möglich. Es gilt nur, was wir wissen. Je mehr das Auge nach innen gestellt wird, um so geringer wird die Höhenwirkung, um so grösser die Meridianwirkung der beiden Höhen-Recti, ohne dass etwa eine cardinale Aenderung in der Wirkungsweise der genannten Muskeln eintreten würde. Was geschieht aber, wenn das Auge durch den Rectus lateralis nach aussen gestellt wird? Die Muskelebene der beiden Höhen-Recti bildet mit der Sagittalebene des Auges einen Winkel von ungefähr, aber nach den bisherigen Annahmen höchstens 30°, wobei die Sagittalebene lateralwärts von der Muskelebene gelegen ist (pag. 505). Wenn der Bulbus durch den Rectus lateralis bis 30° nach aussen geführt wird, dann fällt (pag. 507) die Muskelebene mit der Sagittalebene zusammen. Jetzt haben die Höhen-Recti den grössten Einfluss auf die Höhenstellung erreicht, während die Obliqui bei dieser Lateralbewegung des Auges stetig an ihrem Einflusse auf die Höhenstellung verloren. Aber ist mit der Lateralbewegung um 30° die äusserste Grenzstellung des Bulbus lateralwärts erreicht? Mit nichten! Wir haben oben erwähnt, dass im Mittel das Auge um 42° nach aussen bewegt werden kann. Man betrachte Fig. 32 auf pag. 507 und es wird leicht begreiflich, was geschieht, falls der Bulbus durch den Rectus lateralis noch weiter nach aussen bewegt wird. Die Muskelebene der Höhen-Recti, bei einem Seitenwendungswinkel von 30° der Sagittalebene parallel, wird nunmehr wieder einen Winkel mit der Sagittalebene einschliessen, aber während in der Primärstellung des Auges (Fig. 31, pag. 505) der laterale Schenkel des Winkels von der Augenaxe (Sagittalebene) gebildet wird, fällt die Augenaxe nunmehr medialwärts von der Muskelebene. Die Höhen-Recti, die in dem Momente, da ihre Muskelebene mit der Sagittalebene parallel und die Queraxe des Bulbus zu ihrer Drehungsaxe wurde, blos auf die Höhenstellung wirkten, werden, sobald der Seitenwendungswinkel von 30° überschritten, ihre Wirkung wieder in 3 Componenten theilen. Der Einfluss auf die Höhenstellung wird wieder abnehmen, dagegen Seitenstellung und Meridianneigung neuerdings beeinflusst werden, die beiden letzteren jedoch im entgegengesetzten Sinne, wie vor dem Ueberschreiten jener Stelle, an der die Drehungsaxe mit der Queraxe des Bulbus zusammenfällt.

Demnach gestaltet sich die Wirkung z. B. des Rectus superior in folgender Weise. Das Auge werde aus der Primärstellung möglichst gehoben. Hierbei ist die isolirte Wirkung des Rectus superior die, dass er einen bestimmten Antheil an der Erhebung hat, gleichzeitig das Auge nach innen stellt und den Meridian nach innen neigt. Nun wird Seitenwendung nach innen eingeleitet. Die Höhenwirkung des Rectus superior nimmt ab, der Meridian wird stärker nach innen geneigt, beides umsomehr, je weiter das Auge nach innen geht. Wird anderseits der Bulbus nach auswärts gedreht, so steigt der Einfluss des Rectus superior auf die Höhenstellung, derjenige auf die Meridianneigung nimmt ab, jedoch diese Aenderung der Wirkungsweise ist nicht stetig. Denn sobald ein Seitenwendungswinkel von 30° überschritten ist, nimmt die Höhenwirkung wieder ab und der Rectus superior stellt nunmehr das Auge nach aussen und neigt den Meridian nach aussen. Je mehr der Bulbus abducirt wird, desto geringer wird die Höhenwirkung, desto deutlicher die Wirkung auf Aussenstellung des Auges und Aussenrollung des Meridians.

In der Lehre von den Augenbewegungen gibt es noch, wie wir gleich zu Beginn (pag. 473) erklärt haben, manchen wunden Fleck, deren jeden zu berühren wir uns in dieser Abhandlung wohlweislich hüten wollen. Aber was zu crass ist, ist zu crass. Wir haben sehr schön dargestellt, wie es nur durch das Zusammenwirken zweier nach der gleichen Höhenrichtung wirkender Erhebungsmuskeln möglich ist, dass bei gehobener Blickebene die Augen nach rechts und links sich bewegen können, ohne dass der Erhebungswinkel sich änderte. Wie aber sieht die Sache im Lichte der Offenbarung aus, dass die beiden Höhen-Recti (Rect. sup. et inf.), sobald der laterale Seitenwendungswinkel 30° beträgt, an Hubkraft verlieren, dagegen eine der früheren entgegengesetzte Einwirkung auf Seitenstellung und Meridianneigung erlangen? Die Augen werden gehoben und bewegen sich nun z. B. nach rechts. Das linke Auge geht hierbei nach innen. Je weiter es nach innen geht, desto mehr nimmt die Höhenwirkung des Rectus superior ab, jene des Obliquus inferior zu und hierin ändert sich für dieses linke Auge nichts bis an die äusserste Grenze der möglichen Rechtsbewegung. Wie aber steht es mit dem rechten Auge? Wenn die Augen sich aus der Primärstellung etwa um 20° erhoben haben und nun nach rechts gehen, so hält sich auch das rechte Auge anfänglich dabei ganz schulgerecht. Die Wirkung des Rectus superior auf die Höhenstellung wächst, jene des Obliquus inferior sinkt und die Wirkung ist, dass der Erhebungswinkel derselbe, also für beide Augen derselbe bleibt. Sobald aber der Seitenwendungswinkel 30° erreicht, hört die Zusammenwirkung der beiden Augen auf. Nur in dem Falle als die Muskelebene der Höhen-Recti mit jener der Obliqui einen Winkel von 90° einschlösse, würde bis zur Grenze des Gesichtsfeldes die von der Theorie erforderte und thatsächlich vorhandene Gleichmässigkeit in der Bewegung beider Augen möglich sein. Denn nun würde an derselben Stelle, wo die Drehungsaxe für die Höhen-Recti mit der Queraxe des Bulbus zusammenfällt und diese Muskeln daher das Auge nur (positiv oder negativ) heben können, die Drehungsaxe der Obliqui mit der Augenaxe coincidiren und die Obliqui dort den Bulbus ausschliesslich zu rollen fähig sein; dagegen würden sie, sowie dieser Seitenwendungswinkel überschritten ist und die Höhen-Recti an Hubkraft verlieren, selbst wieder in gleichem Masse an Hubkraft gewinnen, dabei ihre Einwirkung auf Seitenstellung und Meridianneigung entgegengesetzt werden zu jener, die vor Ueberschreitung der Trennungslinie bestand, so dass (indem ja gleichzeitig auch die Höhen-Recti nach den zwei letztgenannten Richtungen in entgegengesetzter Weise wie früher wirken) sowie früher Meridianneigung und Seitenstellung des einen Hebers durch den zweiten aufgehoben, und so wie die gleiche Höhe mit dem anderen Auge, so auch der Parallelismus der Blicklinien und jener der Meridiane erhalten blieben. Allerdings haben wir (pag. 511) gesagt, dass dort, wo die Drehungsaxe der Obliqui mit der Augenaxe zusammenfällt, die Drehungsaxen der drei Muskelpaare ungefähr in die Richtung der drei Hauptaxen des Auges gelangen, aber genau ist's nicht der Fall, da ja der Bulbus bis zu 40°, das ist ungefähr bis zur Grenze des gemeinsamen Blickfeldes, lateralwärts bewegt werden muss, bis die Drehungsaxe der Obliqui der Augenaxe parallel wird.

In dem lateralen Seitenwendungswinkel zwischen dreissig und vierzig Graden jedoch nimmt der Einfluss der Obliqui auf die Höhenstellung noch immer ab und der Einfluss auf die Meridianneigung in gleichem Sinne wie bis dahin zu. Was ereignet sich also, wenn beide Augen sich aus der Primärstellung erhoben haben und nun nach rechts gehen? Bis zu einem Seitenwendungswinkel von 30° geht es gut, aber während auch weiterhin bei stärkerer positiver Seitenwendung das linke Auge in gleicher Höhe, die Blicklinie im Blickpunkte bleibt und der Meridian nach dem physiologischen Postulate geneigt wird, sinkt das rechte Auge, indem sowohl der Rectus superior als auch der Obliquus inferior immer mehr und mehr an Hubwirkung verlieren, je weiter das Auge nach aussen geht — es sinkt das rechte Auge immer mehr herab —; und da nun der Rectus superior den Meridian ebenso nach aussen neigt wie der Obliquus inferior, und die beiden Muskeln jetzt das Auge nach aussen stellen, so ist die nothwendige Folge, dass nunmehr das rechte Auge tiefer steht, dass es divergirt und dass die verticalen Meridiane der beiden Augen nach oben divergiren. Das Einfachsehen muss aufgehoben sein. Es müssen unter physiologischen Verhältnissen beim Blick nach rechts oben gekreuzte divergente Doppelbilder auftreten, wobei das Bild des rechten Auges höher steht; beim Blicke nach links und oben dagegen gekreuzte divergente Doppelbilder, wobei das Bild des linken Auges das höherstehende ist.

Da aber unter physiologischen Verhältnissen, wenn bei gehobener Blickebene Seitenwendung eingeleitet wird, die Blicklinien bis an die Grenze des gemeinsamen Blickfeldes gleich hoch und parallel bleiben und auch die Meridiane ihren Parallelismus behalten und da zwischen 30 und 40⁰ lateraler Seitenwendung die Obliqui nach den gangbaren Vorstellungen ihre Wirkung nicht umkehren, so folgt für uns zunächst der praktische Schluss, dass auch die Höhen-Recti bis zur Grenze des gemeinsamen Blickfeldes ihre Wirkung auf Seitenstellung und Meridianneigung nicht umkehren und dass der Höheneinfluss der Recti bis zur Grenze des gemeinsamen Blickfeldes für jenes Auge, das sich in der Lateralstellung befindet, immer zunimmt. Wir haben den Winkel, den die Drehungsaxe der Höhen-Recti mit der Queraxe des Bulbus in der Primärstellung der Augen macht, mit 30⁰ und den Winkel, den in dieser Stellung die Drehungsaxe der Obliqui mit der Augenaxe einschliesst, mit 40⁰ angenommen. Nach v. Graefe beträgt der erstere Winkel ca. 23⁰, der letztere ca. 37⁰; nach Volkmann's Messungen der erstere Winkel ca. 27⁰, der letztere ca. 39⁰. Nach diesen Vorstellungen müsste schon bei einer Seitenwendung der gehobenen (gesenkten) Blickebene von 27⁰, ja sogar von 23⁰ die umgekehrte Wirkung der Höhen-Recti am abducirten Auge auftreten, und durch 12⁰—14⁰ hätten die beiden Heber des abducirten Auges

den gleichartigen Einfluss auf Höhen- und Seitenstellung, sowie auf
Rollung des Auges, daher in dieser Ausdehnung des Blickfeldes stets
höhendistante gekreuzte und schiefe Doppelbilder unter physiologischen Verhältnissen da sein müssten. Alle Diejenigen, welche
glauben, dass wirklich bei Lähmung eines Höhen-Rectus, sobald
das gelähmte Auge, in erhobener Blickebene der Bulbi, über 23°,
27°, 30° abducirt wird, die Doppelbilder sich ändern müssen, weil
der Einfluss des Höhen-Rectus auf die Höhenstellung nunmehr wieder
abnimmt und weil er auf Seitenstellung und Meridianneigung einen
entgegengesetzten Einfluss gewinnt — und gar Diejenigen, welche
ein so construirtes Verhalten der Doppelbilder bei Lähmung eines
Höhen-Rectus direct beobachtet haben wollen, haben vergessen, dass
eine solche Supposition nur dann Wahrheit sein könnte, falls unter
physiologischen Verhältnissen jedesmal, wenn die erhobenen Blicklinien zur Seite bewegt werden, gekreuzte, höhendistante, schiefe
Doppelbilder auftreten würden. Ich habe mich in allen Fällen von
Lähmung eines Höhen-Rectus überzeugt, dass die Höhendistanz der
Doppelbilder, dem physiologischen Verhalten entsprechend, in der
That bis an die Grenze des Blickfeldes zunimmt, wenn das gelähmte
Auge bei (positiv, bezw. negativ) erhobener Blickebene in die
Abductionsstellung geht.

Das differentialdiagnostische Moment der dia-
gonalen Höhenstellung-Prüfung wird daher durch
unsere bisherigen, offenbar einer Correction bedürf-
tigen Annahmen über die Drehungsaxen der Höhen-
Recti und der Obliqui thatsächlich nicht erschüttert.

Eine zweite Erwägung, dass die Höhendistanz trügerisch werden
könnte, könnte begründet werden durch die sogen. paradoxe
Höhenstellung des Doppelbildes bei Lähmung eines Erhebungsmuskels. Alfred Graefe erwähnt zuerst [1]), dass in einem Falle
von Trochlearislähmung, wenn die Kerzenflamme soweit gerade nach
unten gehalten wurde, dass die Blicklinien in sehr forcirter Stellung
nach abwärts gehen mussten, nunmehr das Bild des kranken Auges
nicht mehr tiefer stand, sondern höher, als das Bild des gesunden
Auges erschien. Die Erklärung wird in der Weise gegeben, dass,
indem beim stärksten Abwärtssehen der Meridian des kranken Auges
durch den allein wirkenden Rectus inferior stark nach aussen

---

[1]) Klinische Analyse der Motilitätsstörungen des Auges. Berlin 1858, pag. 107.

geneigt wird, Verhältnisse eintreten, wie sie in analoger Weise früher (pag. 536) geschildert wurden. Ein gerade nach innen von der Fovea entworfenes Bild würde jetzt nicht mehr in den Netzhauthorizont, sondern in den unteren Quadranten fallen und daher nach oben projicirt werden. Bei Trochlearislähmung fällt allerdings das Bild nicht gerade nach innen, sondern nach oben und innen von der Fovea, also in den oberen inneren Quadranten, und wird ja deshalb nach abwärts projicirt, aber wenn bei forcirter Abwärtsstellung der verticale Meridian so stark nach aussen geneigt wird, dass die mediale Hälfte des Netzhauthorizonts höher zu stehen kommt, als der Ort des Bildes, dann liegt jetzt das Bild im unteren inneren Quadranten und wird nach aufwärts projicirt. Wenn das richtig ist, so muss begreiflicher Weise bei einer bestimmten Grösse des Erhebungswinkels ein Moment eintreten, in welchem das Bild des kranken Auges in den horizontalen Netzhautmeridian selbst fällt und in diesem Momente können die Bilder keine Höhendistanz zeigen. Man würde da bei Trochlearislähmung gleichnamige convergente Doppelbilder ohne Höhendistanz erhalten. Ein ganz analoges Verhalten (die paradoxe Höhenstellung) muss bei der Lähmung jedes der drei anderen Erhebungsmuskeln in der Theorie eintreten. Dieser Wechsel in der Höhenstellung, der nur bei sehr grossem Werthe des Erhebungswinkels eintreten könnte, kann die Diagnose nicht beeinflussen, da man zum Zwecke der Diagnose so forcirte Stellungen eben nicht aufsuchen darf. Ich selbst habe übrigens dieses paradoxe Phänomen nie gesehen. Allerdings kann bei Lähmung eines Abwärtswenders die Höhendistanz verschwinden, wenn man die Kerze auf den Boden stellt, aber diese Erscheinung hat einen ganz anderen Grund (pag. 500). Aus diesem letzteren Phänomen geht nur die weise Lehr' herfür, dass man zum Zwecke der Diagnose der Lähmung eines Abwärtswenders die Kerze nicht auf den Boden stelle, sondern dieselbe in der Hand haltend in die Diagonalstellungen nach rechts unten und links unten bringe.

Die Differentialdiagnose mit Hilfe der letzteren Prüfung erleidet also auch durch das paradoxe Phänomen keine Einschränkung ihrer Bedeutung.

Nachdem die Symptomenlehre der Lähmung der sechs exterioren Augenmuskeln entwickelt wurde, wäre noch an jene

der Lähmung der interioren Muskeln, sowie des Musculus
levator palpebrae superioris zu erinnern. Die Symptome
der Sphincter- und Accommodationslähmung wurden schon im
Beginne der Abhandlung (pag. 299) erwähnt und das verschiedene
Verhalten der interioren Muskulatur bei Lähmung des Oculomotorius
ward zum Ausgangspunkte eingehender Erörterungen über die ätiologischen Momente der ersten Kategorie. Auch die Erscheinung
der vollständigen Levatorlähmung fand ihre ausführliche Besprechung (pag. 297). Wenn complete Ptosis besteht, so dass bei
Fixation der Augenbraue (pag. 298) die Lidspalte nicht um ein
Minimum geöffnet werden kann, dann ist die Diagnose der Levator-
lähmung ganz zweifellos. Wie aber, wenn die Ptosis unvollständig,
wenn sie relativ geringfügig ist? Dann ist es möglich, dass es
sich nicht um eine Oculomotorius-Ptosis, sondern um eine

Sympathicus-Ptosis

handelt. Heinrich Müller hat (1858) über glatte Muskeln
berichtet, welche an den Augenlidern des Menschen und vieler
Säugethiere sich finden. Der glatte Muskel des Oberlids wird als
Musculus palpebralis superior, jener des unteren Lids als M. palpebralis inferior bezeichnet. Der Musculus palpebralis superior liegt
unter dem vorderen Ende des quergestreiften Levator palpebrae
und geht bis ganz nahe an den Rand des Tarsus. Der Palpebralis
inferior, der wie der superior nahe unter der Conjunctiva liegt und
wie dieser bei netzförmiger Anordnung einen im Ganzen meridio-
nalen Verlauf hat, wird durch eine glatte Muskelschicht dargestellt,
die von unten nach oben verlaufend ganz nahe an den unteren
Rand des Tarsus inferior tritt. Schwalbe (1885) schildert die
Endigung des Levator palpebrae superioris in der Art, dass er aus
dem vorderen Ende des Muskelbauchs eine dreifache Faserung
hervorgehen lässt, deren vordere und hintere aus Bindegewebe, deren
mittlere jedoch aus glatten Muskelfasern, dem M. palpebralis superior
H. Müller's, besteht. Im unteren Augenlide tritt nach Schwalbe
an Stelle der Levatorausbreitung ein Fascienzipfel des Musculus
rectus inferior, welcher sich gleichfalls, „wenn auch weniger deutlich,
in drei Lagen sondern lässt, von denen die innere und äussere rein
bindegewebig sind, die mittlere dagegen die glatten Muskelfaser-
bündel des M. palpebralis inferior einschliesst". Diese anatomische
Darstellung gibt uns einen guten Begriff von der Lage der glatten

Lidmuskeln, aber die Vorstellung, als wären diese Muskeln nichts anderes als Theile der Levator-Aponeurose oder des Fascienzipfels des Rectus inferior, ist weder vom physiologischen, noch vom pathologischen Standpunkte aufrecht zu halten; denn die glatten Muskeln werden nicht, wie Levator und Rectus inferior, vom Oculomotorius, sondern vom Sympathicus versorgt, und Lähmung wie Reizung des Sympathicus rufen ganz bestimmte Erscheinungen im Gebiete dieser Muskeln hervor. Am 20. Januar 1859 hat R. Wagner an einem Hingerichteten ein Experiment gemacht, das er H. Müller mittheilte. Das Experiment bestand darin, dass auf Reizung des Hals-Sympathicus 6 Mal deutliches Oeffnen der Augenlider eintrat. Müller deutete diese Erscheinung durch eine Contraction der eben von ihm entdeckten glatten Muskelfasern der Lider und konnte sich noch in demselben Jahre durch ein von ihm selbst an einem Justificirten ausgeführtes Experiment von der Richtigkeit seiner Auffassung überzeugen [1]).

Ist der Levator vollständig gelähmt, so sind die glatten Muskeln zu schwach, um die Lidspalte zu eröffnen, dagegen kann gerade bei completer Ptosis die Wirkungsweise der glatten Muskeln in überraschender Weise demonstrirt werden, wenn man eine 3% bis 5%ige Lösung von Cocain in den Bindehautsack einträufelt. Das Cocain bewirkt nicht blos ein Oeffnen, sondern ein maximales Klaffen der Lidspalte bei totaler Levator-Lähmung. Der normal innervirte Palpebralis superior kann das Lid nicht heben, der durch Cocainreiz tetanisch contrahirte überwindet für die Dauer des Reizes alle Hindernisse. Das Cocain wirkt nämlich reizend auf die sympathischen Fasern, sowohl auf jene, welche die glatten Lidmuskeln, als auch auf jene, die den Dilatator pupillae (diesen in seiner Existenz von den Forschern so vielfach bedrohten Muskel), sowie die glatten Muskeln der Gefässe versorgen, daher die dreifache Wirkung des Cocains am Auge: Klaffen der Lidspalte, Erweiterung der Pupille, Contraction der Bindehautgefässe, sich kundgebend im plötzlichen Erblassen der Conjunctiva. Magnus (1887) beschreibt Erscheinungen von Sympathicusreizung, die gleichzeitig an Mutter und Sohn zu beobachten waren. Die 51jährige Mutter bekam Anfälle von Erweiterung der rechten dabei normal reagirenden Pupille einhergehend mit Röthung und Schweissabsonderung der rechten

---

[1]) O. Becker: Gedrucktes von Heinrich Müller, pag. 210—212, 1872.

Gesichtshälfte (die letzteren Symptome erklärt durch Reizung der vasodilatatorischen Fasern), während der 11jährige Sohn abwechselnd bald rechts, bald links Mydriasis spastica darbot.

Sowie uns das Cocain in typischer Weise die 3fache Wirkung des Augen-Sympathicus durch Reizung seiner Aeste zeigt, so wird umgekehrt die Lähmung dieses Nervengebietes: Leichte Ptosis, Verengerung der Pupille und Erweiterung des ergriffenen Gefässgebiets (Erhöhung der Wangentemperatur auf der betroffenen Seite) zur Folge haben müssen. Diesen Symptomen-complex hat Horner (1869) beschrieben [1]).

Wenn demnach das Bild vollständiger Ptosis sich darbietet, so besteht an der Lähmung des Oculomotorius kein Zweifel. Wenn jedoch nur mässige Ptosis, so dass die Pupille nicht gedeckt erscheint, vorliegt und keiner der exterioren, vom Oculomotorius versorgten Muskeln paretisch ist, so achte man auf das Verhalten der Pupille. Zeigt diese keine Anomalie, ist eine Differential-diagnose nicht leicht möglich. Ist dieselbe erweitert und dabei starr oder doch schwer beweglich und ist etwa gleichzeitig Accommodations-parese da, dann handelt es sich um Lähmung des Oculomotorius. Ist jedoch deutliche Myosis (Verengerung der übrigens nicht unbeweglichen Pupille) gleichzeitig da, dann zeugt dieses Zusammen-treffen für Parese der glatten Lidmuskeln und des Dilatator pupillae, d. i. für Sympathicus-Lähmung. Erweiterung der Conjunctival-Gefässe ist in solchen Fällen keineswegs so deutlich, dass diese Erscheinung für die Diagnose verwerthet werden könnte und auch die Röthung und Temperaturerhöhung der betreffenden Wange keineswegs constant. Interessant ist jedoch, dass man in solchen Fällen mitunter nachweisen kann, dass Gefässerweiterung auf der betroffenen Seite leichter auftritt als auf der gesunden. So klagte eine junge Person, welche wegen ihres „kleinen" rechten Auges Hilfe suchte und bei der nebst der Ptosis Verengerung der rechten Pupille nachzuweisen war, darüber, dass sie bei den geringfügigsten Anlässen so leicht auf der rechten Seite, auf dieser allein erröthe.

Mit der früheren Besprechung des Verhaltens der Doppelbilder bei Lähmung eines jeden einzelnen Bewegungsmuskels des

---

[1]) Zehender's klin. Monatsbl. pag. 193, 1869.

Auges ist auch gesagt, wie sich die Doppelbilder bei der Lähmung des vierten, wie des sechsten Hirnnerven verhalten, da jeder dieser beiden Nerven nur Einen einzelnen Muskel versorgt. Man könnte auch das Verhalten der Doppelbilder entwickeln, das nach der Theorie der Lähmung des dritten Hirnnerven entspräche. Man braucht sich ja nur gegenwärtig zu halten, dass bei totaler Lähmung des Oculomotorius die Bewegung nach oben wie nach innen vollständig aufgehoben, nach aussen hingegen frei ist [1]) und dass beim Blick nach unten die Lähmung des Rectus inferior bei ungestörter Function des Trochlearis in Betracht kommt. Ich überlasse die Construction dieser Bilder dem Interesse meiner Leser. Praktisch hat die Sache nicht die geringste Bedeutung. 1) sind bei totaler Oculomotoriuslähmung keine Doppelbilder da, weil das gelähmte Auge in Folge der Störung geschlossen ist und im Dienste des Sehens kein Antrieb besteht, durch die Contraction des Frontalis die Lidspalte um ein Minimum zu öffnen, weil ja dann nur störende Doppelbilder entstehen könnten. 2) sind die Feinheiten in der Schiefheit der Doppelbilder, wie dieselben mit Berücksichtigung der physiologischen und pathologischen Verhältnisse herausgetüftelt werden können, überhaupt nicht wahrzunehmen, und wären es selbst dann nicht, wenn nicht 3) das Bild im gelähmten Auge durch seine stark excentrische Lage, sowie durch die Erweiterung der Pupille und durch die Accommodationslähmung so undeutlich würde, dass es häufig auch nach Hebung des Lids nicht wahrgenommen wird. Aber alle diese drei Punkte verschwinden gegen die 4. Thatsache, dass die Erscheinungen der totalen Oculomotoriuslähmung so auffallend sind, dass man zu ihrer Diagnose keiner Doppelbilder bedarf.

Anders, wenn mehrere Aeste des Oculomotorius eine schwache Parese zeigen. Da sind wir bei der Diagnostik der complicirten Augenmuskelparesen angelangt. Wenn all' das, was bisher gesagt wurde, in Fleisch und Blut desjenigen, der sich mit der Sache intensiv beschäftigt, übergegangen ist; wenn langjährige praktische Erfahrung dem Fachmann zur Seite steht und wenn — es scheint dies wirklich auf diesem schwierigsten Gebiete von entscheidender Bedeutung — eine gewisse Anlage, sich in dem Complexe der Erscheinungen zurecht zu finden, dem Untersucher eigen

---

[1]) Landolt (Arch. d'ophtalmologie pag. 908, 1881) macht die merkwürdige Angabe, dass bei totaler Oculomotoriuslähmung ganz allgemein auch der Abducens paretisch sei.

ist: dann wird er sich in den verworrenen Erscheinungen und den oft noch verworreneren Angaben des Kranken in den meisten Fällen zurecht zu finden wissen — aber immer nicht. Wenigstens mir sind Fälle untergekommen, in denen ich aus den Angaben des Patienten nicht klug werden konnte, womit nicht gesagt sein soll, dass ein Anderer nicht doch eine Deutung gefunden hätte.

Der Combinationen, in welchen die Muskeln beider Augen Paresen zeigen können und welche thatsächlich beobachtet wurden, gibt es so viele, dass es praktisch unmöglich wäre, für alle denkbaren Fälle das Verhalten der Doppelbilder zu construiren, und um so weniger, als in der Erscheinung der Parese der einzelnen Muskeln wieder Abnormitäten vorkommen können. Ich will als Beispiel nur einen Fall hierhersetzen, den ich soeben (28. Juni 1888) beobachtet habe.

Ein Mann von 45 Jahren kommt mit der Klage, dass er doppelt sehe und dass das Doppelsehen beim Blicke nach o b e n besonders störend sei. Jedes Auge für sich hat Sehschärfe ⁵/₄ (also eine grössere, als dem normalen Minimum entspricht), beide Augen zusammen haben jedoch nur Sehschärfe ⁵/₉, d. h. mit beiden Augen werden wegen der Störung durch die Doppelbilder auf 5 Meter Abstand nur jene Buchstaben erkannt, die bei Sehschärfe 1 auf 9 Meter Distanz gesehen werden. Beim Lesen in der Nähe, selbst der feinsten Schrift ergibt sich kein Hinderniss.

Lässt man auf ½ Meter Abstand einen symmetrisch (in der Medianlinie der Blickebene) vertical vorgehaltenen Bleistift fixiren, so scheinen beide Augen richtig zu stehen. Geht man in der Horizontalebene nach rechts, dann nach links, so gelingt es wiederum nicht mit Bestimmtheit, ein Auge zurückbleiben zu sehen. Ebensowenig ist in der Augenstellung etwas Abnormes wahrzunehmen, wenn der Blick nach abwärts ohne oder mit Seitenwendung dirigirt wird, beim Blicke g e r a d e n a c h o b e n tritt aber eine sehr frappante Erscheinung, nämlich eine auffallende Convergenz der Blicklinien hervor und zwar ist es das l i n k e Auge, welches z u w e i t nach i n n e n steht. Da Patient spontan die Angabe machte, dass namentlich beim Blicke nach oben die Doppelbilder stören, so müssen wir an eine Lähmung des l i n k e n O b l i q u u s i n f e r i o r, also an die seltenste aller Muskelparesen denken. Zwar gelingt es weder beim Blicke gerade nach oben noch in den Diagonalstellungen nach oben eine Höhendifferenz beider Augen aufzufassen, aber gerade dies spricht umsomehr für die Obliquus inferior-Lähmung, da ja die directe Beobachtung des Zurückbleibens des Auges bei der Lähmung eines Obliquus regelrecht versagt. Der linke Bulbus wird nur durch den Rectus superior, der das Auge nach innen stellt und den Hauptantheil an der Erhebung hat, gehoben, daher die Convergenz beim Blicke nach oben.

Was sagt zu einer solchen Auffassung die Prüfung der Doppelbilder? Da das linke Auge als Lähmungsauge anzusprechen ist, so wird vor das rechte Auge ein rothes Glas und im Abstand von 2 Metern symmetrisch im Horizont eine brennende Kerze vertical vorgehalten. Patient hat beim Blicke geradeaus gleichnamige Doppelbilder, das Bild des linken Auges steht etwas aber deutlich höher und beim Befragen nach der Schiefheit wird angegeben, dass die Bilder mit den oberen Enden divergiren. Dies ist genau das Verhalten der Doppelbilder bei Lähmung des Obliquus inferior sinister (pag. 592). Aber nur sachte!

Wird die Kerze im Horizont nach rechts bewegt, nimmt der Abstand der Doppelbilder sehr auffallend ab; so lange aber das rothe Glas vorgehalten wird, bleiben der Bilder zwei. Die beiden Bilder stehen schliesslich ganz nahe beieinander, das linke immer höher. Beim Blicke nach links jedoch nimmt der seitliche Abstand der Doppelbilder sehr bedeutend (um das Vierfache gegen die Mittelstellung) zu, trotz der grossen Lateraldistanz wird aber noch immer wahrgenommen, dass das linke Bild höher steht — und zwar in der Art, dass die Höhendifferenz der Bilder im ganzen Bereiche des horizontalen Blickfeldes dieselbe ist. Dieses Verhalten der Lateraldistanz kann nicht von einer Obliquus inferior-Lähmung herrühren, sondern wird unzweifelhaft durch eine Parese des linken Abducens bedingt. Ueber die Bedeutung der Höhendifferenz wird uns Klarheit, wenn wir nach abwärts blicken lassen. Beim Blicke gerade nach unten nimmt die Lateraldistanz der Bilder auffallend ab, die Höhendifferenz ist dabei dieselbe geblieben; nach links und unten wieder Zunahme der Lateraldistanz, Höhendifferenz scheint dieselbe zu sein; nach rechts und unten rücken die beiden Bilder so nahe aneinander, dass sie nur noch schwer unterschieden werden, immer noch eine Höhendistanz. Aus dem Umstande, dass die Höhendistanz der Bilder im Horizont und in der unteren Hälfte des Blickfeldes sich nicht ändert, geht hervor, dass dieselbe nur ein Attribut der Abducenslähmung und nicht von der Parese eines Erhebungsmuskels abhängig ist (pag. 568). Dagegen besteht in unserem Falle das seltene Verhältniss der physiologischen Divergenz beim Blicke nach abwärts (pag. 568).

Endlich, wenn wir mit der Kerze gerade nach oben gehen, nimmt die Lateraldistanz der Bilder deutlich zu, gleichzeitig aber wächst die Höhendistanz, je mehr der Blick erhoben wird. Wir haben also jetzt gleichnamige Doppelbilder, wobei das Bild des linken Auges um so höher steht, je grösser der positive Erhebungswinkel wird. Es muss demnach Parese eines linksseitigen Hebers da sein. Wir gehen mit dem Blickobjecte nach rechts oben und nach links oben. Beim Blicke nach rechts oben nimmt nebst der Lateraldistanz auch die Höhendistanz sehr bedeutend ab, beide steigern sich aber stetig, je weiter der Blick nach links und oben gerichtet wird. Es besteht daher nicht Lähmung des Obliquus inferior, sondern Parese des Rectus superior sinister (pag. 593). Die Parese des Rectus superior würde gekreuzte Doppelbilder bedingen; da aber gleichzeitig Parese des Abducens und noch dazu ausnahmsweise physiologische Convergenz beim Blicke nach oben da ist, so wird die leichte Divergenz in Folge der Rectus-superior-Parese durch die Summirung der pathologischen Convergenz (in Folge der Abducenslähmung) zur physiologischen Convergenz weitaus übertroffen. Dass man direct beim Blicke nach oben die Augen convergiren sieht, ist also nicht der Ausdruck für eine Obliquus-inferior-Lähmung, sondern die Folge der Abducenslähmung und der physiologischen Convergenz ungeachtet der Existenz einer Rectus-superior-Parese.

Noch sei erwähnt, dass Patient die Angabe machte, dass die Bilder divergiren. Gleichnamige Doppelbilder bei Rectussuperior-Parese müssten convergiren (pag. 528). Wir wissen, was wir überhaupt von den Angaben über Schiefheit der Bilder zu halten haben. Im speciellen Falle sah der Kranke die Bilder überall gleich schief, und was noch schlimmer — er beschuldigte das rothe Bild, d. i. das Bild des gesunden Auges, der Schiefheit, während die weisse Flamme des kranken Auges ganz vertical erschien. Auf diese Angabe ist daher kein Gewicht zu legen, — wenngleich Cuignet die Mühe nicht scheute, zu wiederholten Malen über die Schiefheit des Bildes des gesunden Auges bei der Lähmung eines Obliquus zu tradiren.

Die Analyse unseres Falles ergibt: Parese des Abducens und des Rectus superior des linken Auges, also Lähmungs-erscheinungen in zwei verschiedenen Nervengebieten, im dritten und sechsten Nerven. (Es war eine beginnende Nuclearlähmung.) Die zu berücksichtigenden Abnormitäten der Doppelbilder sind:

1) Gleichnamige Doppelbilder bei Lähmung des Rectus superior (pag. 533);

2) höhendistante Doppelbilder bei Lähmung des Abducens (pag. 568);

3) Zunahme der Lateraldistanz beim Blicke nach oben, Abnahme derselben beim Blicke nach unten wegen des ungewöhnlichen Ver-haltens der physiologischen Convergenz und Divergenz (pag. 566).

Gewiss ist es interessant und anregend, derartige Fälle zu analysiren, aber wie schon aus dem einen Beispiele ersichtlich wird, wird es nicht immer leicht sein. Wir müssen an dieser Stelle, um nicht den Gegenstand in's Unendliche auszudehnen, auf eine umfang-reichere Casuistik verzichten.

Eine gewisse Gruppe von beiderseitigen Lähmungen wollen wir jedoch noch herausgreifen. Es sind dies die Lähmungen von gleich benannten (homokleten) und gewissen ungleich benannten (heterokleten) Muskelpaaren. Es hängt dieser Gegenstand mit der Frage zusammen, welche Muskeln als associirte und welche als nicht associirte anzusehen sind. Ein associirtes Muskelpaar ist dasjenige, welches Seitenwendung, Erhebung und Raddrehung mit demselben (positiven oder negativen) Zeichen bedingt (vergl. pag. 490). In diesem Sinne sind alle gleich benannten Muskelpaare nicht associirt. Es sind also die beiden Abducentes und die beiden Recti interni nicht associirt. Denn der rechte Abducens bedingt positive, der linke negative Seitenwendung; der rechte Internus negative, der linke positive Seitenwendung. Aber ebenso wenig sind die beiden Recti superiores, die beiden Recti inferiores, die Paare der Obliqui superiores und der Obliqui inferiores associirte Muskeln. Zwar erzeugen die beiden Recti superiores gleichsinnige (positive) Erhebung, aber der Rectus superior dexter bewirkt negative Seitenwendung und negative Raddrehung, dagegen der Rectus superior sinister positive Seitenwendung und positive Raddrehung. Ebenso verhält es sich mit dem zweiten Heber-Paare, den Obliqui inferiores. Auch diese bewirken zwar beide positive Erhebung, aber Seitenwendung, sowie Raddrehung ist für den rechten Obliquus inferior positiv, dagegen für den linken negativ.

Aehnliches gilt für die beiden Senker-Paare, welche allerdings die gleichsinnige (negative) Erhebung bewirken, aber gegensinnige Seitenwendung und Raddrehung. Der Rectus inferior dexter führt negative Seitenwendung und positive Raddrehung, der Rectus inferior sinister positive Seitenwendung und negative Raddrehung herbei. Für den Obliquus superior dexter ist die Seitenwendung positiv, die Raddrehung negativ; für den Obliquus superior sinister die Seitenwendung negativ, die Raddrehung positiv.

Sowie wir aus dieser Detaillirung der Wirkung jedes einzelnen Muskels ersehen, dass die homokleten Muskeln nicht associirt sind, so wird es uns andererseits sehr leicht werden, die associirten Muskelpaare, d. h. diejenigen, welche auf Seitenwendung, Erhebung und Raddrehung in gleichem Sinne wirken — herauszufinden. Diese associirten Paare sind:

1) Der rechte Abducens und der linke Internus, sowie der linke Abducens und der rechte Internus.

Das erstere Muskelpaar bewirkt positive Seitenwendung, d. h. es dreht die Augen nach rechts; das zweite Muskelpaar bewirkt negative Seitenwendung, es dreht die Augen nach links. Auch Erhebung und Raddrehung sind für beide Muskelpaare gleichwerthig, denn sie sind für beide Null.

2) Der rechte Rectus superior und der linke Obliquus inferior, sowie der linke Rectus superior und der rechte Obliquus inferior.

Das erstere Muskelpaar bewirkt positive Erhebung, negative Seitenwendung und negative Raddrehung, d. h. die gleichzeitige Wirkung dieser Muskeln bedingt, dass beide Blicklinien sich heben, dass beide Blicklinien nach links gehen, und dass die verticalen Meridiane beider Augen mit dem oberen Ende nach links geneigt werden. Das zweite Muskelpaar mit seiner positiven Erhebung, Seitenwendung und Raddrehung führt die Bulbi nach oben und nach rechts und neigt die Meridiane nach rechts.

3) Der rechte Rectus inferior und der linke Obliquus

superior, sowie der linke Rectus inferior und der rechte
Obliquus superior.

Das erstere Muskelpaar bedingt negative Erhebung, negative
Seitenwendung und positive Raddrehung (Blicklinien nach unten,
nach links, beide Meridiane nach rechts); das zweite Muskelpaar
negative Erhebung, positive Seitenwendung und negative
Raddrehung (beide Blicklinien nach unten, nach rechts und beide
Meridiane nach links).

Es sind also sowohl unter den Seitenwendern als unter den
Erhebungsmuskeln die homokleten (gleichbenannten) Muskeln
nicht associirte, die heterokleten (ungleich benannten)
dagegen associirte Muskeln. Die Kenntniss der associirten Muskelpaare ist für die operative Behandlung der Augenmuskel-Lähmungen
von einiger Bedeutung. Andererseits aber ist es klar, dass die

Lähmung eines heterokleten Muskelpaares

unter der Voraussetzung, dass es möglich ist, dass alle Kraftcomponenten der beiden Muskeln in gleichem Maasse durch die
Lähmung geschwächt werden, zum Doppelsehen nicht führen, daher
nicht Anlass dieses störendsten, oder allein störenden Phänomens
werden kann.

Bei gleich starker Parese eines Paares der Seitenwender (der
beiden Rechts- oder der beiden Linkswender) werden die Bulbi
eine verringerte Excursion nach rechts oder nach links haben, aber
der Parallelismus der Blicklinien wird nicht gestört sein. Wenn z. B.
der rechte Abducens und der linke Internus eine gleichmässige
Parese zeigen, so werden die Blicklinien um ein absolutes Maass
weniger nach rechts bewegt werden können, als dies nach links
möglich ist, und es wird, wegen dieser Erschwerung der Rechtsbewegung, vielleicht eine fehlerhafte Kopfhaltung, eine Drehung des
Kopfes um die verticale Axe nach rechts, nicht aber Doppelsehen
die Folge einer solchen Erkrankung sein. Bei dem Sehen in die
Nähe, bei Convergenzbewegungen wird allerdings eine Schwierigkeit
eintreten können. Denn hierbei wird ein normaler, in Folge der
Parese des Abducens sogar überstarker Internus der rechten Seite
mit einem paretischen und in Folge der Normalität des Abducens,
dessen Widerstand bei Convergenzbewegung zu überwinden ist, um
so schwächeren Internus der linken Seite zusammenzuwirken

haben. Die Folge davon wird möglicherweise Divergenz des linken Auges mit gekreuzten Doppelbildern beim Nahesehen sein. Ich will hier gleich im Hinblick auf das später zu erörternde operative Verfahren, das bei Lähmung eines Seitenwenders einzuschlagen wäre, darauf hinweisen, dass viel günstigere Verhältnisse in dem Momente eintreten würden, in welchem zur Parese der Rechtswender sich eine gleich starke Parese der Linkswender hinzugesellte. Es wäre dann die absolute Beweglichkeit sowohl nach rechts wie nach links verringert, aber es läge kein Grund zu einer fehlerhaften Kopfhaltung vor und bei Convergenzbewegungen würden zwei gleich starke, d. h. zwei in gleichem Maasse geschwächte Interni ebenmässig zusammenwirken.

Bei Lähmung eines associirten heterokleten Heber- oder Senker-Paares müsste ebenfalls jedes Doppelsehen entfallen, wenn, wie ich schon oben sagte, die drei Kraftcomponenten in gleicher Weise geschwächt werden könnten. Nehmen wir an, es wäre rechterseits der Obliquus superior total gelähmt, linkerseits der Rectus inferior in dem Grade paretisch, dass der Defect der negativen Erhebung für das linke Auge ebenso gross wäre, als der Defect der Senkung des rechten Auges in Folge der totalen Trochlearislähmung ist. Wenn nun, was thatsächlich nicht der Fall sein kann, bei diesem Grade der Parese des Rectus inferior der Verlust der Einwirkung auf Seitenstellung und Meridianneigung denselben Werth hätte, welcher für die Totallähmung des Trochlearis nach diesen Richtungen gilt, dann würde beim Abwärtssehen zwar ein geringer absoluter, aber nicht weiter störender gleichmässiger Defect der Bewegung da sein, und da ausserdem Blicklinien und Meridiane parallel blieben, kein Doppelsehen auftreten. Aber nicht blos beim Blicke gerade nach abwärts wäre die Harmonie in den Bewegungen beider Augen erhalten, sondern auch in den Diagonalstellungen nach links unten und rechts unten. Denn beim Blicke nach links unten ist das linke Auge in der Aussenstellung, in welcher der paretische Rectus inferior den grössten Einfluss auf die Höhenstellung zu nehmen hätte, dagegen das rechte Auge in der Innenstellung, in welcher die gleiche Anforderung an den paretischen Obliquus superior gestellt wird. Beim Blicke nach links und unten werden die Augen am meisten nach oben zurückbleiben, aber beide gleichmässig und da der rechte Obliquus superior in der Innenstellung des Auges ebenso den geringsten Einfluss auf die Meridianneigung hat, wie der Rectus inferior in des Auges Aussenstellung, bleibt auch der Parallelismus der Meridiane erhalten. Umgekehrt wird beim Blicke nach rechts und unten sowohl der rechte Obliquus superior als der linke Rectus superior die Höhenstellung am wenigsten beeinflussen. Die Augen werden beide gleichmässig bei dieser Blickrichtung den grössten Tiefstand erreichen, wogegen der Ausfall für die Meridianneigung beiderseits der grösste ist, so dass, wenngleich nicht die unter physiologischen Verhältnissen stattfindende Stellung der Meridiane eintreten kann, doch der Parallelismus der Meridiane erhalten und so der Kranke vor Doppelsehen bewahrt bleibt.

Was für das Muskelpaar des Obliquus superior der einen und des Rectus inferior der anderen Seite Geltung hat, gilt natürlich auch für jedes der drei anderen heterokleten Erhebungsmuskelpaare. Es ist einleuchtend, dass, immer unter den oben gemachten Voraussetzungen, die Lähmung eines Obliquus der einen Seite, die mit Parese des entsprechenden Höhen-Rectus der anderen Seite einhergeht, keine pathologischen Erscheinungen, wenigstens kein Doppelsehen hervorrufen würde, und daher vom Kranken unbemerkt verliefe. Es kann nicht entgehen, dass hierin ein Wink für die operative Behandlung der Parese eines Höhenmuskels liegt. Kann ich den paretischen Muskel nicht stärken, so kann ich vielleicht das einzige störende Symptom, das Doppelsehen, dadurch beseitigen, dass ich den gesunden, associirten, heterokleten Höhenmuskel des anderen Auges schwäche.

Sowie demnach die Parese eines associirten heterokleten Muskelpaares die günstigsten Bedingungen für das Fehlen der Doppelbilder setzt, so kann andererseits die

Lähmung eines homokleten Muskelpaares

nicht ohne Doppelbilder verlaufen — wenn anders die Bedingungen für's Doppelsehen überhaupt gegeben sind. Das gilt nicht etwa blos für die Lähmung eines homokleten Seitenwenderpaares, also für die Lähmung beider Abducentes oder beider Recti interni, sondern auch für die Parese eines homokleten Erhebungsmuskelpaares, also für die Lähmung der beiden Recti superiores, Recti inferiores, der beiden Obliqui superiores, inferiores.

Lähmung eines homokleten Seitenwenderpaares.

1) Die Lähmung der beiden Recti laterales (externi, Abducentes) gibt sich kund durch gleichnamige Doppelbilder (beim Blicke geradeaus), deren Lateraldistanz sowohl beim Blicke nach rechts, als auch beim Blicke nach links zunimmt. Dass bei etwa vorhandener Höhendistanz nicht ein Erhebungsmuskel afficirt sei, erkennt man daran, dass beim Blicke nach oben und nach unten (wobei die physiologische Divergenz und Convergenz dieselbe Rolle wie bei der einseitigen Abducenslähmung spielt) die Höhendistanz sich nicht wesentlich ändert.

2) Die Lähmung der beiden Recti interni gibt sich durch gekreuzte Doppelbilder kund, deren Lateraldistanz sowohl beim Blicke nach rechts, als beim Blicke nach links deutlich zunimmt.

Lähmung eines homokleten Heberpaares.

1) Die Lähmung der beiden Recti superiores führt zu folgenden Erscheinungen. Nehmen wir zunächst an, das genannte Heberpaar wäre vollständig gelähmt. Dann wirkt beim Blicke nach oben jederseits nur der Obliquus inferior. Beide Augen werden nur ein wenig, aber gleichmässig gehoben, der Erhebungswinkel ist also für beide Augen gleich gross und positiv. Dagegen geht das rechte Auge gleichzeitig eine positive Seitenwendung und Raddrehung, das linke Auge eine negative Seitenwendung und Raddrehung ein, weil eben der Obliquus inferior das Auge nach aussen stellt und den Meridian nach aussen neigt. Während die Augen sich gleichmässig heben, werden die Blicklinien und die Meridiane divergent. Die doppelseitige Lähmung oder Parese des Rectus superior hätte demnach zur Folge, dass beim Blicke gerade nach oben zwar gleich hohe, aber gekreuzte und nach oben divergente Doppelbilder zu Stande kämen. Von Einfachsehen wäre daher beim Blicke gerade nach oben keine Rede. Nun ist die Sache allerdings in Wirklichkeit nicht so. Da die Bilder keinen Höhen-, sondern nur einen Seitenabstand zeigen, so besteht die Möglichkeit, den Seitenabstand der Bilder durch das Eingreifen einer gesunden Muskelgruppe zu beseitigen und in der That wird eine nicht bedeutende Contraction der beiden Interni genügen, um die gekreuzten Doppelbilder verschwinden zu machen. Ein kleiner Vor-

behalt ist allerdings dabei. Man betrachte die Figur 24 auf pag. 489.
Wenn die Blicklinien auf die Mitte c des verticalen Stabes gerichtet
sind, so wird diese Mitte c allerdings einfach, die Stäbe aber werden
wegen der Divergenz der Meridiane in solchen Doppelbildern gesehen,
wie dies in der Figur 24 B angedeutet ist. Die Interni können
durch ihre Contraction zwar den Seitenabstand beseitigen, nicht
aber die nach aussen divergenten Meridiane zum Parallelismus
nasalwärts drehen.

Da die gelähmten Recti superiores, denen unter physiologischen
Verhältnissen diese Aufgabe zukommt, sie eben jetzt nicht zu leisten
vermögen, so könnte nur das Eingreifen der nach abwärts wirkenden
und nach innen rollenden Obliqui superiores Hilfe bringen. Dies
hätte bei totaler Lähmung der Recti superiores zur Folge, dass
die Augen überhaupt nicht nach oben gehen, weil die Contraction
des Obliquus superior jene des Obliquus inferior paralysiren würde.
Aber bei blosser Parese beider Recti superiores würden durch
Eingreifen der Obliqui superiores, da dann die Divergenz der
Meridiane eine nur geringe ist, die Meridiane parallel gestellt
werden können und die Höhenleistung des Rectus superior, sowie
zum Theile jene des Obliquus inferior würde übrig bleiben.

Ob ein solches Eingreifen der Obliqui superiores wirklich stattfindet, weiss ich nicht. Thatsache ist, dass bei Parese beider Recti
superiores bei reiner Erhebung der Blicklinien einfach gesehen wird.
Im Fixationspunkte wie die Speichen eines Rades sich kreuzende
Doppelbilder werden nicht beobachtet. Wahrscheinlich wird, da
das Centrum der Objecte einfach erscheint, das thatsächlich nur
sehr geringe Auseinandergehen der peripheren Objecttheile nicht
beachtet — so dass man nicht genöthigt ist, eine vicariirende Rollung
von Seite der oberen Schiefen anzunehmen. Demnach könnte es
scheinen, dass trotz aller theoretischen Einwürfe doch bei Lähmung
eines homokleten Erhebungsmuskel-Paares thatsächlich kein Doppelsehen auftritt. Das ist nicht richtig. Denn wenn auch bei reiner
Erhebung wegen des Fehlens der Höhendistanz der Doppelbilder das
Doppelsehen maskirt wird, so treten doch bei Erhebung und Seitenwendung, d. i. in den Diagonalstellungen nach rechts oben und
links oben, Doppelbilder mit höchst charakteristischer
Höhendistanz hervor. Denn beim Blicke nach rechts und oben ist
das rechte Auge in der Aussen-, das linke in der Innenstellung;
aus bekannten Gründen steht daher das rechte Auge tiefer als

das linke, es entstehen höhendistante Doppelbilder, wobei das Bild
des rechten Auges höher steht. Umgekehrt ist beim Blicke nach
links und oben das linke Auge das tiefer stehende, daher nunmehr das Bild dieses Auges das höhere.

Wenn beim Blicke gerade nach oben Einfachsehen
da ist, dagegen in den Diagonalstellungen höhendistante Doppelbilder auftreten, wobei beim Blicke
nach rechts und oben das Bild des rechten Auges,
beim Blicke nach links und oben das Bild des linken
Auges höher steht, so beweist dies die Parese beider
Musculi recti superiores.

2) In analoger Weise würde sich die Parese beider Obliqui
inferiores, falls eine solche je zur Beobachtung käme, dadurch
kennzeichnen, dass in den Diagonalstellungen nach oben höhendistante Doppelbilder aufträten, wobei jedoch rechts oben das Bild
des linken Auges, links oben das Bild des rechten Auges höher
stände. Die pathologische Convergenz würde durch Contraction
der Externi aufgehoben, so lange keine Höhendistanz der Bilder
besteht.

Lähmung eines homokleten Senkerpaares.

Die Lähmung des Rectus superior-Paares diente als Paradigma
für die Erörterung der Erscheinungen bei Lähmung eines der vier
Erhebungsmuskeln-Paare. Es ist per analogiam leicht verständlich,
wie das Verhalten bei Lähmung der beiden Recti inferiores und
der beiden Obliqui superiores zu construiren ist.

1) Bei Lähmung der beiden Recti inferiores Einfachsehen
beim Blicke gerade nach unten; höhendistante Bilder in den Diagonalstellungen: rechts unten das Bild des rechten Auges, links unten
das Bild des linken Auges tiefer.

2) Bei Lähmung der beiden Obliqui superiores ein gleiches
Verhalten, nur mit dem Unterschiede, dass rechts unten das linke
Bild, links unten das rechte Bild tiefer steht. Man ersieht daraus,
dass die Diagnose der doppelseitigen Trochlearislähmung (vergl.
pag. 395) kein Kinderspiel, dass dazu vor Allem der vollständigste
Intellect des Patienten nöthig ist.

Wenn die Lähmung eines homokleten Heber- oder Senkerpaares
auf beiden Seiten nicht ganz gleichmässig ist, so müssen begreiflicher
Weise schon in der verticalen Medianebene Doppelbilder auftreten.

An jenem Auge, dessen Bild bei Lähmung eines Hebers höher, bei
Lähmung eines Senkers tiefer steht, ist die Lähmung mehr entwickelt;
die Diagnose der doppelseitigen Lähmung, sowie die Differentialdiagnose des gelähmten Paares ruht aber auch in diesem Falle auf
dem Verhalten der Doppelbilder in den Diagonalstellungen — es
wäre denn, dass die Parese des einen Muskels im Vergleiche zu
jener seines Partners so geringfügig ist, dass auch in jener Diagonalstellung, in welcher der schwach gelähmte Muskel den grössten
Einfluss auf die Höhenstellung nimmt, dessen ausfallende Wirkung
für die Höhenstellung eine noch geringere Bedeutung hat, als
die ausfallende Wirkung des stark gelähmten Muskels, wiewohl
dieser letztere bei der gegebenen Diagonalstellung den geringsten
Einfluss auf die Höhenstellung nimmt. In einem solchen Falle würde
nur die Diagnose der Lähmung des stark afficirten Muskels gestellt
werden.

Diagnostische Behelfe.

Die letzten Bemerkungen zeigen, dass es unter Umständen
schwierig werden kann, aus der Prüfung der Doppelbilder in der
bisherigen Weise eine complicirte Lähmung zu diagnosticiren. Völlig
unmöglich wird begreiflicher Weise ein solches Beginnen, wenn Ein
Auge blind ist oder am Sehacte nicht theilnimmt, weil eben dann
die Doppelbilder eo ipso fehlen, oder wenn es, wie häufig bei der
nuclearen Lähmung, in der Natur der Lähmung liegt, dass Doppelbilder nicht gesehen werden. Sind die Lähmungssymptome grob,
so brauchen wir allerdings nicht die Behelfe der Doppelbilder. Ist
andererseits nur eine so schwache Lähmung da, dass dieselbe weder
dem Patienten noch dem Arzte auffällt, so könnte die Frage
entstehen, wie denn überhaupt eine solche Lähmung Gegenstand
der Untersuchung werde, da das Doppelsehen fehlt und in dem
Kranken daher nicht die Idee eines krankhaften Zustandes aufkeimt.
Trotzdem kann es von Interesse sein, zu untersuchen, ob trotz des
Fehlens der Doppelbilder bei einem vermutheten Hirnleiden nicht
eine leichte Motilitätsstörung bestehe oder ob, wenn an Einem Auge
Zeichen vorgeschrittener Ophthalmoplegie sich zeigen, nicht auch
am zweiten scheinbar gesunden Auge leichte Lähmungserscheinungen
bereits zu entdecken sind. Endlich wäre es bei Lähmungen an beiden
Augen, falls wir uns in der Deutung der Doppelbilder nicht zurecht-
finden, und selbst bei Lähmung Eines Auges, falls wir aus den

41*

Angaben des Kranken über die Stellung der Doppelbilder nicht
klug werden, gut und förderlich, wenn uns für die feinere Diagnostik
noch andere Methoden, als die Doppelbildprüfung in der bisher
erörterten Weise, zur Verfügung ständen.

Donders hat (1870)[1]) darauf aufmerksam gemacht, dass man,
um die Lähmung an jedem einzelnen Auge festzustellen, den
Listing'schen Versuch verwenden könnte. Wir haben früher
(pag. 522 und Fig. 39) angegeben, wie dieser Versuch nach
v. Helmholtz anzustellen ist. Die Parese eines Seitenwenders ist
mit Hilfe dieses Versuches allerdings nicht zu erweisen. Denn
wenn das Auge aus der Primärstellung sich nach rechts oder links
bewegt, so wird zwar die Excursion der Bewegung beeinträchtigt
sein, nicht aber das Nachbild mit seiner Mittellinie aus dem
Horizonte weichen. Anders verhält sich dies bei der Lähmung
eines Hebers oder Senkers. Denken wir uns, das zu untersuchende
rechte Auge bewege sich (Fig. 39, pag. 523) aus der Primärstellung
nach rechts und oben in der Richtung des Meridians XX. Da
muss unter physiologischen Verhältnissen das Nachbild mit seiner
Mittellinie auf dem Meridianstriche XX liegen bleiben. Wenn dies
aber nicht der Fall ist, wenn das Nachbild eine Stellung einnimmt,
wie bei r, also mit seinem oberen Ende nach rechts, mithin der
verticale Meridian zu stark nach rechts (aussen) gedreht erscheint,
dann muss eine Störung in der Action jenes Muskels eingetreten
sein, der unter physiologischen Verhältnissen den Meridian nach
links (innen) dreht. Dieser Muskel ist für das rechte Auge der
Rectus superior. Bei Parese des Rectus superior des rechten Auges
wird diese Erscheinung überall in der oberen Blickfeldhälfte eintreten. Nicht blos beim Blicke nach rechts und oben, sondern ebenso
beim Blicke gerade nach oben wie nach links und oben wird das
Nachbild mit dem oberen Ende nach rechts gegen jenen Meridian
gedreht sein, mit dem es unter physiologischen Verhältnissen
zusammenfällt. Wenn also das Auge aus der Primärstellung heraus
bei den Blickrichtungen nach unten dem Listing'schen Gesetze
folgt, dagegen in den Blickrichtungen nach oben das Nachbild mit
dem oberen Ende nach aussen (temporal-, lateralwärts) gegen den
zugehörigen Meridianstrich sich neigt, so besteht Parese des Rectus
superior, dagegen jene des Obliquus inferior, falls die Neigung des

---

[1]) v. Graefe's Archiv Bd. XVI, pag. 173.

Nachbildes nach innen (nasal-, medialwärts) auftritt. Umgekehrt wird, wenn im oberen Theile des Blickfeldes das Gesetz Listing's Geltung hat, dagegen in der unteren Blickfeldhälfte eine Abweichung eintritt, daraus die Parese eines Senkers zu erschliessen sein und zwar ist der Rectus inferior der paretische Muskel, falls das Nachbild mit dem oberen Ende medialwärts gedreht ist, während die Drehung des Nachbildes in der entgegengesetzten Weise Parese des Obliquus superior anzeigt.

Es konnte Donders nicht entgehen, dass diese Art der Bestimmung einer Muskellähmung eine contradictio in adjecto enthält. Denn wie weiss ich, dass mein Auge sich in der Primärstellung befindet? Ich kann diese doch nur dadurch bestimmen, dass ich einen Blickpunkt ausfindig mache, von welchem aus die Augenbewegungen ohne Raddrehung erfolgen (pag. 524). Wenn ich also aus einem Punkte heraus die Augen bewege und die Nachbilder liegen nicht auf den entsprechenden Meridianstrichen, so beweist dies nur, dass meine Augen nicht in der Primärstellung waren oder dass ich nicht die experimentelle Fähigkeit besitze, die Primärstellung zu finden — nicht aber, dass ich eine Muskellähmung habe. Indessen meint Donders: „Ich habe mich überzeugt, dass der kleine Fehler, der daraus (dass man dem Kopfe nicht genau die zur Untersuchung der Nachbilder nöthige Stellung zu geben im Stande ist) resultiren kann, dem Werthe dieser Angaben keinen Abbruch thut". Ich möchte doch glauben, dass dieser Prüfungsmethode eine allgemeinere praktische Bedeutung nicht zukommt. Nur wenn, was das Geschick verhüten möge, ein in derartigen Experimenten geübter Physiologe auf einem Auge blind würde und auf dem anderen eine Muskellähmung bekäme, würde er die Genugthuung haben, mit Hilfe des Nachbildversuches seine Lähmung zu diagnosticiren.

Von grösserer Wichtigkeit ist ein anderes diagnostisches Hilfsmittel. Javal (1869) und Nagel (1871) haben gezeigt, dass die von Hunter (1786) zuerst behauptete und dann von Hueck (1838) vertheidigte, von Donders jedoch in ihrer Existenz bestrittene Rollung der Augen um die Blicklinie bei der Neigung des Kopfes zur Schulter doch in gewissem Maasse existirt. „Bei jeder seitlichen Neigung des Kopfes zur Schulter hinab", sagt Nagel[1]), „führen beide Augen Raddrehungen nach der entgegengesetzten Richtung aus, deren Betrag ungefähr den sechsten Theil der Kopf-

----

[1]) v. Graefe's Archiv Bd. XVII, 1, pag. 243.

drehung ausmacht." Wenn also z. B. der Kopf um 24° nach links geneigt wird, die verticale Kopfaxe mit der Stellung in der Primärlage einen Winkel von 24° bildet, so ist der ursprüngliche verticale Meridian der Augen nicht um 24°, sondern nur um 20° mit dem oberen Ende nach links gedreht, weil die Augen dabei eine entgegengesetzte (positive) Raddrehung von 4° (nach rechts) vornehmen.

Wenn nun wirklich solche entgegengesetzte Rollungen der Augen um ihre Axe bei der Drehung des Kopfes um seine sagittale Axe vorkommen, durch welche Muskeln werden dieselben bewirkt? Einen einzelnen Muskel gibt es nicht, der das Auge blos um dessen Axe drehen und dabei keinen Einfluss auf Höhenstellung und Meridianneigung haben würde. Wirken einerseits der Rectus superior und der Obliquus superior, andererseits der Obliquus inferior und der Rectus inferior zusammen, so ergibt sich daraus eine reine positive oder negative Raddrehung ohne Höhen- und Seitenablenkung — allerdings unter der Voraussetzung, dass die nach der Richtung entgegengesetzte Wirkung jedes Muskelpaares auf Höhen- und Seitenstellung quantitativ gleich gross ist.

Der Rectus superior stellt das Auge nach oben und innen, der Obliquus superior nach unten und aussen. Eine gleichzeitige Innervation beider Muskeln würde die Folge haben, dass der Bulbus medialwärts gerollt wird, da sich in dieser Wirkungsweise beide Muskeln unterstützen, nach den übrigen Richtungen in ihrer Action paralysiren. Contrahirt sich dagegen der Obliquus inferior gleichzeitig mit dem Rectus inferior, dann wird die Folge eine laterale Rollung (Aussenrollung) des Bulbus sein, da beide Muskeln den verticalen Meridian des Auges mit dem oberen Ende nach aussen neigen, während sonst der nach oben und aussen wirkende Obliquus von dem nach unten und innen wirkenden Rectus bekämpft wird. Man kann sich also mit Nagel vorstellen, dass bei der Neigung des Kopfes zur linken Schulter die dabei eintretende positive Raddrehung der Augen am linken Auge durch die Musculi superiores und am rechten Auge durch die Musculi inferiores, dagegen die bei der Neigung des Kopfes zur rechten Schulter auftretende negative Raddrehung links durch die Inferiores, rechts durch die Superiores bewirkt wird.

Dass diese bei der Seitenneigung des Kopfes auftretenden Raddrehungen für die feinere Diagnostik der Augenmuskellähmungen dürften verwendet werden können, betont bereits Nagel. Denken wir z. B. es wäre der linke Trochlearis paretisch. Wird der Kopf zur linken Schulter geneigt, so wird unter normalen Verhältnissen durch das Zusammenwirken von Rectus superior und Trochlearis der verticale Meridian des linken Auges positiv gedreht. Ist der eine der beiden Muskeln paretisch, so wird die Drehung für das linke Auge subnormal ausfallen, während dieselbe am rechten Auge sich mit Hilfe der normalen Inferiores in normaler Weise vollzieht. Wenn also die Seitenneigung des Kopfes 24° beträgt, wird der verticale Meridian des rechten Auges um 20°, der des linken aber etwa um 22° nach links geneigt sein, die Meridiane werden nach oben divergiren. Ist aber der Trochlearis gelähmt, dann wird dem Rectus superior in seiner Höhen- und in seiner Innenwirkung nicht mehr die normale Balance geboten. Das linke Auge wird durch den Rectus superior nach innen und oben gestellt. Da jetzt das linke Auge pathologisch nach innen steht, entstehen gleichnamige Doppelbilder. Das Bild des pathologisch zu hoch stehenden linken Auges steht dabei tiefer und da die Meridiane divergiren, so convergiren die Doppelbilder mit ihren oberen Enden, d. h. es treten bei der Neigung des Kopfes nach links die für linksseitige Trochlearislähmung charakteristischen Doppelbilder auf. Wird dagegen der Kopf zur rechten Schulter geneigt, dann wirken links die intacten Inferiores, rechts die intacten Superiores. Es ist kein Grund vorhanden, dass jetzt Doppelbilder hervortreten sollten. Baumeister hat (1873)[1] in dieser Weise die Erscheinungen bei einer linksseitigen Trochlearislähmung feststellen können. Die gekreuzten Doppelbilder, die er fand, sind gewiss durch gleichzeitige Insufficienz der Recti interni zu erklären (pag. 531).

Es wird endlich ersichtlich, wo wir hinauskommen wollen. Eine einseitige Trochlearislähmung wird in der gewöhnlichen Weise zu diagnosticiren sein, aber die Diagnose einer doppelseitigen Trochlearislähmung in dieser Weise unter Umständen nicht möglich werden (pag. 619). Mit Hilfe der letztangegebenen Methode jedoch wird dieselbe gelingen. Denn es werden dann sowohl bei Neigung des Kopfes nach rechts, als auch bei Neigung des Kopfes nach links die Erscheinungen der Trochlearislähmung der entsprechenden Seite nachzuweisen sein. Für die Diagnostik complicirter Lähmungen der Heber und Senker, namentlich homokleter Muskelpaare, verdient diese von Nagel

---

[1] v. Graefe's Archiv Bd. XIX, 2, pag. 269.

empfohlene Methode eine weitere Ausbildung und grössere Berücksichtigung als ihr bisher zu Theil geworden.

Die falschen Spasmen der Augenmuskeln.

(Fixation des gelähmten Auges.)

Einen erheblichen Einfluss auf die Stellung der Diagnose könnte der Umstand nehmen, dass die Sehschärfe des Lähmungsauges kennbar grösser ist, als jene des gesunden. Es wird dann trotz der Lähmung das Auge mit der Lähmung zur Fixation verwendet. Daraus entwickeln sich Erscheinungen, welche, nachdem sie bekannt geworden waren, durch lange Zeit irrthümlich gedeutet wurden.

Wir wollen die Verhältnisse an einem Beispiele erläutern. Es kommt Jemand mit der Klage, dass er beim Blicke nach unten doppelt sehe. Man überzeugt sich in der That, dass beim Blicke nach oben einfach gesehen wird, während beim Blicke nach unten höhendistante gleichnamige Doppelbilder auftreten. Es stehe das Bild des linken Auges tiefer; die Höhendistanz der Bilder nimmt beim Blicke nach links und unten, wesentlich ab, dagegen beim Blicke nach rechts und unten deutlich zu. Das scheint nun ganz einfach, denn das sind ja die Erscheinungen der linksseitigen Trochlearislähmung, höchstens mit dem Unterschiede, dass in unserem Falle Seiten- und Höhendistanzen der Doppelbilder grösser zu sein scheinen, als dies bei Trochlearislähmung gewöhnlich der Fall ist.

Wenn man jedoch die Augen beobachtet, während dieselben, abwärts gehend, einen Gegenstand fixiren, so kann es dem geübten Untersucher nicht entgehen, dass ganz offenbar das linke Auge, an dem wir eine Trochlearislähmung vermuthen, das fixirende ist, während das rechte Auge pathologisch nach innen und zu tief steht. Das sieht also so aus, als ob das linke Auge in normaler Weise fixiren würde, während durch einen Excess der Contraction von Muskeln am rechten Auge dieses letztere nach innen und noch tiefer gestellt würde, als zur Fixation nöthig ist. Wenn es Einen Muskel gibt, der das Auge nach unten und innen stellt, so wird durch excessive Contraction, wie man sagt durch einen Spasmus dieses Muskels das pathologische Phänomen zu erklären sein. Nach unten und innen wird das Auge durch den Rectus inferior gestellt. Beim Blicke nach oben hat der Rectus inferior nichts zu thun. Sowie aber nach unten gesehen wird, geräth der kranke

Muskel durch den normalen Innervationsreiz in eine pathologisch
gesteigerte Contraction, während der Rectus inferior der gesunden
Seite seine Aufgabe in normaler Weise vollführt.

Ein solcher Spasmus des Rectus inferior, der jedesmal
eintritt, sobald die Blickebene gesenkt wird, führt genau zu denselben
Doppelbildern, wie die Lähmung des Obliquus superior der
entgegengesetzten Seite. Es bestehe Spasmus des rechten
Rectus inferior. Die Folgen davon sind: pathologische
Convergenz, daher gleichnamige Doppelbilder; das rechte Auge
steht tiefer, daher sein Bild höher als das des linken Auges.
Das Bild des linken Auges steht also links und tiefer als das
Bild des rechten Auges, wie dies der linksseitigen Trochlearislähmung entspricht. Bei linksseitiger Trochlearislähmung convergiren
die Doppelbilder, weil die Meridiane nach oben divergiren. Aber
dieselbe Divergenz der Meridiane und daher die analoge Convergenz
der Doppelbilder wird auch bei Spasmus des rechten Rectus inferior
da sein. Denn dieser Muskel stellt nicht blos den Bulbus nach
innen und nach unten, sondern er neigt auch den Meridian nach
aussen. Beim Spasmus des Rectus inferior muss dessen Action
auch nach dieser dritten Richtung pathologisch gesteigert sein —
was die Divergenz der Meridiane zur Folge hat.

Und diese Uebereinstimmung in Betreff der Seiten- und Höhendistanz, sowie der Neigung der Doppelbilder bei Spasmus des rechten
Rectus inferior und bei Paralyse des linken Obliquus superior
besteht nicht blos bei der einfachen Senkung des Blicks, sondern
auch, wenn sich positive oder negative Seitenwendung hinzugesellt.
Beim Blicke nach rechts und unten ist das rechte Auge in der
Aussenstellung, in welcher der Rectus inferior den grössten Einfluss
auf die Höhenstellung hat und daher der abnorm contrahirte die
grösste Höhendifferenz der Augen, die grösste Höhendistanz der Doppelbilder verschulden wird. Aber bei derselben Blickrichtung besteht
auch die grösste Höhendistanz, wenn der linke Trochlearis gelähmt ist.

Umgekehrt wird beim Blicke nach links und unten, wobei das
rechte Auge adducirt ist, der Rectus inferior die Höhenstellung am
wenigsten beeinflussen, zumeist aber auf die pathologische Aussenrollung des Meridians wirken, so dass die Bilder die geringste
Höhendistanz und die grösste Meridianneigung darbieten werden
— und genau dasselbe tritt, wie uns bekannt ist, beim Blicke nach
links und unten ein, falls der linke Trochlearis gelähmt ist.

Das Beispiel, das wir an der Lähmung des linken Trochlearis und dem Spasmus des rechten Rectus inferior genommen, schliesst begreiflicherweise ein allgemeines Gesetz in sich, welches lautet, dass die Doppelbilder sich bei der Lähmung eines (negativen oder positiven) Hebers genau so verhalten, wie bei Spasmus des heterokleten (associirten) Muskels des zweiten Auges. Die Doppelbilder sind also gleichartig:

bei Lähmung des Obliquus superior der einen und bei Spasmus des Rectus inferior der anderen Seite;

bei Lähmung des Rectus inferior, sowie bei Spasmus des Obliquus superior des zweiten Auges;

bei Lähmung des Obliquus inferior der einen und bei Spasmus des Rectus superior der anderen Seite;

bei Lähmung des Rectus superior, sowie bei Spasmus des Obliquus inferior des zweiten Auges.

Wir sind für den Augenblick ganz verblüfft. Was haben wir uns nicht für Mühe gegeben, um endlich die Lähmung eines Hebers oder Senkers aus der Stellung der Doppelbilder zu diagnosticiren, und nun stellt sich heraus, dass der Liebe Müh' ziemlich vergeblich war, indem die gleiche Stellung der Doppelbilder nicht blos eine ganz und gar verschiedene Erkrankung, sondern sogar eine Erkrankung am anderen Auge bedeuten kann. Freilich ist es a priori wahrscheinlicher, dass, wenn z. B. Doppelbilder auftreten, welche der Parese des rechten Rectus superior entsprechen, dieser Muskel gelähmt, als dass der linke Obliquus inferior spastisch contrahirt sei. Aber was nützt die a priorische Wahrscheinlichkeit, wenn es sich bei der Blickführung nach oben herausstellt, dass ganz augenscheinlich das rechte Auge auf das Fixationsobject sich richtet, während das linke Auge ebenso augenscheinlich zu hoch steht und dessen Blicklinie nach aussen abweicht? Die a priorische Wahrscheinlichkeit nützt doch! Denn auch in diesem Falle liegt nichts anderes vor, als eine Lähmung des rechten Rectus superior. Die Differentialdiagnose zwischen Lähmung einer- und Spasmus andererseits bietet deshalb keine Schwierigkeit, weil diese Spasmen, wie sie jetzt geschildert wurden, überhaupt nicht existiren. Es handelt sich in allen derartigen Fällen darum, dass das Lähmungsauge ein grösseres Sehvermögen besitzt, als das zweite (an welchem nicht die geringste Muskelanomalie besteht), so dass in Folge dessen das Lähmungsauge in die Fixation geht oder in die Fixation zu gehen sich bestrebt, wodurch am zweiten

muskel-gesunden Auge die Secundärablenkung hervorgerufen wird
(pag. 546) — und diese ist es, die als Spasmus des heterokleten
associirten Muskels fälschlich imponiren kann.

Also, wenn beim Blicke nach oben oder unten jedesmal
höhendistante Doppelbilder auftreten, welche in jeder Beziehung
das der Lähmung eines Hebers (Senkers) entsprechende Verhalten
zeigen, so ist immer die Lähmung des betreffenden Muskels zu
diagnosticiren und erst in zweiter Linie kann festgestellt werden, ob
das gesunde oder das Lähmungsauge fixirt. Bei dem Vorhandensein
eines sogen. Augenmuskelspasmus wird man sich stets überzeugen,
dass das Auge ohne Spasmus, d. i. das Lähmungsauge eine grössere
Sehschärfe besitzt.

Es wird begreiflich, warum bei Spasmus des rechten Rectus
inferior die Doppelbilder grössere Lateral- und Höhendistanz zeigen,
als bei Lähmung des linken Obliquus superior. Nicht etwa deshalb,
weil der Rectus inferior ein mächtigerer Muskel ist als der Obliquus
superior und daher aus dessen Krampfe eine grössere Stellungs-
anomalie resultiren würde, als aus der Lähmung des schwachen
Obliquus superior, sondern einfach aus dem Grunde, weil das Auge
mit dem „Spasmus" in der Secundärstellung sich befindet, welche
uns die Ablenkung des gelähmten Auges nach jeder Richtung
multiplicirt wiedergibt (pag. 544) — und nunmehr verstehen wir
auch, dass, während es uns nur schwer oder gar nicht gelingt, die
Abweichung des Auges nach innen und oben bei Trochlearislähmung
direct wahrzunehmen, die pathologische Stellung des Auges nach
innen und unten beim „Krampfe" des Rectus inferior uns auffällig
ist, weil eben diese Ablenkung ein Vielfaches der primären Ablenkung
darstellt.

Es ist klar, dass die Heber vor den Seitenwendern bei dem in
Rede stehenden Casus keinen Vorrang haben können. Es gilt in
der That für die Seitenwender dasselbe wie für die Heber. Ist der
Rectus internus am rechten Auge paretisch und wird dieses Auge,
weil es besser sieht, zur Fixation verwendet, so steht das linke Auge
weit im äusseren Augenwinkel, wie wenn ein Krampf des linken
Externus eingetreten wäre, da man sich leicht überzeugen kann,
dass das linke Auge, für sich geprüft, absolut normale Excursionsfähigkeit medialwärts besitzt, daher von einer Internuslähmung an
diesem Auge die Rede nicht sein kann. Gekreuzte Doppelbilder
werden sowohl bei Lähmung des Internus als bei Krampf des

Externus da sein, sowie andererseits Lähmung des Abducens sich vom Krampfe des Internus durch das Verhalten der Doppelbilder nicht unterscheiden liesse, da sie in diesen beiden Fällen gleichnamig wären. Der halbwegs Geübte wird sich durch die sonderbare Augenstellung nicht frappiren lassen und schon durch die Vergleichung der Sehschärfe beider Augen leicht erkennen, dass es sich um Parese des Internus oder Abducens und nicht um Krampf des Abducens oder Internus des anderen Auges handelt.

A. Graefe, welcher 1858 zwei Fälle von reinen Augenmuskelspasmen (des Obliquus inferior, des Rectus inferior) beschrieb und (1871) noch einen Fall von Spasmus des Obliquus inferior sah, hat später (1875) die Auffassung derartiger Fälle als Spasmen aufgegeben und jene Erklärung entwickelt, die wir soeben wiedergegeben haben. Auch ein Fall, den J. Stilling (1868) als combinirten Spasmus des Obliquus superior und des Rectus inferior beschrieb, wird die Ansicht, dass derartige Spasmen nicht vorkommen, nicht zu erschüttern vermögen.

Wenn wir andererseits, obgleich dieses Thema eigentlich gar nicht in die Lehre von den Augenmuskel-Lähmungen gehört, fragen, ob

die wahren Augenmuskelspasmen

überhaupt nicht vorkommen, so sei zunächst auf Folgendes hingewiesen.

Wenn ein Muskelkrampf jedesmal mit absoluter Regelmässigkeit eintritt, sobald eine bestimmte Blickrichtung intendirt wird, und sich mit aller Regelmässigkeit steigert (die Distanzen der Doppelbilder, allmälig wachsend, zunehmen), je weiter die Augen nach der in Rede stehenden Blickrichtung geführt werden, so liegt nie Spasmus des vermeintlichen, sondern Lähmung des heterokleten associirten Muskels vor. Wenn jedoch (wobei wir von dem Falle, dass das Lähmungsauge und das muskelgesunde Auge alternirend fixiren, absehen) zeitweilig und scheinbar ohne Zusammenhang mit einer bestimmten Blickrichtung Deviationen des Auges eintreten, die den Eindruck eines Muskelspasmus machen, so ist die Möglichkeit eines solchen, da dessen Existenz nicht a priori geleugnet werden kann, in Betracht zu ziehen. Ausgeschlossen erscheint nur sofort der periodische Internus-„Spasmus", wie er das concomitirende Schielen ex hypermetropia einleitet, da dieser nicht die isolirte Contraction eines Internus darstellt, sondern nur der Ausdruck für eine nach physiologischen Grundsätzen im Dienste des Sehactes sich vollziehende Convergenzbewegung ist (pag. 539).

Im Uebrigen sind sonderbare Erscheinungen im Gebiete der Seitenwender überhaupt mit einer gewissen Vorsicht aufzunehmen, weil man, wenn die Erklärung auch dunkel bleibt, doch nicht in allen Fällen die Möglichkeit ausschliessen kann, dass der Sehact bei der Hervorrufung der Muskelkrämpfe eine gewisse Rolle spielt. Merkwürdig aber bleiben immerhin die Fälle von periodischem Schielen mit bestimmtem Typus.

Mannhardt berichtet (1865) von einem 8jährigen hypermetropischen Mädchen, welches seit 2 Jahren jeden zweiten Tag schielte; nur, als vor einem Jahre das Kind an Wechselfieber mit 2tägigem Typus erkrankte, habe sich nach der Angabe der Mutter das Schielen nicht eingestellt. Durch Chinin, Atropinisirung und Verordnung einer Convexbrille wird das Schielen geheilt.

An den Fall von Mannhardt schliesst sich jener von W. Wagner in Odessa (1870), welcher bei einem 6jährigen Kinde durch 6 Monate hindurch einen, mit wenigen Ausnahmen jeden 2. Tag auftretenden und durch 24 Stunden andauernden Spasmus des linken Internus, einhergehend mit quälenden Doppelbildern, beobachtete. Die auf A. Graefe's Rath ausgeführte Tenotomie brachte dauernde Heilung.

Hierher gehört auch ein Fall Laqueur's (1871), der einen 10jährigen Knaben betrifft, welcher seit seinem 2. Lebensjahre jeden 2. Tag von convergirendem Strabismus des linken Auges befallen wird. Chinin und Arsenik wurden vergebens in Anwendung gezogen.

Spasmen des Internus ohne bestimmten Typus werden auch beschrieben. A. Graefe (1870) sah einen solchen reinen Fall von Spasmus des linken Internus, combinirt mit Blepharospasmus und Ophthalmie. Während die beiden letzteren krankhaften Erscheinungen nach Durchschneidung der Nervi supraorbitales wichen, wurde der Spasmus des Internus durch die Tenotomie gelöst, und damit nicht Divergenz zurückbliebe, der abgelöste Muskel nach 2 Tagen durch zwei ergiebig wirkende Suturen wieder vorgenäht.

Hock veröffentlicht (1876) einen Fall von Lähmung des rechten. Rectus internus, combinirt mit Krampf des linken Rectus externus bei einem syphilitischen Individuum. Hock will nicht gelten lassen, dass der „Krampf" des linken Rectus externus nichts anderes war als die durch die Lähmung am rechten Auge hervorgerufene Secundärablenkung des linken Auges. Denn, so heisst es, nachdem 24 Einreibungen von Ung. hydrargyri gemacht worden waren, hörte der Krampf auf, während die aus der Parese des rechten Internus resultirenden gekreuzten Doppelbilder bei stärkerer Linkswendung noch da waren. Die Sehschärfe jedes der Augen ist nicht angegeben, daher auch nicht, ob nicht nach der Schmiercur eine relative Aenderung in der Sehschärfe der beiden Augen eingetreten war, so dass, während ursprünglich das rechte (Lähmungs-) Auge fixirte und das linke in die Secundärablenkung ging, später das linke Auge die Fixation übernahm und so der „Krampf" des linken Externus verschwand. Aus dem Gesagten ist ersichtlich, dass die Ausbeute selbst an dem, was als reiner Muskelspasmus beschrieben wurde, eine sehr geringfügige ist. Krämpfe in den Augenmuskeln werden mitunter direct als Reflexkrämpfe bezeichnet.

Terrier (1876) beseitigte einen Krampf der Heber und des Externus, welcher bei einem hystero-epileptischen 21jährigen Mädchen verbunden mit Blepharospasmus monatelang bestand, durch Entfernung cariöser Zähne. Von reflectorischem Blepharospasmus und einseitigem Internus-Spasmus bei Periostitis der Zähne mit Einengung des Gesichtsfeldes, Amblyopie und Farbenblindheit spricht auch Mengin (1878).

Wenn wir bei Gehirnleiden Krämpfe in den verschiedensten Muskelgruppen sehen, so können auch Krämpfe der Augenmuskeln sich einstellen, wie dies besonders bei und nach Meningitis zur Beobachtung kommt. Hierher gehört offenbar z. B. auch ein Fall von intermittirendem Spasmus der beiden Recti superiores, den Samelson (1870) bei einem 16jährigen Mädchen zu beobachten Gelegenheit hatte, und der seit fast einem Jahre täglich, von sehr heftigem Kopfschmerz begleitet, auftrat. Einige verstorbene Geschwister sollen Symptome von Meningitis tuberculosa dargeboten haben und die Mutter phthisisch zu Grunde gegangen sein. Gowers (1886) sah Spasmen der Augenmuskeln bei Chorea.

Solche sogen. Muskelspasmen bei Hirnleiden haben jedoch nicht selten eine ganz andere Bedeutung. Es handelt sich nicht um Reizung der Nerven oder ihrer Ursprünge, sondern um ein Leiden des Coordinationscentrums. Benedikt (1872) sah einmal bei pro-

gressiver Lähmung der Gehirnnerven beiderseits Krampfanfälle in
den Augen, wobei die Bulbi auf- und abwärts gezogen wurden. Es
mag dies nur ein Beispiel sein von eigenthümlichen Störungen,
welche weder als Krampf, noch als Lähmung im gewöhnlichen Sinne
anzusehen sind und über die wir am Schlusse unserer Abhandlung
noch sprechen werden.

Hier, an dieser Stelle, sei nur noch der Hysterie erwähnt,
insofern dieselbe als Ursache von Motilitätsstörungen des Auges betrachtet werden kann. Unter den ätiologischen Momenten der dritten
Kategorie, die wir früher (pag. 468) für die Augenmuskellähmungen
aufgestellt und unter denen Syphilis, Tuberculose, Diphtheritis, Diabetes, Rheumatismus, Toxica und das Trauma ihren Platz finden,
fehlt die Hysterie.

Welche Störungen in der Beweglichkeit der Augen kommen
bei der Hysterie vor? Dass es da Krämpfe gibt, ist von sehr vielen
Autoren angegeben. Warum sollten nicht bei hysterischen Krämpfen
zuweilen Augenmuskeln vom Krampf befallen werden? Ich habe
auch nichts dagegen, wenn Borel meint, dass jene oben angeführten
Erscheinungen von Terrier und Mengin, in welchen bei Zahnleiden
Krämpfe in den Augenmuskeln da waren, in letzter Linie durch die
hysterische Neurose bedingt wurden.

Einzelne besondere Formen der Motilitätsstörung bedürfen jedoch
einer speciellen Erörterung.

In erster Linie steht da der Orbiculariskrampf, der Blepharospasmus, und unter den exterioren Muskeln erscheint der Rectus
internus, wenngleich absolut sehr selten, so doch relativ am häufigsten
vom Krampfe befallen.

Borel macht (1886) ausführliche Mittheilungen über hysterische
Augenmuskelspasmen aller Art, die sich in der Literatur finden.
Wie gesagt, es interessirt uns speciell der Blepharospasmus und
der Internuskrampf, weil über diese beiden Uebel noch am ehesten
brauchbare Angaben existiren. Was den Internuskrampf anlangt,
möchte ich Manz (1880) und Ulrich (1882) anführen, welche je einen
Fall von intermittirendem spastischem Schielen auf hysterischer
Grundlage beschrieben; und auch den oben angeführten Fall
A. Graefe's von reinem Augenmuskelspasmus rechnet Borel zu
den hysterischen und A. Graefe schliesst sich nach dem Zeugnisse
Borel's nunmehr dieser Auffassung an.

Wie steht es aber mit den hysterischen Augenmuskellähmungen?

Neben dem hysterischen Blepharospasmus gibt es auch eine hysterische Ptosis und neben dem hysterischen Internusspasmus auch eine hysterische Abducenslähmung. Doch scheint mir die Auffassung der hysterischen Levator-Lähmung und der hysterischen Abducens-Lähmung im Allgemeinen irrthümlich, indem es sich im ersteren Falle um einen Blepharospasmus oder, viel richtiger gesagt, um den gewöhnlichen Mechanismus des Lidschlusses, im letzteren Falle um den Spasmus des Internus oder, viel richtiger gesagt, um den gewöhnlichen Mechanismus einer starken Convergenz handelt. Wenn ich ein Auge willkürlich schliesse, während das andere geöffnet ist, so ist dieser Verschluss des Auges genau so zu Stande gekommen, wie die hysterische Ptosis. Wenn man mich auffordert, das Auge zu öffnen, und ich thue es nicht, weil ich erkläre, dies nicht zu können, so unterlasse ich es entweder absichtlich oder, wenn ich hysterisch bin, handle ich so, weil ich mir einbilde, es nicht thun zu können. Im ersteren Falle bin ich ein Betrüger mala fide, in letzterem Falle bin ich es bona fide — aber weder ist von einer Lähmung des Oculomotoriusastes, der den Levator palpebrae versorgt, noch von einem Krampfe in dem vom Facialis innervirten Orbicularis die Rede. Denn das Auge öffnet sich in dem Momente, wo es mir gelingt, denjenigen, der mich absichtlich oder unabsichtlich täuscht, zu überlisten. Ich sage dem Simulanten, der etwa behauptet, das rechte Auge nicht öffnen zu können: „Ich werde Ihnen jetzt das linke Auge mit meiner Hand schliessen; falls Sie nicht simuliren und wirklich eine Krankheit am rechten Auge vorliegt, so muss sich dieses öffnen, sobald das linke Auge geschlossen wird. Wenn aber trotzdem Ihr rechtes Auge geschlossen bleibt, dann sind Sie ein Simulant". Bin ich schlauer als der Simulant, so wird dieser Letztere bei der angegebenen Manipulation das Auge öffnen; durchschaut er jedoch die List, so wird das Auge nach wie vor geschlossen bleiben. Das Analoge gilt für die Hysterie. Glaubt der Hysterische an die von mir vorgebrachte Geschichte, so wird er das rechte Auge öffnen, sobald ich ihm das linke schliesse oder sobald er selbst es schliesst; glaubt er nicht daran, dann wird mein Reden und Handeln vergeblich sein. „Die einfachsten psychischen Mittel", sagt Borel selbst, „waren bisweilen von Erfolg begleitet. Silver (Lancet Bd. II, pag. 117, 1872) hat im Charing Cross Hospital von London einen Fall von linksseitiger hysterischer Ptosis beobachtet, der durch ein ebenso seltsames als ingeniöses Verfahren geheilt wurde. Er sagte der Kranken, dass, wenn das rechte Auge sich schlösse, das linke sich öffnen könnte. Sie schloss das rechte Auge und sofort öffnete sich das linke. Das rechte Auge ward sogleich mit einer Binde geschlossen gehalten. Die Heilung wurde in wenigen Tagen erzielt — es erfolgte kein Recidiv."

Ich möchte nur so nebenbei bemerken, dass die Hypnose zum Zwecke der „Suggestion" und der mit Hilfe der letzteren zu erzielenden Heilung um so entbehrlicher werden wird, je mehr die Geisteskräfte der Aerzte steigen. Denn wenn der Arzt nur genug schlau, findig und gerieben ist, oder wenn er sich durch andere Vorzüge das Zutrauen seiner Clientin erworben hat, so genügt zur Heilung der Hysterie die blosse „Suggestion" ohne Hypnose.

Die Erscheinungen an den Augenmuskeln, die als thatsächlich auf hysterischer Grundlage ruhend angesehen werden können, sind in ihrer Häufigkeit direct proportional der Möglichkeit, die betreffenden Zustände willkürlich hervorzurufen. Ein Auge oder beide Augen zu schliessen, ist ein Kunststück, das nicht schwer gelingt. Der „Blepharospasmus"_ oder die „Ptosis" ist daher die häufigste hysterische Erscheinung an den Augenmuskeln. Nach innen zu schielen bringen gar manche Menschen über Wunsch zu Stande, besonders wenn sie etwas hypermetropisch sind, aber doch ist es immerhin eine Seltenheit, wenn Jemand willkürlich nach innen schielen kann. Auch bei der Hysterie ist dieses Innenschielen keineswegs häufig, gehört sogar zu den allerseltensten Symptomen. Noch schwerer wie das Innenschielen ist das willkürliche Aussenschielen; denn dazu gehört, dass gleichzeitig eine Insufficienz der Interni besteht, während zur Hervorrufung des Innenschielens nur eine bestimmte Art physiologischer Convergenz nothwendig ist. Das Aussenschielen ist auch bei Hysterie ganz ausserordentlich selten — falls es überhaupt vorkommt. „Son existence spontanée", sagt Borel 1887, „peut être admise." In gleicher Reihenfolge können die Erscheinungen bei Hysterischen auch durch Suggestion in der Hypnose hervorgerufen werden. Borel berichtet, dass die Ptosis erzeugt werden kann; auch die Hervorrufung des Innenschielens ist bei drei Hysteroepileptischen gelungen. Was aber den Strabismus divergens anlangt — „quant au strabisme divergent, il est beaucoup plus difficile à reproduire", sagt Borel, und führt nicht an, dass ihm wirklich die Hervorrufung dieses Strabismus gelungen sei.

Soviel ist sicher, dass die Erscheinungen des Augenschlusses und des Schielens bei Hysterischen mit Lähmung nichts zu thun haben. Borel, welcher (1886) in seiner gründlichen Arbeit: „Affections hystériques des muscles oculaires" [1]) ganze Capitel den hysterischen Augenmuskellähmungen widmet, scheint von dem ätiologischen Momente der Hysterie für Augenmuskellähmung nunmehr abgekommen zu sein und sich hierin in Uebereinstimmung mit seinem Meister Charcot zu finden [2]). Die Ptosis und das Schielen werden in seiner letzten Arbeit nicht als Lähmung, sondern als Spasmus aufgefasst.

Mehr über Augenmuskel-Spasmen zu sprechen, scheint mir nicht am Platze. Fassen wir zusammen: Von Interesse sind die falschen Augenmuskel-Spasmen, d. i. die Erscheinungen, welche bei Fixation des Lähmungsauges auftreten. Was sonst als reiner Augenmuskel-Spasmus, als reflectorischer Spasmus, als hysterischer Spasmus beschrieben wurde, ist von höchst untergeordneter Bedeutung, sowie auch die Spasmen bei Hirnleiden für die Diagnostik dieser letzteren ohne wesentliche Bedeutung sind.

---

[1]) Ann. d'oculistique, Nov.-Dec. 1886. pag. 481.
[2]) Ibid., Nov.-Dec. 1887, pag. 169.

Was die

Ausgänge der Augenmuskellähmungen

anlangt, so ist darüber Folgendes zu bemerken:

Die angeborenen Lähmungen bestehen als solche durch das ganze Leben fort, es ist, wie wir wissen, bei diesen Lähmungen fraglich, ob es sich um Störungen im Nervenapparate oder um das Fehlen der Muskeln selbst handelt. Eine Eigenthümlichkeit dieser Paralysen liegt darin, dass eine Secundärcontractur des Antagonisten sich nur in einem sehr mässigen Grade oder aber auch gar nicht hinzugesellt (pag. 464).

Die erworbenen Lähmungen nehmen einen sehr verschiedenen Verlauf. Es kann vollständige Heilung eintreten, in der Art, dass der krankhafte Zustand allmälig zurückgeht und schliesslich gänzlich verschwindet, so dass das gestörte Einfachsehen bis zu den äussersten Grenzen des Blickfeldes wieder hergestellt wird, oder aber es erfolgt unvollkommene Heilung in der Art, dass im Grossen und Ganzen zwar die normalen Verhältnisse wiederkehren, dass aber dennoch ein Rest des Leidens und zwar auf unbestimmt lange Zeit zurückbleibt. Es gibt sich diese unvollkommene Heilung dadurch kund, dass, wenn der Blickpunkt in jenem Theile des Blickfeldes gelegen ist, welchen die Blicklinien nur bei äusserster Anstrengung des parotischen Muskels erreichen können, immer noch Doppelbilder nachzuweisen sind. Wenn die erworbene Lähmung durch lange Zeit besteht, so bleibt die Contractur des Antagonisten nicht aus. Das Endresultat ist davon abhängig, ob, nachdem diese Contractur sich bereits zu einer bestimmten Höhe entwickelt hat, doch noch nachträglich eine Heilung der Lähmung eintritt, oder aber ob die Lähmung als solche fortbesteht. Ist der Antagonist in Folge der lange bestehenden Contractur dauernd verkürzt und wird späterhin die Innervation des gelähmten Muskels wieder vollständig normal, dann ist das reinste concomitirende Schielen die nothwendige Folge. Ist z. B. der Rectus externus gelähmt, gesellt sich Contractur des Rectus internus hinzu und stellt sich dann die normale Innervation des Rectus externus wieder ein, dann haben wir einen reinen Strabismus convergens concomitans vor uns (pag. 538).

42*

Es lässt sich dies daraus erkennen, dass die gleichnamigen Doppelbilder, welche beim Blicke gerade nach vorn vorhanden sind, die gleiche Seitendistanz behalten, sowohl wenn die Blicklinien sich nach rechts, als wenn sie nach links sich bewegen. Ein solches Gleichbleiben des seitlichen Abstandes der Doppelbilder ist nur dann möglich, wenn der Schielwinkel in der ganzen Ausdehnung des horizontalen Blickfeldes die gleiche Grösse behält, ein Verhalten, welches nur dem concomitirenden Schielen zukommt. Es ist jetzt von einer Lähmung nicht mehr die Rede. Rectus internus und Rectus externus besitzen normale Innervation, und nur geänderte Muskellängen.

Sowie die Folge einer nach Contractur des Internus eingetretenen Heilung der Lähmung des Externus convergirendes concomitirendes Schielen ist, so wird begreiflicherweise Strabismus divergens concomitans dauernd zurückbleiben, falls nach Internuslähmung mit Contractur des Antagonisten die Lähmungserscheinungen im Internus wieder vollkommen schwinden; und sowie im ersteren Falle gleichnamige Doppelbilder zurückbleiben, so werden im letzteren Falle gekreuzte Doppelbilder, deren Lateralabstand in der ganzen Ausdehnung des Horizontes sich nicht ändert, anzeigen, dass die Internuslähmung unter Entwickelung von concomitirendem Strabismus zur Heilung gekommen ist.

Da die beiden Seitenwender keinen Einfluss auf die Höhenstellung und auf die Meridianneigung haben, so ist das Verhalten der Doppelbilder unter solchen Umständen ein sehr einfaches, gestaltet sich aber viel complicirter, wenn die Lähmung eines Erhebungsmuskels Contractur des Antagonisten zur Folge gehabt hat, ehe die Heilung der Lähmung eingetreten ist. Hat sich z. B. zur Lähmung des Obliquus superior Contractur des Obliquus inferior hinzugesellt und ist dann die Lähmung des erstgenannten Muskels wieder geschwunden, dann haben wir ein concomitirendes Schielen im Bereiche der beiden Obliqui, welches sich im Blicke nach abwärts kundgeben wird durch höhendistante, gleichnamige, mit ihren oberen Enden zuneigende Doppelbilder, während beim Blicke nach oben gekreuzte höhendistante, divergirende Bilder da sein werden, ohne dass die Höhendistanz — das Bild des afficirten Auges ist das tiefere — bei starker Senkung oder bei starker Hebung des Blickes in der verticalen Medianebene eine Zunahme erführe. Andererseits ist es begreiflich, dass in den Diagonalstellungen sowohl beim Blicke nach unten als beim Blicke nach oben die Höhendistanz sich in der Weise ändert, dass, wenn das Auge sich dabei in der Aussenstellung befindet, die Höhendistanzen die geringsten sind; die grössten dagegen, wenn das Auge sich diagonal nach innen unten oder innen oben bewegt. In ganz analoger Weise lassen sich die Doppelbilder für das concomitirende Schielen construiren, wenn zur Lähmung des Obliquus inferior oder zur Lähmung eines Höhen-Rectus die Contractur des Antagonisten hinzutritt.

Nach Alfred Graefe (1875) ist es übrigens keineswegs richtig, dass sich zur Lähmung eines Obliquus stets die Contractur des andern Obliquus und zu der eines Höhen-Rectus jene des andern Höhen-Rectus hinzugesellt. Es kann vielmehr zur Lähmung des Obliquus superior sich Contractur des Rectus superior und zu jener des Rectus inferior die des Obliquus inferior vorwaltend hinzugesellen, so wie zuweilen bei Lähmung eines Hebers oder Senkers „beide in antagonistischem Sinne wirkende Muskeln gleichmässig die secundäre Stellungsveränderung des Bulbus zu vermitteln scheinen".

Es muss bemerkt werden, dass sicherlich viele Fälle von concomitirendem Schielen in der Horizontalebene auf einen solchen Ursprung zurückzuführen sind, vor Allem diejenigen, bei welchen die Doppelbilder persistiren, doch auch solche, bei welchen späterhin spontane Doppelbilder nicht mehr hervortreten. Hingegen gehört die Beobachtung von concomitirendem Schielen in Höhenrichtung mit den charakteristischen Doppelbildern zu den allergrössten Seltenheiten.

Falls nach Contractur des Antagonisten nur eine unvollkommene Heilung der Lähmung zu Stande kommt, dann bleibt ein Zustand zurück, welcher zwischen Lähmung und concomitirendem Schielen die Mitte hält und der in der Bahn der Seitenwender uns nicht selten vor die Augen tritt. Ist z. B. der Rectus externus gelähmt, tritt Contractur des Internus hinzu, geht aber die Lähmung des Externus nur unvollständig zurück, dann bleibt ein Doppelsehen übrig, welches sich über die ganze Ausdehnung des horizontalen Blickfeldes erstreckt, jedoch ohne dass der seitliche Abstand der Doppelbilder der gleiche bliebe. Geht das Auge bei seitlicher Blickrichtung nach innen, so nimmt die Lateraldistanz der Doppelbilder ab, ohne jedoch selbst in der äussersten Grenzstellung zu verschwinden, während dieselbe hingegen bei der entgegengesetzten Bewegung, bei welcher die Action des paretischen Muskels in

Anspruch genommen wird, wenn auch nicht immer auffallend, so
doch stetig in geringem Maasse bis zur Grenze des Blickfeldes
zunimmt.

Ist endlich die erworbene totale Lähmung eines Muskels
dauernd, dann wird die Secundärcontractur des Antagonisten
immer auffallender. Das Auge kann nicht blos nicht mehr in
die Mittellinie gestellt werden, es engt sich vielmehr die Beweglichkeit im Bereiche des contracturirten Antagonisten immer mehr und
mehr ein, bis schliesslich der Bulbus unbeweglich oder nahezu
unbeweglich in jenem Augenwinkel steht, nach welchem der Zug
dieses Antagonisten geht. So kann es also z. B. bei Lähmung des
Rectus externus dahin kommen, dass das Auge, tief im inneren
Augenwinkel stehend, den Ort nicht mehr verlassen kann, ein
Zustand, der übrigens nach Lähmung eines Muskels viel seltener zu
beobachten ist, als er in jenen Zeiten zur Beobachtung kam, da die
Schieloperation in so unzweckmässiger Art ausgeführt wurde, dass
der durchschnittene Muskel nicht mehr an die Sclerotica sich
anheftete, so dass man Jahre nach der Internotomie den Augapfel
unbeweglich im äusseren Augenwinkel und nach der Externotomie
unbeweglich im inneren Augenwinkel stehend fand. Der contrac-
turirte Muskel wird schliesslich in einen sehnigen Strang umge-
wandelt, während die Fasern des gelähmten Muskels der fettigen
Metamorphose verfallen.

Die

Therapie der Augenmuskellähmungen

ist eine sehr abwechslungsreiche. Sie kann 1) eine medikamentöse, 2) eine elektrische, 3) eine mechanische, 4) eine orthopädische und endlich 5) eine operative sein.

1) Die medikamentöse Behandlung unterscheidet die frischen und die schon etwas veralteten Lähmungen. Frische Lähmungen behandelte v. Graefe, einen Congestivzustand in der Nervenscheide voraussetzend, mit mehreren rasch hintereinander folgenden Blutentziehungen an der Schläfe und mit innerlicher Darreichung von Tartarus stibiatus refr. dosi. Schwitzcuren gehen von der gleichen Intention aus. Mooren (1874) lässt die Leute Abends Holzthee trinken, bedeckt das Auge mit Guttapercha, dazu fliegende Vesicantien und setzt diese Therapie durch mehrere Wochen fort, bis er zur Anwendung der Elektricität schreitet. Das Schwitzen kann begreiflicherweise heutzutage auch durch innerliche Darreichung von salicylsaurem Natron oder durch subcutane Pilocarpininjectionen erreicht werden. Die Therapie treibt übrigens auch besondere Blüthen. So beseitigte Barth (1874) eine Abducenslähmung, noch dazu rheumatischen Ursprungs, dadurch, dass er eine Strychninlösung in den Bindehautsack einträufelte und Wharton Jones (1872) macht es sich gar bequem. Er heilt Externuslähmungen durch Einträufeln von 1%iger Atropinlösung, Internus-(Oculomotorius-) Lähmung dagegen durch Calabar. Das neueste Mittel gegen Augenmuskellähmungen ist das Pelletierinum hydrobromatum, das Bromsalz des Alkaloids der Granatwurzelrinde. Galezowski (1886) wendete es (4 Esslöffel täglich von einer Lösung 1:120) mit sehr gutem Erfolge an und zwar zumeist in Fällen, in denen die übliche Therapie fehlgeschlagen.

Sind die Fälle nicht mehr ganz frisch, so steht als Medikament das Jodkalium obenan. „Sind die Lähmungen etwas älter", so hörte ich v. Graefe in einem Vortrage am 4. Januar 1864 sagen, „so ist ein ausgezeichnetes Mittel das Jodkalium. Wenn auch seine Wirkung dunkel ist, so ist sie doch eclatant. Lähmungen, die Monate bestanden, wurden unter Gebrauch des Jodkalium nach 8 Tagen gebessert, nach 14 Tagen war bereits ein bedeutender

Fortschritt in der Besserung und nach 3 Wochen etwa Heilung.
In früherer Zeit hat man auch Veratrinsalben oder endermatisch aufgestreutes Veratrin bei älteren Lähmungen in Anwendung gezogen, ein Mittel, das heutzutage durch das Strychnin, letzteres innerlich oder in subcutanen Injectionen applicirt, ersetzt worden ist. Wenngleich wir hier zunächst von den ätiologischen Momenten vollkommen absehen, so ist doch leicht ersichtlich, dass man bei diphtheritischen Lähmungen Roborantia anwenden wird und bei syphilitischen Quecksilber anwenden kann.

2) Die elektrische Behandlung in ihrer neuesten Gestalt ist die episclerale Faradisation und Galvanisation der Augenmuskeln, wie sie Eulenburg (1887) gegenwärtig übt. Zwar ist die Methode als solche nicht neu — denn sie wurde, wie Eulenburg angibt, schon im Jahre 1870 von ihm selbst befürwortet und seitdem von manchen Fachmännern gleichfalls empfohlen (ich möchte nur hinzufügen, dass Szokalski die episclerale Faradisation der Augenmuskeln schon im Jahre 1865 und dass Gillet de Grammont 1879 sogar eine bipolare Elektrode für die episclerale Faradisation beschreibt), aber es ist klar, dass erst die Entdeckung der anästhesirenden Wirkung des Cocains die Methode zu einer praktisch verwendbaren machen konnte. Nachdem Eulenburg durch Instillation einer 2—5%igen Cocainlösung in den Bindehautsack Anästhesie hervorgerufen, wird die besonders construirte Augenmuskelelektrode „rasch an Ort und Stelle" gebracht, während die indifferente Elektrode in Form einer Rundplatte von 50 Quadratcentimeter sich auf dem Sternum oder im Handteller befindet. Der faradische oder galvanische Strom wird nun langsam ansteigend durchgeleitet. Die Inductionsströme können ohne Nachtheil so stark werden, dass merkliche Zuckungen am Orbicularis, selbst am Frontalis und Corrugator supercilii auftreten. Der galvanische Strom hat in der Regel die Stärke von ½—1 Milliampère. Die einzelnen Sitzungen können 1—2 Minuten dauern.

Während die episclerale Methode als directe Methode anzusehen ist, indem durch dieselbe die Augenmuskeln direct gereizt werden oder wenigstens gereizt werden sollen, ist die percutane Methode als eine indirecte, nach Benedikt als eine von Seiten der Trigeminusäste auf die Augenmuskelnerven und Augenmuskeln direct oder auf die Circulation derselben reflectorisch wirkende zu betrachten. Die locale Behandlung besteht nach Benedikt darin, dass die eine Elektrode (Anode) auf die Stirne gesetzt und dass mit der andern rings um die Orbita und zwar bei Lähmung des Trochlearis und des Internus innen, bei Lähmung des Rectus superior oben, des Rectus inferior unten und des Abducens aussen 20—40 Mal gestrichen wird, während man bei Mydriasis und Accommodationslähmung den einen Pol auf das geschlossene Augenlid applicirt und mit dem andern rings um das Auge streicht. Die locale galvanische Behandlung ist der faradischen vorzuziehen. Bei Mydriasis und Myosis leistet ausserdem die Galvanisation oder Faradisation des Sympathicus am Halse wichtige Dienste. Die Intensität der Ströme soll so gross sein, dass der Patient die elektrische Reizung gerade verspürt.

Die Elektricität wird übrigens bei Augenmuskellähmungen noch in anderer Weise applicirt. Hitzig (1871) leitet die galvanischen Ströme durch den Hinterkopf; Erb (1871) leitet, um sowohl centralen als peripheren Ursachen gerecht zu werden. zunächst die Ströme quer durch die Schläfen oder durch die Warzenfortsätze, und setzt dann — eine vielfach geübte Applicationsweise — die Anode, um den Muskel möglichst direct zu reizen, auf den Nacken. während die Kathode — heutzutage machen übrigens die Elektrotherapeuten nicht viel Unterschied zwischen An- und Kathode — über den geschlossenen Augenlidern in der Gegend des gelähmten Muskels durch einige Minuten hin- und hergestrichen wird, wobei der Strom stark genug sein muss, um Zuckungen der Gesichtsmuskeln hervorzurufen. Es lohnt sich wahrlich nicht der Mühe, die verschiedenen kleinen Aenderungen in der Application der Elektroden, wie sie von den verschiedenen Aerzten geübt werden, besonders aufzuführen.

Die angeführten Methoden sind die gebräuchlichsten. Doch will ich noch erwähnen, dass Gradenigo auf einem ophthalmologischen Congresse zu Turin 1887 eine elektrische Brille empfahl, welche zur dauernden Anwendung des galvanischen Stroms dient. Die trockene Säule wird in der Tasche getragen und die Leitungsfäden erscheinen wie die Schnur eines Pince-nez [1].

3) Die mechanische Behandlung der Augenmuskellähmungen rührt von Michel (1877) her. Man fasse die Conjunctiva in der Gegend der Scleralinsertion des gelähmten Muskels mit einer gewöhnlichen Fixationspincette, führe den Bulbus in der Richtung

[1] Hirschberg's Centralblatt 1887, pag. 340.

der Muskelwirkung möglichst weit über die gewöhnliche Contractions-
grenze hinaus, dann wieder zurück, wiederhole diese Manipulation
durch beiläufig 2 Minuten und setze das Verfahren Tag für Tag
fort. Der letzte Bericht über die von Michel inaugurirte Methode
rührt von Bull (1887) her. Er behandelte in dieser Weise 21 Fälle.
Bemerkenswerth ist dessen Angabe, dass der Schmerz bei diesem
Verfahren selbst durch Cocaïn in keiner Weise gänzlich zu
beseitigen ist. Von einer allgemeineren Anwendung dieser Methode
konnte, ehe wir das Cocaïn hatten, überhaupt nicht die Rede sein.
Vor dieser Zeit habe ich Niemand gefunden, der, wenn er sich
schon einmal zu der Procedur (wenngleich nicht durch 2 Minuten)
herbeiliess, es ein zweites Mal gethan hätte.

4) Die orthopädische Behandlung rechnet, sozusagen, mit
der Gutmüthigkeit des gelähmten Muskels. Wenn derselbe auch
schon sich nicht stark contrahiren will, so wird er sich doch auf
Grund der Fusionstendenz (das ist des Bestrebens nach Einfachsehen)
und in Folge der sogen. Muskelschwankung (pag. 498) wenigstens ein
klein wenig stärker zusammenziehen, als er kann. Es bestehe
rechtsseitige Abducenslähmung; in der Medianlinie Doppelbilder
von bestimmtem Abstande; dieselben sind gleichnamig; im rechten
Auge wird das Bild nach innen von der Fovea entworfen. Setze
ich vor dieses Auge ein Prisma mit der Basis nach aussen, so wird
das Bild zur Basis des Prismas abgelenkt (pag. 494). Es wird im
rechten Auge nicht mehr auf jener Stelle entworfen, wie zuvor —
sondern mehr nach aussen gegen die Fovea zu. Das Bild liege in
Folge der Abducenslähmung 1 Millimeter nach innen von der Fovea.
Nehme ich ein Prisma von solcher Stärke, dass es das Bild auf der
Netzhaut um 1 Millimeter nach aussen ablenkt, so wird nunmehr, wie
im gesunden, so auch im gelähmten Auge das Bild auf der Fovea
erscheinen — das Doppelsehen ist getilgt, wenngleich die Lähmung
unverändert fortbesteht. Darüber, ob wir wirklich durch Prismen
das Doppelsehen bei Lähmung verschwinden machen können, wollen
wir im Momente jedoch nicht sprechen — sondern darüber, wie die
Prismen therapeutisch verwerthet werden. In dem angeregten Falle
setze ich nämlich nicht ein so starkes Prisma vor, dass das Bild
um 1 Millimeter nach aussen abgelenkt wird, sondern ein etwas
schwächeres, so dass die Ablenkung, sagen wir, nur 0.9 Millimeter
beträgt. Jetzt steht das Bild noch 0.1 Millimeter von der Fovea
ab; die Doppelbilder sind sehr nahe aneinander, sehr störend. Um

sie zu beseitigen, braucht der gelähmte Muskel das Auge nur um
1 Zehntel Millimeter nach aussen zu stellen. Das wird doch nicht
zu viel verlangt sein! 1 Zehntel Millimeter — ist gar nicht der
Rede werth! Der Muskel thut's und nun wird einfach gesehen.
Am andern Tage stelle ich — da ich sehe, dass der gelähmte
Muskel mit sich reden lässt — ein solches Prisma vor, welches das
Bild nur um 0,8 Millimeter ablenkt. Am Vortage hat der Muskel
schon seine Leistungsfähigkeit so erhöht, dass bei 0,9 Millimeter
Ablenkung das Prisma corrigirend war. Heute wird der Muskel dasselbe leisten wie gestern. Wieder wird er das Auge um 0,1 Millimeter
weiter nach aussen drehen als gestern, wie er ja gestern es um
0,1 Millimeter weiter nach aussen drehte als vorgestern. Es ist klar,
dass, wenn ich dieses heitere Spiel mit der Prismaabschwächung
durch 10 Tage wiederhole, also jeden Tag durch eine kürzere oder
längere Zeit das Prisma tragen lasse, am 11. Tage die Lähmung
geheilt ist — und wenn die Sache auch nicht so ganz regulär und
typisch verläuft, doch nach 14 Tagen, nach 3 Wochen die Heilung
erfolgt.

Man kann diese gymnastischen Uebungen statt mit Prismen
auch in anderer Weise anstellen. Es handelt sich ja doch nur
darum, dass man die Doppelbilder recht nahe aneinander bringt —
ob dies mit Hilfe von Prismen oder in anderer Art geschieht, ist
gleichgiltig. Szokalski (1865) verfährt in folgender Weise. Denken
wir uns eine rechtsseitige Abducenslähmung: beim Blicke gerade
nach vorn gleichnamige Doppelbilder. Der Patient betrachte auf
2 Meter Entfernung einen verticalen Stab. Dann sieht er eben
zwei verticale Stäbe, die einen bestimmten Seitenabstand haben.
Verschiebe ich, während der Kopf unbewegt bleibt, den verticalen
Stab nach links, so wird die Distanz der Doppelbilder abnehmen
und endlich bei einer bestimmten Grösse der Verschiebung Null
werden, d. h. es wird nunmehr einfach gesehen. Statt den Stab
nach links zu verschieben, kann ich auch den Kopf nach rechts
drehen. Denn wenn ich das thue, müssen meine Augen sich nach
links bewegen, um den Stab, der seinen Ort nicht verändert hat,
zu erblicken. Hat die Rechtsdrehung des Kopfes eine bestimmte
Anzahl von Graden erreicht, wird einfach gesehen. Dreht der
Kranke nunmehr den Kopf ein wenig zurück nach links, so treten
wieder Doppelbilder auf, die jedoch sehr nahe aneinander stehen
und die Patient ganz analog wie beim Prismenversuch durch eine

kleine Contraction des gelähmten Muskels verschmilzt. Ist dies
gelungen, wird der Kopf wieder ein ganz klein wenig nach links
gedreht. Wieder Doppelbilder mit ganz geringer Distanz — neuerliche Verschmelzung, bis der Kopf gerade nach vorne steht und
gerade nach vorne einfach gesehen wird. Damit ist jedoch die
Aufgabe nicht erschöpft. Denn im rechten Theile des Gesichtsfeldes
ist noch Doppelsehen da. Doppelbilder des Stabes treten daher
nunmehr auf, wenn der Kopf nach links gedreht wird. Indem nun
die nahe aneinander stehenden Bilder immer wieder verschmolzen
werden, wird der Kopf immer weiter nach links gedreht werden
können mit Erzielung des Einfachsehens, bis endlich auf diese
Weise das Einfachsehen in der ganzen Ausdehnung des Blickfeldes
hergestellt, d. h. die Muskellähmung geheilt ist. Um nun diese
Methode systematisch auszuüben, hat Szokalski den Kopf des
Patienten durch Kinn- und Nasenzwinge befestigt und an einem
Gradbogen die Drehungen des Kopfes abgelesen und controlirt.
„Die längste Frist", sagt Szokalski, „die man zu dieser Behandlung unter meiner Aufsicht brauchte, betrug 10 Tage, während
jede andere Monate lang dauert, wie es jedem Augenarzt bekannt ist."

5) Was endlich die operative Behandlung der Augenmuskellähmungen anlangt, so tritt dieselbe dann sofort und ausschliesslich
in ihre Rechte, wenn durch Trauma ein Muskel von seiner Insertion
abgelöst wurde und nunmehr die der Lähmung des Muskels entsprechenden störenden Doppelbilder auftreten. Freilich muss es
überhaupt möglich sein, auf operative Weise den Zusammenhang
der getrennten Theile wieder herzustellen. Thatsächlich ist dies
möglich, wenn irgend ein Rectus durch ein Trauma von seiner
Scleralinsertion abgelöst wurde, indem man die losgetrennte Sehne
an die Conjunctiva nächst der Cornea annäht und so eine Anlöthung
der Sehne an die Sclerotica bewirkt, als Ersatz für die normale
Sehneninsertion. Bei den Obliquis kann, falls eine traumatische
Ablösung ihrer Sehne von der Sclerotica vorkommt, wegen der unzu-
gänglichen Lage dieser Sehnen von einem solchen operativen Eingriffe
nicht die Rede sein. Noch weniger könnten wir dem Obliquus
superior helfen, falls er an seiner Knocheninsertion in der Tiefe der
Orbita abrisse. Dagegen steht die Sache nach dieser Richtung für
den Obliquus inferior anders. Wird dieser — wie dies schon einige
Male thatsächlich beobachtet wurde — von seiner Knocheninsertion
am unteren Orbitalrande durch ein Trauma abgelöst, so wäre es gar

nicht unmöglich, den Muskelursprung in der Gegend seines normalen Ortes wieder zu befestigen.

Wir sind für einen Moment aus der Reserve herausgetreten, in der wir uns bisher gegenüber den verschiedenen therapeutischen Massnahmen gehalten; denn dass man einen gesunden losgerissenen Muskel wieder annähen soll — falls man es kann — einen solchen Rath wird Niemand bekämpfen. Wenn wir nun zunächst wieder in theoretischer Weise besprechen wollen, welch' operatives Vorgehen bei nicht traumatischer Muskellähmung angezeigt sei, so lässt sich dafür ein sehr einfaches allgemeines Gesetz aufstellen. Die Muskelparese wird im Allgemeinen nicht durch den absoluten Beweglichkeitsdefect, den das betroffene Auge erleidet, sondern dadurch misslich, dass die Harmonie in den Bewegungen der beiden Augen gestört ist, wodurch das störende Doppelsehen entsteht. Kann ich nun die Lähmung nicht heilen, so kann ich es versuchen, die verlorene Harmonie dadurch wieder herzustellen, dass ich den Beweglichkeitsexcess, der jetzt gleichsam am gesunden Auge besteht, beseitige. Die Richtung dieses Beweglichkeitsexcesses erfahre ich, wenn ich das gelähmte Auge in die Fixation bringe und nun die Secundärablenkung am gesunden betrachte; oder aber ich sehe dieselbe direct, falls das gelähmte Auge das fixirende ist. Wenn bei einer Trochlearislähmung des rechten Auges dieses Auge die grössere Sehschärfe besitzt und daher fixirt, ist das linke Auge nach innen und unten abgelenkt, wie wenn ein Spasmus des linken Rectus inferior bestände (pag. 626). Halte ich diesen Zustand wirklich für einen Spasmus des rechten Rectus inferior, so werde ich durch Tenotomie dieses Muskels den Beweglichkeitsexcess des linken Auges nach innen und unten zu beseitigen suchen, und es ist auch zu begreifen, dass ich durch dieses Operationsverfahren reussire. Ich habe also thatsächlich, da ja meine Diagnose des Rectus inferior-Spasmus unrichtig war, die günstigsten Bedingungen für das Einfachsehen gesetzt, wenn ich bei Lähmung des rechten Trochlearis den linken Rectus inferior durchschneide. d. i., wenn ich zur natürlichen Lähmung des rechten Obliquus superior die künstliche des linken Rectus inferior hinzufüge. Diese Thatsache ist uns nicht neu, denn wir haben früher ausführlich auseinandergesetzt, wie bei Lähmung eines heterokleten associirten Heber- (Senker-) Paares die günstigsten Bedingungen für das Einfachsehen nach allen Richtungen sich ergeben (pag. 614). Dasselbe gilt auch für die Lähmung eines heterokleten Seitenwenderpaares, falls nur die associirten Bewegungen in Betracht gezogen werden (pag. 613 u. 614).

Also: Ist an einem Auge ein Muskel paretisch, so beseitige man den Beweglichkeitsexcess, der jetzt gleichsam am gesunden Auge besteht. Die Secundärcontractur oder der falsche Augenmuskelspasmus zeigt uns die Richtung des Excesses, welcher stets den heterokleten associirten Muskel betrifft (pag. 626). Man schwäche daher bei Parese eines Muskels den heterokleten associirten Muskel des gesunden Auges. Oder: Kann ich die Lähmung eines Muskels und daher die Doppelbilder nicht beseitigen, so schwäche ich den heterokleten associirten Muskel des gesunden Auges, weil bei Lähmung eines heterokleten associirten Muskelpaares die günstigsten Bedingungen für das Einfachsehen bestehen (pag. 613).

Ob man nun in der einen oder in der andern Weise argumentirt — man gelangt zu dem allgemeinen Gesetze: Will man auf operativem Wege die Parese eines Augenmuskels möglichst unschädlich machen, so tenotomire man — falls die Operation ausführbar ist — den heterokleten associirten Muskel des gesunden Auges. Demnach ist angezeigt:

Rect.	internus	die Tenotomie des	Rect.	externus	des 2. Auges
»	externus	»	»	»	»	internus	» 2.	»
»	superior	»	»	»	Obl.	inferior	» 2.	»
»	inferior	»	»	»	»	superior	» 2.	»
Obl.	superior	»	»	»	Rect.	inferior	» 2.	»
»	inferior	»	»	»	»	superior	» 2.	»

Bei Parese des (linke Randbeschriftung)

Dazu ist noch Folgendes zu bemerken. Bei Lähmung eines Obliquus die Tenotomie des heterokleten Rectus am andern Auge vorzunehmen, unterliegt keiner Schwierigkeit. Das Wichtigste ist die Beseitigung der Höhendifferenz der Bilder. Dies wird durch die Tenotomie des Höhen-Rectus mit Sicherheit erzielt werden können, weil ja derselbe einen viel bedeutenderen Einfluss auf die Höhenstellung hat, als der Obliquus, und daher durch des ersteren Schwächung sicherlich am gesunden Auge ein so grosser Defect in der Höhenwirkung zu erzielen ist, als derselbe am kranken Auge durch die Lähmung des Obliquus erzeugt wird. Da auch in operativer Beziehung kein Hinderniss vorliegt, so kann die theoretische

Erwägung in Betreff der Tenotomie des heterokleten Höhen-Rectus bei Obliquuslähmung des andern Auges in praktische Ausführung umgesetzt werden.

Anders steht die Sache, wenn die Lähmung eines Höhen-Rectus durch Abschwächung des heterokleten Obliquus am zweiten Auge unschädlich gemacht werden soll. Wir sehen zunächst ganz davon ab, ob ein solches Verfahren thatsächlich ausführbar ist oder nicht. Wenn die Parese des Höhen-Rectus eine schwache ist, dann allerdings würde die totale Lähmung des heterokleten Obliquus des zweiten Auges ein gutes Resultat liefern. Wenn aber ein höherer Grad von Lähmung des Rectus superior oder des Rectus inferior besteht, dann ist die ausfallende Wirkung des Muskels viel grösser als jene, die bei Lähmung des Obliquus. geschweige denn bei blosser Tenotomie desselben entsteht. Ist endlich ein Höhen-Rectus vollkommen gelähmt, dann verschwindet dagegen die ausfallende Wirkung des Obliquus, wie wir ja bei jeder totalen Oculomotoriuslähmung nachweisen können, in wie untergeordneter Weise nunmehr das Auge durch den Obliquus superior nach abwärts bewegt wird. Also nur bei einer ganz schwachen Parese eines Höhen-Rectus könnte die Schwächung des zweitäugigen heterokleten Obliquus Einfachsehen bewirken; sowie aber die Parese des Höhen-Rectus höheren Grades wäre — von Paralyse gar nicht zu reden —, so würden nach der Obliquusdurchschneidung doch noch höhendistante Doppelbilder zurückbleiben und das ganze Verfahren wäre nutzlos. Die Ausführung der Operation wäre übrigens nicht unmöglich. Allerdings wäre es nicht möglich, die Sehne des Obliquus von ihrer Insertion am hinteren oberen Quadranten des Bulbus abzulösen — um so weniger, als wie Fuchs und nach ihm Stilling (1887) gezeigt haben, die Insertion dieser Sehne grossen Variationen unterworfen ist und man nur bei einer stets gleichen und genau zu präcisirenden Insertionsart etwa daran gehen könnte, im Dunkeln zu operiren — allein darum handelt es sich auch gar nicht. Denn bei der geringen Leistung des Trochlearis wollen wir denselben nicht schwächen, sondern ganz ausser Thätigkeit setzen, und da wäre es sehr wohl ohne eine besondere Verletzung möglich, die Sehne des Trochlearis an der Stelle, wo dieselbe eben durch die Trochlea hindurchgetreten, um sich nach unten. hinten und aussen gegen den Bulbus zu wenden, mit einer feinen, guten Scheere zu durchschneiden. Was den Obliquus inferior anlangt, so hat Landolt Angaben über dessen Tenotomie an seinem orbitalen Ursprung gemacht [1]). Ein Perpendikel, von der Incisura orbitalis superior zum untern Augenhöhlenrand gefällt, bestimmt die Skelettinsertion unseres Muskels. Diesem Punkte entsprechend macht man durch die gespannte Haut des Unterlids einen kurzen, aber tiefen Schnitt, der bis zum untern Augenhöhlenrande dringt. Aus der mit stumpfen Haken auseinandergehaltenen Wunde zieht man den Muskel mit einer Pincette oder einem Schielhaken hervor und durchschneidet ihn in der Höhe des Knochens mit Scheere oder Bistouri. Eine Naht genügt, um die Hautwunde zu schliessen.

Da aber eben bei einigermassen entwickelter Parese eines Höhen-Rectus die operative Lähmung des entsprechenden Obliquus, auch wenn dieselbe leicht ausführbar wäre, der Indication nicht genügt, so müssen wir uns um ein anderes Auskunftsmittel umsehen. Wir haben früher (pag. 616) und hauptsächlich zu dem vorliegenden Zwecke erörtert, dass bei gleichstarker Lähmung eines homokleten Heber- oder Senkerpaares Einfachsehen in der Mittellinie zu erwarten ist, und dass nur in den Diagonalstellungen höhendistante Doppelbilder mit alternirender Höhendistanz auftreten, welche aber als solche nur wenig stören. Wir werden daher den grössten praktischen Erfolg erreichen, wenn wir bei Lähmung eines Rectus superior (inferior) den Rectus superior (inferior) des zweiten Auges durch die Operation in demselben Grade schwächen, als der Muskel am ersten Auge durch die Lähmung geschwächt ist. Wir haben (pag. 617) keine gekreuzten Doppelbilder zu erwarten und keine Schiefheiten zu besorgen in der medianen verticalen Ausdehnung des Blickfeldes. Nur wenn vorbestehende Insufficienz der Recti interni da wäre, würde zu befürchten sein, dass durch die Summirung der durch Lähmung der Recti superiores gesetzten Divergenz zur Insufficienz der Interni thatsächliche Divergenz mit gekreuzten Doppelbildern zurückbliebe. Aber auch in diesem Falle wäre durch ein- (oder doppelseitige) Tenotomie des Abducens Hilfe zu schaffen.

Was endlich die Seitenwender anlangt, so wird die theoretische Forderung, bei Lähmung eines Seitenwenders den heterokleten des zweiten Auges zu durchschneiden, dadurch kein vollkommenes

---

[1]) La tenotomie de l'oblique inférieur, in: Archives d'ophtalmologie Bd. V, pag. 402, 1885.

Resultat liefern, weil der Rectus internus nicht blos bei den associirten Bewegungen mit dem Rectus externus der andern Seite, sondern bei den Convergenzbewegungen auch mit dem Rectus internus des zweiten Auges zusammenzuwirken hat. Ist ein Externus gelähmt, so wird die Tenotomie des Internus am zweiten Auge, falls dieselbe den Effect der Lähmung hat, Einfachsehen bei den Bewegungen nach rechts und links zur Folge haben, aber vielleicht Divergenz und gekreuzte Doppelbilder beim Nahesehen (pag. 614). In diesem Falle wäre dann das zweite Seitenwenderpaar zu tenotomiren, ebenso, wenn bei Lähmung des Internus die Tenotomie des Externus am andern Auge die gekreuzten Doppelbilder zwar für die Ferne, aber nicht für die Nähe beseitigt. Sind alle vier Recti in gleichem Grade geschwächt, dann bestehen die günstigsten Bedingungen für die associirten, sowie für die Convergenzbewegungen und es entfällt jeder Grund für eine schiefe Kopfhaltung (pag. 614).

Das Gesetz also, dass bei Lähmung eines Muskels der heteroklete associirte Muskel des zweiten Auges zu schwächen sei, behält seine volle Giltigkeit nur für die Lähmung der Obliqui. Bei Lähmung der Höhen-Recti ist aus theoretischen, sowie aus operativ-praktischen Gründen vom Gesetze abzugehen und an die Stelle des heterokleten associirten der homoklete nicht associirte Muskel des zweiten Auges zu setzen. Für die Seitenwender endlich ist das Gesetz eventuell zu erweitern. Die Lähmung eines Seitenwenders kann die Tenotomie aller übrigen fordern.

Die Principien, welche die letzten Sätze enthalten, rühren von v. Graefe her. Er hat dieselben 1864 in aphoristischer Weise publicirt. Die Operation der Rectus inferior-Durchschneidung bei Lähmung des contralateralen Trochlearis hatte er damals zweimal ausgeführt [1]; über die Wirkung der Durchschneidung eines Höhen-Rectus bei Lähmung des homokleten Muskels des zweiten Auges spricht er gleichfalls aus Erfahrung [2]; und das Verfahren, bei schwacher Lähmung eines Seitenwenders (für Beweglichkeitsdefecte grösser als 5 Millimeter empfiehlt er die Vorlagerung des gelähmten Muskels) die übrigen drei zu durchschneiden, würde er „als ein etwas complicirtes sich nicht erkühnen anders als aus Erfahrungsgründen zu empfehlen" [3].

---

[1] Zehender's klinische Monatsblätter 1864, pag. 20.
[2] l. c. pag. 19.
[3] l. c. pag. 8.

Alfred Graefe (1887 [1]) acceptirt vollkommen das von
v. Graefe angeregte Princip, bei Lähmung eines Obliquus den
heterokleten Rectus zu durchschneiden und hat von 1859—1887
die Tenotomie des Rectus inferior bei Lähmung des contralateralen
Trochlearis „einige zwanzig" Mal vorgenommen. Es ist dies eine
gewaltige Zahl — denn ich glaube nicht fehl zu gehen, wenn
ich sage, dass alle übrigen jetzt lebenden Augenärzte zusammen-
genommen eine solche Erfahrung nicht besitzen. Alfred Graefe
bekämpft hingegen das Vorgehen v. Graefe's, bei Lähmung eines
Höhen-Rectus den homokleten Muskel des zweiten Auges zu tenotomiren, weil die beiden Recti superiores (inferiores) nicht associirte
Muskeln seien und daher bei einem solchen Vorgehen wenigstens
bei den seitlichen Blickrichtungen höhendistante Doppelbilder zurückbleiben müssten. Er setzt für solche Fälle die Vorlagerung des
paretischen Muskels, hatte aber nur ein einziges Mal Gelegenheit,
die Operation bei einer isolirten Rectus superior-Lähmung vorzunehmen. Was endlich das operative Eingreifen bei Parese eines
Seitenwenders anlangt, so empfiehlt Alfred Graefe für schwache
Lähmungen die Tenotomie des heterokleten associirten Muskels des
zweiten Auges, ohne den von v. Graefe gefürchteten Nachtheilen
dieser Methode eine besondere Wichtigkeit beizulegen und daher
ohne dem complicirten Modus der Durchschneidung aller drei Recti
beizustimmen.

Die verschiedenen Arten des therapeutischen Vorgehens bei
Augenmuskellähmungen sind nunmehr zusammengestellt. Es bleibt
nur noch die etwas heikle Aufgabe übrig, das eigene Urtheil über
den Werth dieser Therapie abzugeben. Ich denke aber, dass selbst
Derjenige, der keine praktische Erfahrung besitzt, sondern nur mit
einiger Aufmerksamkeit der Lehre von den Augenmuskellähmungen
gefolgt ist, unwillkürlich in den Ruf ausbrechen wird: „Ja, was
soll denn diese ganze Aufrollung der Therapie bedeuten? Ist es
wirklich möglich, bei einer Nuclearlähmung, bei welcher der
Krankheitsherd im centralen Höhlengrau sitzt, durch Holzthee und
Guttapercha-Ueberschlag, durch locale Galvanisirung oder Faradisirung, durch mechanisches Hin- und Herzerren des ganz intacten

[1] v. Graefe's Archiv Bd. XXXIII, 3, pag. 179, 1887.

Muskels, durch gymnastische Uebungen mit Prismen oder anderen Apparaten die Lähmung zu heilen? Oder wird ein solches Verfahren sich als erspriesslich erweisen, falls ein Tumor die Nerven an der Basis cranii zusammendrückt oder falls eine Knochenwucherung in der Fissura orbitalis superior die durchtretenden Nerven bedrängt? Ja, für welche Fälle bleibt dann diese ganze Therapie im Rechte?" Die Antwort müsste lauten: Für Diejenigen, deren Ursache wir nicht kennen und die wir als rheumatische bezeichnen. Doch mit diesen rheumatischen Lähmungen hat es ein eigenes Bewandtniss. „Du musst es 3 Mal sagen" — und so wiederhole ich noch 1 Mal, was ich schon 2 Mal ausgesprochen, mit den früheren Worten (pag. 467): „Die Diagnose der rheumatischen Lähmung kann man erst nach Jahren, vielleicht erst nach einem Jahrzehnt machen, wenn nämlich die Heilung so lange angehalten hat, keine Recidive eingetreten sind und kein Centralleiden zur Entwickelung kam." Seit der Zeit, da ich diesen Satz niederschrieb, habe ich noch weiter Gelegenheit gehabt, so manche interessante Erfahrung darüber zu machen, wie sich eine „rheumatische" Lähmung späterhin gestalten kann.

Mit den Augenmuskellähmungen ist es eben eine ganz eigene Sache. Diejenigen von ihnen, welche leicht heilen, rasch heilen, von selbst heilen, sind die schlimmsten von allen. denn diese sind die Vorläufer der Tabes dorsalis, der disseminirten Hirnsclerose, der progressiven Paralyse und andererseits sind diejenigen Augenmuskellähmungen, welche keiner das Leben bedrohenden Krankheit ihre Enstehung verdanken, entweder ganz unheilbar, wie die nuclearen, oder sie kommen nur sehr langsam und nicht immer vollkommen zur Heilung. Zu den letzteren gehören die peripheren „rheumatischen" Lähmungen, deren Existenz ich ja nicht leugne (pag. 467).

Wenngleich wir demnach im vorhinein die Möglichkeit der Wirksamkeit der localen Therapie nur für einen sehr beschränkten Procentsatz der Augenmuskellähmungen zugeben können, so ist es mir nach meinen bisherigen Erfahrungen noch nicht klar geworden, ob bei der Heilung selbst dieser Fälle die Therapie eine wesentliche Rolle spielt.

1) Was das derivatorische und sudatorische Verfahren bei frischen Lähmungen anlangt, so habe ich davon nie einen Erfolg gesehen. Ich stelle mir vor, dass, wenn Blutentziehungen, Tartarus stibiatus, Schwitzcuren etwas bewirken sollen, dies rasch,

43*

in einigen Tagen geschehen müsste, dass aber, wenn eine Lähmung in 2 oder 3 Monaten zur Heilung kommt, dieser glückliche Ausgang nicht der ursprünglichen Behandlungsweise zugeschrieben werden könne. Die Ueberzeugung, dass eine „periphere", d. h. eine Lähmung unbekannten Ursprungs, der später nicht schwere Erscheinungen im Bereiche des Nervensystems folgen, in keiner Weise, durch keine Therapie einer raschen Heilung zugeführt werden kann, ist bei mir eine so unerschütterliche, dass, wenn ich eine frische Lähmung unter der Anwendung welch' localer Therapie immer in wenigen Tagen, in einer Woche zur Heilung kommen sehe, ich nie und nimmer von dem Gedanken abzubringen bin, dass die Therapie hierbei nicht das Geringste leistete, dass die Heilung ebenso oder noch rascher spontan erfolgt wäre, und dass diese so leichte Heilbarkeit der Augenmuskellähmung ein Symptom von schwerster Vorbedeutung ist. Oft erst nach Jahren, nachdem wiederholt Lähmungen der Augenmuskeln von kurzer Dauer aufgetreten, mitunter erst nach einem Decennium kann Derjenige, der durch Erfahrung sich einen freien Blick über die Bedeutung und die Heilbarkeit der Augenmuskellähmungen verschafft hat, die traurige Genugthuung geniessen, dass die Diagnose eines herannahenden Centralleidens die richtige war.

2) Nach diesen Worten wird es nicht Wunder nehmen, dass ich mich auch über den Werth der elektrischen Therapie nur mit grossem Vorbehalte zu äussern vermag. Nicht ganz unwichtig scheint mir zunächst die Thatsache, dass es Eulenburg (1857) trotz der relativ ansehnlichen Stärke und Dichte der Ströme bei der directen episcleralen Galvanisation und Faradisation „zu seiner Ueberraschung" niemals gelang, eine sichtbare Excursion des Bulbus in der Zugrichtung des direct gereizten Muskels zu erzielen[1]). Der Nichterfolg ist für Eulenburg leicht verständlich. Der Umstand, dass der wasserreiche Bulbus einen viel geringeren, nach v. Ziemssen einen ca. $2\frac{1}{2}$ Mal geringeren Leitungswiderstand als der wasserärmere Muskel bietet, bewirkt, dass nur schwache Zweigströme den Muskel durchziehen können, sowie andererseits selbst bei der directen episcleralen Elektrisirung nur die Sehnenenden von dem Strome noch in merklicher Dichte getroffen werden, nicht aber die Muskelbündel selbst und noch weniger die Nerven.

---

[1]) Hirschberg's Centralblatt 1887, pag. 68.

Aus der Thatsache, dass die Augenmuskeln selbst bei der episcleralen Methode nicht zucken, zieht Eulenburg zunächst den Schluss, dass jede Hoffnung abgeschnitten ist, durch die explorative Untersuchung die periphere und centrale Ursache der Lähmung der Augenmuskeln zu unterscheiden. Andererseits aber könnte ein Skeptiker fragen, ob, wenn schon bei directer Application einer Elektrode auf den Muskel bei den stärksten Strömen, die zur Anwendung kamen, „auch bei unzweifelhafter Integrität des Muskelapparates" der Muskel sich nicht rührt, wenngleich bei den äusserst geringen Widerständen, die bei der Augenbewegung vorhanden sind, die Augenmuskeln von allen Muskeln des Körpers am leichtesten zu sichtbarer Contraction gebracht werden können — ein Skeptiker könnte fragen, warum man denn überhaupt noch die Elektricität bei Augenmuskellähmungen anwende, da ja der Strom doch augenscheinlich gar nicht durch die Muskeln gehe. Nun, dem ist nicht so. Ein unmittelbarer Einfluss der Elektricität, in welcher der oben beschriebenen Arten sie angewendet werden mag, lässt sich nicht leugnen. Es lässt sich nicht selten nachweisen, dass unmittelbar nach Application des elektrischen Stromes die Excursionsfähigkeit des Bulbus in der Richtung des gelähmten Muskels etwas zunimmt oder dass, wenn diese Zunahme der Beweglichkeit wegen ihrer Geringfügigkeit auch nicht direct wahrzunehmen ist, dieselbe doch daraus erschlossen werden kann, dass das Gebiet des Doppelsehens sich vorübergehend verkleinert.

Aus der Thatsache, dass der Muskel sich vorübergehend contrahirt, ist aber keineswegs a priori zu erschliessen, dass die Reizung von Nutzen sei. Eine starke Reizung wäre sogar direct schädlich. Ich bleibe bei den Erfahrungen am Auge. Ist Lähmung des Sphincter iridis und des Accommodationsmuskels da, so kann eine vorübergehende, sogar sehr starke Verengerung der Pupille und eine starke Contraction des Accommodationsmuskels durch Myotica (Eserin, Pilocarpin) bewirkt werden. Aber niemals habe ich auf diese Weise eine Sphincter- und Accommodationslähmung heilen sehen. Es ist dies auch leicht begreiflich, wenn man die Wirkung der Myotica am gesunden Auge beachtet. Ist die Pupillenverengerung abgelaufen, sieht man einen subparalytischen Zustand am Sphincter eintreten. Die Pupille ist abnorm weit. Es braucht einige Zeit, bis der Sphincter sich wieder zur Normalität stärkt; seine Kraft war durch die künstlich hervorgerufene Anstrengung mehr als erschöpft. Deshalb ist die Anwendung der Myotica bei Sphincter- und Accommodationslähmung

verwerflich. Man reizt nicht einen gelähmten Muskel; dem soll man
Ruhe gönnen; thut man es dennoch, so wende man wenigstens
schwache Reize an, da wir es am Sphincter direct sehen, wie
durch starke Reize ein gesunder Muskel vorübergehend geschwächt
wird, ein gelähmter aber wenn möglich in noch schlimmeren
Lähmungsgrad verfällt. Wenn aber nur starke Reize direct
schädlich wirken, so brauchen wir nicht zu fürchten, dass der
elektrische Strom auf die gelähmten Augenmuskeln schädlich
wirke, weil derselbe stets so schwach ist, dass er gar keine Muskel-
zuckung erzeugt. Er wird auf die exterioren Augenmuskeln ebenso
wirken, wie eine so schwache Eserinlösung, dass sie, in den Bindehautsack eingeträufelt, eine Verengerung der Pupille — nicht oder
nur in sehr mässiger Weise bewirkt. Daraus folgt, dass selbst
Derjenige, welcher von der Heilwirkung der Elektricität nicht,
dagegen von der Schädlichkeit stärkerer Reize auf gelähmte Muskeln
vollkommen überzeugt ist, gegen die Anwendung der Elektricität
keine Einwendung erheben wird, weil selbst die stärksten elektrischen
Ströme zwar alle anderen Theile des Auges, des Kopfes sehr stark
reizen mögen, auf die Muskeln des Auges hingegen nur minimale
Reizwirkung üben.

Man muss noch fragen, ob die Elektricität, dieses geheimniss-
volle Agens, nicht noch anders denn als blosses Reizmittel wirkt.
Leitet man die Ströme durch den Kopf, so könnte man sich vorstellen, dass der Strom die etwa erkrankten Centraltheile der Nerven
in ihrer Ernährung günstig beeinflusst, und was die rheumatische
Lähmung anlangt, so wirkt das elektrische Fluidum bei der localen
Anwendung nach Benedikt „gewiss nicht blos als ein Reizmittel,
sondern direct gegen den durch die Erkältung gesetzten pathologischen Process“.

Die Aerzte, namentlich die Augenärzte, huldigen vielfach der
Ansicht, dass bei ganz frischen Lähmungen die Elektricität nicht
am Platze sei, dass man dieselbe erst in Anwendung ziehen solle,
wenn die Derivantia und Sudativa abgefertigt sind. Benedikt
dagegen ist nach dieser Richtung ganz anderer Ansicht. Eine Ver-
säumniss von 2 Wochen kann unwiederbringlichen Schaden stiften.
Eine rheumatische Lähmung der Augenmuskeln dürfte nach Benedikt
immer zur Heilung kommen, „wenn innerhalb der zwei ersten
Wochen, besonders innerhalb der ersten die elektrische Behandlung
eingeleitet wird“.

Wenngleich ich selbst auf Grund der eigenen Erfahrung mir noch kein definitives Urtheil über die Leistungen der Elektricität bei Augenmuskellähmungen bilden kann, so steht doch im Hinblick auf die verzweifelte Unfruchtbarkeit der Therapie dieser Lähmungen der Anwendung der Elektricität nichts im Wege — falls nicht eine solche intracranielle oder orbitale Ursache vorliegt, dass es allen Sätzen der Medicin widerspräche, eine Heilwirkung von diesem Agens zu erwarten. Da man nach Benedikt die Elektricität schon bei ganz frischen Lähmungen anwenden soll — also zu einer Zeit, wo die Differentialdiagnose zwischen cerebraler (nuclearer) und peripherer Lähmung in der Regel gar nicht möglich ist, so kann man beiden Indicationen zu genügen suchen, indem man einerseits die galvanischen Ströme quer durch den Kopf leitet und andererseits die locale Galvanisation oder Faradisation vornimmt. Dies letztere kann nach der Methode von Benedikt oder Erb geschehen. Es scheint aber durchaus nicht, als ob die episclerale Elektrisation einen besonderen Vortheil gewähren würde, ganz abgesehen davon, dass die letztere Methode bei Lähmung der schiefen Augenmuskeln — die Lähmung des Trochlearis hat eine eminent praktische Bedeutung — nicht anwendbar ist.

3) Eine Indication für die mechanische Behandlung wird schwer zu stellen sein. Dass dieselbe bei intracranieller und orbitaler Ursache nicht angezeigt sei, ist klar. Aber sollte sie bei frischer peripherer Lähmung, bei der wir einen Congestivzustand in der Nerven- oder Muskelscheide annehmen, gestattet sein? Ich glaube nicht. Es blieben nur ältere periphere Lähmungen als Versuchsobjecte geeignet. Bull, welcher über die grösste Casuistik in Betreff der mechanischen Behandlung verfügt, gibt an, dass von 21 Fällen blos 8 heilten, 6 sich theilweise besserten und 7 ganz ungeheilt blieben. Bull muss selbst gestehen: „This is certainly no brilliant showing" [1]), doch meint er, dass vielleicht durch die mechanische Behandlung in Verbindung mit sorgfältiger Anwendung des galvanischen Stromes bessere Resultate zu erzielen wären, als man sie bisher bei Augenmuskellähmungen erzielt hat.

4) Die orthopädische Behandlung hat vor der Kritik und der Erfahrung einen schweren Stand. Wenn es richtig ist, dass durch die besprochenen Methoden frische oder alte Lähmungen zur

---

[1]) Transactions of the Amer. Ophth. Society 1887, pag. 459.

Heilung kommen, so kann man nicht begreifen, wieso eine Lähmung überhaupt zu Stande kommt oder wieso die gesetzte Lähmung nicht wieder von selbst heilt. Es beginne eine Abducenslähmung. Die erste Erscheinung ist die, dass auf eine bestimmte Distanz verschwommen gesehen wird — die Doppelbilder decken sich noch zum Theile — auf grössere Distanz vielleicht schon deutliche, aber sehr nahe aneinanderstehende Doppelbilder hervortreten. Wenn der gelähmte Muskel — falls wir so nahestehende Doppelbilder mit Hilfe eines Prismas erzeugen — im Stande ist, die kleine einstellende Drehung des Auges nach aussen zu vollziehen, so wüsste ich keinen denkbaren Grund, weshalb der Muskel nicht, sowie beim Beginne der Lähmung die ersten Zeichen von Doppelsehen sich merkbar machen und die Doppelbilder gerade so nahe aneinanderstehen wie sie bei der Prismencur nebeneinandergestellt werden — ich wüsste nicht, warum der Muskel nicht sofort die kleine einstellende Drehung vollziehen und so für diesen Tag das Einfachsehen erhalten sollte. Wenn am zweiten Tage die Lähmung zunimmt, würden wieder nahestehende Doppelbilder erscheinen — aber was der Muskel Tags zuvor vermochte, wird er auch heute zu thun im Stande sein — unter dem Prisma muthet man ihm ja dasselbe zu — und so ist es doch ganz klar, dass in demselben Maasse, als die Lähmung zunimmt, sie auch geheilt wird — und der Patient nie darauf kommt, dass er eigentlich eine Abducenslähmung in aller Stille durchgemacht hat.

Wenn Szokalski Augenmuskellähmungen mit Hülfe seines orthopädischen Verfahrens in längstens 10 Tagen heilte — Lähmungen, von denen er selbst und alle Welt weiss, dass sie sonst erst „in Monaten" geheilt werden, so scheint sein Verfahren sich doch in jedem Falle auf frische Fälle zu beziehen. Aber es ist dabei übersehen, dass Jeder, der eine Augenmuskellähmung besitzt, dieses orthopädische Verfahren ohne jede Vorrichtung zu üben hat, so dass jede einmal gesetzte Lähmung in kürzester Zeit von selbst heilen müsste. Besteht eine rechtsseitige Abducenslähmung, so wird beim Blicke nach links der Seitenabstand der Doppelbilder abnehmen, bis endlich Einfachsehen eintritt. Unmittelbar zuvor stehen die Doppelbilder sehr nahe aneinander. Die Blickrichtung, in welcher die Doppelbilder sehr nahe aneinanderstehen, wird im Laufe des Tages ungezählte Male eingeschlagen; aber diese nahe aneinanderstehenden Doppelbilder können doch, wie das orthopädische Verfahren behauptet, verschmolzen werden. Mithin wüsste ich wieder keinen erfindlichen Grund, warum der Patient, der alles Mögliche versucht, um den Doppelbildern auszuweichen oder dieselben erträglich zu machen, dieselben dort, wo sie nahe aneinander stehen, nicht verschmelzen sollte — da er es doch kann. Sein Vortheil wäre ein immenser. Denn nicht blos würde er dadurch das Feld des Doppelsehens sofort eineugen, sondern da nunmehr an der neuen Grenze des Doppelsehens die Bilder wieder sehr nahestehen, wird er auch diese alsbald verschmelzen und in kürzester Zeit — gewiss auch spätestens in 10 Tagen — die Lähmung zur Heilung bringen. Es ist ja in der That ganz genau dieselbe Geschichte, als wenn ich orthopädisch Prismen vorsetze oder orthopädisch den Kopf stark zur Seite drehe.

Es bestehe ein Abductionsvermögen von 5° (pag. 497). Ein Abducens würde paretisch. Ist diese Parese so gering, dass das Auge aus seiner physiologischen Stellung um 5° nach innen abwiche. so wird mit Hilfe des Abductionsvermögens noch Parallelismus der Blicklinien erreicht werden, nur die Abduction wird nunmehr Null sein. So lange die Parese nicht stärker ist, kommt sie wirklich nicht zum Bewusstsein, denn es besteht nach wie vor Einfachsehen. Beträgt die Parese 10°, d. h. ist die totale Excursionsfähigkeit um 10° vermindert, so kann beim Blicke geradeaus nicht mehr einfach gesehen werden; das Einfachsehen wird nach links an jener Stelle auftreten, wo die pathologische totale Ablenkung 5° beträgt. da diese durch das Abductionsvermögen von 5° gedeckt werden kann. Also: entweder besteht eine normale Fusionstendenz, d. h. ein normales Bestreben, die Doppelbilder zu vereinigen, dann ist z. B. bei Abducenslähmung an der Grenze des Einfachsehens das Abductionsvermögen erschöpft und jedes orthopädische Verfahren ist widersinnig. Oder aber: es ist die Fusionstendenz aufgehoben, ja es besteht sogar ein Abscheu vor dem Einfachsehen, wie dies nach v. Graefe bei den die Tabes begleitenden Lähmungen der Fall sein soll, dann nützt kein orthopädisches Verfahren, weil auch die noch so nahe aneinander gestellten Doppelbilder nicht verschmolzen werden.

In der That habe ich von einer Prismentherapie nie einen Erfolg gesehen; dieselbe kann aber schwere Nachtheile im Gefolge haben. Doppelbilder sind um so störender, je näher sie aneinander stehen. Werden dieselben durch ein Prisma sehr nahe gestellt, so

können sie zwar nicht verschmolzen werden, sie werden aber so
unbequem, dass alle Anstrengung darauf gerichtet ist, ihre Distanz
zu vergrössern. Es wird daher der Antagonist des gelähmten Muskels
(also bei Abducenslähmung der Internus) sich activ contrahiren, um
die früheren grossen Abstände der Bilder wieder herbeizuführen.
Dadurch wird die Contractur des Antagonisten befördert und die
Heilung der Lähmung erschwert.

5) Die operative Therapie der nichttraumatischen Lähmungen
ist die ultima ratio. Zwar gibt es vereinzelte Stimmen (Savary 1876),
welche die möglichst frühzeitige Vorlagerung eines gelähmten Muskels
empfehlen — aber im Allgemeinen schreitet man zur Operation —
wenn man sich überhaupt zu einer solchen entschliesst — erst sehr
spät, erst dann, wenn alle Mittel erschöpft sind.

Bei complicirten Augenmuskellähmungen kann von operativen
Eingriffen nicht die Rede sein. Für isolirte Lähmung ist die
Indication selten und der Erfolg nicht immer befriedigend. Die
dauernde isolirte nicht traumatische Parese eines Rectus
superior oder eines Rectus inferior ist eine solche Seltenheit,
dass manch' bewegtes Ophthalmologendasein seinen Abschluss findet,
ohne dass auch nur ein einziger derartiger Fall sich dargeboten hätte.

Einigermassen von praktischer Bedeutung ist die Lähmung
eines schiefen Augenmuskels, nämlich des Obliquus superior,
da dieser seinen besonderen Nerven hat und dessen isolirte Lähmung
dauernd fortbestehen kann. Für diesen Fall ist wirklich die
Tenotomie des Rectus inferior des zweiten Auges zu empfehlen.
Ich spreche zwar nicht aus eigener Erfahrung, da ich diese Operation
zu üben bisher keine Gelegenheit hatte, aber ich berufe mich,
abgesehen von den Erfolgen vereinzelter Fälle (v. Graefe, Rune-
berg) auf die Resultate, welche Alfred Graefe bei seinen relativ
sehr zahlreichen Operationen erhielt. Die Operation wurde von ihm
„nie mit einem Misserfolge, immer mit entschiedenem Vortheile,
vielfach mit vollkommener Beseitigung aller Beschwerden" vorgenommen. Ebenso wäre bei der zwar seltenen, aber doch beobachteten iṣolirten Lähmung des Obliquus inferior, die immer
traumatischen Ursprungs sein dürfte, die Tenotomie des contralateralen Rectus superior entschieden anzurathen — falls der
Obliquus inferior nicht einfach von seiner Skelettinsertion abgelöst
wurde (wobei man vielleicht die Vornähung des abgelösten Endes
versuchen könnte (pag. 645), sondern bei der Beseitigung eines

Tumors, wie ich selbst einen solchen Fall kannte (pag. 591), in der Orbita reseeirt ward.

Unter den Seitenwendern ist es der vom sechsten Nerven versorgte Rectus externus, dessen dauernde isolirte Lähmung am häufigsten von allen isolirten Lähmungen beobachtet wird, während die dauernde isolirte Lähmung des Rectus internus, welcher Muskel mit drei anderen exterioren Augenmuskeln vom Oculomotorius innervirt wird, eine ausserordentliche Rarität ist. Gegen die persistirende Abducenslähmung Hilfe zu schaffen, ist keineswegs leicht. Die Tenotomie des Internus am anderen Auge, bezw. die Tenotomie der drei übrigen Recti kann, wie schon v. Graefe angegeben hat, nur dann einen einigermassen befriedigenden Erfolg liefern, falls die Lähmung einen geringen Grad aufweist, die Beweglichkeitsbeschränkung nicht mehr als 5 Millimeter beträgt. Bei hochgradiger Lähmung jedoch, zu welcher sich stets Secundärcontractur des Internus hinzugesellt — nur bei der angeborenen Abducenslähmung fehlt die Secundärcontractur und bei dieser Lähmung kann von einem operativen Eingriff um so weniger die Rede sein, als die Doppelbilder niemals beim Blicke geradeaus beobachtet werden — bei hochgradiger Abducenslähmung mit Secundärcontractur des Internus ist die Tenotomie des Internus am zweiten Auge oder die Tenotomie aller übrigen Geraden von so gut wie gar keinem Effecte. Nur die Tenotomie des contracturirten Internus mit gleichzeitiger Vornähung des gelähmten Abducens kann die mittlere Stellung des Auges verbessern — wobei jedoch keineswegs ausgemacht ist, dass hierdurch die Doppelbilder in der Mittellinie beseitigt werden, vielmehr die Gefahr besteht, dass dieselben nunmehr, weil sie viel näher aneinanderstehen, störender wirken als zuvor. Für die seitlichen Blickrichtungen aber ist kaum etwas gewonnen. Der Muskel bleibt gelähmt, auch wenn er vorgenäht ist, und so werden in jedem Falle gleichnamige Doppelbilder mit zunehmender Distanz beim Blicke in der Richtung des gelähmten Abducens nach wie vor bestehen, und während früher der Patient, wenn er einfach sehen wollte, mit dem Blicke nach der Richtung des Internus des gelähmten Auges flüchtete, dürfte ihm, je besser die Mittelstellung corrigirt ist, diese Wohlthat nunmehr versagt sein, indem wegen der starken operativen Schwächung des Internus bei stärkeren Excursionen in der genannten Blickrichtung gekreuzte Doppelbilder auftreten werden, die als solche

schon viel störender sind und viel unerträglicher, wie gleichnamige.

Ist endlich der totalen unheilbaren Lähmung des Abducens die
totale Contractur des Internus gefolgt, so dass das Auge unbeweglich
oder nahezu unbeweglich im inneren Augenwinkel steht, dann kann
die Kosmetik eine bessere Stellung des Auges fordern. Dieselbe ist
jedoch selbst durch Tenotomie des Internus und Vornähung des Externus
nicht zu erreichen. Nur die v. Graefe'sche „Fadenoperation" kann
da noch etwas leisten. Das Princip dieser Operation ist folgendes.
Man führt einen Faden durch die Sehne des contracturirten Internus
nahe der Sclerotica, durchschneidet dann die Sehne zwischen Faden
und Muskelbauch, so dass ein Sehnenstumpf mit dem eingelegten
Faden am Bulbus haftet. Hierauf durchschneidet man die Conjunctiva,
entsprechend der Insertion des Externus, knapp am Rande der
Cornea — es darf nicht der geringste Rest von Conjunctiva am
Cornealrande stehen bleiben — und löst die Sehne des gelähmten
Abducens von ihrer Insertion ab. Jetzt wird der Faden gefasst und
der Bulbus in horizontaler Richtung möglichst stark nach aussen
gedreht. Auf der Wange wird der Faden mit Heftpflaster befestigt
und ein Druckverband durch mehrere Tage angelegt. Zweck der
Operation: möglichst starke Rücklagerung des stark verkürzten
Internus und möglichst starke Vorlagerung des gelähmten Abducens.
Die Operation misslingt vollständig, wenn man am Hornhautrande
eine Partie unversehrter Conjunctiva stehen lässt. Die Abducens-
sehne kann mit der glatten, mit Epithel bedeckten Conjunctiva nicht
verwachsen, weshalb die Blosslegung der Sclerotica bis zur Cornea
unbedingt nothwendig ist.

Die „Fadenoperation" leistet, wie bemerkt werden soll, viel
mehr, wenn nach einer Tenotomie der in Rede stehende Zustand
sich entwickelt hat (pag. 638). Für diese Fälle von Secundärschielen
hat v. Graefe die Operation zumeist empfohlen. Tritt der abge-
trennte Muskel wieder in Verbindung mit der Sclerotica, so kann
er, zum grossen Unterschiede vom paralytischen Muskel, seine
Muskelkraft wieder entwickeln. Muskeln, welche 20 Jahre unthätig
in der Orbita lagen, fand v. Graefe, als er das frei gemachte
Muskellager mit der Pincette hervorzog, noch von fleischrother
Farbe, also noch mit muskelkräftigen Elementen ausgestattet.

Dieser Kririk der localen Behandlung sei noch ein Wort über die allgemeine Therapie beigefügt. Die letztere wird namentlich die ätiologischen Momente der dritten Kategorie zu berücksichtigen haben. Wir folgen denselben, sowie sie früher (pag. 468) aufgestellt wurden.

1) Die Syphilis erfordert Quecksilber oder Jodkalium. Nur glaube man nicht, dass, auch wenn Syphilis unzweifelhaft die Ursache der Augenmuskellähmungen ist, glänzende Erfolge mit der Therapie erzielt werden — falls schon das Individuum an der Lues nicht zu Grunde geht. Die nuclearen exterioren Lähmungen, welche Hutchinson in sehr innige Verbindung mit Syphilis bringt, erfahren nach ihm durch fortgesetzte grosse Gaben von Jodkalium eine Besserung (pag. 384). Ich konnte in solchen Fällen weder vom Jod noch vom Quecksilber eine Wirkung sehen. Die Ophthalmoplegia interior, die isolirte Sphincter- und Accommodationslähmung scheint fast unheilbar zu sein, auch wenn sie auf Syphilis beruht.

Die Heilbarkeit der basalen syphilitischen Lähmungen wird davon abhängen, ob das ätiologische Moment zweiter Kategorie (Ostitis, Periostitis, meningeales Gumma, Hirngumma, Perineuritis der Nervenstämme) durch Quecksilber und Jod zu bekämpfen ist. Es gelingt dies häufig keineswegs. Der Patient geht zu Grunde. Aber auch, wenn die Hirnerscheinungen schwinden, bleiben Reste der Lähmung in der Regel zurück.

Die orbitalen syphilitischen Lähmungen, die durch Periostitis und gummöse Wucherungen in der Orbita, vielleicht auch durch gummöse Erkrankung der Augenmuskeln bedingt werden, sind selten und schlimm. Syphilis ist da gewöhnlich sehr weit vorgeschritten. Doch mag es immerhin möglich sein, dass vielleicht einzelne Fälle von höchstgradigem Exophthalmus mit Tumorenbildung, in denen es zur Heilung kam, auf gummöse Wucherungen der Orbita zu beziehen sind. Ich denke dabei an den berühmt gewordenen Fall eines überaus berühmten Heerführers, in dessen Affaire ein seinerzeit hochberühmter Ophthalmologe verwickelt war — an einen Fall, der nie aufgeklärt wurde. Der gewaltige Exophthalmus war durch Tumorenbildung bedingt, welche die ganze Orbita füllte. Der Bulbus war stark vorgedrängt, unbeweglich und sah mit vollkommen erhaltener Sehkraft auf die Fussspitze des Patienten. Die Prognose wurde von den Sommitäten der Wissenschaft sehr ungünstig gestellt. Da erklärte ein homöopathischer Arzt, er werde den Marschall heilen, aber während der Heilungsdauer dürfe kein Mensch ausser ihm den Kranken sehen. Und was geschah? Der Kranke wurde vollkommen geheilt, das ist Thatsache. Was war das für ein Tumor, der ohne Operation zur Heilung kam, so dass das Auge seine Sehkraft behielt und normal beweglich wurde? Abscessbildung ist ausgeschlossen; chronische Bindegewebswucherung führt zwar nicht zum Tode, aber auch nicht zur Heilung. War's ein Gumma, das der schlaue Homöopath durch energische Mittel zum Schwinden brachte?

2) Tuberculose — ist nicht Gegenstand der Therapie.

3) Diphtheritis — die postdiphtheritischen Augenmuskellähmungen werden fast ausnahmslos von selbst rückgängig. Beefsteak und gute Luft werden die Heilung rascher befördern, als die Roborantia aus der Apotheke, die man übrigens auch anwenden mag.

4) Diabetes — die Cur der Diabetes kann die Muskellähmungen schwinden machen.

5) Rheumatismus — in welche Kategorie die peripheren rheumatischen Lähmungen gehören. Die Grundursache wird direct durch die Elektricität (Benedikt) und bei längerem Bestande des Leidens durch Jodkalium (v. Graefe) äusserst günstig beeinflusst. Leider sprechen die eigenen Beobachtungen nicht so günstig weder für das eine noch für das andere Mittel, wenngleich die beiden, zuerst Elektricität, dann Jodkalium, unbedingt anzuwenden sind.

6) Toxica. Falls chronische Nicotinvergiftung zu nuclearer Ophthalmoplegie führt (Fontan, Jan, Strümpell), dann scheinen die gesetzten Veränderungen unheilbar zu sein. Man wird, falls solch' ein ätiologisches Moment in einem speciellen Falle wahrscheinlich erscheint, Enthaltung des Rauchens und subcutane Strychnininjectionen oder Strychnin innerlich empfehlen.

Es mag übrigens bestritten werden, ob Tabakmissbrauch Augenmuskellähmungen verschuldet. Vom Alcoholmissbrauch kann man dies gegenwärtig wohl mit Bestimmtheit annehmen. Schon Wernicke führte zwei von den drei Fällen acuter Nuclearlähmung mit tödtlichem Ausgange, die durch Poliencephalitis superior acuta haemorrhagica bedingt waren [1], auf Alcoholismus zurück und Thomsen berichtet 1887 [2] über zwei ganz analoge Fälle, in denen der Sectionsbefund gleichfalls die Erkrankung der Kernregion

[1] Vgl. oben pag. 345.
[2] Archiv f. Psychiatrie Bd. XIX, Heft 1.

nachwies. Thomsen weist auch auf Augenmuskellähmungen (Abducenslähmung, Ptosis) hin, welche bei chronischem Alcoholismus vorkommen. Des Thatsächlichen gibt es aber da nur wenig. Merkwürdig ist, dass jene Form der Lähmung, die man mit einiger Wahrscheinlichkeit auf chronischen Alcoholismus zurückführen kann, stets die doppelseitige Abducenslähmung ist. Hierher gehört der früher (pag. 417) genannte Fall Lilienfeld's (1885) und ein analoger Fall von R. Schulz (1885). Unter 1000 Kranken mit schwerem Alcoholismus fand Uhthoff (1886) nur 3 Mal eine ausgesprochene Augenmuskellähmung, und jedes Mal war es eine doppelseitige Abducenslähmung, 1 Mal mit Nystagmus, 1 Mal mit einer leichten Beweglichkeitsbeschränkung im Sinne des Rectus internus combinirt. Dazu wären noch die folgenden Fälle zu fügen. Ed. Meyer sah (1887) totale beiderseitige exteriore Ophthalmoplegie mit Sehnervenatrophie bei einem nicht syphilitischen und nicht mit Tabes behafteten 40jährigen Säufer, Suckling (1888) beiderseitige Oculomotoriuslähmung bei einem geistig sehr heruntergekommenen, sonst lähmungsfreien, seit langen Jahren dem Alcoholgenusse ergebenen 50jährigen Manne.

Man ersieht aus dem Gesagten, dass Augenmuskellähmungen bei chronischem Alcoholismus eine seltene Erscheinung sind. Was ihre Bedeutung anlangt, so meint schon Lilienfeld (vgl. oben pag. 417), es handle sich um multiple periphere Neuritis, und die Späteren sind der gleichen Ansicht. Durch die anatomischen Untersuchungen ist die Neuritis multiplex peripherica, der degenerative Process in den peripherischen Nerven bei chronischem Alcoholismus (Leyden) gegenwärtig hinlänglich festgestellt. Bedenkt man aber, dass die Augenmuskellähmungen bei chronischem Alcoholismus sehr selten, dass sie stets beiderseitig sind, dass in einem Falle Wernicke's von evidenter acuter Nuclearlähmung die Erscheinungen auch mit beiderseitiger Abducenslähmung einsetzten (oben pag. 345), dass im Falle Ed. Meyer's gleichfalls eine nucleare, weil rein exteriore Lähmung da war, dass in einem Falle Uhthoff's rasch eine Heilung der totalen Lähmung erfolgte, so erscheint es mir viel wahrscheinlicher, dass diese seltenen Lähmungen auch nuclearer und nicht peripherer Natur sind — wenngleich die Möglichkeit peripherer Neuritis für einzelne dieser Fälle nicht ausgeschlossen werden kann.

Die Therapie der a c u t e n alcoholischen Nuclearlähmung scheint fast hoffnungslos, da die Krankheit rasch zum Tode führt; doch berichtet T h o m s e n (1888) über einen Fall acuter alcoholischer Lähmung, die in Genesung überging. Die mehr c h r o n i s c h e Alcohollähmung ist vielleicht durch die gegen den Alcoholismus gerichtete Therapie besserungsfähig. Wenigstens war es so im Falle S u c k l i n g ' s; und in einem der drei Fälle U h t h o f f's war die totale beiderseitige Abducenslähmung in einem Monate wieder geheilt.

Die chronische B l e i v e r g i f t u n g weist unter den Muskellähmungen, zu denen sie führt, in seltenen Fällen auch Lähmung der Augenmuskeln auf. Man hat beobachtet: isolirte Accommodationslähmung; Sphincter- und Accommodationslähmung; Pupillenerweiterung ohne Accommodationslähmung; isolirte exteriore Muskellähmung; exteriore Ophthalmoplegie (v. S t e l l w a g , R e n a u t , G a l e z o w s k i , W a d s w o r t h). Vorgeschrittene Augenmuskellähmungen widerstehen der antisaturninen Therapie. Uebrigens nützt es dem Patienten blutwenig, wenn die Lähmungen der Augenmuskeln, die offenbar nuclearer Natur sind, heilen, falls durch das Bleigift unheilbare Erblindung eingetreten (vergl. pag. 471).

Mit N i c o t i n , A l c o h o l und B l e i ist die Reihe der Toxica, die zu Augenmuskellähmungen führen, nicht erschöpft. Das W u r s t gift wie das F i s c h g i f t sind zunächst zu nennen. Bei der W u r s t vergiftung (Allantiasis, Botulismus) wurden allerlei Lähmungen der Augenmuskeln beobachtet. Als fast pathognomonisch wird die P t o s i s angeführt; ebenso ist die Accommodationslähmung eine häufige Erscheinung und wird sogar die Entstehung von Hypermetropie dem Wurstgift zugeschrieben. Indessen möchte ich doch bemerken, dass in einer neueren Reihe solcher 22 Fälle (F e d e r s c h m i d t 1887) nur 3 Mal Doppelsehen und nur 1 Mal Parese des Levator palpebrae superioris angeführt erscheint. Bei einer F i s c h v e r g i f t u n g , welche drei Mitglieder einer Familie traf, fand A l e x a n d e r (1888) totale Ophthalmoplegie bei erhaltener Convergenzfähigkeit (Vater), träge Pupillarreaction und Accommodationsparese (Mutter), nicht genau festzustellende Lähmungserscheinungen (Kind).

Der Vollständigkeit wegen mögen unter den hierher gehörenden Giften noch angeführt werden:

G e l s e m i n vergiftung, in Nordamerika vielfach beobachtet, hat

unter ihren Symptomen: Ptosis, Mydriasis, Diplopie. Nach Chloral-
hydrat beobachtete Mandeville (1872) 1 Mal 3 Tage währendes
Doppelsehen; nach Vergiftung mit Kohlenoxyd sah Knapp (1884)
Lähmung aller Augenmuskeln, die in Heilung überging; und weiterhin
führt Staderini (1888) aus, dass das frische Gift der Kröte,
in den Conjunctivalsack geträufelt, die Hornhaut trübe und reize
und dabei Parese der Augenmuskeln erzeuge, während das
vertrocknete Gift in 1%iger Lösung eine vollständige Anästhesie
der Binde- und Hornhaut von mehrstündiger Dauer ohne locale
Reizung zur Folge hat [1]).

An dieser Stelle mag auch jene eigenthümliche, in der Schweiz
beobachtete, von Gerlier (1887) unter dem Namen „Vertige
paralysant" beschriebene, von Haltenhoff (1887) als „Maladie
de Gerlier" bezeichnete Krankheit Erwähnung finden, von der es
noch zweifelhaft ist, ob sie einer Intoxication oder einer Infection
ihre Entstehung verdankt. Das Leiden ist insofern gutartig, als es
von der Jahreszeit abhängt. Der „Lähmungsschwindel" entwickelt
sich im Allgemeinen im Sommer und erlischt im Herbst. Die
Krankheit ergreift mit Vorliebe solche Arbeiter, welche viel im
Stalle beschäftigt sind oder in den Ställen schlafen. Kopfschmerz,
Schwindel, Schmerzen im Nacken, grosse Schwäche in Armen und
Beinen, Dysphagie, vorübergehende Verdunkelung des Sehens und
als auffallendstes Symptom von Seite der Augen eine doppelseitige incomplete Ptosis sind die markantesten Erscheinungen.
Es scheint mir keinem Zweifel zu unterliegen, dass eine Erkrankung
des centralen Höhlengraues, eine nucleare Erkrankung vorliegt.
Die grosse Muskelschwäche (vergl. pag. 314), die Ptosis, die Dysphagie weisen auf eine Erkrankung des Bodens des 3. Ventrikels,
des Aquaeductus und des 4. Ventrikels. Gerlier denkt, dass es sich
um die Action eines besonderen Miasmas handelt, das in gewissen
Ställen in Folge beständiger Ueberfüllung, sowie dauernder Urin-
durchtränkung des Bodens, verbunden mit mangelhafter Ventilation
und zu hoher Temperatur zur Entwickelung kommt [2]).

7) Trauma — unter den verschiedenen traumatischen Ursachen
(pag. 472) wird der Therapie (und zwar der operativen) die directe
Verletzung des Muskels noch am zugänglichsten sein. Akademisch

---

[1]) Hirschberg's Centralblatt 1888, pag. 307.
[2]) Vergl. Progrès médical, 25 Juin 1887.

wurde die Sache schon oben (pag. 644) erörtert. Thatsächlich liegen aber überaus sparsame Berichte über derartige Operationen vor. Gutmann, welcher über eine von Hirschberg vollführte Vornähung eines 2 Jahre zuvor durch den Stoss eines Ziegenhorns abgerissenen und hinter dem Aequator bulbi wieder angewachsenen Rectus inferior (1883 [1]) — es bestand übrigens kein Doppelsehen mehr — berichtet, glaubt sogar, es wäre dies der erste derartige Fall, der zur Publication gekommen. Doch hat schon Schöler (1875) einen analogen Fall veröffentlicht, nur dass die traumatische Lähmung des Rectus inferior ein viel älteres Datum hatte. Der Erfolg war in beiden Fällen ein befriedigender. Einen zerrissenen Rectus internus hat v. Wecker 1874 mit bestem Erfolge vorgelagert.

Endlich 8) sei, um keinen Angriffspunkt der Therapie zu verschweigen, erwähnt, dass exteriore Augenmuskellähmungen durch Indigestionen, Magencatarrh (Ogle 1872, Tigges 1873) oder durch unbekannte Reflexursachen (Lawson 1872) hervorgerufen werden, und dass interiore Lähmung bei Lungenaffectionen (Rampoldi 1887, Comini 1888), sowie sehr häufig bei Uterusleiden (Mannhardt 1887) vorkommen soll.

Alles Wissenswerthe über die Therapie der Augenmuskellähmungen ist gesagt. Man verfahre in praxi in folgender Weise:

1) Sind störende Doppelbilder da, so schliesse man das gelähmte Auge aus, indem man es mit einer Hohlbinde, unter der das Auge geöffnet sein kann, verdeckt. Das hat auch dann zu geschehen, falls das Lähmungsauge wegen seiner grösseren Sehschärfe das fixirende ist. Es braucht nicht zu geschehen, wenn das zweite Auge so stark amblyopisch ist, dass der Kranke kein brauchbares Sehvermögen auf demselben besitzt. Dann sind die Doppelbilder ohnehin nicht störend. Wer von mechanischer oder orthopädischer Uebung des gelähmten Auges etwas erwartet, der wird das gesunde Auge verdecken, weil nunmehr das kranke zum Fixiren verwendet werden muss und so der gelähmte Muskel zu beständiger Action genöthigt ist — nebenbei bemerkt, scheint mir dies das energischste orthopädische Verfahren zu sein, weil es, so lange der Kranke nicht schläft, geübt wird. Wer aber mit mir der

[1] Hirschberg's Centralblatt 1883, pag. 36.

Ansicht ist, dass man dem gelähmten Muskel Ruhe gönnen muss, der verhänge das kranke Auge. Es ist dies dann nicht nothwendig, wenn keine Doppelbilder bestehen (bei Ptosis, bei Nuclearlähmung, bei vorbestehendem Mangel des gemeinschaftlichen Sehacts) und kann nicht geübt werden, wenn das zweite Auge zum Sehen nicht verwendbar ist.

2) Man leite die elektrische Behandlung ein. Man sende, um auf die Nervenkerne zu wirken, galvanische Ströme quer durch den Kopf und setze die Elektroden, indem man bedenkt, dass die vordersten Kerne des Oculomotorius am Boden des 3. Ventrikels, jene des Abducens am Boden des 4. Ventrikels liegen, je nachdem in einer Region auf, welche von den Schläfen bis zu den Warzenfortsätzen sich erstreckt, d. h.: Ist z. B. Accommodations- und Sphincterlähmung da, werden die Elektroden vorne an die Schläfen, dagegen bei Abducenslähmung auf die Warzenfortsätze angelegt. Dazu kommt, wenn die centrale Ursache nicht evident ist, die locale Galvanisirung oder Faradisirung nach Benedikt oder Erb (pag. 641). Die elektrische Behandlung wird Wochen, Monate und wenn man will und der ungeheilte Patient nicht stirbt und auch nicht davon läuft, durch Jahre fortgesetzt.

3) Bei Lähmungen unbekannten (rheumatischen) Ursprungs gibt man innerlich Jodkalium, bei evidenter Syphilis Quecksilber oder auch Jodkalium (letzteres gibt Hutchinson in grossen Dosen bei syphilitischer Nuclearlähmung, pag. 384), bei diphtherischer Lähmung Roborantia, bei toxischen Ursachen, wie sie oben angeführt worden, leitet man die entsprechende Behandlung ein — soweit man sie eben kennt.

Diese Therapie der Augenmuskellähmungen ist sehr einfach, ja schablonenhaft. Wem sie nicht genügt, dem stehen noch alle jene Mittel und Verfahren zu Gebote, wie sie oben gewissenhaft vorgeführt wurden.

4) Kommt die Lähmung, wie dies so häufig geschieht, nicht zur Heilung, so fragt es sich, was da zu thun sei. Es müssen die Fälle genau unterschieden werden:

a. Die Lähmung selbst setzt einen Zustand, der das Doppelsehen ausschliesst. Es geschieht dies bei totaler Oculomotoriuslähmung. In Folge der completen Ptosis ist das Auge geschlossen, dadurch das Doppelsehen verhütet. Es wird Einem nicht in den Sinn kommen, diese Ptosis bei veralteter Lähmung etwa auf operativem

44*

Wege beheben oder bessern zu wollen, weil ja dann gerade Doppelbilder hervorgerufen würden.

b. Es fehlen die Doppelbilder, wie bei der nuclearen Ophthalmoplegie. Auch hier liegt nicht der geringste Grund vor, gegen die stationären Lähmungen einzuschreiten. Nur wenn die Ptosis so hochgradig ist, dass die Oeffnung der Lidspalte und damit das Sehen wesentlich erschwert wird, muss man die Ptosis zu bessern suchen. Die angeborene isolirte Ptosis verlangt dasselbe. Das Cocain (pag. 605) ist ein palliatives Mittel. Ich kenne Individuen mit totaler exteriorer Ophthalmoplegie, welche sich des Cocains dauernd mit Vortheil bedienen, wobei die Thatsache verzeichnet zu werden verdient, dass die Wirkung des Mittels sich nicht abschwächt. Das operative Verfahren der Ptosis lag lange Zeit sehr im Argen. Jetzt hat Panas eine Operation der Ptosis angegeben, welche wirklich etwas leistet. Man macht aus der Haut des gelähmten Lides einen viereckigen Lappen. Die horizontale Basis des Rechtecks ist der Lidrand, von diesem wird innen und aussen je ein verticaler Schnitt nach oben geführt und die beiden oberen Enden dieser Verticalschnitte werden durch einen Horizontalschnitt unterhalb der Augenbraue verbunden, so ein viereckiger, am Lidrande haftender Lappen gebildet. Nun führt man einen Horizontalschnitt oberhalb der Augenbraue, unterminirt die Augenbraue, zieht den Lidlappen unter der Brücke der Augenbraue hindurch und näht denselben an die (oberhalb der Augenbraue durchtrennte) Stirnhaut an. Auf diese Weise wird einerseits das Oberlid verkürzt, andererseits dem Musculus frontalis ein directer Einfluss auf die Hebung des Lides gesichert.

c. Die Lähmung kommt nicht zur Heilung, nur tritt die Secundärcontractur immer mehr hervor, aber weder werden durch eine Ptosis die Doppelbilder ausgeschlossen, noch fehlen sie spontan. Was ist gegen das störende Doppelsehen zu thun? In einem sehr beschränkten Kreise der Lähmungen (pag. 658) ist ein operatives Verfahren möglich und für derartige Fälle auch entschieden zu versuchen. Wenn es aber missglückt und für die viel zahlreicheren Fälle, in denen es nicht angezeigt ist, was gilt da? Zunächst kann man den Kranken, so lange ihn die Doppelbilder stören, den Verband am gelähmten Auge tragen lassen. Es gilt dies dann nicht selten für das ganze Leben. Unter besonderen Umständen kann man sich vielleicht auch anders helfen, das Auge theilweise zum

Sehen verwenden. So beschreibt Little (1886) einen Fall von Trochlearislähmung, wobei das Auge beim Blicke nach oben und geradeaus am Schacte mitwirkte, beim Blicke nach unten aber, wo die Doppelbilder sehr störend waren, durch eine Art Maske ausgeschlossen wurde, die am unteren Rande des in seiner unteren Hälfte mattgeschliffenen Glases, das der Patient zur Correction seiner Ametropie trug, befestigt war.

Wollen wir das gelähmte Auge nicht dauernd vom Schacte ausschliessen, so entsteht die Frage, die so nahe liegt, ob wir nicht durch Prismen das Doppelsehen beseitigen können. Besteht Abducenslähmung, weicht das Auge nach innen ab, so muss ich ein Prisma mit der Kante nach innen vorsetzen, um das Bild auf die Fovea zu werfen (pag. 494). Ganz allgemein: Kenne ich die Ablenkung des Auges, so weiss ich wie ich das Prisma vorzusetzen habe, um das Bild auf die Fovea zu werfen. In Hirschberg's Arbeiten ist vielfach von dem „Reflexbildversuch" die Rede, durch welchen die Art der Ablenkung des Auges erkannt wird. Man stellt eine Lichtflamme ⅓ Meter von dem Nasenrücken entfernt in die Medianlinie der horizontalen Blickebene und beobachtet, um wie viel in Bruchtheilen oder Vielfachen des Pupillendurchmessers das Hornhaut-Spiegelbild der Flamme im Lähmungsauge im Vergleiche mit dem Bilde am gesunden Auge abweicht. Steht das Spiegelbild z. B. im Lähmungsauge um ½ Pupillendurchmesser weiter nach aussen und um ¼ Pupillendurchmesser weiter nach unten, so ersieht man daraus, um wie viel das Auge nach innen und oben abgewichen ist. Die Basis des Prismas kommt in jene Richtung, nach welcher das Reflexbild in unserem Beispiele also nach aussen und unten, die Kante des Prismas dagegen nach jener Richtung, nach welcher das Auge abgewichen ist. Weicht das Auge bei Trochlearislähmung (das ist unser Beispiel) nach innen und oben ab, so weiss ich, dass das nöthige Prisma mit der Kante nach innen und oben vorgesetzt werden muss, während bei Lähmung des Rectus inferior die Kante des Prismas nach aussen und oben zu stehen hat. Eine Lähmung des Obliquus inferior würde ein Prisma erfordern, dessen Kante nach unten und innen; eine solche des Rectus superior ein Prisma, dessen Kante nach unten und aussen gerichtet ist. Dass bei Abducenslähmung die Kante vertical nach innen, bei Internuslähmung gerade nach aussen zu stehen hat, wissen wir, und da die Seitenwender nur auf die Seitenabweichung des Auges, nicht aber auf die Meridianneigung wirken, so kann für eine bestimmte Blickrichtung durch ein bestimmtes Prisma theoretisch wirklich Einfachsehen erzielt werden.

Für die Parese der Erhebungsmuskeln trifft dies aber genau nicht mehr zu. Wenn bei Trochlearislähmung das Netzhautbild von der Fovea nach innen und oben verschoben wird, so kann ich es allerdings durch ein bestimmtes Prisma, dessen Kante ich nach innen und oben stelle, wieder auf die Fovea zurückschieben, aber die durch die Trochlearislähmung gesetzte Divergenz der Meridiane wird dadurch nicht corrigirt. Es bleiben also noch immer Doppelbilder übrig, die sich im Fixationspunkt kreuzen. Nur dieser letztere wird nach der Theorie einfach gesehen (pag. 489), aber factisch werden solche Doppelbilder nicht wahrgenommen (pag. 617).

Dass bei complicirten Muskellähmungen mit Prismen nichts auszurichten sein wird, ist leicht begreiflich. Bei exteriorer Oculomotoriuslähmung bleibt das Auge nach innen, nach oben und nach unten zurück. Beim Blicke nach innen müsste die Kante des Primas nach innen, beim Blicke nach oben: nach oben (und nach innen), beim Blicke nach unten: nach unten (und nach innen) stehen. Aber auch bei isolirter Lähmung ist die Sache nicht so einfach, wie es nach der obigen Darstellung scheinen könnte. Nehmen wir den einfachsten Fall: eine Abducenslähmung. Dieselbe sei rechtsseitig. Beim Blicke gerade nach vorne bestehen gleichnamige Doppelbilder. Dieselben würden durch ein Prisma von 8° (Kante innen) vereinigt. Der Kranke blicke nach rechts z. B. um 10°. Der Schielwinkel wächst, das Bild liegt weiter nach innen von der Fovea als beim Blicke geradeaus. Das Prisma von 8°, welches in der letzteren Stellung die Bilder vereinigte, reicht nunmehr nicht aus; es sind wieder gleichnamige Doppelbilder da, die allerdings näher stehen, als wenn kein Prisma vor's Auge gesetzt wäre. In dieser Blickrichtung, bei dieser positiven Seitenwendung von 10° sei ein Prisma von 12° nöthig, um Einfachsehen zu erzielen. Man ersieht, dass, da es im Wesen der Lähmung liegt, dass der Schielwinkel, sowie die Augen nach der Richtung des Lähmungsmuskels bewegt werden, stetig wächst, für jede einzelne Augenstellung ein anderes, mit dem Wachsen des Schielwinkels stetig stärker werdendes Prisma nöthig wird. Man könnte ein concav-cylindrisch-prismatisches Glas (v. Graefe) herstellen, welches dem speciellen Falle entspricht. wenngleich es als concaver Cylinder das Sehen beeinträchtigt. Ein

solches Glas wirkt in der That um so stärker, je näher der Basis
die Lichtstrahlen hindurchgehen. Aber selbst mit der Herstellung
eines solchen Glases wäre der Indication nicht genügt. Wenn ich
bei rechtsseitiger Abducenslähmung ein entsprechendes cylindrisch-
prismatisches Glas mit der Kante nach innen vor das rechte Auge
stelle, mag Einfachsehen beim Blicke nach rechts erzielt werden.
Aber beim Blicke nach links, wo der Schielwinkel abnimmt und
verschwindet, wo Einfachsehen herrscht, müssen jetzt durch das
Prisma gekreuzte Doppelbilder hervorgerufen werden, oder richtiger
gesagt, sie müssten hervorgerufen werden, wenn nicht die Adductions-
schwankung (pag. 494), die active Contraction der Interni es verhüten würde. Dies ist ein neuer grosser Uebelstand. Denn wenn
wir auch auf die Heilung der Abducenslähmung verzichtet haben,
so wollen wir doch nicht die Secundärcontractur künstlich hervorrufen oder steigern, was durch die angeregten Contractionen des
Internus thatsächlich geschieht. Nebstbei wird ein Circulus vitiosus
gesetzt. Wächst die Secundärcontractur, so wird die Ablenkung
grösser und das Prisma wird insufficient.

Wenn wir bei Internuslähmung ein cylindrisch-prismatisches
Glas mit der Kante nach aussen vorsetzen, so ist es übrigens fraglich,
ob die beim Blicke nach aussen entstehenden gleichnamigen Doppelbilder durch Abductionsschwankung (pag. 497) überwunden werden
können. Noch viel schlimmer ist es, falls wegen der Lähmung
eines Erhebungsmuskels ein Prisma mit der Kante nach unten oder
oben vorgesetzt wird. Da die Elevationsschwankung sehr geringfügig ist (pag. 499), so wird im ersten Falle Doppelsehen nach oben,
im letzteren Fall Doppelsehen nach unten durch das Prisma hervorgerufen. Man mag bei Trochlearislähmung die Doppelbilder nach
oben in Kauf nehmen, wenn nur durch das Prisma das Doppelsehen
nach unten getilgt würde. Aber man wird es bleiben lassen, die
Doppelbilder bei Lähmung des Rectus superior durch ein Prisma
mit der Kante nach oben beseitigen zu wollen, denn in jedem Falle
würde man dagegen ein viel störenderes Doppelsehen nach unten
eintauschen.

Allein abgesehen davon, dass das einfache Prisma der Indication
nicht genügt und dass durch dasselbe in der Blickrichtung des
Antagonisten Doppelbilder hervorgerufen würden, hat die Verordnung der Prismen noch deshalb eine besondere Schwierigkeit,
weil starke Prismen, wie sie zur Ausgleichung der Doppelbilder selbst

beim Blicke geradeaus benöthigt werden, wegen der farbigen Säume an den Objecten und wegen des Umstandes, dass durch dieselben ebene Flächen gebogen erscheinen, von den wenigsten Menschen vertragen werden. Es sind gewöhnlich, selbst wenn auf beide Augen vertheilt, nur Prismen bis zu 6° angenehm; bei den Lähmungen aber brauchen wir zur Ausgleichung häufig Prismen von 15, 20 und mehr Graden. Die Augen ertragen sie nicht.

Ist also eine Lähmung nicht zur Heilung gekommen und haben auch operative Eingriffe, falls solche angezeigt waren, nichts oder nur wenig gefruchtet, dann versuche man, ob durch das Tragen von Prismen eine Erleichterung zu erzielen ist. Ist dies nicht möglich, dann bleibt, falls die Doppelbilder nicht vertragen werden, nichts anderes übrig, als das gelähmte Auge dauernd unter Verschluss zu halten oder eine Brille vorzusetzen, in welcher für das gesunde Auge ein Plan- oder sonst angezeigtes Glas bestimmt ist, während das gelähmte durch ein trübes (Milch-) Glas sieht oder vielmehr nicht sieht.

Zum Schlusse noch ein Wort über die Heilung einer Heilungsform der Lähmung — nämlich über die Heilung des concomitirenden Strabismus (pag. 635). Man hat Gelegenheit, Fälle zu sehen, in denen eine Abducenslähmung als Strabismus convergens zur Heilung kam, wobei die Doppelbilder fortbestehen (pag. 636). Hier ist durch die gewöhnliche Schieloperation vollkommene Heilung zu erzielen. Ich sah auch solche Fälle, die sich vor der Operation sträubten. Dann leisten die Prismen, auf beide Augen vertheilt, Kante innen, wie in der Natur der Sache gelegen, das Vollkommenste in der Beseitigung der Diplopie.

Die Prognose der Augenmuskellähmungen

war insolange ein dunkles und nur von innerer Ahnung des Arztes bebautes Feld, als ein klarer, logischer Einblick in die ursächlichen Momente der Lähmungen fehlte, ebenso wie die Therapie ohne Erkenntniss der Aetiologie jeder Basis mangelt. Es ist uns jetzt nur zu klar, dass wir, was sich übrigens ganz von selbst versteht, in einem speciellen Falle ein Urtheil über den Verlauf der Krankheit nur dann abgeben können, wenn uns die ätiologischen Momente aller drei Kategorien bekannt sind.

Je mehr wir uns also in den Gegenstand vertieft haben, je deutlicher wir erkennen, was wir Alles eigentlich wissen müssten, um die Prognose einer Augenmuskellähmung mit einiger Sicherheit zu stellen, desto rathloser stehen wir dem speciellen Falle gegenüber, bei dem es uns nicht gelingen will, sämmtliche ätiologische Momente, wie sie sich in den drei Kategorien über einander aufbauen, zu ergründen. Offenbar ist für die Prognose (sowie für die Therapie) das ätiologische Moment der dritten Kategorie das wichtigste. Denn wenn es uns in einem speciellen Falle gelingt, die Syphilis als dieses Moment zu erkennen, so haben wir in Betreff der Therapie und auch der Prognose viel erreicht, wenngleich uns das ätiologische Moment der zweiten und ersten Kategorie nicht bekannt wird. Es wird sich allerdings die Prognose verschieden gestalten, je nachdem es sich um eine durch chronische Entzündung bedingte Nuclearlähmung, um ein Gumma an der Basis cranii, um eine Periostitis in der Fissura orbitalis superior oder um gummöse Wucherung in der Orbita oder gummöse Erkrankung des Muskels handelt — aber gerade hier zeigt sich die Wichtigkeit der genauen Erörterung der Momente zweiter und erster Kategorie, um aus dem Verlaufe und den begleitenden Erscheinungen die Differentialdiagnose zu stellen. Gelingt uns dies auch nicht, so gibt doch die Erkenntniss des Momentes der dritten Kategorie den sichersten Fingerzeig für die Therapie, für die Möglichkeit ihres Erfolges einer-, für Ausschliessung dieser Möglichkeit andererseits (vergl. pag. 661).

Seitdem durch die genaue Erörterung der ätiologischen Momente, welche einen wichtigen Theil der vorliegenden Arbeit ausmacht und von denen die „nuclearen Ursachen" 1885 und die „nichtnuclearen Ursachen" 1886 publicirt wurden, die Kenntniss des Gegenstandes in weitere Kreise gedrungen ist, hat sich eine ganze Fluth einschlägiger Beobachtungen, besonders in Betreff der Nuclearlähmung, über das bis dahin dürre Gebiet ergossen, sowie andererseits ein fortgesetztes Blättern in der Literatur ergibt, dass ausser den oben (pag. 311 bis pag. 324) angeführten Fällen von Nuclearlähmung noch vereinzelte Angaben vorliegen, aus denen die Existenz der Nuclearlähmung erschlossen werden kann oder von den Autoren direct erkannt wurde. So erwähnt Adams (1877 [1]) eines interessanten Falles von 10 Tage nach eingetretener Heilung wiederkehrender und allmälig wieder vollständig heilender Oculomotoriuslähmung, bei welcher die Lähmung des Nerven eine „complete" war, „excepting those branches to the ciliary muscle and iris". Adams vermuthet einen gummösen Tumor; die nucleare Ursache der Erkrankung bleibt ihm unbekannt. Dagegen deutete Bresgen (1880) einen Fall von beiderseitiger completer Ophthalmoplegie mit erhaltener Pupillarreaction und Accommodation und folgender Bulbärparalyse, gestützt auf die Untersuchungen von Hensen und Völckers, in richtiger Weise. Landolt stellt (1881) in einem Falle von nahezu completer doppelseitiger Ophthalmoplegie, jedoch mit Lähmung der Accommodation, die Diagnose: „Paralysie nucléaire (bulbaire) des muscles des yeux [2]).

Ich habe schon erwähnt, dass seit der übersichtlichen Darstellung der Lehre von der Nuclearlähmung (1885) die Casuistik sich in mächtiger Weise gehäuft hat. Eine genaue Berücksichtigung derselben würde die Lehre nicht wesentlich fördern, da neue Gesichtspunkte nicht gewonnen wurden. Nur auf zwei Punkte möchte ich hier zurückkommen: auf die angeborenen Lähmungen und auf die Ergebnisse der Autopsie. Ich habe (pag. 382) angegeben, dass die nucleare Ophthalmoplegie seit Geburt bestehen kann, in welche Kategorie ich einen Fall Uhthoff's rechnete, andererseits aber (pag. 464) darauf aufmerksam gemacht, dass, da das Fehlen von Augenmuskeln anatomisch nachgewiesen sei, die angeborene Ophthalmoplegia exterior mitunter im Fehlen der Muskeln ihren Grund haben könnte und dass bei angeborener ein- oder beiderseitiger Abducenslähmung der Abducens häufig fehlen dürfte. Aller-

---

[1] Ophth. Hosp. Reports Bd. IX, pag. 132.
[2] Archives d'Ophtalmologie Bd. 1, pag. 610.

dings fügte ich bei, dass man eine centrale Läsion in jenen Fällen annehmen müsse, in welchen neben beiderseitiger Abducenslähmung auch beiderseitige Facialislähmung angeboren ist. Von derartigen Fällen liegen vier in der Literatur vor: A. Graefe (1875), Harlan (1881), Chisolm (1887) und Möbius (1888). Allein wo die angeborenen Bewegungsstörungen sich auf die Augenmuskeln allein beschränken, ist die Frage in Betreff des Fehlens oder der Anomalie dieser Muskeln actuell. Die Vererbungserscheinung ist dabei auch interessant. Heuck beschreibt (1879) eine Familie, bestehend aus der 53jährigen Mutter und deren drei Kindern im Alter von 18, 16 und 12 Jahren, bei denen Allen beiderseitige Ophthalmoplegia exterior (Blepharoptosis, vollständiger Ausfall der Wirkung beider Höhenrecti und Schwäche der übrigen Muskeln) bestand. Einen ganz analogen Fall beobachtete Lawford (1887). Rohde (1887) hatte Gelegenheit zu beobachten, dass die Patientin Schöler's, welche in der Casuistik als 19. Fall (pag. 320) figurirt, ein Kind zur Welt brachte, das unvollkommene exteriore Ophthalmoplegie darbot. Diesen Beobachtungen der Muskelstörungen in zwei Generationen schliesst sich eine analoge Hirschberg's (1885) an, der beiderseitige Ophthalmoplegie in Verbindung mit Epicanthus durch drei Generationen sah, und eine weitere von Fuchs (1888), welcher die Erblichkeit der Ptosis durch vier Generationen verfolgen konnte. Den congenitalen Mangel der Augenbewegungen bei einem · Geschwisterpaar beschreibt auch Rampoldi (1887). Die immerhin bemerkenswerthe Thatsache aus der Beobachtung Harlan's (1885), dass die Tochter einer mit congenitaler rechtsseitiger Abducenslähmung behafteten Mutter deutliche Insufficienz beider Abducentes mit Doppelsehen bei seitlicher Blickrichtung aufwies, wurde schon früher (pag. 465) erwähnt.

Welche Thatsachen liegen nun vor, dass in den beobachteten Fällen angeborener Augenmuskellähmung es sich wirklich um Fehlen oder mangelhafte Entwickelung der Muskeln handelt, wie solches auch Schenkl für einen von ihm (1881) beschriebenen Fall vermuthet hat? Da ist zunächst die Erfahrung zu erwähnen, welche Steinheim (1877) machte, als er in einem Falle von angeborener bilateraler Ophthalmoplegie, in welcher die totale Ptosis, sowie die vollständige Unbeweglichkeit der Bulbi nach oben und deren Ablenkung nach unten besonders auffallend war, eine Vornähung des Rectus superior machen wollte. Er fand den Muskel nämlich nicht. Derselbe „war weder an der gewohnten Stelle, noch mehr seitlich oder weiter hinten zu finden; auch war es nicht möglich, etwa ein Rudiment des Muskels zu entdecken“. In der von Heuck beobachten Familie starb zufällig der 18jährige Sohn. Die Untersuchung der Augenmuskeln ergab ein nahezu vollständiges Fehlen des Levator palpebrae superioris und Anomalien in der Länge und der Insertion der Augenmuskeln, besonders der Erhebungsmuskeln. Endlich machte ich auf die Beobachtung aufmerksam, dass man bei angeborener Abducenslähmung, wenn Glotzaugen vorhanden sind, das Fehlen des Abducens direct nachweisen kann (pag. 465). Aus dem Gesagten geht hervor, dass, wenn die exteriore Ophthalmoplegie sich nach der Geburt entwickelt, dieselbe unzweifelhaft auf Erkrankung der Nervenkerne zurückzuführen ist, dass dagegen, falls die Erkrankung unzweifelhaft angeboren ist, Anomalie oder Mangel der Augenmuskeln ihre Ursache sein kann. Sehr wichtig scheint mir jene Bemerkung, welche Power zum Falle Lawford's machte, dass derartige Fälle als Atavismus, Rückschlag zu einem früheren Typus aufgefasst werden könnten, da manche Thiere (Reptilien) eine sehr beschränkte Augenbewegung hätten.

Die Bereicherung der Sectionsbefunde bei Nuclearlähmung ist folgende. Wir erwähnten solcher von Seiten Gowers' (pag. 361). Benedikt's (pag. 332) und Westphal's (pag. 380). In einem Falle Buzzard's fand Levis (1882) die Nervenkerne des Abducens degenerirt und zahlreiche miliare Apoplexien. Befunde liegen ausserdem vor von Ross, Schmidt-Rimpler, Westphal und Eisenlohr. Die Section im Falle Schmidt-Rimpler's (1886): (Zeichen beiderseitiger Abducenslähmung, Bulbärparalyse, allgemeine Muskellähmung) ergab ein Ponsgliom mit Ausbreitung in die benachbarten Hirntheile; der charakteristische Fall Westphal's (1887) war „ausgezeichnet durch den hohen Grad der Erkrankung der Kerne der Augenmuskeln und der zugehörigen Wurzeln und peripherischen Augennerven, durch die starke Degeneration der Augenmuskeln, durch eine eigenthümliche“ (nicht atrophische, sondern neuritische, vielleicht ganz selbstständige) „Erkrankung der Nervi optici, durch Theilnahme der linken Hypoglossuswurzel, sowie des linksseitigen Hypoglossuskerns an der Atrophie, durch eine begleitende Erkrankung der Hinterstränge des Rückenmarks und endlich durch Combination mit einer psychischen Erkrankung“. In einem merkwürdigen Gegensatze zu diesem typischen Befunde steht das

Ergebniss der Untersuchung im Falle Eisenlohr's (1887). Bei einem 18jährigen Mädchen hatte sich allmälig beinahe totale beiderseitige Ophthalmoplegia exterior ausgebildet. Leichte Parese der Faciales, Zeichen der Bulbärparalyse, Schwäche der Extremitäten, besonders der oberen, traten hinzu. Rasch auftretende Respirationsschwäche und Herzlähmung führt unerwartet den Tod herbei. Die Section ergibt Normalität der Nervenkerne, überhaupt keine auffallenden Veränderungen. Dieser negative Sectionsbefund schliesst sich an denjenigen an, welchen Oppenheim (1887) in einem Falle von chronischer progressiver Bulbärparalyse ohne Ophthalmoplegie nachwies und der nicht der erste dieser Art war.

Ich glaube nicht, dass diese negativen Sectionsbefunde uns in der Diagnose der Nuclearlähmung zu erschüttern brauchen. Wäre die Kranke Eisenlohr's nicht in Folge der Affection des Vaguskerns so rasch gestorben, hätte vielmehr die Ophthalmoplegie eine jahrelange Dauer gehabt, so hätte sich die Atrophie der Nervenkerne gewiss anatomisch nachweisen lassen. Dass die Function der Nervenkerne ohne einen irreparablen degenerativen Process vollständig sistirt werden kann, beweisen die Fälle von geheilter Nuclearlähmung (vergl. pag. 382, 4b und 4d), ebenso wie dies durch die Jahrzehnte recidivirende, also immer wieder zur Heilung kommende Nuclearlähmung (Fall Camuset's, pag. 316) klar gestellt wird. Secirt man einen Fall von acuter Nuclearlähmung in dem Momente, wo die Function eingestellt ist, dann wundert man sich höchlich über den negativen Befund. Wäre die Nuclearlähmung nach ein paar Monaten vollständig rückgängig und würde der Kranke zu dieser Zeit an einer anderen Todesart erbleichen, dann würde sich Niemand wundern, dass die Nervenkerne anatomisch normal sind. Ich bin daher der Ansicht, dass die schwere Erkrankung der Nervenzellen, durch welche deren Function zunächst aufgehoben wird, gegenwärtig mit dem Mikroscope gar nicht nachweisbar ist und dass erst, wenn bei langem Bestande dieses unbekannten Leidens secundäre Atrophie sich entwickelt, der Befund zum positiven wird. Es gilt dies natürlich nur für jene Fälle von Nuclearlähmung, welche eben durch primäre Erkrankung der Nervenzellen bedingt sind. Wir wissen, dass die Nuclearlähmung verschiedene Ursachen haben kann (pag. 376). So ist die stürmisch und tödtlich verlaufende Ophthalmoplegia fulminans eine Poliencephalitis superior haemorrhagica acuta (Wernicke). Wir haben die analogen Befunde

Thomsen's, weil die Krankheit auf Alcoholismus zurückgeführt
wurde, oben (pag. 662) angeführt, und verweisen hier noch auf
einen ganz ähnlichen Befund von Seiten Kojewnikoff's
(1887).

Was die Bereicherung unserer anatomischen Kenntnisse in Betreff
der beiden anderen Formen der Cerebrallähmung, der corticalen
und fascicularen, anlangt, so ist sie wichtig genug. Es verdient
in Betreff der corticalen Ptosis (pag. 388) erwähnt zu werden,
dass Lemoine (1887) in einem Falle, in welchem unter der Erscheinung eines apoplectischen Insults rechtsseitige bleibende Ptosis
eingetreten war, bei der einige Jahre später gemachten Autopsie
einen alten Erweichungsherd im linken Gyrus angularis fand; und
was die fasciculare Lähmung betrifft, so hat die früher vorgetragene Lehre, dass die Diagnose der fascicularen cerebralen
Lähmung auf der Erscheinung der mit contralateraler Hemiplegie
combinirten exterioren Oculomotorinslähmung beruht und dass
das Hinzutreten interiorer Lähmung auf einen Durchbruch des
intrapeduncularen Herdes in den 3. Ventrikel zurückzuführen ist
(pag. 392, 394), in der Krankengeschichte und Autopsie eines
Falles von Alexander (1887) eine geradezu mathematisch
präcise Bestätigung gefunden. Dagegen hat Monakow (1887)
für seine Ansicht, dass manche sogenannte Nuclearlähmungen als
fasciculare (durch Störung der Leitung zwischen Cortex und
Nucleus) anzusehen seien, keinen directen anatomischen Beweis
beigebracht.

Hinsichtlich der basalen Lähmungen wurden neue Fälle von
recidivirender (periodischer) Oculomotorinslähmung (vergl. pag. 397)
von Hinde, Wadsworth (1887), Joachim, Fürst, Senator
(1888) beschrieben. Der früher (pag. 401) vorgeführte Fall
Thomsen's kam zur Autopsie (Richter 1887). Beim Eintritt
des rechten Oculomotorins in die Dura mater sass ein Fibrochondrom
im Nerven, welches die Nervenbündel nicht zum Schwinden gebracht,
sondern nur auseinander gedrängt hatte. Es ist dies eine neue
Bestätigung der Auffassung, dass der recidivirenden Oculomotorinslähmung eine basale Ursache zu Grunde liegt (vergl. pag. 412).
Senator (1888) meint, dass bei der reinen periodischen Oculomotorinslähmung mit Wahrscheinlichkeit eine gröbere Läsion auszuschliessen sei und dass eine solche Lähmung als „hysterische"
oder als „Reflex"lähmung auf „hysterischer" Grundlage angesehen

werden könne. Ich jedoch vermag mich einer solchen Auffassung
ohne zwingenden Grund nicht anzuschliessen.

In Betreff der basalen Ursachen zweiter Kategorie liegen noch
einige andere interessante anatomische Befunde vor. Fiedler (1887)
fand als Ursache einer totalen mit leichtem Exophthalmus einhergehenden Oculomotoriuslähmung ein Aneurysma der Carotis
interna, dessen Ruptur den Tod herbeiführte. Der Stamm des
Oculomotorius, an der Aussenwand des Aneurysma zwischen diesem
und der Schädelbasis gelegen, war bandartig plattgedrückt, grau,
dessen Nervenscheide mit dem Aneurysmasacke verwachsen. Der
Fall Fiedler's schliesst sich an jenen Hutchinson's (pag. 449,
sub 6) enge an.

Bemerkenswerth ist die Ophthalmoplegie bei Thrombose im
Sinus cavernosus. Protrusion des Bulbus, Hyperämie und
Chemose der Conjunctiva und der Umstand, dass der Abducens als
der am weitesten von der Sinuswand entfernte Nerv zuletzt erkrankt, müssen, wenn Ophthalmoplegia perfecta (exterior et
interior) (vergl. pag. 307) vorliegt, an Sinusthrombose denken lassen
(Hutchinson jun.), denn bei solchem Symptomencomplexe rechterseits fand Hutchinson (1887), dass eine chronische Entzündung um
den rechten Sinus cavernosus mit Thrombose des Sinus Neuritis der
in der Sinuswand verlaufenden Nerven hervorgerufen hatte. Einen
analogen Fall von doppelseitiger Ophthalmoplegie mit Thrombose
der Sinus cavernosi beschreibt auch Coupland (1887), jedoch ohne
der neuritischen Veränderungen der Nerven Erwähnung zu thun.

In einem Falle progressiver halbseitiger Hirnnervenlähmung (Adamkiewicz 1889) — es waren auf der rechten Seite
alle Nerven mit Ausnahme des Olfactorius und allenfalls des Vagus
ergriffen — wurde die basale Natur des Leidens durch die Section
bestätigt. Ein Carcinom, das vom Antrum Highmori ausging, hatte
die Knochen des Oberkiefers und die Schädelbasis durchbrochen.

Endlich sind noch zwei wichtige anatomische Beiträge Kahler's
(1887) zur Lehre der basalen Neuritis (vergl. pag. 450,
sub 9a und b) anzuführen. Es handelt sich einerseits um die multiple
Neuritis der Wurzeln der Hirn- und Rückenmarksnerven, welche
durch Syphilis hervorgerufen werden und andererseits um die
Wurzelneuritis bei tuberculöser Basalmeningitis. Da diese Neuri-
tiden auch die Augenmuskelnerven treffen, so werden sie Ursache
der Lähmung und Ophthalmoplegie. Was die Syphilis anlangt,

so bildet Kahler eine solche syphilitische Anschwellung der Oculomotoriuswurzel ab. Die Section zeigt im Allgemeinen bei dieser
Erkrankung „zumeist spindelförmige, seltener knotige oder selbst
perlschnurartige Verdickungen an zahlreichen Nervenwurzeln, welche
unmittelbar oder wenigstens sehr nahe an der Austrittsstelle des
betreffenden Nerven ihren Anfang nehmen". Sämmtliche Hirnnerven-
wurzeln (am regelmässigsten und intensivsten jedoch jene der
Oculomotorii[1]) und Faciales), ebenso sämmtliche Rückenmarks-
nervenwurzeln (sowohl vordere wie hintere), und mit Vorliebe jene
des Hals- und Brusttheils können die erwähnten Veränderungen
zeigen. Veränderungen der Meningen und der Gefässe sind in der
Regel nachzuweisen, doch treten dieselben mitunter, wie gerade in
dem von Kahler anatomisch untersuchten Falle, auffallend zurück.

Bei tuberculöser Basalmeningitis steht mitunter die während
des Lebens beobachtete Lähmung der Augenmuskelnerven mit dem
bei der Autopsie vorgefundenen Exsudate nicht in Uebereinstimmung,
da das letztere als solches sich als zu unbedeutend erweist, um
eine so hochgradige Beeinträchtigung der Function der Nervenwurzeln erklären zu können. Die in neuerer Zeit aufgefundene
Thatsache, dass bei Meningitis die Substanz des Gehirns und Rückenmarks, sowie die Nervenwurzeln selbst ganz regelmässig
betheiligt sind, wirft auf die Pathogenese der Functionsstörung ein
anderes Licht. Speciell für die tuberculöse Basalmeningitis wurde
der Nachweis der Encephalitis und Neuritis, wie Kahler angibt,
durch Rendu (1873), dann durch F. Schultze, sowie durch
Raymond geliefert. Kahler erbringt eine diesbezügliche anatomische Bestätigung. In seinem Falle von tuberculöser Basalmeningitis
war totale rechtsseitige Oculomotoriuslähmung da, der sich später
Abducenslähmung hinzugesellte. Die Section ergab ein spärliches
nicht einmal eitriges, sondern blos gelatinöses Exsudat an der
Basis cranii, dagegen die Zeichen einer acuten Neuritis mit klein-
zelliger Infiltration, Hämorrhagien und Zerfall des Nervenmarks
im rechten Oculomotorius. In dem centralen Theile des Oculomotoriusstammes konnte ausserdem noch ein besonderer und neuer
Befund erhoben werden, nämlich die Ausdehnung der Lymph- und
Saftbahnen der neuritisch erkrankten Nervenwurzel durch das aus
dem Subarachnoidealraum eingedrungene Exsudat.

---

[1]) Vergl. pag. 450, 9b (Heubner).

Dass die basale Neuritis, welche bei postdiphtheritischer Augenmuskellähmung gefunden wurde, nicht die Ursache der Lähmung,
dass diese vielmehr nuclearer Natur sei (pag. 470), dafür zeugt ein
neuer Sectionsbefund (Krauss, 1888). Derselbe will beweisen, dass
es sich um eine basale und nicht um eine nucleare Ursache handle
und beweist in eclatantester Weise das gerade Gegentheil, denn es
ist ausdrücklich erwähnt, dass trotz der hochgradigen Degeneration
des intracraniellen Oculomotoriusstammes während des Lebens keine
Lähmungserscheinung da war. Wenn ich früher (pag. 470) sagte,
dass in dem Falle Mendel's die Neuritis unmöglich die Ursache der
Lähmung gewesen sein könne, dass vielmehr die Nervenleitung durch
die Neuritis nicht beeinträchtigt wurde, so ist durch den Fall
Krauss bewiesen, dass die Neuritis die Nervenleitung nicht zu
beeinträchtigen braucht, und es wird wahrscheinlich, dass die
Lähmungen deshalb fehlten, weil der Nucleus intact war.

Ausser den genannten Daten der pathologischen Anatomie
möchte ich noch aus der Reihe der Untersuchungen über die normale
Anatomie des uns hier interessirenden Gebietes die Befunde von
Westphal, wie von Nussbaum anführen. Westphal fand als
ein normales, wenigstens beim Erwachsenen bisher übersehenes Vorkommniss das Vorhandensein zweier ungekannter Zellengruppen
(einer medialen, nächst der Raphe gelegenen und einer von dieser
etwas seitwärts gelagerten, lateralen) im oberen Theile des Oculomotoriuskernes. Die Ganglienzellen dieser Gruppen zeigten sich in
dem früher angeführten Falle von exteriorer Ophthalmoplegie,
in welchem der eigentliche und bisher bekannte Oculomotoriuskern
hochgradig atrophisch erschien, vollkommen normal und waren ausserordentlich zahlreich. Westphal stellt die nicht unmögliche Ansicht
auf, dass aus diesen Zellgruppen die Fasern hervorgehen könnten,
welche den Sphincter iridis und den Accommodationsmuskel versorgen. In Betreff eines besonderen Verhältnisses im Oculomotoriuskern hat J. Nussbaum (1887) die Angaben Duval's und
Laborde's über den Ursprung einer Oculomotoriuswurzel aus dem
contralateralen Abducenskerne (vergl. pag. 365) einer neuerlichen
Prüfung unterzogen, ohne aber zu einem anderen Resultate als demjenigen zu gelangen, dass sich eine solche Verbindung zwischen
Oculomotorius und Abducens nicht ausschliessen lasse. Ein unzweifelhafter Beweis für die Richtigkeit eines solchen Verhaltens wurde nicht

erbracht. Derselbe ist, wie ich früher (pag. 368) auseinandergesetzt habe, mit unseren gegenwärtigen Hilfsmitteln auch nicht zu erbringen.

Da aus Allem immer klarer und klarer wird, wie complicirt die Aetiologie der Augenmuskellähmungen in allen drei Kategorien sich gestaltet, ja dass das Symptom der Augenmuskellähmung unter allen Krankheitssymptomen die vieldeutigste Auslegung zulässt, so ergibt sich die Schwierigkeit, in einem speciellen Falle von Augenmuskellähmung die Prognose zu stellen, da als erste Bedingung derselben die Diagnose aller drei Kategorien zuvor fixirt sein müsste. Die letztere Möglichkeit vorausgesetzt, lässt sich über die Prognose das Folgende sagen:

Die Prognose der nuclearen Lähmungen ist mit dem früher (pag. 383) Gesagten erschöpft. Ueber Prognose der kaum gekannten Corticallähmung kann nicht gut gesprochen werden. Die Prognose der Fascicularlähmung (pag. 389) ist ungünstig, selbst wenn Syphilis zu Grunde liegt.

Was zum Unterschiede von der eben angeführten cerebralen die Prognose der basalen Lähmung anlangt, so gibt das Studium der ätiologischen Momente zweiter Kategorie (pag. 447 u. 678) den besten Einblick in dieselbe. Es ist nichts Erfreuliches zu berichten, nicht einmal wenn Syphilis der Tumorenbildung (pag. 450, sub 8) oder der Neuritis (pag. 450, sub 9 und pag. 679) zu Grunde liegt. Nur in Betreff zweier Formen, die unter den basalen Lähmungen besprochen wurden, sei an das früher Angegebene erinnert.

Bei der recidivirenden Oculomotoriuslähmung (pag. 397) sei man mit der Prognose vorsichtig, da kein Fall einer Heilung bekannt ist, der lethale Ausgang aber (Gubler, Weiss) nunmehr in einem dritten Falle (Thomsen-Richter, pag. 678) beobachtet wurde. Günstig ist die Prognose nur für jene sehr rasch entstehenden doppelseitigen totalen Augenmuskellähmungen, deren Ursache v. Graefe an die Basis cranii verlegte. Es wurde jedoch schon (pag. 416) darauf hingewiesen, dass solche Lähmungen auch nuclearer Natur sein können, und der Umstand, dass in v. Graefe's erstem Falle (pag. 415) grosse Schläfrigkeit ein hervorstechendes Symptom war, unterstützt diese Voraussetzung. Landsberg, welcher (1874) der v. Graefe'schen Auffassung die Annahme einer doppelseitigen orbitalen Affection entgegenstellte, würde dies schwerlich gethan haben, wenn ihm die Nuclearlähmung schon bekannt gewesen wäre.

Unter den orbitalen Lähmungen haben vor allem diejenigen eine praktische Bedeutung, welche auf Tenonitis (pag. 454) oder auf Entzündung des retrobulbären Gewebes mit oder ohne Periostitis (pag. 459 u. 462) beruhen. Die Prognose ist eine günstige. Ebenso ist die Prognose, auch wenn nicht Syphilis zu Grunde liegt, keine ungünstige, falls eine umschriebene Periostitis der Fissura orbitalis superior jene mächtigen Erscheinungen hervorgerufen hat, die früher (pag. 462) beschrieben wurden. Vielleicht gibt es auch Gummabildung in der Orbita, die der Heilung fähig ist (vergl. pag. 661). Direct von der Betheiligung der Muskelscheide oder der Muskelsubstanz rührt das Bild der eine günstige Prognose zulassenden exterioren Ophthalmoplegie bei retrobulbärer Entzündung (pag. 461) her. Bei Trichinose tritt schwere Beweglichkeit oder Unbeweglichkeit der Bulbi ein. Auch hier ist die Ursache eine musculäre, indem die Augenmuskeln von Trichinen durchsetzt sind. Doch wird die Prognose der Trichinenkrankheit durch diese Erscheinung nicht beeinflusst. Von einer Prognose der Augenmuskellähmung als solcher kann auch nicht die Rede sein, wenn bösartige Geschwülste (pag. 458) die Muskeln durchsetzen, und es besteht keine Hoffnung auf Heilung der Syphilis, wenn die Augenmuskeln bereits von Gummaknoten infiltrirt sind (pag. 459). Bei traumatischer Muskellähmung ist die Prognose unter Umständen nicht ungünstig (pag. 644 u. 666).

Was endlich die Prognose der wirklichen peripheren rheumatischen Lähmung (pag. 467) anlangt, so ist dieselbe immer mit Vorsicht zu stellen. Im besten Falle bedarf es zur Heilung vieler Wochen, jedoch kann das Leiden bei günstigem Verlaufe auch Monate dauern. Keineswegs aber kommen rheumatische Lähmungen immer zur Heilung. Ich weiss auch nicht, welchen Procentsatz man für die Heilung solcher Lähmungen aufstellen dürfte. Sehr häufig bleiben geringe, allerdings nicht sehr störende Lähmungsreste zurück. Und viel häufiger als einem lieb ist, sieht man derartige Lähmungen überhaupt sich nicht bessern. Also Vorsicht in der Prognose!

Ich möchte hier einige Daten aus der

Statistik der Augenmuskellähmungen

hervorheben.

Ueber die grösste Erfahrung verfügt Mooren (1882). Unter 108,416 Augenkranken wurden beobachtet:

Totale Ophthalmoplegie . . einseitig 3 Mal, doppelseitig 1 Mal,
Lähmung des Oculomotorius » 139 » › 4 »
» » Abducens . » 349 » » 7
» » Trochlearis » 30 » » 0 »

Isolirte Lähmungen einzelner Aeste des Oculomotorius wurden gesehen und zwar stets nur einseitig:

Lähmung des Rectus internus . . . . 82 Mal,
» » » inferior . . 6 »
» » Obliquus inferior . . . . 6 »

Diese Statistik hat schon an und für sich einen grossen Werth, weil sie sich über ein so grosses Beobachtungsmaterial erstreckt. Dieselbe fesselt uns aber auch durch ihre Einzelheiten. Wir finden doppelseitige Trochlearislähmung nicht verzeichnet (vergl. oben pag. 418). 1887 berichtet Remak über einen solchen Fall. Remak vermuthet eine Erkrankung der Zirbeldrüse, Mendel eher einen vom Wurm ausgehenden Kleinhirntumor.

In Mooren's Statistik erscheint die so seltene isolirte Lähmung des Obliquus inferior sechs Mal, ebenso häufig, wie jene des Rectus inferior, dagegen fehlt die isolirte Parese des Rectus superior unter weit mehr als 100,000 Kranken gänzlich. Eine verblüffend grosse Zahl (82) ist diejenige, welche die isolirten Lähmungen des Rectus internus angibt.

Ganz andere Daten bietet die über 40,000 Fälle verfügende Statistik Alfred Graefe's (1875). Unter 40,000 Augenkranken zeigte sich die isolirte Lähmung des Abducens 105 Mal und die des Trochlearis 52 Mal. Was die Lähmung der einzelnen exterioren Aeste des Oculomotorius anlangt, so figurirt die isolirte Lähmung des Rectus internus mit 5 Fällen, der Rectus inferior erscheint 10 Mal, der Obliquus inferior 2 Mal und der Rectus superior neun Mal isolirt gelähmt. Es liegen noch viele andere

Statistiken vor, die über ein kleineres Material verfügen, so von Cohn-Schubert, Schöler-Rohde (je 20,000 Kranke), Baumeister (10,000 Kranke).

Was die Frage anlangt, wie oft bei Oculomotoriuslähmung nur ein einzelner exteriorer Ast (allerdings kann dies nur für die Dauer der Beobachtung Geltung haben) gelähmt ist, so gibt die Statistik Graefe's hierüber keinen Aufschluss. Rechnen wir bei Mooren alle Oculomotoriuslähmungen zusammen, so ergibt sich, dass in 237 Fällen 94 Mal (darunter allerdings für den Internus 82 Mal, für den Rectus inferior und den Obliquus inferior je 6 Mal) isolirte Lähmung vorkam. Wenn ich die Statistik von Cohn-Schubert (1881) richtig auffasse, so fanden sich unter 226 Oculomotoriuslähmungen isolirte Paresen: des Rectus superior 8 Mal, des Rectus inferior 7 Mal, des Rectus internus 5 Mal und des Obliquus inferior 3 Mal. Aus den Daten in Rohde's: „Augenmuskellähmungen" (1887) — die Inaugural-Dissertation bezieht sich auf ein Schöler'sches Material von 20,000 Kranken — rechne ich heraus, dass unter 73 Oculomotoriuslähmungen, bei denen exteriore Lähmung (mit oder ohne interiore) vorhanden war — ich sehe ab von den Oculomotoriuslähmungen mit rein interiorer Lähmung, deren Zahl nicht weniger als 180 (darunter 129 diphtheritische Accommodationslähmungen) betrug — dass also unter 73 Fällen von Oculomotoriuslähmung 10 Mal die isolirte Lähmung eines exterioren Muskels gesehen wurde, und zwar des Rectus internus 4 Mal, des Rectus superior wie des Rectus inferior je 3 Mal.

In einer sehr merkwürdigen Weise wird die Frage von Hulke (1881) beantwortet. In 19 Fällen von Oculomotoriuslähmung war mehr als ein Ast nur 8 Mal ergriffen, während in den übrigen 11 Fällen eine isolirte Lähmung und zwar des Rectus superior 5 Mal (in nahezu 25 % der Fälle!), des Rectus inferior 3 Mal, des Rectus internus 2 Mal und des Obliquus inferior 1 Mal zur Beobachtung kam. Eine solche Statistik, wie die letztere, widerspricht, wie ich glaube, allen Erfahrungen. Die Erklärung für dieselbe kann nur die sein, dass die Zahl der Beobachtungen eine viel zu geringe ist. Ein besonderer Zufall muss da mitgespielt haben. Viel eher kann man sagen, dass man im Allgemeinen 20 Fälle von Oculomotoriuslähmung hintereinander beobachten kann, ohne dabei auch nur ein einziges Mal die isolirte Lähmung Eines Muskels gesehen zu haben.

So viel geht aus dem Gesagten hervor, dass die Angaben über die Häufigkeit der Lähmung der einzelnen Augenmuskelnerven, sowie über die Häufigkeit der isolirten Lähmung einzelner Oculomotoriusäste ausserordentlich differiren. Um nur einige Beispiele hervorzuheben: A. Graefe sieht unter 40,000 Kranken 52 Trochlearislähmungen, Mooren bei einem 2,7 mal so grossen Materiale deren nur 30. Mooren sieht unter 108,000 Kranken und 237 Oculomotoriuslähmungen kein einziges Mal eine isolirte Lähmung des Rectus superior, Hulke unter 19 Oculomotoriuslähmungen 5 Mal eine isolirte Lähmung des genannten Muskels. A. Graefe sieht unter 40,000 Kranken 5 Mal isolirte Lähmung des Internus, Mooren, der in dem gleichen Procentsatze 14 derartige Fälle gesehen hätte, sieht deren nicht weniger als 82!

Derjenige, welcher glaubt, die bisher vorliegenden Daten für die Wahrscheinlichkeitsrechnung benutzen zu können, der sammele alle diesbezüglichen Angaben und wende die Gesetze der Wahrscheinlichkeitsrechnung auf dieselben an [1].

Viel interessanter als die Kenntniss der Häufigkeit der einzelnen Augenmuskellähmungen wäre eine Statistik der ätiologischen Momente. So lange nicht das Augenmerk auf den logischen Aufbau der ätiologischen Momente in drei Kategorien (pag. 304) gerichtet war, war alle Statistik nach dieser Richtung nicht zu verwenden. Leider sehen wir auch noch in der neuesten diesbezüglichen Publication die gleiche Verwirrung. Rohde (1887) findet unter 366 Fällen von Augenmuskellähmungen 285 Mal ätiologische Momente angegeben, aber

---

[1] Wollte man z. B. die Beobachtungsreihe A. Graefe's allein als Basis für die Wahrscheinlichkeitsrechnung nach Poisson benützen, so würde sich etwa für das Vorkommen der isolirten Lähmung des Rectus inferior das Folgende ergeben: Man kann mit einer Wahrscheinlichkeit von 9,953 gegen 10,000 annehmen, dass wenn unter 40,000 Augenkranken 10 Fälle von isolirter Rectusinferior-Lähmung sich darboten, die isolirte Lähmung des Rectus inferior also in $^{1}/_{40}$ Procent der 40,000 Fälle beobachtet wurde, das thatsächliche Vorkommen der isolirten Lähmung des Rectus inferior unter jenen Augenkranken, die sich eine Arzte vorstellen, nicht unter $^{1}/_{240}$ Procent und nicht über $^{1}/_{21}$ Procent beträgt! d. h., dass man, falls man auf Grund der Graefe'schen Reihe der Ansicht wäre, dass unter 100,000 Augenkranken ganz allgemein 25 Fälle von isolirter Lähmung des Rectus inferior vorkämen, sich in grossem Irrthum befinden würde, indem aus Graefe's Zahlen nicht einmal mit mathematischer Gewissheit, sondern nur mit grosser Wahrscheinlichkeit, mit der moralischen Gewissheit Bernouilli's zu erschliessen ist, dass thatsächlich im Durchschnitte unter 100,000 Augenkranken die isolirte Lähmung des Rectus inferior nicht häufiger als 47 mal und nicht seltener als 3 mal vorkommt!!

indem er Momente zweiter Kategorie: wie Gehirntumor, Tabes, Periostitis u. s. w. in die gleiche Linie mit den ätiologischen Momenten dritter Kategorie: wie Lues, Diphtheritis, Alcoholismus, Diabetes u. s. w. stellt, ist eigentlich etwas Bestimmtes nicht zu entnehmen. Die einzige Statistik, welche in wissenschaftlicher Weise, allerdings auf ganz begrenztem Gebiete zu geben versucht wurde, rührt von Purtscher her. Purtscher (1888) untersucht die ätiologischen Momente der traumatischen Abducenslähmung. Er bespricht die orbitalen Lähmungen (Zerreissung des Muskels und die so seltene, nur einmal von Berlin beobachtete Continuitätstrennung des Nerven), dann die intracraniellen Lähmungen: 33 Fälle einseitiger, 13 Fälle doppelseitiger Lähmung, unter den letzteren 1 Fall aus Purtscher's eigener Beobachtung.

Purtscher sucht nun zunächst nach den Momenten der ersten Kategorie, ob die Lähmung cerebral oder basal, und in ersterem Falle, ob sie nuclear, cortical oder fascicular gewesen; er sucht dann die Momente zweiter Kategorie, d. i. die pathologischen Processe, welche die Lähmung bedingten, um endlich die verschiedenen Arten des Momentes der dritten Kategorie, des Traumas, zu erörtern. Ich verweile so ausführlich bei dem Plane der Purtscher'schen Arbeit, weil sie als Paradigma dienen mag, wie fortan Aetiologie der Augenmuskellähmungen betrieben werden sollte.

Ich will zum Schlusse nur noch erwähnen, dass über die Häufigkeit der ätiologischen Momente der dritten Kategorie früher (pag. 468) einige Bemerkungen gefallen sind. Ich mache nochmals darauf aufmerksam, dass Syphilis die Hauptrolle spielt. Die Annahme v. Graefe's, dass die Hälfte aller Augenmuskellähmungen auf Syphilis beruhe, scheint der Wahrheit sehr nahe zu kommen. Die neueste Statistik Alexander's (1889) gibt für Syphilis als letzte Ursache sogar einen noch grösseren Procentsatz (59,4 °/o) an. Bemerkenswerth scheint mir auch das Resultat, zu dem Berger (1888) in Betreff der Tabes gelangte. Es ist für die schweren Complicationen der Tabes, zu welchen auch die Augenmuskellähmungen gehören, ziemlich gleichgültig, ob die Tabes auf Syphilis beruht oder nicht, indem es sich eben herausstellte, dass syphilitische Tabiker fast ebenso häufig von schweren Complicationen ergriffen werden, wie nicht syphilitische.

Coordinationsstörungen.

Die eigentliche Lehre von den Augenmuskellähmungen wäre nunmehr beendigt. Ich kann jedoch nicht schliessen, ohne noch eine kurze Bemerkung über die Coordinationsstörungen der Augenbewegungen zu machen. An einem andern Orte[1]) wurden eigenthümliche, cerebrale Störungen (die associirte Lähmung, die conjugirte Abweichung, die dissociirte Abweichung) der Wesenheit nach besprochen. Ich will hier nur anführen, dass es zur Ausführung der physiologischen Augenbewegungen nicht genügt, dass die Centren und die Nervenbahn jedes einzelnen Muskelnerven von der Hirnrinde bis zu den Muskeln und dass diese selbst normal sind, sondern dass hierzu noch die Intactheit eines besonderen (in den Vierhügeln oder in der Brücke) gelegenen Centrums nothwendig ist, von welchem aus die Augenbewegungen regulirt werden.

Es kann bei Hirnleiden die Lähmung des Blicks, stets für beide Augen, nach oben oder nach unten aufgehoben sein, ohne dass man deshalb die Lähmung der vier positiven oder negativen Erhebungsmuskeln annehmen müsste. Ich habe nach dieser Richtung einen besonders merkwürdigen Fall beobachtet. Der Patient hatte einen normalen Blick ohne Doppelbilder. Forderte man ihn auf, nach oben zu sehen, indem man ein Object nach dieser Richtung vorhielt, so blieben die Augen zunächst ganz ruhig und folgten dem Objecte nicht. Wenn man jedoch energisch in den Patienten drang, so begann er in furchtbaren Grimassen die Antlitzmuskeln zu verziehen, das Gesicht wurde roth und turgescirte, die Jugularvenen schwollen an und während diese gewaltigen Anstrengungen fortgesetzt wurden, begannen die Augen endlich, beide ganz gleichmässig, in die Höhe zu gehen und immer höher und höher zu steigen, bis sie zum Mindesten den normalen Erhebungswinkel erreichten. Nun erklärte man sich mit dem Kranken, dessen Intellect ungestört war, zufrieden. Die Grimassen hörten auf, der ruhige Gesichtsausdruck kehrte wieder, aber — die Augen blieben hoch oben stehen bei weit geöffneten Lidern. Der Aufforderung, nach abwärts zu sehen, konnte Patient nicht genügen. Nur indem das

---

[1]) Diese Vorlesungen Bd. I. pag. 597.

furchtbare Spiel wie beim Aufwärtsblicken wieder begann und die Lider dabei mit den Händen heruntergezogen wurden, sah man nach Ablauf einiger Minuten die Augen wieder richtig stehen. Aus der Primärstellung ging die Bewegung beider Augen nach unten, sowie nach rechts und links normal von statten.

Dieser ausgezeichnete Fall, den ich leider nicht durch längere Zeit beobachten konnte, beweist unzweifelhaft die Existenz eines eigenen Centrums für die Hebung des Blicks. Von einer Muskellähmung kann hierbei keine Rede sein. Die Sache kann nur so erklärt werden, dass das kranke Centrum blos durch ganz ausserordentliche Impulse erregt, dass diese Erregung aber, einmal angefacht, durch den Willen nicht sofort wieder sistirt werden konnte, sondern es eben wieder ganz ausserordentlicher Willensimpulse bedurfte, um dieselbe zu sistiren.

Es wurden Blicklähmungen beobachtet, bei denen die Bewegungen nach oben und unten aufgehoben, die seitlichen aber vollkommen erhalten waren und andererseits Blicklähmungen, bei denen das umgekehrte Verhältniss obwaltete.

Am besten gekannt sind gegenwärtig jedoch die Fälle, in welchen einerseits die associirten seitlichen Blickrichtungen vollkommen normal sind bei Aufhebung der Convergenzfähigkeit (auch von einer Lähmung der Divergenz wird gesprochen) oder umgekehrt, wo die seitlichen associirten Bewegungen nicht ausgeführt werden können, während die Fähigkeit zu convergiren nicht gelitten hat. Wenn beim Blicke nach rechts der linke Internus das linke Auge in normaler Weise nasenwärts führt, so kann ja dieser Muskel nicht gelähmt sein und trotzdem ist es bei Convergenzlähmung absolut nicht möglich, diesen Muskel zur Contraction zu bringen, wenn er eben nicht mit dem Rectus externus, sondern mit dem Rectus internus der anderen Seite zusammenwirken soll. Ebenso können die Interni nicht gelähmt sein, wenn die Augen normal convergiren und doch gibt es Fälle, in denen bei normaler Convergenz die associirten Bewegungen weder nach rechts noch nach links ausgeführt werden können, die Interni also hierbei wie gelähmt sich verhalten. Es gibt also eigene Centren, von welchen aus (bei intacter Bahn des Nerven vom Ursprung bis zur Peripherie) die Augenbewegungen, der binoculare Blick nach oben, wie nach unten, die seitlichen associirten Bewegungen, die Convergenz- (und Divergenz-)Bewegungen regulirt werden. Versagt eines dieser Centren, dann entfällt die entsprechende Blickrichtung trotz der Normalität von Nerv und Muskel.

Die Erkrankung des Coordinationscentrums kann nicht blos die verschiedensten Formen der Blicklähmung zur Folge haben, sondern sonderbare Erscheinungen im Bereiche der Augenbewegung herbeiführen. Ein Beispiel hierfür habe ich oben angeführt. Aber es liegen auch Beobachtungen anderer Art vor. So sah Samelsohn (1885) bei einem Tabiker jedesmal Schwindel auftreten, so oft der Blick nach links gewendet wurde. Samelsohn sieht hierin eine Ataxie der Linkswender, deren centraler Sitz im Sinne Adamük's in den rechten vorderen Vierhügel verlegt wird. Adamük sieht nämlich in diesem Hügel das Associationscentrum für die Linksbewegung, während der linke vordere Hügel der Rechtsbewegung der Augen vorsteht und die Reizung der Stelle in der Mitte zwischen den beiden Hügeln bei Thieren eine Bewegung der Augen nach oben zur Folge hat. Gowers (1879) sah einen Kranken mit progressiver Muskelatrophie, der, wenn er ein Object fixirte und nun ein anderes Object ansehen wollte, zunächst den Kopf in die neue Blickrichtung brachte, während die Augen erst später langsam und allmälig der Kopfbewegung folgten, um schliesslich in die Fixationsstellung zu gelangen. Gowers denkt gleichfalls an eine Erkrankung der Vierhügel. Adamük selbst hatte schon früher (1878) einen Fall beschrieben, der die Richtigkeit der Existenz eines besonderen Innervationscentrums (Adamük) beweist. Ein 40jähriger Bauer zeigte absolute Starrheit und Unbeweglichkeit beider Augen. Machte man jedoch den Kranken auf irgend einen Gegenstand aufmerksam und wandte man ihm den Kopf dann rasch zur Seite, dann blieben die Augen zunächst unbewegt im Raume stehen; sie waren daher zunächst z. B. nach rechts gewendet, falls man den Kopf nach links gedreht hatte. Sehr bald aber begannen sie, mit leichten Zuckungen, ruckweise in die Primärstellung zu gehen, so dass sie wieder geradeaus gerichtet waren. So konnte man die Augen durch die verschiedenen Drehungen des Kopfes thatsächlich für einen Moment in jede beliebige Blickrichtung bringen. Der Wille war aber vollkommen ohnmächtig, die Augenbewegung zu beeinflussen, wenngleich von einer Muskellähmung nicht die Rede sein konnte. Nothnagel hat (1889) als Symptome der Vierhügeltumoren aufgestellt: Cerebrale Ataxie (den unsicheren, schwankenden Gang) und Lähmung der Augenmuskelnerven.

Ein eigenthümliches Innervationsverhältniss

mag noch Erwähnung finden. Es betrifft die Abhängigkeit der Bewegung des Oberlides von der Bewegung des Unterkiefers. Die Beobachtungen, die hierher gehören, rühren her von: Gunn (1883), Helfreich, Fuchs (1887), Fränkel (1887 u. 1888), Adamük, Bernhard, Uhthoff, Bull (1888), v. Reuss, Laqueur (1889). Wie das schon in solchen Dingen geht, wird sich, nachdem einmal die Aufmerksamkeit der Sache zugewendet ist, die Casuistik fortan so häufen, dass die Publication analoger Fälle bald unterlassen werden dürfte.

Gunn (1883) sah ein 15jähriges Mädchen mit angeborener schwacher, linksseitiger Ptosis, dessen linkes Oberlid in die Höhe schnellte und so verblieb, sobald und solange der Unterkiefer nach rechts oder nach vorne bewegt wurde. Die zur Erklärung des Phänomens eingesetzte Commission constatirte, dass der Levator palp. sup. sich contrahirte, sobald der Musculus pterygoideus externus in Thätigkeit gesetzt ward. Es ist anzunehmen, dass der Levator unzulänglich vom Oculomotoriuskerne, gleichzeitig aber vom Trigeminuskerne versorgt wird, der dann Fasern sowohl für den Levator sowie für den Pterygoideus externus abgibt: daher die Ptosis, daher die Hebung des Lides bei Contraction des Pterygoideus. Im Wesentlichen stimmen die meisten der oben erwähnten Fälle mit dem Falle Gunn's überein. Bei einseitiger Ptosis hebt sich das mangelhaft innervirte Lid plötzlich ruckweise, sobald der Mund geöffnet oder der Unterkiefer nach einer Seite verschoben wird. In dem Falle von Fuchs trat das Phänomen einseitig auf, ohne dass Ptosis bestand und Fränkel meldet die interessante Thatsache, dass bei dem Kinde, bei dem er die Erscheinung beobachtete, ursprünglich keine Ptosis vorhanden war, sich aber nachträglich entwickelte. Die Erklärung, die für Gunn's Fall gegeben wurde, trifft wohl für all' die anderen Fälle zu. Nur Adamük's 40jährige Nonne, deren beide Oberlider sich beim Kauen immer mehr und mehr hoben und zurückzogen, während die Augen immer mehr hervortraten, hat ihr peinliches Leiden vielleicht einem anderen anatomischen Verhältnisse zu verdanken. Die Ursache, sagt Adamük, „ist in einem eigenthümlichen Verhältnisse der der Augenhöhle entstammenden venösen Gefässe zum Kaumuskel zu suchen und muss mithin die fragliche Anomalie als das Resultat einer venösen Stase angesehen werden".

Eine ganz merkwürdige Erscheinung

sei zum Schlusse erwähnt. 1882 haben Ord und Abercombie, 1884 Anderson und Gunn, Brailey, Juler, Nettleship, Targett darauf hingewiesen, dass Fälle vorkommen, wo bei Abducenslähmung, die zumeist mit Erweiterung der Pupille einhergeht und von einem Centralleiden abhängig ist, mit dem gelähmten Auge allein doppelt gesehen wird. Dieser merkwürdigen Angaben der englischen Autoren hätte ich vielleicht nicht gedacht, wenn ich nicht selbst einen solchen Fall beobachtet hätte. Anderseits hätte ich diesem Falle viel mehr Aufmerksamkeit zugewendet, falls mir die englischen Beobachtungen bekannt gewesen wären. Ein junger Mann hatte linksseitige Abducenslähmung auf syphilitischer Basis. Als ich die Doppelbilder prüfte und nun demonstriren wollte, wie mit jedem Auge einfach gesehen werde, stellte es sich heraus, dass Patient mit dem kranken Auge allein auch doppelt sah. Es bestand keine Erweiterung der Pupille und sonst war kein Grund für einäugiges Doppelsehen aufzufinden. Trotzdem wurden Cylindergläser versucht — bei Astigmatismus kommt die Erscheinung vor — aber ohne Erfolg, denn Patient hatte früher nie doppelt gesehen. An Simulation war nicht zu denken. Der Kranke verschwand, ohne genauer geprüft worden zu sein. Ich möchte denn doch die Aufmerksamkeit der Fachgenossen auf dieses cerebrale einäugige Doppelsehen bei cerebraler Muskellähmung lenken.

Wiesbaden. L. Schellenberg'sche Hof-Buchdruckerei.

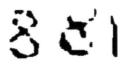

Druck:
Customized Business Services GmbH
im Auftrag der KNV-Gruppe
Ferdinand-Jühlke-Str. 7
99095 Erfurt